微生物耐药的基础与临床

（第2版）

主　编　张卓然　张凤民　夏梦岩

副主编　王镇山　付英梅　刘克辛　孙文长

编　委（以姓氏笔画为序）

马淑霞（佳木斯大学）　　　　　　　　张卓然（大连医科大学）

王　丽（吉林大学白求恩医学部）　　　孟繁平（延边大学医学院）

王镇山（大连医科大学附属第二医院）　姚淑娟（齐齐哈尔医学院）

付英梅（哈尔滨医科大学）　　　　　　唐　立（大连医科大学）

孙文长（大连医科大学）　　　　　　　高晓虹（大连医科大学）

刘玉琴（黑龙江省结核病防治院）　　　夏梦岩（陆军总医院263临床部）

刘克辛（大连医科大学）　　　　　　　褚云卓（中国医科大学附属第一医院）

张凤民（哈尔滨医科大学）　　　　　　黎　庶（重庆第三军医大学）

编　者（以姓氏笔画为序）

马　莉　马淑霞　王　丽　王　玲　王　晶　王长远　王春敏　王晓丽

王慧玲　王镇山　边兴艳　邓国英　付英梅　刘　欣　刘玉琴　刘克辛

刘志浩　孙文长　李　洋　李　悦　李　琳　李　镇　李星云　闫丽娜

多丽波　邱　阳　宋　丽　何　洪　沈维维　陈　杨　陈　刚　陈　莹

杨淑凤　张　伟　张文莉　张凤民　张卓然　张振国　张晓丽　孟　强

孟繁平　周慧敏　房　勇　赵吉子　姚淑娟　胡秋平　高　鹏　高晓虹

唐　立　郭学青　袁英泽　崔振兴　黄　燕　夏梦岩　褚云卓　韩　甦

曹华军　曹丽华　蔡本志　滕　旭　霍晓奎　黎　庶

人民卫生出版社

图书在版编目（CIP）数据

微生物耐药的基础与临床 / 张卓然, 张凤民, 夏梦岩主编. —2 版. —北京: 人民卫生出版社, 2017

ISBN 978-7-117-24224-0

Ⅰ. ①微⋯　Ⅱ. ①张⋯ ②张⋯ ③夏⋯　Ⅲ. ①微生物 - 抗药性 - 研究　Ⅳ. ①R37

中国版本图书馆 CIP 数据核字（2017）第 041588 号

| 人卫智网 | www.ipmph.com | 医学教育、学术、考试、健康，购书智慧智能综合服务平台 |
| 人卫官网 | www.pmph.com | 人卫官方资讯发布平台 |

微生物耐药的基础与临床

第 2 版

主　　编：张卓然　张凤民　夏梦岩
出版发行：人民卫生出版社（中继线 010-59780011）
地　　址：北京市朝阳区潘家园南里 19 号
邮　　编：100021
E - mail：pmph @ pmph.com
购书热线：010-59787592　010-59787584　010-65264830
印　　刷：三河市宏达印刷有限公司（胜利）
经　　销：新华书店
开　　本：787×1092　1/16　印张：49
字　　数：1223 千字
版　　次：2007 年 6 月第 1 版　2017 年 5 月第 2 版
　　　　　2017 年 5 月第 2 版第 1 次印刷（总第 2 次印刷）
标准书号：ISBN 978-7-117-24224-0/R·24225
定　　价：123.00 元

打击盗版举报电话：010-59787491　E-mail：WQ @ pmph.com
（凡属印装质量问题请与本社市场营销中心联系退换）

序

细菌、病毒、真菌等微生物，可以通过多种途径或方式侵入机体，引起相应的细胞、组织或器官发生不同程度的感染与病变，从而导致多种多样的感染性疾病。长期以来，病原微生物及其感染一直是严重威胁人类健康与生命的重要原因，人类与病原微生物之间的斗争持续至今。自20世纪初，亚历山大·弗莱明（Alexander Fleming）发现青霉素及其抗菌作用以来，人们又陆续发现了具有抗菌作用的百浪多息（Prontosil）等化学合成药物以及具有抗病毒作用的核苷类似物、干扰素等，并制造出多种针对相应病原微生物感染的有效药物。这些抗微生物药物已成为控制病原微生物感染的主要手段，在治疗相应的感染性疾病、减轻患者病痛和挽救生命中发挥了不可替代的作用。

但是，伴随着抗微生物药物的广泛应用，人们逐步发现了多种耐药的微生物，微生物耐药已成为影响抗微生物药物疗效、导致相应感染性疾病治疗困难的重要原因。特别是诸如耐甲氧西林金黄色葡萄球菌（MRSA）、超级细菌NDM-1、多重耐药性结核杆菌（MDR-TB）等耐药细菌的形成，导致相应的感染性疾病达到难以控制的严重程度。目前，微生物耐药及其所致感染性疾病已成为当今最为严峻的公共卫生问题之一。微生物耐药涉及细菌、病毒、真菌等各种病原微生物，及其众多的微生物种类与型别。由于各种微生物各自具有独特的生物学结构与功能特点，其对不同抗病原微生物药物的耐药机制不同，而且耐药微生物的临床特征以及耐药性监测技术和有效控制策略等均有显著差异。因此，总结和介绍微生物耐药的特点、现状与未来发展等，对于合理控制病原微生物耐药、有效治疗相应的感染性疾病以及研发新的抗微生物药物等具有重要意义。

《微生物耐药的基础与临床》是由临床医学、基础医学、药学等相关领域专业技术人员共同编辑再版的学术专著，系统介绍了细菌、病毒、真菌等不同种类病原微生物的生物学特点、耐药机制、流行病学和临床特征以及病原体耐药性监测与控制技术等理论研究与临床应用，特别是涵盖了耐药微生物的群体效应、蛋白质水平、DNA水平和RNA水平等多层次变化及其对微生物耐药性的影响等新内容。对于从事病原微生物耐药研究、感染性疾病治疗、流行病学监控和抗微生物药物开发等专业技术人员开展实际工作,以及基础医学、临床医学、药学和预防医学等专业研究生、本科生的教学实践等具有重要的参考价值。

中国工程院院士

哈尔滨医科大学校长　教授

2016年10月28日

第2版序言

《微生物耐药的基础和临床》第1版已出版整整9个年头,在这段时间里,又有一些新的抗菌药物应用于临床,但随之便出现了微生物对这些新药的耐药性,而且耐药的产生机制更加复杂和多元化。微生物合成抗生素与产生耐药性是一个相互协同、共同进化的过程,合成抗生素可以使微生物在生物竞争中保持优势地位,产生耐药性则避免了抗生素对自身的损害,实际上微生物对自身产生抗生素的耐药是合成抗生素的先决条件。耐药性是微生物在环境选择压力下的求生功能,也是为维持生态平衡而在环境中的适应性进化。面对微生物的耐药性,人类要做的就是在这一生态平衡中能站在主动的位置上,在建起的正常生态平衡中向有利于人类的方向发展。

微生物耐药性问题已成为人类的一个公共卫生问题。从临床治疗角度强调医生应如何掌握耐药性的流行趋势,合理应用抗微生物药物,采取综合措施防止耐药性的发生,提高治疗的成功率,降低发病率和病死率,减少患者的医疗负担。

道格拉斯.迈耶斯等编著的《Antimicrobial Drug Resistance》一书,其编写思路和内容特点发人深省,在本书再版时学习和参考了这本书。

目前微生物耐药性已经成为全球关注的问题,耐药性机制的揭示给消除耐药性的研究提供了切入点和方向,随着人类对耐药机制研究的不断深入和耐药性消除途径的不断扩展,寻求行之有效的措施来应付如此迅速的微生物耐药性进化,成为当务之急。

新版仍分为五篇,但增至38章。第一篇为微生物耐药的基础理论,除保持微生物的结构、生理、遗传变异和信息传递等以外,新增了耐药性的进化生物学一章;第二篇为抗菌药物及细菌的耐药机制,介绍常用抗微生物药物及细菌对各种药物的耐药机制等;第三篇是细菌耐药性的产生机制及耐药性检测和研究方法,较原书更新了许多微生物耐药性的研究方法和检测药物耐药性的实验技术,特别是关于膜通透性和药物外排泵的研究新进展;第四篇为病毒、真菌等微生物的耐药机制及检测方法,介绍抗病毒、真菌、支原体、衣原体、立克次体、螺旋体和原虫等微生物的耐药机制和耐药性的检测方法;第五篇是耐药微生物感染的临床对策,细化了革兰阳性和阴性菌、真菌、其他微生物、病毒和原虫等感染症的治疗和耐药的预防策略,成为了本书的最大变化。本书加入了感染症的中药治疗和中药的耐药性研究内容,填补了中医药对感染症治疗方面的空白。

　　本书由多所医学院校和医疗、科研单位的微生物学、药学和临床医学的专家通力合作完成的，得到大连医科大学、哈尔滨医科大学和北京解放军陆军总医院263临床部领导的关心和帮助，同时也得到人民卫生出版社的大力支持与帮助，在此表示衷心的感谢。本书聘请大连医科大学的杨淑凤和陈杨作为秘书，完成了大量的文字工作，在此一并感谢。由于本书涉及的专业较多，作者较多而且学术水平和编写能力有限，难免出现文字和内容上的不足与错误，恳请广大同仁批评指正。

张卓然　张凤民　夏梦岩

2016年12月28日

目 录

第二篇　抗菌药物及细菌的耐药机制

第三篇　细菌耐药性的产生机制及耐药性检测和研究方法

第四篇　病毒、真菌等微生物的耐药机制及检测方法

第五篇　耐药微生物感染的临床对策

绪　论

抗微生物药物是广泛用于治疗、预防各种感染性疾病的药物,具有杀灭或抑制微生物活性的作用,包括抗细菌、抗真菌和抗病毒等的药物,如抗生素、抗微生物化学合成药与中草药等。抗生素(antibiotics)是自然界某些微生物为了自我保护机制本能地产生一种具有抑制或杀灭其他微生物的次级代谢产物,是一种抗生物质,这些物质具有调节代谢和保护自身不受其他微生物的侵害作用。自从这种抗生物质被人类发现并研制成各种抗生素用于治疗感染性疾病以来,细菌接触了某种抗生素,也会尽可能地适应和耐受这种抗生素的作用,这就形成了细菌的耐药性,并在细菌之间发生水平的基因交流,供者可能是一个远亲。

当前微生物耐药问题已经成为世界性的重大公共卫生问题。由于耐药性的存在,当人们遭受微生物感染时盲目滥用抗生素的概率上升,患者病情被延误,感染率和死亡率逐年升高,医疗费用日益攀升,所能选择的药物越来越少,从而使人类在治疗感染性疾病时陷入了有史以来最艰难的困境。在美国每年因耐万古霉素肠球菌(VRE)和耐甲氧西林金黄色葡萄球菌(MRSA)感染而死亡的病例就达8万;在英国每年有10万人感染耐甲氧西林的金黄色葡萄球菌,因此延长了住院时间的人占1/10,并有5000人死亡。傅建国等报告厦门大学附属中山医院2012年与2013年两年间住院456例MRSA感染患者,平均住院14天,住院费用8.3万元;在ICU病房的MRSA感染患者,住院期增至22~32天,住院费用达15.3万元。目前重要的致病微生物大多存在严重的耐药问题,微生物产生耐药性仅需几个小时甚至几十分钟,但是人类开发一种新药往往要投资昂贵经费,从研发到临床应用要耗时10~15年。即便如此,在过去30年里人类并没有开发出能有效杀灭耐药结核菌的新型抗结核药物,而耐药结核杆菌感染的患者却逐年增加,耐药结核杆菌的感染在中国已达46%。耐药问题的严重程度由此可见一斑。

一、微生物耐药的基本概念和产生历史

1. 微生物耐药的基本概念　　当药物治疗病原微生物感染时,临床医生对耐药性的定义是病原体对通常用药方案的治疗产生了低反应性,即常规剂量的药物不能杀死或抑制感染微生物的状态称为"耐药";而微生物学家对耐药性的定义是基于大量的监测和研究获得的,即指某些菌株的DNA发生改变,使该菌株对抗菌药物的最低抑制浓度(MIC)比野生株增高。DNA的改变如携带了耐药性质粒,或改变药物的作用靶位,或药物外排泵过表达等。最初耐药性的概念仅指细菌对抗生素的耐药,现在看来具有耐药性的生物不仅是细菌,其他微生物如病毒、支原体、衣原体、真菌、原虫等,甚至肿瘤细胞都存在耐药性;所耐受的药物也不仅是抗生素,还包括其他抗感染药物、消毒剂及抗肿瘤药物等。

突变对一些抗菌药物的耐药起到重要的作用，一般是通过改变酶的特异性或减少致命靶位的结合。耐药性是基于罕见的基因突变的概念，也有通过两种药物协同给药可能预防产生耐药的概念，多种药物联用成功治疗结核病是这一观点的最好证明。

在耐药性研究和临床应用中，抗药性（resistance）与耐药性（tolerance或persistance）一直混用。一般认为抗药性的表型分为抗药性和耐药性，"耐药性"常局限于内用的抗感染药物，多指生理性适应就采用"tolerance"；而"抗药性"则认为是基因组序列突变就采用resistance。但临床遇到的耐药性问题不可能立即就分辨是基因突变，还是生理性自适应，由于这些概念的本质特性并无差异，即便是基因突变机制，人们也常用"耐药"基因、"耐药性"质粒等词。临床上常提到"微生物耐药"，就是指微生物对抗感染药物和消毒剂的耐药性；提到"某抗感染药物或消毒剂耐药"，也是指微生物对该药物和消毒剂的耐药；故对这些不同的描述并不会引发歧义，无须刻意去区别。由于对"耐药性"的使用由来已久，耳熟能详，故本书仍继续采用之。

早期的实验研究，关注的是获得性耐药是否代表微生物对药物的一种适应性反应，如将研究对象生长在含有抑制剂的培养物中，采用浓度梯度增高的连续培养法，可理解为耐受抑制剂的"培训"式培养；为了用药物筛选耐药株，1952年Lederberg通过影印培养试验（replica plating）复制出耐链霉素的大肠埃希菌的菌落，但该菌株在未接触链霉素之前就已具有对链霉素的抗性。影印培养试验证明突变是自发的、随机的，突变是细菌在接触抗生素之前已经发生，抗生素仅起筛选抗性突变株的作用，而且突变发生越早，产生的抗性突变株就越多。虽然这些微生物的生物特性各不相同，但耐药机制却有共同规律。当前耐药研究正从多层次多角度展开，逐渐成为一个重要的研究领域，耐药研究的基本内容主要包括以下四个方面：①耐药机制研究；②耐药的流行病学研究；③耐药的检测方法研究；④耐药对策研究。

耐药性在早期就已分类为先天固有和后天获得两种类型，据说越不敏感的微生物就是天然耐药，例如就革兰染色而言，天然抵抗结晶紫染色的特性就是革兰阴性菌的固有属性，革兰阴性菌对染料和其他药物的天然耐药是由阴性菌的外膜屏障和特异性外排泵等机制所致；微生物以前对某药物有较高的敏感性，由于获得性耐药机制降低了微生物的敏感性，医院内感染可能逐渐被更多的耐药微生物替换，因为医院是滋生耐药菌群的地方。

2. 微生物耐药性产生的历史　磺胺类药物在30年代末上市，该药物在青霉素应用之前一直被广泛用于治疗和预防感染。二次世界大战期间磺胺嘧啶在多数军事基地用来预防上呼吸道感染，但随后出现了β-溶血性链球菌的耐药菌株；1950年日本报道80%~90%的志贺痢疾杆菌对磺胺耐药，尤其是宋内志贺菌；也有报告在应用磺胺类药治疗淋病过程中很快出现治疗失效和耐磺胺类的淋病奈瑟菌的扩散；与其相似的是用磺胺类治疗化脓性脑膜炎患者，出现耐药性脑膜炎奈瑟菌。但在前磺胺类时代，淋病或脑膜炎奈瑟菌在未接触磺胺的两类奈瑟菌培养物中就发现有磺胺类耐药菌株的存在，问题是这些耐药性是先天固有还是后天获得的并不清楚。曾见报道用磺胺嘧啶治疗肺炎链球菌肺炎或脑膜炎时，在恢复期患者中分离到耐磺胺嘧啶的肺炎链球菌。后来人们知悉对氨基苯甲酸（PABA）是细菌代谢链中的一种基本代谢产物，并于1940年研究发现PABA能阻止磺胺类药物的作用，设想磺胺类的药效是模仿PABA的化学结构并能与其竞争而阻止细菌对PABA的利用，达到抑菌和杀菌的作用。很快就在耐药性肺炎链球菌的提取物中发现有大量的磺酰胺抑制剂，对肺炎链球菌并无作用,实际上是因肺炎链球菌持续生产过剩的PABA而获得耐药。但在耐磺胺类大肠埃希菌中没有发现多余的PABA,发现的是耐磺胺类的酶类,这些酶可在叶酸生物合成的早期利用PABA。

1940年青霉素G问世后,青霉素耐药出现在抗生素使用的第一个10年。耐药性细菌主要是金黄色葡萄球菌和肠道革兰阴性杆菌,1940年首次从临床分离的大肠埃希菌中发现了一种灭活青霉素的酶,即β-内酰胺酶,能使青霉素类和头孢菌素类的抗菌作用下降。1942年又发现该酶来自青霉素治疗患者身上分离的金黄色葡萄球菌;1944年又从没有接触过青霉素的患者分离的耐药性金黄色葡萄球菌中提取了该酶。1946年英国Hammersmith医院分离的耐青霉素金黄色葡萄球菌的比例为14%,一年后迅速增至38%,1948年高达59%;到1952年各地医院分离的耐青霉素金黄色葡萄球菌占75%,耐药菌株最终稳定在90%左右;为克服青霉素耐药,科学家研究出一种新的能耐青霉素酶的半合成青霉素,即甲氧西林(methicillin),1959年应用于临床后曾有效地控制了金黄色葡萄球菌产酶株的感染。1961年英国Jevons发现了首例耐甲氧西林金黄色葡萄球菌(MRSA),很快MRSA的感染几乎遍及全球,已成为院内和社区感染的重要病原菌之一。美国1975年MRSA分离率仅为2.4%,1991年增至24.8%;在欧洲1993年1417家医院ICU病房分离的MRSA达60%;在中国MRSA发现于1970年代,上海1978年MRSA的分离率为5%,1988年升至24%;1996年达72%;天津1988年MRSA分离率为47%,武汉1992年MRSA分离率高达79.6%。

对链霉素产生耐药的机制在很长一段时间内是个谜,链霉素耐药性突变株在许多种属的细菌中低频率出现,突变株不仅能引起高水平的耐药,甚至会出现细菌的生长对链霉素产生依赖性,这种赖药性是一种奇特类型的耐药。当观察细菌暴露在链霉素下产生的各种生化变化,还有大肠埃希菌在链霉素低浓度下产生的链霉素赖药突变体,均导致菌体蛋白质浓度的减少和RNA量的增加。Spotts和Stanier认为链霉素能抑制敏感细菌的蛋白质合成,但需要适量mRNA附着在赖药菌株的核糖体上。不久之后在无细胞系统找到链霉素影响氨基酸的直接证据,当链霉素的浓度降至10^{-6}mol/L时可抑制聚合尿苷酸直接结合苯丙氨酸,但如果要证明链霉素耐药菌株的蛋白质合成受到抑制,则需将链霉素的浓度提高至无细胞系统实验浓度的1000倍。此外,发现链霉素可导致细菌基因密码的误译,可催化聚合尿苷酸错误插入异亮氨酸和其他氨基酸。

耐药性质粒对耐药性的产生和研究是一个重要概念的进展,这不仅导致更好理解耐药性的获得和传播,而且最终发展了DNA重组和生物技术的运用。1959年人们就发现耐药的可转移性,随后在世界各地的几乎所有被检测的细菌种属中(如肠杆菌科、假单胞菌属、不动杆菌属,葡萄球菌属,肠球菌属,拟杆菌属、梭状芽胞杆菌等)都发现有耐药性质粒(R-质粒)。有一些R-质粒具有非常广泛的宿主范围,而另一些则仅限于革兰阳性菌、革兰阴性菌、厌氧菌、或甚至是更小的细菌亚种;并逐渐开发了R-质粒的转移、分离和分类技术;又发现了转座子,允许耐药性基因从一个DNA位点转移到另一个,而整合子则允许耐药基因盒在质粒上被捕获并有效地表达。限制性内切酶的介导促进了对质粒结构的分析和允许DNA片段的克隆。抗生素耐药性的基因学理论和技术成为可管控的并大量贡献于分子生物学的新兴学科。

从临床分离的大肠埃希菌中发现的R-质粒,携带β-内酰胺酶(特指TEM),导致这种耐药机制可向其他大肠埃希菌和其他种属传播。不久之后,TEM型β-内酰胺酶也从耐氨苄西林的流感嗜血杆菌和耐青霉素的淋病奈瑟菌中发现。头孢孟多的应用使我们认识到β-内酰胺酶的脱抑制可提供某些微生物的耐药性,并随着广谱头孢菌素类的临床应用,使广谱和其他的β-内酰胺酶激增。

质粒携带针对许多抗菌药物的耐药基因。一些基因能编码药物的修饰酶或灭活酶,有一些酶能改变细胞上的药物靶点或提供生物合成的旁路途径。发现抗生素(如氯霉素、四环素)的外排基因是质粒决定的,但外排介导耐药性也发生于染色体突变,改变涉及外膜蛋白质的表达来控制摄取抗生素所形成的孔蛋白通道。在对前抗生素时代收集的细菌进行研究表明,质粒在组编、表达和传递耐药性上均早于抗生素的临床应用。耐药性基因本身可能来自不同的起源,插入到先前存有的质粒DNA中形成了R-质粒。质粒对基因转移来说并不是唯一的传递工具。肺炎链球菌、脑膜炎奈瑟菌、淋病奈瑟菌和流感嗜血杆菌等病原体与近缘种属密切相关的成员,可通过自然转化交换染色体基因,包括青霉素结合蛋白(PBP)和拓扑异构酶基因,提供对青霉素或喹诺酮类的耐药性。

抗菌药物发现的高潮时期跨越了1955—1985年,超过100种抗菌药物在临床试验过并有至少60种在临床应用。1950年代早期揭示了四环素的结构,直接导致了多西环素、米诺环素和半合成四环素的生产,效果都明显优于原始的自然产物。这个时期发现了新类型抗生素,包括糖肽类抗生素(万古霉素)、利福霉素、氟喹诺酮类、头孢菌素类、林克酰胺类抗生素和β-内酰胺酶抑制剂。这段时间也使之前发现的抗生素类型出现了惊人的扩增,如氨基糖苷类(妥布霉素、庆大霉素、卡那霉素)、大环内酯类(克拉霉素、阿奇霉素)、青霉素类(哌拉西林)、尤其是头孢菌素类的换代。但一种药物引进后不久便在较短时间内出现了耐药性,耐药性是抗生素应用的一个不可避免的结果。同样,对抗病毒和抗寄生虫等新药的耐药性也充分说明了这一普遍现象。R-质粒能促进对超广谱β-内酰胺类(头孢吡肟、头孢噻肟、头孢他啶、头孢曲松、氨曲南),氨基糖苷类抗生素(阿米卡星)和四环素(替加环素)等药的开发,以及对克拉维酸、舒巴坦和他唑巴坦等类似耐药抑制剂的研发。耐药性依然存在许多谜,如金黄色葡萄球菌和铜绿假单胞菌等为什么特别易获耐药性?又如数十年应用青霉素G治疗梅毒螺旋体和化脓性链球菌等感染,梅毒螺旋体和化脓性链球菌等仍对青霉素G保留充分的敏感性也是一个谜。各种药物耐药性发展的速度也在显著的变化,一种药物引进后不久或要经过多年可能就出现耐药性(绪表1)。在英国耐甲氧西林金黄色葡萄球菌是药物被引进几年内分离的,但20年之后分离的肺炎链球菌只是对青霉素的敏感性降低,耐万古霉素的肺炎链球菌花了更长时间才出现。在产生β-内酰胺酶的细菌中,淋病奈瑟菌中达到10%~30%,流感嗜血杆菌达15%~35%,大肠埃希菌达30%~40%,卡他莫拉菌属达到75%,金黄色葡萄球菌达到90%,但决定这些不同水平的因素是什么却知之甚少。通过谨慎使用抗生素来预防耐药性仍然是控制的关键,控制抗生素在动物饲料中的使用也作为一项重要的措施。

绪表1 抗生素的发现、应用和产生耐药性的时间表

抗生素	发现或报告时间	临床应用时间	耐药性明确时间	微生物
磺胺类	1935	1936	1939	肺炎链球菌
青霉素G	1928	1941	1942	金黄色葡萄球菌
	1940		1965	肺炎链球菌
甲氧西林	1960	1960	1961	耐甲氧西林金葡菌(MRSA)

续表

抗生素	发现或报告时间	临床应用时间	耐药性明确时间	微生物
β-内酰胺类	1978	1978	1983	肺炎克雷伯菌
			1988	大肠埃希菌（TEM3型ESBL）
			1990	β-内酰胺酶阴性耐氨苄西林流感嗜血杆菌（BLNAR）
链霉素	1944	1946	1946	大肠埃希菌
四环素	1948	1952	1959	痢疾志贺菌
红霉素	1952	1955	1957	金黄色葡萄球菌
万古霉素	1956	1958	1987	耐万古霉素屎肠球菌（VRE）
			2002	耐万古霉素金葡菌（VRSA）
庆大霉素	1963	1967	1970	肺炎克雷伯菌
				铜绿假单胞菌

二、重要的耐药微生物

（一）耐药性细菌

1. 耐甲氧西林金黄色葡萄球菌（MRSA）　这种细菌对β-内酰胺类、大环内酯类、克林霉素、四环素和氟喹诺酮类等均耐药，临床治疗只能用万古霉素。目前临床分离的金葡菌中MRSA占30%~80%。2002年出现了耐万古霉素的金黄色葡萄球菌（VRSA）和中介耐万古霉素的金黄色葡萄球菌，都是由MRSA演变而来。

2. 多耐药结核分枝杆菌　结核杆菌是威胁人类生命的最重要的细菌之一，目前世界上有1/3的人感染了结核，有5000万人携带耐药菌。国内结核菌感染者有4亿，肺结核患者约500万，其中出现耐药的结核占46%，1992年出现了耐全部抗结核药的多耐药结核分枝杆菌（MDR-TB），耐多药结核病占10%左右。

3. 耐药肠球菌　肠球菌是肠道和生殖道的正常菌群，其耐药特点是对β-内酰胺类、氨基糖苷类表现出低水平天然耐药。该细菌已经成为院内感染的重要病原菌。对青霉素耐药的肠球菌多由β-内酰胺酶引起，部分是由于产生了过量的慢反应结合蛋白（PRS），还有一些肠球菌对氨基糖苷类的MIC＞2000mg/L，被称为氨基糖苷类高水平耐药菌（HLAR）。人们又发现了耐糖肽类肠球菌（GRE）和耐万古霉素的肠球菌（VRE）。上述几种耐药肠球菌引起的感染都呈上升趋势。

4. 耐药性非发酵革兰阴性杆菌　近年来非发酵革兰阴性杆菌在医院感染中呈上升趋势，铜绿假单胞菌为医院感染致病菌的第一位，占非发酵革兰阴性杆菌感染的46.9%，不动杆菌占31.0%，嗜麦芽窄食单胞菌占9.2%。由于铜绿假单胞菌的临床治疗十分困难，死亡率较高。WHO把铜绿假单胞菌、粪肠球菌和结核杆菌并列为威胁人类生命的三种细菌。铜绿假单胞菌与其他革兰阴性菌比较，该菌的外膜通透性很低，又很易发生基因转移，常对β-内酰胺类、氯霉素类、喹诺酮类、磺胺类等多种抗菌药物呈现耐药性；不动杆菌对常用抗生素的耐药率居高不下，对头孢噻肟、头孢曲松、头孢他啶、头孢哌酮的敏感性均在40%~55%不等。对头孢哌酮/舒巴坦的敏感率也降至69%；嗜麦芽窄食单胞菌由于多种耐药机制使其对大部分常用抗生素耐药率极高,由于产生L1金属β-内酰胺酶而对亚胺培南天然耐药。对环丙沙星、庆大霉素、阿米卡星的敏感性分别为35.7%、14.3%和21.4%。

5. 产超广谱β-内酰胺酶的细菌　这类细菌以肠杆菌科的克雷伯菌和大肠埃希菌为主,1988年出现产超广谱β-内酰胺酶(TEM3型ESBL)的大肠埃希菌,对青霉素类、头孢菌素类及氨曲南耐药,只能用头霉素类(cephamycins)、碳青霉烯类(carbapenem)和氨基糖苷类治疗,临床上这类细菌已占到14%~35%,给治疗带来很大困难。2010年Kumarasamy报道携带碳青霉烯类耐药基因(NDM-1)的“超级细菌”表现为对多黏菌素和替加环素以外的抗菌药物呈泛耐药性,该菌除携带NDM-1型金属β-内酰胺酶基因外,同时还携带一种至多种的β-内酰胺酶基因,对β-内酰胺类抗生素、碳青霉烯类抗生素均表现为耐药。并证实NDM-1基因存在于细菌质粒上,可在不同种属的细菌间转移,造成耐药性的播散。“超级细菌”不是一个学术概念,只是媒体上对多重耐药菌的一种称谓,目前常说的超级细菌主要有耐甲氧西林金黄色葡萄球菌(MRSA)、耐万古霉素金黄色葡萄球菌(VRSA)、耐万古霉素肠球菌(VRE)、多重耐药鲍曼不动杆菌(multidrug-resistant A. baumannii,MRAB)、泛耐药铜绿假单胞菌、多重耐药结核菌、产新德里金属酶的肠杆菌科细菌等。

(二)耐药性真菌

1. 耐药性假丝酵母菌　近十几年来耐药真菌不断上升,增加了治疗的难度,当前主要的耐药真菌是假丝酵母菌,国内临床分离的假丝酵母菌对唑类药物的耐药率已达10%~25%。据统计,约50%的HIV感染者最终因侵袭性真菌病而死亡。真菌耐药常发生于艾滋病患者,应用免疫抑制剂及危重病患者。一项研究对收集自HIV感染者口咽部及食管的假丝酵母菌进行体外抗真菌药敏试验,结果显示白假丝酵母菌对氟康唑34.07%耐药,对伏立康唑10.99%耐药,对酮康唑7.69%耐药,对伊曲康唑6.59%耐药,对克霉唑2.19%耐药,对两性霉素B 1.09%耐药;国内报道白假丝酵母菌的氟康唑的体外敏感试验中,耐药菌株有5%~13.4%,对氟康唑耐药的白假丝酵母菌同时存在对伊曲康唑交叉耐药的约占17.5%。

2. 耐药性曲霉　致病性真菌的耐药率越来越高,报道最多的是曲霉对唑类药物的耐药。目前治疗侵袭性曲霉菌的药物主要有4类:多烯类,如两性霉素B;唑类,如伊曲康唑、伏立康唑等;棘白菌素类,如卡泊芬净、米卡芬净等;烯丙胺类,如特比萘芬。其中只有唑类对曲霉菌的药物敏感试验的标准化方法确定了判读折点,其他抗真菌药的药敏终点判定的标准化工作还在进行中。在曲霉菌中除土曲霉对多烯类药物中的两性霉素B天然耐药外,其继发性耐药很少见,有关耐唑类药物烟曲霉的报道较多。致病性曲霉对唑类药物的耐药机制主要有外排泵基因表达致外排泵作用增强、曲霉中唑类药物靶酶基因突变(如cyp51A和cyp51B)、形成生物膜以及热休克蛋白90(Hsp90)介导的信号通路参与而导致的耐药等。目前临床耐棘白霉素类和烯丙胺类药物的曲霉仍少见。

(三)耐药性病毒

病毒侵入机体后在细胞内寄生,一般药物作用所不及,所以真正有效的抗病毒药物极少,而且因为药物靶位均是病毒复制周期中的某一环节,故对不复制的潜伏感染病毒无效。不论对在非洲暴发的埃博拉病毒和引起中东急性呼吸道综合征(MARS)的冠状病毒无药可治,就是对平时常见的绝大多数病毒感染也是无药可治。加之病毒的复制突变率极高,较易产生耐药毒株。

1. 耐药HIV病毒　近27年艾滋病已波及全球200多个国家和地区,感染总数已超过6500

万,其中3600万已死于艾滋病。2014年全球超过3530万人携带HIV,其中210万是青年。全球感染者75%集中在15个国家,中国是15个国家之一,我国现存艾滋病人数居全球第12位,国内感染者已有84万,并且开始在普通人群中传播。至今没有治疗HIV的特效药,但HIV却对现有的药物产生了很高的耐药。美国一份调查报告在1600份HIV感染者血浆标本中,有78%~87%对治疗HIV的常用药物耐药。估计在新感染HIV的患者中病毒耐药性的比例约在1%~11%左右,最新研究显示过去5年来这一比例可能已增加一倍,目前新感染的艾滋病患者中可能有20%以上的病毒携带耐药性。研究人员分析其体内的病毒对现有的15种抗艾滋病药物是否具有耐药性,分析结果发现:在1995—1998年期间这些患者所感染的耐药病毒的比例约占3.4%,但在1999—2000年期间却大幅上升至12.2%左右;其中对1种以上药物具有多耐药性的病毒的患者比例从1.1%上升至6.2%。研究还显示,患者体内病毒发生耐药性突变的概率从8.0%上升至22.7%,多重耐药性突变的概率也从3.8%上升至10.2%。药物抑制非耐药性病毒的时间平均为56天,而抑制耐药性病毒的时间增至88天。另有研究在病毒载量>1000拷贝/ml的95例PCR阳性患者对病毒进行了耐药性检测,未治疗、终止治疗和正在进行治疗的总耐药率分别为10.3%、25%和53.3%。结论是HIV耐药性产生的主要原因是基因突变。

2. 肝炎病毒　长期以来乙型肝炎(HBV)严重困扰着人类的身心健康,但至今没有发现一种能彻底根除体内病毒的药物,主要原因是在持续的治疗过程中HBV会发生变异而引起耐药。拉米夫定(lamivudine,LAM)因其具有迅速抑制HBV复制、降低病毒载量、促进HBeAg血清转阴、改善肝组织炎症病变、延缓肝纤维化进程等作用,是第一个获美国食品药品管理局(FDA)批准的口服抗HBV药物,已被广泛应用于临床。但在临床应用几年后就出现了耐药性。体内外实验证明耐药性的产生与P基因变异有关,不同的核苷(酸)类似物耐药株的变异位点并不一致,如拉米夫定耐药相关突变位点为M204V/I、L180M等,阿德福韦酯(adefovir dipivoxil)相关突变位点为N236T等,替比夫定为M204I,病毒对这三种药只需有1个位点突变就可发生对这些药物耐药,而恩替卡韦(entecavir)耐药相关突变位点为L180M、M204V/I和T184(或S202或M250)的3个位点突变,而在恩替卡韦耐药的3个突变位点中,有2个拉米夫定的耐药突变位点,即拉米夫定耐药是恩替卡韦耐药的基础,拉米夫定治疗既可选出拉米夫定耐药位点突变,又能选出恩替卡韦耐药位点突变。拉米夫定治疗5年的耐药率接近70%,阿德福韦酯治疗出现耐药的时间要晚于拉米夫定,但治疗5年时,HBeAg阴性的初治患者基因型耐药率达29%,HBeAg阳性患者耐药导致的病毒反弹发生率为20%;替比夫定治疗1年时,初治患者(HBeAg阳性)发生的耐药率为4.4%、HBeAg阴性者为2.7%,应用2年时则分别上升至21.6%和8.6%。恩替卡韦治疗3年耐药数据显示,3年因耐药导致的病毒学反弹<1%,耐药率低的原因首先归因于恩替卡韦具有强效抗病毒作用,其次是具有很高的耐药基因屏障,需要3个位点同时突变才能产生耐药。

3. 流感病毒　抗流感病毒化学治疗药物现有离子通道M_2阻滞剂和神经氨酸酶抑制剂两类,前者有金刚烷胺和金刚乙胺;后者有奥司他韦(oseltamivir)和扎那米韦(zanamivir)。研究人员对近几年在5个国家流行的数十种季节性甲型H1N1流感病毒毒株进行了分析,发现这些病毒对目前普遍使用的金刚烷和神经氨酸酶抑制剂两大类抗流感药物产生了一定的抗药性。在被检测的流感病毒毒株中,2007—2008年间这种双重耐药性的病毒毒株比例略微上升,而2009—2010年间即飙升至了28%。美国亚特兰大CDC发表在英国著名杂志lancet上的结果显示,1994~1995年H3N2病毒对金刚烷胺和金刚乙胺的耐药率为0.4%;2003—2004年增至12.3%。值得注意的是,2003年来自亚洲的耐药分离株达61%,中国2004年的流感病毒耐药率为73.8%。

在一些亚洲地区,甲型流感病毒对金刚烷胺和金刚乙胺两种药物的耐药性甚至超过了70%。美国国家卫生研究院对来自世界多个地区的流感病毒样本进行基因组的分析,结果发现所有金刚烷胺抗药性事例都是由同一个基因变异所导致,这种变异使病毒得以逃过人体免疫系统的监视。假如耐药性是滥用药物所致,人们应该从不同耐药毒株中发现多种导致耐药性的基因变异,而不是只有一种。

我国通过对病毒与烷胺类药物耐药性相关的M_2基因进行测序,同时在细胞水平上通过药敏试验分析病毒对药物的敏感性,从基因水平和生物学水平上研究病毒产生耐药的情况,结果表明在1989~1999年的10年间,我国没有发现对烷胺类药物产生耐药的毒株。但2002年对烷胺类药物产生耐药性的毒株比例为3.6%,而2003年却飙升至56.0%,然后比例逐年升高。

三、微生物耐药的药理学问题

微生物病原体对抗微生物药物产生耐药,是在抗感染治疗中的一个重要问题,临床用药正处在微生物对其产生耐药的危机之中,如在治疗HIV感染中常会遇到病毒多重耐药的挑战,而在结核病的治疗中,多重耐药性结核杆菌也正在世界各地流行。

(一)耐药程度的转折点

临床对感染细菌进行药物敏感性试验,检测最低抑菌浓度(minimum inhibitory concentration,MIC)并将其敏感度分为敏感、中介、耐药和不敏感等4个级别。对临床医生来说,在治疗某细菌感染的患者时应选择敏感药物,并选择适当的剂量和疗程,患者将有较高的治愈可能。为合理选择决定敏感/耐药的转折点,必须要根据多方面的信息:①治疗的目的如何? ②人体内药物作用的结合蛋白是什么? ③药物特定剂量在患者体内的分布规律? ④即将使用的药物对特定病原菌的MIC值的分布规律如何?

1. 治疗目的 临床感染患者用药后如何推测对治疗的反应,一般而言,应在药物临床应用前先建立一种动物模型或体外实验模型系统(如中空纤维传播模型),这种模型可使不同剂量作用于不同数量的微生物并进行试验。Craig及其同事建立了鼠后肢和鼠肺的感染模型,即将病原体注射入鼠后肢或吸入鼠肺后,通常经过2h就可对感染鼠采用不同药物和不同剂量等方案进行治疗,感染24h后将老鼠处死,随后切除后肢和肺,用匀浆器将切除组织分别进行匀浆,将匀浆液连续稀释检测细菌,以确定鼠死亡时细菌的数量,即检测不同药物剂量和给药方案下的动态变化,包括峰值/MIC比率、浓度-时间曲线下区域(AUC)/MIC比率或时间(T)>MIC,这些作为自变量,药物治疗效果作为因变量。药物对微生物的作用效果如绪图1的1a显示,也可用1b的两终点法或生存率来显示。

在绪图1a水平虚线表示开始治疗时的细菌浓度,药物作用24h后细菌数量不变,意味着治疗无效。从图中也可估计出细菌数量有1×、2×或3×的lg(cfu/g)下降所需的药物暴露水平。最后,要认识到在实验中头孢菌素类抗生素的作用浓度超过MIC的时间(T>MIC)是重要的,是衡量药物作用与杀微生物效果的有效参考。绪图1显示在中性粒细胞减少症鼠模型的腹腔内注射10^9cfu铜绿假单胞菌,以前的工作曾证明AUC/MIC比率或峰值/MIC比率与结

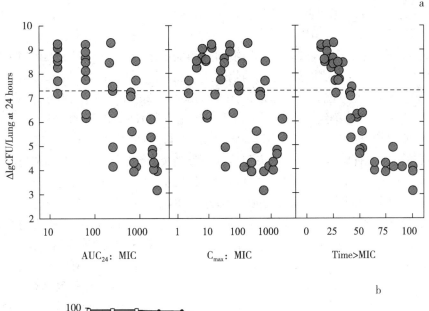

a

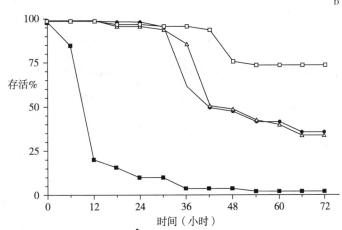

b

绪图1　药物对微生物的作用效果

被Craig所显示的与药效学相关的微生物生存端点变量的证明,

1a.对三个同基因的突变菌株具有3种不同的MIC值进行了研究:

亲本菌株的氟喹诺酮类MIC=1mg/L;

子代突变体#1的氟喹诺酮类MIC=4mg/L,

子代突变体#2的氟喹诺酮类MIC=8mg/L。

1b.应变菌株配对检测方案:

(□)亲代菌株的药物剂量为80mg/(kg·d);(▽)4×子代突变菌株的剂量为80mg/(kg·d);

(△)8×子代突变菌株的剂量为80mg/(kg·d);(⊕)亲代菌株的剂量为20mg/(kg·d),产生与4×子代突变株(80mg/(kg·d)剂量)相同的峰值/MIC和*AUC*/MIC比率。

(来源: G.L. Drusano. Pharmacology of Drug Resistance//Douglas L. Mayers. Antimicrobial Drug Resistance. Springer Dordrecht Heidelberg London. New York. Humana Press, 2009)

果密切相关。此次试验,用3个同基因的不同突变株均用药物剂量80mg/(kg·d)处理,测得对氟喹诺酮类抗菌药物洛美沙星的3个不同的MIC值(1mg/L、4mg/L和8mg/L),在绪图1b为观察3个MIC值的菌株生存率。测得MIC值=1mg/L的感染组的生存率约65%,MIC值为4mg/L的感染组的生存率为15%,而MIC值达到8mg/L的感染组生存率为0;明显提示MIC值对同基因突变株感染组的生存是有影响的。而第4组的药物剂量是20mg/(kg·d),MIC值为1mg/L,其生存率为10%,与相同MIC值的第1组用药物剂量80mg/(kg·d)处理的同基因组相比生存率65%为低,说明药物剂量也很重要;而药物剂量为80mg/(kg·d)时,测得MIC值为4mg/L的与MIC值为1mg/L的细菌感染组出现相同的峰值/MIC比率和AUC/MIC比率,显示生长曲线几乎是相同的。所以说,即使药物剂量不同,MIC值也不同,结果及其峰值/MIC比率和AUC/MIC比率是相同的。绪图1显示如果要用头孢他啶治疗肺炎,将要求药物浓度保持超过MIC的给药间隔时间为30%~35%,以达到细菌数目不增长效果。显然,为杀死1、2和3个lg(cfu/g)微生物,超过MIC的给药间隔需时间大约40%、50%和60%~70%,以达到杀菌目的。

2. 蛋白结合　虽然蛋白结合的主题还存有争议。大部分情况下,当游离药物有活性时与蛋白结合后还是影响药物活性的。当与小的游离药物作用时,微生物活性是逐步降低的,但蛋白与药物结合并非是数学般的精准。Merriken等人用7种同一厂家生产的异噁唑基青霉素治疗金黄色葡萄球菌smith菌株感染鼠致败血症模型,结果显示7种药物具有相同的MIC值与相应药物半衰期,几乎很吻合,但是蛋白的结合范围的排列从98%(药物1)到26%(药物7)不等。说明细菌最终的生存与药物结合蛋白的程度相关(见绪表2)。

绪表2　未与菌体蛋白结合的药物和金黄色葡萄球菌感染鼠致败血症模型生存的关联性

药物	MIC(mg/L)	结合率(%)	峰值(mg/L)	半衰期(hr)
1	0.25~0.5	98	3.1	0.3
2	0.25~0.5	98	4.3	0.2
3	0.25~0.5	95	5.0	0.3
4	0.25~0.5	81	2.9	0.3
5	0.25~0.5	79	4.5	0.2
6	0.25~0.5	71	3.7	0.2
7	0.25~0.5	26	5.1	0.1

3. 药物的分布　固定的药物剂量将有助于大多数患者的治疗,但对于不同患者之间的差异,如身高、体重、性别、器官功能以及其他无法预计的因素,这些差异将会影响药物在人体内的分布。左氧氟沙星在药代动力学检测中是一种功能良好的氟喹诺酮类抗菌药物,用该药治疗了272例社区诊断的感染患者,检测患者血清肌酐<2.0mg/dl,药物的固定剂量是500mg,实验药物的AUC的分布结果见绪图2。

4. 药物MIC值的分布　微生物对于某种抗菌药物会有相对广泛的MIC范围,有时如此宽泛的MIC是因为微生物获得了耐药性(如氨苄西林β-内酰胺酶的稳定脱抑制,或丢失一种外膜孔蛋白,或某种蛋白质如外排泵的超表达等)。试验结果是药物MIC值将出现多峰的分布,当然某些峰可能是由固有管±1管的稀释变化所致。然而即便没有一个明确的、显而易见的耐药机制及试验管出现变化,仍可出现相当大的MIC范围,如绪图1b所见。这一结果

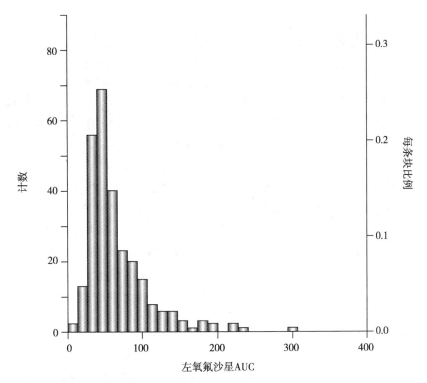

绪图2　左氧氟沙星的药物剂量为500mg/d,图示浓度时间曲线下面积(AUC)值的分布

（来源: G.L. Drusano.Pharmacology of Drug Resistance //Douglas L. Mayers. Antimicrobial Drug Resistance. Springer Dordrecht Heidelberg London. New York. Humana Press,2009 ）

对试验是重要的,因为固定的药物剂量和较高的MIC值使得想获取好的实验结果变得不太可能。

5. 对剂量选择和药物敏感性转折点的整合因素　选择药物的剂量以获取一特定的目的,如上文所述,必须认识患者之间存在着药代动力学参数值的变化。通过某一药物剂量可合理判断出MIC值,以表示“敏感”和“耐药”。我们可通过暴露在一个固定药物剂量时对大数量人群的观察,这些暴露能通过蛋白质结合和产生游离药物量对MIC值进行标准化的校正,可获得药物靶位的暴露频度。举例在经10000次蒙特卡洛模拟大数据中,每隔6h或4h静脉点滴哌拉西林/他唑巴坦3.375g并使其稳定。当每隔6h或4h静脉点滴时MIC值为4mg/L都能100%达标。怎样的MIC值代表这种微生物“敏感”或“不敏感”? 这没有绝对的回答,而且此技术并非提示临床医生作决策,只能提示对决策的支持。多高的达标百分比是足够高,答案要视情况而定,当然最好在90%以上,可是75%~80%也可。实际操作时,相对于简单的皮肤感染而言,对细菌性脑膜炎患者需选择保守一点的耐药性折点是合理的。临床实验室标准协会(CLSL)抗菌小组委员会决定达标率达到90%的MIC值是合理的。如上举例每隔6h给药的90%达标概率的MIC值为8mg/L,而每隔4h给药的仍超过90%达标概率的MIC为16mg/L。

如果有一个MIC值的分布,在总的MIC值中可取一种药物的MIC概率值和此MIC值时的达标概率,将他们一起作为所有的MIC值(取加权平均数),获得一个特异的药物剂量和用药计划的估计,以说明菌群对药代动力学方面的变量,以及引起患者感染的病原体在MIC值方面的变量。

（二）由作用机制来定义耐药性

就病原体而言,药物敏感性的改变可有许多方式。对暴露于药物的细菌,只要能提供某些生存优势,耐药将在细菌中继续存在。细菌摄取了外源性DNA是与获取一种耐药机制有关,如肺炎链球菌从口腔链球菌中获取DNA,在镶嵌的染色体上携带变异的β-内酰胺结合蛋白,导致β-内酰胺类抗菌药物的MIC值改变,在美国这一耐药机制对青霉素的耐药率达15%~30%。又如细菌携带耐药质粒(R-质粒)或其他可移动的DNA分子,多重耐药性的决定子可在DNA的单一片段中发现。更重要的是,当仅有针对一种耐药决定子的压力存在时,所有耐药性决定子都能得以维持。这从理论上会提出一个想法,如停药以消除药物的压力,细菌是否将随着时间的推移逐渐失去耐药机制,因为细菌不必维持这种耐药机制。氯霉素在美国近20年已完全不用了,但其耐药性仍能通过携带氯霉素乙酰转移酶的质粒传递而维持着。这些R-质粒也可携带其他耐药决定基因,如编码氨基糖苷类修饰酶、β-内酰胺酶或甲氧氨苄嘧啶(TMP)/磺胺甲噁唑(SMX)的耐药决定基因绑定在一起。存在针对任何某一种耐药基因的压力都可使携带所有耐药基因的质粒长期维持。

最初的耐药性变异产物通过水平传播而放大。如在幼儿园里,肺炎链球菌和其他呼吸道病原体可以有效地水平传播;在医院内,携带R-质粒的病原体通过医务工作者的手进行水平传播。一旦发生较广泛的水平传播,从菌群中容易获得耐药性病原菌(如金黄色葡萄球菌和耐万古霉素的肠球菌)。因此对一种新的耐药机制,为预防其水平传播就必须有严格的感染控制措施。在多数情况下,耐药机制的获取,如拓扑异构酶的靶点发生突变而产生抗喹诺酮类药物作用,将在药物MIC值上发生中等程度的变化,加大药物剂量可以抑制该菌的扩增。

细菌先天就具有耐药决定子,但在启动子的控制之下,或抑制在基线状态。前者如对氟喹诺酮类药物存在外排泵,耐药性肺炎链球菌就具有几种外排泵。在基础水平上一些外排泵可表达,其表达可随着喹诺酮的压力迅速上调,而且在某些情况下这些泵可稳定超表达,这样便导致不稳定或稳定的MIC值的变化。后者对耐药决定子的基线抑制,如肠杆菌属、沙雷菌属、靛基质阳性变形杆菌、枸橼酸杆菌和铜绿假单胞菌等,这些细菌首先是诱导产生ampDβ-内酰胺酶,β-内酰胺的存在可诱导酶产物增加,而在停药之后酶产物出现不稳定或减少至基线;还有一种情况是脱抑制,它是存在ampD基因突变体,并导致该细菌亚群一直产生高水平的酶产物,这与药物是否存在无关。这些产物是稳定的,并非对停药有任何反应。

在诱导外排泵超表达和β-内酰胺酶表达的两种情况下,这些细菌亚群在治疗期间可被选择并扩增。细菌会出现药物靶点的突变,在药物暴露中有利于细菌提高生存机遇。突变在多数情况下会影响生存,耐药的益处和生存代价的平衡将最终决定突变株在混合菌群中的数量多少,耐药菌群的基线通常是由耐药性突变的频率和菌群中细菌的总量决定的。对于结核分枝杆菌的联合化疗是很易理解的,有证据表明对许多第一线药物来说,结核分枝杆菌的耐药性突变频率大约为10^{-5}~10^{-8},而空洞型肺结核的总细菌数超过10^{10}并非罕见,因此可以预期结核分枝杆菌对一线药物存在着耐药性突变的发生。

在治疗期间由于错误复制而发生的细菌靶位突变,是非常重要但又较少为人所知的。大肠埃希菌的recAB基因序列因突变而产生易错的多聚酶,其他的微生物也有相似的情况。某些药物在诱导产生错误复制上起到特殊的作用,氟喹诺酮类药物可作用于DNA的复制酶,当然会激发错误复制。大多数的突变是有害的,甚至引起细菌的死亡。然而有些突变在药物的选择压力下可提供生存优势,并使这些克隆优先增殖。

(三)用药物剂量抑制耐药性

以往认为,只有抗菌药血药浓度高于最低抑菌浓度(MIC),才能发挥良好的抗菌作用。这种治疗策略着眼于"控制感染",剂量低、毒副作用小、易耐受,但是细菌只要发生一步耐药突变,就可能成为优势生长群而富集扩增。如果抗菌药达到较高的临界浓度,病原菌要生长必须同时发生两次或更多次耐药突变,但由于同时发生两次耐药突变的频率极低,因此,这样的耐药突变菌株出现的可能性微乎其微。防耐药突变选择浓度(mutant prevention concentration, MPC)的概念就是依据这一想法,提高药物浓度,抑制单步耐药突变菌株生长,使细菌必须同时发生两次或更多次耐药突变才能生长,从而解决细菌耐药问题。

鉴于对耐药机制的了解,我们可以用某些办法(如选择药物剂量)去限制耐药菌群的扩增。我们在体外中空纤维感染模型试验中,检测了一株暴露于喹诺酮类药物的铜绿假单胞菌,研究对早期杀死细菌和抑制细菌耐药。细菌浓度至少要超过10^8cfu/ml,一个系统的溶剂15ml,菌群总量超过1.5×10^9cfu/ml,此值超过耐药性突变的频率,导致耐药菌群在对药物3倍MIC基线剂量下可生存(绪图3),时间为0。绪图3的E和F,早期(24h)杀菌所得AUC/MIC比率为108和201,两者的差异较少。药物作用24h后出现耐药性突变,在终点的这一差异很清楚。在高细菌载量情况下,存在先天的耐药菌亚群可能性更大,耐菌性抑制几乎总是需要更多的药物暴露,以尽早达到最大的杀死率。

这一资料也符合大数据的数学模型,用随后的结果鉴定多大药物剂量将抑制耐药,以及出现最大的杀菌效果。预期结果显示于绪图4,24h内再次实验,在细菌逐渐衰弱过程中所得AUC/MIC比率为137和200,与前两者比率间(108和201)几乎是一样的。然而在这个时间点之后,则出现相当大的不同,较低比率的可出现耐药性突变细菌替代整个菌群,然而稍高比率则能抑制耐药菌亚群。尽管某些细菌对所选用药不太敏感,但是有效的干预能抑制预先存在的耐药菌群的扩增,这是在体外模型中用实验确认的。但此结果是否可以在体内环境中确认?

针对这一问题,在感染鼠后肢模型上,用不同的药物剂量初步研究了铜绿假单胞菌对氟喹诺酮(FQ)类的耐药性。试验结果所获得的数据与前面大数据模型的推导是相符的。此实验允许对体内的药物暴露进行预测,其结果鉴定出AUC_{24}/MIC的比率为52时可导致耐药亚群的细菌扩增,若此比率为157时将抑制这个亚群。在实验中,随着FQ药物浓度逐渐增加,细菌恢复生长的菌落数出现两次明显下降。第一次下降归因于药物抑制了大部分野生型药物敏感菌的生长;随着药物浓度增加,药物敏感菌株被杀死或抑制,耐药突变菌株被选择出来,这一阶段菌落数逐渐减少并维持在相对稳定的水平(平台期);随着药物浓度进一步增加,菌落数出现第二次明显下降,直至药物浓度增高到某一限度时,琼脂平板中没有菌落生长,表明这一浓度阻断了单步耐药突变菌株的生长,该浓度即为MPC。

这些结果与我们在体外的研究略有不同,这些不同可能与老鼠体内存在着包括粒细胞在内的完整的免疫系统有关。如绪图5所示,这一预测的效果很好,低剂量药物允许耐药菌亚群扩增,而大剂量药物可抑制该耐药菌群。实际的线型的确并不和理论匹配得十分吻合,具有离散性。我们证实了在体外感染模型和体内老鼠感染模型,药物剂量的选择对抑制预先存在的细菌耐药菌群的扩增是重要的,这些菌株对药物的敏感性比他们的野生型菌株要低。

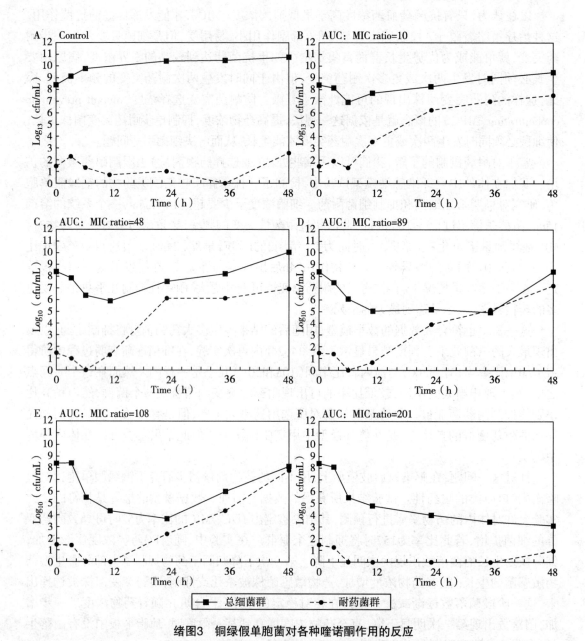

绪图3 铜绿假单胞菌对各种喹诺酮作用的反应

（来源：G.L. Drusano. Pharmacology of Drug Resistance//Douglas L.Mayers. Antimicrobial Drug Resistance. Springer Dordrecht Heidelberg London. New York. Humana Press, 2009）

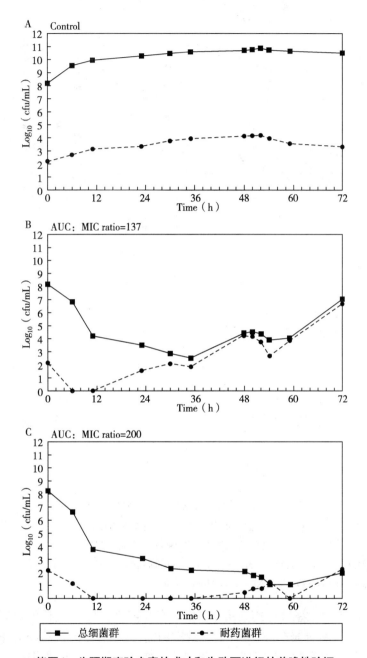

绪图4　为预期实验方案的成功和失败而进行的前瞻性验证

（来源：G.L. Drusano. Pharmacology of Drug Resistance//Douglas L. Mayers. Antimicrobial Drug Resistance. Springer Dordrecht Heidelberg London. New York.Humana Press，2009）

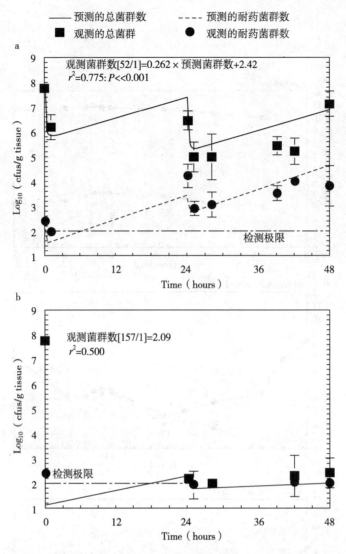

绪图5　在感染鼠后肢模型上铜绿假单胞菌对氟喹诺酮类药耐药性的前瞻性研究:

（a）药物暴露未达标的AUC_{24}/MIC比率为52时允许耐药性亚群细菌扩增;

（b）预测药物暴露的AUC_{24}/MIC比率为157,耐药性亚群细菌被抑制扩增。

（来源: G.L. Drusano. Pharmacology of Drug Resistance//Douglas L. Mayers. Antimicrobial Drug Resistance. Springer Dordrecht Heidelberg London. New York.Humana Press, 2009）

　　在治疗初期,药物敏感性低的细菌亚群的生存是依赖于细菌群体的数量较大,或耐药性突变的频率较高,或两者兼有,但两者均无的实例也可遇到,原因是药物的作用靶位发生了突变。如在体外中空纤维感染模型中检测到炭疽杆菌Δ-Sterne株,为表明新药对一种病原体的有效性,必须遵循"两种动物原则"。如在检测氟喹诺酮类的左氧氟沙星杀灭炭疽杆菌这一Δ-Sterne菌株时,在模拟人的药代动力学之外,我们也采用恒河猴的药代动力学进行检测。当每天1次给药时,因为该药的半衰期较短,在恒河猴的检测结果显示药物活性较差,但被"人源化"的药代动力学剂量解决了该问题。然而作为评价的一部分,我们注意到在暴露约10天的实验期间细菌有耐药性的出现。（绪图6）

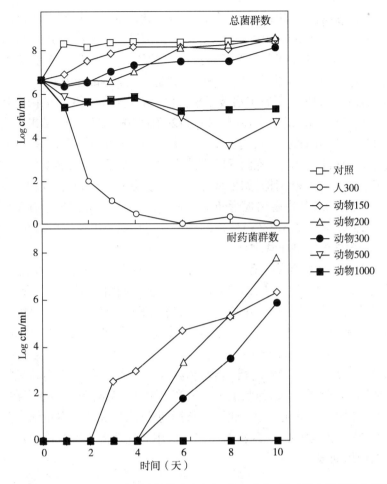

绪图6　左氧氟沙星在中空纤维感染模型(人和恒河猴PK)中,针对炭疽杆菌的作用(日计量)

上图显示对总菌群的影响,图例为暴露于每种设计下人和恒河猴PK的*AUC*/MIC比率;

下图显示耐药突变株是否在含3倍左氧氟沙星的MIC的平板出现。

(来源: G.L. Drusano. Pharmacology of Drug Resistance//Douglas L. Mayers. Antimicrobial Drug Resistance. Springer Dordrecht Heidelberg London. New York. Humana Press, 2009)

用恒河猴做药代动力学,当*AUC*/MIC比率为150、200、300时,观察到在3~6天之间出现耐菌突变株。此病原体在3倍于左氧氟沙星MIC剂量作用下的耐药性突变频率为$<5 \times 10^{-8}$。细菌的起始接种剂量大约为3×10^{6}cfu/ml,溶剂10ml,细菌载量大约为10^{7}个细菌。此过程是完全随机的,在治疗期间很可能错误的复制是出现耐药菌株的原因,直到耐药菌群逐渐明显化,不同的滞后时间也支持这一假设。在实验期间的高*AUC*/MIC比率情况下耐药菌群是不出现的,因此可以做出一个推测,尽管有错误复制,产生耐药突变的菌群也可受到药物的抑制。

(四)选择抑制耐药菌亚群增殖的药物剂量

体外设计和在体内一样,应用靶位暴露抑制耐药菌株的出现,如绪图5所示,我们可应用蒙特卡洛模拟技术鉴定在鼠内抑制细菌耐药性的药物暴露剂量(*AUC*/MIC比率为157),在人体内得到左氧氟沙星的标准抑制剂量为750mg。如果左氧氟沙星的MIC值超出0.5mg/L,750mg剂量不能可靠地抑制耐药菌群的扩增。达标分析:模拟10000次用药,左氧氟沙星对

404株铜绿假单胞菌分离株的MIC分布,取得AUC/MIC比率为157(抑制耐药菌靶位);总体来说,可预测该剂量左氧氟沙星对细菌耐药菌群扩增的抑制概率大约为61%,这种预测可指导准确的临床工作。另外,对氟喹诺酮类(环丙沙星)的研究,由铜绿假单胞菌引起的医院内获得性肺炎中有两个出现了耐药菌,一个是每12h静脉注射200mg环丙沙星,另一个是每8h静脉注射400mg环丙沙星,如果用蒙特卡洛技术模拟医院获得性肺炎患者的两个环丙沙星治疗方案,可得到关于耐药性抑制的两个预测。按每12h静注200mg的方案,结果是耐药菌株出现率为75%;按每8h静注400mg的方案,耐药菌产生率为38%。按第一个方案试验,有10名铜绿假单胞菌肺炎患者和3名其他假单胞菌呼吸道感染(2名脓胸患者和1名支气管扩张症患者),结果有70%肺炎患者出现耐药菌株,如果计算全部13名患者,有10名患者(10/13,77%)出现耐药菌株,这与预测的75%的患者出现耐药菌株很相符;第二个方案试验有36名铜绿假单胞菌肺炎患者,有12名患者(12/36,33%)体内的细菌在治疗期间出现耐药菌株,此值再一次与38%患者出现耐药菌株的结果非常吻合。

病原体对现有抗微生物药物的耐药已达到很严重的程度,对耐药性的定义在理解这一问题上也很重要。试建立一种方法,即控制药物剂量去抑制耐药菌株的出现,允许在临床环境下通过某些措施去干预、抑制耐药菌株的出现,这是很重要的。蒙特卡洛模拟技术能应用于通过剂量选择去高效地达到靶位,以此来对应患者和药物对病原体的MIC值的变化。耐药突变选择窗(mutant selection window,MSW)就是以MPC为上界,MIC为下界的浓度范围;在抗菌药物浓度低于MIC时会导致耐药;当药物浓度高于MPC时,由于病菌必须同时产生两种或两种以上耐药突变才能生长,因此也不可能产生耐药。只有当药物浓度在MIC和MPC之间时,耐药突变菌株才被选择性扩增。通过调整用药策略,以关闭或尽量缩小耐药突变选择窗(MSW),是减少病原菌耐药的一条新的思路。应用此处理措施很有希望延长当前有价值的药物和新药的使用期限。

四、微生物耐药性与新抗微生物药物的发现和开发

全球因感染而造成的死亡病例中,急性呼吸道感染、感染性腹泻、病毒性肝炎、艾滋病、疟疾和结核病等占85%以上。引起这些疾病的病原体对抗微生物药物的耐药率颇高,新出现的病毒耐药性以及不断增加的真菌和寄生虫的耐药性等问题,而且耐药微生物可引起严重的医院内感染,大大加重了全球负担。当前需要解决的突出问题是MRSA、VRE、耐药性病毒、耐多药结核菌和耐药真菌的感染治疗。我们高兴地看到大批医药公司和研究人员正在为发现和研发新药做出积极的努力。面对这一挑战,应从强化药物剂量、协同联合用药和开发新的抗微生物药物等三方面治疗耐药微生物的感染。在抗真菌和结核分枝杆菌感染方面,联合用药和强化剂量的意义已被证明,研究新的抗感染药物的过程验证了人类与耐药微生物斗争的历史。许多地区的感染性疾病如疟疾、结核病和埃博拉病毒感染,出现了医疗需求的强度与治疗药物缺乏之间的差距,同时也有新抗菌药物的发现和对当前抗菌药物耐药的新生病原体之间的差距。我们回顾了抗生素的发现和发展的历史,探索在当前途径下导致缺乏新的抗菌药物的科学挑战,结合各种因素调查较小的制药厂和大型制药企业的生物技术的现状,最后将推测未来的抗菌药物的发现和开发。在监管环境上和制药业务背景上要考虑到新兴科学和市场上的趋势。

微生物耐药性的上升,特别是耐甲氧西林金黄色葡萄球菌(MRSA)、耐万古霉素肠球

菌(VRE)和耐药性病毒的感染流行,使得研制一批新的抗微生物药物成为当务之急,科学家开始转向新技术。人类基因组科学公司1990年确定与英国比切姆(Beecham)制药厂合作,并提供金黄色葡萄球菌完整的基因组序列用于抗菌药物的研发,这是在抗感染药物研发历史上第一个基因组联盟,他们在基因组序列的基础上开展功能基因组研究,利用X射线结晶学和组合化学的平行进步,以及高通量筛选技术,用新奇的作用机制把握新抗生素的秘密。但到目前为止,还没有一个能推向市场的抗生素。另一方面,许多新的和独特的必需基因已经被鉴定,通过先进的技术将这些基因的一些三维结构也阐明清楚,甚至已能描述一些小分子的配体关系。然而,所有这些努力尚未最终成功的向市场提供一个新的抗菌药物。

在基因组学转向抗菌药物研发上的失败可有许多可能的解释,最有可能的是发现的新靶点上,即某些靶位是不合适的,例如葛兰素史克研发的靶位FabI抑制剂,对葡萄球菌具有有效的活性,但对链球菌无活性,因后者的靶位是FabK,而不是FabI。其他靶位的活性部位似乎不适合结合药物有利的配体。这样,要么是因为活性部位太暴露而易被溶剂溶解,或因疏水性而使药物分子无法进入。但另一方面,基因组学还提供了大量可用的分析模式,使研究人员在作用于任何靶位的潜在抑制剂上获得关键信息,为优化靶点提供了希望,以类似的方式可能改善抗菌活性。哺乳动物细胞的基因组学有助于我们理解化合物的毒性效应,而且基于基因组学在体外的实验中可预测对动物(人类)的毒性。新技术高通量筛选出的平板霉素可选择性抑制细菌的FabF合成酶,来阻止细菌合成脂肪酸。这个特点使它可能成为一种广谱抗生素,而且不易产生抗药性。因此,细菌基因组学将在可预见的未来提供新颖的抗菌化合物。

我们对于抗菌药物的发现和发展的未来持谨慎的乐观,因为病原微生物产生耐药性所带来的持续医疗需要是谨慎乐观的基础,寻找新的抗微生物药物将永远是人类不可懈怠的工作。2015年5月召开的第68届世界卫生大会通过了"抗微生物药物耐药性全球行动计划"的决议。世卫组织声称,出现在全世界各地的抗微生物药物耐药性(包括抗生素耐药性)是最为紧迫的抗药趋势,它削弱了治疗传染性疾病的能力和其他许多卫生与医药方面的进展。该项决定设定5项目标,包括提高意识、加强监测与研发、减少传染病发生率、优化使用抗微生物药物以及保障可持续性投资。决议敦促世卫组织各成员国采取行动,根据各自情况调整优先应对事项,调动额外资源促进决议落实。各成员国承诺在2017年5月落实国家层面的抗微生物药物耐药性计划,这不仅包括人体抗微生物药物的使用,也将涵盖动物与农业的用药。

（张卓然）

参考文献

1. G.A.Jacoby. History of Drug-Resistant Microbes.//Douglas L. Mayers. Antimicrobial Drug Resistance. Springer Dordrecht Heidelberg London. New York: Humana Press, 2009

2. G.L. Drusano. Pharmacology of Drug Resistance//Douglas L. Mayers. Antimicrobial Drug Resistance. Springer Dordrecht Heidelberg London. New York: Humana Press, 2009

3. David M. Shlaes and Steven J. Projan Antimicrobial Resistance Versus the Discovery and Development of New Antimicrobials.//Douglas L. Mayers. Antimicrobial Drug Resistance. Springer Dordrecht Heidelberg

London. New York: Humana Press, 2009

4. 孟云芳, 廖万清. 人类免疫缺陷病毒与深部真菌感染. 微生物与感染, 2015, 10(3): 134-139.

5. 马瑞芬, 张文羿, 张和平, 等: 细菌抗生素耐药机制研究进展. 中国微生态学杂志, 2014, 26(7): 854~858

6. 顾觉奋. 抗生素的合理应用. 上海: 上海科学技术出版社, 2005

7. 李凡, 徐志凯. 医学微生物学. 第8版. 北京: 人民卫生出版社. 2013

8. 王睿. 抗菌药物防细菌耐药突变选择浓度MPC研究进展. 中国医药报, 2004, 06: 17

第一篇 微生物耐药的基础理论

　　抗微生物药物对微生物的各种作用靶位及微生物对各种药物产生的耐药机制,无不与其基本结构、生理特征和遗传变异等相关。本篇主要阐述了微生物(细菌、病毒及真菌)与耐药性相关的基本结构、生理特征、遗传变异等,使读者在阅读本书其他章节之前,有个较好的知识铺垫和回顾。在此基础上还加进了微生物耐药性进化的内容。耐药是一种自然的生物现象,是微生物受到抗微生物药物的选择性压力所出现的一种自然反应,抗生素选择的耐药微生物是典型的"适者生存"的表现。微生物耐药性进化的主要目的是为了生存、为了保证物种长期持续下去,耐药性的发生不仅能防止产生抗生素的生物自杀,同时也保护共存的微生物种群的多样性。耐药性的出现和进化不仅是引起临床上的耐药,也是为保护微生物的相互作用而进行的调控。人类与微生物耐药性的斗争是个长期的过程,是否能取得胜利,一方面取决于新药的研发,更取决于科学地使用已有药物,以减少和延缓耐药的产生。

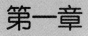

第一章

细菌的结构与L型细菌

第一节 细菌的组成与结构

　　微生物产生耐药性的机制与其结构相关。主要反映在四个方面:一是有些表面结构能减少药物的吸收,如真核与原核细胞型微生物的细胞壁屏障或细胞膜通透性的改变,阻止药物的吸收,使药物无法进入微生物体内发挥作用;二是微生物的表面可作为药物的靶点结构发生改变,使药物与微生物不能结合或亲和力降低;三是有些微生物的表面结构,主要指细菌胞质膜上的外排泵系统(efflux pump system),能将已吸收入菌体的药物泵出体外,使药物浓度不足以发挥抗菌作用;四是细菌生物膜的形成,细菌形成微菌落(microcolony),被丰富的外多聚糖(exopoly saccharide)所包围,微菌落表面相互黏附形成生物膜,生物膜内的细菌对抗生素产生耐药性。

　　细菌等原核微生物的表面结构是由外黏液层、细胞壁和胞质膜组成,允许营养物质和排泄物通过。但对有害物质,如对抗生素等药物具有屏障作用。本章将介绍与细菌通透性相关的包绕在细菌胞质外的所有表层膜结构,包括胞质膜、细胞壁和荚膜等(图1-1)。革兰阳性(G^+)菌细胞壁较厚,但结构简单,由肽聚糖和磷壁酸交联成网状结构,对多数抗生素有通透性;而革兰阴性(G^-)菌细胞壁薄,但结构复杂,在肽聚糖层外尚有脂蛋白、脂质双层和脂多糖等多层结构(称外膜),可阻挡亲水性和疏水性抗生素。

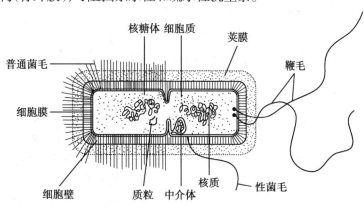

图1-1　细菌的结构示意图

一、革兰阳性菌

革兰阳性菌细胞表面由内到外分别为胞质膜、细胞壁。

（一）细胞壁

细胞壁为细菌表面比较复杂的结构。革兰阳性菌细胞壁是一层较厚（20~80nm）、质量均匀的网状结构，坚韧而有弹性，可承受细胞内强大的渗透压而不破坏。主要成分是肽聚糖（peptidoglycan），肽聚糖含量丰富，有15~50层，每层厚度1nm，约占细胞壁干重的50%~80%。细胞壁的机械强度有赖于肽聚糖的存在，而合成肽聚糖是原核生物特有的能力。肽聚糖是由N-乙酰葡糖胺和N-乙酰胞壁酸两种氨基糖经β-1,4糖苷键交替连接间隔排列形成的多糖支架。在N-乙酰胞壁酸分子上连接四肽侧链，侧链之间再由五肽交联桥联系起来，组成一个机械性很强的三维网状结构。各种细菌细胞壁肽聚糖的多糖支架均相同，但四肽侧链的组成及其连接方式随菌种而异。例如葡萄球菌的四肽侧链由L-丙氨酸、D-谷氨酸（或D-异谷氨酸）、L-赖氨酸和D-丙氨酸组成。交联桥是一条5个甘氨酸的肽链，交联时一端与一条侧链第三位上赖氨酸连接，另一端与另一相邻侧链第四位上丙氨酸连接。葡萄球菌的交联桥较长，有可塑性，使远距离的侧链间也可交联，交联率达90%，形成坚固致密的三维立体网状结构（图1-2）。

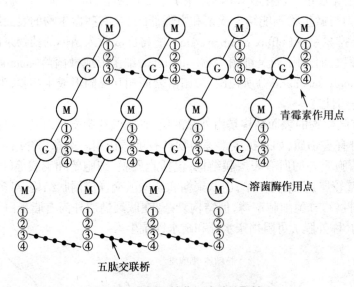

青霉素作用点

溶菌酶作用点

五肽交联桥

图1-2　革兰阳性菌细胞壁肽聚糖

革兰阳性菌细胞壁的成分除肽聚糖外，尚有大量特殊组分磷壁酸（teichoic acid），磷壁酸是由核糖醇（ribitol）或甘油（glyocerol）残基经由磷酸二酯键互相连接而成的多聚物，穿插于肽聚糖层中。磷壁酸按其结合部位不同分为壁磷壁酸（wall teichoic acid）和膜磷壁酸（membrane teichoic acid）两种，前者的一端与细胞壁中肽聚糖的N-乙酰胞壁酸共价连接，另一端则游离伸出细胞壁外。后者的一端与胞质膜外层上的糖脂键相连接，另一端向外穿透肽聚糖层的网格而游离于细胞壁外。膜磷壁酸又称脂磷壁酸（ipoteichoic acid）（图1-3），磷壁酸抗原性很强，是革兰阳性菌的重要表面抗原，在离子通过肽聚糖层中起调节作用，也可

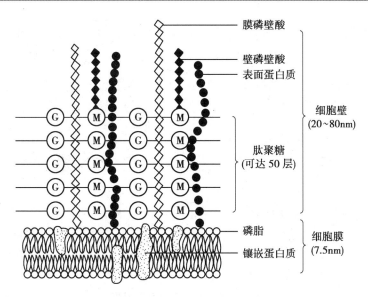

图1-3 革兰阳性菌细胞壁

能与某些酶的活性有关；某些细菌的磷壁酸，能黏附在人类细胞表面，其作用类似菌毛，可能与致病性有关。

此外，某些革兰阳性菌细胞壁表面还有一些特殊的表面蛋白，如A族链球菌的M蛋白和金黄色葡萄球菌的A蛋白等，均与致病性和抗原性有关。

（二）胞质膜

胞质膜是包绕在细菌胞质外的具有弹性的半渗透性脂质双层生物膜。主要由磷脂及蛋白质构成，不含胆固醇是与真核细胞膜的区别点。胞质膜有选择性通透作用，与细胞壁共同完成菌体内外的物质交换。膜上有多种呼吸酶，参与细胞的呼吸过程。膜上有多种合成酶，参与生物合成过程，如青霉素结合蛋白（penicillin-binding protein, PBP）是参与细胞壁肽聚糖合成的酶蛋白（转肽酶或转糖基酶），也是青霉素作用的靶位，青霉素与PBP结合，能与细菌竞争合成肽聚糖所需的酶，破坏细胞壁肽聚糖的合成。PBP也与耐药性有关。细菌胞质膜可以形成特有的结构，如中介体（mesosome）。中介体与细菌分裂有关，起着类似真核细胞有丝分裂时纺锤丝的作用。另外中介体扩大了胞质膜的表面积，相应增加了呼吸酶的含量，可为细菌提供大量能量，其功能类似真核细胞的线粒体。

二、革兰阴性菌

（一）细胞壁

革兰阴性菌细胞壁与革兰阳性菌细胞壁不同，其组成与结构复杂，由内向外分别为肽聚糖层、周浆间隙和外膜。

1. 肽聚糖层　厚度较薄，仅1~2层，约10~15nm，约占细胞壁干重的5%~20%。以大肠埃希菌为例，其肽聚糖的四肽侧链中第三位的氨基酸被二氨基庚二酸（DAP）所取代，并以肽键直接与相邻侧链中第四位的D-丙氨酸相连，且交联率低，因没有五肽交联桥，因而只形成疏松的二维平面结构（图1-4）。

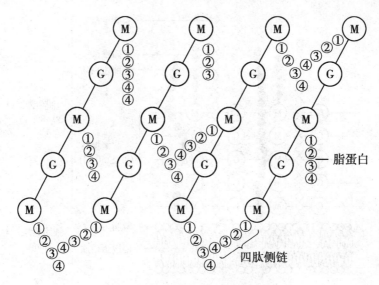

图1-4　革兰阴性菌细胞壁肽聚糖

2. 胞周质间隙(periplasmic space)　在革兰阴性菌的胞质膜与细胞壁之间有一空间,称为周质间隙。此处聚集了若干种胞外酶,主要是水解酶,与营养物质的分解、吸收和运转有关,能破坏某些抗生素的酶(如青霉素酶)亦集中在此间隙内。周质间隙中有一种辅助蛋白(连接蛋白),存在于内、外膜之间,能将内膜上的外排转运蛋白和外膜上的微孔蛋白连接起来,组成主动外排系统。细菌的多重耐药性与外排泵系统对药物的排除有关。

3. 外膜(outer membrane, OM)　位于细胞壁肽聚糖层的外侧,包括脂蛋白、脂质双层、脂多糖三部分。

(1)脂蛋白(lipoprotein):一端以蛋白质部分共价键连接于肽聚糖的四肽侧链上,另一端以脂质部分经共价键连接于脂质双层的磷酸上。其功能是稳定外膜并将之固定于肽聚糖层。

(2)脂质双层:结构类似胞质膜,其中有微孔蛋白(porin)形成的约1nm的微孔,微孔蛋白有OprC、OprD(OprD2)、OprE、OpeF、OprG、OprH和OpeM等,可允许水溶性分子通过。有一些抗生素可通过微孔蛋白进入菌体内抑制细菌的生长繁殖,外膜微孔蛋白的缺乏是细菌耐药机制之一。

(3)脂多糖(lipopolysacchride, LPS):由脂质双层向细胞外伸出,包括脂质A、核心多糖和特异多糖三个组成部分,习惯上将脂多糖称为细菌内毒素。①脂质A:是脂多糖的毒性部分及主要成分,为一种糖磷脂,是由焦磷酸键联结的氨基葡萄糖聚二糖链,其上结合有各种长链脂肪酸。为革兰阴性菌的致病物质。无种属特异性,各种革兰阴性菌内毒素引起的毒性作用都大致相同。②核心多糖:位于类脂A的外层,由己糖、庚糖、2-酮基-3-脱氧辛酸(KDO)、磷酸乙醇胺等组成。经KDO与类质A共价联结。核心多糖具有属特异性,同一属细菌的核心多糖相同。③特异多糖:在脂多糖的最外层,是由数个至数十个低聚糖(3~5单糖)重复单位所构成的多糖链。特异多糖是革兰阴性菌的菌体(O)抗原,各种不同的革兰阴性菌的特异性多糖种类及排列顺序各不相同,从而决定了细菌抗原的特异性(图1-5)。另外,革兰阴性菌细胞壁薄,但结构复杂,在肽聚糖外有多层结构构成的外膜包括脂蛋白、脂质双层和脂多糖,可阻挡亲水性和疏水性抗生素,即革兰阴性菌具有选择性低通透性的外膜屏障,故对多种抗菌药物产生耐药性。如鼠伤寒沙门菌等革兰阴性菌在接触抗生素后可改变外膜孔蛋白的组成或减少蛋白通道的数量,如缺乏外膜蛋白OmpF和OmpC的表达,降低外膜通透性产生耐药性。又如铜绿假单胞菌也因缺乏特异的外膜蛋白OmpD2,而对亚胺培南等产生耐药。

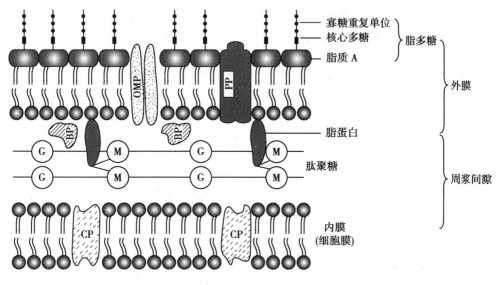

图1-5　革兰阴性菌细胞壁

(二)胞质膜

革兰阴性菌胞质膜与革兰阳性菌胞质膜在结构及组成上都没有什么区别,只是很少形成中介体。相对应革兰阴性菌的外膜而言,通常称胞质膜为内膜。革兰阴性菌胞质膜上具有外排转运蛋白,与细胞壁脂质双层上的外膜孔道相对,加上在周质间隙中的辅助蛋白(连接蛋白)协调内外膜之间的相互作用,构成药物的外排泵系统。药物通过孔道跨越细胞壁外膜,扩散于周质间隙,然后进入胞质膜的双层结构。位于脂质双层中的外排转运蛋白可捕获药物分子,在辅助蛋白协调下通过外膜孔道将药物泵出(图1-6)。细菌胞质膜上外排泵的表达水平不断提高,能主动将扩散入菌体内的抗生素或底物泵出细胞外,从而使细菌获得耐药性。

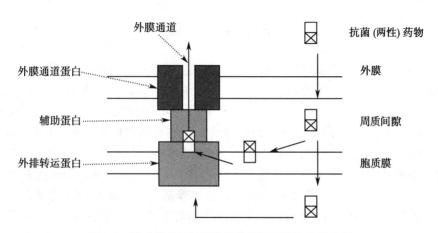

图1-6　革兰阴性菌的药物的外排泵系统和作用机制

　　革兰阴性菌由多种胞质膜蛋白、外膜蛋白和辅助蛋白（信号肽酶或伴侣蛋白）等组成蛋白分泌系统，该系统参与合成蛋白质的分泌过程。根据其分泌功能与参与成分不同，分为Ⅰ~Ⅴ型分泌系统（图1-7）。研究较为深入的是Ⅰ~Ⅲ型分泌系统。如大肠埃希菌Ⅰ型分泌系统可分泌α-溶血素，Ⅰ型系统需要胞质膜ATP酶、外膜蛋白和膜融合蛋白等参与；Ⅱ型分泌系统主要是革兰阴性菌分泌胞外酶，该系统分泌与运送这些酶蛋白通过外膜需要通过Sec途径，需ATP酶、多聚外膜蛋白组分的参与；Ⅲ型分泌系统是许多革兰阴性菌分泌致病性蛋白质的主要途径，编码Ⅲ型分泌系统的基因位于毒力质粒和染色体致病岛区域内，称*Ysc*基因，表达的Ysc蛋白质包括ATP酶、伴侣蛋白、多聚外膜蛋白和胞质膜蛋白等，组成注射器样结构，把细菌毒性蛋白注入宿主细胞。

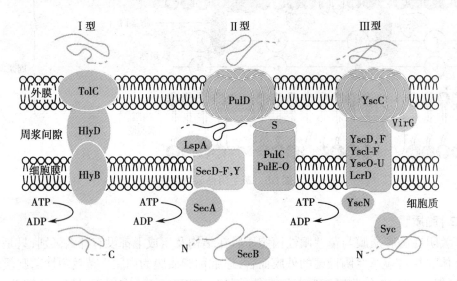

图1-7　革兰阴性菌　Ⅰ、Ⅱ、Ⅲ型分泌系统模式图

　　另外，革兰阳性和阴性菌中广泛存在着双组分信号转导系统（two-component signal transduction），该系统由感受器激酶和效应调控蛋白组成，感受器激酶的膜外配体能接受环境信号的作用，通过膜上蛋白的磷酸化将信号传递到效应调控蛋白，产生调控反应，以适应各种环境的变化，这不仅能参与细菌的基本生命活动，而且与细菌的毒力和致病性相关。

三、荚　　膜

　　荚膜（capsule）是某些细菌细胞壁外围一层较厚的黏性、胶冻样物质，其厚度在0.2μm以上，普通显微镜可见，与四周有明显界限，称为荚膜。如肺炎链球菌的荚膜。其厚度在0.2μm以下者，于光学显微镜下不能直接看到，必须以电镜或免疫学方法才能证明，称为微荚膜（microcapsule），如伤寒沙门菌的Vi抗原及大肠埃希菌的K抗原等。大多数细菌（如肺炎链球菌、脑膜炎奈瑟菌等）的荚膜由多糖组成。链球菌荚膜为透明质酸；少数细菌的荚膜为多肽（如炭疽杆菌荚膜为D-谷氨酸的多肽）（图1-8）。细菌一般在机体内和营养丰富的培养基中才能形成荚膜。有荚膜的细菌在固体培养基上形成光滑（S）型或黏液（M）型菌落，失去荚膜后变为粗糙（R）型菌落。荚膜并非细菌生存所必需的，如荚膜丢失，细菌仍可存活。

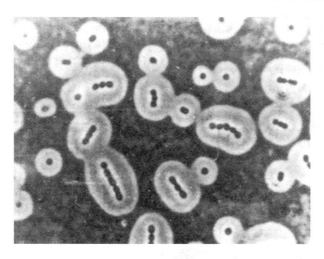

图1-8 荚膜

荚膜能保护细菌免遭吞噬细胞的吞噬和消化作用,因而与细菌的毒力有关。荚膜抗吞噬的机理还不十分清楚,可能由于荚膜黏液层比较光滑,不易被吞噬细胞捕捉之故。荚膜贮留水分使细菌抗干燥,并对其他因子(如溶菌酶、补体、抗体、抗菌药物等)的侵害有一定抵抗力。多糖荚膜(capsule polysaccharide, CPS)是细菌以及真菌的一个重要的毒力因子。抗微生物多肽和蛋白(antimicrobial peptides and proteins, APs)具有多种活性,可以抵抗革兰阴性和阳性菌、真菌和一些包膜病毒。具有荚膜的细菌,CPS对APs的抵抗性是该菌的一种普遍特性,在抵抗APs的众多机制中最重要的是膜表面修饰,革兰阴性菌已经发生了一系列的变化来抵抗Aps,特别是LPS分子改变。目前研究表明CPS可以抵抗补体介导的杀伤功能和中性粒细胞介导的吞噬作用。然而,如果LPS缺乏O抗原,那么对APs的抵抗作用也会减少。研究表明,肺炎克雷伯菌CPS突变株对Aps的作用比野生株更加敏感,结合多黏菌素B的能力也更强。值得注意的是,CPS可以限制APs与细菌表面相互作用,CPS对APs的抵抗能力不是与CPS的血清型和化学组成有关,而是依赖于各菌株所表达的CPS的含量。而且这些细菌的CPS表达量要超过一定的阈值才具有抵抗能力。推测对有害物质如抗生素和APs的应答可诱导肺炎克雷伯菌上调CPS的表达,使肺炎克雷伯菌对APs具有更强的抵抗力。

第二节 细菌的遗传物质

细菌的遗传物质是DNA,DNA靠其构成的特定基因携带并传递遗传信息。细菌的基因组是指染色体和染色体以外遗传物质所携带基因的总称,染色体外的遗传物质包括质粒DNA、噬菌体和转座子等;真菌的遗传物质包括染色体DNA、线粒体基因(mtDNA)、质粒、转座因子等;病毒分为DNA病毒和RNA病毒两大类,故病毒的遗传物质除DNA外还有RNA。

一、染 色 体

细菌染色体(bacterial chromosome)是一条环状双螺旋DNA长链,按一定构型反复回旋形成松散的网状结构,附着在横隔中介体或细胞膜上,细菌染色体携带绝大部分的遗传信息决定了细菌的基因型。与真核细胞的染色体比较,细菌染色体是裸露的核酸分子或与少量特殊蛋白质结合,缺乏组蛋白,无核膜包裹。细菌基因组中的基因结构是连续的,其排列紧密。几乎无内含子。

以大肠埃希菌(K12)为例,染色体长约1300μm,近似为菌体长度的1000倍,在菌体内高度盘旋缠绕成丝团状。染色体DNA的分子量为3×10^9左右,序列分析证明为4640kbp,约含4288个基因。细菌染色体DNA的复制,在大肠埃希菌已证明是双螺旋复制,完成复制全过程约需20min。

自1995年首次完成流感嗜血杆菌的全基因组DNA测序以来,大部分重要微生物的代表株均已完成了测序。全基因组序列分析的资料表明细菌的种内和种间存在着广泛的遗传物质交换,如耐药性基因和致病岛的获得。细菌染色体上带有编码耐药性的基因,其来源可能是产生抗生素的微生物,但因有耐药性也来自细菌的看家基因,如其编码产物在长期进化过程中变为抗生素的灭活酶(如氨基糖苷类修饰酶)。

染色体发生基因突变也可使细菌获得耐药性。耐药性自然突变率为$10^{-10} \sim 10^{-7}$,由突变产生的耐药性是随机的,一般只对一种或两种相类似的药物耐药。基因突变所获得的耐药性比较稳定,但在大量菌群中,产生耐药的菌株是极个别的,而且生长较慢,对理化因素的抵抗力可能不及敏感菌,因此自然界中的耐药菌仅居次要地位。基因突变在耐药性发展上具有重要意义。如超产广谱β-内酰胺酶的革兰阴性菌,多耐药结核分枝杆菌等均与基因突变密切相关。

另外,革兰阴性菌(如大肠埃希菌、淋病奈瑟菌)对喹诺酮类耐药与编码解旋酶A亚基的基因突变有关,而阳性菌(如金黄色葡萄球菌、肺炎链球菌等)对喹诺酮类耐药主要与编码DNA拓扑异构酶Ⅳ的基因突变密切相关。细菌对大环内酯类药物的抗性与细菌核糖体50S亚基发生基因突变相关。

二、质　　粒

(一)质粒的分类与特征

1. 分类　质粒(plasmid)是细菌染色体以外的遗传物质,是环状闭合的双DNA,存在于细胞质中,具有自主复制的能力,所携带的遗传信息能赋予宿主菌某些生物学性状,根据质粒基因编码的生物学性状可分类为:①致育质粒:或称F质粒(fertility plasmid),带有F质粒的细菌为雄性菌,具有性菌毛;无F质粒的细菌为雌性菌,无性菌毛。②耐药性质粒:编码细菌对抗菌药物或重金属盐类的耐药性。耐药性质粒分为两类,其中可以通过细菌间的接合方式进行基因传递的称接合性耐药质粒,又称R质粒(resistance plasmid);另一类则不能通过接合进行传递的称非接合性耐药质粒,但此基因可通过噬菌体等传递。③毒力质粒或Vi质粒(virulence plasmid)编码与该菌致病性有关的毒力因子。④细菌素质粒编码各种细菌产生的细菌素,如Col质粒(coliciogenic plasmid)编码大肠埃希菌产生的大肠菌素。⑤代谢质粒编码产生与代谢相关的许多酶类。

2. 质粒　质粒具有自我复制的能力,一个质粒是一个复制子(replicon),在菌体内可复制,产生其拷贝(copy)。拷贝数低,如F质粒只有1~2个,这种质粒的复制往往与染色体的复制同步,称为紧密型质粒(stringent plasmid);拷贝数高,为10~60个或更多,可随时复制,与染色体的复制不相关,称松弛型质粒(relaxed plasmid),一般小质粒拷贝数高。质粒DNA所编码的基因产物能赋予细菌某些性状特征,如致育性、耐药性、致病性和某些生化特性等。质粒可自行丢失与消除,随着质粒的丢失与消除,质粒所赋予细菌的性状亦随之消失,但细菌仍存活。质粒可通过接合、转化或转导等方式在细菌间转移。接合性质粒带有与接合传递相关的基因(tra等),质粒较大,一般为40~100kbp,如F质粒和多数的R质粒,可通过接合方式传递。非接合性质粒较小,一般在15kbp以下,如大肠菌素质粒ColE1,不能通过接合方式进行传递,但在一定条件下通过与之共存的接合性质粒(如F质粒)的诱动(mobilization)或通过转导性噬菌体而传递(图1-9)。

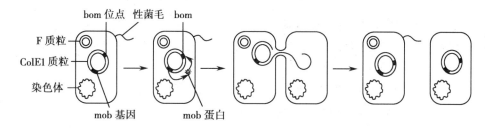

图1-9　质粒的诱动

两种结构相似密切相关的质粒不能稳定共存于一个宿菌的现象称为质粒的不相容性(incompatibility),是由质粒间具有相同或相似的复制及分配调控机制所决定的。反之,几种不同的质粒同时共存于一个菌内则称相容性,这是由质粒复制时对宿主菌的依赖程度决定的。不同质粒在复制时所需的复制酶、在菌体中的复制部位等均不产生竞争抑制,故可相容。

(二)耐药性质粒(resistance plasmid)

可存在于革兰阳性和阴性菌中,由耐药传递因子(resistance transfor factor,RTF)和耐药决定因子(resistance determinant factor,RDF)两部分构成。前者能编码性菌毛,决定自主复制与接合转移;后者能赋予宿主菌耐药性,它含有多个转座子(Tn)或耐药基因盒(resistance gene cassettes),构成一个多耐药基因的复合体,这是造成细菌多重耐药的原因(图1-10)。

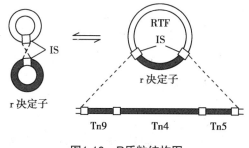

图1-10　R质粒结构图

目前,多重耐药的沙门菌、志贺菌、变形杆菌、阴沟肠杆菌等革兰阴性杆菌已大量存在于人和动物肠道中,大肠埃希菌比其他致病菌更易接受R质粒,已成为人和动物体内耐药基因的储存库。R质粒不仅在同一种属细菌间转移,而且可在不同种属细菌间相互传递,造成耐药性的广泛传播。带有多个耐药基因的R质粒转移,导致多重耐药的肠道杆菌日益增加,给临床治疗带来很大困难。

三、噬　菌　体

噬菌体(bacteriophage或phage)是感染细菌、放线菌和螺旋体等原核生物的病毒,只能在活的宿主菌内复制增殖。噬菌体的遗传物质不仅随着它的感染可在宿主菌之间及宿主菌与噬菌体之间传递,而且还能赋予宿主菌某些生物学性状。噬菌体具有病毒的特性,个体微小,需用电子显微镜观察,无细胞结构,是由头部与尾部组成,头部由蛋白质衣壳包绕核酸组成,呈六边形立体对称。尾部与头部靠尾须、尾领相连,接着是管状的尾髓与外被的尾鞘,终止于尾板,尾板上有吸附细菌表面的尾刺与尾丝(图1-11)。

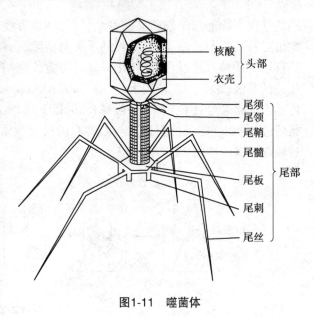

图1-11   噬菌体

噬菌体感染细菌是由尾部与相应细菌细胞表面的受体特异结合,噬菌体基因进入菌体内并以前噬菌体形式整合在细菌染色体上,随着细菌的分裂而将噬菌体基因传代至子代,这种不增殖、不裂解细菌的状态为溶原状态,形成溶原状态的噬菌体为溶原性噬菌体(lysogenic phage)或温和噬菌体(temperate phage)。前噬菌体可偶尔自发地(发生率为10^{-5})或在某些理化或生物因素的诱导下脱离宿主菌染色体而进入溶菌周期导致细菌裂解,并产生新的成熟的噬菌体去感染其他细菌。有些温和噬菌体可使溶原性细菌的表型发生改变,如当白喉棒状杆菌感染了β棒状杆菌噬菌体时可产生白喉毒素,称为溶原性转换(lysogenic conversion)。同样,肉毒梭菌产生肉毒毒素,化脓性链球菌产生红疹毒素等,都是因这些细菌感染了相应的温和噬菌体。另如沙门菌、志贺菌等的抗原结构和血清型的改变也受温和噬菌体的控制。

此外,当前噬菌体从细菌染色体上脱离时可能携带宿主菌的某些基因片段,形成噬菌体感染另一细菌时,有可能将原宿主菌的一段基因传递给新感染菌。这种通过噬菌体的感染而将甲菌的基因片段转给乙菌的方式称为转导(transduction),而噬菌体本身的基因转给宿主菌的传递方式可转移比转化方式更大的DNA片段,而且由于包装在噬菌体的蛋白质衣壳中,可免受DNA酶降解,故DNA转移效率高。但因噬菌体有特异性,故转导所介导的耐药性仅能发生在同种细菌内。转导是金黄色葡萄球菌转移耐药性的重要方式,如该菌对青霉素G耐药的主要机制是质粒介导的青霉素酶,但此类R质粒并非由RTF传递,而是由噬菌体的转导方式转移至敏感菌中。金黄色葡萄球菌对其他β-内酰胺类抗生素、氯霉素、四环素和红霉素等的耐药基因,也可以是由噬菌体为媒介传递给敏感菌。另外,转座子和整合子也可经溶原性噬菌体这一载体转移。

四、转座子和整合子

染色体基因插入耐药质粒的频率和耐药基因的可移动性仅用转化和转导机制难以解释,因这些机制所致的基因重组常发生于具有高度同源性的DNA区域之中,对于同源性低或非同源性基因间的基因转移与重组,尚有其他基因转移元件(如转座子和整合子)的参与。转座子是基因组DNA中的可移动元件,含有编码转座酶(transposase)的基因,其两端具有反向重复序列(inverted repeat,IR),具有特异定点插入功能。转座子的中心序列常有编码耐药性、毒力等基因。借助IR的特异定位作用介导这些基因的水平转移。

（一）转座子

转座子（transposon，Tn）是一类基因组中可独立移动的DNA片段，可在细菌的染色体、质粒或噬菌体之间自行移动（插入或切离）的遗传成分，是一段特异的具有转位特性的核苷酸序列，故又称为跳跃基因（jumping genes）或移动基因（movable genes）。最早发现的Tn是在R质粒上带有抗药基因的Tn。Tn不能像质粒那样独立复制，必须要依附在染色体、质粒或噬菌体上与之同时复制。Tn在质粒之间、质粒与染色体之间、噬菌体与染色体之间的转移现象称为转座。伴随着Tn的转位过程，内源性的Tn会出现插入突变，外源性的Tn则出现基因的转移与重组。因此，转座子在赋予细菌生物学性状改变和促进细菌进化的作用不可忽视。根据转座子的基因大小和所携带基因的性质等，将Tn分类如下。

1. 插入序列（insertion sequence，IS）　为最简单的或序列较短的转座子，长度不超过2kbp，相当于1~2个基因的编码量，一般只编码一种参与转位作用的转位酶，即不携带任何已知与插入功能无关的基因区域，往往是IS与插入点附近的序列共同起作用（图1-12）。IS存在于多种细菌的染色体或质粒中，可能是细菌正常代谢的调节开关之一；也能介导F质粒通过同源性重组插入到细菌的染色体上，成为高频重组菌株；也可作为某些噬菌体基因中的正常组分。

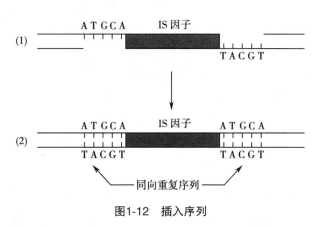

图1-12　插入序列

2. 转座子（Tn）　Tn是一类除携带与转座作用有关的基因外，还携带其他特殊功能基因（如耐药基因、重金属抗性基因、糖发酵基因、肠毒素基因、结构基因等）的转座子，序列长度一般超过2kbp（2000~8000bp），其结构分为两部分，即两侧臂的末端反向重复序列和中心序列。末端重复序列能为整合酶所识别，与插入功能相关。中心序列带有遗传信息，包含3个主要的功能基因：①*tnpA*基因：负责编码转座酶（整合酶），该酶能特异识别Tn及其受体靶位点两端的DNA序列，使Tn与靶位点序列交错接合；②*tnpR*基因：其编码产物具有解离酶和抑制*tnpA*与*tnpR*转录的阻遏蛋白的功能；③结构基因：决定细菌的耐药性和某些毒力因子，通常带一种或多种耐药性基因、重金属抗性基因、肠毒素基因（表1-1）。根据结构特征的不同，转座子可分为复合转座子（complex Tn），Tn3系转座子和接合转座子。

（1）复合型转座子：其两侧臂末端就是IS序列或类IS序列，中间连接着一个编码抗生素抗性基因（图1-13）。IS可以是反向重复的构型，也可以是同向重复的构型。很容易将携带的耐药基因在细菌的染色体、质粒和噬菌体基因组之间转移，导致耐药基因的播散，这种转位作用是自然界中细菌耐药性产生的重要原因之一。

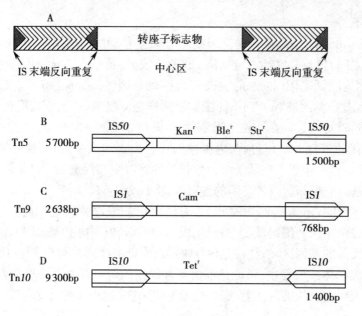

图1-13 复合转座子

（2）Tn3系转座子：其两侧臂末端与复合型转座子不同的是没有IS或类IS组件。但它们在性质和结构上非常相似，均由3个部分组成，两侧末端是30~40bp的正向或反向的重复序列（IR），中央区是与Tn功能有关的基因和抗生素抗性基因。如Tn3系转座子中的Tn3的长度约为5000bp，两侧末端是38bp的IR序列，中心区域有3个基因。一个是编码对氨苄西林耐药的β-内酰胺酶基因，另外两个是与转位作用相关的*TnpA*和*TnpR*基因，编码的蛋白质具有两种功能，一种是抑制*TnpA*基因的合成活性，另一种是促进在中央分离区发生位点特异的切割（图1-14）。

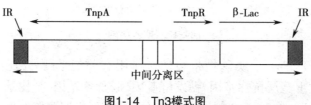

图1-14 Tn3模式图

（3）接合型转座子：是在革兰阳性球菌（肠球菌）的染色体上发现的一类可以在细菌间以接合方式转位的转座子，通常整合在细菌基因组中，转移时首先自行剪切形成一个不能复制的环状中间体，整合到载体质粒上，然后经接合方式转移至受体菌。其代表是Tn916。它们没有末端IR序列，也不产生同向重复。

Tn插入某一基因时可引起基因发生突变，同时在插入部位又引入一个或多个耐药基因，使细菌产生耐药性或多重耐药性。Tn携带的耐药基因在细菌染色体和质粒之间或质粒和质粒之间发生转移，且不需碱基对同源就能插入，故宿主范围广泛，可导致耐药性基因在革兰阴性菌和革兰阳性菌之间转移和播散（表1-1）。

表1-1　常见插入序列和转座子的特征

插入序列	序列长度(bp)	转座子	携带耐药基因或毒素基因
IS1	768	Tn1、Tn2、Tn3	AP(氨苄西林)
IS2	1327	Tn4	AP、str SM(链霉素)SU(磺胺)、Hg²⁺ Ble(博来)
IS3	1300	Tn5(5700bp)	Kan(卡那霉素)
IS4	1426	Tn6	Kan
IS5	1195	Tn7	TMP(甲氧苄氨嘧啶)、str
IS8	~1750	Tn9(2638bp)	Cam(氯霉素)
IS10-R	1329	Tn10(9300bp)	Tet(四环素)
IS50-R	1531	Tn551	Em(红霉素)
IS913-R	1000	Tn681	Kna(卡那霉素)
ISR1	~1100	Tn903	Em(红霉素)
		Tn971	E.coli ET(肠毒素)

(二)整合子和基因盒

整合子由5′端的核心区和3′端的结构基因区组成,核心区编码DNA整合酶,并包括重组位点的短序列;结构基因区包括1个或多个基因盒的中心序列,通过整合子的整合酶催化,以插入形式存在于整合子中,并通过整合子上的启动子作用得以表达,故又称基因盒-整合子系统。

1. 基因盒(gene cassettes)　其结构由位于5′末端的一个基因和位于3′末端的一个有位点特异性的59碱基单元(59 base element,59 be)组成,能被整合子编码的DNA整合酶识别和催化,特异地结合于整合子上,并通过整合子上启动子的作用得以表达。基因盒的基因多为抗菌药物耐药基因,许多耐药基因(编码氨基糖苷类、β-内酰胺类、氯霉素、TMP等)包含在可移动的基因盒中。一个整合子可捕获1个或多个基因盒,被捕获的基因盒5′-端与att I 结合。尽管每个基因盒59be的交换位点从57到141个碱基不等,但59be的5′端与基因盒基因编码区3′反向核心序列RYYYAAC为界,3′端则与核心序列(GTTRRRY)为界,中间为含有1个60bp的共同序列的不完全的反向重复序列(图1-15)。这种59be结构为基因盒的插入及基因盒的功能表达提供了重要的结构基础,因为耐药基因盒可以从一个整合子转移到另一个整合子上,使整合子中耐药基因不断积累,成为多耐药整合子。基因盒的起始密码子位于盒的

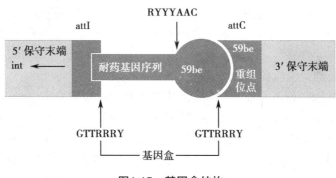

图1-15　基因盒结构

一端,通常不含启动子,但可从整合子的一个共同启动子Pant开始表达。耐药基因的表达水平受启动子变异和基因盒插入部分的影响。

2. 整合子(integron)介导耐药　整合子是细菌捕获外源性基因并使之转变为自身功能性基因的一种基因表达单位,是通过转座子和接合质粒在细菌之间进行传播的遗传物质。整合子大小为800~3900bp,5′端为高度保守的核心区,是编码DNA整合酶的基因(int),并包括2个重组位点(attI和attC)。Int位于整合子的5′-保守末端,属于酪氨酸整合酶家族,整合酶负责催化基因盒在attI和attC上的整合和切除。

整合子主要由编码整合酶基因(int1)、基因重组位点、启动子和耐药基因盒组成,即基因盒-整合子系统,目前分为四类:Ⅰ类整合子是最常见的一类,在大肠埃希菌、肺炎克雷伯菌、弗氏枸橼酸杆菌和铜绿假单胞菌等革兰阴性杆菌以及革兰阳性棒状杆菌中存在;Ⅱ类整合子位于转座子Tn7及其衍生物上,其整合酶基因与Ⅰ类整合基因有46%同源性;Ⅲ类整合子与碳青霉烯类耐药有密切的相关性;Ⅳ类整合子是在霍乱弧菌基因组中发现的,其整合酶基因与Ⅰ类整合基因有45.5%的同源性,因其含有179个基因盒而被称为超级整合子(super integron),除含有耐药基因外,还含有编码毒素、血凝素和脂蛋白的致病基因。整合子能捕获外源性基因,尤其是抗生素耐药基因,并通过整合子的位点特异性基因重组机制,将多种耐药基因组装在一起,使其耐药基因(基因盒)发生扩散(图1-16)。

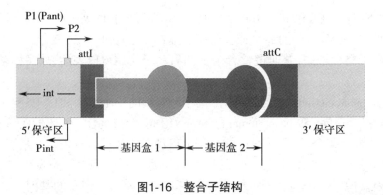

图1-16　整合子结构

3. 整合子、基因盒的转移与表达　整合子的移动包括两层意思,一是整合子在质粒、转座子、染色体之间的移动;二是整合子可特异性捕获或切除基因盒,导致基因盒的移动。同一基因盒可整合于不同的整盒子上,一般线形的基因盒被切割下来,由于基因两端的特殊结构可相互连接,故游离的基因盒以闭合环状结构存在,通过整合酶IntI催化,以线状结构结合于特异的交换位点attI和attC(59be位点),这种形式为特异性整合。特异性整合是可逆的。少数游离的基因盒也可由IntI催化,但它不结合于attI和attC特异位点上,而是结合于整盒子的非attI-attC或attC-attC交换位点(第2位点)上。这种形式为非特异性整合。非特异性整合是不可逆的。细菌一旦非特异性地整合上基因盒,就使其永久性获得新基因,这对基因盒在细菌间的传播以及细菌质粒和基因组的进化有重要意义。

由于大多数基因盒都不含有启动子,故基因盒的表达须依赖于整合子上的启动子。当线状基因盒整合于位点attI上,包括多个基因盒在内,只存在一种方向(5′→3′)排列,这种位向特异性有利于启动子带动所有下游的基因盒的表达。5′-保守末端区的Pant是主要启动子,少数整合子在其下游位置尚有P₂启动子,属强启动子。当Pant为弱变异体时,则P₂就成为基因盒表达的主要启动子。基因盒表达除依赖启动子的强弱外,尚与插入的基因盒靠近启动子的距离有关,即最靠近启动子的基因盒的表达水平最强,而下游的基因盒表达水平逐渐减弱。如果基因盒整合在第2位点(非特异整合)基因盒的表达须依赖于整合子上适当方向的启动子。极少数基因盒自身含有启动子和翻译弱化信号,如与氯霉素耐药性有关的CmlA基因盒,在亚抑制浓度的氯霉素诱导下,自身启动子可致*CmlA*表达。由于大多数基因盒都是耐药基因,1个整合子可捕获多个基因盒,因此可表达出对不同抗菌药物的多重耐药性;而且基因盒、整合子属于可移动基因元件,可位于细菌的质粒或染色体上,对耐药性在细菌间传播产生影响。

目前已鉴定出60多种抗生素耐药基因盒可整合到整合子中,许多临床分离菌株都带有整合子,以致在革兰阴性杆菌中约有43%的细菌含有Ⅰ型整合子,可表现出对氨基糖苷类、喹诺酮类及第三代头孢菌素类药物的耐药性,也易介导多重耐药性。整合子常存在于临床耐药菌株质粒和转座子上,能在不同细菌间转移,而自然界中包括人体正常菌群肯定存在一个相当大的抗生素耐药基因库,细菌复制子及其宿主菌之间的"基因流"很可能是经常性的而非偶然的,当病原菌暴露于强大的抗生素选择压力下,这个基因库随时对细菌开放,使细菌迅速摄取耐药基因并获得耐药性。

第三节　细菌细胞壁缺陷型(细菌L型)

细胞壁缺损或完全丢失的细菌称为细菌L型(bacterial L form)。L型可自发产生,亦可在抗菌治疗过程中或在患者的某些特殊生境内产生,可能是细菌抵抗不利环境的一种方式。

一、细菌L型的形成

1. 抗生素的干扰　主要由一些能在细菌细胞壁合成过程中干扰某一环节的抗生素,如青霉素、头孢菌素等β-内酰胺类抗生素,其中β-内酰胺环与细胞壁肽聚糖上侧链末端D-Ala-D-Ala结构相似,二者竞争性地与细胞膜上的青霉素结合蛋白(PBP)相结合。如果β-内酰胺类抗生素与PBP结合,会使其失去酶活性(转肽酶),从而阻断肽聚糖上使得侧链交联的肽键形成,使细菌不能正常合成细胞壁而形成细菌L型。实际上当细菌周围环境中青霉素浓度为1~50u/ml时,可影响细菌分裂时的纵隔形成,使细菌不能断裂而不断伸延成为长丝状;当青霉素浓度增至100u/ml时,抑制细胞壁中肽聚糖的合成,使新生细菌缺乏细胞壁而成为圆球体或巨形体的细菌L型。

此外,万古霉素能和肽聚糖乙酰胞壁酸五肽末端的D-Ala-D-Ala结合,形成复合物,阻断肽聚糖多糖链的延伸,导致细菌细胞壁缺陷;异烟肼类药物可影响结核分枝杆菌细胞壁中分枝菌酸的合成,使该菌变成L型;杆菌肽的主要作用是阻碍细胞壁中脂质的脱磷酸化,使脂质在肽聚糖的合成过程中不能进入再循环,也可引起细胞壁缺陷。

2. 破坏细胞壁结构的其他因素　溶菌酶可直接裂解肽聚糖多糖链中的β-1,4糖苷键,破坏乙酰胞壁酸和乙酰葡糖胺所构成的聚糖骨架,引起细菌裂解形成L型。由于革兰阴性菌细胞壁的肽聚糖层外还有由膜蛋白、脂质双层和脂多糖构成的外膜层,故溶菌酶对革兰阴性菌的作用比阳性菌显著降低;胆汁和胆盐作用于由脂质双层组成的胞质膜和(或)细胞壁中的外膜,故对革兰阳性和阴性菌均有作用,甚至还能诱导真菌形成L型。

另外,血清补体通过经典途径或旁路途径激活,在菌体表面所形成的膜攻击复合体(membrane attack complex, MAC);噬菌体裂解细菌所释放的溶胞壁素(muralysin)以及微生物被巨噬细胞吞噬后的变化,都可使细菌细胞壁受到破坏而形成细菌L型。

二、细菌L型的生物学性状与耐药性

(一)生物学性状

细菌L型因细胞壁缺损,故呈多形性,如大小不等的球形、膨大杆状或细长丝状,并能通过孔径450nm的滤器,故又称为滤过型细菌。由于细胞壁缺损,故L型细菌的胞质膜发生了代偿性改变,包括胞质膜各种成分的组成比例发生改变,合成速度加快并可能产生新的成分,如脂肪酸可代偿性地增加,其中饱和脂肪酸合成增多,使饱和/不饱和脂肪酸的比例升高,增加了胞质膜的牢固性和弹性强度,以承担细胞内外渗透压的差别。另外,胞质膜结合的蛋白质发生改变,以增加脂质链的强度,使细胞壁缺损的L型细菌在等渗环境下也不易破裂。

由于L型细菌缺乏细胞壁而对渗透压敏感,在普通培养条件下不能生长,必须提供高渗环境,而且L型细菌生长繁殖比原菌慢,增殖时间比原菌延长3~10倍,并形成嵌入培养基中的细小菌落,呈特殊的油煎蛋样菌落或颗粒状(G型)与丝状(F型)菌落(图1-17)。结核分枝杆菌在陈旧培养物中或药物治疗后可变成L型,呈丝状或颗粒状(图1-18)。

一般认为细菌L型的生化反应是减弱而非增强,没有规律性的生化特性,抗原性改变,故细菌L型很难鉴定。虽因细胞壁缺损而致抵抗力比原菌弱,但对作用于细胞壁的抗生素具有耐药性。

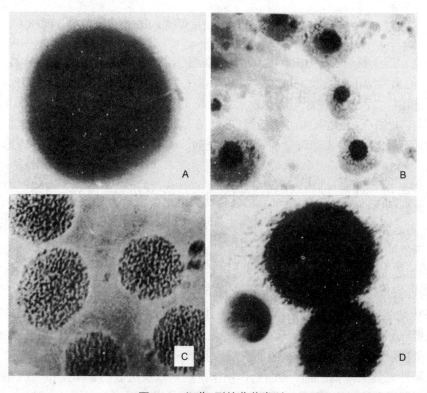

图1-17　细菌L型的菌落类型

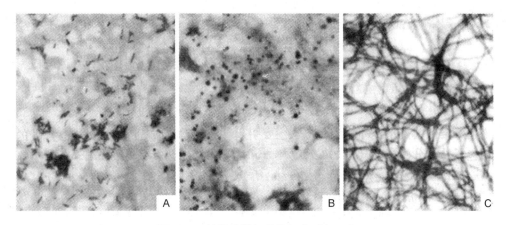

图1-18 结核分枝杆菌的细菌型和L型

值得注意的是,由于感染性疾病没有及时治疗,或治疗不当,使感染成为慢性迁延性疾病,尤其是免疫功能低下的患者,加之抗生素的滥用,使耐药菌株和细菌L型日益增多,种种迹象表明细菌L型已成为医院感染的重要病原因素之一。在医院感染设施表面,过期灭菌物品(敷料,手术包、产包等)和消毒液如碘伏、苯扎溴铵等、医护人员的手等,细菌L型的检出率有时可高达37.6%。在医院感染的细菌L型中,革兰阴性菌与阳性菌L型感染的检出率大致相同,阳性菌以金黄色葡萄球菌,阴性菌以大肠埃希菌和铜绿假单胞菌为主。细菌L型的耐药性与其细菌型不同,治疗困难,如果不重视预防L型感染,将构成医院感染的潜在危害。

(二)细菌L型的耐药机制

细菌耐药性与细菌携带的耐药基因有关。耐药基因主要存在于染色体或染色体以外的质粒上。由于细菌L型的细胞壁缺损,耐药(R)质粒容易丢失,从而提高对抗生素的敏感性。但实际上在不稳定L型和返祖菌中由R质粒介导的耐药性无很大改变,只有稳定L型会丢失由R质粒所表达的耐药性,如金黄色葡萄球菌BM3202株有染色体耐药基因(耐利福平基因等)和R质粒(耐妥布霉素等)。BM3202株原菌、稳定L型和返祖菌等对利福平的耐药性均无变化,只有稳定L型对妥布霉素的耐药性消失。

细菌L型由于失去细胞壁,对一般作用于细胞壁生物合成的β-内酰胺类抗生素(青霉素、头孢霉素等)和万古霉素均耐药。但因某些细菌L型可能仍有部分细胞壁残留而造成暂时性营养缺陷等,所以有时可见临床分离的L型对青霉素尚敏感。同样,头孢霉素除能影响细胞壁的合成外,尚能作用于胞质膜,或因头孢霉素对细菌L型产生的β-内酰胺酶比较稳定,故从某些临床分离L型可能仍对头孢霉素敏感。

细菌L型对作用于细胞壁以外靶点的抗生素,如作用胞质膜的多黏菌素、作用于核酸的利福平、作用于蛋白质合成的氯霉素和林可霉素等的敏感性不变,或因L型无细胞壁的屏障作用,而对这些抗生素的作用更敏感。细菌L型对抑制蛋白质合成的氨基糖苷类抗生素的敏感程度很不一致,如细菌L型对庆大霉素和卡那霉素的敏感性一般与原菌相同,但对链霉素的敏感性可能会升高或降低。金黄色葡萄球菌L型与伤寒沙门菌L型对链霉素和庆大霉素的敏感性要比原菌有所下降,鼠伤寒沙门菌对链霉素耐药,变为L型后仍然耐药。因此临床上选择用药应直接根据所分离的细菌L型的药敏试验结果。

(三)细菌L型感染的临床用药

临床应用抗生素治疗细菌感染性疾病,特别是应用了能影响细菌细胞壁合成的抗生素,用药后虽然菌数减少,症状在好转,但不一定能杀死全部病原菌,其中一部分可转变为细菌L型,隐伏于宿主体内的某个部位。停药后一旦条件合适,L型又可成为原菌,造成疾病的反复发作或迁延不愈。这些细菌L型的出现以及对抗生素敏感性与返祖菌的差异,说明使用抗生素的类型不合理、药物剂量不足、疗程不规范等,这些是造成L型细菌产生的常见原因。

　　临床病例中分离的细菌型和L型往往是同时出现的,细菌L型的药敏与原菌不完全相同,不同代的L型对抗生素的敏感性也不同。因此,对于一些反复发作并可能有细菌L型出现的细菌感染症,在选择临床用药时,不仅要考虑细菌型的药敏,也应考虑到细菌L型的药敏,根据药敏报告来调整抗生素的种类、剂量与疗程,或采取联合用药的方案。根据临床实践,对细菌L型的感染,除结合药敏结果,选用一些抑制蛋白质合成的抗生素外,只要临床治疗有效,应继续使用作用于细胞壁的抗生素,不必更换。作用于细胞壁和细胞壁以外的抗生素,两者联合应用可达到彻底消灭病原,可避免病程的迁延或转为慢性的目的。

（孙文长　邓国英　张卓然）

参考文献

1. 贾文祥. 医学微生物学. 第2版. 北京: 人民卫生出版社,2010

2. 李凡,徐志凯. 医学微生物学. 第8版. 北京: 人民卫生出版社,2013

3. 刘清英,杨崇美,刘静. 抗生素的合理应用. 济南: 黄河出版社,2003

4. 张致平. 微生物药物学. 北京: 化学工业出版社,2003

5. 张卓然. 临床微生物学和微生物检验. 第3版. 北京: 人民卫生出版社,2003

6. 顾觉奋. 抗生素的合理应用. 上海: 上海科学技术出版社,2004

7. Wax RG, Lewis K, Salyers AA, et al. Bacterial Resistance to Antimicrobials. 2nd ed. 刘玉庆译. 北京: 化学工业出版社,2012

8. 郝少君,管志江,李军. 抗菌药物临床应用与管理. 北京: 人民军医出版社,2011

第二章

细菌基因的表达和调控

基因表达是基因转录和翻译的过程,并由此产生具有特定生物学功能的多肽或蛋白质。DNA通过复制能忠实地传递物种的遗传信息,贮存在DNA中的遗传信息需要通过转录(RNA生物合成)以及翻译(蛋白质生物合成)这两个过程,才能最终发挥生物学作用。目前临床所用的抗生素都是基于干扰了细菌的基因表达和其他生物大分子合成等过程而发挥作用。

第一节　细菌RNA的生物合成——转录

一、RNA聚合酶与转录过程

细菌的遗传信息由DNA携带,以DNA为模板由DNA指导的RNA聚合酶合成RNA的过程称为转录(transcription)。细菌信使RNA(messenger RNA,mRNA)、核糖体RNA(ribosomal RNA,rRNA)、转运RNA(transfer RNA,tRNA)的转录由一种RNA聚合酶催化完成。RNA聚合酶利用的模板是双链DNA分子,DNA双链中仅有一条被用于转录。RNA合成原料是四种核糖核苷三磷酸(ribonucleotide triphosphate,rNTP),ATP、GTP、UTP和CTP。RNA链合成与DNA链合成比较相似,在RNA链的延伸过程中,后一核苷酸5′磷酸基与前一个核苷酸的核糖的3′羟基形成磷酸二酯键,并释放两个高能磷酸键。RNA合成链的生长方向也是从5′末端向3′末端进行。与DNA聚合酶的作用不同,RNA聚合酶能够从头合成RNA链而不需要引物,在RNA合成中第一个碱基几乎总是嘌呤。结构基因转录为mRNA后,需要翻译过程使遗传信息转化成具有功能的蛋白质。对特殊基因,如rRNA和tRNA基因,转录形成rRNA和tRNA后,即为基因的终产物,可执行一系列功能。

RNA转录过程是在RNA聚合酶作用下完成的。RNA聚合酶在不同进化程度的细胞类型中有明显的区别。细菌等原核生物的RNA聚合酶结构相对简单,真核生物细胞核有三种不同类型的RNA聚合酶,分别负责不同类型RNA的生物合成。从细菌中分离到的所有RNA聚合酶都是复合酶,即具有多个亚基。大肠埃希菌RNA聚合酶是由4个亚基组成的五聚体($\alpha_2\beta\beta'\sigma$),σ亚基又称σ因子,在形成五聚体时,σ因子不如其他亚基间结合紧密,很易解

41

离。σ因子脱离五聚体后形成核心酶($\alpha_2\beta\beta'$)。σ因子加上核心酶称为全酶。σ因子帮助RNA聚合酶识别DNA模板上的特定起始位点，转录起始需要全酶作用。核心酶不具有起始聚合酶活性，单独作用能催化RNA链延长。σ因子通常在RNA链合成的开始后不久就脱离全酶，又可与其他核心酶结合去启动其他RNA链的合成甚至不断重复转录同一基因，因此可大幅度提高转录效率。

RNA聚合酶可识别并结合DNA特异序列，操纵子上RNA聚合酶能够识别并结合的特殊DNA序列，称为启动子，RNA聚合酶一结合上启动子，转录过程就开始进行。被转录的链通过启动子序列定位，聚合酶从启动子区域开始向前运行，RNA随着它的移动开始合成。

转录分三个阶段，包括RNA聚合酶识别DNA模板、转录起始，RNA链延长，转录终止。

1. 第一阶段 即细菌转录识别与起始阶段。RNA聚合酶与DNA启动子结合，DNA双螺旋在一定位置被RNA聚合酶打开。双螺旋DNA在RNA聚合酶结合部位前端解开，转录完成的部分DNA又重新形成双螺旋，RNA-DNA的双螺旋也同步形成螺旋和解旋，形成称为转录泡的结构。

σ因子只参与RNA聚合酶最初与DNA形成复合体的阶段，一旦形成一小段RNA，σ因子就解离。当DNA上有两个邻近的启动位点以相反的方向起始时，那么两个转录泡会以相反方向前进。新合成的RNA从DNA上解离，解开的DNA又恢复成最初的双螺旋状态。RNA聚合酶在特殊的区域，即转录终止子的位置停止转录。转录并不像DNA复制那样拷贝完整的基因组，细胞以不同频率转录出不同的基因。基因的转录调节是有效控制基因表达的机制。

启动子是RNA聚合酶结合的位于DNA上的特殊序列，在RNA合成起始中起关键作用。σ因子作为RNA聚合酶的一部分，识别启动子。在一个生物体中含有几个不同的σ因子，这些因子能够识别不同的启动子序列。这些序列并不是固定的，有两个序列在启动子区中是高度保守的，正是这两个区被σ因子识别，位于这两个序列下游位点就是转录的开始位点。在转录开始之前的一个区域是10个碱基区，也就是-10区（称Pribnow box）。每个启动子-10区有微小的区别，大多数碱基是相同的。第二个保守序列区是在转录开始位置大约35个碱基处，在-35区的共同序列是TTGACA。在大肠埃希菌中，保守性强的启动子与RNA聚合酶的结合能力最强，称为强启动子。带有强启动子的序列也是转录效率较高的序列，其表达率也通常较高，工业生物技术中对强启动子的利用十分偏爱。

2. 转录第二阶段 即转录延长阶段。核心酶沿模板DNA链向前移动，使DNA双链不断解旋，按模板的碱基序列加入相应的核苷酸，RNA链以$5'\rightarrow3'$方向不断延长。在电镜下观察细菌的转录，发现在同一个DNA模板上可有多个转录单位同时进行。

3. 转录第三阶段 即转录终止阶段。RNA合成终止作用在DNA的特定碱基序列上发生，模板DNA上具有的特殊转录终止序列，称为终止位点（图2-1）。当RNA聚合酶移动到终止位点时，转录终止，RNA聚合酶和新形成的RNA链从DNA模板上脱离。DNA上的特定终止序列含有反向重复序列，反向重复序列被转录时，RNA通过链内碱基配对形成茎-环结构。这种RNA茎-环结构后边排列一串尿嘧啶时，就是有效的转录终止子，使磷酸二酯键停止形成，RNA脱离。细菌的这种转录终止子位于已转录序列中，常称为内存终止子。

大肠埃希菌中还有一种类型终止序列，被称为依赖rho（ρ）蛋白的终止子。ρ蛋白并不

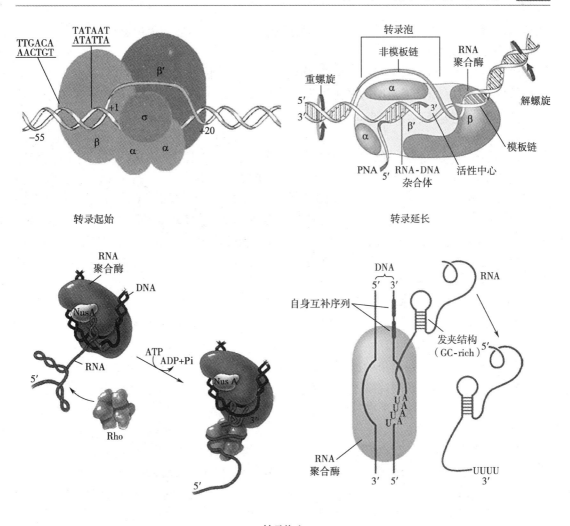

图2-1 原核基因转录过程示意图。该过程通常被人为分成了转录起始、延长和终止三个过程。实际上该三个过程是连续进行的。

与RNA聚合酶结合,也不和DNA结合,而与转录出的RNA紧密结合,并向着RNA聚合酶-DNA复合体方向沿RNA链移动。RNA聚合酶一旦停止在依赖于ρ蛋白的终止位点,引起RNA和聚合酶脱离DNA,转录终止。Rho(ρ)蛋白通常为六聚体形式存在,在有RNA存在时能水解核苷三磷酸,可借此获得的能量推动其沿着RNA链移动。RNA聚合酶遇到终止子时发生暂停,使得Rho(ρ)蛋白得以追上全酶,两者相遇后即可造成RNA释放。Rho(ρ)蛋白识别终止子也需要特定辅助因子协助,比如nusA的存在可提高终止效率。

二、细菌RNA转录后加工

1. RNA生物功能多样性 转录形成的RNA,根据在细胞遗传信息的传递与表达过程中的不同功能分为三种类型,即: 信使RNA(mRNA)、转运RNA(tRNA)、核糖体RNA(rRNA)。RNA化学性质与DNA有三点关键区别:①RNA含有核糖,而不是脱氧核糖;②RNA碱基中尿嘧啶（U）代替了胸腺嘧啶（T）；③除了在某些病毒之外，RNA通常为单链形式存在，通过链内互补，可形成局部双链构型。

RNA具有信息分子和功能分子两方面的作用。在遗传方面，mRNA能够携带来自DNA的遗传信息。在功能方面，RNA可作为蛋白质合成场所（rRNA）或作为蛋白质合成中氨基酸的转移工具（tRNA）。mRNA是DNA转录的产物。与真核生物不同，原核生物mRNA常编码一种以上的蛋白，称为多顺反子mRNA，并且细菌的mRNA合成后多不需要后期加工。原核生物编码代谢或功能相关酶的基因多成簇聚在一起。RNA聚合酶沿DNA模板向下游移动，合成完整的mRNA分子。当多顺反子mRNA参与蛋白质合成时，由一个mRNA编码的几个多肽链在同一时间内合成。细菌中典型的mRNA翻译调控单元是操纵子。操纵子是基因表达的一个完整单位，包括编码位于一个多顺反子mRNA上几个多肽的基因或编码核糖体RNA的基因。mRNA的转录由操纵子上特定DNA区域控制，这个特定区称为操纵基因（operator）。操纵基因紧邻操纵子编码区的第一个基因。操纵基因能够结合某些调节蛋白，具有正性或负性调节基因表达的功能。

某些类型的RNA本身具有酶的催化作用。具有催化作用的RNA称为核酶，核酶参与许多重要细胞内反应，是RNA合成后加工的一种方式，包括自我切割、自我剪接、自我环化等。RNA酶和蛋白质酶一样，也存在"活性位点"与底物结合，催化产物形成。在原核生物和真核生物中都存在核酶，最简单的能进行自我剪接的RNA核酶呈锤头状结构。由于RNA既是信号分子又是功能分子，因此学术界较流行一种"RNA世界"的说法，其核心内容认为生命起源于RNA分子，只是在后来漫长的进化过程中才特化出DNA、蛋白质或多糖类等大分子，专一性执行某些特殊功能。

2. RNA的转录后加工　细菌编码蛋白质基因的转录产物是有活性的mRNA，合成后可直接作为模板指导蛋白质合成。tRNA和rRNA则需要在合成初级转录产物的基础上，进一步剪接修饰成为具有生物功能的成熟分子。tRNA分子在转录后，先由核酸酶切去5'端和3'端的附加序列，随后3'端加上CCA序列。成熟tRNA分子经过化学修饰作用形成稀有碱基。rRNA基因的初级转录产物在核酸酶作用下，剪接形成3种rRNA，即5S rRNA、16S rRNA、23S rRNA。其中16S rRNA相对比较保守，不同种属细菌之间的差异比较稳定，是国际上公认的未知菌鉴定分型依据的金标准。

真核生物mRNA的加工过程中，通过剪接、加帽、加尾三个步骤形成真核生物的mRNA。原核生物没有真核生物mRNA特有的5'端7-甲基三磷酸鸟苷帽子结构，也没有3'端由30~300个腺苷酸组成的多聚腺苷酸尾巴结构。原核生物和某种细菌噬菌体中仅发现几个内含子，含有内含子的初始转录物必须进行加工，在翻译开始之前去除内含子。

三、RNA聚合酶作用的专一性抑制剂

大量抗生素和合成化学物质对RNA合成有特异性抑制作用。利福霉素通过与RNA聚合酶的β亚基结合而抑制RNA合成。利福霉素不仅对原核生物RNA合成有特异性抑制，对真核生物中叶绿体和线粒体RNA合成也有抑制作用。利福霉素在病毒感染细胞核酸合成的研究中是一种特别有用的工具。

利迪链菌素也是与β亚基结合抑制转录过程，但其结合位点与利福霉素不同。放线菌素通过与DNA结合抑制RNA合成延伸。

第二节 细菌的遗传密码

mRNA上3个相邻核苷酸的排列顺序,生物学上称为密码子(codon)。也就是说,每种氨基酸都由特定密码子所编码。mRNA参与翻译过程,以mRNA的碱基作为遗传密码,mRNA中存在的64种可能的密码列入表2-1中,包括编码氨基酸的密码子,还有在翻译中起始(AUG)和终止作用的特殊密码(UAA、UAG、UGA),起始和终止密码子并不编码任何氨基酸。细菌的核糖体在mRNA上游序列识别特定的AUG作为起始密码。细菌还用其他的密码,如GUG作为起始密码,这些异常的起始密码仍然编码N-甲酰甲硫氨酸。终止密码又称为无义密码,为基因编码特定蛋白的翻译提供终止信号。

一、遗传密码的简并性与摆动性

mRNA带有编码蛋白质中氨基酸序列的遗传密码,按照5′-3′方向编码,不重叠,连续的三个相邻核苷酸组成三联体密码。氨基酸和密码子之间不是一一对应关系,同一种氨基酸可具有两个或更多个密码子称为密码子的简并性(degeneracy)。

表2-1 mRNA三联体碱基序列组成遗传密码表

		U		C		A		G
U		UUU UUC }Phe UUA UUG }Leu		UCU UCC UCA UCG }Ser		UAU UAC }Tyr UAA UAG }stop		UGU UGC }Cys UGA stop UGG Typ
C		CUU CUC CUA CUG }Leu		CCU CCC CCA CCG }Pro		CAU CAC }His CAA CAG }Gln		CGU CGC CGA CAG }Arg
A		AUU AUC }Ile AUA AUG Met		ACU ACC ACA ACG }Thr		AAU AAC }Asn AAA AAG }Lys		AGU AGC }Ser AGA AGG }Arg
G		GUU GUC GUA GUG }Val		GCU GCC GCA GCG }Ala		GAU GAC }Asp GAA GAG }Glu		GGU GGC GGA GGG }Gly

简并性可以降低由于遗传密码突变造成的灾难性后果,如果每种氨基酸只有一个密码子,那么剩下的44个密码子都是终止子或非氨基酸信息,如果哪个氨基酸的密码子发生了单碱基的点突变,那么极有可能造成肽链合成的过早终止。tRNA分子一般与前两个位置的密码形成准确配对,第三个位置上允许异常碱基配对。常见于密码子的第三位碱基对反密码子的第一位碱基,不一定完全遵循A-U、G-C的原则,也就是说密码子碱基配对只有第一、二位是严谨的,第三位严谨度低。二者虽不严格互补,也能相互辨认,称为摆动性(wobbling),也称摆动配对或不稳定配对。

二、遗传密码通用性及变异性

目前的研究证实,生物界中的密码子是完全通用的,无论高等或低等生物都共用一套密码子,唯一的区别是,编码同一氨基酸的不同密码子在不同类型的生物中出现的频率不同,换句话说,不同进化程度的生物对不同密码子的使用表现出偏好性。其具体意义也是许多生物学家试图揭开的秘密。

最近发现,一些细胞器和细胞有自身DNA和独立复制系统,所使用的遗传密码与“通用”遗传密码有轻微的变化。如线粒体DNA编码方式与通用遗传密码不同。在一些细菌中,通用编码异亮氨酸的AUU密码子,变异为起始密码子。

三、遗传密码错译

翻译过程中,遗传密码可能发生错误,遗传密码被错读或被错误的碱基插入。如苯丙氨酸(UUU)和亮氨酸(UUA)很可能错译。某些作用于核糖体的抗生素,如链霉素和新霉素能使这种错译提高,致使细胞中许多蛋白质异常,细胞不能发挥正常功能。如果核糖体移动到错误的读码框架或将终止密码读成有义密码,也会致使蛋白质合成异常。但是即使有错读的可能性,这种情况的发生概率仍相当低。

四、RNA再编码

大肠埃希菌合成硒代半胱氨酸的密码是UGA,而UGA在正常情况下是有效的终止密码。现在已证明不仅在大肠埃希菌中,而且在其他原核生物和真核生物包括人类的某些mRNA中,UGA也能够直接翻译成硒代半胱氨酸。这一密码子可能经过了一个“重新定义”的过程,也就是其编码的内容由“停止蛋白质合成”转变成“产生氨基酸”,表明一些生物的遗传密码可能在进化过程中经历重新编码,意义发生改变。

第三节　细菌蛋白质生物合成

一、rRNA在蛋白质合成中作用

核糖体由蛋白质和rRNA组成。原核生物中核糖体为70S,其大小亚基分别为50S和30S,50S大亚基中含23S和5SrRNA,30S小亚基中含有16SrRNA。在蛋白质合成的所有场合,从起始到终止,rRNA都起着关键性作用,它催化肽键形成,将氨基酸连接在一起形成蛋白质。

原核生物中,16SrRNA在蛋白质翻译起始阶段发挥作用。16SrRNA的3′端有与mRNA翻译起始区互补的保守序列,是mRNA的识别位点。通过mRNA起始密码子上游核糖体结合序列和16SrRNA的互补序列之间碱基配对启动蛋白质翻译。负载tRNA进入核糖体,通过密码子与反密码子碱基配对识别正确的密码,通过tRNA茎环结构的反密码子与16SrRNA中的特定区域相互作用而与核糖体结合。

二、tRNA在蛋白质合成中作用

tRNA在蛋白质合成过程中作为各种氨基酸的载体并将氨基酸转呈给mRNA,使RNA的遗传信息翻译成蛋白质特异的氨基酸序列。tRNA是具有两种特异性的结合体,一个是连接mRNA密码的特异性,另一个是连接氨基酸的特异性。按照mRNA链上的密码子所决定的氨基酸顺序将氨基酸转运到核糖体的特定部位。

1. tRNA结构 细菌中大约有60种具有不同特异性的tRNA。tRNA单链分子结构中存在着自我折叠时内部碱基配对形成的双链区域,使整个tRNA分子结构呈三叶草形二级结构,如图2-2所示。二级结构中位于左右两侧的环状结构以该区域最常出现的稀有碱基命名为TΦC环和DHU环;位于下方的环以其特异功能命名为反密码环。反密码环中间的3个碱基称为反密码子,此位点识别mRNA上的密码,与密码子碱基配对。蛋白质生物合成时,由反密码子辨认mRNA上相应密码子,才能将氨基酸正确定位在合成的肽链上。在链的3′-末端都有相同的CCA-OH结构,氨基酸通过酯键共价结合到末端A的核糖上。从tRNA的这个接受位置,氨基酸转移到核糖体上生成着的肽链上。tRNA的三级结构如图2-3所示呈倒L型。在三叶草模型中TΦC环和DHU环相距很远,三级结构中两个环碱基相距很近,意味着两个环中的一些碱基实际上也是配对的。

典型的tRNA由3个环状部分组成。二级结构为三叶草型。

典型的三级结构为倒L型,由图可见,三级结构中已经将反密码环暴露在整体结构外部,便于识别密码子。

2. 识别、活化和氨酰-tRNA的形成 tRNA按照mRNA遗传密码携带氨基酸、密码-反密码子-氨基酸特异结合,保证DNA转录翻译成蛋白质信息传递的准确性。氨酰-tRNA合成酶催

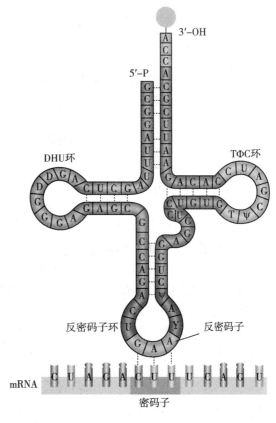

图2-2 tRNA二级结构

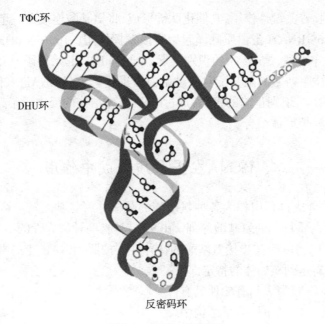

TΦC环

DHU环

反密码环

图2-3　tRNA三级结构

化氨基酸和tRNA之间特异化学反应,酶对氨基酸、tRNA都能高度特异性识别。氨基酸一旦活化和形成氨酰-tRNA,就离开合成酶,运送到核糖体上。

三、翻译——蛋白质的合成

遗传信息由mRNA流向蛋白质的过程即蛋白质合成过程。原核生物(大肠埃希菌)每秒钟可翻译20个氨基酸。细菌基因复制、转录与表达过程没有严格阶段性与区域性。DNA复制、RNA转录与蛋白质翻译同时进行,DNA分子边复制边转录,转录的mRNA还没有脱离DNA时,就与核糖体结合翻译肽链。如图2-4所示,原核生物基因的复制、表达与蛋白质的合成连续进行。

核糖体是蛋白质合成的场所,由特定的核糖体RNA和核糖体蛋白构成。在原核生物中,核糖体亚单位是30S和50S,产生完整的70S核糖体。30S亚单位含有16S rRNA和大约21种蛋白质,50S的亚单位含有5S和23S rRNA和大约34种蛋白质。核糖体上具有一系列与蛋白质合成有关的结合位点与催化位点。包括与mRNA的结合位点、与氨酰tRNA结合的A位点、与延伸中的肽酰tRNA结合的P位点。

蛋白质合成是一个连续过程,包括起始、延伸、终止、肽链释放和多肽链的折叠。除了mRNA、tRNA和核糖体之外,蛋白质合成需要许多蛋白质参加,起始阶段需起始因子,延伸阶段需延伸因子,终止阶段需终止因子参与;鸟苷三磷酸(GTP)为合成过程提供能量。

1. 蛋白质合成的起始　原核生物生成起始复合物步骤:①大小亚基分离;②mRNA结合核糖体小亚基;③tRNA通过反密码子-密码子结合mRNA;④起始复合物结合大亚基形成活性核糖体。原核生物中蛋白质合成由自由的30S核糖体亚单位开始,起始复合物由30S亚基、mRNA、甲酰甲硫氨酰tRNA和起始因子组成,这步的形成需要GTP提供能量。50S

大亚基加入到上述起始复合物中就形成了有生物学活性的70S核糖体。原核生物起始因子有IF-1、IF-2、IF-3，翻译起始时，IF-3结合到核蛋白体30S亚基，使大小亚基分离。IF-1协助IF-3的结合和亚基分离。在翻译过程的最后，释放出核糖体而再次分离成30S和50S亚基。

原核mRNA上距起始密码子上游约10bp处有一段很短的富含嘌呤的区域称为SD序列，它能与30S亚基上的16SrRNA 3′端的一段互补序列配对结合。mRNA正是通过其SD序列与16SrRNA的配对结合而使它处于核糖体的恰当位置，并使起始密码子AUG处于P位点。SD序列与16SrRNA的配对还为识别起始密码子和Met密码子提供了一种机制。原核多顺反子mRNA上每一个基因都有自己的SD序列、起始密码子和终止密码子，每一个基因的翻译都是相对独立的。

翻译起始总是由特异的起始氨酰-tRNA结合在起始密码子AUG上开始的。在细菌中，是甲酰甲硫氨酰tRNA，翻译之后甲酰基在多肽链的N末端除掉，完整蛋白质的末端氨基酸是甲硫氨酸。在真核生物和古细菌中，起始时由甲硫氨酸代替甲酰甲硫氨酸。

2. 肽链延伸　核糖体上与tRNA相互作用的两个位点主要位于50S亚单位上，称为P位点和A位点。A位点是接受位点，新的氨基酰-tRNA根据遗传密码指引，进入核糖体A位，称为进位。成肽过程是P位上的酰基与A位上的氨基反应。成肽完成后，生成的二肽-tRNA在A位上。几种可溶性延伸因子EF-Tu、EFTs、EFG参加延伸反应，需有GTP参加。携带着肽链的tRNA从A位点向P位点移动，为下一个氨基酰-tRNA的加入释放出A位，此过程称为转位。每一个tRNA移位都需要专一性延伸因子和一分子的GTP。在每一个移位步骤中，遗传密码向前移动3个核苷酸，在核糖体的A位点上露出一个新的密码子。移位过程引起空载tRNA从核糖体上释放出去。现在发现移位过程使空载tRNA到了第3个位点，称E位点。实际上tRNA是由这个退出位点从核糖体上释放出去的。移位过程的准确度是蛋白质合成精确度的关键控制点，核糖体必须在每一步移位时准确移动3个碱基，即1个密码子。图2-4描绘出肽链延伸加入一个缬氨酸的过程。

当几个核糖体同时翻译一个mRNA时，形成复合体称为多聚核糖体。多聚核糖体提高了mRNA的翻译速度和效率。每一个核糖体都独立起作用，在多聚核糖体复合体中都能够合成一个完整的多肽链。

3. 合成终止　当蛋白质合成移位到达不编码专一性氨基酸-tRNA的密码子时，合成终止。终止密码UAA、UAG、UGA起着蛋白质合成终止点的作用。终止因子能够识别终止密码子并结合到A位上，终止因子和核蛋白体结合后，转肽酶催化作用下，P位上tRNA所携带的多肽链释放出来（其间还需多个释放因子RF的参与），tRNA也从P位上脱落，mRNA同核糖体分离。核糖体解聚为大、小亚基，亚单位又成为游离的形式在细胞内成新的起始复合体。被释放出的多肽链按照各自遗传方式折叠成有独特构象的蛋白质分子。如图2-4所示，翻译过程终止。

四、蛋白质合成后加工

从核蛋白体释放的多肽链，要经过细胞内各种修饰处理，成为有活性的成熟蛋白质，称为翻译后加工。肽链释放后，进行一级结构的修饰，并可根据其一级结构的特征折叠、盘曲成高级结构。

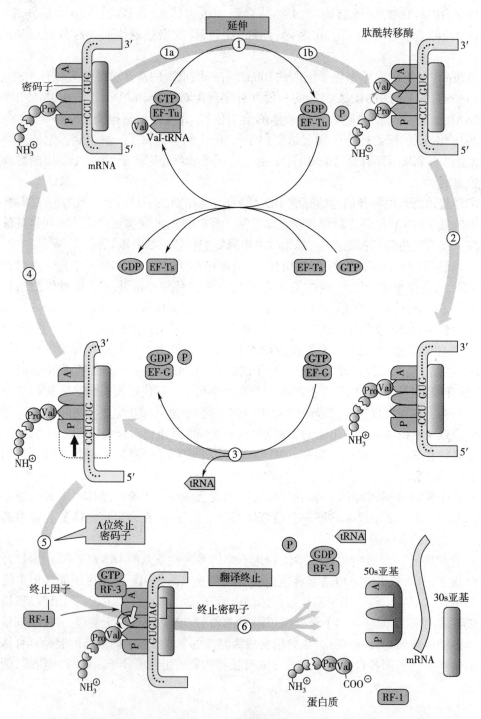

图2-4 肽链延伸和终止过程。蛋白质的翻译是逐个引入氨基酸的循环过程。每引入一个
氨基酸,除所需的tRNA有区别外,其余过程基本类似,直到遇到终止密码子。

(来源:引自Koolman J & Roohm KH. Color Atlars of Biochemistry 2nd edition.)

五、蛋白质生物合成的抑制和干扰

1. 抗生素的影响　抗生素是能够杀灭或抑制细菌的一类药物,许多抗生素能通过与核糖体相互作用,专一性作用于rRNA来抑制蛋白质的合成。抗生素对蛋白质合成抑制是专一性的。链霉素能与细菌核蛋白体的小亚基结合,抑制起始;嘌呤霉素、氯霉素、放线菌酮和四环素抑制肽链延伸。有时两种抗生素在蛋白质合成中抑制相同的步骤,而抑制机制不同。氯霉素通过破坏肽键的形成从而抑制延伸。四环素能抑制氨基酰-tRNA与细菌的核蛋白体结合,抑制细菌的蛋白质合成。

2. 白喉毒素是蛋白质合成的抑制剂,可对真核生物的延长因子-2(EF-2)起共价修饰作用,使延伸因子-2失活,抑制真核生物和古细菌中蛋白质的合成。

第四节　细菌基因表达调控

一、细菌基因表达调控及意义

细菌遗传信息储存于DNA的碱基序列中,通过转录合成RNA再翻译成特异性氨基酸序列(多肽链),不同多肽链经过一定的修饰形成蛋白质。基因表达调控是细菌对其基因表达的调节控制,保证基因表达在时间、空间上处于有序状态,使细菌对外界环境变化做出适当反应。细菌为单细胞生物,没有核膜,极易受外界环境影响,需要不断调控基因表达,以适应外界环境的营养条件和克服不利因素,维持细菌生长和繁殖。细菌基因表达调控的主要因子有:细菌操纵子及位于操纵子上的调节基因、操纵基因、结构基因等特异DNA序列;阻遏蛋白和激活蛋白等调节蛋白、DNA结合蛋白等。细菌基因表达调控主要有正、负调控两种机制。整个调控中都涉及阻遏或诱导作用的发生,转录衰减机制对基因表达也有一定影响,细菌的全局控制系统保证细菌调控多个基因以适应特殊环境条件。信号转导和双组分调控系统使细菌通过感受内部及外部各种因子的变化,调节自身生长发育过程,以适应各种环境的变化。

细菌控制基因表达存在于转录起始、转录终止、蛋白质翻译及RNA和蛋白质的稳定性等每一个环节。细菌控制蛋白质表达有两种主要调控方式:第一种调控发生在转录水平,控制从DNA模板上转录mRNA的速度,转录调节是基因表达调节的关键环节;第二种调控发生在翻译水平,即mRNA合成后,翻译成蛋白质的速度受到调控。

二、DNA结合蛋白

蛋白质与核酸相互作用存在于复制、转录、翻译过程中,成为调控关键点。有两种与核酸相互作用的蛋白质类型:非专一性和专一性。主要取决于蛋白质是作用于核酸的任意位点,还是作用于序列专一性位点。组蛋白是非专一性相互作用的例子,该蛋白在真核染色体结构中起着非常重要的作用。

许多蛋白质与序列专一性DNA相互作用。细菌的调节蛋白特异因子、阻遏蛋白和激活蛋白都是DNA结合蛋白。DNA结合蛋白与特异的可影响自身基因表达活性的DNA序列结合,激活另一基因的转录。每个多肽有一个与大沟内的DNA序列专一性作用的区域,叫结构域。蛋白质-DNA结合常是非共价结合,当DNA结合蛋白的一段α螺旋落入DNA的大沟或小沟时,螺旋中氨基酸残基的侧链(R基团)指向DNA中的碱基,形成氨基酸与碱基之间连接,形成DNA-蛋白质复合物。

在原核生物与真核生物中,通过对几种DNA结合蛋白结构研究,揭示了这些蛋白质具有相同的蛋白亚结构。这些亚结构是蛋白质与DNA正确结合的区域,具有以下不同的结构模式。

1. α螺旋-转角-α螺旋结构域(图2-5A) 此种结构最早是在原核基因的激活蛋白和阻抑蛋白中发现的,如大肠埃希菌的降解产物基因活化蛋白CAP等都具有该结构域。

2. 锌指结构 该结构经常在与DNA结合的真核调控蛋白中出现(图2-5B)。

3. 亮氨酸拉链结构(图2-5C) 一条多肽链的亮氨酸链与另一条多肽链的亮氨酸链相互作用形成二聚体,每个拉链的相邻部位是展开的正电荷残基,与DNA结合。

4. 螺旋-环-螺旋结构域(图2-5D) 此结构由三部分组成,两端为既亲水又亲脂的两性螺旋区,中间是一个或几个β转角组成的环区。

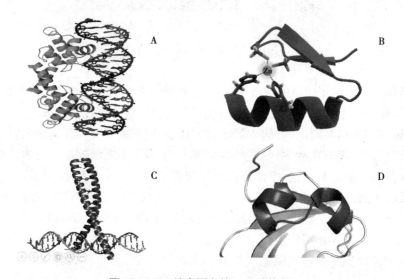

图2-5 DNA结合蛋白的DNA结构域

A. α螺旋-转角-α螺旋结构域; B. 锌指结构; C. 亮氨酸拉链结构; D. 螺旋-环-螺旋结构域

三、RNA调控

蛋白质合成调控常发生在转录水平,基因在翻译水平上的调控是不常见的。大多数调控网络都是利用调控蛋白调控转录或是翻译。但在一些情况下,起调控作用的是调控RNA,而不是调控蛋白。其中一种类型的调控RNA,称为反义RNA或反义核酸。反义RNA是指能与mRNA互补的RNA分子,长度通常在22个碱基左右,可以在几种不同的细菌基因中起调控作用。反义RNA与mRNA分子特异性互补结合,抑制该mRNA的加工与翻译,是原核细胞中基因表达的一种调控方式。反义核酸具有专一性,与mRNA结合,直接抑制靶mRNA的转录。也可与基因的调控区结合,抑制靶mRNA的翻译功能。在任何细胞内,反义RNA只和它的靶序列结合而不会与其他序列结合。核酸的专一性使其成为一种非常重要的新型药物。设计出反义核酸,来抵抗专一性病毒或调控引起疾病或人类肿瘤的特殊基因。有关反义RNA的研究肯定将会有更加迅速的进展和更广阔的应用前景。

随着RNA新功能的不断发现,RNA对基因表达的调控作用越来越被人们所重视。在细菌体内,广受关注的起调节作用的还有一类被称为非编码小RNA(sRNA)的分子,它们一般在50~500个碱基左右,散布于基因之间,通常不编码蛋白质,个别会有蛋白产物。sRNA通过与特定的mRNA结合,调节翻译活性或其稳定性。sRNA对病原菌的毒力强弱具有重要作用。最初此类sRNA仅在大肠埃希菌中被发现,后来在分枝杆菌、李斯特菌、假单胞菌和弧菌中都陆续发现了类似作用的sRNA。其中许多直接参与了抗生素耐药性的产生。

四、阻遏和诱导

在细菌遗传信息传递过程中,转录和翻译几乎同时进行,转录水平的调控是关键环节。诱导(induction)和阻遏(repression)是在转录水平上控制基因表达的简单调控方式。在特定环境信号刺激下,激活相应基因,基因开始表达或调节表达产物增加,这种基因是可诱导的。在转录水平上促进基因表达的小分子物质称为诱导物。诱导物诱导基因表达,合成蛋白质称为诱导作用。阻遏蛋白可结合特异DNA序列,即操纵序列,阻遏基因转录,称为阻遏作用。在转录水平抑制基因表达的小分子物质称为辅阻遏物。辅阻遏物可与阻遏蛋白结合,抑制基因转录。诱导剂、辅阻遏物统称为效应物。诱导作用和阻遏作用都能对细菌的基因表达能力进行调控。诱导物或辅阻遏物等专一性小分子与阻遏蛋白相互作用,控制转录或翻译。

1. 阻遏　阻遏调控系统具有共同机制,通过专一性阻遏蛋白起作用,抑制mRNA的合成。但阻遏蛋白本身又受专一性小分子诱导物和辅阻遏物的调节。阻遏蛋白对细菌表达调控的总体效应是抑制,因此阻遏控制通常被称为负调控。可阻遏的基因一般表达细菌合成代谢过程中必需的氨基酸、核苷酸等重要物质,合成重要物质的基因在正常情况下是开放的。当这些物质在细菌生长环境中含量较高时,可阻遏基因就受调控关闭。

当诱导物不存在时,专一性阻遏蛋白是有活性的,可完全阻遏mRNA的合成。当诱导物加入后,诱导物与阻遏蛋白结合,使阻遏蛋白失活,mRNA合成的阻遏效应被解除,一个或一组蛋白质开始合成。如果培养基中存在某种代谢产物含量较高时,细菌就不会合成催化该产物的酶。以大肠埃希菌为例,只有培养基中不存在精氨酸时,细菌精氨酸合成所需的酶才开始合成。外加精氨酸也能够抑制该酶的合成。在缺少精氨酸的培养基中,如果在指数生长期加入精氨酸,生长仍能按原速进行,但精氨酸合成酶的合成就会终止,这种效应就是产物阻遏作用。这一效应是专一的,细胞内的其他种类酶仍按原速不断合成。

大肠埃希菌中,辅阻遏物(如精氨酸)与专一性的阻遏蛋白(精氨酸阻遏蛋白)结合,这种阻遏蛋白是一种变构蛋白,当辅阻遏物与它结合时,构象发生改变,这种构象改变的阻遏蛋白可与基因启动子附近的操纵基因结合,阻断mRNA合成,mRNA编码的专一性蛋白也不能合成。如果这个mRNA是多顺反子,那么这个mRNA编码的所有蛋白都会被阻遏。

在细菌中,阻遏机制是控制氨基酸、嘌呤和嘧啶生物合成途径中各类酶合成的一个手段。特殊生物合成途径的终产物都能抑制此途径中的相应的酶。阻遏具有特异性,不影响其他酶的合成,只影响专一性生物合成途径中的酶。对细菌来说,阻遏机制可以有效确保有机体不再合成不需要的蛋白质,从而防止能量浪费。

2. 诱导　细菌需要快速应答环境的变化,营养供给随时都可能发生变化,其生存取决于从分解利用一种物质转换为分解利用另一种物质的能力。当生存环境中某种物质不存在时,细菌并不合成该物质代谢通路中的酶,但随时准备这种物质一出现就可合成所需的酶。诱导调控方式在细菌中很普遍,在单细胞真核生物(如酵母)中也存在。在碳和能量分解代谢过程中,所涉及的酶通常是可诱导的。这一机制对于有机体来说非常重要,保证细菌细胞的代谢活动经济有效,即需要哪种酶,哪种酶就开始合成。大肠埃希菌乳糖操纵子是这种控制机制的最好例子。如果培养基中无乳糖,β-半乳糖苷酶就不会合成。当培养基中一旦加入乳糖,并以乳糖为碳源时,该酶合成就会立刻开始。培养基中无乳糖时,调节基因编码的阻遏蛋白与操纵基因结合,抑制β-半乳糖苷酶合成。当加入乳糖后,乳糖是诱导剂,解除阻遏作用,开始合成β-半乳糖苷酶。

不是所有的诱导物和辅阻遏物均是底物或酶反应的终产物。异丙基硫代-β-D-糖苷(isopropylthio-β-D-galactoside, IPTG),是β-半乳糖苷酶的诱导物,尽管它并不能被该酶水解,但它是乳糖操纵子非常有效的诱导物。这种能诱导酶合成,但不能被酶分解的分子称为义务诱导物。

细菌细胞内不是所有蛋白质合成都受诱导和阻遏调控。一些蛋白的合成不受严格控制,在所有生长条件下,蛋白质合成的水平保持不变,该类蛋白称为组成蛋白。一般来说,在所有营养条件下,组成蛋白均是细胞生长所需的关键蛋白。在细胞生长过程中,该蛋白的合成是连续的,其表达只受启动序列或RNA聚合酶的影响,很少受其他机制调节。

五、正调控与负调控系统

正调控和负调控是一种转录水平的调控机制。根据对调节其表达的小分子应答性质,操纵子分为诱导型(inducible)和阻遏型(repressible)两类。只有在小分子诱导物存在时,诱导型操纵子才能发挥作用。通过利用调控蛋白与小分子诱导物或辅阻遏物适当的相互作用,正调控和负调控都能发生诱导或阻遏作用。当诱导物使阻遏蛋白失活或使激活物蛋白激活时,实现诱导作用。当辅阻遏物使阻遏蛋白激活或使激活物蛋白失活时,实现阻遏作用。

1. 正调控系统 在正调控中,调节基因编码激活蛋白。激活蛋白在诱导物作用下,能够与原核操纵子调节序列中特异DNA序列结合,增强RNA聚合酶活性,促进RNA聚合酶与启动序列结合,转录激活,介导正性调节。该系统诱导物常是分解代谢过程中的底物或类似物。正调控系统以大肠埃希菌麦芽糖分解代谢调控为例。只有向培养基中加入麦芽糖,麦芽糖利用酶才能合成。该酶的诱导方式与β-半乳糖苷酶的作用方式相同。诱导物是麦芽糖,在转录水平上通过激活蛋白实现麦芽糖利用酶合成的调控。只有麦芽糖激活蛋白与麦芽糖结合,麦芽糖激活蛋白才能与操纵子DNA序列结合,RNA聚合酶开始转录。激活蛋白像阻遏蛋白一样,能识别DNA上的专一序列。激活蛋白的结合位点序列叫激活蛋白结合位点。

激活蛋白与DNA结合,引起DNA结构的改变,RNA聚合酶能正确识别结合DNA。激活蛋白也可直接与RNA聚合酶相互作用,促进RNA聚合酶对启动子的识别,启动转录开始。无论激活蛋白结合位点是靠近启动子,还是远离启动子几百个碱基,都可发挥激活作用。

2. 负调控系统 在负调控中,调节基因编码阻遏蛋白,操纵子如果不被阻遏蛋白关闭,基因表达就能进行。任何干扰基因表达的作用都是负调控,共同特点是阻遏蛋白或与操纵子DNA结合,阻止RNA聚合酶启动转录,或与mRNA结合阻止核糖体启动翻译。阻遏蛋白结合操纵基因或与辅阻遏物协同结合于操纵基因,抑制转录。当有诱导物与阻遏蛋白结合时,阻遏蛋白失去与操纵基因结合活性,基因表达阻遏解除,基因转录开始。

在大肠埃希菌中,一些基因的启动子受正调控,另一些基因的启动子受负调控,还有其他类型的调控存在。此外,有些基因或者存在一个受多种类型调控的启动子,或者存在一个以上各自具有自身调控系统的启动子。

六、转 录 衰 减

原核生物特异基因转录调节机制主要是操纵子转录起始调节,转录起始调节中阻遏蛋白抑制RNA合成,激活蛋白促进RNA合成。在原核生物中存在另一种调控类型——转录衰减,即弱化作用。转录衰减是原核生物特有的一种基因调控机制,是转录和翻译调控相关联的一个典型例子。转录衰减调控发生在RNA合成起始后转录完成前的这段过程中。意味着一个基因或一个操纵子,即使起始转录的数目不变,完成转录的数目也可能会减少。在革兰阴性细菌中的衰减调控,多为调控氨基酸生物合成的基因。

弱化作用是在色氨酸操纵子中发现的,大肠埃希菌中的色氨酸操纵子包括色氨酸生物合成途径中结构蛋白基因,以及操纵子开始处的启动子、调控基因和操纵基因。色氨酸操纵子有多种调控类型,其中之一是阻遏作用,色氨酸阻遏蛋白与操纵子的调控基因序列结合,阻遏色氨酸合成。对操纵子前导序列研究表明,前导区末端序列含有串联的色氨酸密码和一个核糖体结合位点。前导序列可分为1、2、3、4区域,四个区的片段可用不同方式进行碱基配对,3-4区配对或2-3区配对。

原核生物和真核生物,RNA的二级结构也参与表达调控。最常见调控方式是RNA分子在分子内采用不同的碱基配对方式,形成不同的二级结构而参与调控,改变二级结构可对转录终止进行调控。在原核细胞内,转录与翻译两个过程是同时发生的。当下游DNA序列转录仍在进行时,已转录出的序列就开始翻译。当mRNA一离开DNA,核糖体就能与它结合,开始翻译。转录衰减区的mRNA可通过彼此接近的碱基自我配对形成茎环结构,这是典型的终止子结构,标志衰减作用的发生,RNA聚合酶停止转录。核糖体在mRNA上的位置决定控制弱化作用的RNA二级结构的改变。如果色氨酸过量,核糖体就开始翻译前导序列,核糖体能够顺利地翻译出整个前导肽,导致序列3、4区形成终止结构——衰减子。RNA聚合酶在终止密码子UGA处停下来,RNA聚合酶脱落,色氨酸结构基因转录终止,细菌不再合成色氨酸。如果色氨酸缺乏,没有色氨酰-tRNA供给时,前导肽就不再合成,核糖体停顿在前导区相邻的两个色氨酸密码子(图2-6)。RNA聚合酶可从非折叠的终止位点滑过,开始色氨酸结构

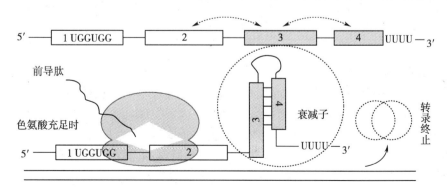

图2-6　大肠埃希菌中的色氨酸衰减调控机制

基因的转录,转录速率受转录衰减机制调节。由此可见,在衰减作用中转录与翻译相互作用,核糖体翻译速率影响着转录的速度。

在色氨酸生物合成途径中,存在着两种性质不同的转录调控机制,阻遏和衰减。阻遏对酶合成的速率影响很大,衰减引起的只是细微调控。阻遏作用和弱化作用调控色氨酸含量变化的结果相同。当色氨酸存在时,操纵子被阻抑,大多数RNA聚合酶脱离启动子,并在弱化子上终止。不含色氨酸时,RNA聚合酶能与启动子结合,在弱化子上不发生转录终止。这两种机制共同精确的调控着色氨酸生物合成酶的合成,即色氨酸的合成。在大肠埃希菌中,组氨酸、苏氨酸、异亮氨酸、苯丙氨酸和其他的一些氨基酸,以及一些代谢产物的生物合成途径中均存在着衰减调控。

七、细菌的全局控制系统

细菌为了对自身生存环境的变化作出反应,需要同时调控许多不同的基因。即启动全局控制系统,调控多个基因以适应特殊环境条件。当大肠埃希菌生存环境中缺乏磷时,产生的反应使80个以上的基因开始转录合成新蛋白。这些蛋白在细菌适应磷缺乏的环境中起着重要作用。因为这些调控机制操纵着广泛的细胞成分,称其为全局控制系统(表2-2),该系统包括一个或更多的调控子。细菌除了通过激活基因网络对信号作出反应外,全局控制还可有效防止一些基因对环境信号刺激做出不必要的反应。大肠埃希菌系统中,只有培养基中无葡萄糖,以乳糖或麦芽糖为能量来源时,才诱导乳糖或麦芽糖利用酶合成。而细胞在碳源足够条件下生长时,再诱导这些酶合成是非常浪费的。全局控制系统之一的降解物阻遏,就控制了这一浪费问题。

表2-2 大肠埃希菌全局控制系统

系统	信号	调节蛋白类型
耗氧呼吸	氧存在	阻遏物
厌氧呼吸	缺氧	激活物
分解代谢产物阻遏	环式AMP浓度	激活物
热休克	温度	可替换因子
氮利用	限量NH_3	激活物/可替换因子
氧应激	氧化剂	激活物
SOS	DNA损伤	阻遏物

以葡萄糖作为能源时,它能比其他糖优先被利用。因此当大肠埃希菌在培养基中发现葡萄糖和乳糖时,先分解利用葡萄糖,而阻遏乳糖其他糖利用。这种选择通过阻止包括乳糖操纵子、半乳糖操纵子和阿拉伯糖操纵子等的表达来实现。这种作用称为分解代谢产物阻遏作用。在此阻遏中,细胞在以葡萄糖作为能源的培养基中生长时,各种与葡萄糖初级代谢无关酶的合成就会受到抑制。也就是说,当有更易降解的能源如葡萄糖提供给有机体时,分解代谢产物阻遏就会发生。

当培养基中同时存在两种能源时,如果其中一种能源利用所需的酶受到分解代谢产物阻遏,就会出现二次生长。细菌首先利用一种能源生长,然后有一个暂时的休止,接着在另一种能源上恢复生长。以葡萄糖和乳糖混合生长的现象为例说明,β-半乳糖苷酶是诱导酶,启动乳糖的利用,它的合成受到分解代谢产物阻遏的调控。只要培养基中葡萄糖存在,β-半乳糖苷酶就不能合成,有机体只利用葡萄糖而不利用乳糖。当葡萄糖耗尽时,分解代谢产物阻遏就会消除,β-半乳糖苷酶开始合成,乳糖利用也随之开始。细菌在有葡萄糖的培养基上生长非常迅速,分解代谢物阻遏确保细菌首先利用最易代谢的碳源。

分解代谢产物阻遏通过激活蛋白CAP来调控转录,只有分解代谢产物基因激活蛋白CAP与DNA结合后,才能结合RNA聚合酶,起始转录。CAP为变构蛋白,需与cAMP结合,CAP才有活性,再与DNA序列结合起始转录。葡萄糖浓度低,有乳糖或阿拉伯糖存在时,cAMP浓度增高,与CAP结合形成复合物,阻遏蛋白从操纵子序列上解聚,RNA聚合酶结合启动子序列,表达相应分解代谢的酶以利用乳糖、阿拉伯糖为糖源。当细菌细胞内的葡萄糖水平高时,葡萄糖降低cAMP浓度,阻碍cAMP与CAP结合,导致胞内活性CAP水平很低,RNA聚合酶不能与启动子结合,乳糖操纵子转录受到抑制,使细菌只能利用葡萄糖。分解代谢产物阻遏是一个正调控系统,CAP调控的操纵子中,每一个调控都是由专一性调控蛋白控制。分解代谢产物阻遏调控着几个独立的调控系统,它是一个全局控环式cAMP控制的实例。

属于全局控制系统的基因并不都是仅通过简单阻遏物或激活物的结合来进行调控。当细胞内环境发生变化时,要启动一些平时并不表达的基因作出应答。很多基因受一个以上的全局控制系统控制,它们之间有几个重叠的调控系统。一个操纵子可能受一个以上的调控蛋白调节,调控蛋白的作用彼此独立。如前所述的乳糖操纵子就既受阻遏蛋白负调控,又受分解代谢产物激活蛋白CAP正调控。而且乳糖操纵子阻遏蛋白负调控与CAP正调控两种机制协调合作、相互制约。

八、信号转导和双组分调控系统

生物体通过感受内部及外部各种因子的变化来调节自身生长发育过程,以适应各种环境如温度、pH、营养成分等变化。细菌的调控机制是接受外界环境信号,并传递到专一性调控靶位点上。在麦芽糖的调控子中,麦芽糖与麦芽糖激活蛋白结合后,就可与DNA的专一序列结合激活转录。但在很多情况下,细胞外信号不能直接传递到调控蛋白,而是信号首先被感受器感受到,然后以改变的形式传递到调控装置上,这一过程称为信号转导。

在各种信号感受和传递的途径中,对环境信号作出反应的许多调控系统称为双组分系统。在细菌中已发现100多种不同的双组分信号传递系统,这些系统涉及宿主识别和致病性,对碳、氮、磷及电子受体浓度变化的适应,对介质渗透压变化的生理反应,趋化性及逆境诱导的芽孢形成等。典型的细菌双组分信号系统包含两个蛋白质组分:①位于细胞膜中专一性感受器蛋白;②效应调控子。细菌中还存在其他许多不同的类型,例如感受器和反应调节器合二为一的杂合式信号感受分子,在真核生物中发现的多数信号感受蛋白就属于此类。感受器蛋白具有激酶活性,称作感受器激酶。感受器激酶可直接感受到来自其外部环境的信号,并在细胞质表面发生自身磷酸化反应。然后,这一磷酸化基团在细胞内部传递到另一种蛋白效应调控子上。效应调控子是典型的DNA结合蛋白,用于调控转录,产生生物学效应。

双组分调控机制非常普遍,在很多细菌中,双组分系统调控着许多基因。克雷伯菌中的固氮作用,芽孢中的芽孢形成都是该调控系统的例子。以大肠埃希菌为例,估计至少有50种不同的双组分系统在发挥作用。细菌中具有紧密相关的双组分系统在低等真核生物和酿酒酵母中也存在。高等真核生物也可利用磷酸化作为信号转导机制对环境变化作出反应。

九、群 体 感 应

群体感应（quorum sensing, QS）是一种细菌细胞与细胞间的通讯系统，即细菌通过可扩散的小分子信号感知细胞群体的密度，从而引起一些特定基因在细菌群体中的协调表达。QS系统调控细菌许多重要的生理功能，包括生物发光、生物膜形成、对寄主的致病性等。在大部分革兰阴性菌中，QS基因表达调控系统至少包括信号分子酰基高丝氨酸环内酯（AHL）、与AHL结合后活化的转录因子（LuxR及其类似物）及与转录因子相结合的目标基因启动子中的顺式元件。在一些革兰阳性菌中，信号分子为寡肽。QS与细菌的致病性关系密切，如沙门菌，要等到集结成群达到一定数目后，才释放毒素致使其宿主患病；研究者认为倘若细菌在数目极少情况下释放毒性因子，那么免疫系统会很容易地将它们清除掉。研究发现铜绿假单胞菌中两个与致病性相关的调节系统，分别是LasI/LasR和RhlI/RhlR，这两个系统与QS及相关的毒力基因表达有关，研究者已试图通过干扰QS系统的信号途径达到抗感染目的，该研究极有可能借此开发出一类新型抗感染药物。此外，研究者还发现，细菌会应用群体感应来形成覆盖牙齿或侵蚀的黏性生物膜，并能调节繁殖和芽孢的形成。

十、细菌基因表达调控与耐药

目前较为常见的抗生素耐药机制包括细菌抗生素作用靶位点的改变、产生抗生素钝化酶以及细菌的主动外排泵机制等。上述机制的产生有的是基于抗性基因（主要是通过质粒）的水平传递，有的是自身基因突变的结果。质粒是染色质外的DNA结构，可以单拷贝或多拷贝形式存在于细菌内。不同细菌之间的质粒可以互相传递，表现为一定的"相容性"。有些质粒只能存在于某些固定菌种内，表现为对其他菌种的"不相容性"。质粒通常携带某些对细菌有益的生物学性状，其中最常见的就是携带多种抗生素抗性。一个质粒可携带一种抗性，也可携带多种抗性。质粒水平传播引起的耐药性播散是目前细菌耐药的主要原因之一。比如多种β-内酰胺类抗生素抗性都是由质粒携带并传播的。许多抗性基因的表达表现为组成型特点，即无论在有无相应抗生素存在条件下，相应质粒都会表达，β-内酰胺类抗生素抗性即为此类。除此以外，细菌的遗传突变也在抗生素耐药中发挥重要作用。这种突变表型一般是在有对应抗生素存在条件下才能得以筛选出来，大肠埃希菌在接触到利福平后会很快被筛选出RNA聚合酶基因的点突变株。结核分枝杆菌的耐药多由此种机制产生。抗生素压力筛选下常可进化出多种抗性机制，比如，氨基糖苷类抗性可由细菌产生氨基糖苷类化合物乙酰转移酶或磷酸转移酶，导致抗生素失效，还可由于结合靶位点改变引起。值得注意的是，由于抗生素的作用多数针对细菌的重要生理过程，因此这种点突变产生的耐药性对细菌在无抗生素情况下的生存往往并不十分有利。比如，在某些情况下，大肠埃希菌的突变可出现在蛋白翻译过程中的延伸因子-G（EF-G）上。由于EF-G为正常蛋白翻译所需，所以该种类型突变对细菌正常生长必然会带来不利影响。点突变的出现最快在接触抗生素数小时内即可产生，特别是在抗生素分布不均、亚致死量抗生素存在等环境中。

（高　鹏）

参考文献

1. Lequette Y, Lee JH, Ledgham F, et al. A Distinct QscR Regulon in the Pseudomonas aeruginosa Quorum-Sensing Circuit. J Bacteriol. 2006, 188(9): 3365-70

2. 阎隆飞, 张玉麟. 分子生物学. 北京: 中国农业大学出版社, 1993

3. 王镜岩, 朱圣庚, 徐长法. 生物化学. 第3版. 北京: 高等教育出版社, 2002

4. 张卓然. 医学微生物学与免疫学. 第4版. 北京: 人民卫生出版社, 2003

5. Thomas D Brock. Milestones in Microbiology: 1546 to 1940. 2nd ed. ASM Press. 1999

6. Koolman J, Roohm KH. Color Atlars of Biochemistry. 2nd ed. Thieme Press, 2005

第三章

细菌细胞生物学

细菌由于结构简单、繁殖快、代谢强等特点,它们的生长繁殖和分布具有一定的规律性。而认识这种规律性,对于我们更多地发现微生物新种及更好地认识、利用这些微生物资源是至关重要的。本章将从细菌的生长繁殖、细菌的分布、应激对细菌的影响和抗菌药物对细菌的影响等方面来介绍细菌的细胞生物学。

第一节 细菌的生长繁殖

一、细菌生长繁殖的条件

细菌进行生长繁殖,除需提供充足的营养物质使细菌获得所需原料和能量外,还要有适宜的温度、合适的酸碱度和必要的气体环境。

(一)充足的营养物质

细菌要生长繁殖,需要一个充足、平衡的混合营养,一般包括:水、碳源、氮源、无机盐和生长因子等。体外培养细菌时,一般通过培养基提供细菌全部的营养物质。

1. 水 水是细菌细胞的主要组成成分,细菌质量的70%都是水。而且细菌所需的营养物质必须先溶于水,细菌的吸收与代谢均需要水才能进行。

2. 碳源和氮源 是细菌合成蛋白质、核酸、糖类、脂类和酶类等菌体成分的重要原料,同时又为细菌新陈代谢提供能量。病原菌主要从糖类获得碳,从氨基酸、蛋白胨等有机氮中获得氮。

3. 无机盐 细菌需要多种无机盐以提供其生长必需的各种元素,如P、K、Ca、Mg、Fe、Mn、Zn、Co、Mo、Ni、Cu等。无机盐除构成菌体成分外,还作为酶及电子载体蛋白辅助因子等的组分,维持酶的活性和蛋白质结构的稳定,还可调节维持菌体内外渗透压、参与细菌能量的储存和转运等。虽然大多数细菌不需要大量的Na,但一些在盐湖及海洋中的细菌需依靠高浓度的钠离子生存。

4. 生长因子(growth factor) 生长因子是某些细菌生长繁殖过程中必需的,但自身又不能合成的营养物质,如B族维生素、某些氨基酸、嘌呤、嘧啶等。细菌对生长因子的需要量很小,但如果缺少,细菌就不能生长。生长因子通过血液、血清和酵母浸出液等提供。有些细菌还需要特殊的生长因子,如流感嗜血杆菌生长时需要X因子(高铁血红素)和V因子(辅酶Ⅰ或辅酶Ⅱ),这两者是流感嗜血杆菌呼吸所必需的。

(二)合适的温度

各类细菌对温度的要求不一,分为嗜冷菌(psychrophile),其生长温度范围为-5~30℃,最适为10~20℃;嗜温菌(mesophile)其生长温度范围为10~45℃,最适为20~40℃;嗜热菌(thermophile),其生长温度为25~95℃,最适为50~60℃。病原菌在长期进化过程中适应人体环境,均为嗜温菌,最适生长温度与人类体温相同,即36~37℃。

(三)适宜的酸碱度

大多数细菌的最适酸碱度为中性或弱碱性,即pH7.2~7.6,在此pH时细菌的酶活性最强。个别细菌在较碱性的环境中生长良好,如霍乱弧菌在pH8.4~9.2时生长最好;也有的细菌pH偏酸,如结核分枝杆菌pH为6.5~6.8。许多细菌在代谢过程中分解糖类产酸,使培养基pH下降,影响细菌继续生长,故常在培养基中加入缓冲剂,以维持稳定的pH。

(四)必要的气体环境

一般细菌生长繁殖时需要CO_2,但细菌在代谢过程中产生的CO_2已足够其需要,且空气中还有微量的CO_2,不必额外补充。只有少数细菌,如脑膜炎奈瑟菌、流感嗜血杆菌等,在初次分离培养时,必须将其生长环境中的CO_2浓度提高到5%~10%,细菌才能生长。

细菌对O_2的需求因菌而异,专性需氧菌(obligate aerobe)具有完善的呼吸酶系统,需要分子氧作为最后的受氢体,以完成呼吸作用,仅在有氧的环境下才能生长,如铜绿假单胞菌、结核分枝杆菌;微需氧菌(microaerophilic bacterium)在5%~6%的低氧环境中生长最好,氧浓度>10%对其有抑制作用,如弯曲菌属和螺杆菌属;兼性厌氧菌(facultative anaerobe)酶系统完善,既能进行有氧氧化又能进行无氧酵解,这类细菌在有氧或无氧环境中均能生长良好,大多数病原菌属于此类细菌;专性厌氧菌(obligate anaerobe)缺乏完善的呼吸酶系统,不能利用分子氧,且游离氧对其有毒性作用,只能在无氧环境中进行无氧酵解,如破伤风梭菌、产气荚膜梭菌等。

二、细菌的生长繁殖

细菌的生长繁殖表现为细菌组分和数量的增加。

(一)细菌个体的生长繁殖

细菌一般以简单的二分裂(binary fission)方式进行无性繁殖。细菌分裂数量倍增所需要的时间称为代时(generation time)。在适宜条件下,多数细菌代时为20~30min;少数细菌繁殖较慢,如结核分枝杆菌的代时达约18~20h。

细菌分裂时,菌细胞首先增大,染色体复制。球菌可从不同平面分裂,分裂后形成不同方式排列。杆菌则沿横轴分裂。在革兰阳性菌中,细菌染色体与中介体相连,当染色体复制时,中介体亦一分为二,各向两端移动,分别拉着复制好的一根染色体移到细胞的一侧。接着细胞中部的细胞膜向内陷入,形成横膈。同时细胞壁亦向内生长,成为两个子代细胞的胞壁,最后由于肽聚糖水解酶的作用,使细胞壁肽聚糖的共价键断裂,分裂成为两个细胞。革兰阴性菌无中介体,染色体直接连接在细胞膜上。复制产生的新染色体则附着在邻近的一点上,在两点之间形成新的细胞膜,将两团染色体分离在两侧。最后细胞壁沿横膈内陷,整个细胞分裂成两个子代细胞。

（二）细菌的群体生长繁殖

由于细菌个体微小，以个体为对象研究其生长和繁殖十分不便，常以群体数量的变化来研究细菌的生长。对细菌群体生长的研究是通过分析细菌培养物的生长曲线来进行的。

通常液体培养基置于一个封闭容器内，接种细菌后，在培养过程中不对培养基进行更换，连续定时取样测定活菌数，可发现其生长过程的规律。以培养时间为横轴，以培养物活菌数量的对数为纵轴，可绘制出一条生长曲线（growth curve）（图3-1）。

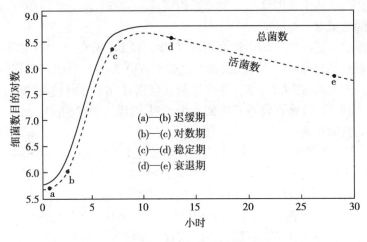

图3-1　细菌的生长曲线

根据细菌的生长曲线，细菌的群体生长繁殖可分为4个阶段：

1. 延缓期（lag phase）　当细菌被接种到新鲜培养基时，其数量通常并不立即增加，这个阶段称为延缓期。延缓期是细菌进入新环境后的适应阶段，处于延缓期的细菌一直在合成新的细胞成分，代谢活跃，体积增大；但分裂迟缓，繁殖极少，此期主要是为大量繁殖作准备。延缓期的长短不一，因菌种、接种菌数量以及培养基等不同而异，一般约1~4h。

2. 对数期（logarithmic phase）　或称指数期（exponential phase），细菌在该期生长迅速，以最快且相对恒定的速度进行分裂繁殖，即细菌繁殖一代所需的时间保持恒定，菌数以几何级数增长，在生长曲线上活菌数的对数呈直线上升，增长极快，达到巅峰状态。因此，研究细菌的生物化学和生理学方面（如形态染色、生化鉴定、药物敏感实验等）应选择这个时期的细菌。对数期一般在细菌培养后8~18h。

3. 稳定期（stationary phase）　对数期后，细菌繁殖的速度渐减，死亡数越来越多，细菌的繁殖数与死亡数大致平衡，生长曲线趋于平稳。稳定期的总菌数虽然仍有增加，但活菌数保持恒定。出现该期的主要原因是营养物质被消耗，有害代谢产物积聚，以及培养基的pH下降、O_2被消耗等。

许多细菌在稳定期并不呈现明显的形态变化，仅是细菌个体稍微减小，通常还伴有原生质体收缩和核质的压缩。更重要的变化是在基因表达和生理学方面，稳定期细菌处在饥饿状态，这些细菌常会产生一类饥饿蛋白，使细菌变得对饥饿损伤、温度变化、氧化和渗透的损伤及有毒化学品有更强的抵抗力。在稳定期初，有许多细菌可以产生次级代谢产物（secondary metabolite），如抗生素和外毒素等，都是细菌在不分裂时所产生的。一些产生芽孢的细菌，其芽孢的形成亦都发生于对数期末与稳定期初。

4.衰亡期(decline phase)稳定期后,细菌繁殖越来越慢,死亡数越来越多,死菌数超过活菌数,即为衰亡期。营养物质的消耗和有害废物的积累引起环境条件恶化,导致活细菌数量下降,这是衰亡期的特点。该期细菌形态显著改变,出现多形态的衰退型,生理代谢活动也趋于停滞,因此陈旧培养的细菌难以鉴定。

第二节　细菌的分布

细菌在自然界的分布极为广泛。江河、湖泊、海洋、土壤、矿层、空气等都有数量不等、种类不一的细菌存在。在人类、动植物的体表,以及与外界相通的呼吸道、消化道、泌尿生殖道等腔道中也有大量的细菌的存在。尤其寄居在人类体表和外界相通的腔道的细菌构成了人体的正常菌群(normal flora),具有重要的生物学意义。

一、人体中细菌的分布

1.正常菌群的含义　人自出生后,外界的微生物就逐渐进入人体并繁殖。在正常人体皮肤、黏膜及外界相通的各种腔道(如口腔、鼻咽腔、肠道和泌尿道)等部位,存在着对人体有利而无害的微生物群,称之为正常菌群。包括细菌、真菌、螺旋体、支原体等。

2.人体正常菌群的分布　人体的体皮表肤和与外界相通的腔道(口腔、鼻咽腔、肠道、泌尿生殖道等)表面都寄居者不同种类和数量的微生物。表3-1列举了人体常见的正常菌群。

表3-1　人体常见的正常菌群

部位	主要菌类
皮肤	葡萄球菌、链球菌、类白喉棒状杆菌、铜绿假单胞菌、乳酸杆菌、非致病分枝杆菌等
口腔	链球菌(甲型或乙型)、乳酸杆菌、螺旋体、梭形杆菌、白假丝酵母菌、表皮葡萄球菌、肺炎球菌、奈瑟球菌、类白喉棒状杆菌、梭杆菌等
外耳道	葡萄球菌、类白喉棒状杆菌、铜绿假单胞菌、非致病分枝杆菌等
肠道	类杆菌、双歧杆菌、大肠埃希菌、厌氧性链球菌、葡萄球菌、白假丝酵母菌、乳酸杆菌、变形杆菌、破伤风杆菌、产气荚膜杆菌、真杆菌、肠球菌等
鼻咽腔	甲型链球菌、奈瑟球菌、肺炎球菌、流感杆菌、乙型链球菌、葡萄球菌、铜绿假单胞菌、大肠埃希菌、变形杆菌等
眼结膜	表皮葡萄球菌、结膜干燥杆菌、类白喉杆菌等
阴道	乳酸杆菌、白假丝酵母菌、类白喉杆菌、非致病性奈瑟球菌等
尿道	表皮葡萄球菌、类白喉杆菌、非致病分枝杆菌等

3.正常菌群的生理作用

(1)生物拮抗:正常菌群通过黏附和繁殖能形成一层自然菌膜,是一种非特异性的保护膜,可促机体抵抗致病微生物的侵袭及定植,从而对宿主起到一定程度的保护作用。正常菌群除与病原菌争夺营养物质和空间位置外,还可以通过其代谢产物以及产生抗生素、细菌素等起作用。可以说正常菌群是人体防止外袭菌侵入的生物屏障。

(2)免疫作用:正常菌群作为抗原可以促进宿主免疫器官的发育,刺激免疫系统的成熟和免疫应答。正常菌群释放的内毒素等物质可刺激机体免疫系统保持活跃状态,是非特异免疫功能的一个不可缺少的组成部分。某些正常菌群产生的免疫活性物质对具有交叉抗原组分的病原菌有一定程度的抑制或者杀菌作用。例如双歧杆菌诱导产生的sIgA,能与那些具有交叉抗原的病原菌发生免疫反应,阻断病原菌对肠道黏膜上皮细胞的黏附和定植。

(3)营养作用:正常菌群在宿主体内对宿主摄入的营养物质进行初步代谢、物质转化和合成代谢,形成利于宿主吸收和利用的物质,甚至合成一些宿主不能合成的营养物质供宿主使用。例如肠道内脆弱类杆菌和大肠埃希菌能合成维生素K和维生素B族,乳酸杆菌和双歧杆菌等能合成烟酸、叶酸、及维生素B族等供人体吸收利用。

(4)抗衰老作用:肠道正常菌群的数量和构成在人的一生中是不一样的,它们与人体的发育、成熟和衰老有一定关联。例如儿童和青少年肠道内的双歧杆菌要比老年时期多,而老年时期肠道的产气杆菌就多。这就是肠道菌群与宿主环境相互作用的结果。人体肠道内健康的生态内环境,对人体的健康和长寿是非常有益的。

4. 菌群失调和条件致病菌 在正常情况下,人体和正常菌群之间以及正常菌群中各细菌之间,保持一定的生态平衡。如果生态平衡失调,以致机体某一部位的正常菌群中各细菌的比例关系发生数量和质量上的变化,称为菌群失调(dysbacteriosis)。因此,这些细菌称为条件致病菌。正常菌群会成为条件致病菌,常见的情况有:

(1)机体免疫功能低下:如皮肤黏膜受伤(特别是大面积烧伤)、身体受凉、过度疲劳、长期使用抗生素、同位素、激素、患有慢性消耗性疾病可导致正常菌群的自身感染。

(2)正常菌群寄居部位的改变:例如大肠埃希菌进入腹腔或泌尿道,可引起腹膜炎、泌尿道感染。

临床上常见的菌群失调症常见有耐药性葡萄球菌繁殖成优势菌而发生腹泻,偶尔发生致死性葡萄球菌脓毒血症;变形杆菌和假单胞菌生长旺盛并侵入组织发生肾炎或膀胱炎;白色念珠菌大量繁殖,引起肠道、肛门或阴道感染,也可发展成全身感染;艰难梭菌在结肠内大量繁殖,并产生一种肠毒素及细菌毒素,导致假膜性肠炎。

二、土壤中细菌的分布

土壤中的细菌来自天然生活在土壤中的自养菌和腐物寄生菌,以及随动物排泄物及其尸体进入土壤的细菌。它们大部分存在于离地面10~20cm深的土壤中。土层越深,菌数越少,暴露于土层表面的细菌由于日光照射和干燥,不利于其生存,所以细菌数量少。进入土壤中的病原微生物容易死亡,但是一些能形成芽孢的细菌如破伤风杆菌、气性坏疽病原菌、肉毒杆菌、炭疽杆菌等可在土壤中存活多年。因此土壤与创伤及战伤的厌氧性感染有很大关系。

土壤中的细菌占土壤微生物总数的70%~90%,多数为腐生菌,少数是自养菌。另外,土壤中可分离出许多能产生抗生素的放线菌,占土壤中微生物含量的5%~30%。

三、水中细菌的分布

水中的细菌主要来源土壤、尘埃、污水、动植物尸体、人和动物的排泄物、工业及生活污水。水中细菌种类及数量因水源不同而异,其中90%为革兰阴性菌,主要有弧菌、假单胞菌、黄杆菌等。

水中细菌的含量尤其是肠杆菌数与人类健康关系密切,因此,做好水的卫生学检查至关重要。水中的病原菌如伤寒沙门菌、痢疾志贺菌、霍乱弧菌、钩端螺旋体等主要来自人和动物的粪便及污染物。但直接检查水中的病原菌是比较困难的,卫生细菌学以"大肠菌群数",作为饮水等粪便污染的指标之一。大肠菌群是指37℃ 24h内发酵乳糖产酸产气的肠道杆菌,包括埃希菌属、枸橼酸杆菌属、克雷伯菌属和肠杆菌属等。我国在《生活饮用水标准》(GB5749-2006)规定,在100ml饮用水中不得检出大肠菌群。

四、空气中细菌的分布

空气中的细菌主要来源于人和动物,它们大多数是通过呼吸道排出的,其中也包含有病原菌例如结核分枝杆菌可以附着在空气粉尘上。室外空气中常见产芽孢杆菌、产色素细菌;室内空气中的微生物比室外多,尤其是人口密集的公共场所、医院病房、门诊等处,容易受到带菌者和患者污染。如飞沫、皮屑、痰液、脓汁和粪便等携带大量的细菌,可严重污染空气。室内空气中常见的病原菌有脑膜炎奈瑟菌、结核分枝杆菌、溶血性链球菌、白喉棒状杆菌、百日咳鲍特菌等。空气中微生物污染程度与医院感染率有一定的关系。空气细菌卫生检查方法常用平板沉降法和膜滤器法。

五、极端环境中细菌的分布

地球上某些环境条件,如南北极、地热区、酸性或碱性泉、低温高压的海洋深处等皆属于极端环境。在这种环境中,仅有极少数微生物可以生存。例如极端嗜热菌对热有极强的适应能力,能生活在90℃以上的高温环境。在意大利海底发现的一族古细菌,能生活在110℃以上高温中,最适生长温度为98℃,降至84℃即停止生长。在美国一些火山口中分离出的细菌甚至可以生活在250℃的环境中。嗜热菌多为异养菌,其中许多能将硫氧化获取能量。而食物能在低温下保存及运输过程中造成腐败的主要原因是嗜冷微生物引起的,例如嗜冷腐败假单胞菌,在-7℃条件下仍可生长,并引起鱼、肉、奶制品腐败。在含有高浓度盐的环境下仍能生长的微生物称为嗜盐微生物。有些微生物能在极酸环境中生长。一般把最适生长pH在9以上的微生物称嗜碱微生物。

第三节　应激对细菌的影响

细菌包括病原菌在内在自然环境中经常会面临一系列的应激,例如营养受限或营养饥饿导致的营养应激(nutrient stress)、活性氧或者活性氮分子引起的氧化应激/亚硝化应激

(oxidative/nitrosative stress)、包膜破坏导致的包膜应激(envelope stress)、温度变化引起的热应激(heat stress)以及核糖体断裂引起的核糖体应激(ribosomal stress)等。这些应激不但能引起细菌的生理学变化,包括代谢途径的改变,可能会产生新的代谢产物;使细菌细胞数目发生变化,偏离起典型生长曲线;也可能会引起细菌形状的改变,甚至细胞结构的改变,甚至能引起细菌对抗菌剂敏感性的变化。应激反应(bacterial stress responses)是指机体(这里是指细菌)在受到各种内外环境因素刺激时所出现的非特异性全身反应。本节将简述几种重要的应激对细菌的影响。

一、营养应激

1. 营养应激下细菌生理学的变化　细菌在营养受限或营养饥饿导致的营养应激下可发生一系列变化,如外部形态的改变,通常会变为圆形,长时间营养受限会使细胞体积达到最小值。但细菌仍在分裂,仍在进行缓慢的代谢活动。此外,营养应激也可引起细菌覆盖物的变化,如胞质膜的结构改变,脂质双层中的脂肪酸变得更具有流动性和不可穿透性,膜磷脂降解可作为能源和碳源。细胞壁也发生了结构的变化,这可能会增加细菌抵抗自溶的能力。如大肠埃希菌在饥饿状态下,细胞内亚细胞组分的体积和性质发生改变,如胞质浓缩、周质间隙的体积变大, DNA和RNA含量会减少,核糖体降解。随着形态学的变化,增加了细菌在营养应激下的耐受性,由于磷脂成分或肽聚糖的交联发生改变,出现对乙醇的耐受,如饥饿期的细菌能抵抗一定浓度的乙醇,而此浓度足以杀死在对数生长期的细菌。

2. 营养应激下细菌代谢组学的变化　当外界营养物质耗尽时,细菌转向内源性营养,消耗体内的能量贮藏物质或其他细胞成分,饥饿时自体细胞内成分的利用可通过内源性代谢的本底水平显示出来。细胞保持低能量的内在要求,以及保持与低能量要求相符合的低代谢速率的能力,是维持饥饿期内源性代谢本底水平的两个决定因素。

(1)利用储备性多聚糖:当环境中出现碳源匮乏时,某些细胞可快速利用储备糖原或聚β-羟基丁酸(PHB)。在维持细胞活性的同时提高饥饿耐受性,对其饥饿初期的耐受性与细胞所储备的PHB含量直接相关,细胞如能储备较多的PHB,将比在同一环境中无储备物的细胞有更强的耐受饥饿的能力。当碳源缺乏时,细胞提高捕获基质的酶的浓度、改变中间产物的代谢途径、诱导对碳的高亲和力的吸收或调动代谢潜能以利用其他营养物质。

(2)核糖核酸(RNA)的快速降解:细胞内的RNA的含量与细菌的生长速率成正比,饥饿初期细菌的存活也与RNA的含量成正比。饥饿时RNA等大分子被很快降解。尤其是核糖体RNA(rRNA)会被优先降解。核糖核酸酶(RNase)在饥饿时的活性可提高数倍, RNase可将70SrRNA单体降解为30S和50S两个亚基,核糖体亚基被分解成核苷酸和蛋白质,这种蛋白质的功能与膜有关。在这种情况下, RNA的含量和降解速度与细菌的饥饿存活能力相关。

细菌在缺乏氨基酸的情况下,合成核糖体及RNA等会停止,这种应急反应叫严谨反应(stringent response)。这是一种全局性基因调控系统,位于核糖体A位上的无负载的tRNA是这一调控系统的开关。当氨基酸饥饿时,严谨因子(relA基因的表达产物)的表达增加,此因子在核糖体蛋白L11和tRNA(TΦC区)的参与下合成四磷酸鸟嘌呤核苷(ppGpp)积累。ppGpp的作用呈多效性,具有广泛的生理效应,但主要是与RNA聚合酶结合,改变RNA聚合酶的结构,影响启动能力。此外, ppGpp尚能抑制rRNA合成,不同程度的抑制参与tRNA、 mRNA、核糖体蛋白、蛋白质合成所需的蛋白因子的合成；能活化某些氨基酸操纵子的表达，抑制与氨基酸转运无关的转运系统；活化蛋白水解酶等，达到节省能源、帮助细胞度过饥饿时期。

（3）蛋白质的降解：饥饿时与细菌生长期有关的蛋白质被逐渐降解，使细胞内蛋白质的净含量也在减少。如大肠埃希菌在饥饿时首先发生RNA的降解，之后则发生蛋白质的降解，但有些细菌的RNA降解和蛋白质降解可同时发生。蛋白质降解后产生的氨基酸可作为一种能源，有些氨基酸也可在饥饿时为使细菌存活而用来合成一种新的蛋白质。

3. 营养应激下细菌耐药的变化　细菌的营养应激是自然界的一种普遍现象。当应用抗生素治疗时，尤其是应用抗生素的早期，细菌生长受到抑制，这本身就是一种应激条件，与营养饥饿过程相类似，能使细菌的基因表达和代谢发生改变，出现应激蛋白质的合成。在这种状态下，某些针对性基因也会发生改变，产生抗生素的耐药性。例如阻遏肽聚糖和磷酸的合成，从而引起细菌对青霉素的耐药性。青霉素以及其他β-内酰胺类抗生素的作用靶位是一组位于细菌表面的青霉素结合蛋白（penicillin bining protein，PBP），具有催化酶作用，可参与细菌细胞壁的合成，维持形态和糖肽结构的调整等。β-内酰胺类抗生素与其靶位PBP结合后，可干扰肽聚糖的正常合成，导致细菌死亡。几乎所有的细菌都含有PBP，一种细菌通常含有4~8种PBP，某些革兰阳性菌（如肺炎链球菌）和革兰阴性菌（如铜绿假单胞菌，淋病奈瑟菌等）能改变其PBP的结构，是细菌产生β-内酰胺耐药性的机制之一。

另外，肽聚糖水解酶和聚合酶活性与磷脂合成专性偶联，而β-内酰胺抗生素能使肽聚糖水解酶解偶联，引起溶菌作用。当氨基酸饥饿所引发的严谨反应，严谨因子的高表达致使ppGpp积累，阻遏了细菌胞质膜磷脂的合成，同时也阻遏了肽聚糖聚合酶和水解酶的活性，所以引起细菌的耐药性。此外，外部环境可对细菌的耐药性产生影响。缺镁会导致铜绿假单胞菌对阳离子药物如多黏菌素耐药；缺铁会导致大肠埃希菌对β-内酰胺类耐药。最近又有研究表明缺磷将使大肠埃希菌对氟喹诺酮类耐药；氨基酸缺乏将导致大肠埃希菌对氟喹诺酮和阿米西林的耐药；若同时缺乏氨基酸和葡萄糖将使大肠埃希菌对氧氟沙星和阿米西林的耐受性更为持久。以上压力因素均可改变细菌对抗菌药物的灵敏度。抗菌药物本身亦可激发细菌的保护性应激机制，如氟喹诺酮类和氨基糖苷类药物可破坏细菌核糖体的翻译，阻断DNA表达，进而激活保护性应激机制。因此，对细菌饥饿存活及耐药性的研究将有助于耐药机制的研究和指导临床合理用药。

二、氧化应激/亚硝化应激

氧化应激是指体内氧化与抗氧化作用失衡，倾向于氧化，导致细胞炎性浸润，蛋白酶分泌增加，产生大量氧化中间产物；亚硝化应激是一种氧化应激。绝大多数的耐药决定因子及其调控蛋白均会受到氧化和硝化的压力作用。例如在大肠埃希菌及其他肠杆菌科调节超氧化应激机制的关键应激调节因子SoxRS（最初被称为超氧反应双重调节系统（TCS）。除菌剂作为普遍的氧化物，可直接激活SoxRS控制的基因的表达。而SoxRS可以调控RND家族（细菌外排系统四大组成家族之一）的acrAB-TolC多药外排系统，该系统是保护性应激机制的重要组成部分。在此外排系统中，acrAB基因的表达可被SoxS调控，而外排系统的突变可导致SoxS的表达持续升高，进而acrAB的表达量增加，最终导致细菌耐药性的增强。而在铜绿假单胞菌中存在另外一种多药外排系统调节因子-mexAB-oprM多药外排系统的操纵子mexR，可对氧化作用产生应激。此外,像细胞外信号分子——吲哚、多胺等都会影响细菌中活性氧簇(ROS)的形成。

三、细菌包膜应激

外部环境中的不利因素可以影响细菌包膜(包括细胞壁和细胞膜)的结构和功能,在此条件下,包膜(这里指革兰阴性杆菌)的保护应激机制得到激活,通透性发生改变,进而影响细菌的耐药性。包膜压力保护性应激机制受细胞外液高渗应激调节因子RpoE调控。RpoE是肠道致病菌中重要的σ(sigma)因子,能启动许多基因的表达。多种抗菌药物以细菌包膜的组成成分作为作用靶点,也可以穿过细胞膜寻求胞内靶点。RpoE与细菌的耐药性有关。鼠伤寒沙门菌中RpoE功能的改变可使菌株对抗微生物肽(CAP)敏感。在大肠埃希菌中,RpoE因子可以负调控phoPQTCS,使细菌内的脂多糖得到修饰,最终使菌株对CAP的耐药性增强。

此外,包膜保护性应激反应亦受algU基因编码的ALgUsigma因子调控,该因子可提高MexCD-OprJ的表达,功能类似于大肠埃希菌中的RpoE,在铜绿假单胞菌中,MexCD-OprJ高度表达于nfcX突变的多重耐药菌株中,其代谢物可提高长链脂肪酸的含量水平,而外排通道系统可输出长链脂肪酸。因此,在包膜应激条件下,外排通道系统所扮演的角色是使膜质交换和包膜结构的重新架构,但algU在膜损害抗菌药物存在的条件下可提高MexCD-OprJ表达的作用机制仍然不明确。

四、热 应 激

细菌在热应激状态下以基因表达变化为特征的防御适应反应。热应激时新合成或者合称增多的蛋白成为热休克蛋白,由热休克基因编码。在大肠埃希菌、铜绿假单胞菌和鲍曼不动杆菌中,氨基糖苷类药物可诱导热休克基因突变。以铜绿假单胞菌为例,在氨基糖苷类、妥布霉素和热休克条件下,Lon蛋白酶(Lon蛋白酶是一种在各种生物体内广泛分布并且具有多种生物功能的蛋白质,是一种天然抗氧化剂)可诱导热休克蛋白的表达。值得注意的是,在工具菌株中,Lon蛋白酶的过度表达对菌株耐氨基糖苷类有着显著影响,热休克应激机制(产生热休克蛋白)可以保护细菌避免氨基糖苷类的杀伤作用。有研究表明,对鲍曼不动杆菌进行为时30min的45℃预培养比37℃的预培养更能使菌株耐受氨基糖苷类的作用。

此外,氨基糖苷类和热休克之间显然存在着某种关系,即热休克蛋白可以被错误翻译的畸形多肽片段为靶点,而这种畸形的多肽片段是由因氨基糖苷类作用而破裂的核糖体翻译产生。与此相一致的是,畸形的多肽片段的清除会减弱抗菌药物对细菌的毒性。热休克应激机制可增强铜绿假单胞菌对碳氢霉烯类药物和β-内酰胺类耐受性,细菌产生畸形多肽的机制还不清楚。

总之,多种应激都可增强细菌对抗菌药物的耐药性。而这种压力应激途径也可作为抗菌药物作用的靶点。因此,对细菌保护性应激机制的研究可以帮助研究者选择更有效且稳定的抗感染治疗方式,对医院感染的控制与预防具有重要意义。

(杨淑凤)

参考文献

1. 李凡,徐志凯. 医学微生物学. 第8版. 北京: 人民卫生出版社,2013

2. 中华人民共和国卫生部医政司卫生部合理用药专家委员会.《抗菌药物临床应用管理办法》释义和抗菌药物临床应用培训教材. 北京: 人民卫生出版社,2012

3. Stetter KO. Brief history of the discovery of hyperthermophilic life. Biochem Soc Trans. 2013,41(1): 416-20

4. Poole K. Bacterial stress responses as determinants of antimicrobial resistance. J Antimicrob Chemother 2012,67(9): 2069-2089

5. Ziegel EC, Donohue TJ . Bacterial responses to photo-oxidative stress. Nat Rev Microbiol. 2009,7(12): 856-863

6. 刘彪,宁德刚. 细菌应激反应中(p)ppGpp代谢的调控. 微生物学通报. 2011,38(9): 1425-1429

7. 周丽芳,赵虎. 革兰阴性杆菌中应激反应机制对细菌耐药调控的研究进展. 国际检验医学杂志. 2014,35(20): 2807-2810

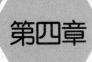

第四章

病毒的结构与遗传变异

病毒（virus）是一种特殊的生命体，是形态最微小，结构最简单的一类非细胞型微生物。与其他微生物相比较，它具有独特的特点：①体积微小，其大小的计算单位为纳米（nanometer，nm），可以通过除菌滤器，需要借助电镜去观察；②结构简单，无完整的细胞结构；③只含一种类型的核酸（DNA或RNA）；④严格的细胞内寄生，只能在一定种类的活细胞中增殖；⑤对抗生素不敏感，但对干扰素敏感；⑥以复制方式增殖，而非二分裂繁殖。因此，病毒被列为一个独立的生物类型。

病毒在自然界的分布非常广泛，可在人、动物、植物、昆虫、真菌和细菌中寄居并引起感染。病毒与人类疾病的关系极其密切，人类的传染病75%是由病毒引起的。因此，对于病毒的研究一直是人类关注的热点。

第一节　病毒的结构组成

一、病毒的大小和形态

完整的成熟病毒颗粒称为病毒体（virion），是细胞外的结构形式，具有典型的形态结构和感染性。病毒体虽然微小，但其大小、形态和结构是认识和研究病毒的前提。病毒体可以通过电子显微镜技术、超速离心、分级超过滤和X线晶体衍射技术来研究其形态和结构。

病毒的大小差别悬殊　病毒体的大小，球型病毒用其直径长短表示，其他形状的病毒以长度×宽度表示。不同的病毒大小差异很大，一般介于20~250nm，平均在100nm左右。目前所知最大的病毒是西伯利亚阔口罐病毒（pithovirus sibericum virus）。2014年，法国科学家首次对在西伯利亚永久冻土冰芯中采集到3万年前的这种病毒样本进行了描述。这种史前巨型病毒仍具感染性，感染变形虫。在被发现的阔口罐病毒当中，长度最大的有1.5μm，直径则有0.5μm。它可在光学显微镜下观察到，比此前最大的病毒—潘多拉病毒（pandora virus）还要大50%，是目前人类已知的最大的病毒。而最小的病毒体如脊髓灰质炎病毒、鼻病毒等只有20~30nm。

多数人或动物病毒呈球形或近似球形，少数为子弹形、砖块形等，噬菌体（细菌病毒）呈蝌蚪形，而植物病毒多数为杆状（图4-1）。

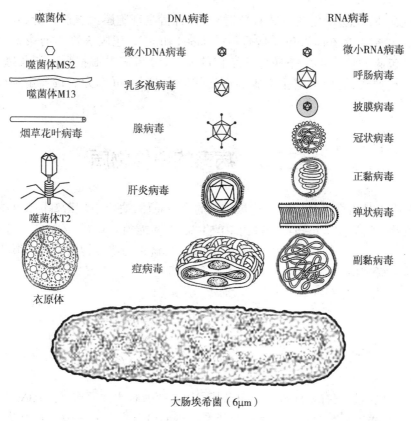

图4-1 人类病毒形态、大小和结构示意图

二、病毒的结构

病毒体的结构可分为基本结构（核衣壳）和辅助结构（部分病毒有，如包膜、触须样纤维，亦称刺突）。

（一）病毒核心

核衣壳（nucleocapsid）是病毒的基本结构，由核心和衣壳构成。病毒体核心成分主要是核酸（DNA或RNA），还有少量的功能性蛋白质参与，如病毒自己编码的一些酶类。病毒核酸有线状或环状之分，可为单链或双链，也有分节段的（如流感病毒）；DNA病毒多为双链，RNA病毒多为单链。

（二）病毒衣壳

包裹在核酸外面的蛋白质外壳称衣壳。它的主要功能是保护核酸，参与病毒感染过程和具有抗原性。衣壳由一定数量的壳粒组成。根据壳粒排列方式的不同，病毒结构有以下几种对称型：①螺旋对称型：壳粒沿着螺旋形的病毒核酸对称排列（如正黏病毒、弹状病毒等）；②20面体立体对称型：最坚固，大多数球形病毒呈这种对称（如腺病毒）；③复合结构：一些病毒既不是螺旋对称型，也不是单纯的立体对称型，它展示出更为复杂的结构（如痘病毒、噬菌体）。

（三）包膜（envelope）

无包膜病毒体称裸病毒（naked virus）。有些病毒在核衣壳外有包膜围绕，是病毒成熟过程中穿过宿主细胞,以出芽方式释放时获得,含宿主细胞膜或核膜成分,包括脂类和少量的糖类。这种病毒体称为包膜病毒(enveloped virus)。包膜表面常有突起,称为刺突,为糖蛋白。包膜的功能是维护病毒体结构的完整,可与宿主细胞膜亲和及融合;包膜上的刺突具有抗原性,也可与宿主细胞表面受体结合;刺突可作为病毒鉴定和分型的依据之一。

第二节 病毒的遗传物质

病毒基因组是指携带全部病毒遗传信息的核酸总体,决定了病毒基因组的复制和子代病毒的增殖及生物学性状。病毒是最简单的生命体,不能独立复制,必须进入宿主细胞中借助细胞内的一些酶类和细胞器才能使病毒得以复制。病毒的遗传物质构成必须具备容量小、组成简单、高效利用和适应性广的特点。

一、病毒基因组的结构特点

病毒基因组核酸存在形式多样,不同病毒的核酸种类、形状、组成和性质各不相同,其组成形式有:

1. 病毒基因组只含有一种核酸 病毒基因组的核酸有两种形式,可由DNA,也可由RNA组成,但是每种病毒颗粒中只能含有一种核酸: DNA或RNA,两者一般不长期共存于同一病毒颗粒中。

2. 基因组核酸形状多样 形状有线型和环型之分,构成上有单链和双链之别。病毒的遗传物质基因组核酸有双链DNA、单链DNA、双链RNA和单链RNA四种组成形式。

3. 病毒基因组核酸大小差别悬殊 最小的细小病毒为单链RNA病毒,仅3000多个碱基对,最大的西伯利亚阔口罐病毒则有2800千个碱基对。

4. 基因组核酸链的组成方式多样 病毒的基因组核酸链可以连续完整排列,也可以分为多个节段。如RNA病毒中的流感病毒和轮状病毒等的基因组核酸就存在分节段现象。目前尚未发现分节段的DNA病毒基因组。病毒基因组核酸分段的优点在于减少病毒包装的压力,降低核酸断裂的可能性,同时也在客观上增加病毒变异的概率,降低了药物对靶标的亲和力或作用,从而使病毒对药物产生抗药性。

5. 单链RNA病毒基因组核酸存在极性 依据病毒的遗传物质核酸是否具有mRNA的作用分为正链和负链RNA。正链RNA病毒(如脊髓灰质炎病毒)本身的RNA具有mRNA特性,可以直接作为模板在宿主细胞内参与病毒蛋白的翻译。而负链RNA病毒(如流感病毒)的核酸RNA不能直接参与蛋白翻译,需要进一步合成具有mRNA功能的互补链RNA。

6. 多数病毒基因组都是单倍体 逆转录病毒基因组有两个RNA拷贝。其他病毒基因组都是单拷贝。

7. 某些病毒核酸具有感染特性 有的病毒核酸在除去衣壳蛋白后,进入宿主细胞并能增殖,具有感染性,故称为感染性核酸。如单正链RNA病毒(丙型肝炎病毒)的基因组核酸具有感染性。

二、病毒基因组的复制

病毒的增殖不是二分裂方式,而是以其基因组为模板,经过复杂的生化合成过程,在宿主细胞内,复制出病毒的基因组,并经过转录、翻译过程,产生大量病毒蛋白质,再经过装配,最终释放出大量子代病毒。病毒这种以核酸分子为模板进行繁殖的方式称为自我复制。

从病毒进入细胞开始,经基因组复制到子代病毒释放的全过程,称为一个复制周期。复制周期是个连续的过程,一般人为地划分成6个步骤:吸附、穿入、脱壳、生物合成、组装成熟和释放。

1. 吸附　吸附于易感细胞表面,这是病毒与宿主细胞相互作用的第一步。首先病毒通过非特异的布朗运动到达细胞表面,然后通过非特异可逆的静电作用相互结合;最后是宿主细胞表面受体与病毒包膜或衣壳表面的配体发生不可逆的特异性识别和结合。这也决定了病毒侵入的细胞类型,如HIV选择性侵犯CD4$^+$T细胞,是因为细胞表面的CD4分子是HIV的gp120主要受体。

2. 穿入　病毒吸附宿主细胞后,通过胞饮(裸病毒)或融合(包膜病毒)方式穿入细胞膜进入细胞的过程称为穿入。穿入与吸附不同,是个需要能量的过程。只有生长良好、代谢旺盛的细胞才能让病毒完成穿入过程。除了胞饮和融合的方式之外,少数裸病毒以直接穿入方式,利用病毒核衣壳蛋白和细胞膜上的特定蛋白质的相互作用,直接穿过细胞膜。

3. 脱壳　病毒进入宿主细胞后,脱去蛋白质衣壳,暴露病毒的基因组核酸,这一过程称为脱壳。不同的病毒,脱壳方式不同,多数是在穿入时已经在溶酶体酶作用下脱去衣壳。少数病毒(如痘病毒)的脱壳过程复杂,不但需要溶酶体酶,还需要病毒特有的脱壳酶共同作用使病毒核酸完全释放。

4. 生物合成　合成病毒的核酸和蛋白称为生物合成,包括基因组的复制和基因表达两个部分。病毒基因组的复制过程(尤其是RNA病毒)较为复杂。人和动物的RNA病毒多为单链RNA病毒,绝大多数在细胞质进行生物合成,但是正黏病毒和个别副黏病毒除外。由于病毒基因组类型决定了其核酸复制过程的不同,可将病毒的生物合成分为7大类:双链DNA病毒、单链DNA病毒、单正链RNA病毒、单负链RNA病毒、双链RNA病毒、逆转录病毒和嗜肝DNA病毒。

(1)双链DNA病毒:人和动物DNA病毒多数为双链DNA,如疱疹病毒、腺病毒。它们在细胞核内复制DNA,在细胞质内合成病毒蛋白;然而痘病毒是个例外,DNA复制和病毒蛋白合成都在细胞质内完成。生物合成过程分为早期和晚期,早期蛋白为非结构蛋白,主要是合成子代DNA所需的DNA多聚酶及脱氧胸腺嘧啶激酶;晚期蛋白为结构蛋白。DNA的复制为半保留复制形式。

(2)单链DNA病毒:以亲代DNA为模板,复制互补链,形成双链互补的复制中间型,解链后以互补链复制子代DNA,转录mRNA和翻译合成病毒蛋白。

(3)单正链RNA病毒:不含RNA聚合酶,其本身具有mRNA功能,可翻译出早期蛋白——依赖RNA的RNA聚合酶。在此酶作用下,复制出互补的负链RNA,形成复制中间型,以互补的负链复制子代RNA。

(4)单负链RNA病毒:大多数有包膜的RNA病毒都属于这种类型。病毒含有依赖RNA的RNA聚合酶,复制出互补的正链RNA,形成复制中间型,以互补的正链RNA为模板(起

mRNA作用）翻译病毒蛋白和酶,同时转录出子代负链RNA。

（5）双链RNA病毒:双链RNA病毒的复制与双链DNA病毒不同,双链RNA病毒仅由负链RNA复制出正链RNA,再由正链RNA复制出新负链RNA,如轮状病毒RNA复制就不遵循DNA半保留复制原则,其子代RNA全部为新复制的RNA。病毒双链RNA在RNA聚合酶作用下转录mRNA,再翻译出病毒蛋白。

（6）逆转录病毒:病毒在逆转录酶的作用下,以病毒RNA为模板,合成互补的负链DNA,形成RNA:DNA中间体,中间体中的RNA由RNA酶H水解。然后在DNA聚合酶的作用下,由单链DNA复制成双链DNA。该双链DNA整合到宿主细胞的DNA上,成为前病毒（provirus）,再由其转录出子代RNA和mRNA。mRNA在胞质核糖体上翻译出子代病毒的蛋白质。

（7）嗜肝DNA病毒:乙型肝炎病毒（HBV）即属于该类型病毒（具有DNA逆转录酶）,其基因组为不完全闭合环状双链DNA,其复制有逆转录过程。逆转录过程发生在病毒转录后,在装配好的病毒衣壳中,以前病毒DNA转录的RNA（前基因组）为模板进行逆转录,形成RNA:DNA中间体,RNA水解后,以负链DNA为模板,合成部分互补正链DNA,形成不完全双链的环状子代DNA。

5. 组装与成熟 病毒的组装与成熟是连续的过程,关系密切。组装是成熟的开始阶段,组装完成并不代表病毒的成熟,成熟的病毒必须要为自身的释放做好充分准备。因此说,病毒成熟的标准难以判断。

（1）组装: 病毒的组装是指将生物合成的蛋白和核酸及其已形成的构件,装配成子代核衣壳的过程。组装过程非常复杂,当生物合成的病毒蛋白和核酸浓度呈高水平时,启动了病毒的组装。病毒的种类不同,组装的部位也不同,这与病毒复制部位和释放的机制有关。除痘病毒外,DNA病毒的核衣壳都是在细胞核内装配的,大多数RNA病毒（除正黏病毒外）都是在细胞质内装配的。

（2）成熟:成熟是指病毒核衣壳组装好后,病毒发育成为具有感染性的病毒体的阶段。病毒的成熟涉及衣壳蛋白及其内部基因组的结构变化,这需要在高度调控之下完成。成熟的标准是: 形态结构完整、具有成熟颗粒的抗原性、具有感染性。具有以上这些特征的无包膜病毒核衣壳即是成熟病毒体。有包膜的病毒尚需获得包膜后才能成熟为完整的病毒体。事实上,病毒在宿主细胞内组装和成熟,按其标准要求在释放前是难以确定的。

6. 释放 病毒体离开宿主细胞的过程称为释放。有包膜的病毒多通过芽生方式,从细胞膜系统（核膜或细胞膜）获得包膜释放,病毒的出芽释放并不直接引起细胞死亡。无包膜病毒多通过溶解细胞释放大量子代病毒,如脊髓灰质炎病毒。

另外,病毒的基因组虽然较简单,但是却与真核细胞相似,如基因组中有内含子（intron）。病毒基因的转录与翻译均在宿主细胞内进行,转录后需加工和剪接,这也与细菌不同。由于病毒基因组很小,为充分利用其核酸,病毒基因组中多种基因常以互相重叠的形式存在,即重叠基因（overlap gene）,很多情况下是仅有1个碱基的重叠,即前一基因终止码的最后一个碱基,是后一基因起始码的第一个基因（如TAATG）,这种结构特点使得病毒基因组能以较小的分子携带较多的遗传信息。病毒非编码序列非常少,绝大多数序列用于编码蛋白质。这与真核细胞基因组中存在大量冗余序列形成鲜明对比,如噬菌体基因组中不翻译的序列小于5%,而且非编码序列又是基因表达的调节序列。病毒基因组中相关的基因往往簇集在一起,形成一个功能单位或转录单元,而且编码的蛋白在功能上也相关。值得注意的是,由于病毒体积极其微小又仅有一种核酸类型,为其顺利进行基因复制,还有少数能携带反转录酶的RNA病毒（如HIV）和DNA病毒（如HBV），这些反转录酶是病毒复制周期的关键酶，其酶蛋白的表达和活性，以及编码酶的基因往往成为抗病毒药物的作用靶点。

第三节　病毒的遗传变异

病毒可以说是生命体中最简单的成员。与其他生物一样，病毒通过遗传来繁衍后代，大多数病毒具有明显的遗传稳定性，如麻疹病毒和腮腺炎病毒的抗原性。病毒体在外界因素的影响下，通过病毒与细胞、机体之间的相互作用和病毒体之间的相互作用，也会发生变异。最早发现的病毒变异是病毒性状的变异，如毒性、抗原性、抵抗性、依赖性和空斑变异等。病毒变异率较高，这体现了病毒较强的适应能力和生存能力，也是病毒得以生存和繁衍的原因之一。由于病毒没有细胞结构，其遗传物质极易受外界环境及细胞内分子环境的影响而发生改变，与其他生物相比，病毒的遗传具有更大的变异性，其中大多数突变是致死性的。病毒的变异按遗传物质有无改变分为遗传和非遗传物质变异两种类型。

一、病毒遗传物质变异

病毒自身碱基序列改变，以及两种以上病毒基因组之间的相互作用（重组和重配）都会使病毒的遗传物质发生改变。

1. 基因组碱基序列变异引起的表型改变　病毒基因组碱基序列发生改变导致病毒表型性状改变的毒株称突变株（mutant）。突变（mutation）是指基因组中碱基顺序上的化学变化，可以是一个核苷酸的改变，也可以是成百上千个核苷酸的缺失或易位。病毒的突变可以自发产生，也可以经诱导出现。一般情况下，环境因素对突变只起选择作用而不起诱导作用。病毒在增殖过程中可发生自发突变，突变率为$10^{-8} \sim 10^{-4}$。主要原因是病毒复制速度快，如单个腺病毒在一个细胞内可产生17代约25万个子代病毒DNA分子。其次，由于DNA聚合酶的保真性不高，导致碱基错配发生。RNA病毒的RNA聚合酶不存在复制后的校正机制，其突变率比DNA病毒更高。通常情况下，病毒的自发突变是较慢的，但这种突变过程可通过外界强烈因素的刺激而加快。诱导突变就是利用不同的物理或化学诱变剂（如高温、射线、5-溴尿嘧啶、亚硝酸盐等）处理病毒，提高病毒群体突变率，诱导病毒子代出现特定的突变型。未引起表性改变的基因突变称静默突变（silent mutation）。常见的有意义的突变株有：

（1）温度敏感株：温度敏感株（temperature sensitive mutant, ts）的基因组碱基发生了位点突变，从而导致氨基酸的变化。这种突变的结果对病毒可能是致死的，也可能在较低温度下多肽结构稳定，可发挥正常功能；但在温度较高时，结构将发生改变，并易被蛋白酶降解，受温度条件影响而决定其能否增殖。如在28~35℃条件下可在细胞中增殖，但在36~40℃条件下则不能增殖，这与野毒株（wild type virus）能在20~39.5℃下增殖的特性完全不同。ts株多为减毒株，具有较高的回复突变率，经多次诱变后，能获得稳定的病毒突变株。虽然温度敏感株的多肽不能维持原有的功能，但其免疫原性与野生株相同。目前应用的减毒疫苗，也有不少是将病毒在较低温度下培养筛选获得的，如脊髓灰质炎病毒疫苗就是温度敏感突变株。

（2）宿主范围突变株：宿主范围突变株（host-range mutant, hr）是指病毒基因组改变影响了其对宿主细胞的吸附或相互作用。hr突变株可以感染野生型毒株不能感染的细胞,利用此特性可以制备减毒疫苗。

（3）耐药突变株:耐药突变株(drug-resistant mutant)多因病毒酶基因突变导致药物作用的靶酶特性改变,病毒对药物产生耐药,能够继续增殖。耐药突变株是某一种病毒自身基因组序列碱基变化引起的病毒突变。如拉米夫定对血清HBV DNA具有显著而快速的抑制作用,但用药1年左右可诱发HBV DNA聚合酶YMDD(酪氨酸、蛋氨酸、天门冬氨酸、天门冬氨酸)区域及其上游调整序列的变异,而这种"YMDD基序"的基因组突变是乙肝病毒YMDD基因座将是对拉米夫定耐药的主要原因之一。

另外,还有酶缺损突变株、空斑大小突变株等。

如果病毒基因组碱基没有发生位点突变,而是发生了缺失变异,一旦缺失的那部分核酸是关键序列,病毒将失去独立繁殖能力,甚至死亡。在这类突变中最令人注目的是缺陷性干扰病毒颗粒。在某些条件下,易感细胞被这种病毒感染后只产生少量有感染性的病毒粒子,它们对同源的完整病毒有干扰作用,在几乎所有的RNA病毒和绝大多数DNA病毒中均发现此现象,缺陷性干扰病毒颗粒可以减轻发病,减少死亡,但也可能引起慢发病毒感染。

2. 病毒基因组之间相互作用导致的重组与重配　两个病毒基因组之间可以发生相互作用,重组和重配就是发生在两种以上病毒基因组之间的交换组合所产生的突变。

（1）重组:当两种或两种以上有亲缘关系但生物学性状不同的毒株(如同种病毒)感染同一宿主细胞时,相互作用发生核酸水平上的互换和重新组合,形成新的兼有亲代病毒性状的子代,称为基因重组(genetic recombination)。重组现象最先发现于噬菌体,一般来说,同种病毒的不同毒株之间容易发生重组,但重组现象也可发生于不同种和不同群的病毒之间。基因重组如果发生在一个分子内,即分子内重组,这种现象主要见于双链DNA病毒,在RNA病毒中只见于脊髓灰质炎病毒和口蹄疫病毒。亲缘关系较远的病毒之间也会发生分子间重组,如乳多空病毒和腺病毒。重组时病毒核酸分子断裂、交叉连接,引起核酸分子内部重新排列。

（2）重配:在分节段的RNA病毒基因组之间(如流感病毒、轮状病毒等),两个病毒株可通过基因片段的交换使子代基因组发生突变,这种病毒基因组节段间的重新分配过程称之为重配(reassortment)。例如流感病毒的两个亚型混合感染时,可产生新的重配型,即具有一个亲代的血凝素和另一亲代的神经氨酸酶,发生抗原转换。流感每隔十年左右引起一次世界性大流行,可能就是由于人的流感病毒与某些动物(鸡、马、猪)的流感病毒间发生基因重配的结果。

3. 病毒基因组与细胞基因组的整合导致的遗传变异　在病毒感染宿主细胞过程中,有时病毒基因组或基因中某些片段插入到宿主细胞染色体DNA分子中,这种病毒和宿主细胞基因组之间的重组称为整合(integration)。乳头瘤病毒、腺病毒、疱疹病毒都能将DNA全部或部分插入细胞基因组中去,逆转录病毒也具有整合特性。病毒基因组的整合作用,可引起宿主细胞基因组变异,使细胞发生恶性转化等改变。整合也可以导致病毒基因组发生变异,包括部分序列的缺失等。

二、病毒非遗传物质变异

病毒表型改变除了源于遗传物质的变异外,还有一些非遗传因素影响病毒的变异。无包膜病毒的转壳、表型混杂及具有包膜病毒的假病毒都可使病毒的表型发生改变。病毒的同源干扰、缺陷干扰及缺陷病毒的存在也会对病毒表型变化产生影响。

1. 表型混合（phenotype mixing） 两种病毒混合感染时，一个病毒的核酸装入另一病毒的衣壳内，或装入两个病毒成分构成的衣壳内，发生表型混合。这种混合是不稳定的，传代后可恢复其原来的特性。

2. 基因型混合（genotype mixing） 指两种病毒的核酸混合装在同一病毒衣壳内，或两种病毒的核衣壳偶尔包在一个囊膜内，但它们的核酸都未发生重组，所以没有遗传性。

3. 互补（complementation） 在混合感染过程中，通过基因产物（如酶、衣壳或包膜）的相互作用，一种病毒可促进另一种病毒的增殖，使两者增殖均有所增加的现象。例如辅助病毒与缺损病毒间、两个缺损病毒间、活病毒与死病毒间都可以互补，互补后仍产生原来病毒的子代。

4. 增强（enhancement） 指一种病毒与另一种非融细胞型病毒同时感染细胞后，后者促进增加前一种病毒的产量。这可能是因为加强作用的病毒产生了具有抗干扰素效果的蛋白所致。

三、病毒变异的生物学意义

病毒的遗传稳定性保证了病毒物种的稳定和病毒的延续存在。病毒的变异又可使其适应环境的变化，逃避宿主的免疫监视作用，并得以进化。所以，病毒的遗传变异有着极其重要的生物学意义。

1. 在预防和治疗病毒性疾病中的应用 只有充分了解病毒遗传和变异的机制，才能设计出针对病毒复制、致病过程关键部位、关键酶的靶向药物（如HIV的逆转录酶抑制剂）。在病毒遗传和变异的研究基础上，建立病毒生物学研究的有效方法，通过重组病毒构建重要疾病基因治疗载体，一直都是病毒学的研究热点。我们一方面可利用病毒的遗传变异来研制减毒活疫苗进行疾病的预防，如ts株、宿主适应性突变株等；另一方面还可以应用于基因工程。由于一些病毒可以感染动物和人类的特异组织细胞，利用这些病毒构建表达外源基因载体，用于人类一些特殊疾病的基因治疗，其先决条件就是要充分了解病毒基因组的结构、功能和遗传变异情况。

2. 病毒的变异与耐药性的关系 病毒严格的细胞内寄生和复制的特点，以及与宿主细胞的复杂关系，铸就了抗病毒治疗的困难。如药物必须渗透入细胞内才能作用于病毒，致使杀病毒的药物浓度必伤及细胞；又如前病毒以双链DNA的形式整合于宿主细胞染色体中，成为宿主染色体的一部分，想在这个阶段进行药物治疗是极度困难的，所以在抗病毒治疗上令人不安的是抗病毒药物库依然很小。目前，抗病毒药物的临床应用仍有较大的局限性：①药物都是以病毒复制过程中的某个环节作为靶位，因此对不进行复制的潜伏病毒无效。如疱疹病毒往往潜伏于神经细胞，可逃避药物的作用。②抗病毒药物似乎已不少，由于药物作用病毒的靶点属于病毒复制周期中各自不同的环节和分子，故具体落实到抗某病毒治疗时能供选择的又太少。③某些病毒（如HIV、甲型流感病毒等）的复制突变率非常高，易出现耐药性毒株。病毒在高效复制过程中存在中度到高度的突变概率，尤其是RNA病毒复制中产生高频率的突变是产生耐药性的重要原因，如临床上应用针对病毒代谢酶的药物后，有时病毒经短暂被抑制后又重新复制，常因编码病毒酶基因的改变而降低了靶酶对药物的亲和力或作用，从而使病毒对药物产生抗药性。单纯疱疹病毒的无环鸟苷（acyclovir, ACV）抗性突变体是在病毒复制过程中自发产生的,用齐多夫定(azidothymidine,AZT)治疗HIV感染也会很快产生抗性突变株,现已从临床上检测到每一个抗病毒药物的抗性突变体。病毒的变异除基因组突变以外,当两种或两种以上病毒同时感染同一宿主细胞时,还会发生基因重组和重配,有时出现基因产物的互补和表型混合等,这些也会使子代病毒出现基因变异或表型变异,成为产生耐药性的原因。尽管噬菌体可作为载体而携带耐药转座子(Tn)在噬菌体与细菌染色体之间进行转移,但至今对人类病毒基因组中是否携带耐药基因仍无报告。相对于其他生物,病毒基因的突变率是偏高的,基因插入、重组和重配以及与宿主细胞染色体的整合、脱离经常发生,但始终没有病毒的耐药基因之说。

3. 在诊断病毒病中的应用 病毒的表型改变和基因组变异严重影响着病毒病的诊断和流行情况的监测。现实情况是,要求采用更加特异、敏感的诊断新技术来代替现有的检测方法。其前提是:①必须确定出病毒核酸的高度保守序列,以便采用核酸杂交、PCR等基因诊断技术;②必须寻找到病毒特异的保守性的抗原表位,以便采用特异的单克隆抗体建立免疫学检测方法。对于高突变率的病毒(如流感病毒)的诊断和流行情况的监测,同样需要该病毒遗传变异的基础资料。在病毒诊断的技术方面,无论是传统的检测手段,还是生物芯片技术,都是在充分了解病毒遗传和变异的背景资料上进行的。

（张　伟　李星云）

参考文献

1. 贾文祥. 医学微生物学. 第2版. 北京: 人民卫生出版社,2010

2. 李凡,徐志凯. 医学微生物学. 第8版. 北京: 人民卫生出版社,2013

3. 黄秀梨,辛明秀. 微生物学. 第3版. 北京: 高等教育出版社,2009

4. Brooks GF, Butel JS, Morse SA. Jawetz, Melnick, & Adelberg's Medical Microbiology. 23rd ed. The McGraw-Hill Companies,2001

5. Legendre M, Bartoli J, Shmakova L, et al. Thirty-thousand-year-old distant relative of giant icosahedral DNA viruses with a pandoravirus morphology. PNAS,2014,111(11): 4274-4279

第五章

真菌的结构和遗传变异

第一节 真菌的结构组成

真菌与其他真核生物的细胞结构相似,由细胞壁、细胞膜、细胞核和细胞质组成。但是因为大多数真菌是丝状的,两个毗邻的真菌细胞间由隔膜分开,大多数隔膜中央有隔膜孔,允许细胞质甚至细胞核通过。因此,真菌细胞与动物和植物等其他真核细胞是有区别的。

真菌细胞由结实的细胞壁包围。细胞核通常只有一个核仁,由双层核膜包裹并有特殊的核膜孔。细胞质由细胞膜包围,细胞质中包含有线粒体、内质网、核糖体、液泡和泡囊等,高尔基体仅在少数低等真菌中出现。另外,真菌细胞中还含有一些内容物,如微管、结晶体、沃鲁宁体、脂肪体及色素等(图5-1)。

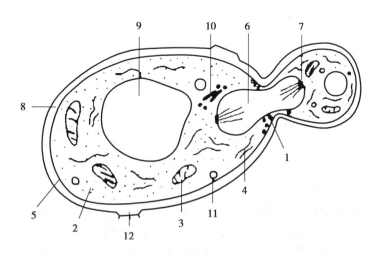

图5-1 真菌细胞结构示意图

1.泡囊; 2.核糖体; 3.线粒体; 4.内质网; 5.细胞膜; 6.细胞核; 7.纺锤极体;
8.细胞壁; 9.液泡; 10.高尔基体; 11.脂体; 12.芽痕

一、细 胞 壁

细胞壁（cell wall）位于真菌细胞的最外层，占细胞干重的30%左右。厚度因菌龄而略有区别，一般为100~200nm。生长着的菌丝细胞壁在光学显微镜下是均匀的，但厚壁的休眠孢子，如接合孢子和卵孢子等的细胞壁则有明显的纹饰，有时可有2~3层。

细胞壁作为真菌和周围环境的分界面，具有保护细胞的重要作用。首先，细胞壁具有一定的硬度和强度，能够保持真菌细胞的形状；同时，还可作为一些酶的保护场所调节营养物质的吸收和代谢，并具有分子筛的作用；真菌的细胞壁与其他生物细胞壁一样具有抗原性，调节真菌和其他生物间的相互作用。

（一）细胞壁多糖

真菌细胞壁的主要成分是己糖或氨基己糖构成的多糖链，如几丁质、脱乙酰几丁质、纤维素、葡聚糖、甘露聚糖、半乳聚糖，以及蛋白质、脂类、无机盐等。真菌细胞壁的成分并非固定不变，其中多糖、蛋白质和脂肪的数量及性质也因真菌类群的不同而有很大差别，甚至同一种真菌在不同生活循环的不同阶段，组成细胞壁的化合物的比例也有所不同（表5-1）。因此，很难总结出一个真菌细胞壁的固定模式。几丁质和纤维素相互缠绕组成一股又粗又壮的链称之为微纤丝，这些微纤丝与网孔形成网状结构，嵌入在蛋白质及脂类和一些小分子多糖的无定形基质中就构成了真菌的细胞壁。因此，真菌细胞壁看起来像是钢筋混凝土，其中微纤丝可看做钢筋支架，无定形基质做为周围的水泥。

表5-1 真菌细胞壁的化学分析（%）

细胞壁成分 \ 真菌	鞭生菌亚门		接合菌亚门	子囊菌亚门
	壶菌纲	卵菌纲		
葡聚糖（α和β1-3）	16	54	0	29
纤维素（β1-4）	—	36	0	0
几丁质	58	0	9	1
聚葡糖胺	—	10	33	0
甘露聚糖	—	<1	2	31
蛋白质	10	5	6	13
脂类	—	3	8	9

几丁质（壳多糖）是以β-1,4-N-乙酰葡糖胺为单元的无支链多聚体，是大多数真菌（包括子囊菌、担子菌、半知菌和低等的壶菌）细胞壁的主要成分（图5-2）。其中大量存在的氢键使其具有很强的伸展性和坚固性，从而使细胞具有一定的刚性。纤维素是以β-1,4葡萄糖链为单元的多聚体，是卵菌纲、子囊菌、前毛壶菌纲和黏菌目的个别种的细胞壁的主要成分。抗生素多氧菌素（polyoxin）和尼克霉素（nikkomycin）是几丁质合酶强有力的抑制剂，通过抑制几丁质的合成在体外具有明显的抑制真菌感染的效果。但是由于它们易被微生物或宿主体内的肽酶破坏所以体内抑制效果不明显。今年来，一些新型的尼克霉素类似物被发明出来克服了这种缺点，在体内外均具有较好的抑制真菌的效果。

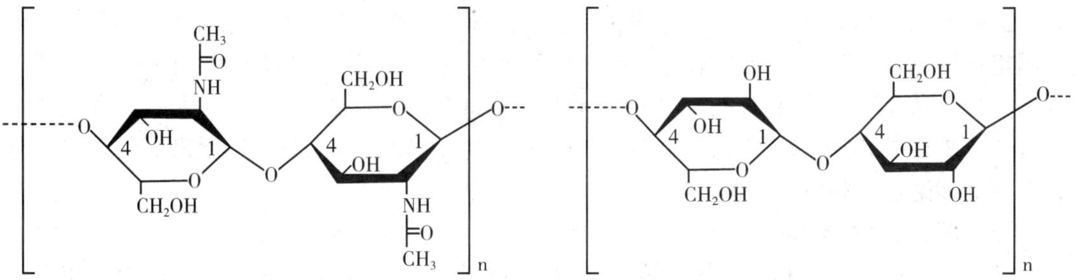

图5-2　几丁质和纤维素的结构图

葡聚糖是由葡萄糖单元构成的直链或带有支链的多聚体,包括β-1,3-葡聚糖、α-1,3-葡聚糖、β-1,6-葡聚糖和甘露聚糖等。β-1,3-葡聚糖是第二大微纤维,为含量最丰富的细胞壁成分;β-1,6-葡聚糖把GPI-CWP(依赖糖基磷脂酰肌醇的细胞壁蛋白)连接到β-1,3-葡聚糖骨架上,在酵母的细胞壁中起着重要的作用;因此,β-1,3-葡聚糖合酶是一种很好的抗真菌复合物的靶点。β-1,3-葡聚糖合酶抑制剂如卡泊芬净(caspofungin)、米卡芬净(micafungin)和阿尼芬净(anidulafungin)现都已投入临床使用。

α-1,3-葡聚糖广泛存在于多种致病真菌的细胞壁中,如新型隐球菌、烟曲霉、粗球孢子菌和巴西副球孢子菌等。这些真菌的外壁有一层低电子密度的黏液构成的荚膜层,荚膜层是由甘露糖、木糖等酸性多糖以α-1,3-糖苷键连接成的支链多聚体。致病性真菌的荚膜可保护菌体免受寄主免疫细胞的侵袭和吞噬,还可刺激寄主发生免疫应答形成抗体。所以真菌的毒力和致病性与α-1,3-葡聚糖的含量相关。

真菌细胞壁还含有一些其他的葡聚糖,由于构成复杂,大多数葡聚糖的结构还不十分清楚。

(二)细胞壁蛋白

蛋白质成分一般不超过细胞壁组成的10%。这些蛋白质构成了一个覆盖细胞壁结构的网络层,它们既作为细胞壁的结构组分,同时又兼具有酶的功能。因此,细胞壁蛋白质在很大程度上决定了细胞表面的性质。如①细胞壁蛋白决定了菌丝间能否聚集或连接、细胞识别以及与宿主识别相关的功能;②蛋白层还限制细胞壁对外来物质的渗透性,因此起到保护的作用;③细胞壁蛋白大都高度糖基化,因此高度水合,在菌丝向土壤和树木侵入的时候起到一个润滑的作用;④还决定了细胞的抗原性。有些糖蛋白存在于皮肤真菌的细胞壁外部[如毛癣菌属(Trichophyton)、曲霉菌属(Aspergillus)和小孢子菌属(Microsporum)的一些种],它们可以引起人的超敏反应和动物的过敏性皮肤反应(包括皮肤瘙痒、红斑、荨麻疹、麻疹样皮疹或斑丘疹)。许多酶(如磷酸酶、α-淀粉酶和蛋白酶等水解酶)都是位于细胞壁上,这些酶能将周围环境中的底物水解成亚单位,以便运输到细胞中。

1. GPI蛋白和Pir蛋白　在细胞壁蛋白构成的网络层中主要有两种细胞壁蛋白,一种是依赖糖基磷脂酰肌醇的细胞壁蛋白(glycosylphosphatidylinositol dependent cell wall protein, GPI-CWP),另一种是Pir(protein with internal repeat)-细胞壁蛋白(Pir-CWP)。在真菌中GPI-CWP和Pir-CWP均是以糖蛋白的形式存在于细胞壁中,都由共价键连接到葡聚糖上的。GPI-CWP以共价键和β-1,6-葡聚糖连接而位于细胞壁的外周质空间。Pir-细胞壁蛋白的内部具有特殊的氨基酸重复序列。以共价键与β-1,3-葡聚糖连接。

2. 疏水蛋白（hydrophobin）　疏水蛋白是细胞壁外层的一类小分泌蛋白，它不是细胞壁的固定结构而是细胞壁的延伸结构。它存在于分生孢子、气生菌丝和子实体的表面，形成疏水层介导真菌结合到宿主的疏水表面。疏水蛋白在真菌中广泛存在，它们在真菌和基质间起着非常重要的作用。尽管疏水蛋白是位于细胞壁外层的蛋白，但是近年来的研究显示其有重要的理论意义和应用价值。

（三）脂类、黑色素和无机离子

细胞壁中脂类由饱和脂肪酸组成，较为普遍的是磷脂，但是有些酵母的细胞壁中也会存在糖脂和鞘氨醇。通常不超过细胞壁组成的8%。

某些真菌的细胞壁还含有黑色素，它由源于酚酸的分支多聚体构成。具有高度的抗溶解性、光保护性和细胞壁构成作用。

细胞壁中也含有数量不等的无机离子，其中磷的含量最丰富，其次为钙、镁离子等。

综上所述，所有真菌的细胞壁都具有无定形和纤维状组分。纤维状组分包括几丁质和纤维素，都是由β-1，4多聚物形成的微纤丝。无定形组分包括蛋白质、甘露聚糖和β-1，3、β-1，6和α-1，3-葡聚糖，它们常混杂在纤维网中。如粗糙脉孢菌（*Neurospora crassa*）的细胞壁从外向内共分四层。最外层是无定形葡聚糖，厚度约87nm；第二层是糖蛋白形成的埋在蛋白基质中的粗糙的网，厚度49nm；向内是蛋白质层，厚度约9nm，可能还有其他成分，尚未检测出；最内层是放射状排列的几丁质微纤丝，可能还有蛋白质成分，厚度约18nm。

细胞壁的组分随真菌类群的不同而发生变化，并且菌体的细胞壁在其生活周期的过程中也存在着差异。在不同的真菌类群中，细胞壁内微纤丝及其基质多糖的可作为真菌分类的一个重要依据。几丁质是绝大多数真菌细胞壁的主要成分，纤维素是前毛壶菌纲和卵菌纲真菌细胞壁的主要成分，并且纤维素胞壁组分只在前毛壶菌纲和卵菌纲中存在。不同纲的真菌细胞壁成分是不同的，各纲真菌的细胞壁有一些固定成分，但也并非固定不变。

二、细　胞　膜

细胞膜又称原生质膜（plasmalemma）。所有的细胞均由细胞膜包被，真菌的细胞膜与其他真核生物的细胞膜相似，主要由几乎相同数量的脂类和蛋白质构成。

在真菌细胞膜中脂类成分主要包括磷脂和鞘脂类，它们都是由亲水性的头部和一个长的疏水性尾部构成的极性分子。磷脂以背对背规则排列成双层结构。在双层结构的两边为亲水性的头部，疏水性的尾部包埋在膜的内部。蛋白质是无定形成分，非对称的排列在磷脂两边，呈镶嵌状。镶嵌在磷脂双分子层中的蛋白质所受的约束不同，所受约束作用较小的蛋白质，在盐和螯合剂作用下容易被除去，这些蛋白叫做外周蛋白；但绝大多数蛋白所受约束较大，叫做内周蛋白。还有一种蛋白叫整合蛋白，它穿过磷脂双层并在膜的两侧有极性区，因此又叫做跨膜蛋白；表面蛋白和脂类保留在同一表面，而且能够侧向移动。排列成双层结构的磷脂间还夹有大量的麦角固醇类化合物，固醇与磷脂的比例为1∶5～1∶10。这些麦角固醇类化合物易与多烯族抗生素结合，故可作为抗真菌药物作用的靶分子。真菌细胞膜的外表面上也有糖类存在，具有细胞识别的作用。

细胞膜将细胞器和大分子物质严密地包围在膜内，并通过其选择透过性功能控制着细胞与外界物质的交换，而使细胞维持正常的生命活动。除此之外，细胞膜还在能量转运、核酸复制和激素合成等方面具有主导作用。

三、细 胞 核

　　真菌的细胞核（nucleus）比其他真核生物的细胞核小，一般直径为2~3μm，个别大的核直径可达25μm，蛙粪霉（*Basidiobolus ranarum*）的细胞核甚至可达到30μm。真菌细胞核通常为椭圆形，但变化很大，能通过菌丝的隔膜孔移动。细胞内可有20~30个核，但不同种类的真菌其细胞内细胞核的数量变化也很大。菌丝的顶端细胞内则常常没有细胞核。

　　真菌细胞核的结构特征相似于其他真核生物，细胞核由核膜包裹。核膜由内外两层单位膜构成，厚约8~20nm。核膜上还有许多散在的孔，称为核膜孔，是细胞核与细胞质物质交换的通道，孔的数目随菌龄增加而增加。在相差显微镜下可见核内有一中心稠密区，被一层均匀的无明显结构的核质包围，称为核仁。核膜与内质网连接，外层常有核糖体附着。核仁与核膜在核的分裂过程中一直存在，所以纺锤体完全在核内形成，这与其他高等生物有显著区别。

四、细 胞 质

（一）细胞基质

　　在真核细胞质（cytoplasm）中，除可分辨的细胞器以外的胶状溶液称为细胞基质。含有细胞骨架（cytoskeleton）、蛋白质，各种内含物和中间代谢产物等，是细胞代谢的重要基础。

　　细胞骨架为细胞质提供了机械力，推动了细胞质和细胞器的运动。细胞骨架是由微管（microtubule）和微丝（microfilament）构成的。微管是微细的中空的管，直径约为25nm，由一种特殊蛋白——微管蛋白（tubulin）聚合而成。微丝是比微管直径更小的长丝状体，由收缩蛋白——肌动蛋白构成。微管分散在细胞质中而且走向与菌丝的长轴平行，紧密的邻接细胞质内的细胞器，如线粒体、核、泡囊以及溶酶体等。微管是纺锤丝的主要成分，因此参与了核和染色质的运动。它还以轴纤丝的形式参与了真菌游动孢子鞭毛的组成，并能介导真菌中高尔基体向生长的菌丝顶端移动。微丝与微管一样，参与了细胞骨架的构建。在微丝抑制因子——细胞松弛素的作用下，水霉孢子形成的芽管丧失了顶端生长的能力，甚至膨大破裂。

（二）线粒体和核糖体

　　真菌线粒体（mitochondrion）多为圆形、椭圆形，直径0.5~1.0μm，长度约1.5~3μm，有的可伸长至30μm呈分枝状。线粒体由内外两层膜包裹，线粒体内充满液态基质。外膜光滑与质膜相似，可通过较大的分子，通透性强；内膜较厚，常向内延伸成不同数量和形状的嵴。线粒体是细胞呼吸产生能量的场所，含有参与呼吸作用、脂肪酸降解和各种其他反应的酶类。所有真菌细胞中至少有一个或几个线粒体，数量随着菌龄的不同而变化，生长旺盛需要能量多的细胞内，线粒体的数目也愈多，细胞的不同生长周期，如在分裂、生长、分化各个不同过程中，线粒体也有变化。真菌线粒体拥有自己的DNA（mtDNA）、核糖体和蛋白质合成系统。mtDNA为闭环结构，周长约19~26μm，介于植物（30μm）和动物（5~6μm）之间。线粒体核糖体比细胞质核糖体的体积小，含有较小的RNA和不同的碱基百分比，主要作用是合成外膜和嵴上的蛋白质，它对放线酮不敏感，对氯霉素敏感。

　　核糖体又称核蛋白体，是存在于细胞中的无膜包裹的颗粒状细胞器，为mRNA的附着位点,是蛋白质合成的场所。真菌核糖体直径约为20~25nm。每个细胞内含大量的核糖体。真菌细胞中有两种核糖体,即细胞质核糖体和线粒体核糖体。细胞质内的核糖体呈游离状态,有的与内质网和核膜结合。

(三)内膜系统

内膜系统是指真菌细胞内那些在功能上为连续统一体的细胞内膜,如内质网、高尔基体、泡囊和液泡。

1. 内质网(endoplasmic reticulum,ER) 内质网是细胞内由膜包围的狭窄的通道系统,典型的内质网为管状、中空、两端封闭,通常成对的平行排列,有时形成交叉而呈分枝状的管道。内质网的主要成分是脂蛋白,有时游离蛋白或其他物质也可以合并到内质网上。内质网有两类:膜上附有核糖体颗粒的称为糙面内质网,具有合成和运送胞外分泌蛋白的功能。膜上不含核糖体的称光面内质网,主要存在于动物细胞中,与脂类和钙的代谢有关。内质网是细胞中各种物质运转的循环系统,同时还供给细胞质中所有细胞器的膜。一些新合成的物质常以泡囊的形式在内质网的表面形成,并被运送出细胞。

2. 高尔基体(dictyosome,又称Golgi body) 高尔基体是由若干(一般4~8个)平行堆叠的扁平膜囊和大小不等的囊泡组成的膜聚合体,扁平囊被称为潴泡,一叠潴泡构成一个高尔基体。具有高尔基体的真菌种类并不多,仅发现于少数低等真菌,如根肿菌、前毛壶菌、卵菌和腐霉等中。高尔基体的主要功能是将运送至高尔基体内的蛋白质、脂类等合成的大分子物质进行化学修饰、包装并形成泡囊以便运输。合成原生质膜和细胞壁的前体物,并包装成泡囊运输到细胞膜表面进行释放。某些水解酶被包装成泡囊后则留在细胞中起类似溶酶体的功能。

3. 液泡(vacuolus) 液泡是一种囊状的细胞器结构。目前认为液泡主要起源于光面内质网或高尔基体,有些液泡也可能由于质膜的胞饮作用或吞噬作用而形成。液泡内主要含有碱性氨基酸及蛋白酶、磷酸酶纤维素酶等多种酶。真菌的液泡具有维持细胞的渗透压、贮藏营养物质(糖原、脂肪、谷氨酸、蛋白酶、纤维素酶、核酸酶等)以及溶酶体的功能。

4. 泡囊(vesicle) 泡囊是菌丝细胞顶端由双层膜形成的细胞器结构,由内质网或高尔基体产生,其内含有蛋白质、多糖和磷酸酶等。泡囊的主要作用是将这些物质转运到细胞的其他部位。有些泡囊含有水解酶,所以也称这些泡囊为溶酶体。溶酶体控制着细胞成分的降解,如寄生真菌在侵染寄主时对寄主细胞壁的降解。真菌对各种染料和杀菌剂(通过饮液作用)的吸收也与泡囊具有不同程度的相关性。

5. 其他内含体

(1)微体(microbody):是一类由单层膜构成的细胞器的总称,普遍存在于真菌中。微体所含的酶与溶酶体不同,分为两大基本类型,过氧化物酶体(使细胞免受过氧化氢的毒害,参与脂肪酸的氧化分解)和乙醛酸循环酶体(使细胞中的脂类转化为糖类)。

(2)沃鲁宁体(woronin body):是一类较小的球状细胞器,由单层膜包围的电子密集的基质构成,直径约为0.2μm。沃鲁宁体与子囊菌和半知菌的隔膜孔相关联,能够调节两个相邻细胞间细胞质的流动,具有塞子的功能。还可以在真菌菌丝损伤时堵塞隔膜孔而防止原生质流失。目前对它的化学组成还不十分了解。

(3)壳质体(chitosome):是一种具有膜状外壳含有几丁质合成酶的小颗粒,球形,直径约40~70nm。壳质体能运输几丁质合成酶到菌丝顶端细胞的表面参与细胞壁的合成。

第二节　真菌的遗传物质

真菌的遗传物质包括染色体基因、线粒体基因（mtDNA）、质粒、转座因子和病毒基因等五种成分；以与组蛋白和非组蛋白相结合缠绕成多条染色体的形式集中于细胞核中。在真菌的染色体中DNA占30%~40%，组蛋白和非组蛋白占60%以上，RNA（主要是未完成转录而与模板DNA连接的RNA）占10%以下。

一、真菌细胞的基因组和染色体

真菌的染色体呈棒状，一般只出现在细胞分裂中期，在细胞静止期只能看到颗粒状的染色质。组成染色体的基本单位是核小体（nucleosome），它是由线性DNA分子和组蛋白所组成的颗粒。组蛋白H2A、H2B、H3、H4各2个分子组成8聚体，外围缠绕2圈长约140bp的DNA片段，DNA与1分子H1组蛋白相连，共同构成一个核小体。在形成核小体的基础上，DNA链进一步折叠成每圈6个核小体的中空螺旋管状的染色质纤丝（chromatin fiber），再由染色质纤丝组装成染色体。细胞分裂中期染色质浓缩，反复折叠形成一定形状的染色体，每个染色体中都含有一个线性DNA分子。

真菌与一般真核细胞不同，胞核小而圆，在光学显微镜下不易观察，一般2~5nm，也有25~30nm。每个真菌细胞中可有1~2个核，而菌丝节段中可多至20~30个核。真菌染色体的数目从数条到十余条不等，多数为单倍体，少数为多倍体。真菌的基因组也相当小，从目前已检测的真菌中发现约为2.5~81.5Mb，但有的卵菌却可达225.6Mb。

真菌基因组DNA存在于细胞核内，由核膜包裹，在基因表达中转录和翻译的空间位置是分隔和不偶联的。真菌DNA是由单拷贝和多拷贝的核苷酸序列构成，单拷贝序列编码mRNA，多拷贝序列编码tRNA、rRNA和染色体的蛋白质。重复DNA在真菌中所占比例较少，比高等动、植物要低得多。典型的重复序列在真菌中为10%~20%，约100个基因的拷贝。而其他真核生物中重复序列约占总量的80%，约100~1 000 000个基因的拷贝。真菌基因组中有大量不编码蛋白质的序列，而且功能DNA序列大多被不编码蛋白质的非功能DNA所隔开。

真菌细胞核中的DNA序列大致可分为三类，第一类是非重复序列，长约750~2000bp，相当于一个结构基因的长度，只有单拷贝或仅几个拷贝；第二类是中度重复序列，为一系列非常近似并可相互复性的核苷酸序列，以固定方式与第一类非重复DNA序列相间分布，多数相间分布的中度重复DNA序列与其表达的调控或与DNA复制和转录的蛋白质因子的识别位点有关。各种rRNA、tRNA、可移动基因、重复序列家族等都属于这一类，其成员序列不完全相同，但彼此相关；第三类是高度重复序列，由6~100个碱基组成，一般位于染色体的异染区，或分散在核基因组的多个位置上，只在真核生物中含有，其功能可能与染色体的稳定性有关。以上三类DNA序列构成了真核细胞的遗传物质。

二、线粒体DNA

真菌的线粒体DNA（mitochondrion DNA，mtDNA）是闭环的，周长为19~26μm，大于动物

线粒体DNA（5~6μm），小于植物线粒体DNA（30μm）。如酵母mtDNA是周长约26μm的环状DNA分子，其大小为84kb。真菌的mtDNA含有蛋白质（细胞色素b、细胞色素C氧化酶，ATP酶等）基因、16个tRNA基因和2个rRNA基因、氯霉素抗性基因（cam）、红霉素抗性基因（ery）和寡霉素抗性基因（oli）等。mtDNA绝大多数没有重复的核苷酸序列，这是mtDNA一级结构的重要特点。线粒体遗传装置由mtDNA、tRNA、rRNA、核糖体及相关酶组成，能单独进行复制、转录和蛋白质合成，甚至基因重组，这表明线粒体确有自主性。

三、真菌中的质粒与转座子

（一）质粒

质粒最初是在细菌中发现的，后来真核生物中也发现质粒。真菌细胞中的质粒一般为环状或线状的双链DNA分子，位于细胞核或线粒体内，大多是不编码任何表型性状的隐蔽质粒。酵母型真菌中有2μm大小的质粒，为环状双链DNA分子，位于酵母细胞核内，大小6kb，拷贝数为50~100个。该质粒属隐蔽质粒，不赋予宿主细胞任何遗传表型，只携带与复制和重组有关的4个蛋白质基因（REP1、REP2、REP3和FLP）。这个2μm质粒上有两个600bp长的反向重复序列，中间由一个2.7bp的大单一区域和一个2.3bp的小单一区域间隔。每个反向重复序列上各有一个专一性重组位点，由于它们的相互重组，产生两种互变异构型的混合质粒。

在丝状真菌中也发现有质粒，如粗糙脉孢菌、尖刀镰刀菌、立枯丝核菌等。一般为线状或环状的双链DNA，以线状质粒为主，但至今在曲霉中还没有发现质粒。大多数丝状真菌的质粒位于线粒体内，不编码任何表型性状。这些质粒编码DNA聚合酶、RNA聚合酶或反转录酶，能整合到mtDNA上，引起宿主菌株的衰老和死亡。质粒DNA的致死作用机制不清楚，但有证据表明，质粒的过度复制使线粒体蛋白的合成受到抑制，则引起宿主菌的衰老和死亡。

（二）转座子

酵母转座子（transposon in yeast，Ty）是能插入染色体许多位点的可移动性DNA序列，每一结构单位长约6.3kb，其转座频率比细菌转座子低，约为10^{-8}~10^{-7}。转座子的左右两端为长末端重复序列（LTR），中间是2个开放读码框TyA和TyB。TyA类似反转录病毒中的gag，主要编码结构蛋白；TyB类似反转录病毒中的pol，编码参与反转录的酶蛋白（如蛋白酶、整合酶、反转录酶和核糖核酸酶H等）。Ty因子的转座机制与反转录病毒相似，要经过一个RNA阶段反转录成DNA后插到靶位上，即由DNA—RNA-DNA。与细菌转座因子一样，酵母中的Ty因子插入染色体后不仅能影响插入部位基因的表达，而且能引起插入染色体DNA的重排，造成插入失活、表达增强或给酵母带来新的遗传信息等。

自从1989年从自然界分离的粗糙脉孢菌中发现了丝状真菌的第一个转座子Tad以来，在其他真菌如尖镰刀菌、曲霉和白粉病菌等不同真菌中也发现了转座因子，而且发现转座子与植物病原菌的致病性和培养性状的高度变异有关。含有转座因子的这些真菌大多是属于植物病原真菌、工业真菌或直接从田间分离的真菌，实验室内保存的菌株很少有转座因子。丝状真菌的转座因子种类繁多，大小差异也大。有些属于LTR-反转座子类型中的Copia组或Gypsy组的，有些属于非-LTR反转座子中的LINE组或SINE组的，有些则属于DNA转座子。Tad转座子全长7kb，在核基因组中以多拷贝存在，插入DNA时产生靶序列的重复。根据转座机理，可将丝状真菌的转座因子分为类似反转录病毒的反转座子和类似于细菌转座因子的

DNA转座子两大类。反转座子根据反转座子的两端是否具有类似反转录病毒的长末端重复序列LTR而分为LTR-反转座子和非LTR-反转座子。DNA转座子与细菌转座子类似，两端具有反向重复序列，中间有编码转座酶的ORF，在靶位点两端形成正向重复序列。

第三节　真菌的遗传变异

真菌与藻类的主要区别在于真菌不能进行光合作用，所有真菌都是有机营养型的，而藻类则是无机营养型的光合生物；真菌与原生动物的主要区别在于真菌的细胞有细胞壁，而原生动物的细胞则没有细胞壁。从个体形态、群体形态、营养吸收、代谢类型、代谢产物、遗传特性和生态分布等方面，真菌都表现出了它的多样性。

一、真菌的繁殖

真菌在生长和发育的过程中，不仅有多种多样的营养体，还有多种多样由营养体转变而成（或产生）的繁殖体。真菌通过营养阶段之后，便进入繁殖阶段，经过繁殖产生许多新个体。真菌的繁殖方式通常分为有性繁殖和无性繁殖两类。有性繁殖以细胞核的结合为特征，无性繁殖以营养繁殖为特征。大部分真菌都能进行无性与有性繁殖，并且以无性繁殖为主。有的菌种缺少无性繁殖阶段，而另一些菌种则缺少有性繁殖阶段。

（一）真菌的无性繁殖

无性繁殖（asexual reproduction），指不经过两个异性细胞融合，只是营养细胞的分裂或营养菌丝的分化或切割而形成新个体的过程，其特点是简单、快速、产生新个体多。

1. 无性繁殖的类型　真菌的无性繁殖方式主要可概括为如下四种：

（1）菌丝体的断裂：由断裂的片段产生新个体，大多数真菌都能进行这种无性繁殖，实验室"转管"接种便是利用这一特点来繁殖菌种的；

（2）裂殖（fission）：少数酵母菌可以像细菌一样借细胞横膈分裂而繁殖；

（3）出芽繁殖（budding）：是真菌无性繁殖的主要方式，由母细胞出"芽"，每个"芽"发育成为新个体，酵母菌属的无性繁殖就属此类；

（4）产生无性孢子：由孢子萌发为新个体。

2. 无性孢子的类型　同一生物的两个不同来源的体细胞融合由此产生的孢子为无性孢子，它可导致低频率的基因重组。大多数病原性真菌都是通过无性孢子进行繁殖的。无性孢子主要包括：叶状孢子（包括芽生孢子、厚膜孢子、关节孢子）、分生孢子和孢子囊孢子。无性孢子的形状、颜色、细胞数目、排列方式和产生方式等都有种的特异性，因而可作为鉴定菌种的依据。一般真菌生长到一定阶段会先产生无性孢子，繁殖后期在同一菌丝体上会出现有性孢子，开始有性繁殖。

（二）真菌的有性繁殖

有性繁殖（sexual reproduction），是指两个有性细胞结合而产生新个体的过程。

1. 有性繁殖的过程　有性繁殖以细胞核的结合为特征，这种核的结合是通过能动或不能动的配子、配偶囊、菌体之间的结合来实现的。有性繁殖过程一般包括下列三个阶段：

（1）质配（plasmogamy）：首先是两个细胞的原生质进行配合。

（2）核配（karyogamy）：两个细胞里的核进行配合。真菌从质配到核配之间的时间有长有短，这段时间称双核期，即每个细胞里有两个没有结合的核。这是真菌特有的现象。核配形成的双倍体可单独存在，因为双倍体的酵母菌生活力强，所以工业生产上的酵母菌一般为二倍体。

（3）减数分裂（meiosis）：核配后或迟或早将继之以减数分裂，减数分裂使染色体数目减为单倍。真菌的有性生殖一般是通过性细胞的结合，产生一定形态的有性孢子来实现的。真菌形成有性孢子有两种不同方式：①真菌经过核配以后，含有双倍体细胞核的细胞直接发育形成有性孢子，这种孢子的细胞核处于双倍体阶段，在它萌发时才进行减数分裂。卵菌和接合菌的有性孢子就是这种方式，处于双倍体阶段。②在核配以后，双倍体的细胞核进行减数分裂，然后再形成有性孢子，所以这种有性孢子的细胞核是处于单倍体阶段。子囊菌和担子菌的有性孢子属于这种方式。

2. 有性孢子类型　雌雄两种性别的细胞结合后产生的孢子为有性孢子，有性孢子在减数分裂过程中可发生基因重组，产生具有新的遗传型的后代，是真菌发生变异的重要环节。真菌有性生殖产生的孢子包括：子囊孢子、接合孢子、卵孢子和担子孢子。人类病原性真菌一般不产生此类孢子。

二、真菌的遗传特性

真菌在DNA转移和重组的许多方面不同于原核生物，其基因组复杂并具有复杂的调控机制。对于真菌遗传的模式研究，主要使用容易培养、应用广泛的酿酒酵母和丝状真菌。酿酒酵母因本身的商业价值、结构特性，是目前遗传特性最明确的真菌。

（一）酵母的遗传特性

1. 接合型遗传　酿酒酵母具有单倍体和二倍体两种形式，单倍体即为a和α接合型细胞，a和α接合型细胞融合产生二倍体细胞（a/α）。MAT活性区对a和α型别的决定具有重要的调控作用。酵母基因组中的a和α基因是不表达的沉默基因，只用做发生接合型转变时的插入基因来源。当转变发生时，MAT座位受MAT启动子调控可以插入a或α基因，当插入a基因则形成接合型a细胞；反之则形成接合型α细胞。

2. 质粒遗传　大多数酵母菌含有一种6kb左右，高拷贝（60~100拷贝/单倍体基因组）的质粒，因周长约2μm而被称为2μm质粒。该质粒携带与复制和重组有关的4个蛋白质基因（REP1、REP2、REP3和FLP），不赋予宿主任何遗传表型，目前广泛应用于分子克隆及基因工程研究中。

3. 线粒体遗传　线粒体遗传发生于核外及有丝分裂、减数分裂过程以外，是一种细胞质遗传，也被称为非孟德尔遗传（non Mendelian inheritance）。酿酒酵母的mtDNA是双链环状分子，约75kb，只编码少数几种线粒体成分，如细胞色素b、细胞色素c氧化酶、ATPase等。

（二）丝状真菌的遗传特性

丝状真菌的遗传研究主要以粗糙脉孢菌和构巢曲霉为模式菌，借助有性生殖及准性生殖进行的，其中准性生殖是丝状真菌特有的遗传现象。准性生殖是真菌不经过减数分裂就能导致基因重组的过程，在此过程中，染色体的交换和减少是不规律、不协调的。准性生殖现象首先在构巢曲霉中发现，两种不同的构巢曲霉营养缺陷型菌株大量混合接种于基本培养基表面，往往可以培养得到原养型菌株，这一过程包括异核体形成、二倍体形成、染色体单体化和体细胞交换。

1. 异核体（heterocaryon）形成　构巢曲霉的两个缺陷型菌株A和B的分生孢子混合接种在基本培养基上，形成的菌丝相互接触并连接起来，细胞质和细胞核混合，有的菌丝连接处长出的菌丝细胞中便含有来自两个菌丝体的细胞质和细胞核，形成异核体菌株（AB+和A+B）以及单倍重组体A+B+和二倍体A+B/AB+。异核体具有生长优势，类似于高等植物的杂种优势；并且可以储存隐性突变，这可以使异核体具有更好的适应潜力。

2. 二倍体形成　将大量异核体孢子接种于纯净的基础培养基，可以获得少数二倍体（A+B/AB+）孢子，二倍体可以稳定的产生二倍体分生孢子，但这种遗传上的稳定是相对的。

3. 染色体单体化和体细胞交换　大量的二倍体孢子中可以出现单倍体和重组体。在这里，产生单倍体的过程称为单倍体化，通常是有丝分裂中一再发生的染色体不离开行为的结果；产生重组体的过程称为体细胞交换，通常由有丝分裂中同源染色体交换导致的部分基因的纯合化。

在构巢曲霉中，对氟苯丙氨酸抗性基因呈隐性，杂合的二倍体Pr/Ps对氟苯丙氨酸敏感；杂合的二倍体可以形成抗药的单倍体Pr和纯合重组体Pr/Pr。

三、真菌的遗传变异与耐药性

临床主要使用唑类（三唑等）、多烯类（两性霉素等）、棘球白素及氟胞嘧啶等药物治疗念珠菌及隐球菌等常见真菌感染，也可对免疫低下患者进行预防性治疗。但以上药物除了有不可避免的副作用以外，还易产生耐药性。

据报道法国Pasteur医院和其他几个研究中心1994年分离自艾滋病患者的假丝酵母菌株10%对氟康唑耐药。而新近的统计资料显示，在艾滋病患者口咽感染假丝酵母菌中，33%以上是耐药菌株，对氟康唑的最小抑菌浓度（MIC）>12.5μg/ml（敏感菌株MIC值一般<4μg/ml）。

菌株的耐药性可以遗传给子代，也可以通过变异产生新的耐药菌株。以假丝酵母菌为例，简单介绍如下：

（一）对唑类的耐药性

应用氟康唑时，部分假丝酵母菌株可非整倍体化（aneuploidy）而表达大量ERG11基因，合成大量的细胞色素P450和麦角甾醇以保护细胞，耐受氟康唑的杀伤作用；当氟康唑浓度降低后，非整倍体化可还原，ERG11基因表达水平回复，耐药性消失。ABC转运蛋白CDR1和CDR2，及主要辅助转运蛋白MDR1的变异，可增加唑类外排，使菌株获得对唑类药物的耐药性，但这种变异不能影响假丝酵母菌对两性霉素及棘球白素的敏感性。

（二）对多烯类的耐药性

部分假丝酵母菌（C. lusitania，C. guilliermondii和C. glabrata等）细胞膜上的固醇与其他真菌不同，因此对两性霉素等多烯类抗真菌药天然耐受。

（三）对棘球白素的耐药性

棘球白素通过抑制由FSK1基因编码的β-1,3-葡聚糖合成酶，使真菌细胞壁渗透性改变从而导致细胞溶解死亡。假丝酵母菌FKS1基因如发生点突变即可提高细胞对棘球白素的耐受性。

（四）对氟胞嘧啶的耐药性

氟胞嘧啶进入细胞后，被降解成三磷酸尿苷，可进入RNA合成过程，使RNA合成终止；同时,氟胞嘧啶还可抑制胸苷酸合成酶,从而抑制DNA的合成。对氟胞嘧啶的耐药性主要与胞嘧啶透酶基因*FCY2*和胞嘧啶脱氨酶基因*FCY1*的变异有关。含有*FCY1*或*FCY2*变异的杂合体菌株不能完全耐受氟胞嘧啶,当环境中持续存在氟胞嘧啶时,杂合体菌株将快速进一步变异至完全耐受氟胞嘧啶;因此,氟胞嘧啶通常与两性霉素B联合使用,以减少耐药性菌株的生成。

此外,还有许多变异可以导致真菌耐药及治疗无效,我们需要深入研究真菌的耐药机制,并继续开发新药以治疗感染。因此还需严格控制现有药物的合理应用,以尽量减少或控制耐药菌株的产生。

抗真菌,任重而道远。

(刘　欣　王晓丽)

参考文献

1. 贺运春. 真菌学. 北京: 中国林业出版社, 2008

2. 邢来君, 李明春, 魏东盛. 普通真菌学. 第2版. 北京: 高等教育出版社, 2010

3. 陈三凤, 刘德虎. 现代微生物遗传学. 第2版. 北京: 化学工业出版社, 2011

4. 盛祖嘉. 微生物遗传学. 第3版. 北京: 科学出版社, 2007

5. 沈萍, 陈向东. 微生物学. 第2版. 北京: 高等教育出版社, 2008

6. Taff HT, Mitchell KF, Edward JA, et al. Mechanism of Candida biofilm drug resistance. Future Microbiol, 2013, 8(10): 1325-1337

7. Kwon-Chung KJ, Chang YC. Aneuploidy and Drug Resistance in Pathogenic Fungi. PLoS Pathogen, 2012, 8(11): e1003022

第六章

耐药性的进化生物学

进化生物学（Evolutionary biology）是生物学最基本的理论之一，是研究一切生命形态的发生和发展等演变过程的学科。基因的突变和重组在生物进化中是普遍存在的，而且是随机的、不定向的。变异只是给生物进化提供原始材料，不能决定生物进化的方向。

进化是变化（机遇）和选择（需要）这两方面基本力量较量的结果，抗生素耐药现象验证了这一假设。微生物的耐药性变异是随机产生的，如微生物接受抗生素作用的靶位发生突变会产生耐药性，这些变异体是由抗生素的应用选择出来的，因此抗生素增加了耐药的概率。如果设计实验增加突变（选用高突变菌株）或增加选择强度（使用高剂量抗生素），其结果是出现更多的耐药性。大多数抗生素耐药并不依赖于简单的突变，而是常与含有多个基因序列的复杂系统有关。微生物产生变化会获得耐药性，这些变化对微生物来说不仅是一个机会，也是一种风险；细菌具有高度整合的功能结构，由于生物进化的推动使其更加适应环境。耐药性研究领域呈现越来越多的复杂性，并逐渐形成一个成长中的学科。为阐述耐药性的生物进化，提出了演绎微生物耐药性进化的两个关键词：即"变异"和"选择"，变异是进化的基础，在进化中是提供物质的过程；选择是进化的机制，使微生物改变其遗传物质来适应环境的变化。

第一节　耐药性进化的基质

一、抗生素作用的复杂性与耐药性表型的多样性

抗生素的作用主要是抑制微生物的生长或杀死微生物，然而通过抗生素亚抑菌作用的研究，表明抗生素在单一细菌水平上作用于微生物，其效果并不局限于单一靶点，而且还有继发效应；如果抗生素在群体水平上作用于微生物，其效果也不局限于只是杀伤致病的或有害的微生物，而且对单个细菌发挥作用的浓度也远低于它们抑制细菌增长或杀灭细菌的浓度。

基因表达的最新研究表明，当细菌暴露在亚抑制浓度的抗生素中，许多细胞的功能（其中一些增加适应度）被改变，如亚抑制浓度的氨基糖苷类抗生素作用于铜绿假单胞菌和大肠

埃希菌可诱导其生物膜的形成。铜绿假单胞菌带有氨基糖苷类调节基因(*arr*),可导致生物膜的形成,对氨基糖苷类抗生素产生特异性耐药。研究表明,抗生素在本质上不仅是战胜细菌的武器,也是调节微生物种群内部平衡的信号传递分子。微生物群落中的竞争意味着竞争者的进攻性仅仅维持在足以控制其菌群大小的水平,以避免单一基因型成为优势,进化成功的标志是生物多样性,而不是某个种群占据优势。进化的主要目的是为了生存,为了保证物种长期持续下去。抗生素既有武器又有信号的生态作用,作为一种武器,耐药性的发生不仅能防止产生抗生素的生物自杀,同时也保护共存的微生物种群的多样性。这一武器在亚致死水平,只是调节同一栖息地中微生物的增长率或改变其基因表达,耐药性的特征就是对这些效果进行修饰和反向调控。耐药性的出现和进化不仅是引起临床上的耐药,也是为保护微生物的相互作用而进行的调控。试想,如果这些相互作用对维持细菌的生活方式非常重要,那耐药性就会在很低的"信号浓度"下产生。总之,抗生素对细菌的影响作用具有多样性,与之相应,耐药性也就从非常特异到非常普通的水平上发生,抗生素耐药性产生的水平见表6-1。

表6-1　抗生素耐药性产生的多种表现水平

靶位突变或替代靶位的产生	诱导性外排系统
保护靶位的诱导酶	固有性外排系统
保护靶位的固有酶	抗生素摄入一般机制的改变
抗生素解毒诱导酶	非特异的胞膜渗透性改变
抗生素解毒固有酶	总体压力的适应性反应
暴露于抗生素下所致生理系统改变	与细胞周期相关的表型耐受
抗生素摄入特异机制的突变	环境依赖性耐药

(一)菌群对环境干扰的惰性适应—细菌系统的过剩和简并特性:

尽管抗生素在低浓度下也能对细菌施加一定作用,但对种群内的一些细菌并无影响,种群是可以恢复的。在环境的干扰下生物系统中仍能维持其正常的标准表型,这种对干扰的稳健性或惰性,在一定程度上取决于生物系统的过剩和简并。过剩意味着在系统内有多个相同的单位执行相同或类似的功能,譬如通过高繁殖率维持较高的细胞密度,菌群内个别单位的有害变异对整个种群的负效应就会被稀释。微生物种群中一部分个体受到挑战缺失后,其他几乎相同的个体能够替代它们,并修复整个系统,应该注意的是,依赖较少的个体重建起来的新种群,在一定程度上清除了原始种群的遗传多样性。事实上小的种群由于发生有害变异导致种群灭绝的风险更高。简并意味着结构上不同的单位在系统中可以完成相同的或非常类似的功能。在复杂性更高的水平上,具有简并性的个体可以补偿系统中其他单位的缺失。细菌种群内克隆的多样化很可能被视为一种简并性提高的方式。过剩和简并在高度复杂的细菌系统中,有利于防止抗生素介导的无序化活动,并导致高水平的耐受。

(二)表型耐受

非遗传性抗生素耐药性(非敏感性)说明细菌种群适应抗生素的挑战具有灵活性,从遗传的观点看,完全易感的细菌(缺乏耐药的特异性机制)对抗生素可能表现为表型耐受,即易感菌能在大多数种群死亡的情况下集聚生存,但重生的细菌对原先群体敏感的抗生素保持敏感。虽然稳态的发育,过剩和简并可能有助于这一现象,但是细菌随着细胞周期的生理状态变化可能更起作用。实验表明,当生长的细菌暴露于抗生素的杀菌浓度下,细菌对抗生素的敏感性通常随着时间而下降,但没有发生任何遗传物质的改变。这些对一定浓度的某种抗生素有耐药性的亚群,也能对更高浓度的相同抗生素和其他类型的抗生素产生耐药性。

二、耐药性的基因来源

微生物的耐药基因可能是从抗生素耐药作用以外的机制进化来的,如临床菌株从非临床菌株中获得耐药机制的进化举例见表6-2。从这一点上来看,耐药性应视为机遇的产物,即一种抗生素和一个特定的基因型之间相互作用的结果。另外,一些基因在无抗生素环境下可能是中性的,但具有在适当的抗生素选择环境下表达的潜能,微生物可通过少量的基因突变和基因组合而产生与原始功能无关的新功能。如生物合成细胞壁的酶(如转糖苷酶-转肽基酶),其活性部位的三维结构发生改变可能形成一种β-内酰胺酶,能水解β-内酰胺类抗生素。在其他情况下,只有较小耐药活性的基因扩增也可导致耐药表型。

表6-2　临床菌株从非临床菌株的天然功能中获得耐药机制的进化举例

抗微生物药剂	机制	相关天然蛋白质	天然的产生菌
氨基糖苷类	乙酰化作用	组蛋白-乙酰化转移酶	链霉菌属
	磷酸化作用	蛋白激酶	
四环素	外排泵(mar)	主要易化子超家族EF-Tu.EF-G	链霉菌属
氯霉素	乙酰化作用	乙酰化转移酶	链霉菌属
	外排泵(mar)	主要易化子超家族EF-Tu.EF-G	
大环内酯类	靶点修饰	rRNA甲基化酶	链霉菌属
β-内酰胺(甲氧西林)	PBP2a	同源性PBP2a	松鼠葡萄球菌
β-内酰胺(头孢噻肟)	CTX-M-3β-内酰胺酶	同源性β-内酰胺酶	抗坏血酸克吕沃尔菌
糖肽类抗生素	靶点修饰	Van操纵子同源性基因	类芽孢杆菌
(万古霉素)	D-ala-D-ala 置换		链霉菌属
			拟无枝酸菌
氟喹诺酮	拓扑异构酶保护	Qnr-样蛋白质	海藻希瓦菌

(一)耐药基因的多元化来源

耐药性决定子的高度多样性,有力地支持它们起源于不同进化谱系的前耐药分子。四环素耐药决定子存在于杆菌、拟杆菌或大肠埃希菌等易感菌株的染色体上;β-内酰胺酶介导的碳青霉素耐药的决定子存在于肠道拟杆菌属或李斯特菌属,染色体介导的β-内酰胺酶通常发现于革兰阴性微生物中;由药物外排泵介导的耐药是一个基因扩展适应的实例,例如链球菌的Mef蛋白质是介导大环内酯类抗生素耐药的蛋白质,几乎所有的微生物(包括奈瑟菌属、拟杆菌属、军团菌属、肠球菌属、乳球菌属、乳杆菌、芽孢杆菌属、地杆菌属或链霉菌属等）都具有该蛋白质的相似序列。氨基糖苷类抗生素钝化酶的基因 $aac(6')ib$ 变异，可能会使细菌降低对喹诺酮类的敏感性，这些酶是某些种群染色体基因的正常产物，比如可引起某些肠球菌对氨基糖苷类和喹诺酮类抗生素所谓的"天然耐药"。肠球菌对万古霉素耐药性决定子存在于一些操纵子簇群中，但这些复杂的操纵子簇群是由肠球菌以外的不同菌属来源的基因组成，如类芽孢杆菌属、链霉菌属、拟无枝酸菌或来自肠道菌丛的严格厌氧菌等。可能首先产生由 D-Ala: D-Lac 连接酶介导的糖肽类抗生素低水平耐药，经过选择和最终的进化而逐渐形成对糖肽类抗生素的耐药机制。另外，目前发现有数十种氨基糖苷类修饰酶和数百种β-内酰胺酶可以灭活氨基糖苷类和β-内酰胺类抗生素。

以上举例说明耐药性的进化是在许多平行的途径上进行的。

在微生物世界里有几乎无限数量和无数种类的潜在耐药决定因子，说明大部分的耐药基因来自于环境细菌。特定区域中所有耐药基因构成了当地的耐药基因组（resistome），耐药基因组的量是很难查明的。需应用生物信息学数据和宏基因组学的方法去挖掘，以达到描述耐药基因组的目的。例如对金属β-内酰胺酶（MBLs）的分析工作，证明其存在于12种根瘤菌的基因组内，有57个开放读码框架为潜在的MBLs，对4个进行了功能性分析并证明有一个功能性MBL。显然，产生抗生素的微生物可视为高度有效耐药基因的主要来源，可以推测合成抗生素的途径和耐药性两者协同以避免自身损害，也是共同进化的结果。如前所述，这些耐药机制可能起源于它们的看家基因（例如针对氨基糖苷类药物耐药的糖激酶或乙酰转移酶等的表达基因）（表6-1）。

（二）耐药性起源：β-内酰胺酶

β-内酰胺酶的起源和功能问题在本质上仍然是有争议的，从结构和进化的角度来看，PBPs和β-内酰胺酶是彼此相关的。通常假定生产抗生素的细菌为了避免对自我的伤害而合成解毒剂，并且细菌可以协同调节β-内酰胺和β-内酰胺酶的合成过程。土壤的丝状细菌如链霉菌属、诺卡菌属、马杜拉放线菌属产生如β-内酰胺抗生素和β-内酰胺酶，土壤真菌如青霉菌属也能够生产β-内酰胺抗生素。一些参与生物合成的β-内酰胺基因如 cef 或 pcb 基因变种，在包括头孢菌属、链霉菌属和青霉菌属等生产抗生素的不同种属中都有相似的序列。经氨基酸序列对比和生物信息学分析得出，所有这些基因是从一个祖先的基因簇进化而来，随后有一些从古老细菌水平转移给致病微生物。大约3.7亿年前，基因在土壤中发生了细菌到细菌、细菌到真菌的水平转移，参与抗生素生物合成的β-内酰胺基因簇，也常常包括β-内酰胺酶和PBPs的基因。有证据显示β-内酰胺酶基因的产物参与了抗生素合成的部分调节，说明β-内酰胺酶和PBPs除具有共同的祖先和基因序列外，也共同参与抗生素生物合成的调控。两者主要是锚固在细菌内膜上，具有涉及合成细胞壁和肽聚糖的功能，PBPs负责组装、维护和调节肽聚糖的结构。同时，大多数β-内酰胺酶在革兰阴性菌能分泌到胞壁周质间隙，在革兰阳性菌可越过胞壁肽聚糖的屏障。在某些革兰阴性菌由于受到PBPs或β-内酰胺类抗生素的作用，其肽聚糖的降解产物可以参与调节β-内酰胺酶的生产，已证明在这些微生物的染色体上的β-内酰胺酶是参与调节肽聚糖的前体。通过对PBPs和β-内酰胺酶的氨基酸序列分析，认为这些蛋白质有一个共同的起源，这两种蛋白质都是活性丝氨酸酶的超家族成员。对PBPs和β-内酰胺酶主要的氨基酸序列比对，揭示两者存在着保守性。此外，大肠埃希菌PBP的定向诱变，和在这些位置上β-内酰胺酶类所对应的氨基酸显示类似的特性,本质上属于相同的结构模式。在PBPs结合青霉素的结构域上可由β-内酰胺酶水解β-内酰胺。

两者的结构也证明在细胞壁上生物合成的β-内酰胺酶来源于PBP。PBPs是古老的蛋白质,大约存在于38亿年前,但是β-内酰胺酶的发现却相对较晚。在这一过程中经数次演变生成了A、C和D类等不同的β-内酰胺酶,为成为有效的抗性酶β-内酰胺酶不得不进行结构改变,以避免与作为PBPs底物的肽聚糖或肽聚糖前体的相互作用。另一种关于β-内酰胺酶起源和功能的假说是:抗生素通常作为次生代谢产物在早期稳定生长期释放。人们推测当细菌处于不利条件下,β-内酰胺酶也可参与催化β-内酰胺从中心水解,回收碳和氮作为能源,作为细菌生长的潜在营养素。包括洋葱伯克霍尔德菌和荧光假单胞菌等生物,在某些环境条件下刺激合成β-内酰胺酶以水解青霉素,可利用青霉素的碳和氮作为唯一的能源。从进化的观点,产生β-内酰胺酶的细菌比不产生β-内酰胺酶的细菌更有优势,尤其是土壤中的种群,前者不仅可以避免被抗生素生产菌分泌的天然β-内酰胺产物的伤害,而且还可以利用β-内酰胺作为营养物质。

三、整体压力调节和抗生素耐药性

因为抗生素只针对敏感菌而消灭了绝大部分的敏感菌,由此却破坏了敏感菌和耐药菌的平衡关系。那些没有被消灭的敏感菌和已经被诱导产生耐药的细菌受到抗生素的刺激后,能获得更强的变异和进化的能力,并逐步从单一的耐药到多重耐药。由此可见,细菌的获得性耐药是一种自然的生物现象,是微生物受到抗生素的选择性压力后所出现的一种自然反应。在大多数情况下,细菌对抗生素的耐药需要在特定的时间才能产生,在抗生素的刺激下需要充分时间被诱导表达耐药机制,才能获得抵御抗生素的能力和被选择出来。抗生素的作用即使在亚抑制条件下也会导致细菌的生理网络的改变,而生理网络和信号放大机制,对细胞的任何干扰立即引发非特异的整体适应机制,其中形成耐药或表型耐受可能就是一种应答的类型。这意味着抗生素以外的因素诱导的非特异性整体应激反应可降低抗生素的作用。抗生素也可能非特异引起SOS适应性反应,例如大肠埃希菌中β-内酰胺介导的PBP-3抑制会通过DpiBA双组分信号转导系统诱导SOS机制。抗生素亚致死量的早期效果可直接导致细菌增殖速率的减少,细菌最终进入对药物的表型耐受并能触发其他的适应性反应。

四、基因突变

(一)突变频率和突变速率

在抗生素耐药的情况下,变异"速率"经常不适当地定义为体外的突变频率,即细菌的种群在体外面对所给定的抗生素浓度检测到突变体出现的计数。这些测试所记录的是突变细胞的数量,而不是突变事件的数量。事实上我们只能选择地记录对细菌有利的突变,即导致细菌存活的耐药表型,因此我们确定的是"突变频率",而不是"突变速率"。用彷徨试验(fluctuation tests)是可以评价突变速率的。抗生素耐药的情况很复杂,通过表型被选择的突变体中反映的并不是相同的基因型,可以是相似的抗生素耐药表型。如当已知喹诺酮类耐药性的突变速率时,这个速率实际上是几个基因突变速率结合的结果,即编码合成*GyrA*、

*Gyr*B、*Par*A、*Par*C的基因、多重耐药系统、钝化作用和靶位保护机制等。在这里计算出的"表型"突变频率是几个不同的"基因型"突变事件的总和。

突变在本质上取决于复制的错误速率,突变是复制时的DNA聚合酶的准确度和各种DNA修复系统相互作用的结果。大多数微生物DNA的碱基对置换突变速率的范围在$10^{-10}\sim10^{-9}$细胞/代,这个数字大约低于典型的突变频率(大肠埃希菌是10^{-8})10倍。较低的突变速率是以维护高准确性DNA聚合酶和修复系统为代价。

(二)超突变

如果环境变化迅速,包括压力条件和瓶颈,突变速率增加并倾向于选择出耐药菌株。超高突变多由基因错配修复系统的损伤造成,尤其是涉及*mut*S基因、*mut*L或*mut*H基因的改变。

肺囊性纤维化患者是被一种或多种系铜绿假单胞菌慢性感染多年后,这些细菌种群适应了囊性纤维化患者高度分区和恶化的肺部环境,以及长期抗生素治疗所导致的免疫系统的变化,这些选择条件增加了突变速率。测定从囊性纤维化患者分离的铜绿假单胞菌的自发突变率,显示36%的患者是被高突变株定植达数年(主要是*mut*S缺陷型突变体,超过正常的突变频率约10~1000倍),而在铜绿假单胞菌急性感染的非囊性纤维化患者的对照组中没有发现突变菌株。这说明体内的高突变速率与抗生素高耐药率之间是关联的。另有证据显示链球菌、嗜血流感杆菌、葡萄球菌和嗜麦芽窄食单胞菌等感染致慢性阻塞性肺病,也有超突变株的出现,约有1%的大肠埃希菌株(超高突变株)的突变率是典型突变率(10^{-8})的100倍,约有11%~38%大肠埃希菌(弱突变株)的突变率超过典型突变率的4~40倍(图6-1)。这些比例明显高于基因随机突变的正常突变率。

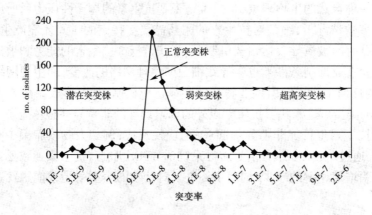

图6-1　利福平抗药性的突变频率的分布图

(来源: Fernando Baquero and Rafael Cantón: Evolutionary Biology of Drug Resistance. //Douglas L. Mayers. Antimicrobial Drug Resistance. Springer Dordrecht Heidelberg London. New York: Humana Press, 2009)

从患者和健康志愿者中分离的大型国际系列种群的大肠埃希菌。超高突变株只占菌株的1%,但弱突变株经常会在临床菌株中被发现,在健康志愿者中偶见。

此外,突变频率的增加可能导致肠道菌群适应度的减弱,因为随机的有害性突变比有利的突变更常见。因此通过对高突变性细菌的阳性选择,在菌群中维持了大量的突变率增高菌株。超突变本身不是一个优势,这些菌株可能(靠搭便车)获得一个有利的突变而被选择。不同的大肠埃希菌经常在不同的宿主中循环(特别是在医院),因此这些菌株可能会暴露在各种环境中,经过对高突变性细菌的连续选择过程,菌群中弱突变株的突变频率提高到较高水平,这种结果只出现在那些达到相当规模的菌群,如大肠埃希菌群。事实上,在与非突变株的竞争过程中,当突变株的突变频率达到或高于细菌总数与突变率的乘积时,突变株在种群中就会被固定下来。在规模足够大的种群中,有益的变异往往出现在弱突变株中,因此选择的过程将富集低突变的生物群。弱突变株的自适应可进一步防止强突变株的固定。

变异率显示一定程度的多态性,不同菌株突变率的差异可能反映出所在环境的不同变化。从住院患者血培养中分离的大肠埃希菌株暴露于不同宿主和接触抗生素的时间较长,在产超广谱β-内酰胺酶的大肠埃希菌(ESBLs)中,超突变性菌株出现的频率较高。

(三)抗生素诱导突变

许多抗生素可刺激细菌的适应性反应,这种反应常通过诱导SOS修复系统来完成,但并不排除其他机制。SOS效应可能是通过作用于DNA和细胞壁的SOS修复系统介导的。诱导SOS修复系统引起突变率提高的抗生素不仅包括损伤DNA的抗生素如氟喹诺酮类,还有β-内酰胺类抗生素。抗生素诱导SOS修复系统,通过SOS效应会促使高错误率的DNA聚合酶Pol Ⅱ、Pol Ⅳ和Pol Ⅴ等的合成,导致转录错误增加,并引起适应性耐药突变。另外,引起翻译错误的抗生素可诱导翻译压力,例如氨基糖苷类抗生素产生了密码的错译,诱导产生非遗传性突变。

五、耐药性的遗传变异特征

(一)基因重组

基因重组可能是对抗基因突变的一种恢复性过程,如一个突变基因导致了对抗生素的耐药,会减少耐药微生物的适应度,微生物在无抗生素时变异的基因可能会被同源的野生基因重组所替代,以恢复适应度和对抗生素的敏感性。这种现象说明一些耐药特征在细菌种群中可以部分渗透。相反,基因重组可能保证与突变相关的耐药表型进行传播。基因重组可以发生在同一菌细胞(基因组内重组),也可在不同菌细胞之间进行,后者需要细菌间的基因水平转移。

细菌细胞壁的障碍或细胞膜渗透性的改变,使抗菌药物不能进入细菌体内到达作用靶位而发挥抑菌作用,是细菌产生的又一自卫性耐药机制。此机制主要见于革兰阴性菌,因其细胞壁脂多糖成分能阻碍许多疏水性抗菌药物进入菌体内而产生耐药性。细菌外膜由于基因突变致结构异常也是细菌产生多重耐药的常见原因。

基因组内重组能促进同源重复基因序列的传播,基因在相同基因组内的同源序列之间转换,能保证非互惠性的传递信息,使细菌获得特定突变的成本(取代突变序列)最小化,或将突变的好处最大化。譬如细菌中其余rRNA不变的情况下,只要有单一的rRNA突变就很容易发生对氨基糖苷类的耐药性,说明有益的突变可以通过基因转换而传播。

细菌之间的基因重组,高度依赖于有效的基因水平转移机制。在人类黏膜表面的微生物中,基因的属内转移能促进与黏膜定植有关的表面蛋白的适应性改变,在优化抗生素耐药性的机制中也应用了同样的策略。在抗生素压力下,一些与β-内酰胺类耐药相关的耐药靶位蛋白嵌合基因也会出现在这些微生物中。大多数细菌中的同源性重组可以发生在序列非常不同的基因之间。

（二）模组化

模组化（modularization）是遗传元件单元经过不同的组合形成新的遗传顺序产生变异性的过程。在细菌群落、细菌、质粒、转座子、整合子的基因组中常见模组化的遗传单位，基因模组是重复保守、松散耦合的基因实体。编码耐药或与耐药高度相关的基因序列（从小到非常大的基因）常常发现于不同种群的细菌中，这些序列的相同性说明微生物在复杂的进化过程中发生了共同进化、趋同进化，更常见的是发生了模组化单位的水平传播。基因模组可经过模组招募（module-recruiting）模组（如重组酶）的作用、预存模组的复制、基因模组的插入等机制使新的耐药基因加入到基因模组的特定区域，并使基因模组进一步增大。

在特定的多模组结构（整合子、转座子、质粒）内，抗生素耐药特征的累积是一种巢式进化的结果。模组化组件的装配通过转座、同源性重组和不常规的重组等机制完成，插入序列（insertion sequence，IS）经常参与模组化。例如插入序列（IS26）介导了编码ESBLs的bla_{SHV}基因的转移，载有bla_{CTX-M}基因（常见$bla_{CTX-M-15}$）的质粒也成功地保证了几个拷贝的IS26的传播，而IS26参与了引起多重耐药的进一步模组化过程。

完美解释捕获有效IS模组的最新例子是IS$Ecp1$B，它从环境生物中的抗坏血酸克吕沃尔菌捕获了野生β-内酰胺酶$CTX-M-2$基因，并将其插入到大肠埃希菌中，使其对第三代头孢菌素类抗生素耐药。这一功能模组参与许多ESBLs的表达和移动。其他高效IS模组是ISCR-型模组，这种模组不仅捕获和置换ESBLs，而且含有金属-β-内酰胺或联磺甲氧苄啶、氨基糖苷类、氯霉素乃至氟喹诺酮的耐药机制以及大的染色体模组（基因组岛）。ISCR是含公共区域（CR）的IS。原则上多数与适应功能（包括抗生素耐药）相关的模组均可被IS模组募集和移位。参与模组移动的其他元件是DNA转座子和反转录转座子（依靠RNA中间体的移动）。

模组化作用在基因组水平，而突变在基因序列水平，不同模组化的组合主要是随机性的。多数模组化组合无助于甚至降低微生物的适应度，但确有一些组合会对细菌的自适应提供直接的益处，如抗生素耐药性。很可能成功的组合倾向于固化模组之间的连接，使之成为更为复杂的单独的模组起作用。

事实上在不同的宿主中，每一个细菌克隆并不是均匀地分布。在不同的细菌种群或亚种群中，每一个质粒出现的频率并不是相等的。在任何一个物种内的细菌克隆，每一个类型的移动元件的分布也不是均匀的，无论转位子插入质粒的频率，整合子在转位子中出现的频率，还是耐药基因在各种整合子中出现的频率，均具有不平衡性。这些失衡可能是在不同的层级水平上自发产生、不断选择累积的结果。

（三）克隆化

同种的细菌种群经常细分为特定的世系单位：克隆，这可能反映不同的进化历史。多位点序列分型结果表明，一个克隆群中的大多数个体属于有限数量的基因型集群（克隆复合体）中的一个克隆。在大多数情况下克隆频率上升，是表示特殊的环境有利于选择特定的克隆和克隆复合体。每个克隆对应于一个适应度的峰值，即"生态型"，这意味着细菌种群的克隆结构可能反映包括环境梯度在内的各种环境变化，而且克隆中的小变化有利于微进化。我们可以把一种细菌看做由若干克隆和克隆复合体组成的宏观结构，克隆则为一个"区域群落结构"中能提供不同稳定状态的适应性模块。含有耐药基因的可移动因子，如质粒在一个高度同源的多克隆结构中传播可能更为有效，可导致典型的地方性抗生素耐药的复杂局面。

六、基因的水平转移和细菌的变异

基因的水平转移极大地促进了基于基因重组和模组化的进化,特别是细菌细胞和种群之间利用质粒、接合性转座子或噬菌体等传播许多耐药决定子。

(一)质粒和耐药性进化

质粒是细菌染色体以外的DNA,是一种双链、环形或线性,能够自主复制的DNA分子。一种质粒可能编码一种长效杀细菌物质,该物质可被质粒的短效产物解毒,如果该质粒丢失可导致细菌宿主被杀死。该机制在某种程度上已经应用到对抗生素(或重金属)的耐药性上,当该细菌存在一个编码抗生素耐药决定子的质粒,才能在被抗生素污染的环境中生存。耐药质粒通常是细菌后天获得的,可通过性菌毛或噬菌体等媒介在细菌间传播,因为传播途径多样化,这种机制介导的耐药在临床上占重要地位。

质粒使用选择力来维护自身和传播,而且细菌种群中的质粒传播与这些选择力的强度可能成正比。面对抗生素环境选择性的日益增加,质粒立即被整合入抗生素耐药基因。事实上质粒主要家族的多样性是相对有限的,说明抗生素介导的选择使质粒能不断地适应和成功传播老质粒,如最近传播的老质粒就是结合了编码ESBLs的基因序列,在这些质粒的进化中可能继续改变ESBLs基因的序列,在同样的IncN质粒中存在与$bla_{CTX-M-32}$和$bla_{CTX-M-1}$基因完全相同的周围基因环境,表明这一类型β-内酰胺酶在细菌内进化。所有的观察表明,细菌种群中质粒的总频率可能增加,这不仅是人为释放越来越广泛的选择剂(如抗菌药物)的结果,而且也与释放其他有机化合物或重金属有关。质粒的绝对增加可能影响着细菌种群的全部进化机制,扩大基因相互作用的数量和多样性。自身可传递的质粒在选择压力下总有可能进入对一种新药耐药的新宿主菌内,新宿主菌可能含有对这种新药耐药的质粒。自然种群的大肠埃希菌的质粒经常显示镶嵌模组化结构,毫无疑问,多种抗生素环境引导着质粒向单一的复制子、甚至相同的基因簇中获得多种抗生素耐药决定子的方向进化。

理论上讲,由于质粒的不相容性和染色体序列不断获取质粒基因(使维持质粒的代价没有必要),在天然的压力和抗生素选择压力下,质粒频率和多样性不断提高的可能性变小。但对大规模的耐药质粒进行分析,结果表明质粒可能通过进化出多复制子质粒或质粒协同整合机制,最终超越不相容性的限制。特定类型的质粒带有特定的耐药决定因子,并存在于特定的细菌谱系,这些细菌的世系获得了宿主进化的优势质粒。质粒在给定宿主中存在,依赖于细胞内的"质粒生态"。该生态包括宿主-质粒相互依赖、限制性修饰系统和其他质粒的存在。质粒能特异而稳定地存在于某些宿主菌中,意味着尽管质粒具有转移到不同宿主的潜能,但这些宿主谱系或克隆能优先接纳特定的质粒,并在产生耐药性方面获得更强的进化性。

(二)转座子和整合子

耐药基因可通过细胞间和DNA分子间的转移和传播而进行水平转移。近期发现,耐药基因通过转座子(Tn)或整合子(Int)在质粒间、质粒与染色体间、乃至同种或不同种属的革兰阴性菌或革兰阳性菌间迁移扩散。

插入序列是染色体特殊的组成部分,可从染色体基因组上的一个位置转移到另一个位置,甚至可在不同的染色体之间跳跃。插入序列属于高度可移动性转座因子(transposable element），是对基因组一个或多个靶位点具有插入能力的小分子DNA片段（＜2.5kb），并常常可以移动邻近的基因。IS因子的大量繁殖及IS因子结合基因插入质粒进行复制，由于它在基因组中的插入可能影响细菌基因的表达和突变。

转座子在耐药基因和耐药性细菌的传播及维护中是重要的。转座子在革兰阴性和阳性细菌中广泛传播，具有一个复杂的结构。金黄色葡萄球菌和其他革兰阳性菌的耐药性基因的转移主要依赖转座子。Ⅰ类转座子因为两侧存在IS序列，可以在不同的DNA序列中自我移动。由不同的转座子完成氨基糖苷类抗生素耐药基因的转移，如链霉素、卡那霉素和博来霉素（Tn5）、氯霉素（Tn9）、四环素（Tn10）。与IS256关联的Tn4001是在革兰阳性菌中传播最成功的一种转座子，该转座子含aac6'-aph2″基因，编码一种能灭活大部分氨基糖苷类抗生素的双功能酶。Ⅱ类转座子广泛分布于革兰阳性和阴性菌，它们具有复杂的结构，使它们能从细菌染色体转移到质粒中，转座子的两端具有一种反向重复序列的基因结构和参与功能活动的序列（转座酶和游离酶），能促进它们在染色体或质粒序列内部进行重组和整合。其中一些Ⅱ类转座子可能含有耐药基因如含bla_{TEM-1}的Tn3或Tn21；另一些Ⅱ类转座子包括在肠杆菌科中含编码四环素耐药基因的Tn916-Tn1545、在肠球菌中编码糖肽类抗生素耐药基因的Tn1456等。此外，一些具有环状结构的接合性转座子能被动转移，例如肺炎链球菌或肠球菌中带有四环素耐药基因（tetM）的转座子。

整合子（integron）是细菌捕获外源性基因并使之转变为自身功能性基因的一种基因表达单位，是通过转座子和接合性质粒在细菌之间进行传播的遗传物质。整合子主要由编码整合酶基因（int1）、基因重组位点、启动子和耐药基因盒组成，即基因盒-整合子系统。由于识别同源序列（整合酶）并促进其表达，整合子能捕获耐药性基因（基因盒）。一般来说，含整合子的细菌比那些缺乏这一结构的细菌更加耐受抗菌药物，整合子可能不只存在一个耐药基因盒，而且整合子可以通过位于质粒中的转座子被转移。大部分的整合子存在于公共卫生重要性较高的微生物中，如鼠伤寒沙门菌、产ESBL的肺炎克雷伯菌和大肠埃希菌等。

多种抗生素耐药基因常与被称为"共同区域"（common regions，CRs）的基因相邻，这些CRs聚集为一类特殊的彼此相关的插入序列（IS91），由于IS91和类似的转座因子缺少末端反向重复序列，因此它们转移邻近耐药基因是通过滚环复制的形式进行的。由于Ⅰ类整合子（根据整合酶的类型）整合在转座子和质粒中而被成功地传播，例如与ISCR1结构（或ORF513）有关联的整合子，它们通常与某些ESBL基因（bla_{CTX-M}）、碳青霉烯酶基因和产生喹诺酮类或季铵盐类化合物抗性的qnrA基因等相关。

（三）噬菌体

通过噬菌体介导的抗生素耐药性的转导是耐药性扩散的主要来源。通过细菌DNA测序的信息表明，转导性噬菌体介导的抗生素耐药性的转移或许是驱动细菌进化的主要促进因子，但几十年来人们一直忽视抗生素耐药性与细菌噬菌体的关联性。噬菌体具有插入到细菌基因组的能力，裂解出来时携带着宿主的DNA序列，并可转移到其他细菌，使其成为潜在的抗生素耐药性的传播载体。研究发现噬菌体可在不同环境中将抗生素耐药性有效转移到大肠埃希菌中；在铜绿假单胞菌、表皮葡萄球菌、金黄色葡萄球菌、放线菌属等也能传播抗生素的耐药基因；洋葱伯克霍尔德菌能将磺胺甲基异噁唑（复方新诺明）、甲氧苄啶和红霉素的耐药决定子转导给弗氏志贺菌；多重耐药性基因群（tetG，floR，blaPSE1）从肠道鼠伤寒沙门菌血清型DT104转导至肠道沙门菌的其他血清型，以上都是由噬菌体通过普遍或局限性转导而介导的。已有研究发现从污水样品中分离的噬菌体与来自变形杆菌的各种β-内酰胺酶基因(bla_{OXA-2}、bla_{PSE-1}、bla_{PSE-4}或bla_P)相关。

在化脓性链球菌培养液的上清中发现了大量的噬菌体,其中mef(A)基因编码的质子依赖性大环内酯外排系统,而且这些噬菌体可以使大环内酯类易感菌株变成耐药株。高通量序列分析显示,在不同发生系统的化脓性链球菌中,对大环内酯类耐药的菌株携带的mef(A)基因插入到不同的前噬菌体或前噬菌体样元件中,如单独的Tn1207.3,或与tet(O)基因结合的Tn1207.3。炭疽杆菌有非常多样的噬菌体,其中γ噬菌体含有对磷霉素产生耐药性的基因。

七、表型变异和基因型变异

细菌细胞和群体中具有一定程度的可塑性,能够耐受一定浓度的抗生素,不需要产生任何可继承的遗传性改变。微生物可以通过对药物靶点进行"暂时静默"来获得耐药性,这种行为被称为"表型变异"。可能提供细菌这种可塑性的诸因素包括影响DNA超螺旋的调节因素,分解反应的抑制,或生长阶段的特异性调节、翻译、修饰、诱导或应激反应等。这种表型变异机制赋予微生物更大的灵活性,在某些条件下发生的变化是可逆的,表型变异是如此的短暂,以至于很容易忽略了它们的存在。在某种意义上,抗生素诱导产生的耐药性机制还能提供适应性表型变异,如在肠杆菌属或铜绿假单胞菌中与$AmpC$相关的染色体的β-内酰胺酶。显然,表型变异应该限制抗生素对可遗传变化的选择力量,从而放缓了进化。然而,可塑性在一个适合的环境可能有助于跨越生态适应带,例如在可塑性种群中,抗生素选择作用有利于那些在抵抗抗生素作用中最有效的菌细胞。这个种群细胞中,低效抗生素耐药性突变将比可塑性低表达的细胞更为有效,且可能会被选择出来,超诱导性细胞可能易于演变出固有耐药机制。事实上,即便在没有压力的情况下,压力诱导表型可以被选择性的富集到稳定持续表达的程度。

在抗生素的压力下突变(碱基置换、移码、切除、插入、转座等)是呈数量级的增加。这可能是细菌在极端的抗生素激发的压力下(质膜和细胞壁破坏、蛋白质合成受损、或改变DNA超螺旋)增加突变的速率,并导致该类型的适应性反应。突变速率可以依赖于细菌的生长条件而瞬间增加,像饥饿和引起细菌压力的环境情况(诱导SOS反应),很多抗生素可以诱发SOS级联反应,诸如环丙沙星和其他喹诺酮类等具有抑制DNA拓扑异构酶A亚基的作用,可强有力地诱导SOS反应;另一方面,抗生素也能增强基因在细菌种群之间的传播,如大环内酯类、四环素类和β-内酰胺类抗生素能促进细胞内和细胞间的基因转移。大多数前噬菌体可作为SOS诱导物质而增加前噬菌体的传播,这将显著地影响抗生素耐药基因和毒力因子的传播。抗生素有利于耐药基因和毒性修饰基因的转移,比如氟喹诺酮类药物治疗溶血性尿毒综合征可使该症恶化,这可能与编码志贺毒素的噬菌体扩增有关。总之,环境中的抗生素压力可能同时有助于增加耐药性基因变异,有助于在它们中选择最适应的,并有助于耐药基因的传播,这将加速微生物进化的速率。

第二节 选择:耐药性进化的机制

人们普遍认为细菌耐药性是使用抗生素的直接选择后果,但实际上在临床用药之前,细菌耐药性就已经存在(表6-3)。

表6-3 不同的抗菌药物引入治疗的时间以及耐药出现的时间和机制

抗微生物药物	发现(引进)	首次报告耐药	耐药机制	耐药微生物
青霉素G	1940(1949)	1940	青霉素酶	金黄色葡萄球菌
链霉素	1944(1947)	1947	S12核糖体突变	结核分枝杆菌
四环素	1948(1952)	1952	外排	痢疾志贺菌
红霉素	1952(1955)	1956	23S rRNA甲基化	金黄色葡萄球菌
万古霉素	1956(1972)	1988	D-Ala-D-Ala 置换	粪肠球菌
		2004	D-Ala-D-Ala置换	金黄色葡萄球菌
甲氧西林	1959(1961)	1961	$MecA$(PBP2a)	金黄色葡萄球菌
庆大霉素	1963(1967)	1969	修饰酶	金黄色葡萄球菌
萘啶酮酸	1962(1964)	1966	拓扑异构酶突变	大肠埃希菌
头孢噻肟	1975(1981)	1981	$AmpC$ β-内酰胺酶	肠杆菌科
		1983	ESBLs	肠杆菌科
甲胺培南	1976(1987)	1986	获得性碳青霉烯酶	铜绿假单胞菌 黏质沙雷菌
利萘唑酮	1979(2000)	1999	23S RNA突变	金黄色葡萄球菌 粪肠球菌
达托霉素	1980(2004)	2005	细胞壁增厚	金黄色葡萄球菌 粪肠球菌

一、波动的抗生素环境

波动的抗生素环境比不变的环境更可能促进耐药微生物朝向更高的自适应峰值进化。在自然界,尤其是在医院环境中,含有β-内酰胺酶的细菌会同时或连续遇到不同的β-内酰胺分子的选择压力。体外实验中,将带有bla_{TEM-1}基因的大肠埃希菌置于波动浓度的头孢他啶和阿莫西林环境中,发现所有变异株的突变都在自然产生的β-内酰胺酶中检出过。然而,将细菌置于单独头孢他啶环境中,可发现一些从未在天然的TEM型β-内酰胺酶中检出过的突变。此结果支持在医院分离的自然产生的广谱TEM变异株是由几个β-内酰胺的波动选择压力造成的,不是由单一抗生素选择出来的。

二、抗生素的选择作用

(一)抗生素的低浓度选择

本来敏感的细菌在接触抗生素后会大量死亡,此时细菌的自发性变异可以增加,选择过程产生了大量突变体,有的可以抵抗很低浓度的抗生素。用抗生素敏感性试验检测这些突变体,结果与完全"敏感"的菌株没有区别,因为抗生素在血清中的峰值浓度远远超过抑制这些变异体的浓度。然而,结合对新出现的耐药性细菌作遗传和种群的分析,如对含ESBLs的肠杆菌科或对β-内酰胺类抗生素耐药的肺炎链球菌分析表明,在治疗期间已经选择出低水平的耐药性变异株,而且低水平变异株又经过新的突变在选择周期之后进化为高水平的耐药微生物。

对微生物耐药性进化的讨论中出现了三种观念,第一个观念认为对抗生素"耐药"是指微生物对一种药物的最低抑菌浓度(MIC)有所增加,按照这个概念"较小的"增加毫无意义,因为患者仍然可以用超过这个MIC值的抗生素浓度成功地治疗;第二个是派生的观念,即"显著高浓度的抗生素才适用于耐药性的选择"。因为环境中的天然微生物释放的抗生素很少,其选择作用可被忽略;第三个观念是耐药基因仅与高水平耐药性有关,这与第一个观念是密切相关的。特定抗生素提供了对细菌特定耐药变种的选择,有此效果的抗生素浓度被指定为"选择性抗生素浓度"。

(二)抗生素的梯度选择

治疗过程中使用任何剂量的抗生素都可形成高度多样性的浓度梯度,浓度梯度的形成与药代动力学因素有关,如抗生素对不同组织有不同扩散速率,或在不同的身体部位有不同的消除速率。产生抗生素钝化酶的正常或致病性菌群也影响药物梯度的形成。人体内的细菌种群在每次给药之后可能要面对一个大跨度的抗生素浓度梯度。由于微生物种群的自发遗传变异能提供大量的可供选择的变异亚群,恰好适合于确定哪个抗生素浓度能够选择出哪个特殊的抗药性亚种群。

理论上说,每个有明确MIC的特定变异种群,都有被特定浓度的抗生素选择富集的可能,这将有助于更好地理解和研究对抗生素耐药性细菌的种群进化。细菌种群显示自然遗传的多态性,对于许多抗生素来说,自发的基因变异容易导致大量低水平耐药,较特异的高水平耐药并不常见。从某种程度上看,在现实世界中,抗生素的浓度大多位于低水平,MIC值小幅度增加的种群将被这些抗生素优先选择。首先,大多数细菌经过多重剂量的几轮连续治疗,在抗生素浓度的选择中将产生对低水平变异株的一个渐进性富集过程。富集的细菌数一旦达到临界值时可能出现新的变异株,然后在选择性抗生素浓度中可被进一步选择,从而提高了抗生素的耐药水平。另一方面,当低水平耐药变异株到达一定水平时,在富含抗生素的培养基中允许整合外源性的耐药基因。总之,通过对细菌种群选择放大过程的研究表明,浓度梯度上的不同浓度可能具有不同的选择特异性。抑制敏感菌群的抗生素浓度和抑制耐药菌群的抗生素浓度之间的浓度才是选择性抗生素浓度,低于或高于这个浓度范围均不具有选择作用。专家们提出更有效的预防产生耐药性的方法,是使用超越"预防突变浓度"的抗生素剂量进行治疗,以避免选择出耐药突变株。

三、抗菌药物的选择窗口和选择倾向

(一)选择窗口

选择窗理论的中心思想是抗菌药物浓度特异性选择,是在最低抑菌浓度(MIC)和防耐药突变选择浓度（mutant prevention concentration，MPC）之间的抗生素浓度，即为耐药菌株的选择窗口，在MIC和MPC这个浓度区间易于选出耐药菌，所以用药时应力求使药物浓度在MPC以上。抗生素的选择性浓度是指最敏感菌群（而不是变异菌群）的最低抑菌浓度（在当地条件下）以上的抗生素浓度。如果抗生素浓度比敏感株和变异株两个菌群的MICs都高，则无法选择出变异株。同样的，如果抗生素浓度比敏感株和变异株两个菌群的MICs都低，也无法产生选择作用。因此，对一个特定变异株的选择作用可能发生在一个非常狭窄的药物浓度范围内，这种选择只能在称为"选择窗口"的特定抗生素浓度下发生。耐药突变选择窗（mutant selection window，MSW）就是以MPC为上界，MIC为下界的浓度范围。传统的药效学理论认为在抗菌药物浓度低于MIC时会导致耐药；而MSW理论认为，当药物浓度低于MIC时，由于药物浓度较低而未作用于耐药突变菌群，因此不会产生耐药，但也不能达到预期的治疗目的。当药物浓度高于MPC时，由于病原菌必须同时产生两种或两种以上耐药突变才能生长，因此也不可能产生耐药。只有当药物浓度在MIC和MPC之间时，耐药突变菌株才被选择性扩增。防突变浓度（MPC）和突变选择窗（MSW）两个新概念的提出为耐药机制研究开辟了新的领域，我们可以通过调整用药策略，以关闭或尽量缩小突变选择窗口，这是减少病原菌耐药的一条新的思路。

那些进化到能水解头孢噻肟的高效TEM-β-内酰胺酶与其早期的分子只有几个氨基酸的差异。TEM-1 β-内酰胺酶是这些多重变异体的祖先，很大可能这些变异体是通过连续的点突变和对单一突变中间体的不断选择而来。每个突变将赋予超出祖先菌株的选择优势。TEM-1酶的单一突变菌株（如TEM-12，在164位由精氨酸置换丝氨酸）仅表现出对头孢噻肟耐药性的非常小的增变。产生TEM-1的大肠埃希菌可被0.008μg/m头孢噻肟抑制，而产生TEM-12的大肠埃希菌可被0.015μg/ml头孢噻肟抑制。尽管如此小的表型差异，含TEM-12的菌株能被头孢噻肟高效选择出来，并为形成具有双重突变的更有效的酶（如TEM-10）提供了遗传背景。

（二）选择倾向多重耐药性："基因资本主义"

"基因资本主义（genetic capitalism）"的概念最近被应用于多重耐药的病原体，是指微生物通过突变或基因捕获等机制进一步积累耐药机制的可能性。"基因资本主义"反映出耐药机制丰富的细菌会获得更加丰富的耐药机制，如在最近几年里耐甲氧西林的金黄色葡萄球菌、耐万古霉素的肠球菌或产生ESBL的肠杆菌科等的不同变异株的出现说明了这一概念。显然，在环境中微生物经常面临着不同抗菌药物的选择，那些具有较多耐药特点的微生物具有更多被选择出的可能性，单一抗生素也能选择出多重耐药菌株（图6-2）。此外，获得耐药性基因，甚至获得毒性特征，可能会提高克隆的适应度，促使其获取越来越多的适应性优势。赋予细菌对四环素（tet）、大环内酯类（erm）、β-内酰胺类（bla）、氨基糖苷类抗生素（aac、aad、aph）、磺胺类（sul）和甲氧苄啶（dfr）等耐药的基因，在各种环境分离的细菌中广泛存在。某些情况下，这些耐药基因（如磺胺类和链霉素）的持续存在无法用抗生素的选择压力来解释，因为这些抗菌药物已很少使用，然而伴随出现的其他耐药性基因可能驱动这个选择过程，可以解释这一矛盾。此外，整合子、转座子、或质粒等也有利于这些耐药基因在无选择力的情况下存留。

多重耐药性的出现是连续捕获抗菌药物耐药决定子（如突变或基因转移）和细菌在不同抗菌药物选择压力下选择的耐药性。

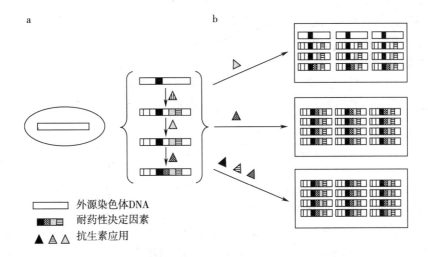

　　　　　外源染色体DNA
　　　　　耐药性决定因素
▲ ▲ △　　抗生素应用

图6-2 多重耐药性的出现

（a）细菌连续暴露在不同的抗菌药物下可能累积耐药决定子；

（b）不同抗菌药物的应用可以选择出带有不同模式的耐药决定子耐药性细菌。

注意,最终暴露在单一抗生素可产生因接触不同的药物而致多重耐药性一样的选择性影响。

（来源: Fernando Baquero and Rafael Cantón: Evolutionary Biology of Drug Resistance. //Douglas L. Mayers. Antimicrobial Drug Resistance. Springer Dordrecht Heidelberg London. New York: Humana Press, 2009）

第三节　耐药性的进化: 未来展望

一、变异单位与选择单位

　　进化是对个体变异的选择过程。这里所说的个体不仅指单个细胞、单个动物或植物,而是指能够生存、复制、自身重构、逃避或推迟死亡的简单或复杂的结构。个体之间相互作用形成了由简单到复杂的不同层级的个体。任何层级上都可能发生变异,从某种意义上说,个体也是变异的单位。现代层级进化理论认为不同整合水平上的各种个体都是选择力的独立作用对象,这为进化提供了一个新视觉,被称为超级达尔文主义。超进化论提醒人们,进化不仅发生在生物个体和物种的水平,而且发生在个体以上和以下的水平。

　　个体以下水平的进化(suborganismal evolution)可能涉及多肽和蛋白质等分子,还可能涉及基因、操纵子、稳定的染色体片段,可移动因子如质粒、转座子、整合子和插入序列及"nuon"等。"nuon"指任何可作为基本选择单位的核酸,包括基因、基因融合、编码蛋白催化区的基因模组、基因间区、内含子、外显子、启动子、增强子、滑移区、终止子、伪基因、微卫星以及长和短的穿插元件等。

　　生物个体进化(organismal evolution)的选择单位通常是典型的微生物克隆,或携带特定基因组的细胞系,还包括同类或地方种群。

　　个体以上水平的进化(supra-organismal evolution)选择单位可以是一个微生物物种、进化分枝上单一群系和微生物物种的群体,还可以是与特定宿主相关的菌群。我们经常使用"系统"这一术语来描述高度复杂的个体结构。

在耐药的进化过程中,抗生素发挥了选择作用,或者说在这些层级水平造成了不均衡。系统中的各个部分相互作用会形成一些经常出现的复杂组合类型,这些类型多数是无益的,有些是有害的,偶尔在特定环境中会非常巧合地形成某种组合类型如耐药基因的一个特别组合、一个质粒和一组相关的细菌克隆,从而被选择出来。这个角度拓展了关于选择仅仅针对一些耐药细菌的经典知识,扩大了抗菌药物的选择范围。

二、耐药性进化的限制

(一)饱和性限制:"目光短浅的进化"

抗生素耐药性的进化具有潜在的瓶颈。随着耐药机制效率的逐步提高,每个增量的选择优势也将逐渐减弱,直到功能效率达到增数的饱和点,并导致宿主在适应度上微不足道的改善。这些变化通常在酶动力学上会显示出来(如β-内酰胺酶对一定的β-内酰胺类抗生素的水解作用)。当达到这个阶段时,氨基酸序列的随机变化常常是损害而不是促进酶的功能。譬如,如果被修饰的靶位在细菌细胞中有非常重要的功能,引起高水平耐药的突变有可能对细菌细胞是致死性的,这种进化可被认为是"目光短浅的进化"。

(二)抗生素耐药性的代价及减少进化的代价

耐药性表型的基因突变可能对细菌产生多种不适应性,这意味着获得耐药性使耐药细菌在环境中的适应能力和竞争力降低。但是在抗生素压力下,那些与之竞争的微生物可能并不能利用这一点,使得耐药性细菌有机会去补偿这种不适应性,从而可能完全消除产生耐药性的生物学代价。在一个特定的环境中,基因内或基因外的变化(包括恢复性突变、基因沉默或敲除)可能补偿基因变化的损失,但在另一环境下这一补偿可能会增加生物学成本。基因复制可能弥补基因突变引起的功能下降,这种补偿效应可能具有重要的进化结果。事实上染色体补偿性突变最终会增加细菌的适应性,与此同时,这些微生物可能在生命的最佳状况下"毫无代价"地失去耐药性。耐药基因经常位于大质粒内,但携带质粒通常可以降低细菌竞争的适应性。所以,在停用抗生素时,在细菌种群中质粒介导的抗生素耐药性可能无法持续。例如四环素外排泵可用于从细菌内排出有毒代谢产物,质粒中同时含有非功能性博来霉素耐药基因及转座子Tn5,可能给宿主菌带来生存和生长的优势。

在适应良好的生物中,包括获得耐药性的任何改变均具有生物学风险。因而细菌产生了在进化的同时尽可能减少变异的机制。减少遗传变异最基本的机制是氨基酸基因编码的简并性,这样核苷酸的变化不会引起氨基酸序列的变化;通过高保真转录过程、或使用高效的转录错误修复机制如增加同源性重组或子链缺口修复等机制也可减少变异;许多细菌还进化出了降低突变频率至平均水平以下(hypomutation)的有效机制。减少选择压力同时也降低了可进化性,适应良好的菌株被迫离开其正常环境时,所受压力达到最大。许多抗生素耐药性机制,包括药物的解毒作用或药物的排出机制,均可降低抗生素介导的压力,以减少变异和可进化性。

三、抗生素耐药的流行病学和进化

当竞争性菌群面对抗生素环境时,那些获得了抗生素耐受性的细菌就会被选择出来,显然,耐药性对存活菌株并不能添加新功能,这仅是补偿(平衡)了暴露于抗生素的菌群繁殖数量的减少。因此,抗生素选择的耐药微生物是典型的"适者生存"的表现,面对抗生素的压力耐药微生物是唯一"适者"。产生抗生素的微生物常会同时产生耐药机制,产生抗生素的目标可能就是为获取独居的环境,作为生产者同时因为自身耐受该抗生素而能够生存。因此,所有的环境资源可被抗生素产生菌株单独利用,从利用资源获得排他性来说,抗生素耐药是一种定居因素,排他性意味着"对其他的封闭"。在自然界中,抗生素已成为在微生物的环境中时常出现的成分,特别是在人类和动物体内的微生物环境中,微生物获得的耐药性不仅是一个保护机制,也是耐药菌群在抗生素环境中的一种排他因素。

(一)耐药株、流行株、地方株和异源同基因耐药株

耐药株(resistance)在频繁接触药物的环境中,抗生素耐药性可能有助于微生物的传播,成为流行株(epidemics);超易变的微生物更适于宿主的定殖,成为地方株(endemics),完成宿主到宿主的传播,这些微生物也易于通过突变或与外源基因发生同源性重组而产生对抗生素的耐药性。另一方面,流行的致病性微生物在治疗过程中更频繁地暴露于抗生素,因此微生物的毒力、流行性和耐药性等趋于集中出现。抗生素耐药的克隆常常属于"优势克隆",在获得耐药性之前就适合于定殖或传播,这种选择过程导致抗生素耐药决定子在不同的细菌种类之间传播(图6-3)。这些例子可见于耐β-内酰胺类抗生素的肺炎链球菌、粪肠球菌和金黄色葡萄球菌,或耐糖肽类抗生素的屎肠球菌。

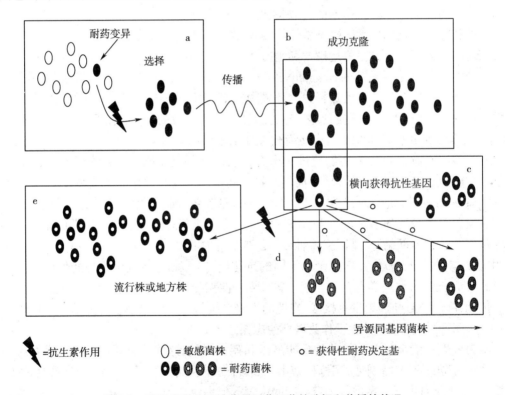

图6-3 流行病学关于抗菌剂耐药细菌的选择和传播的状况

(a)抗菌剂的使用能在易感菌群中选择耐药细菌的变异株;(b)选择可有助于耐药克隆的优势(成功)菌,有助于在不同的空间传播;(c)由于优势株,成功的传播克隆菌株很容易接触耐药性微生物,通过横向转移过程去获得耐药性基因;(d)这些耐药性克隆菌株可作为耐药基因的供者给其他克隆株,描绘一个异源同基因或多克隆的耐药情况;(e)获得耐药基因的耐药菌株可能在特定的环境中表现为流行性或地方性特征

(来源: Fernando Baquero and Rafael Cantón: Evolutionary Biology of Drug Resistance. //Douglas L. Mayers. Antimicrobial Drug Resistance. Springer Dordrecht Heidelberg London. New York. Humana Press, 2009)

分子技术的广泛应用,如使用限制性脉冲电场凝胶电泳(PFGE)来确定细菌克隆,对"流行"现象的分析提出了一个全新观点。在选定的医院里,当含ESBLs的肠道菌株发现了惊人的多样化克隆,如含$bla_{CTX-M-10}$肺炎克雷伯菌株分属于13个不同的克隆。因此,此例是一个"$bla_{CTX-M-10}$耐药菌株的流行",但不属于经典的"流行"。这种现象称为异源同基因(allodemics)耐药株。从图6-3中去描述这种"allodemics"模式,异源同基因耐药株中聚集的是抗生素耐药,而不是病原微生物。换句话说,微生物的表型可以聚集,但微生物的遗传型不行。Allodemics的概念在自然选择中强调表型和遗传型之间不对称性的重要意义。Allodemic的状况表明,干预措施应更多聚焦产生耐药的环境因素,而不是单纯发现和消灭耐药菌株,譬如可降低相应抗生素的使用强度,以减少对产ESBLs细菌的选择作用。

(二)耐药性作为一种定植因子

耐药性不能"改善"细胞组成,只能补偿(平衡)由应用抗生素而减少的繁殖数量。尽管如此,抗生素耐药性在长期的细菌进化中仍能引发重要变化。自然选择能增加细菌对给定环境的生物利用能力,从而在竞争过程中获得了选择性优势。抗生素耐药性提供的这种选择优势不仅能补偿其生物学损失,而且获得一个新的利用栖息地的可能性。产生抗生素的微生物同时也产生了耐药的机制,并为自身换取了一个独有的空间,在这个环境中抗生素生产菌因为耐药才能生存。抗生素的释放将消除其竞争对手,某种程度上,耐药性细菌利用了人类生产和释放大量抗生素的生态学优势,耐药菌绝对数量的增加就是证明。

(三)抗生素耐药性的生物地理学和地方生物学

耐药性的生物地理学(biogeography of drug resistance)是研究在空间和时间上耐药性分布多样性的学科。在有高强度选择力的环境中(如在医院里,因为使用消毒剂和抗菌药物的习惯,发病机理和宿主之间的蔓延等),作为选择个体和单位的特异性亚种、克隆、质粒、转座子、整合子,或抗生素耐药性基因将逐渐被选择出来,并且个体和单位之间相互作用的可能性(易接近性-连通性)增加,会加速进化出有关耐药性的复杂结构。生态学和(或)系统发生学上比较疏远、密度较低及环境隔离的生物之间基因交换和进化的可能性较低。"基因交流群落(exchange community)"这一术语用以描述能交换基因的生物系统,基因交换偶尔会在种系发育关系较远却享有相似生活方式的生物之间进行,正如"生态封闭"的生物群倾向于保持相等的调节网络。"基因交换种群"必然是本地的种群;不同地方具有不同的抗生素使用历史,本地流行株/地方株携带着不同的进化组分。因此,新抗生素耐药性的产生和发展模式可能与生物地理学有关。当然"全球传播性克隆株"能播散若干参与抗生素耐药性的遗传元件,但一旦与当地生物接触,当地的生物系统将发生谱系地理学上的多样化变化。

(四)耐药性的作用: 抗生素作为破坏生态系统的媒介

因为抗生素能引起多种细菌的功能障碍和死亡,所以这些药物能促进微生态系统的紊乱。这些药物的使用(特别是滥用)不仅引起细菌个体的瓦解,还会导致微生物多样性的丧失。当然,大自然能对生态失衡进行一定程度的恢复。但也应意识到抗生素的广泛使用可能会引发出现新的生物秩序,很难预测这些新秩序对整个系统是有益还是将导致新的自适应困难。

抗菌药物的释放如果超过临界值,就会影响微生物种群中的许多选择单位,扰乱微生物的种群。如在肠道菌群内或在某处土壤的微生物菌群内,在一个特定系统内细菌功能的丧失,可以被系统内残留的"剩余"菌群修复,也可被其他具有相似功能的菌株修复,或被来自相连系统输入的移居菌群修复,或被最终出现的新变种等修复。在微生物个体水平(单一细菌),过剩或简并的基因可以修复或克服抗生素带来的破坏。即通过导入外源性基因从而使抗生素无效,或通过突变或依赖重组而导致抗生素的耐药性。在多单位选择的假说中,这些药物可能对亚生物水平(suborganismal)上的质粒、整合子、操纵子、基因、插入序列和蛋白质等进化单位产生二级影响。在一所专门的医院里,抗生素对环境的扰乱可以选择不同类型的细菌克隆,并富集了这些克隆所携带的基因或蛋白质。在放大选择过程中,可能增加了某些克隆、遗传因子和其他分子之间的相互作用。进化单位的最佳组合在数量上的增加,有助于提高微生物的自适应能力,这反映了一种"基因资本主义"的现象。产生耐药性可能构成一个生态风险,灭活抗生素的能力又是一个生态保护因素。

(五)抗生素耐药性的进化的可预测性

从更广泛的角度来看,研究抗生素耐药性进化轨迹是围绕着人类的生存环境建设一个健康的微生态系统。抗生素耐药性的传统的科学知识告诉我们,耐药性的进化是以随机为基础的过程,因此耐药性的进化从本质上说是不可预测的。目前微生物科学告诉我们,微生物的变异和传染性疾病在引起重大人类问题之前是可能(而且应该)进行控制的。因为我们不能放弃防止病原微生物耐药株的出现和传播的可能性。预测抗生素耐药性的出现和传播仅仅是预测进化的一个练习,是需要遗传学量化研究的帮助,要涉及导致抗生素耐药的所有基因片段相互作用的分子系统发生学和流行病学研究,特别需要更好地选择量化考核,并考虑环境变化和相关的进化约束机制。

对新抗菌药物耐药性表型的进化并不局限于已知的耐药性酶,应该透彻分析新抗菌药物的化学结构,以便检测潜在的"酶的灭活作用点"。应用比较基因组学技术来推断基于共同的系统发育分布、保守基因邻域或基因融合的蛋白质之间功能的相关性。在建立的网络中使用得分方案(scoring-schemes)来考核模组间可能的关联性,包括抗生素耐药性的出现、表达、转移或进化。从模组化"基因组系统架构"(genome system architecture)的角度,可以在不同的微生物、质粒、转座子、整合子或蛋白质序列中发现诸如重组酶,通过不同方式组合的相同模组。事实上多重耐药性是遗传性进化组合的结果,如果有可能制作单元模组化功能的综合目录,那么这些模组在序列比对中的组合就有可能预测出细菌的适应能力。生物信息学(网络基因组学和蛋白质组学)使用从语言学和符号学中学习的原则,耐药性的进化以组合学、模糊逻辑模型的内涵去完成发现模组亲和力关系法则的任务。预测生物的进化轨迹,需要大量的研发工作,以便在特定环境及其相互的联系中去定义最有效的模组。

(杨淑凤　孙文长　夏梦岩　张卓然)

参考文献

1. Douglas L. Mayers, Stephen A. Lerner, Marc Ouellette, et al. Antimicrobial Drug Resistance. New York: Humana Press, 2009

2. Baquero, M. R., Nilsson, A. I., Turrientes, M., et al. Polymorphic mutation frequencies in *Escherichia coli*: emergence of weak mutators in clinical isolates. *J. Bacteriol*, 2004, 186: 5538-5542

3. Enne, V. I., Livermore, D. M., Stephens, P., et al. Persistence of sulphonamide resistance in *Escherichia coli* in the UK despite national prescribing restriction. *Lancet*, 2001, 357: 1325-1328

4. Baquero, F., Coque, T. M., Cantón, R. Allodemics. *Lancet Infect. Dis*, 2002, 2: 591-592

5. 李科,张德纯. 细菌耐药机制及耐药性消除的研究进展. 中国微生态学杂志, 2014, 26(8): 984-987.

6. 李凡,徐志凯. 医学微生物学. 第8版. 北京: 人民卫生出版社, 2013

第二篇 抗菌药物及细菌的耐药机制

由细菌、放线菌和真菌等微生物产生的抗生素或化学半合成的抗生素、各种全化学合成类及从动植物中提取的抗菌药物等，是具有杀菌或抑菌活性的药物，被用于治疗人和动物的细菌感染性疾病，临床上常用的抗菌药物已达几百种。但是，随着这些抗菌药物的广泛使用，细菌的耐药性也逐渐产生并在不同的细菌间、地域间播散，目前几乎所有的抗菌药物都出现有与其相对应的耐药性细菌，而且临床上常见对两种或两种以上结构和作用机制不相关的抗菌药物耐药的多重耐药菌。

按照达尔文"适者生存"的原则，可以说"有抗菌药物就有细菌的耐药性"。细菌耐药性产生的机制，既有抗菌药物不当使用和滥用的因素，也有细菌本身生长和进化的原因。本篇首先介绍常用抗菌药物的种类和作用机制，在此基础上从细菌DNA、RNA、蛋白质和代谢四个水平，阐述细菌耐药的产生机制，包括细菌耐药相关DNA的突变、耐药基因在同种和不同细菌间的转移、小RNA在耐药性产生中的作用、细菌产生抗生素灭活酶、抗菌药物作用靶位改变和膜渗透性因素导致的抗菌药物摄取减少、及细菌通过代谢调节和生物膜，对抗菌药物产生耐药的机制，并综合分析细菌多重耐药性形成的因素。细菌作为结构简单的原核生物，具有快速生长的特性，这一特性决定了细菌能够快速应对环境中抗菌药物的杀伤和抑制机制，进化出耐药菌株，在抗菌药物的筛选作用下，产生我们在临床中所见的耐药性。

第七章

常用抗菌药物及药物的作用机制

第一节 常用抗菌药物的种类和抗菌作用机制

一、抗菌药物分类和作用机制

目前临床上常用的抗菌药物包括抗生素和人工合成药物两种。根据其化学结构和作用机制，前者可分为β-内酰胺类、大环内酯类、氨基糖苷类、四环素类、氯霉素类、糖肽及多肽类抗生素等；后者包括喹诺酮类、磺胺类、硝基咪唑和硝基呋喃类等。此外，根据抗菌药物作用效果又可分为四类：①繁殖期杀菌药，如β-内酰胺类、万古霉素类；②静止期杀菌药，如氨基糖苷类、喹诺酮类、多黏菌素类；③快效抑菌药，如四环素类、氯霉素类、大环内酯类；④慢效抑菌药，如磺胺类。不同类型抗菌药物在联合应用时可产生协同、相加、无关甚至拮抗的作用，在临床应用时应予以注意。

虽然抗菌药物在化学结构存在较大差异，但都是通过干扰病原菌的生理和生化代谢过程，进而影响其结构和功能，使其失去生长繁殖能力，达到抑制或杀灭病原微生物的目的。目前认为抗菌药物作用机制主要包括四种途径(图7-1)。

(一)抑制菌体细胞壁的合成

因为人体细胞无细胞壁结构，因此通常认为该类抗菌药物对人体几乎无毒性作用。细菌细胞壁的主要成分为肽聚糖，其在维持细菌菌体形态的完整性、抵抗外界环境变化和损伤方面具有重要作用。细胞壁合成障碍将导致细菌失去屏障保护功能，使细菌细胞呈现肿胀、变形、最终破裂而死亡。特别是对于革兰阳性菌，其细胞壁较厚，肽聚糖含量高，抑制其菌体细胞壁的合成可产生明显的杀菌或抑菌作用。通过该机制抑菌的抗菌药物包括：β-内酰胺类、万古霉素、杆菌肽、磷霉素、环丝氨酸等。其中β-内酰胺类又包括青霉素类和头孢菌素类，两者化学结构极为相似，均可与青霉素结合蛋白(penicillin binding proteins，PBPs)结合，进而抑制转肽作用，阻碍了肽聚糖的交叉联结，导致细菌细胞壁缺损，发挥杀菌作用。

(二)改变胞质膜的通透性

细菌胞质膜的通透性增加，将导致细菌细胞内的蛋白质、核酸等重要成分外漏，最终导致细菌死亡。具有该类抗菌机制的抗生素包括氨基糖苷类、多肽类、两性霉素B等。多黏菌素 E（polymyxins）结构中阳离子结构能有效地与胞质膜中的磷脂相结合，使膜功能受到损伤，进而使得细菌死亡；而抗真菌药物中，两性霉素B（amphotericin）也是通过改变胞质膜的通透性来实现抗真菌作用的，具体机制是选择性地与真菌胞质膜中的麦角固醇结构有效的结合，使胞质膜形成孔洞，通透性增加，导致细菌死亡。

（三）抑制细菌蛋白质的合成

细菌核糖体和人体细胞核糖体组成不同，人体细胞的核糖体为80S亚基，可解离为60S大亚基和40S小亚基，而细菌核糖体则为70S亚基，解离产生50S大亚基和30S小亚基。通过作用于细菌核糖体抑制蛋白质的合成进而抑制细菌的生长繁殖，而对人体细胞蛋白质合成影响较小或无影响。蛋白质合成包括起始阶段、肽链延伸阶段及合成终止阶段三个过程，抗菌药物可以通过影响其中的一个或几个过程抑制细菌蛋白质的合成。氨基糖苷类抗生素如链霉素、卡那霉素、新霉素抑制蛋白质合成的各个阶段。四环素类抗生素如四环素、土霉素主要影响肽链延伸阶段，此类代表药物能有效地与核糖体30S小亚基结合，阻止氨基酰tRNA在30S小亚基A位的结合，阻碍了肽链的形成，进而产生抗菌作用。

（四）影响核酸和叶酸的合成或代谢

细菌在复制过程中需要合成大量的核酸和叶酸，阻断核酸和叶酸的合成同样具有抗菌作用。此类抗生素包括喹诺酮类、磺胺类及利福平等。喹诺酮类（quinolones）主要是抑制细菌DNA回旋酶，进而抑制细菌的DNA复制而产生杀菌作用；利福平（rifampicin）则特异性地抑制了依赖DNA的RNA多聚酶，有效的阻碍了mRNA的合成而起到抗菌的作用。磺胺类和甲氧苄啶可分别抑制叶酸合成过程中的二氢蝶酸合酶和二氢叶酸还原酶，影响细菌体内的叶酸代谢，导致细菌生长繁殖不能进行。

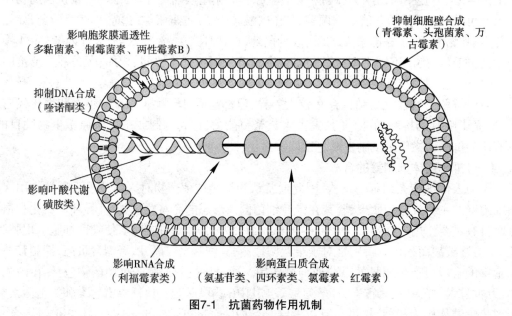

图7-1　抗菌药物作用机制

二、β-内酰胺类

β-内酰胺类抗生素主要包括青霉素类、头孢菌素类两大类，它们在结构上的共同特征是都含有β-内酰胺环（图7-2）。

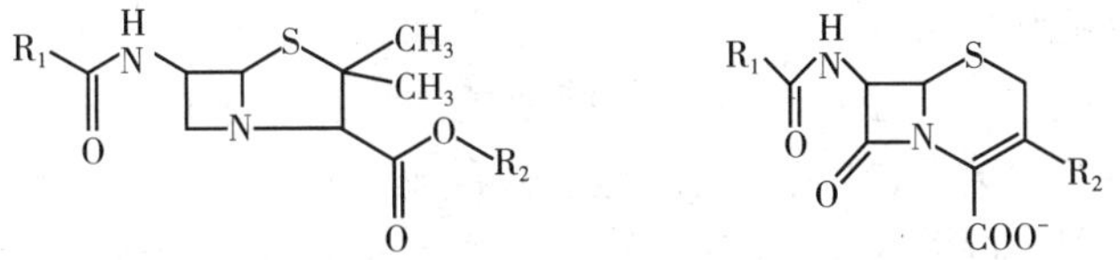

图7-2　青霉素类与头孢菌素类抗生素基本结构

（一）代表药物

1. 青霉素类

（1）天然青霉素：青霉素（penicillin）。

（2）半人工合成青霉素：

1）耐酸青霉素：青霉素V（phenoxymethyl penicillin）、芬贝西林（fenbenicillin）、非那西林（phenethicillin）等。

2）耐β-内酰胺酶青霉素：甲氧西林（methicillin）、双氯西林（dicloxacillin）、苯唑西林（oxacillin）、氯唑西林（cloxacillin）等。

3）广谱青霉素：氨苄西林（ampicillin）、美坦西林（metampicillin）、酞氨西林（talampicillin）、阿莫西林（amoxicillin）等。

4）抗铜绿假单胞菌的广谱青霉素：羧苄西林（carbenicillin）、卡非西林（carfecillin）、卡茚西林（carindacillin）、磺苄西林（sulbenicillin）等。

5）主要作用于革兰阴性杆菌的青霉素：替莫西林（temocillin）、匹美西林（pivmecillinam）、美西林（mecillinam）、福米西林（formidacillin）。

2. 头孢菌素类

（1）第一代头孢菌素：头孢唑啉（cefazolin）、头孢噻啶（cefaloridine）、头孢硫脒（cefathiamidine）、头孢拉定（cefradine）、头孢乙腈（cefacetrile）、头孢氨苄（cefalexin）等。

（2）第二代头孢菌素：头孢孟多（cefamandole）、头孢呋辛（cefuroxime）、头孢克洛（cefaclor）、头孢尼西（cefonicid）、头孢替安（cefotiam）、头孢雷特（ceforanide）。

（3）第三代头孢菌素：头孢唑肟（ceftizoxime）、头孢噻肟（cefotaxime）、头孢曲松（ceftriaxone）、头孢他啶（ceftazidime）等。

（4）第四代头孢菌素：头孢匹罗（cefpirome）、头孢吡肟（cefepime）、头孢唑兰（cefozopran）、头孢利定（cefclidin）等。

3. 其他β-内酰胺类

（1）碳青霉烯类：亚胺培南（imipenem）、塞西霉素（thienamycin）、帕尼培南（panipenem）、美罗培南（meropenem）、百阿培南（biapenem）。

（2）头孢霉素类：头孢替坦（cefotetan）、头孢美唑（cefmetazole）、头孢拉宗（cefbuperazone）、头孢西丁（cefoxitin）、头孢米诺（cefminox）。

（3）单环β-内酰胺类：氨曲南（aztreonam）、卡芦莫南（carumonam）。

（4）氧头孢烯类：氟氧头孢（flomoxef）、拉氧头孢（latamoxef）。

（5）青霉烯类：法罗培南（faropenem）

4. β-内酰胺酶抑制剂　包括棒酸、舒巴坦。

5. β-内酰胺类复方制剂　如优立新、奥格门汀。

（二）抗菌作用机制

1. β-内酰胺类抗生素　主要是通过与细菌菌体细胞膜上的青霉素结合蛋白（penicillin binding proteins, PBPs）结合，抑制细菌细胞壁的合成，使菌体失去渗透屏障而膨胀、裂解，引起细菌死亡。PBPs是β-内酰胺类抗生素作用的靶蛋白，细菌大约有4~8种PBPs，分子量范围为35~40kDa。一般按分子量降序命名，如PBP、PBP2、…PBP6等。目前所知的绝大部分细菌都产生PBPs，不同种属的细菌含有PBPs的数量多少、分子量大小以及对β-内酰胺酶的亲和力有所不同。不同种属细菌均有其特殊的PBPs谱型。其中有些PBPs（如PBP1、2、3、4等）就成为细胞壁肽聚糖合成所不可缺少的酶。β-内酰胺类抗生素在与这些PBPs结合，则使酶失去活性，从而阻止肽聚糖的形成，造成细胞壁缺损不全而产生杀灭细菌的作用。

2. 此外β-内酰胺类抗生素还可借助细菌自溶酶，溶解细菌而发挥杀菌作用。

三、大环内酯类

大环内酯类是一类在结构上含有14~16元大环内酯环的抗生素，常用药物如红霉素（图7-3）、阿奇霉素等。

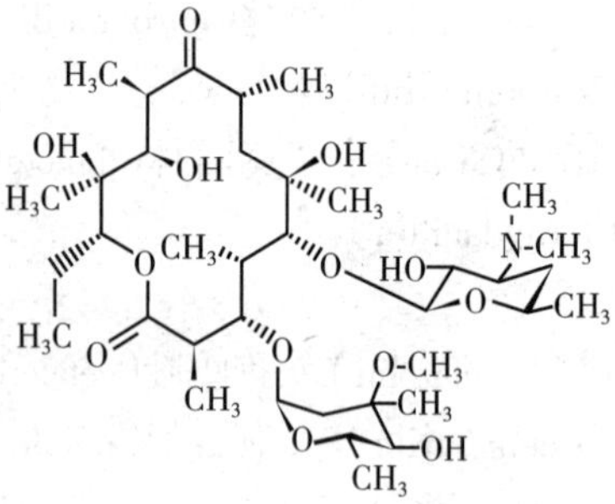

图7-3　红霉素的结构图

（一）代表药物

1. 14元环抗生素　如红霉素（erythromycin）、克拉霉素（clarithromycin）、罗红霉素（roxithromycin）、地红霉素（dirithromycin）、竹桃霉素（oleandomycin）、泰利霉素（telithromycin，替利霉素）、喹红霉素（cethromycin）、氟红霉素（flurithromycin）等。

2. 15元环抗生素　如阿奇霉素（azithromycin）。

3. 16元环抗生素　如麦迪霉素（medecamycin）、螺旋霉素（spiramycin）、吉他霉素（kitasamycin）、乙酰吉他霉素（acetylkitasamycin）、螺旋霉素（spiramycin）、罗他霉素（rokitamycin）、交沙霉素（josamycin）和乙酰麦迪霉素（acetylmedecamycin）等。

（二）抗菌作用机制

大环内酯类抗生素能够不可逆地与细菌核糖体50S大亚基相结合，通过阻断转肽作用以及mRNA移位，选择性地抑制蛋白质的合成。现在普遍认为大环内酯类可结合到50S亚基23SrRNA的特殊靶位，阻止肽酰基tRNA从mRNA的"A"位移向"P"位，这一过程使得氨酰基tRNA不能结合到"A"位，进而选择性地抑制细菌蛋白质的合成；或与细菌核糖体50S亚基的L22蛋白质相结合，导致核糖体结构的破坏，使肽酰基tRNA在肽键延长阶段较早地从核糖体上解离下来。大环内酯类、林可霉素类和氯霉素类在细菌核糖体50S亚基上的结合位点相近或者相同,故合用时可能发生拮抗作用,也容易使细菌产生交叉耐药性,所以不宜合用。由于细菌核糖体为70S,而哺乳动物核糖体为80S,因此,对于哺乳动物核糖体几乎无作用。

四、喹 诺 酮 类

喹诺酮类是目前常用的人工合成抗菌药物,其结构中都含有4-喹诺酮母核(图7-4),其侧链上引入不同的基团可影响该类药物的抗菌谱、脂溶性和不良反应等。

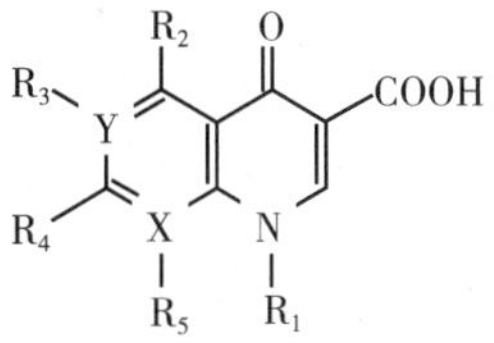

图7-4 喹诺酮类基本结构

(一)代表药物

1. 第一代喹诺酮类 如萘定酸(Nalidixic acid)、奥索利酸(Oxolinic Acid)和吡咯米酸(Piromidic acid)等。

2. 第二代喹诺酮类 如吡哌酸(pipemidic acid)和西诺沙星(Cinoxacin)等。

3. 第三代喹诺酮类 又称氟喹诺酮类。主要包括环丙沙星(ciprofloxacin)、氧氟沙星(ofloxacin)、左氧氟沙星(levofloxacin)、洛美沙星(lomefloxacin)、氟罗沙星(fleroxacin)、司帕沙星(sparfloxacin)、培氟沙星(Pefloxacin)和诺氟沙星(norfloxacin)等。

4. 新喹诺酮类 如左氟沙星(Levofloxacin)、曲伐沙星(trovafloxacin)、格帕沙星(grepafloxacin)、莫西沙星(moxifloxacin)和格替沙星(gatifloxacin)、加替沙星(gatifloxacin)、吉米沙星(gemifloxacin)、加雷沙星(garenoxacin)等。

(二)抗菌作用机制

1. 抑制DNA回旋酶 DNA回旋酶为喹诺酮类抗生素抗革兰阴性菌的重要靶点。DNA在转录或复制过程中其双螺旋结构部分打开,同时引起解螺旋附近的双螺旋结构过度缠绕,形成正超螺旋,这将阻碍双螺旋结构的进一步打开,使转录或者复制过程难以继续。革兰阴性菌体内DNA回旋酶通过与正超螺旋部位的前、后两条双螺旋片段结合,其中A亚基将正超螺旋部位后侧的双股DNA切断并形成切口,而B亚基则将前侧的双股DNA经切口后移,A亚基再封闭后侧双股DNA切口,最终使正超螺旋结构变为负超螺旋结构,DNA转录或者复制过程才得以继续进行。一般认为喹诺酮类是通过作用于DNA回旋酶的A亚基发挥抗菌作用,但是二者并不是直接结合,而是喹诺酮类与酶和DNA形成复合物后抑制DNA回旋酶的切口活性和封口活性,从而达到灭菌的目的。

2. 抑制拓扑异构酶Ⅳ 此酶是喹诺酮类药物抗革兰阳性菌的重要靶点。细菌在复制过程中常形成环连体等异常DNA结构,拓扑异构酶Ⅳ具有解环连体和松弛超螺旋等生理作用,可修复DNA复制过程中产生的异常结构。喹诺酮类通过抑制拓扑异构酶Ⅳ而干扰细菌DNA复制过程。喹诺酮类抗生素的抗菌机制还存在其他可能机制,比如诱导菌体DNA的SOS修复功能,出现DNA错误复制而导致细菌的死亡。喹诺酮类在抗菌时具有抗生素后效应,抗生素后效应持续时间的长短与喹诺酮类药物的血药浓度呈正相关。

五、多肽类抗生素

(一)代表药物

1. 万古霉素型 包括万古霉素(vancomycin)(图7-5)、去甲万古霉素(norvancomycin)和替考拉宁(teicoplanin)。

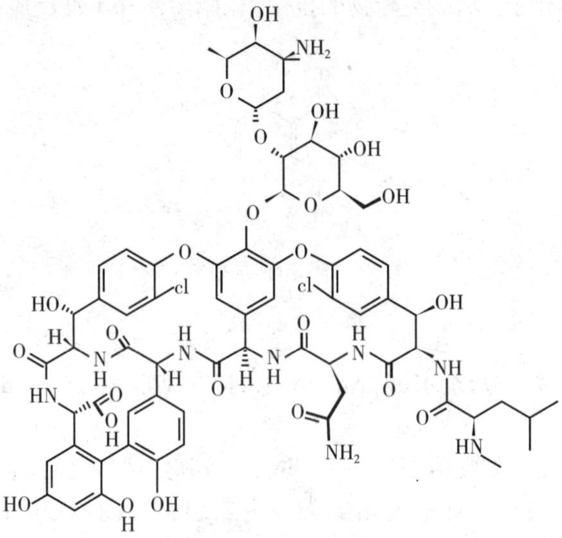

图7-5 万古霉素结构图

2. 利托菌素型(代表药)
3. 阿伏帕星型(代表药)
4. synmonicin型(代表药)

(二)抗菌作用机制

多肽类抗生素的抗菌机制与β-内酰胺类抗生素相似,通过干扰细菌细胞壁肽聚糖的交联,抑制细菌细胞壁的合成,从而使细菌菌体发生溶解。万古霉素与五肽末端D-丙氨酸结合,能阻止转糖基酶的作用,抑制转肽酶以及羧肽酶催化反应,抑制细菌细胞壁肽聚糖的合成,进而导致细菌溶解直至死亡,发挥抗菌作用。

六、氨基糖苷类

(一)代表药物

1. 来源于链霉菌属的抗生素

(1)链霉素类:包括链霉素(streptomycin)(图7-6)和双氢链霉素(已不用);

(2)新霉素类:包括新霉素(neomycin)、利维霉素(lividomycin,里杜霉素,青紫霉素)、巴龙霉素(paromomycin);

(3)卡那霉素类:包括卡那霉素(kanamycin)、妥布霉素(tobramycin)、卡那霉素B(kanamycin B)、及半合成品核糖霉素(ribostamycin,威他霉素)、和阿米卡星(amikacin,丁胺卡那霉素)、地贝卡星(dibekacin,双去氧卡那霉素)等。

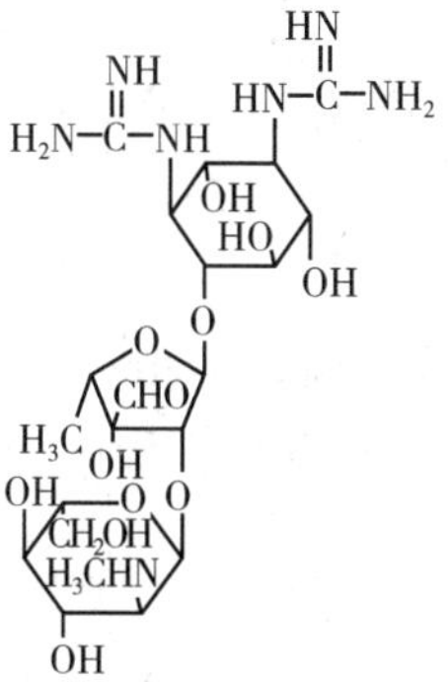

图7-6　链霉素

2. 来源于小单胞菌属的抗生素：

（1）庆大霉素（gentamicin）、异帕米星（isepamicin）；

（2）西索米星（sisomicin，西梭霉素）；及半合成品奈替米星（netilmicin，乙基西梭霉素、立克菌星）；

（3）小诺米星（micronomicin，沙加霉素，相模霉素）、依替米星（etimicin）、阿司米星（astromicin）等。

（二）抗菌作用机制

氨基糖苷类抗生素主要通过抑制细菌蛋白质合成和破坏细菌胞质膜的完整性两条途径发挥抗菌作用。其中抑制细菌蛋白质合成是氨基糖苷类抗菌的最主要机制，可作用于细菌蛋白质合成的全过程三个阶段，即起始阶段、延长阶段和终止阶段。氨基糖苷类抗生素在结构上含有2个以上的氨基，具有多聚阳离子特征，因此可与细菌核糖体结合，并且这种结合是不可逆的，进而抑制细菌蛋白质合成的多个环节。氨基糖苷类抗生素进入菌体内后，与核糖体30S小亚基结合，导致A位的破坏，从而导致：①阻止氨基酰tRNA在A位上的正确定位，尤其妨碍了甲硫氨酰tRNA的结合，造成异常始动复合物—链霉素单体（streptomycin monosome）的堆积，进而干扰了功能性核糖体的组装，抑制70S亚基始动复合物的最终形成，从而抑制蛋白质合成的起始阶段。②引起mRNA错译，使核糖体复合物解离致翻译过早终止，从而抑制肽链延伸；或者引起氨基酸错误的插入蛋白质，最终产生异常的、无功能的蛋白质。③阻碍终止因子与A位结合，使已经合成的肽链不能释放，并阻止核糖体70S亚基的解离；同时，导致细菌体内的核糖体的耗竭，核糖体循环受阻，抑制细菌蛋白质的合成。

氨基糖苷类抗生素的抑制蛋白合成、产生密码错译、截短多肽、抑制核糖体与释放因子结合、阻断蛋白质释放等作用都将导致细胞膜的损伤和渗漏，导致细菌死亡。此外，氨基糖苷类抗生素还具有离子吸附作用，可与附着于细菌菌体表面，造成细胞膜结构的缺损不全，使细菌细胞膜的通透性增加，胞内K^+、腺嘌呤核苷酸、酶等重要胞内物质外漏，最终导致菌体破裂、死亡。

氨基糖苷类作为静止期杀菌药可以与β-内酰胺类和万古霉素类等繁殖期杀菌药发挥协同杀菌作用。

七、四　环　素　类

四环素类是由放线菌所产生或经半合成的一类广谱抗生素，其结构中含有菲烷的基本骨架（图7-7）。

(一)代表药物

1. 由链霉菌直接产生 如四环素(tetracycline)、土霉素(oxytetracycline,氧四环素)、金霉素(chlortetracycline,氯四环素)和去甲金霉素(demeclocycline,地美环素),以上均属于天然四环素。

2. 半合成抗生素 包括美他环素(metacycline,甲烯土霉素)、多西环素(doxycycline,脱氧土霉素、强力霉素)、米诺环素(minocycline,二甲胺四环素),均属于半合成四环素,亦称为第2代四环素类抗生素。

(二)抗菌作用机制

四环素类抗生素属于快速抑菌药,主要通过抑制细菌蛋白合成发挥抗菌作用。在较高浓度时也有杀菌作用,对于革兰阴性菌,药物首先以被动方式经细胞壁外膜的亲水性通道转运进入细胞,再以主动转运方式经细胞质膜的能量依赖系统进入细胞质内。药物进入革兰阳性菌的机制至今尚不够十分清楚,但可以确定的是一种耗能的过程。四环素类抗生素能特异地与细菌菌体内的核糖体30S亚基的A位置结合,阻止氨基酰-tRNA在该位置的结合,从而抑制肽链的增长延长和蛋白质的合成。四环素具有6个细菌核糖体结合位点,分别为Tet-1、Tet-2、Tet-3、Tet-4、Tet-5、Tet-6。其中Tet-1被认为是四环素类抗生素发挥抗菌作用最主要的位点,其位于16SrRNA的31螺旋和34螺旋(helix31 and 34,h31,h34)。而位于16SrRNA h27的Tet-5也可能和四环素的作用息息相关,其余的4个位点则有可能对四环素的抗菌作用无直接关系。部分学者认为四环素结合到Tet-1位点后,并不影响肽链延长因子-1(EF-Tu)—(AA-tRNA)-GTP复合物上的反密码子与mRNA上的密码子的相互作用,但AA-tRNA从该复合物释放进入细菌核糖体A位点则受到了抑制。EF-Tu依赖的GTP的水解仍将继续进行。释放掉GTP的EF-Tu再结合下一个GTP和AA-tRNA生成又一个(EF-Tu)-(AA-tRNA)-GTP复合物,结果形成了一个无法使肽链得到延伸的循环,进而抑制细菌的生长和繁殖。此外,也有研究报道该类药物还可以引起细菌细胞膜通透性的变化,使细菌细胞内容物外漏,抑制了细菌的DNA复制而发挥抗菌作用。

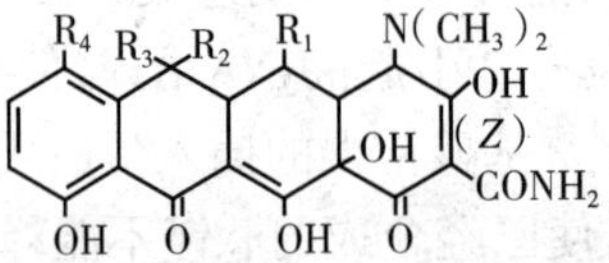

图7-7 四环素类抗生素的基本结构

八、氯霉素

(一)代表药物

氯霉素(chloramphenicol, chloromycetin)(结构见图7-8)、棕榈氯霉素(chloramphenicol palmitate suspension)、琥珀氯霉素(chloramphenicol succinate)、甲砜霉素(thiamphenicol)、氟苯尼考(florfenicol)。

(二)抗菌作用机制

氯霉素通过与细菌核糖体50S亚基上的肽酰转移酶作用位点可逆地结合,阻止P位肽链的末端羧基与A位点氨基酰tRNA的氨基发生反应,从而阻断转肽酰酶的作用,干扰带有氨基酸的氨基酰-tRNA终端与50S亚基结合,从而使新肽链的形成受阻,最终抑制蛋白质合成。由于氯霉素还可与人体线粒体的70S亚基结合,可抑制人体线粒体的蛋白合成,因此可产生血液系统毒性。因为氯霉素对70S核糖体的结合是可逆的,被认为是抑菌性抗生素,但是在高药物浓度时对某些细菌仍然可产生杀菌作用,此外对流感杆菌即便在较低浓度时也是可以产生杀菌作用。氯霉素有多种剂型,其中氯霉素和氯霉素棕榈酸酯是口服制剂,棕榈酸氯霉素并没有苦味,因此更适合儿童服用,口服后在十二指肠经胰酯酶水解释放氯霉素,由于婴幼儿胰脂酶活性低,且肠道吸收功能较差,血药浓度不宜掌控,所以有些国家已不再使用。氯霉素棕榈酸酯和氯霉素琥珀酸酯均为前体药物,本身并无抗菌作用,必须经过水解才能释放出有抗菌活性的氯霉素。氟苯尼考则是氯霉素类新型药物,经过结构的修饰以及改造,使氟苯尼考比氯霉素和甲砜霉素在安全性和有效性方面具有明显的优势。氟苯尼考分子中不含氯霉素中与抑制骨髓造血机能有关的-NO$_2$基团,这样大大降低了对动物和人体的毒性作用。

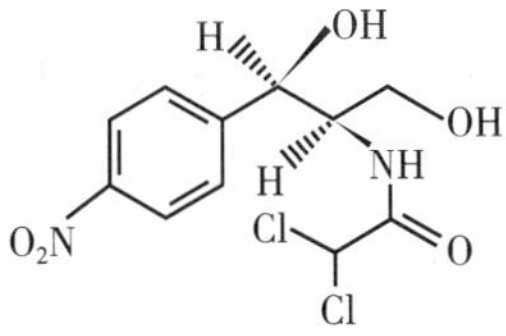

图7-8　氯霉素的化学结构

九、磺胺类和甲氧嘧啶

(一)代表药物

1. 根据临床使用范围情况,可分为

(1)全身感染用药:属于肠道易吸收类,主要用于尿路感染、败血症、骨髓炎、伤寒等。包括磺胺异噁唑(gantrisin, SIZ)、磺胺二甲嘧啶(sulfadimidine, SM2)、磺胺嘧啶(sulfadiazine, SD)(结构见图7-9)、磺胺甲噁唑(sulfamethoxazole, SMZ)、磺胺二甲氧嘧啶(sulfadimethoxine, SDM)、磺胺甲氧嘧啶(sulfamethoxydiazine, SMD)等。

(2)肠道感染用药:属于肠道难吸收类,能在肠道保持较高的药物浓度。主要用于菌痢、肠炎等肠道感染,如柳氮磺吡啶(sulfasalazine, SASP)、酞磺胺噻唑(phthalylsulfathiazole, PST)。

(3)外用磺胺药:主要用于化脓性创面感杂、灼伤感染、眼科疾病等,如磺胺嘧啶银(sulfadiazine silver, SD-Ag)、磺胺醋酰钠(sulfacetamide sodium, SA)、甲磺灭脓(mafenide, SML)。

(4)甲氧苄啶类:通常与SMZ合用,很少单用。例如复方新诺明(cotrimoxazole)是甲氧苄啶(trimethoprim, TMP)和磺胺甲噁唑(sulfamethoxazole, SMZ,新诺明)的复方制剂。

(二)抗菌作用机制

对于磺胺类药物敏感的细菌,在生长繁殖过程中不能利用现成的叶酸,必须以蝶啶、对氨苯甲酸(PABA)为原料,在二氢蝶酸合成酶(dihydropteroate synthase)的作用下合成二氢蝶酸,并进一步与谷氨酸合成二氢叶酸,后者在二氢叶酸还原酶催化下才能被还原成四氢叶酸。四氢叶酸被活化后,可作为一碳基团载体的辅酶参与嘧啶核苷酸和嘌呤的合成。磺胺类药物与PABA的结构十分相似,可与PABA竞争与细菌体内的二氢蝶酸合酶发生作用,阻止细菌二氢叶酸的合成,从而发挥抑菌作用(图7-9);PABA与二氢蝶酸合酶的亲和力比磺胺药高数千倍以上,因此在使用磺胺药时应首剂加倍。而甲氧苄啶TMP则是二氢叶酸还原酶的抑制剂,细菌的二氢叶酸还原酶可以被选择性的抑制,使二氢叶酸不能被顺利的还原成四氢叶酸(图7-9),从而抑制了细菌的生长繁殖。如果二者配伍后(复方新诺明),可使细菌的叶酸代谢受到双重功效阻断,从而产生显著的协同抗菌效应,并使抑菌作用转为杀菌功效,减少耐药菌株产生。

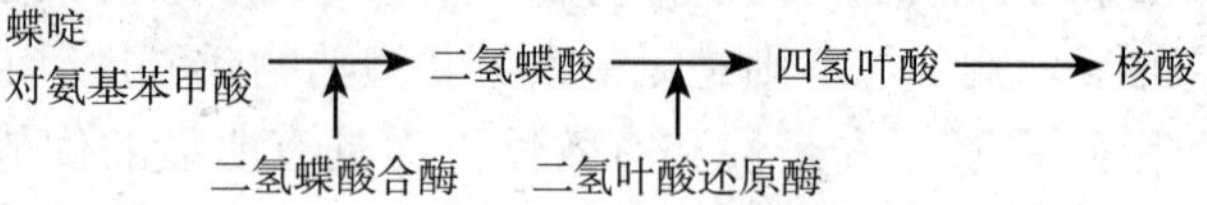

蝶啶
对氨基苯甲酸 $\longrightarrow$ 二氢蝶酸 $\longrightarrow$ 四氢叶酸 $\longrightarrow$ 核酸

二氢蝶酸合酶　　二氢叶酸还原酶

图7-9 核酸合成途径及磺胺嘧啶的化学结构

十、硝基咪唑类

(一)代表药物

甲硝唑(metronidazole,灭滴灵)(图7-10)、奥硝唑(ornidazole)、替硝唑(tinidazole)、塞克硝唑(secnidazole)等。

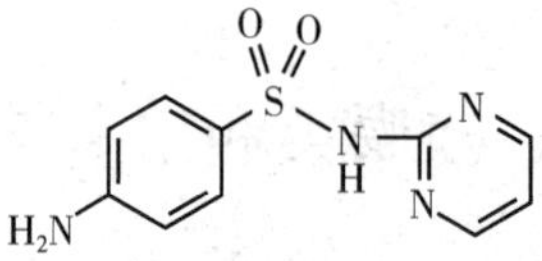

图7-10 甲硝唑化学结构

(二)抗菌作用机制

甲硝唑是活性抗菌前体药物,在厌氧环境和DNA存在条件下,甲硝唑在细胞中被激活后才起效。进入细胞的甲硝唑,在特有的低氧化还原电势和硝基还原酶的作用下,其具有良好的电子受体特性,可被还原成亚硝基衍生物和羟胺衍生物。这些代谢产物均具有细胞毒性,可作用于DNA、RNA、蛋白质和其他靶物质,导致DNA螺旋不稳定、解螺旋、线性断裂等功能性差错,从而杀死细菌。

十一、多黏菌素类

(一)代表药物

来自于多黏菌培养液中一组多肽类抗生素,包括多黏菌素A、B、C、D、E、M几种成分,临床仅用多黏菌素B(polymycin)、多黏菌素E(polymyxin E, colistin,抗敌素)和多黏菌素M(polymyxin M)。

(二)抗菌作用机制

多黏菌素是窄谱慢效杀菌药,对繁殖期和静止期细菌均有杀菌作用。其中多黏菌素B的抗菌活性高于多黏菌素E。抗菌作用主要作用于细菌的细胞膜。多黏菌素类的化学结构很像除垢剂,当与细胞膜接触时,其亲水基团与细胞外膜磷脂上的亲水阴离子磷酸基形成复合物,而亲脂链则可插入膜内脂肪链之间,解聚破坏细胞膜结构而增加膜通透性,使细菌细胞内的重要物质外漏而造成细菌死亡。此外,多黏菌素类抗生素进入细菌细胞后,也会影响核质和核糖体的功能,进一步加强杀菌作用。

十二、抗结核病药

(一)代表药物

1. 一线抗结核病药　疗效好、不良反应较少、患者较易耐受的抗结核药称之为一线抗结核药。包括: 异烟肼(isoniazid)(图7-11)、链霉素(streptomycin)、乙胺丁醇(ethambutol)、利福平(rifampicin)、吡嗪酰胺(pyrazinamide)。

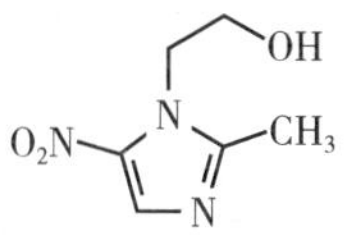

图7-11　异烟肼化学结构

2. 二线抗结核病药　毒性较大、疗效较差,主要用于对一线抗结核病产生耐药性或用于与其他抗结核药配伍使用的称之为二线抗结核药。包括: 对氨基水杨酸(sodium para-aminosalicylate)、卷曲霉素(capreomycin)、乙硫异烟胺(ethionamide)、环丝氨酸(cycloserine)、氨硫脲、卡那霉素、阿米卡星等。

3. 新一代抗结核病药　疗效好、毒副作用相对较小的新一代的抗结核药。包括: 司帕沙星(sparfloxacin)、利福定(rifandin)、利福喷汀(rifapentine)、罗红霉素(roxithromycin)。

(二)抗菌机制

1. 异烟肼、乙胺丁醇等药物为多种作用机制共存或者机制未明的药物。

2. 利福平主要通过特异性与细菌依赖DNA的RNA多聚酶β亚单位相结合,阻碍mRNA的合成来实现抗菌的作用。

3. 对氨基水杨酸钠作用机制尚不够清楚,一般认为主要是通过竞争抑制二氢蝶酸合酶,阻止二氢叶酸的合成,干扰结核杆菌代谢来实现抗菌作用。

4. 链霉素、卷曲霉素和紫霉素主要通过抑制结核杆菌蛋白质的合成,来实现抗菌作用。

5. 环丝氨酸、乙硫异烟胺主要通过阻碍细菌细胞壁的合成,来实现抗结核分支杆菌的作用。

十三、抗真菌药物

(一)代表药物

1. 抗生素类抗真菌药: 两性霉素 B (amphotericin B)(图7-12)、灰黄霉素(grifulvin)、制霉素(nystatin,制霉菌素, fungicidin)。

2. 唑类抗真菌药: 咪康唑(miconazole, 双氯苯咪唑)、酮康唑(ketoconazole)、克霉唑(clotrimazole, 三苯甲咪唑, canesten)、伊曲康唑(itraconazole)、氟康唑(fluconazole)。

3. 丙烯胺类抗真菌药: 特比萘芬(terbinafine)、奈替芬(naftifine)。

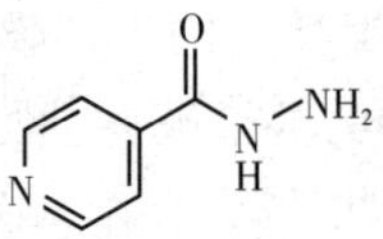

图7-12　两性霉素B化学结构

4. 嘧啶类抗真菌药：氟胞嘧啶（flucytosine）。

（二）抗菌机制

1. 两性霉素B和制霉素都是通过增加细胞膜通透性，起到抗真菌作用，而灰黄霉素则是抑制真菌有丝分裂，起到杀灭和抑制真菌的作用。

2. 唑类抗真菌药主要是通过抑制了真菌细胞色素P_{450}功能，使得麦角固醇的生物合成受阻进而导致真菌细胞膜破损，起到抗真菌的作用。

3. 丙烯胺类抗真菌药也是通过影响细胞膜的通透性，来起到抗真菌的作用。

4. 嘧啶类抗真菌药通过影响DNA的合成以及蛋白质的合成实现抗真菌的作用。

十四、其 他 药 物

（一）新生霉素（novobiocin）

属于香豆素类抗生素的代表药物，能抑制ATP酶，具有多种细胞内作用，最明显的是抑制细菌的DNA回旋酶，起到抗菌的作用，此外对多种癌细胞有抑制作用，并能与抗癌药物联合应用。

（二）呋喃妥因（nitrofurantoin，呋喃坦啶）

属于硝基呋喃类抗生素，对于多数革兰阳性菌和阴性菌均具有抑菌或杀菌的作用。呋喃妥因的抗菌作用机制独特而复杂。在敏感细菌细胞内，硝基呋喃还原酶可将药物代谢为数种高活性的还原物质，发生还原反应，能与多种蛋白质结合，通过阻止翻译过程、抑制多种诱导酶的合成，影响细菌代谢、破坏细菌DNA、诱发SOS样反应，起到抗菌的作用。

（三）磷霉素（fosfomycin）

是一种小分子化合物，结构和磷酸烯醇式丙酮酸十分类似，能与一种细菌细胞壁合成酶相结合，抑制细菌细胞壁合成的第一步反应，因而起到抗菌作用，同时具有抗菌谱较广的特点。

（四）杆菌肽

属于慢性杀菌剂，从枯草杆菌培养液中分离获得，主要成分为杆菌肽A。其作用是选择性地抑制细菌细胞壁合成过程中脱磷酸化，阻碍细胞壁合成，致使细胞壁功能障碍。此外，并能分解细菌胞质膜，使胞质内容物外漏导致细菌死亡。

（五）甘氨酰环素类（glycyclines）

主要代表药物替加环素（tigecylcine），其主要的抗菌机制是与细菌核糖体30S小亚基结合，抑制蛋白质合成，进而起到抗菌作用。

（六）环脂肽类

主要代表药物达托霉素（daptomycin），抗菌机制是通过结合在细菌细胞膜上，干扰细胞的复制，导致细菌迅速死亡；同时亲脂链可以嵌入细胞质膜，导致钾离子渗出，引起细胞膜的去极化，另外蛋白质、RNA、DNA合成也受到相应的抑制，进一步增强了抗菌作用。

（七）噁唑烷酮类

主要代表药物利奈唑胺，其主要作用机制是抑制mRNA与核糖体结合，阻止70S起始复合物的形成，通过抑制蛋白质的合成起到抗菌作用。

第二节 抗菌药物对细菌的影响

临床应用抗菌药物的直接目的就是在不损伤宿主的情况下，杀死细菌。而实际上影响抗菌效果的因素相当多，细菌并非那么容易被消灭。一般条件和常规用量下，药物对细菌的作用有三种，即杀死细菌、抑制细菌和细菌产生耐药性。体内外实验证明低浓度的抗菌药物对细菌的形态、结构、生化特性、繁殖速率、细菌毒性和药物敏感性等都有影响，这些影响在临床实验室也经常观察到。本章主要对这些方面的研究成果做介绍。

一、抗菌药物对细菌形态的影响

对细菌形态的影响因素很多，包括细菌的培养条件（温度、时间、pH、离子浓度、培养基成分等）、机体内环境及不利于细菌生长的物质（如药物、抗体等）等因素影响着细菌的形态。在抗菌药物的作用下，细菌的形态有两个典型的变化。其一是杆菌变为丝状体（filament，即长度超过10μm的杆菌）；另一种是细菌变为球形细胞（round cell）。不同的形态变化反映着抗菌药物不同的抗菌机制。对β-内酰胺类来说，以PBP2为靶位的抗生素多引起球形改变，以PBP3为靶位的多引起丝状体改变。如果一种药物和二者都能结合，则可能在不同的浓度下使细菌出现两种变化。

丝状体含有多个基因组，把它们置于无药培养基中，在适宜的条件下，就会形成多个独立的细菌。丝状体的形成是由于杆菌在不断生长繁殖的过程中不能分裂所致。诱导丝状体形成的抗菌药物主要是β-内酰胺类，其他抗菌药物如萘啶酸、呋喃妥因、磺胺类、TMP等也有类似效应。不同的细菌所形成的丝状体不同，如大肠埃希菌在阿莫西林作用下产生的丝状体很短，而铜绿假单胞菌在头孢氨苄或甲氧噻吩头孢菌素作用下形成的丝状体很长。β-内酰胺类对肠杆菌科细菌超微结构的影响相近，在低浓度下形成的丝状体结构与正常细菌类似；随浓度升高，细胞壁越来越不规则，直到形成不连续的细胞壁，引起丝状体裂解，内容物溢出。许多丝状体中间膨大，并在膨大处裂解。

β-内酰胺类抗生素主要使细菌变为丝状体，但部分头孢菌素既可使细菌变为丝状体，又可使细菌变成球形细胞。如美罗培南在浓度≤MIC时，引起丝状改变；当浓度高于2倍MIC时，会出现球形改变。亚胺培南以PBP2为靶位，主要使细菌变为球形细胞。其他抗菌药物如磷霉素、美西林（mecillinam）、6-APA等也引起球形变化。

美西林和6-APA的作用位点是细菌的青霉素结合蛋白2（PBP-2）。美西林可使所有的肠杆菌科细菌和多数拟杆菌属细菌变为圆形或卵圆形细胞，譬如在1/8 MIC美西林浓度下作用6h，奇异变形杆菌就可形成直径7~12μm的圆形细胞，转移到不含药物的培养基中4h，就可恢复原有的杆菌形态。在1/4MIC的6-APA浓度下作用6h，细菌可变为卵圆形或多形性细胞，直径在2~5μm，长度在8~15μm之间。磷霉素在低浓度下的作用与6-APA相似，高浓度时与美西林的作用难分。抗菌药物对细菌形态的影响与温度有关，如在10mg/L的美西林中，大肠埃希菌在30℃形态正常，而在42℃就形成球形细胞。

不同药物对细菌的影响不同，当药物的作用相反时，对细菌形态的影响也会出现拮抗作用。最典型的例子是苯唑西林和利福平之间的拮抗作用。利福平能抑制细菌横壁的溶解，而β-内酰胺类的作用恰恰相反。金黄色葡萄球菌在1/3MIC的甲氧西林浓度下3h，会形成具有多层厚横壁而形态较大的菌细胞。如果细菌首先在含有利福平的环境中生长3h，然后再接种于含苯唑西林的琼脂中，细菌细胞就不会增大。但如果细菌对利福平耐药，形成的细菌只受苯唑西林影响。

二、抗菌药物对细菌结构的影响

β-内酰胺类药物是人类最先发现的抗生素，其品种很多。这类抗生素的作用部位是细胞壁。在抗生素的作用下细胞壁的主要变化是厚度的改变和交联细胞壁的形成。由于作用靶位不完全相同，不同的β-内酰胺类药物对细胞壁的影响存在差异。同一种药物在不同的浓度和作用条件下，对同一种细菌的超微结构的影响也不同。除此之外，其他药物也影响着细菌的超微结构和大小（表7-1）。

表7-1 抗菌药物对细菌超微结构和细胞大小的影响

抗生素	浓度	细菌	时间	作用结果	
				细胞壁	细胞大小
青霉素	≥MIC	葡萄球菌		横膈不规则、周围细胞壁边薄	
	<MIC	葡萄球菌		横膈变厚，周围细胞壁正常	
	1/4MIC	粪肠球菌	4h		形成多交联壁细胞，比正常大3~4倍
	1/3MIC	淋球菌	14h	交联壁厚达3~8倍，周围细胞壁不变	
林可霉素	1/4MIC	葡萄球菌	7h	两层交联壁壁，比正常厚2~3倍，周围细胞壁增厚2倍	增大1.5~2倍
氯霉素		金葡菌		增厚3~4倍	
四环素		金葡菌		增厚3~4倍	
利福平	3~20 MIC	金葡菌	4h	周围细胞壁增厚3~4倍，致密、凹凸不平；交联壁比正常厚2~10倍。	
synercid	1/2MIC	金葡菌	24h	可形成多达6层的细胞壁	
甲氧西林	1/4MIC	肺炎球菌	18h		比正常大3~9倍，有些长达9μm
氯唑西林	1/3MIC	葡萄球菌		交联壁增厚	增大
头孢唑林	临床	葡萄球菌		多层交联壁	增大
苯唑西林	临床	葡萄球菌		细胞壁增厚、多层交联壁	增大
头孢唑肟	<MIC	葡萄球菌		细胞壁和交联壁均变薄	

（一）细胞壁厚度的变化

许多抗菌药物在一定浓度下与细菌作用一段时间会引起细菌细胞壁厚度的改变。譬如葡萄球菌在低于MIC浓度的青霉素环境中，细胞壁厚度正常，细胞横膈（septa）规则，高于MIC浓度的环境中作用很短时间，细胞壁就会明显变薄，同时细胞横膈变的不规则。金黄色葡萄球菌若暴露于四环素、氯霉素和利福平等药物，细胞壁可增厚3~4倍。

抗菌药物可引起细菌交联壁厚度的变化。金黄色葡萄球菌在利福平环境中生长4h，不仅细胞壁增厚3~4倍，而且使细菌的交联壁增厚达正常的2~10倍。其中的原因可能是利福平只能抑制细胞壁的线性延伸，并不能抑制细胞壁的增厚过程。头孢唑肟在低于MIC的浓度下能抑制细胞壁的合成，但它使葡萄球菌形成较薄的细胞壁和交联壁。

（二）多层细胞壁的形成

细菌在抗菌药物的作用下，细胞壁不仅可以增厚，而且可以形成多层结构。例如金黄色葡萄球菌在氯霉素的作用下可以形成三层细胞壁包绕的细菌。在1/2MIC浓度的奎奴普汀（quinupristin）与达福普汀（dalfoprisdn）的复合制剂（辛内吉）中作用24h，形成的细胞壁可多达6层。

1. 细胞胞壁的破裂 环丝氨酸、磷霉素和万古霉素能抑制肽聚糖合成的早期阶段，对革兰阳性球菌的形态和超微结构的影响类似于β-内酰胺类，但它们并不干扰青霉素结合蛋白。当葡萄球菌与甲氧西林、磷霉素或环丝氨酸接触后，约5%的细菌细胞壁发生破裂，细胞质突出于菌细胞表面。一般来说，破裂部位远离交联壁，即破裂发生在"老的"细胞壁。

2. 多交联壁细菌的形成 多交联壁（multiple cross-walls）细菌是指细胞分裂多次后仍由细胞壁连接在一起，共同享有一个细胞壁的多细胞聚合体（multi-cell complexes）。正常情况下，细菌分裂后，交联细胞壁随之松解形成两个独立的子代细菌。多交联壁细菌不同，其分裂过程仍在进行，但交联细胞壁的溶解受到抑制。这种特殊的细菌虽有多组遗传物质，但仍属一个菌落形成单位。在低于MIC的青霉素浓度下，金黄色葡萄球菌形成的多交联细胞壁细胞最典型。

在抗菌药物的作用下，细菌超微结构的变化可以单独存在，也可以同时发生。一般说来这些变化是可逆的，在不含药物的培养基中可恢复正常。多交联细胞壁细菌在无药物的培养基中会逐渐形成较小的多聚细胞体，最终形成单个的菌细胞。

在研究抗菌药物对细菌的影响时要注意，细菌的大小和超微结构受培养基物理性状的影响。譬如金黄色葡萄球菌在肉汤培养基中培养24h，其直径为0.7~0.9μm，细胞壁厚度为50nm，而在1%的琼脂中直径为0.9~1.1μm，细胞壁厚度在75~100nm之间。在含氯唑西林1/3MIC的液体、半固体和固体培养基中细菌直径依次增大，多交联壁细菌逐渐增多。

3. 外膜突出 多黏菌素B可作用于大肠埃希菌、黏质沙雷菌和沙门菌，细菌外膜呈现突出现象，在高浓度时还可呈液泡状突出。突出的部位主要是细胞壁外膜的外层，但冰冻蚀刻技术证明突出涉及外膜双层结构。

4. 核糖体的分布异常 核糖体是细菌合成蛋白质的场所，其直径为15~20nm，沉降系数为70S，每个细菌细胞含有数万个核糖体。正常情况下，核糖体游离于细胞质中，但抑制蛋白质合成的抗菌药物能影响核糖体的分布。譬如氯霉素使细菌的核质向细胞中心聚集，核糖体向胞质膜集中，细菌中心的核糖体减少甚至消失。大肠埃希菌在3倍MIC浓度的庆大霉素和阿米卡星环境中3h，细菌中心的核糖体会消失，核物质聚集成龙卷风状。在低于MIC的四环素浓度下，敏感细菌内可出现核糖体缺乏区，而其他区域的核糖体浓度正常或增加。

三、抗菌药物对细菌质量的影响

细菌在抗菌药物的作用下会改变其大小,当然也影响着它的质量。人们常用重量和菌落形成单位的比值(weight/CFU ratio)来表示细菌质量的变化。由于该比值是定量的,它所反映出的细胞大小的变化比显微镜观察到的变化要准确。当细菌群体中细菌大小比较均匀时,该比值与单个细胞的重量相当;当细菌的大小发生变化时,该比值也随之升降;细菌恢复为正常形态时,该比值也恢复到正常值范围。据此可以推算细菌恢复正常形态所需要的时间。

随药物浓度的变化,革兰阴性杆菌的weight/CFU比值的变化可分为3种类型:①随药物浓度升高,比值逐渐升高,升到一定值后保持不变。②在低浓度时(0~1/2MIC),该比值与细菌大小呈比例升高,见于氨苄西林和阿莫西林。③药物浓度升高时,才开始比值变化较小,然后陡然上升,并伴有细胞溶解现象。这种情况见于应用头孢磺啶(cefsulodin)时。但细胞溶解时该比值不能正确反映单个细胞的质量,使用时必须注意。

四、抗菌药物对细菌毒力的影响

抗菌药物可以通过多种途径影响细菌的毒力,人们研究较多的是对细菌黏附力和毒性物质合成能力的影响。

(一)影响细菌的黏附

细菌通过菌毛黏附于宿主细胞后才能诱发感染过程,抗菌药物可以促进或削弱这种作用。具有促进作用的药物有萘啶酸,它在低于MIC浓度时促进大肠埃希菌对上皮细胞的黏附。多数抗菌药物如链霉素、氯霉素、四环素、大环内酯类、万古霉素、替考拉宁等在低于MIC的浓度下,能抑制细菌对上皮组织的黏附。克林霉素则在1/4MIC浓度时能抑制大肠埃希菌却促进化脓性链球菌对上皮细胞的黏附。人们认为抑制黏附的机制有三种:①抑制黏附素的合成与表达;②诱导合成异常功能的黏附素;③促进黏附素的释放。

抗真菌药物也具有抑制黏附的作用,如酵母菌在1/2 MIC的氟康唑浓度下生长的18小时后,黏附性降低22%,1/2MIC浓度的两性霉素B能完全阻断白色念珠菌对上皮细胞的损伤作用。

抗菌药物也会影响细菌生物被膜(bacterial biofilm, BBF)的形成。BBF系指细菌吸附于惰性物体如生物医学材料或机体黏膜表面后,分泌多糖蛋白复合物,使细菌相互粘连并将其自身克隆聚集缠绕其中形成的膜样物。细菌生物被膜的形成大致可以分为附着期、繁殖分化期、成熟期等三期,一般在附着期和繁殖分化期,细菌对抗菌药物比较敏感,感染容易控制。由于生物被膜的附着期和繁殖分化期时间短,在临床上难以及时确诊,结果是往往错过临床治疗的最佳时间。大环内酯类药物能减少细菌黏附,抑制生物被膜的形成,增强其他药物渗透性,但不能杀灭生物被膜内的病原菌。N-乙酰半胱氨酸(NAC)可以抑制细菌的黏附,减少细胞外多糖蛋白复合物的产生,破坏已生成的生物被膜,对被膜下细菌也有一定的杀菌作用,并与其他抗菌药物有协同作用。

(二)影响细菌毒性物质的合成

抗菌药物对细菌毒力的作用一般并不影响细菌的正常生长,可能抗菌药物只是选择性地影响了细菌毒性物质的产生和释放。抗菌药物对细菌毒性物质的影响也表现在促进和抑制两方面。低浓度的链霉素、林可霉素、氯霉素、红霉素和杆菌肽能抑制金黄色葡萄球菌产生α-溶血素,而甲氧西林和万古霉素能促进其产生;低浓度的四环素则能抑制金葡菌产生脂酶。低浓度的林可霉素能促进大肠埃希菌和霍乱弧菌产生较多的内毒素,而低浓度的阿奇霉素能抑制铜绿假单胞菌外毒素A和蛋白酶的量。

不同药物的靶位不同,所引起的内毒素释放量不同。譬如头孢他啶以PBP3为靶位,引起的内毒素释放量是亚胺培南(以PBP2为靶位)的10倍。引起内毒素释放量较少的药物除亚胺培南外还有美西林(mecillinam)、头孢吡肟和头孢诺米等,但效果最好的还是亚安培南。新出现的碳青酶烯类如美罗培南和帕尼培南主要以PBP3为靶位,并没有降低内毒素的作用。显然研制以PBP2为靶位的抗生素,既可以杀灭致病微生物,又可以降低内毒素的作用,达到提高疗效的目的。

（蔡本志 马淑霞 王春敏 杨淑凤）

参考文献

1. 金晓菲,詹森林,陆坚. 抗菌药物对人类肠道菌群的影响. 国外医药(抗生素分册),2014,35(2):69-72

2. Jakobsson HE, Jernberg C, Andersson AF, et al. Short-term antibiotic treatment has differing long-term impacts on the human throat and gut microbiome. PLoS One,2010,5(3): e9836

3. 张卓然,夏梦岩,倪语星. 微生物耐药的基础和临床. 北京: 人民卫生出版社,2007

第八章

基因水平遗传学耐药机制

遗传（heredity或inheritance）和变异（variation）是生物界的普遍现象，是生物体最本质的属性之一。细菌的形态结构、新陈代谢、抗原性、毒力和对药物的敏感性等性状，都是由细菌的遗传物质决定的。原核生物一般只有一个染色体，即一个核酸分子（DNA或RNA），大多数为双螺旋结构，少数以单链形式存在。这些核酸分子大多数为环状，少数为线状。

生物将自己的一整套遗传物质传递给下一代的行为或功能，称为遗传，具有极其稳定的特性。变异是指遗传物质（DNA或RNA）的核苷酸顺序发生了稳定、可遗传的改变。变异可自发产生也可诱导产生。一般变异会导致所编码蛋白质的改变，从而使细菌出现新的特性或失去原有的某些特性。如果细菌的变异是由于细菌所处的外界环境引起细菌的基因表达调控变化而出现差异，则称为表型变异。表型变异因为并未发生细菌基因型的改变，不能遗传，所以是非遗传变异。基因型变异包括基因突变（gene mutation）和染色体畸变（chromosomal aberration）。基因突变是由于DNA链上的一对或少数几对碱基发生改变而引起的，故又称点突变，在细菌中点突变较多见。染色体畸变则是DNA的大段改变（损伤），而由于重组或附加体等外源遗传物质的整合而引起的DNA改变，不属突变的范围。突变概率一般每10^6~10^9次细胞分裂发生一次。由于细菌每20~30min分裂一代，故突变株相对较多。

遗传使细菌保持种属的相对稳定性，而基因型变异则使细菌产生变种与新种，是细菌进化的根源。

第一节　染色体介导的耐药

细菌染色体（bacterial chromosome）是一条双股环状DNA分子，按一定构型反复回旋形成松散的网状结构，附着在横隔中介体或细胞膜上，细菌染色体携带绝大部分的遗传信息，决定细菌的基因型。与真核细胞的染色体比较，细菌染色体是裸露的核酸分子或与少量特殊蛋白质结合，缺乏组蛋白，无核膜包裹。细菌基因组中的基因结构是连续的，其排列紧密。几乎无内含子，仅有的内含子序列也不编码蛋白。转录后形成的mRNA不再剪切、拼接，直接翻译成多肽。

以大肠埃希菌（K12）为例，染色体长约1300μm，近似为菌体长度的1000倍，在菌体内高度盘旋缠绕成丝团状。染色体DNA的分子量为3×10^9左右，序列分析证明长度为4640kb，约含4288个基因（人类基因数为65000~80000），其中约1/3的基因功能不清，现已知编码了2000多种酶类和其他结构蛋白。细菌染色体DNA的复制是双向复制，即从复制起点开始，当双链DNA解旋后，亲代DNA分子的两条链各自作为模板，模板就是能提供合成一条互补链所需信息的核酸链，在一条模板上按顺时针方向连续复制大片段的互补链，另一条模板上按逆时针方向复制若干连续的小片段，然后再连成长的互补链。完成复制全过程约需20min。

自1995年首次完成流感嗜血杆菌的全基因组DNA测序以来，至2002年7月已有68种细菌完成了测序。全基因组序列分析的资料表明细菌的种内和种间存在着广泛的遗传物质交换，如耐药性基因和致病岛的获得。细菌染色体上带有编码耐药性的基因，其来源可能是产生抗生素的微生物，有的耐药性也来自细菌的看家基因，如其编码产物在长期进化过程中变为抗生素的灭活酶（如氨基糖苷类修饰酶）。另外染色体发生基因突变也可使细菌获得耐药性。耐药性自然突变率为10^{-10}~10^{-7}，由突变产生的耐药性是随机的，一般只对一种或两种相类似的药物耐药。基因突变所获得的耐药性比较稳定，但在大量菌群中，产生耐药的菌株是极个别的，而且生长较慢，对理化因素的抵抗力可能不及敏感菌，因此自然界中的耐药菌仅居次要地位。

基因突变在耐药性发展上具有重要意义，如产超广谱β-内酰胺酶的革兰阴性菌、多耐药结核分枝杆菌等的耐药均与基因突变密切相关。另外，革兰阴性菌（如大肠埃希菌、淋病奈瑟菌）对喹诺酮类耐药与编码解旋酶A亚基的基因突变有关，而革兰阳性菌（如金黄色葡萄球菌、肺炎链球菌等）对喹诺酮类耐药主要与编码DNA拓扑异构酶Ⅳ的基因突变密切相关。还有，细菌对大环内酯类药物的抗性与细菌核糖体50S亚基发生基因突变相关。

一、DNA突变

（一）突变的分子基础

细菌的变异现象可能属遗传变异，也可能属表型变异。判断究竟是何种型别的变异必须通过对遗传物质的分析以及传代后才能区别。一般，如属表型变异，培养条件改变后也会发生改变；如属基因型变异则不易随环境变化而变化。基因型变异与表型变异的差异见表8-1。

表8-1　基因型变异与表型变异的比较

项目	基因型	表型
基因结构	变化	不变
可逆性	不可逆或极少	可逆
环境影响	不受影响	受影响
稳定性	相当稳定，经传代后不回复	不稳定，环境条件改变后回复
涉及细菌	个别	整体

细菌基因型变异的机制包括:

1. 碱基置换(Substitution) 碱基置换包括两种类型:转换(Transition)是由嘌呤置换嘌呤或嘧啶置换嘧啶;颠换(Transversion)是指嘌呤置换嘧啶或嘧啶置换嘌呤。如果碱基置换发生于编码多肽的区域,由于改变了密码子,从而使转录、翻译等遗传信息也发生改变,可出现一种氨基酸取代原有的氨基酸,或出现终止密码而使多肽链合成中断,由于不能形成原有的蛋白质而失去或改变原有生物学活性。

2. 碱基的插入与缺失 指一个或一段核苷酸插入到DNA链中,或由DNA链上消失。在蛋白质的编码序列中,如果缺失或插入的核苷酸数不是3的整倍数,则会发生阅读框移动(reading frame shift),使其后所翻译的氨基酸序列发生混乱,称为移码突变(frameshift mutation)。如DNA原有碱基顺序为AAG,GAA,CGC,TGA,如失去第一个A,则成为AGG,AAC,GCT,GA,使原来编码的多肽由亮-组-丙-苏变为半胱-亮-精-亮。移码突变的影响范围自突变点起直到末端整条结构基因的转录与翻译,引起基因产物的变化比较严重,对生物活性的影响也较显著。

3. 倒置与转位 指DNA链的重组过程中,其中一段核苷酸链方向倒置、或从一处迁移到另一处。这两种情况都可造成密码的错误阅读,引起基因产物的变化。

4. 碱基的互变异构 DNA链中,当T以烯醇式出现时,在复制过程中,其相对位置不再是A,而是G;C以亚氨基形式出现时,就和A配对,这样就使基因结构发生了改变,造成自发突变。由于在任何一瞬间,某一碱基是处于酮式或烯醇式,还是氨基式或亚氨基式,目前还无法预测,所以要预言在某一时间、某一基因发生自发突变仍是不可能的。但人们运用数学方法对这些偶发事件作了大量统计分析后,统计出了碱基对发生自发突变的概率约为 $10^{-8} \sim 10^{-9}$。四种碱基中的任何一种均可发生互变异构。

5. 环出效应 在DNA复制过程中,如果其中某一单链上偶尔产生一个小环,则会因环上的基因越过复制而发生遗传缺失,从而造成自发突变。

突变或诱变对生物可能产生4种后果:①致死;②丧失某些功能;③改变基因型(genotype)而不改变表型(phenotype);④发生了有利于物种生存的改变,使生物进化。

(二)诱变剂

细菌自发突变的原因可能是宇宙间普遍存在的短波辐射、热及自然界存在的一些具有致突变作用的物质。人工应用理化因素可诱发突变者称为诱变剂。化学诱变剂包括核苷酸碱基的类似物,如分子结构类似胸腺嘧啶的5-溴尿嘧啶。烷化剂可改变碱基的化学结构,也是诱变剂。吖啶类染料可螯合入DNA的碱基对之间,引起DNA在复制过程中出现碱基对的插入或缺失。紫外线与X线是常用的物理诱变剂。紫外线可使邻近的胸腺嘧啶构成双体,引起DNA结构的变化而致突变。

对某一种具体诱变剂来说,既可同时引起转换与颠换,也可只具其中的一个功能。根据化学诱变剂的作用方式,可将诱变分为直接置换诱变和间接置换诱变两种类型。

1. 直接置换诱变 它们是一类可直接与核酸碱基发生化学反应的诱变剂,无论在机体内或在离体条件下均有作用,例如亚硝酸、羟胺和各种烷化剂(硫酸二乙酯、甲基磺酸乙酯、N-甲基-N'-硝基-N-亚硝基胍、N-甲基-N-亚硝基脲、乙烯亚胺、环氧乙酸、氮芥等)。它们可与一个或几个核苷酸发生化学反应,从而引起DNA复制时碱基配对的转换,并进一步使微生物发生变异。在这些诱变剂中,除羟胺只引起G:C→A:T外,其余都是使G:C→A:T互变。能引起颠换的诱变剂很少,只是部分烷化剂才有作用(表8-2)。

表8-2　各种诱变剂的作用机制及诱变功能

诱变因素	在DNA上的效应	遗传效应
碱基类似物	掺入作用	AT与GC转换
羟胺	与胞嘧啶起反应	GC→AT转换
亚硝酸	A、G、C的氧化脱氨作用	AT与GC转换
	交联	缺失
烷化剂	烷化碱基（主要是G）	AT与GC转换
	烷化磷酸基团	AT→TA颠换
	丧失烷化的嘌呤	GC→CG颠换
	糖-磷酸骨架的断裂	巨大损伤（缺失、重复、倒位、易位）
吖啶类	碱基之间的相互作用（双链变形）	阅读框移位
	形成嘧啶的水合物	GC→AT转换
紫外线	形成嘧啶的二聚体交联	阅读框移位
	碱基的羟基化和降解	AT与GC转换
电离辐射	DNA降解	阅读框移位
	糖-磷酸骨架的断裂	巨大损伤（缺失、重复、倒位、易位）
	丧失嘌呤	
加热	C脱氨基	CG→TA转换
Mu 噬菌体	结合到一个基因中间	阅读框移位

2. 间接置换诱变　引起这类变异的诱变剂是一些碱基类似物,如5-溴尿嘧啶（5-BU）、5-氨基尿嘧啶（5-AU）、8-氮鸟嘌呤（8-NG）、2-氨基嘌呤（2-AP）和6-氯嘌呤（6-CP）等。它们的作用是通过活细胞的代谢活动掺入到DNA分子中引起的,故是间接的。

需注意的是,许多理化诱变剂的诱变作用都不是单一的。例如,亚硝酸既能引起碱基对的转换作用,又能诱发染色体畸变;一些电离辐射也可同时引起基因突变和染色体畸变。

二、RNA突变

按照早先的遗传学观点,RNA在遗传过程中担负的功能非常简单,它一般是作为DNA的"附属"出现的,把DNA所携带的遗传指令传递到蛋白质合成过程中,充当"信使"和"模板"。但新的研究成果揭示,RNA不光是遗传的"信使",在某种程度上还扮演"纠错者"和"控制者"的角色。

现已明确,在绝大多数动植物中DNA是主要的遗传物质,在不含DNA的生物中,RNA则承担着主要的遗传任务。一些植物病毒和动物病毒,只含有RNA,它们的遗传性状则是由RNA决定的。例如烟草花叶病毒（TMV）的基本成分就是蛋白质和RNA。目前,大量的科学研究证明,除烟草花叶病毒以外,还有少数生物如流感病毒、冠状病毒、狂犬病毒、埃博拉病毒等是以RNA作为遗传物质的。RNA一般是单链线形分子,也有双链和环状单链的,后来还发现有支链的RNA分子。作为遗传物质,RNA也具有自我复制、指导蛋白质合成的功能,甚至可以逆转录出DNA。在生化特性上,DNA由于构造独特,因此比较稳定,RNA则不容易保存,容易受外来环境因素影响而出现突变。

RNA病毒会经常发生突变,以不断地应付多变恶劣的环境,包括对药物产生抵抗性。以流感病毒为例,因为不断发生突变,病毒表层的抗原剧烈变化,使人类免疫系统不能对它及时辨认,以致不能合成有效抗体去杀灭病毒。病毒繁殖速度之高、数量之大,它们可以通过牺牲少量的致命突变,以达到绝大多数病毒永久生存的目的。一些长度较短的核糖核酸即所谓"小核糖核酸",能够对细胞和基因的很多行为进行控制,比如打开和关闭多种基因,删除一些不需要的DNA片段等。它们在细胞分裂过程中更是发挥了至关重要的控制作用,可指导染色体中的物质形成正确的结构,防止DNA片段位移出错。RNA功能的错乱,可能是引发癌症的一个重要原因。

三、基因的转移与重组

在原核生物中,基因转移和重组的方式主要有转化、接合、转导、溶原体转换和原生质体融合(原生质体融合另述)四种。某些遗传型变异如耐药性也可通过转化、接合、转导等方式从一个病原体传递给子代或其他病原体。在基因转移过程中,提供DNA的细菌为供体菌,而接受DNA的细菌是受体菌。

质粒是染色体外的遗传物质,并不是细菌生存和繁殖所必需的。但它们可以在菌株间、菌种间传递基因,这种"穿过种与种之间屏障的通道"使基因的稳定性发生了变化:某些基因,如抗药基因,可通过质粒进行传递。抗药基因可以由一个质粒转移到另一个质粒,也可由染色体转移到质粒,或由质粒转移到染色体,可以说这是一种基因的传染病,这就是微生物发生变异产生耐药性的原因所在。

(一)转化

转化(transformation)是受体菌直接摄取供体菌游离的DNA片段,通过交换,把它整合到自己的基因组中,从而获得供体菌的部分遗传性状的过程。转化后的受体菌称为转化子。来自供体菌的DNA片段称为转化因子,一般是双链DNA片段。

转化首先在1928年由Griffith在肺炎链球菌中发现,以后在葡萄球菌、流感嗜血杆菌中也先后被发现。两个菌种或菌株间能否发生转化,与它们在进化过程中的亲缘关系有着密切的联系。许多细菌如芽孢杆菌、链球菌、奈瑟菌和流感嗜血杆菌等能够自然发生转化作用。但即使在转化率极高的菌种中,不同菌株间也不一定都可发生转化,能进行转化的细菌必须处于感受态。感受态是受体菌最易接受外源DNA片段并实现转化的特殊生理状态,此时细菌吸收DNA的能力可比一般细菌高100~1000倍。感受态的出现受该菌的遗传性、菌龄、生理状态和培养条件等的影响。例如肺炎链球菌的感受态在对数期的后期出现,而芽孢杆菌属则出现在对数期末及稳定期。伴随感受态的出现,细胞表面有新的蛋白质分子形成,称为感受态因子,分子量为5000~10000。

以革兰阳性的肺炎链球菌荚膜转化实验为例,可将转化过程大体分为5个阶段:①双链DNA片段与感受态受体菌表面的特定位点(主要在新形成细胞壁的赤道区)结合,细胞膜的磷脂成分——胆碱可促进这一过程;②结合上的DNA被核酸内切酶降解,形成平均分子量为 $(4\sim5)\times10^6$ 的DNA片段;③DNA双链中的一条被膜上的核酸酶切除,另一条进入细胞,这是一个耗能过程,分子量小于 5×10^5 的DNA片段不能进入细胞(能够转化的DNA片段必须具有一定的大小,片段过小受体细胞便不能吸收),此时如用低浓度溶菌酶处理可提高细胞壁的通透性,故可提高转化频率;④转化的DNA单链与受体菌染色体上的同源区结合,并替代其中一条单链,因它们之间的DNA顺序不一定互补,故可呈杂合状态;⑤受体菌染色体进行复制,杂合区段分离,其中一条类似供体菌,另一条类似受体菌,当细胞分裂后,就形成了一个转化子。钙离子和环化腺苷酸(cAMP)的加入可提高转化能力。

耐药菌可通过转导方式由噬菌体将耐药基因转移给敏感菌,从而使敏感菌获得耐药基因,表达出耐药特性。通过对一些具有耐药性的细菌的研究,将发生变异的有耐药性的细菌质粒与正常细菌的质粒加以比较,学者们得出结论:24%的细菌有"传递质粒",它们可以将基因传递给实验性大肠埃希菌。他们认为:细菌后天获得的对抗生素的抵抗力是由于有新的因子嵌入质粒而产生的,更确切地说是由于异常质粒的增生而产生的。

把噬菌体或其他病毒的DNA(或RNA)抽提出来,让它去感染感受态的宿主细胞,并进而产生正常的噬菌体或病毒后代,这种现象称为转染(transfection)。它与转化不同之处是病毒或噬菌体并非遗传基因的供体菌,中间也不发生任何遗传因子的交换或整合,最后也不产生具有杂合性质的转化子。

(二)接合

通过供体菌和受体菌之间的直接接触,或性菌毛的介导,在暂时的沟通中将供体菌的遗传物质(或质粒)转移给受体菌,使之发生基因重组而获得供体菌的遗传性状的过程,称为接合(conjugation)。这一过程不是在所有细菌之间均可发生,细菌的接合现象主要见于革兰阴性菌。大肠埃希菌有性别分化,决定它们性别的因子为致育因子(Fertility factor),又称F因子。F因子是一种独立于染色体外的小型环状DNA,分子量为5×10^7。在大肠埃希菌中,F因子的DNA含量约占总染色体含量的2%,一般呈超螺旋状态,具有自主的与染色体进行同步复制和转移到其他细胞中去的能力。这是最早发现的一种附加体性质的质粒(也称性质粒),带有一些对细胞生命活动关系较小的基因。凡有F因子的细菌相当于雄性菌,在其细胞表面编码产生1~4条中空而细长的丝状物,称为性菌毛(sex pili),它的功能是在接合过程中转移DNA,因此接合被看作是细菌的有性生殖过程,又称为细菌杂交。只有那些具有F因子或类似F因子传递装置的细菌才能发生接合,根据F因子在细胞中的有无和存在方式的不同分为以下4种接合类型:

1. F⁺(雄性)菌株　在这种细胞中存在着游离的F因子,在细胞表面还有与F因子数目相当的性菌毛。当F⁺菌株与F⁻菌株相接触时,前者通过性菌毛将F因子转移到后者细胞中,并使F⁻菌株也转变成F⁺菌(一般达到100%)。F因子的传递过程为:①F因子上的一条DNA单链在特定的位置上发生断裂;②断裂的单链逐渐解开,同时以留下的另一条环状单链作模板,通过模板的旋转,一方面将解开的一条单链通过性菌毛而推入F⁻菌中,另一方面,又在供体细胞内,重新合成一条新的环状单链,以取代解开的单链,此即"滚环模型"(rolling circle model);③在F⁻细胞中,外来的供体DNA单链上也合成了一条互补的新DNA链,并随之恢复成一条环状的双链F因子,因此,F⁻菌就变成了F⁺菌。

2. F⁻(雌性)菌株　F⁻菌中没有F因子,表面也不具性菌毛,从自然界分离的2,000个大肠埃希菌株中,F⁻菌约占30%。它可通过与F⁺菌株或F′菌株的接合而接受外来的F因子或F′因子,从而使自己成为"雄性"菌株。F⁻菌还可同时接受来自高频重组(Hfr)菌株的一部分或全部染色体信息,如属后一种情况,则它在获得一系列Hfr菌株性状的同时,还获得了处于转移染色体末端的F因子,使自己从原来的"雌性"转变成"雄性"菌株。

3. 高频重组(High frequency recombination, Hfr)菌株　由于F质粒可整合于受体菌的染色体中,整合有F质粒的菌株可高效转移染色体基因至受体菌,因此被称为Hfr菌株。Hfr菌株也有性菌毛,与F⁻接合后的重组频率比F⁺与F⁻接合后的重组频率高出几百倍以上。在Hfr细胞中存在着与染色体特定位点相整合的F因子(产生频率约10^{-5})。当它与F⁻菌株发生接合时，Hfr染色体在F因子处发生断裂，由环状变成线状。整段线状染色体转移到F⁻细胞的全过程约需100min。在转移时，由于断裂发生在F因子中，所以必然要等Hfr的整条染色体组全部转移完成后，F因子才能完全进入F⁻细胞。可是，由于种种原因，这种线状染色体在转移过程中经常会发生断裂，所以Hfr的许多基因虽可进入F⁻，但越在前端的基因，进入的机会就越多，故在F⁻中出现重组子的时间就越早，频率也高。而F因子因位于最末端，故进入的机会最少，引起性别转化的可能性也最小。因此，Hfr与F⁻接合的结果重组频率虽高，但却很少出现F⁺的菌株。Hfr菌株的染色体转移与F⁺菌株的F因子转移过程基本相同。所不同的是，进入F⁻的单链染色体片段经双链化后，形成部分合子，然后两者的同源染色体进行配对，一般认为要经过两次或两次以上的交换后才发生遗传重组。

4. F′菌株　Hfr菌株中的F质粒有时可从染色体上脱离下来，终止其Hfr状态。当Hfr菌株内的F因子因不正常切割而脱离其染色体时，可形成游离的但携带一小段（最多可达1/3）染色体基因的F因子，特称F′因子，这种质粒称为F′质粒。携带有F′因子的菌株，其性状介于F⁺与Hfr之间，这就是初生F′菌株。通过初生F′菌株与F⁻菌株的接合，就可以使后者转变成F′菌株，这就是次生F′菌株，它既获得了F因子，又获得了来自初生F′菌株的若干遗传性状。以这种接合来传递供体菌基因的方式称为F因子转导（F-duction）、性导（sexduction）或F因子媒介的转导（F-mediated transduction）。这时，受体菌的染色体和由F′因子所携带来的细菌基因间，通过同源染色体区（即双倍体区）的交换，实现了重组。在次生的F′群体中，大约有10%F′因子重新整合到染色体组上，而恢复成Hfr菌，故该群体显示出来的特征介于F⁺和Hfr供体菌之间。

F因子它既可脱离染色体在细胞内独立存在，也可插入（即整合）到染色体上，同时，它既可经过接合作用而获得，也可通过一些理化因素（如吖啶橙、Ni^{2+}、Co^{2+}、丝裂霉素C、硫酸+二酯钠、亚硝基胍、利福平、溴化乙锭、环己亚胺和加热等）的处理，使其DNA复制受抑制后从细胞中消失。

除F因子外，发现耐药质粒R因子中有些亦可通过接合而传递。R因子能同时携带一种或几种耐药基因，常常通过接合机制转移给对药物敏感的宿主菌。R因子由两部分组成，一为承担耐药性转移功能的部分，称为耐药转移因子（resistance transfer factor, RTF），它像F因子一样能编码性菌毛的产生和转移；另一为耐药决定因子（r决定因子），含有耐药基因，能赋予宿主菌以耐药特性。能以接合方式转移的，称为传递性R因子，肠道杆菌的耐药质粒属于此种类型。有耐药基因而不能以接合方式转移的为非传递性R因子，这类R因子必须经传递性质粒带动、噬菌体转导或以转化方式在细菌间转移，金黄色葡萄球菌的耐青霉素质粒，因不含耐药转移因子属于非传递性R因子。

R因子决定细菌耐药性的问题是临床治疗中的大问题。R因子决定耐药性的机制是：①质粒基因可编码产生各种钝化酶，如金黄色葡萄球菌耐药性质粒编码青霉素酶，耐氨苄西林的肠道杆菌质粒中编码能使β内酰胺环水解的酶；②R因子通过控制一些细菌细胞膜的通透性，使四环素不能进入菌体。③R因子通过阻止抗生素与细菌细胞内的作用部位结合，使细菌耐药。如R因子编码的甲基化酶，使核糖体上某些分子甲基化，使红霉素不能与之结合而失去作用。由于R因子可通过接合在种、属不同的细菌间转移，因此有些痢疾杆菌即使未与药物接触过，但可自耐药的大肠埃希菌获得R因子而耐药。目前有学者主张应及时了解医院内细菌的R因子质粒耐药图谱，轮流选用抗生素以达到较好的治疗效果。

（三）转导

通过温和噬菌体的媒介，把供体菌的DNA片段转移到受体菌中，从而使后者获得了前者部分遗传性状的现象,称为转导(transduction)。获得新遗传性状的受体菌,称为转导子。

转导现象最早(1952年)是在鼠伤寒沙门菌中发现的。以后在许多原核微生物中都陆续发现,如大肠埃希菌(E. coli),芽孢杆菌属(bacillus),变形杆菌属(proteus),假单胞菌属(pseudomonas),志贺菌属(shigella)和葡萄球菌属(staphylococcus)等。

目前所知道的转导方式大致有如下几种:

1. 普遍转导(generalized transduction) 温和噬菌体在其裂解期的后期,在噬菌体DNA装配入外壳蛋白组成新的噬菌体时,约10^5~10^7次包装中会发生一次错误,将细菌的DNA包入头部蛋白衣壳内,成为一个转导性噬菌体。此被装入的DNA可以是供体菌染色体上的任何部分,质粒也有可被包入衣壳进行转导,这一过程称为普遍性转导。当转导性噬菌体侵犯另一受体菌时,可将错装的供体菌DNA携带进入受体菌内。供体菌DNA进入受体菌后可发生两种结果,一种为只有少数外源性DNA片段能与受体菌染色体整合,随染色体而传代,称完全转导。但绝大多数外源性DNA片段不能与受体菌染色体整合,仍保持游离状态,也不能自身复制,称为流产转导。

(1)完全普遍转导:简称完全转导(complete transduction)。在鼠伤寒沙门菌的完全普遍转导实验中,曾以其野生型菌株作供体菌,营养缺陷型为受体菌,P22噬菌体作为转导媒介。当P22在供体菌内增殖时,宿主的染色体断裂,待噬菌体成熟之际,极少数(10^{-5}~10^{-8})噬菌体的衣壳将与噬菌体头部DNA相似的供体菌DNA片段误包入其中,形成完全不含噬菌体自身DNA的假噬菌体。这种假噬菌体再去感染受体菌,就会将这一外源DNA片段导入受体菌内。由于1个细胞只感染了1个完全缺陷的假噬菌体,故受体细胞不会发生溶原化,更不会裂解,还由于导入的供体DNA片段可与受体染色体组上的同源区段结合,再通过双交换而重组到受体菌染色体上,于是就形成了遗传性稳定的转导子(图8-1)。除鼠伤寒沙门菌P22噬菌体外,大肠埃希菌的P1噬菌体和枯草杆菌的PBS1和SP10等噬菌体都能进行完全转导。

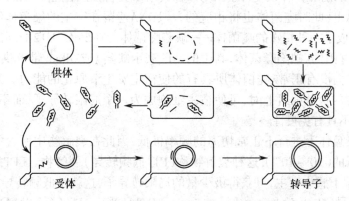

图8-1 由P22噬菌体引起的完全普遍转导图

(2)流产普遍转导:简称流产转导。在许多获得供体菌DNA片段的受体菌内,如果转导DNA不能与受体菌DNA进行重组,其携带的基因仅经过转录而得到表达,就称流产转导。当这一细胞进行分裂时,只能将这段DNA分配给一个子细胞,而另一子细胞只获得供体基因的产物——酶,因此仍可在表型上出现供体菌的特征,每经过一次分裂,就受到一次"稀释"。所以,能在选择性培养基平板上形成微小菌落就成了流产转导的特点(图8-2)。

2. 局限转导(restricted或specialized transduction) 是指通过部分缺陷的温和噬菌体把供体菌的少数特定基因携带到受体菌中,并获得表达的现象。只有温和噬菌体可进行局限

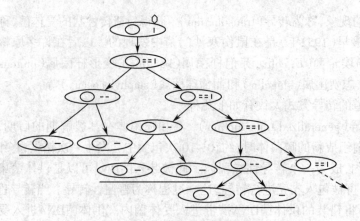

图8-2　流产转导示意图

性转导。当温和噬菌体进入溶原期时,会以前噬菌体形式整合于细菌染色体的某个部位。当其受激活或自发进入裂解期时,如果该噬菌体DNA在脱离细菌染色体时发生偏离,则与前噬菌体相邻的细菌染色体DNA可被包装入噬菌体蛋白质衣壳内。因此局限性转导噬菌体所携带的细菌基因只限于插入部位附近的基因。由于局限性转导噬菌体常缺少正常噬菌体所需的基因,因此常需与野生型噬菌体共同感染,并在受体菌中复制,获得该段基因的表达。局限转导最初于1954年在E.coli K12中发现。根据转导频率的高低可把局限转导分为低频转导和高频转导两类。

（1）低频转导（Low frequency transduction, LFT）:已知当温和噬菌体感染受体菌后,该噬菌体的染色体会开环,并以线状形式整合到宿主染色体的特定位点上,从而使宿主细胞发生溶原化,并获得对相同温和噬菌体的免疫性。如果该溶原菌因诱导而发生裂解时,就有极其少数（约10^{-5}）的前噬菌体发生不正常切离,其结果会将插入位点一侧的少量宿主基因连接到噬菌体DNA上（此时噬菌体也将相应的一段DNA遗留在宿主的染色体组上）,通过衣壳的"误包",就形成了一种特殊的噬菌体——缺陷噬菌体。在E.coli K12中,可形成λdgal或λdg（带有供体菌gal基因的λ缺陷噬菌体,其中的"d"表示缺陷）或λdbio（带有供体菌bio基因的λ缺陷噬菌体）,它们没有正常λ噬菌体所具有的使宿主发生溶原化的能力。当它感染宿主细胞并整合在宿主的核基因组上时,可使宿主细胞成为一个局限转导子,而不是一个溶原菌,因而对λ噬菌体不具有免疫性。

由于宿主染色体上进行不正常切离的频率极低,因此在裂解物中所含的部分缺陷噬菌体的比例是极低的（10^{-4}~10^{-6}）,这种裂解物称LFT（低频转导）裂解物。LFT裂解物在低感染复数（m.o.i）情况下感染宿主,可获得极少量的局限转导子,这就是低频转导。

（2）高频转导（High frequency transduction, HFT）:当E.coligal-（不发酵半乳糖的营养缺陷型）这种受体菌用高感染复数的LFT裂解物进行感染时,则凡感染有λdgal噬菌体的任一细胞,几乎同时都感染有正常的λ噬菌体。这时,这两种噬菌体可同时整合在一个受体菌的核染色体组上,从而使它成为一个双重溶原菌。当双重溶原菌被紫外线等诱导时,其中的正常λ噬菌体的基因可补偿λdgal所缺失的部分基因功能,因而两种噬菌体就同时获得复制的机会。所以,在双重溶原菌中的正常λ噬菌体被称为助体（或辅助）噬菌体。据以上的特点可以知道,由双重溶原菌所产生的裂解物中,含有等量的λ和λdgal粒子,这就称HFT（高频转导）裂解物。如用低感染复数的HFT裂解物去感染另一个E.coligal-受体菌,则可高频率地把它转化为能发酵半乳糖E.coligal+转导子。这种转导方式称高频转导。

(四)溶原性转换

当温和噬菌体感染其宿主而使之发生溶原化时,噬菌体的基因整合到宿主的基因组上,使后者获得了新的遗传性状的现象,称为溶原性转换(lysogenic conversion)。当宿主丧失这一噬菌体时,通过溶原转变而获得的性状也同时消失。溶原性转换与转导有本质上的不同,首先是它的温和噬菌体不携带任何供体菌的基因,其次,这种噬菌体是完整的,而不是缺陷的。

溶原性转换的典型例子是不产毒素的白喉棒状杆菌(*Corynebacterium diphtheriae*)菌株在被β噬菌体感染而发生溶原化时,会变成产白喉毒素的致病菌株。另一例是鸭沙门菌(*Salmonella anatum*)用E15噬菌体感染而引起溶原化时,细胞表面的多糖结构会发生相应的变化。最近,国内有人发现,在红霉素链霉菌(*Streptomyces erythreus*)中的P4噬菌体也具有溶原转变能力,它决定了该菌的红霉素生物合成及形成气生菌丝等能力。

(五)转座因子(transposable elements)

除了上述各种基因转移的方式外,还发现了一类能在质粒之间或质粒与染色体之间自行转移位置的核苷酸序列,称为转座因子。原核生物中的转座因子包括插入序列(insertion sequence,IS)、转座子(transposon,Tn)和转座噬菌体。其中最简单的插入序列仅有1000bp,只具有编码转位酶的基因,不携带任何已知与转位功能无关的基因。几乎所有的细菌都具有插入序列,有些质粒也含有插入序列,这对于高频重组菌的形成至关重要。还有一些分子量较大者为转座子。与质粒不同的是,转座子不能自主复制,必须依赖于染色体、质粒或噬菌体来复制,转座子可以在革兰阳性菌和阴性菌之间传递,宿主范围广,是抗性基因传播的重要原因之一。一般转座的DNA链末端有互补及倒置重复序列,从而一条单链即可自己形成环状结构。转座子除含有与转位功能相关的基因外,还含有其他与转位无关的基因,如耐药基因,毒素基因或抗金属基因及某些酶的基因等。转座子插入细菌染色体后,可在插入部位影响了细菌染色体DNA的正常结构,使细菌失去某些功能,如转座子插入编码细菌生命活动关键蛋白的基因中并使其失活,细菌往往死亡;或影响插入点附近基因的表达;或将新的基因带入基因组使细菌获得新的生物学性状,细菌的多重耐药即与此有关。转座子携带的这些基因在即使与受体菌无核酸同源性的情况下仍可传递转移。因此转座子与质粒一样在构成致病性、耐药性菌中占有重要地位。另大肠埃希菌Mu噬菌体是温和噬菌体,但又与一般的温和噬菌体不同,它含有与转位功能有关的基因和反向重复序列,可随机整合到宿主菌染色体的任何位置上,可导致宿主菌发生变异。

第二节　细菌sRNA在耐药中的作用

细胞对环境变化的感应与调节涉及一系列复杂的生物学过程,其中涉及DNA、RNA和蛋白质对基因表达的调节,细菌通过基因表达的调节和细胞内的信号传导,实现对环境的适应。近年研究发现,由细菌sRNA(Small non-coding RNA)组成的转录后调控网络,是细菌感应外界环境、进行生理调节的重要机制之一。

一、sRNA概述

细菌sRNA是一类长度在50~300个核苷酸的小非编码RNA,最初于1967年在大肠埃希菌中发现,凭借迅速发展的高通量测序技术,结合cDNA文库构建、RNA印迹(northern blot)、实时定量PCR技术和生物信息学分析等方法,近年来,数百种sRNA在不同种属细菌中相继被发现,几乎所有细菌中都含有sRNA,其中大肠埃希菌中有近140种。目前sRNA的筛选、鉴定、分子作用模式和生理功能已成为细菌学研究的前沿热点。sRNA通过对基因表达的调控,在细菌的物质代谢、毒力、群体感应、物理因素应激和致病等过程中发挥重要的调节作用。这些感应环境信号的sRNA的典型特征是,既受某些与特定环境或代谢信号相关的转录因子的调节,又可调节一个或多个靶位基因的表达,甚至作为细胞压力调节和众多其他关键反应的整体调节因子(global regulator)。

二、sRNA分类

迄今为止细菌中发现的sRNA可分为三类,第一类sRNA占绝大多数,通过与靶核酸特异性碱基互补或与蛋白质结合的方式,发挥调节作用,这种sRNA可分顺式(cis)和反式(trans)两种类型,前者的序列是靶mRNA的反义链,后者是基因间序列,通常基因组上有多个结合靶位。第二类sRNA是核糖开关(ribo-switches),一般为mRNA的5′-UTR区序列,环境因素可诱发核糖开关构象改变,进而调节下游基因的表达。第三类是新近发现的成簇规律间隔的重复短回文序列(clustered regularly interspaced short palindromic repeats, CRISPRs),是基因组上串联排列的、重复规律间隔的短回文序列,CRISPRs完整转录之后被酶解为含有短回文序列的小RNA,又称crRNA,目前认为CRISPRs可抑制噬菌体或质粒等外源DNA的复制。

三、sRNA与靶位的作用方式

(一)反式编码的sRNA(trans-coded sRNA)

是sRNA中研究最广泛的一类,为基因间序列,通过不完全碱基互补配对发挥调节作用,通常基因组上有多个结合靶位,称反式编码的sRNA。通过与mRNA之间的碱基互补配对,正向或负向调控mRNA的翻译及其稳定性。反式编码的sRNA与mRNA的结合通常通过RNA分子伴侣Hfq介导实现。Hfq是细菌的RNA结合蛋白,也称RNA分子伴侣,能够促进sRNA-mRNA之间的碱基配对并维持sRNA的稳定性。Hfq是一个六聚环蛋白,与sRNA和mRNA的结合位点分别在环的近极端和远极端,通过连接sRNA和mRNA,重构RNA的二级结构,进而增加sRNA和mRNA配对的频率和效率。

1. 负调控作用 对翻译的负调控作用是反式编码sRNA的最主要作用。当sRNA发挥负调控作用时,常需要RNA分子伴侣Hfq来促进与靶mRNA之间的配对。如果sRNA-mRNA结合位点在mRNA起始密码子上游15nts和下游20nts之间,sRNA可直接与核糖体结合位点(RBS)结合,抑制翻译起始。sRNA抑制翻译的机制可通过与核糖体备用结合位点、上游开放阅读框、翻译增强子结合而实现。sRNA在Hfq的帮助下,与mRNA的内部核糖体进入位点(RBS)结合,抑制核糖体装载,进而间接抑制翻译。此外,sRNA的负调控作用,还体现在与mRNA之间的碱基配对后不阻止翻译,而是直接促进mRNA的降解。

2. 正调控作用 反式编码sRNA的正向调节作用较少见,主要表现为sRNA与靶mRNA结合后,促进靶mRNA翻译或提高靶mRNA的稳定性。其作用方式有三种,最常见的一种是sRNA通过碱基互补配对,破坏mRNA上固有的抑制翻译的二级结构,暴露RBS位点,以这种反-反义机制激活靶mRNA的翻译。第二种是sRNA与靶mRNA结合,诱导其降解,使带有RBS

的mRNA片段增多,从而促进翻译。第三种是内切核苷酸切割产生的mRNA片段,与sRNA碱基配对构成sRNA-mRNA复合体,防止mRNA进一步降解,从而增加编码蛋白的产生。

(二)顺式编码的sRNA(cis-coded sRNA)

与反式编码sRNA不同,其与靶mRNA之间完全互补配对。这类sRNA在质粒、噬菌体、转座子等移动元件和细菌染色体中都有发现。许多染色体上的顺式编码sRNA可作为细菌的抗毒素因子,调节有毒的小疏水蛋白的表达。顺式编码sRNA的片段大小差别很大,范围一般在100到7000nts不等,能够在转录、mRNA稳定性和翻译水平上起调节作用。

(三)与蛋白质结合的sRNA

虽然绝大多数sRNA通过与靶mRNA互补配对来发挥调节作用,但也有少数sRNA能够与蛋白结合并调节其活性。一般是通过模仿蛋白同源靶点的结构,调节核酸结合蛋白的活性。这类sRNA的典型代表是许多细菌种属中的6S RNA,它可结合到RNA聚合酶全酶的σ 70亚基的活性位点上,阻止RNA聚合酶与DNA启动子结合。在大肠埃希菌等细菌中,还发现另一类能够与蛋白质结合的sRNA,它们能与相应的靶蛋白结合并抑制其活性,间接调节一系列基因的表达。此外,转移信使RNA(tmRNA)也能与蛋白结合,其能促进异常多肽链的降解从而保持蛋白质的稳定型。

长期以来人们一直认为,每个sRNA只具有一种调节功能,即参与碱基互补配对或与蛋白结合参与翻译调控。然而,最近发现了双功能sRNA,这些sRNA不仅能够与一个或多个靶点结合,也能像mRNA一样编码小分子蛋白。RNA Ⅲ就属于这类sRNA,它是金黄色葡萄球菌中最重要的毒力调节因子,能够编码δ-溶血素毒素,也能够通过与编码其他毒力因子的mRNA进行碱基互补配对来发挥作用。在铜绿假单胞菌中也发现了一种双功能sRNA,通过调节毒力因子编码基因的mRNA发挥间接的调节毒力作用。

四、与细菌耐药相关的sRNA

细菌耐药为细菌的自然生理反应,细菌通过改变自身状态如产生灭活酶、改变细菌外膜通透性、改变抗菌药物作用靶位、主动外排泵系统改变、生物被膜的形成等来适应抗菌药物的影响,最终产生了耐药。抗菌药物能够使sRNA表达发生变化而使细菌产生一系列变化,最终调节细菌适应抗生素而产生耐药。在sRNA与耐药关系的研究中,发现以下几种sRNA通过不同的途径介导细菌对抗生素的耐药。

(一)sRNA调节抗生素的摄取

大肠埃希菌的小RNA MicF通过调节细菌外膜蛋白表达,控制细菌对抗生素的摄取能力,从而参与细菌耐药的调节。MicF能够负调控孔蛋白OmpF mRNA的翻译及其稳定性,进而抑制OmpF孔蛋白的产生,使进入细胞的药物量减少,从而引起抗生素耐药。2012年,Holmqvist等通过实验发现,MicF通过以转录因子Lrp为中心的调控网络参与细菌抗生素应答和耐药的调节。Lrp是细菌重要的转录因子,能调节大肠埃希菌细胞内1/10左右蛋白质的表达。MicF可调控Lrp蛋白的转录,进而影响Lrp调控靶蛋白质的表达,反过来,Lrp对MicF又有负调控作用。

(二)sRNA介导抗菌药物的杀菌作用

抗菌药物能够影响sRNA而导致相关基因的表达受到影响,提高药物敏感性而产生抗菌作用,例如,阿奇霉素能够影响sRNA从而干扰蛋白质的合成、损伤细胞膜而达到杀菌的效果。大肠埃希菌sRNA中的RyhB能促进CirA的表达,而CirA与大肠菌素Ia结合后会导致细胞的死亡。在RyhB和CirA缺乏的大肠埃希菌突变株中,大肠菌素Ia则不能导致细菌死亡。sRNA还能与细菌的二级代谢产物作用,影响抗生素的生成。此外,一些细菌如沙门菌中RyhB的缺失会使活性氧物质(ROS)异常增高,达到其杀菌作用,这样的机制是否和抗生素杀菌的作用机制有着重要联系还尚待验证。

(三)sRNA调节生物膜的形成过程

研究表明sRNA能够参与细菌生物膜形成的调控网络。有文献报道,Hfq突变株中由于sRNA的调控能力受到干扰,使鼠伤寒沙门菌不能产生成熟的生物膜,这意味着sRNA在生物膜形成方面发挥了至关重要的作用。最近研究,越来越多的sRNA被发现参与生物膜形成的调控。近期有利用突变体库对沙门菌生物膜的形成能力进行了研究分析,sRNA SdsR是沙门菌生长到稳定期时,细胞内最丰富的sRNA之一。在沙门菌SdsR的突变株中,观察到生物膜的表型降低。研究发现,另外5个sRNA,即OmrA/B、McaS、RprA和GcvB能够直接调节csgD基因,csgD是与产生curli有关的中央生物膜主调节器。此外,有的sRNA还调控鞭毛的合成和流动性,从而影响生物膜的形成过程。

(四)sRNA介导细菌代谢状态的改变而影响耐药性

微生物当营养物质匮乏时,容易出现生长缓慢或停止的现象。如在葡萄糖磷酸盐压力下,葡萄糖-6-磷酸(G6P)或不可代谢的葡萄糖类似物α-甲基-葡萄糖苷-6-磷酸(αMG6P)累积,会导致生长停滞和细胞死亡。在大肠埃希菌中,葡萄糖和α-甲基-葡萄糖苷(αMG)输入细胞后,被磷酸转移酶系统(PTS)磷酸化。其中由ptsG基因编码的PtsG是PTS中的主要葡萄糖转运蛋白。在葡萄糖磷酸盐压力下,sRNA SgrS能够对PtsG mRNA的转录后水平进行负调控,阻止PtsG蛋白的合成以及G6P或αMG6P的进一步积累。有文献报道,SgrS编码一个小肽段SgrT,它能够通过未知机制抑制PtsG的活性。最近的研究显示在葡萄糖磷酸化压力下,PTS和ManXYZ也同PtsG一样,在转录后水平上受到SgrS的调控。此外,也有研究显示SgrS能够在转录后水平抑制沙门菌特异毒性蛋白SopD的合成。这一发现表明,葡萄糖磷酸压力和毒力因素之间可能存在一些相关性。

(五)氧化应激压力下的sRNA

关于调节细菌适应氧化应激反应的信号转导蛋白研究,了解较多的是OxyR和SoxR。OxyR是LysR转录调节因子家族的成员,它能够激活一些防御基因的表达,这些防御基因主要编码过氧化氢酶、烷基过氧化氢还原酶和超氧化物歧化酶等。OxyR能够被过氧化氢激活进而诱导sRNA OxyS的转录。作为一种多效性调节器,OxyS能够增强和抑制多个基因的表达,并且能够在某种程度上保护细胞自发和化学诱导的突变。现今已经确定了一些OxyS sRNA调节的靶mRNA。其中OxyS能够抑制fhlA(编码一种转录激活因子)和rpoS(编码RNA聚合酶的σs亚基)的翻译起始。并且有文献指出,rpoS的翻译抑制将下调呼吸作用和超氧化物的产生。

(六)sRNA参与细胞铁的平衡

铁是细胞活动所需的重要成分,对于细胞的生长和分化、电子转移、氧运输、代谢、活化和解毒等活性是必需的。当细胞内铁含量升高时,会导致活性氧物质(ROS)增多,从而对细菌产生危害。在大多数细菌中,铁吸收调节器(Fur)能够作为中央传感器和铁稳态调节器。Fur也参与多种细胞功能,如氧化应激,能量代谢,耐酸性和毒力基因的产生等。

RyhB是铁饥饿条件下在大肠埃希菌中表达的sRNA,它受Fur蛋白的调节。当环境中铁的浓度减少时Fur与RyhB不发生结合，RyhB则发生表达，然后RyhB通过与相关铁储存蛋白和mRNA配对后抑制mRNA的表达，铁含量得以升高。相反的，在环境中铁的浓度很高时，Fur能够结合并抑制RyhB，使铁储存蛋白含量增高，维持铁平衡。

RyhB的表达最终导致6个基因的mRNA水平下降，主要有：sdhCDAB（编码琥珀酸脱氢酶），acnA（编码乌头酸），fumA（编码延胡索酸），bfr、ftnA（均编码铁蛋白）以及sodB（编码超氧化物歧化酶）。RyhB还可以与ShiIA mRNA的5′非编码区碱基配对，使其核糖体结合位点（RBS）暴露，从而增加ShiIA mRNA的翻译，其中shiIA是编码莽草酸通透蛋白的基因。

（七）sRNA与细菌的耐酸性有关

有研究表明，RyhB可以通过调控ydeP基因的表达来调节细菌的耐酸性。ydeP基因编码一种耐酸细菌中所必须的氧化还原酶，它受到转录激活因子EvgA的调节，然而RyhB则可通过负调控EvgA的表达来调节ydeP基因的表达。有文献报道，GcvB能够通过上调RpoS的水平来增强大肠埃希菌的耐酸能力，但机制尚不清楚。与GcvB相似，sRNA DsrA和RprA也是大肠埃希菌中耐酸系统（AR）的正向调节者。

DsrA和RprA连接到rpoS mRNA 5′端的同一区域，此区域内的序列能够形成一个自身抑制的茎环结构，封闭核糖体结合位点进而抑制翻译。DsrA11和RprA连接到这一茎环结构后，能够释放核糖体结合位点，进而介导rpoS mRNA的翻译。

随着研究的深入，发现越来越多的sRNA与细菌耐药性的形成密切相关，某些耐药相关sRNA与细菌的整体调节因子的相互影响，构成复杂的转录调控网络，参与细菌对抗生素的应答和耐药性的形成。进一步研究sRNA在细菌耐药性形成中的网络调节作用，将有助于理解细菌适应抗生素环境的分子调节机制。

第三节　质粒介导的耐药

一、质粒的分类与特征

质粒（plasmid）是细菌染色体以外的遗传物质，是环状闭合的双链DNA分子，存在于细胞质中，具有自主复制的能力，所携带的遗传信息能赋予宿主菌某些生物学性状。许多质粒既可以游离在细胞质中，也可以整合在宿主细菌的染色体上。

1. 质粒分类

（1）根据质粒能否通过细菌的接合作用传递可分为：接合性质粒和非接合性质粒。F质粒和部分R质粒属于接合性质粒，接合性质粒基因包括四部分：①与DNA复制有关的基因；②与控制拷贝数量和分区有关的基因；③与基因转移或接合传递有关的基因；④与耐药、耐重金属及分解复杂有机物有关的基因。

接合性质粒较大，一般为40~100kbP，如F质粒和多数的R质粒。接合性质粒因带有与接合传递有关的基因（tra等），因此可编码性菌毛，使质粒基因所携带的生物性状通过接合方式传递。由于大多数耐药基因可位于革兰阳性菌和革兰阴性菌的接合性质粒上，耐药性的接合传递可在同一种属细菌间和不同种属细菌间进行，而且这种传递方式在革兰阴性菌中更为突出，使细菌的耐药性迅速传播，耐药菌株不断增加。

非接合性质粒较小,一般在15kbP以下,如大肠菌素质粒ColE1。非接合性质粒不含与接合传递有关的基因,但质粒基因在一定条件下可通过与其共存的接合性质粒的诱动或通过温和噬菌体转导而传递(图8-3)。

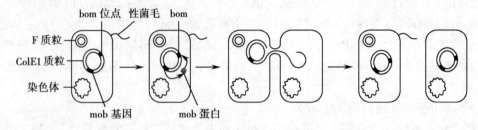

图8-3　质粒的诱动

(2)根据质粒基因编码的生物学性状可分类为:①致育质粒或称F质粒(fertility plasmid)与有性生殖功能关联,带有F质粒的细菌为雄性菌,具有性菌毛;无F质粒的细菌为雌性菌,无性菌毛。②耐药性质粒(resistance plasmid)编码细菌对抗菌药物或重金属盐类的耐药性。耐药性质粒分为两类,其中可以通过细菌间的接合方式进行基因传递的称接合性耐药质粒,又称R质粒;另一类则不能通过接合进行传递的称非接合性耐药质粒,但此耐药基因可通过温和噬菌体传递。③毒力质粒或Vi质粒(virulence plasmid)编码与该菌致病性有关的毒力因子。④细菌素质粒不同细菌的细菌素质粒可编码产生不同的细菌素,如Col质粒(Coliciogenic plasmid)可编码大肠埃希菌产生大肠菌素。⑤代谢质粒编码产生与代谢相关的许多酶类。含这类质粒的细菌,能将复杂的有机物降解为能被作为碳源和能源利用的简单形式。

(3)根据质粒能否共存于一个细胞可分为:相容性质粒和不相容性质粒,常用于流行病学调查。质粒基因基于DNA复制机制可分为几个不相容组,这决定了质粒的宿主范围。不同质粒有不同的宿主。某些质粒的宿主范围狭窄,只能在一些亲缘关系较近的细菌间存在,如IncF质粒只能存在于几种有限的肠杆菌科细菌中;某些质粒的宿主范围则较广,如IncP-1质粒可存在于各种肠杆菌科细菌、假单胞菌属和许多其他革兰阴性菌中。然而,不是所有类型的质粒都能稳定共存于同一细菌。两种结构相似密切相关的质粒不能稳定共存于一个宿菌的现象称为质粒的不相容性(incompatibility),是由质粒间具有相同或相似的复制及分配调控机制所决定的。反之,几种不同的质粒同时共存于一个菌细胞内则称相容性,这是由质粒复制时对宿主菌的依赖程度决定的,不同质粒在复制时所需的复制酶和在菌体中的复制部位等均不产生竞争抑制,故可相容。

2. 质粒DNA的特征　质粒具有自我复制的能力,一个质粒是一个复制子(replicon),在菌体内可复制出拷贝(copy)。拷贝数低,如F质粒只有1~2个,这种质粒的复制往往与染色体的复制同步,称为紧密型质粒(stringent plasmid);拷贝数高,为10~60个或更多,可随时复制,与染色体的复制不相关,称松弛型质粒(relaxed plasmid),一般小质粒拷贝数高。质粒DNA所编码的基因产物能赋予细菌某些性状特征,有利于细菌在特定的环境中生存,如致育性、耐药性、致病性和某些生化特性等。质粒可自行丢失与消除,或经紫外线等理化因素处理后消失,随着质粒的丢失与消除,质粒所赋予细菌的性状亦随之消失,但细菌仍存活。质粒可通过接合、转化或转导等方式在细菌间转移基因。

二、耐药性质粒

1959年,日本学者在多重耐药痢疾志贺菌的研究工作中,首先发现耐药性质粒(resistance plasmid),简称R质粒。近年来,这种由质粒介导耐药性的严重性,在临床和流行病学上引起极大重视。R质粒可存在于革兰阳性和阴性菌中,它不但能遗传给子代,还可通过接合而产生新的耐药菌株。根据耐药质粒能否借接合而转移,将耐药质粒分为接合性耐药质粒和非接合性耐药质粒。接合性耐药质粒由耐药传递因子

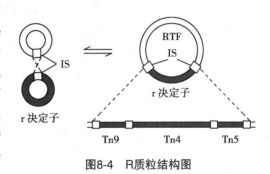

图8-4 R质粒结构图

(resistance transfer factor, RTF)和耐药决定因子(resistance determinants, r-det)两部分构成。前者编码宿主菌产生接合和自主复制的蛋白,决定自主复制与接合转移,有传递基因功能;后者能赋予宿主菌耐药性,可含有多个转座子(Tn)或耐药基因盒(resistance gene cassettes),构成一个多耐药基因的复合体,这是造成细菌多重耐药的原因(图8-4)。耐药质粒的危害性在于它们能使宿主菌具有耐药性;又由于它们的致育性,能从耐药菌传递给敏感菌,使后者产生抗药性,并能传至后代。R质粒不仅在同一种属细菌间转移,而且可在不同种属细菌间相互传递,造成耐药性的广泛传播。带有多个耐药基因的R质粒转移,导致多重耐药的肠道杆菌日益增加,给临床治疗带来很大困难。这种质粒介导的多重耐药性菌株不但治疗困难,亦难控制其流行,常常引起医院内感染的早发流行。许多医院内感染资料表明,院内感染分离而来的耐药菌株中,R质粒检出率达50%~100%。这种现象,给病情危重的住院患者增添了新的危险。目前多重耐药的沙门菌、志贺菌、变形杆菌、阴沟肠杆菌等革兰阴性杆菌已大量存在于人和动物肠道中,大肠埃希菌比其他致病菌更易接受R质粒,已成为人和动物体内耐药基因的储存库。

第四节 整合子介导耐药

整合子(integron)是一种能捕获并表达外源基因的移动性基因元件,具有位点特异性的基因重组系统。目前常引起细菌抗生素耐药性的播散。

一、整合子的结构与分类

(一)整合子的结构

整合子大小一般为800~3900bp,5′末端序列(5′conserved segment,5′CS)为整合子高度保守的核心区,编码DNA整合酶基因(integrase, *intI*),其编码产物整合酶(IntI)是酪氨酸重组酶家族,IntI可催化外源基因盒与整合子重组位点attI之间的重组,并通过整合子上的保守区启动子(Promoter, Pant)得以启动表达,3′端由高度可变的结构基因区组成,包括1个或多个基因盒的中心序列。故又称基因盒-整合子系统(图8-5)。

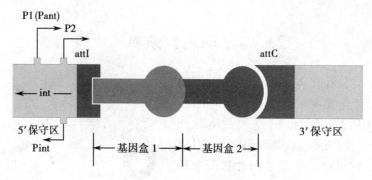

图8-5 整合子结构示意图

P1、P2:启动子; int: DNA整合酶基因; attI: 基因盒整合位点; attC: 59be重组位点

基因盒(gene cassettes)是整合子捕获的外源基因的一部分,这些基因通常结构简单,有单一的开放阅读框(ORF),通过位于3′末端的位点特异性的59碱基单元(59 base element,59 be)保守区,与整合子的attC位点发生重组,结合于整合子上,基因盒attC的交换位点从57~141个碱基不等,但其5′端与基因盒基因编码区3′反向核心序列RYYYAAC为界,3′端则与核心序列(GTTRRRY)为界(R: 嘌呤,Y: 嘧啶),中间含有1个60bp的共同序列,为不完全的反向重复序列(图8-6)。外源基因整合后,通过整合子上启动子的作用得以表达。目前,在第Ⅰ型整合子中发现的基因盒已超过130种,并且有新基因盒不断被发现。

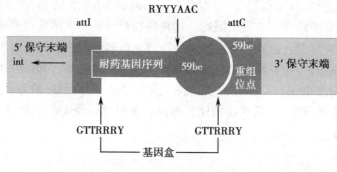

图8-6 基因盒结构

G: 鸟嘌呤; A: 腺嘌呤; T: 胸腺嘧啶; C: 胞嘧啶; R: 嘌呤; Y: 嘧啶

整合子系统在推动细菌基因组进化上具有重要意义。首先,新的遗传物质通过特异性的重组位点attI整合到细菌的基因组上,不会干扰细菌正常的编码基因表达。另外,新的被整合的基因是通过整合子的启动子表达的,因此细菌可选择性的启动对自身生存更为有利的基因,进而趋利避害。

（二）整合子的分类

根据整合子int Ⅰ基因DNA编码序列的差别,将目前临床研究较多的整合子分为以下四类: Ⅰ型整合子(Class Ⅰ integrons)最常见,出现在临床菌株中(如大肠埃希菌、肺炎克雷伯菌、铜绿假单胞菌等革兰阴性杆菌和革兰阳性棒状杆菌)及非致病菌的基因组中。其整合酶IntI1包含337个氨基酸,5′端有编码IntI1的107bp的基因intI1、重组位点attI1和启动子Pant。其中Pant位于IntI1的编码框内,有的整合子还含有启动子P2,这类整合子的整合酶可以催化其他类型基因盒的整合,3′端有编码43bp的保守attC片段,有报道称在生物膜和淡水环境中分离到的Ⅰ型整合子可携带qac基因,该基因家族编码介导细菌耐药的多药外排泵基因。Ⅱ型整合子(Class Ⅱ integrons)位于Tn7转座子及其衍生物上,常在农业生境的相关菌株中被发现,如硬壁菌和拟杆菌等,临床分离的该整合子的整合酶基因$intI2$被一个终止密码子中断,并存在一些内源性的基因突变位点,是缺陷的整合酶基因,它的产物$IntI2$约有318个氨基酸,与$IntI1$有40%的同源性,因此,使$IntI2$不能催化基因盒的整合、重排与剪切。Ⅲ型整合子(Class Ⅲ integrons)最初由日本学者在碳青霉烯类抗生素耐药的黏质沙雷菌的质粒上鉴定,后来发现此类整合子也可被Tn402转座子捕获,其整合酶$IntI3$包括346个氨基酸,与$IntI1$约有60.9%的同源性。另外,Ⅳ型整合子是在霍乱弧菌基因组中出现,其整合酶有320个氨基酸,与前三型整合子的整合酶基因同源性均较低,此类整合子的可变区因携带有上百个基因盒,故又称为超级整合子(super integron, SI)。SI基因盒中除含有耐药基因外,还含有介导细菌的代谢及编码毒素、血凝素和脂蛋白的致病基因。

二、整合子与细菌耐药性

(一)整合子与细菌耐药性的关系

移动性的整合子与细菌耐药性的水平转移密切相关,特别是在革兰阴性菌中。基因盒携带的基因多为抗菌药物耐药基因簇,其中多种编码氨基糖苷类、β-内酰胺类、氯霉素、TMP以及一些化学消毒剂等的抗性基因包含在可移动的基因盒中。目前,约有130种编码抗生素抗性的基因盒被鉴定,由于其不同的编码模式以及$attC$位点特异性,一个整合子可从细菌不同的生存环境中捕获1个或多个基因盒,移动性整合子中的基因盒通常编码序列很短,最多可蓄积8个基因盒。被捕获的基因盒5′-端与$attI$结合,3′-端的59be与$attC$(59be重组位点)发生位点特异性重组,成为整合子的组成部分。$attC$结构为基因盒的插入及表达提供了重要的结构基础,耐药基因盒可以从一个整合子转移到另一个整合子上,使整合子中耐药基因不断积累,成为多耐药整合子。起始密码子位于基因盒的一端,通常不含启动子结构,但可从整合子的一个共同启动子Pant开始表达。耐药基因的表达水平受启动子变异和基因盒插入部位的影响。然而,整合子与细菌耐药性的关系并不是基因盒-整合子系统内源性的特征,而是在人类使用抗生素的强大选择压力下进化而来的。

(二)整合子、基因盒的转移与表达

整合子的移动包括两种含义,一是整合子在质粒、转座子、染色体之间的移动;二是整合子可特异性捕获或切除基因盒,导致基因盒的移动。同一基因盒可整合于不同的整合子上,一般线性的基因盒被切割下来后,由于基因两端的特殊结构可相互连接,导致游离的基因盒以闭合环状结构存在,如通过整合酶$IntI$催化,以线状结构结合于特异的交换位点$attI$和$attC$之间的基因盒,这种形式的特异性整合是可逆的。少数游离的基因盒也可由$IntI$催化,但它不结合于$attI$和$attC$特异位点上,而是结合于整合子的非$attI$-$attC$或$attC$-$attC$交换位点(第2位点)上。这种形式为非特异性整合,非特异性整合是不可逆的。细菌一旦非特异性地整合上基因盒,就使其永久性获得新基因,这对基因盒在细菌间的传播以及细菌质粒和基因组的进化有重要意义。

由于大多数基因盒都不含有启动子,故基因盒的表达需依赖于整合子上的启动子。当线性基因盒整合于位点$attI$上,包括多个基因盒在内,只存在一种方向(5′→3′)排列,这种向位特异性有利于启动子启动所有下游的基因盒的表达。5′-保守末端区的Pant是主要启动子,

少数整合子在其下游位置尚有P₂启动子，属强启动子。当Pant突变为弱启动子时，则P₂就成为基因盒表达的主要启动子。基因盒表达除了与启动子自身的强弱有关外，还与插入的基因盒靠近启动子的距离有关，最靠近启动子的基因盒的表达水平最强，而下游的基因盒表达水平逐渐减弱。如果基因盒整合在第2位点(非特异整合)，基因盒的表达需依赖于整合子上适当方向的启动子。极少数基因盒自身含有启动子和翻译弱化信号，如与氯霉素耐药性有关的CmlA基因盒，在亚抑制浓度的氯霉素诱导下，自身启动子可致CmlA表达。由于大多数基因盒都是耐药基因，并且1个整合子可捕获多个基因盒，因此可表达出对不同抗菌药物的多重耐药性；另外，基因盒-整合子系统为可移动基因元件，位于细菌的质粒或染色体上，对耐药性在细菌间传播产生重要影响。

目前，许多临床分离菌株都携带抗生素耐药整合子，以致在革兰阴性杆菌中约有43%的细菌含有Ⅰ型整合子，可表现出对氨基糖苷类、喹诺酮类及第三代头孢菌素类药物的耐药性，并且常介导多重耐药性。整合子也可存在于临床耐药菌株质粒和转座子等移动元件上，能在不同细菌间转移。自然界环境中，包括人体正常菌群都存在一个相当大的抗生素耐药基因池，细菌复制子及其宿主之间的"基因流"是经常性的而非偶然产生的，当病原菌暴露于强大的抗生素选择压力下，这个基因池可随时对细菌开放，使细菌迅速摄取耐药基因并获得强大的耐药性。

（马淑霞　王春敏　付英梅　陈　杨）

参考文献

1. 陈茶,黄彬,陈利达,等. 铜绿假单胞菌耐药性及质粒介导的耐环丙沙星分子机制研究. 中华医院感染学杂志,2012,22(16): 3444-3447

2. 陈旭凌,黄志坚. 水生细菌耐药性的遗传机制. 中华抗生素杂志,2013,38(8): 573-578

3. 梁思哲,刘仿. 金黄色葡萄球菌耐药机制研究现状. 中国医学创新,2010,32(7): 186-189

4. 鲁玉侠,郭祀远,石磊. 新型耐药基因传播元件:ISCR. 中国抗生素杂志,2008,33(12): 705-709

5. 谈华,徐嘉昌,刘雪梅,等. 婴幼儿感染金黄色葡萄球菌耐药性与耐药基因研究. 中华医院感染学杂志,2014,24(24): 5981-5983

6. 杨光,郝荣章,邱少富,等. 细菌小RNA识别研究方法进展. 生物物理学报,2012,28(1): 23-28

7. Waters LS, Storz G. Regulatory RNAs in bacteria. Cell,2009,20;136(4): 615-628

8. Wang W, Wang L, Zou Y, et al. Cooperation of Escherichia coli Hfq hexamers in DsrA binding. Genes Dev,2011;25(19): 2106-17

9. Grundy FJ, Henkin TM. From ribosome to riboswitch: control of gene expression in bacteria by RNA structural rearrangements. Crit. Rev. Biochem. Mol. Biol,2006,41(6): 329-338

10. Sorek R, Kunin V, Hugenholtz P. CRISPR-a widespread system that provides acquired resistance against phages in bacteria and archaea. Nat. Rev. Microbiol,2008,6(3): 181-186

11. Modi SR, Camacho DM, Kohanski MA, et al. Functional characterization of bacterial sRNAs using a network biology approach. Proc Natl Acad Sci U S A,2011,108(37): 15522-15527

12. Altuvia S, Weinstein-Fischer D, Zhang A, et al. A small stable RNA induced by oxidative stress: Role as a pleiotropic regulator and antimutator. Cell,1997;90(1): 43-53

13. Kadner RJ. Regulation by iron: RNA rules the rust. J Bacteriol,2005,187(20): 6870-6873

14. Dahl K H, Sundsfjord A. Transferable vanB2 Tn5382-containing elements in fecal streptococcal strains from veal calves. Antimicrob Agents Chemother, 2003, 47(8): 2579- 2583

15. Gillings MR. Integrons: past, present, and future. Microbiology and molecular biology reviews, 2014, 78(2): 257-277

16. Douglas LM, Jack DS, Marc O, et al. Antimicrobial Drug Resistance. New York: Humana Press, 2009

第九章

蛋白质水平耐药机制

第一节　细菌产生的抗生素灭活酶

细菌产生抗生素灭活酶是细菌耐药最常见的机制之一。细菌通过耐药因子的水解或修饰作用，破坏抗生素的结构使其失去活性。抗生素灭活酶有两种：一种是产生水解酶，如β-内酰胺酶；另一种是产生钝化酶，如氨基糖苷类钝化酶。

一、β-内酰胺酶

（一）概念及分类

β-内酰胺酶（β-lactamase，BLA）主要是革兰阴性菌产生的水解β-内酰胺类抗生素的酶。BLA通过破坏β内酰胺环，改变抗生素的构象，使之失活，导致青霉素类、头霉素类和碳青霉烯类等β-内酰胺类抗生素耐药。

BLA的分类方法比较复杂，可按氨基酸序列、功能、分子生物学特性，包括等电点、酶作用底物和被克拉维酸抑制等方法进行分类。其中最常用的分类法是Ambler-Bush法，即按酶作用底物是否被克拉维酸抑制及氨基酸序列分析分类法。另外，根据底物特异性的不同BLA可有不同名称：青霉素酶、头孢菌素酶、碳青霉烯酶、金属酶和苯唑西林酶等。

（二）β-内酰胺酶的理化性质、分子结构和作用机制

β-内酰胺酶的分子量一般在14~49kDa之间，pI为4.3~10.5，革兰阳性菌和革兰阴性菌最适pH分别为6.7~7.0和5.0~8.5，以青霉素为底物的活化酶分别为7.2~8.8和3.2~5.2Kcal/mol，最适温度范围为30~55℃。

Ambler分类的四种A、B、C、D中A、C、D类酶的活性位点上都有丝氨酸，故又称为活性位点丝氨酸酶，其以丝氨酸为中心，周围有几段高度保守的氨基酸序列，共同组成活性中心的腔状结构，以便与β-内酰胺环反应。而B类酶的活性中心含有锌离子，与周围氨基酸如组氨酸、半胱氨酸和天冬氨酸等通过配位键相连接，共同作用于水分子导致水解反应的发生。比如，青霉素酶分解青霉素类抗生素和第二代头孢菌素，头霉素酶主要分解头霉素，而苯唑西林酶既分解苯唑西林也水解青霉素类抗生素，金属酶主要水解碳青霉烯类抗生素等。

（三）几种代表酶

1. 超广谱β-内酰胺酶（extended spectrum β-lactamases，ESBLs）ESBLs是由肺炎克雷伯菌和大肠埃希菌为主的G⁻杆菌产生的、由质粒介导的、能赋予细菌对多种β-内酰胺类抗生素耐药的一类酶，是当前最受关注的一类β-内酰胺酶。此类酶能水解头孢噻肟、头孢他啶和氨曲南，部分产ESBL的菌株同时对氨基糖苷类和氟喹诺酮类耐药。大部分ESBL分子结构为A类，可分为两个亚群，即TEM和SHV类ESBL及非TEM和SHV类ESBL。

（1）TEM和SHV类ESBL（Class A）：TEM型ESBL最初发现于一株大肠埃希菌，由于携带该菌株的患者叫Temoniera而得名。SHV则是Sulphydryl Variable的缩写。TEM-1、TEM-2和SHV-1都是广谱β-内酰胺酶，可由一个或多个氨基酸的改变，转变为ESBL。TEM型酶数量最多，已发现170种以上，SHV型酶也有120余种。这些酶的活性中心均有丝氨酸残基。TEM型等电点在5.1~6.5之间，SHV型等电点一般在7.0~8.2之间。

（2）CTX-M类ESBL（Class A）：CTX-M是近年流行最广泛的ESBLs类型，已现90多种类型（http://www.lahey.org/studies/other.asp）。CTX-M类ESBLs是编码291氨基酸的酶，单个氨基酸发生改变，就可以形成一个新的亚型。

CTX-M型ESBL能高度水解头孢噻肟，而对头孢他啶和头孢曲松的水解能力较低，也水解氨曲南，对他佐巴坦敏感，对舒巴坦和克拉维酸耐药是所有CTX-M型酶的一个特点。这类酶与SHV和TEM酶类不同，其活性部位并不影响药物的抗菌活性，氨基酸序列的点突变更能导致特异性的相互作用，进而增强头孢噻肟和头孢他啶的活性。若细菌同时拥有CTX-M和SHV或CTX-M和AmpC酶时，可能改变其耐药特征。

（3）OXA型酶（Class D）：又称苯唑西林酶（oxacillinase），因有效分解苯唑西林（Oxacillin）故简称OXA。OXA基因主要位于质粒或整合子上，其氨基酸序列与A、C类酶有16%的一致性。该类酶对酶抑制剂不敏感，但100mmol/L的氯离子（常用NaCl）能强烈抑制其活性。这类酶主要存在于铜绿假单胞菌和肠杆菌科细菌，通常介导氯唑西林、苯唑西林和甲氧西林的耐药（如OXA-1、OXA-2和OXA-3）。随着基因突变，新产生的一些OXA型酶的底物谱发生了变化，出现了能水解碳青霉烯的OXA型酶（如OXA-23,24,25,26,27）和超广谱的OXA型酶。

2. 金属β-内酰胺酶（metallo-β-lactamases，MBLs）简称金属酶，属Ambler B类，Bush分类为第3组，按基因编码序列相似度，又分为三个亚类：B_1、B_2和B_3（见表9-1）。MBLs具有广泛的底物谱，广泛水解除单环类β-内酰胺类抗生素以外的所有β-内酰胺类抗生素，其活性需要金属离子（Zn^{2+}）介导，不被现有的β-内酰胺酶抑制剂抑制，但可被EDTA等金属螯合剂抑制，表现出结构和作用机制的多样性，使其介导的抗生素耐药性很难被克服。金属酶主要在蜡状芽孢杆菌、脆弱类杆菌、黏质沙雷菌和铜绿假单胞菌、肺炎克雷伯菌等革兰染色阴性杆菌产生。

NDM-1（New Delhi metallo-β-lacatamse 1）是近年新发现的一种金属酶，此酶可以使碳青霉烯类和其他β-内酰胺抗生素如青霉素失去功效，使细菌对大多数抗菌药物包括β-内酰胺类、碳青霉烯类、氨基糖苷类、大环内酯类和喹诺酮类等产生广泛耐药性，仅对多黏菌素和替加环素敏感，故产NDM-1的细菌又称为超级细菌（super bacteria）。NDM-1是被英国卡迪夫大学的蒂莫西·沃尔什在肺炎克雷伯菌中首次发现。NDM-1最为棘手的一点是容易定植在肠道细菌中，可以在细菌中自由复制和移动，从而使这种细菌拥有传播和变异的惊人潜能。目前，产NDM-1的主要菌种为大肠埃希菌和肺炎克雷伯菌，其他细菌还有不动杆菌、铜绿假单

表9-1 金属β-内酰胺酶分类及催化反应特征

基因序列相似度	催化水解的抗生素	最大反应性需Zn^{2+}数(个)	发现菌株
B$_1$亚类	青霉素类、头孢菌素类和碳青霉烯类	2	蜡状芽孢杆菌和脆弱抑杆菌
B$_2$亚类	碳青霉烯类	1	嗜水气单胞菌
	氨苄西林、头孢拉啶	1	戈氏荧光杆菌
B$_3$亚类	同上超广谱	2	嗜麦芽糖寡养单胞菌

胞菌、阴沟肠杆菌、变形菌、弗氏柠檬酸菌、产酸克雷伯菌、摩根摩根菌、普罗威登菌等。2010年Lancet杂志上报道,英国和印度广泛流行携带NDM-1的细菌,给临床感染治疗带来很大困难,NDM-1酶通过质粒水平传播,空中旅行和移居也可使这些细菌在不同国家间进行水平传播。

3. AmpC类β-内酰胺酶 AmpC是根据其耐氨苄西林(ampicillin)再加上其分子类别"C"类而命名,是耐氨苄西林大肠埃希菌中发现的一种染色体基因编码的β-内酰胺酶Ampicillin再。AmpC是由G$^-$杆菌产生的、不被克拉维酸抑制的丝氨酸类头孢菌素酶组成的一个酶家族。该基因不仅存在于染色体上,而且也存在于质粒上。由染色体介导的AmpC酶已有53种,由质粒介导的已有19种。染色体介导的AmpC酶不被克拉维酸抑制,且能水解第三代头孢菌素等β-内酰胺类抗生素。目前被分为四种,见表9-2。

表9-2 染色体介导的AmpC酶分类

分类	表达	菌种	其他名称
Ⅰa	诱导型	阴沟肠杆菌	P99
Ⅰb	持续型	大肠埃希菌	AmpC酶、头孢呋辛酶
Ⅰc	诱导型	普通变形杆菌	头孢噻肟酶
Ⅰd	诱导型	铜绿假单胞菌	Sabath-Abraham

质粒介导的AmpC酶对第一至第三代头孢菌素,头霉素,氨基糖苷类及抗假单胞菌青霉素均耐药,但对碳青霉烯类,第四代头孢菌素和氟喹诺酮类敏感。在2002年首次报道了一种同时产ESBL和AmpC酶的沙门菌分离株,这类菌株被命名为ESBL产生株,该类菌株的耐药性更强,更易传播。质粒介导的AmpC酶,与染色体编码的AmpC酶具有不同程度的同源性(37%~99%),质粒介导的ampC没有调控基因,呈持续性高表达,且有快速复制和可转移的特点,易产生更多的耐药菌株。

二、氨基糖苷类抗生素钝化酶

临床上细菌对氨基糖苷类产生耐药的最重要原因是修饰酶的产生,抗生素的氨基(-NH2)或羟基(-OH)被酶修饰后与核糖体结合不紧密而不能进入下一阶段发挥抗菌作用,使细菌在抗生素存在的情况下仍能存活。细菌在接触氨基糖苷类抗生素后产生修饰酶使后者失去抗菌作用,常见的氨基糖苷类修饰酶(aminoglycoside modifying enzyme)有乙酰转移酶(acetylase,AAC)、腺苷化酶(adenylase,AAD)、核苷化酶(nucleotidylase,ANT))和磷酸化酶(phosphorylase,APH)。少数钝化酶基因位于染色体上(如黏质沙雷菌和铜绿假单胞菌),多数菌种特别是肠杆菌科细菌的酶基因位于质粒或转座子上,并常和ESBLs相关联,导致多重耐药。

(一)氨基糖苷类钝化酶的命名及分类

氨基糖苷修饰酶的命名遵循下列原则:AAC、AAD、APH、ANT等表示酶的修饰类型,写在其后的(1)、(2)等表示修饰位置;Ⅰ、Ⅱ等表示一种抗性谱;a,b等表示不同的蛋白质。编码这些酶的基因名称引用Mitsa-hashi基因型名称,如$aac(6')$-I-a。各种氨基糖苷钝化酶的类型及其耐药谱见表9-3。

表9-3　常见氨基糖苷类钝化酶的类型及其作用底物

钝化酶		作用底物
磷酸转移酶	APH(3′)-Ⅰ	卡那霉素、新霉素、巴龙霉素
	APH(3′)-Ⅱ	卡那霉素、新霉素、巴龙霉素
	APH(3′)-Ⅲ	卡那霉素、新霉素、巴龙霉素、阿米卡星、异帕米星
	APH(3′)-Ⅳ	卡那霉素、新霉素、巴龙霉素
	APH(3′)-Ⅳ	新霉素、巴龙霉素
	APH(3′)-Ⅴ	新霉素、巴龙霉素
	APH(3′)-Ⅵ	卡那霉素、新霉素、巴龙霉素、阿米卡星、异帕米星
	APH(3′)-Ⅶ	卡那霉素、新霉素
	APH(2′)-Ⅰa	卡那霉素、庆大霉素、妥布霉素
	APH(2′)-Ⅰb,-Ⅰd	卡那霉素、庆大霉素、妥布霉素
	APH(6)-Ⅰa,-Ⅰb,Ⅰc,Ⅰd	链霉素
	APH(9)-Ⅰa–Ⅰb	大观霉素
乙酰转移酶	AAC(6′)-Ⅰ	妥布霉素、阿米卡星、地贝卡星、西索米星、卡那霉素、异帕米星
	AAC(6′)-Ⅱ AAC(3)-Ⅰa,-Ⅰb	妥布霉素、庆大霉素、卡那霉素
	AAC(3)-Ⅱa,-Ⅱb,–Ⅱc	妥布霉素、庆大霉素、卡那霉素
	AAC(3)-Ⅳ	妥布霉素、阿米卡星、地贝卡星
	AAC(3)-Ⅶ	庆大霉素
	AAC(1)	巴龙霉素
	AAC(2′)-Ⅰa	妥布霉素、庆大霉素、新霉素、奈替米星
核苷转移酶	ANT(2″)-Ⅰ	妥布霉素、庆大霉素、地贝卡星、卡那霉素
	ANT(3″)-Ⅰ	链霉素、大观霉素
	ANT(4′)-Ⅰa	妥布霉素
		阿米卡星、地贝卡星、卡那霉素、异帕米星
	ANT(4′)-Ⅱb	妥布霉素、阿米卡星、卡那霉素、异帕米星
	ANT(6)-Ⅰ	链霉素
	ANT(9)-Ⅰ	大观霉素

（二）氨基糖苷类钝化酶的主要类型

至今在革兰阳性球菌中发现的修饰酶有5种,它们是ANT(6)-Ⅰ、ANT(9)-Ⅰ、APH(3')-Ⅲ、ANT(4')-Ⅰ和AAC(6')/APH(2")(仅存在于革兰阳性菌)。其中APH(3')-Ⅲ、ANT(4')-Ⅰ和AAC(6')/APH(2')具有重要意义,因为它们分别钝化临床上常用的卡那霉素、妥布霉素和庆大霉素。革兰阴性菌中常见的酶是APH(3')、AAC(6')和AAC(3)。其中APH(3')占比例最高(58%),其次为AAC(6')(38%)。

（1）AAC(6')：能修饰临床上多数氨基糖苷类抗生素,是目前最常见的宽谱酶。革兰阳性和革兰阴性菌均产生此酶。可以是染色体编码,也可是质粒编码,一部分是可移动的基因元件(mobile genetic elements),已在细菌中发现该酶的24种亚型。在已知的AAC(6')中AAC(6')-Ⅰb是革兰阴性菌中最常见的,临床上约70%的革兰阴性菌有此活性。

AAC(6')-Ⅰ对阿米卡星、妥布霉素、奈替米星、卡那霉素、异帕米星,和地贝卡星等耐药。用DNA杂交已在革兰阴性菌染色体中发现了一些编码基因,如$aac(6')-Ⅰk$, $aac(6')-Ⅰf$, $aac(6')-ⅠC$, $aac(6')-Ⅰz$, AAC(6')-Ⅰi, $aac(6')-Ⅰm$。AAC(6')-Ⅰe是双功能酶AAC(6')-Ⅰe-APH(2")-Ⅰa的N端部分。此双功能酶的基因广泛存在于革兰阳性菌的转座子Tn400上。两个功能区结构相连,却不相互加强抵抗活性,但破坏了两个功能区结构的完整性,可以明显抑制各自的活性。对耐甲氧西林金黄色葡萄球菌(MRSA)的研究发现5'端临近区的12bp缺失导致该双功能酶的过度表达。

AAC(6')-Ⅱ只发现了两种,主要产生对庆大霉素、妥布霉素、奈替米星、西索米星的耐药,但不产生对阿米卡星的耐药。AAC(6')-Ⅱa和AAC(6')-Ⅱb首先在铜绿假单胞菌和荧光假单胞菌中发现,表现对庆大霉素、妥布霉素、奈替米星、地贝卡星和西索米星耐药。

（2）APH(3')：多数APH在3'位修饰羟基,现已经发现7种不同的APH(3'),即APH(3')-Ⅰ~APH(3')-Ⅶ,磷酸化产物缺乏抗生素活性。①APH(3')-Ⅰ产生对卡那霉素、新霉素的抗药性,见于大肠埃希菌,肺炎克雷伯菌、肠炎沙门菌、霍乱弧菌和空肠弯曲菌等革兰阴性菌,,也见于革兰阳性条件致病菌(棒状杆菌)。②APH(3')-Ⅱ与APH(3')-Ⅰ具有相似的耐药谱,临床上却少见。③APH(3')-Ⅲ磷酸转移酶的编码基因为$aph(3')-Ⅱ$,可在革兰阳性和阴性菌间转移。APH(3')-Ⅲ产生对卡那霉素、新霉素、核糖霉素和阿米卡星等的耐药。④APH(3')-Ⅳ和APH(3')-Ⅴ仅在抗生素的微生物中发现。⑤APH(3')-Ⅵ对阿米卡星、卡那霉素、新霉素、核糖霉素等耐药,其编码基因主要在不动杆菌中发现。⑥APH(3')-Ⅶ产生对卡那霉素和新霉素的耐药,其编码基因在空肠弯曲菌中找到,但其基因分布尚不清楚。

（3）APH(3")和APH(6)：APH(3")和APH(6)分别修饰链霉素的3"-和6-羟基。编码APH(3")-Ⅰ有两个基因, $aph(3")-Ⅰa$见于产链霉素的链霉菌, $aph(3")-Ⅰb$可从革兰阴性菌的质粒RSF1010中找到。尽管这两种酶在不同的细菌中发现,但它们有50%的氨基酸相同、68%同源性。链霉素产编码APH(6)-Ⅰd的基因也从质粒RSF1010中找到,而此质粒也存在于APH(3")-Ⅰb。联合基因$aph(3")-Ⅰb-aph(6)-Ⅰd$在植物和动物的病原菌中均可见到,植物中主要与大接合质粒的转座子相关,见于解淀粉欧文菌、草生欧文菌和野生黄杆菌。人和动物病原菌的$aph(3")-Ⅰb-aph(6)-Ⅰd$联合基因与革兰阴性菌的小非接合质粒相联系。

三、其他酶类

（一）红霉素酯酶和大环内酯2′-磷酸转移酶

这两种酶由肠杆菌科细菌产生，能破坏十四元环大环内酯类的内酯环，但不破坏十六元环类的结构。酯酶耐药基因为*ere*A和*ere*B，分别编码酯酶Ⅰ和酯酶Ⅱ，它们仅限于革兰阴性杆菌。肠杆菌科中，*ere*A常与*erm*B同时存在，导致细菌对红霉素的高水平耐药，表明两酶之间有协同作用。临床上对林可霉素的高水平耐药多由磷酰转移酶引起，这种酶已在葡萄球菌中检出。Wondrack等发现一株金黄色葡萄球菌可灭活十四、十六元环大环内酯类抗生素，其分解产物与具有*ere*A或*ere*B的大肠埃希菌分解产物相仿，故推测也是一种酯酶，只是它们的分解能力不同。

（二）达福普丁乙酰转移酶和奎奴普丁水解酶

达福普丁乙酰转移酶和奎奴普丁水解酶这两种酶分别从金黄色葡萄球菌和溶血葡萄球菌中发现，可破坏链阳菌素结构而致耐药。

（三）林可酰胺核苷酸转移酶

林可酰胺核苷酸转移酶也是葡萄球菌产生的一种酶，可导致对林可胺类耐药。细菌可产生氯霉素乙酰转移酶（chloramphenicol acetyltransferase，CAT）灭活氯霉素；产生酯酶（esterase）灭活大环内酯类抗生素；金黄色葡萄球菌产生核苷转移酶（nucleotidyltransferase）灭活林可霉素。

第二节　细菌的抗生素作用靶位改变

所有抗生素在细菌细胞中都有作用的靶位——蛋白质或者其他结构，这些靶位对于细菌的生长或功能活动是必须的。抗生素必需与这些靶位相互作用以去除这些靶分子的功能，这种相互作用具有特异性，否则抗生素与人体细胞作用将产生毒副作用。一旦靶位结构改变，或是靶位周围环境改变，就会影响靶位与抗生素的相互作用。即使这种改变没有影响靶分子在其细胞结构中的功能和细胞的新陈代谢作用，但也能产生耐药性。

在细菌中因靶位改变导致的抗生素耐药性是极为常见的，并且改变的形式也是多种多样。有些靶位改变只是一个蛋白分子上的单一点突变，这些靶位通常是催化细胞基本功能的酶。编码靶蛋白的基因也可以通过与外来DNA同源重组的方式被改变。有些细菌通过外来基因产生新的靶位来代替抗生素的靶位。有些细菌产生与靶位相互作用的蛋白质以阻止靶位与抗生素相互作用。表9-4列举了部分靶位改变相关的耐药机制。

表9-4　靶位及其介导的耐药机制

点突变	嵌合基因	靶位替换	靶位过度表达	靶位修饰或保护
青霉素结合蛋白	青霉素结合蛋白	青霉素结合蛋白	青霉素结合蛋白	核糖体
拓扑异构酶基因	拓扑异构酶基因	二氢叶酸还原酶	二氢叶酸还原酶	拓扑异构酶基因
核糖体蛋白质		二氢蝶酸合成酶		延长因子-G

一、点 突 变

生长旺盛细菌的关键基因有很多发生点突变的机会,在肉汤中过夜培养的1个细菌可增殖到10^9个,理论上就达到了点突变的概率。这种突变在没有选择的环境下不会发生,这是因为在大多数细菌基因组内部有错误探查基因,可识别错配的碱基并在增殖前将其修复。逃过监视机制的突变基因编码的蛋白质比野生型蛋白质缺少适应性,由于稀释作用而使其复制减慢,甚至消失。然而,如果突变率提高(如错配修复机制有缺陷),或者在突变体超过野生表型的选择优势情况下,突变体就会增加。点突变导致对环境中抗生素的耐药性就是在这种情况下发生的。

多数点突变对酶的修饰作用是轻微的,酶仍然能维持其自然活性,因此产生的对抗生素的耐药性也是温和的,一般不能引起耐药实验中最小抑菌浓度(MIC)的增大。例如,位于喹诺酮耐药决定域的拓扑异构酶基因gyrA和parC的单一点突变经常仅与氟喹诺酮耐药性适度增加相关。然而,也有例外的情况,在rpoBRNA聚合酶基因的单一的点突变可以对利福平产生高度耐药性。

靶位基因中的单一点突变在临床上具有重要意义,因为它们经常与其他耐药机制(如离子泵激活)结合以增强耐药性。单一点突变导致的低水平耐药性也可以在抗生素两次给药间隔期间累积,这期间正处于"突变选择窗"期,可以促进点突变以提高耐药性。有报道在临床上应用左氧氟沙星治疗肺炎链球菌感染失败时发现,gyrA单一点突变导致对环丙沙星的耐药性,只产生很小的抑菌圈,没有达到耐药性范围。在这种环境下,继续应用左氧氟沙星治疗,则选择出第2个突变位点,这导致了对左氧氟沙星的高度耐药性。

一般说,由单一点突变导致的高度耐药性需要几种突变同时存在。在对氧氟沙星耐药性的例子中发现,最有效的突变发生在拓扑异构酶,拓扑异构酶是特定的喹诺酮的基本靶位,以GyrA和ParC作为靶位的喹诺酮需要两种酶的突变,才能达到耐药水平。屎肠球菌对氨苄西林高度耐药性也需要多种突变的存在。青霉素结合蛋白(PBP5)的4个突变(经常出现在高耐药性的屎肠球菌)中的任何1个单独突变均不能引起高耐药性,只有4个突变同时存在才导致高度耐药性的表达。

也有一些例子显示点突变可以导致高度耐药性,但这种点突变的作用被微生物中只存在几种拷贝的基因而稀释减弱。例如对利奈唑胺的耐药性,利奈唑胺是通过与细菌23S亚单位的核糖体相互作用而影响蛋白质的合成。屎肠球菌在其基因组中有6个核糖体RNA基因拷贝,金黄色葡萄球菌有5个拷贝,粪肠球菌有4个拷贝。在核糖体RNA中的单一的点突变(G2567U)可阻止利奈唑胺与核糖体RNA结合。但当屎肠球菌中6个拷贝中的1个拷贝发生突变,产生的耐药性非常低。当4个拷贝或更多拷贝突变了,耐药性就非常高(128μg/mL每或更多)。最初认为多突变不可能导致耐药性的出现,但是一经利奈唑胺应用到临床时,有多拷贝突变的耐药性菌株很容易被鉴定出来。现在已知,第1个点突变是至关重要的,一旦发生在准确的位置,细菌就可以通过耐药性和易感拷贝之间的重组来增加突变体的百分比。这种产生耐药性的重组已经涉及到基因转换了。细菌在向后代传递耐药性的过程中,只要有1个野生型rRNA基因拷贝保留下来,一旦缺乏抗生素的持续作用,就可恢复对该抗生素的敏感性。如果所有的rRNA基因都包含突变,那么耐药性的表现型将会更稳定,这也表明基因转换既可导致耐药性也可恢复敏感性。

二、嵌 合 基 因

同种生物型个体之间的基因交换在个体变异中具有重要作用。例如,据估计25%以上的粪肠球菌V583基因组是从其他菌种获得的。泌尿系统致病性大肠埃希菌与肠道致病性大肠埃希菌的差异可以归因于获得不同的"致病岛"。因此,DNA的交换已经在细菌物种进化的许多方面产生深远的影响,包括抗生素耐药性的领域。

大多数细菌获得外源性DNA是通过接合质粒或多种接合型转座子进行的,少数细菌是通过转化的方式吸收来自环境中由死细菌释放的裸DNA。外源性DNA一旦进入细胞,细菌的同源性重组功能可以使获得的DNA通过同源区进入基因组。这种由一部分源于受体细胞和一部分源于供体细胞DNA组成的基因即为嵌合基因。如果这种重组的发生仍然保持完整的开放读码框,一种新的蛋白质就会产生。如果重组基因编码一个抗生素靶位的蛋白,或者获得的DNA包含降低抗生素敏感性的区域,那么耐药性就会增加。

嵌合基因经常在可发生基因传递的细菌中发现。这些细菌包括肺炎链球菌、淋病奈瑟菌,脑膜炎奈瑟菌和几种非致病性奈瑟菌。自然转移和同源重组的耐药基因最常见的是青霉素结合蛋白和拓扑异构酶基因。肺炎链球菌对青霉素耐药性多数是嵌合基因的结果,其耐药程度取决于β内酰胺酶和青霉素结合蛋白的不同。同样的耐药机制也发生在淋病奈瑟菌,但是由非β内酰胺酶介导对青霉素的耐药性。通常情况下,来自于嵌合基因的耐药性水平是中等程度的,这或许是因为供体细菌的耐药性水平也是中等程度的。低度耐药性对临床抗生素的应用也具有重要意义,例如在中枢神经系统,即使静脉给予β内酰胺类抗生素也难获得有效的杀菌效果;在中耳很难通过口服用药使头孢菌素达到抑菌水平,在这种情况下,即使产生低度耐药性就可以导致这类抗生素的临床治疗失败。

三、靶 位 过 度 表 达

偶然情况下会出现细菌靶位分子过度表达以消除抗菌药物的作用。金黄色葡萄球菌的PBP4和屎肠球菌的PBP5的过度表达提高了对青霉素的耐药性。在延长对万古霉素暴露后产生具有非常厚细胞壁的糖肽类耐药葡萄球菌,这层细胞壁充满了非连接的细胞壁前体。这些前体为万古霉素提供假的靶位,结果把万古霉素隔离在厚细胞壁外层的蛋白里,从而阻止万古霉素进入细胞膜,细胞膜才是万古霉素真正的作用靶位。此外,启动子突变导致的二氢叶酸还原酶过度表达影响到了大肠埃希菌对甲氧苄啶耐药性。

四、靶 位 替 换

细菌自身的点突变一般产生低度耐药性,获得的外源基因则决定高度耐药性。获得基因作为靶位基因与原有的靶基因提供同样的功能,但其编码的产物对抗生素的亲和性更低。典型的例子是金黄色葡萄球菌和凝固酶阴性葡萄球菌的*mecA*基因,这个获得基因可以编码青霉素结合蛋白PBP2a,PBP2a以很低的亲和性结合β内酰胺类抗生素(半合成青霉素、头孢菌素、碳青霉烯类),从而产生对这些抗生素的高度耐药性。另一个例子是屎肠球菌对氨苄西林的耐药性源自*pbp5*基因的点突变,随后这个耐药性的*pbp5*基因替代了敏感性的*pbp5*基因。最近的研究表明,大量出现的对氨苄西林耐药的屎肠球菌并不是由于不同菌株PBP5独立突变引起的,而是由高耐药性克隆的传播导致的。体外实验证实,*pbp5*的耐药性可由多种屎肠球菌菌株转移。与上述金黄色葡萄球菌的*mecA*基因耐药性不同,耐药性的*pbp5*基因在不同的屎肠球菌之间的转移导致了敏感性的初始*pbp5*基因被替换,而金黄色葡萄球菌则是耐药性的青霉素结合蛋白PBP2a与敏感性的青霉素结合蛋白PBP2同时表达。已证明获得的编码低亲和力的靶蛋白基因决定对多种不同抗生素的耐药性,包括甲氧苄啶和磺胺甲噁唑,均为通过替代二氢叶酸合成酶耐药的。

五、靶 位 修 饰

抗生素作用的靶分子经酶的修饰可降低与抗生素的结合,大多数革兰阳性菌对大环内酯类抗生素的耐药性属于此类。大环内酯类抗生素阻止细菌蛋白质合成是通过可逆性结合60s核糖体亚单位的肽基-tRNA结合位点,阻止新合成的肽基-tRNA分子从受位到给位的转位。对此类抗生素的耐药性通常通过核糖体的甲基化实现,从而阻止与大环内酯类的结合。核糖体甲基化导致对临床所有可应用的大环内酯类(阿奇霉素、克拉霉素、红霉素、罗红霉素),林肯酰胺(克林霉素),链阳菌素B(奎奴普丁)抗生素产生耐药性。目前已经鉴定出几种红霉素核糖体甲基化基因(*erm*),大环内酯类抗生素诱导耐药性操纵子表达,导致了核糖体的甲基化。

六、靶 位 保 护

靶位也可以被保护,通过表达结合到靶位的蛋白以阻止与抗生素相互作用,但不影响靶位的正常功能。这些蛋白中研究最好的就是Tet(M)蛋白,广泛存在于革兰阳性菌中。Tet蛋白与延长因子EF-Tu和EF-G同源,并具有核糖体依赖的GTP酶活性。Tet蛋白结合到核糖体上,通过改变核糖体构象以阻止其与四环素结合。Tet常被整合在具有广泛宿主范围的接合型转座子Tn916中,这就是它在细菌中的存在非常广泛的原因。近来又发现了保护性蛋白赋予氟喹诺酮的耐药性。这些被命名为QNR蛋白可防止DNA与喹诺酮结合。一般只产生低度耐药性,然而当与其他机制同时存在时,例如QRDR突变,可产生高度耐药性。此外,葡萄球菌对夫西地酸的获得性耐药性也是由于产生了防止夫西地酸与EF-G结合的保护性蛋白所致。

靶位改变是病原微生物普遍存在的抗生素耐药性途径。这些改变可能源于编码靶位基因的点突变、靶位修饰、靶位替换和保护、或获得新的具有与易感靶位同样功能的分子。这些改变靶位的基因都整合在1个可传递的因子中,以利于将耐药性传播到多种不同菌种。

细菌有多种途径产生耐药性,因此,在一种新的抗菌药物临床使用前无法预料其耐药性的机制。

第三节　细菌的外膜屏障

革兰阴性菌的外膜是一层非常有效的通透屏障,在多重耐药中发挥着重要作用。革兰阴性菌外膜由特殊的脂多糖组成,富含较多的饱和脂肪酸,并有6~7个共价键连接的脂肪酸链。这种具有脂多糖双层结构的细菌外膜对亲脂性抗生素的快速穿透起有效的屏障作用。绝大多数抗生素和化疗制剂具有较高的疏水性,能穿透膜脂质双层结构,但是脂多糖结构使疏水分子穿透外膜的速率仅为穿透一般磷脂双层结构的1%~2%。

革兰阴性菌外膜具有一类特别的蛋白即孔蛋白,外界营养物质可经孔蛋白摄入。这种孔蛋白限制性部分的孔径仅为$7 \times 8Å$,多数抗生素不能通过;并且狭窄部分并列有许多带电荷的氨基酸残基,对水分子有定向作用,亲脂分子难以进入。分枝杆菌的孔蛋白含量极少,只允许小分子以极慢的速度通过,使其对多数抗生素呈现出固有性多重耐药。有些细菌如铜绿假单胞菌缺乏高通透性孔蛋白,只允许小分子慢慢扩散,因而对常用抗生素呈现固有耐药。

细菌外膜的流动性也会影响到抗生素的进入。分枝杆菌虽然是革兰阳性菌,但其膜结构与革兰阴性菌相似,分枝杆菌细胞壁的主要脂肪酸是分枝菌酸,含有70个以上的碳原子,仅有少数双键。每6~7个分枝菌酸形成一个基团头,数百个分枝菌酸以共价键形成共用的基团头,被称为阿拉伯半乳聚多糖。后者反过来以共价键与内层的肽聚糖连接。这种结构使分枝杆菌的膜结构流动性差,阻止了外界物质进入细胞内。这也是分枝杆菌产生固有性多重耐药的原因。

革兰阳性菌有一层很厚的肽聚糖细胞壁,虽然其机械性强度大,但是难以阻止小分子抗生素的扩散,因而对革兰阳性菌有效的抗生素要比对革兰阴性菌有效的数量多。

第四节　细菌细胞膜渗透降低抗生素摄取减少

细菌细胞膜是由高度疏水的脂质双层和孔道形成蛋白组成,作为屏障能够为细菌提供保护并有选择通透作用,与细胞壁共同完成菌体内外的物质交换。抗生素必须克服细胞膜的屏障作用进入细菌细胞内到达作用位点进而发挥抗菌作用,因此细胞膜的特性及其与抗生素间的关系对于抗生素发挥抗菌作用具有重要影响。

革兰阳性菌的细胞膜被一层厚厚的肽聚糖细胞壁所包裹,尽管细胞壁机械强度大,但由于其结构粗糙,几乎不影响抗菌药物这样的小分子物质扩散至胞内。革兰阴性菌在细胞膜之外还有一层细胞外膜,主要成分为具有良好屏障作用的脂多糖(LPS)。

目前临床上应用的大多数抗菌药物是亲脂性的,这一特性决定了细菌允许它们穿过细胞膜的磷脂双层,而细菌外膜的LPS不对称双层结构对这些抗菌药物是一道有效的屏障。具有LPS不对称双层结构有效屏障的细菌,为了从外界获取基本的营养成分,必须依靠另外一种机制来达到这一目的。细胞外膜上的某些特殊蛋白,即孔蛋白就是一种非特异性的、跨越细胞膜的水溶性物质扩散通道。一些亲水的小分子抗生素,如β内酰胺类药物是通过细胞膜上的孔蛋白进入细胞。一些特殊细菌如铜绿假单胞菌的细胞膜上,没有大多数革兰阴性菌所具有的典型高渗透性孔蛋白,小分子物质通过其孔蛋白通道的渗透速度仅为典型孔蛋白通道的1/100。因此,亲水性抗生素只能以极慢的速度透过细菌的细胞膜进入胞内,与作用位点结合浓度大大减弱,细菌因而表现为对该类抗生素敏感性降低,这种情况通常被认为固有耐药性。

细菌接触抗生素后,产生与此相关的获得耐药机制之一,是提高细胞膜屏障作用,使其渗透降低摄取减少,阻止或减少抗菌药物进入菌体。这种降低细胞膜通透性的耐药机制主要是通过基因突变引起膜通透性降低,以及改变跨膜通道孔蛋白(porin蛋白)的结构,使其与药物的结合力降低,以及减少跨膜孔蛋白的数量,甚至使其消失来实现的。

一、脂质层介导的细菌膜渗透性降低

疏水性抗生素,包括氨基糖苷类、大环内酯类和利福平类抗生素通过脂质层扩散入细菌内,四环素和喹诺酮类药物既利用脂质层又利用膜孔蛋白进入细菌内部,位于细胞膜外部的脂多糖(LPS)能够对通过脂质层进入细菌的疏水性药物起到阻挡作用。LPS全长表达的菌株对疏水性抗生素能表现出天然的耐药性。而膜通透性增强剂,如Tris/EDTA、多黏菌素B等,则能够增强大肠埃希菌和鼠伤寒沙门菌对于一些疏水性抗生素的敏感性。细菌的一些突变也能造成外膜蛋白的兼并缺失并用磷脂将这些缺失弥补,进而增加对疏水性药物的敏感性。

二、基因突变介导的细菌膜渗透性降低

在耐喹诺酮类药物的大肠埃希菌染色体上发现有多个突变基因,它们影响着药物在菌体内的蓄积浓度。这些基因是*nor*B(34分位)、*nor*C(8分位)、*nfx*B(19分位)、*nfx*C(34分位)、*cfx*B(34分位)和*nal*B(58分位)。它们都是非特异性基因,没有直接表达产物,也未见对临近基因有调控作用,但这些突变都可导致对喹诺酮类低水平耐药。这种耐药性,用EDTA处理细菌后则消失,表明这些突变降低了细胞膜的通透性。进一步发现这些突变株都有Omp的异常,尤其是OmpF减少或缺失。已知OmpF是亲水性小分子药物的通道,上述结果说明OmpF的减少或缺失是通透性降低主要因素。突变细菌除对喹诺酮类耐药外,对其他小分子药物如β-内酰胺类、四环素、氯霉素等的摄入量也降低。

三、膜孔蛋白介导的细菌膜渗透性降低

(一)膜孔蛋白表达下降引起的膜通透性改变

细胞膜上一些非特异的具有孔道特征的蛋白称为膜孔蛋白(Porin)。肠杆菌科中的大肠埃希菌有两种主要的膜孔蛋白,OmpF和OmpC;沙门菌属具有另一种与OmpF和OmpC功能相似的孔蛋白OpmD;肺炎克雷伯菌带有与OmpF和OmpC具有同源性的OmpK35和OmpK36。铜绿假单胞菌中研究较多的是特异孔蛋白——OprD,它与一些基础氨基酸转运有关,同时也

在铜绿假单胞菌摄取碳青霉烯类抗生素的过程中发挥重要作用。

上述孔蛋白缺失往往会导致细菌对β内酰胺类、氟喹诺酮类药物的耐药。但孔蛋白缺失与细菌产生耐药性之间的关系很复杂。许多研究表明,缺乏其他耐药机制参与的单一孔蛋白缺失并不引起肺炎克雷伯菌耐药性的增加,而两种主要孔蛋白同时缺失有时也是耐药性增加所必需的。OmpK35和OmpK36缺失的肺炎克雷伯菌菌株一般会提高其对头孢菌素的MIC,但如果OmpK37不缺失则不会改变对碳青霉烯类药物的MIC,这表明这类药物能够通过OmpK37进入细菌内部发挥抗菌作用。但也有研究表明,在大肠埃希菌和肺炎克雷伯菌中,菌株单独或共同缺失OmpF和OmpC或者OmpK35和OmpK36的同时,若产超广谱β内酰胺酶或ApmC酶,则会表现为对碳青霉烯类药物敏感性下降或者耐药,但亚胺培南敏感性下降的程度往往没有美罗培南高。

此外,还有特异的专门让某种抗生素通过的膜通道膜孔(porin)蛋白。例如,铜绿假单胞菌有一种特异的膜通道OprD膜孔蛋白,其构成的特异性通道只允许亚胺培南进入菌体内,发挥强大的抗菌作用。该菌对亚胺培南产生耐药突变时,OprD蛋白的基因表达缺损,导致OprD膜孔蛋白膜通道丢失,使亚胺培南进入菌体受阻,产生了对亚胺培南特异性耐药。

膜孔蛋白表达下降是细菌耐药的重要原因之一,同时在细菌中发现外排泵表达,推测可能是多种耐药机制同时作用的结果。在肠杆菌科细菌耐β-内酰胺类抗生素发现膜孔蛋白缺失,提示膜孔蛋白表达的调节和细菌对抗生素耐药有很强的关联。

Mar调节子参与膜孔蛋白下降表达的调节,参与膜孔蛋白表达包括操纵子marO、启动子marA和抑制子marR,其中marR位于marA和marO上游,在许多化学和抗生素因素存在情况下,调节marA使膜孔蛋白表达下降,同时细菌外排泵表达上调。在某些细菌发现一些插入序列(如IS5和IS26),这些插入序列位于OmpK36和OmpK35基因中,这些插入子使膜孔蛋白表达缺失,影响细菌对抗生素的敏感性。

(二)膜孔蛋白转换引起的膜通透性改变

从接受抗生素治疗的不同患者收集肺炎克雷伯菌表现出外膜的变化,大多数菌株属于OmpF膜孔蛋白和OmpK35,具有大的通道,有时被属于OmpC膜孔蛋白具有小通道的OmpK36取代,这种现象提示当使用抗生素治疗时,细菌膜孔蛋白的平衡发生了急剧变化,导致细菌对β-内酰胺类抗生素敏感性下降。包括头孢吡肟、头孢替坦等抗生素,表达OmpK36的细菌MIC是表达OmpK35细菌的4~8倍。研究发现抗生素治疗时细菌同时发生膜孔蛋白磷酸化和外排泵AcrAB的表达上调。

在肺炎克雷伯菌中发现膜孔蛋白的表达和β-内酰胺类抗生素敏感性之间存在平衡关系;在伤寒沙门菌感染的研究中发现,在抗生素治疗前细菌对头孢类抗生素敏感(包括头孢拉定、头孢唑林和头孢西丁等),仅仅几天的头孢西丁治疗后,头孢类抗生素耐药的菌株就出现了,而这些变化发生在同一克隆株上,一些基因控制系统如:EnvZ-OmpR、MicF和MicC对OmpC-OmpF平衡有很强的调节作用。在抗生素作用下,细菌的膜蛋白表达发生改变,结果导致泵入的持续减少(OmpC表达减少),虽然这些变化可能导致细菌摄入营养物质减少,但可以使细菌在高浓度和持续的抗生素存在条件下保持存活。

细菌在抗生素存在下,OmpC缺失不仅是平衡打破,在一些细菌中发现一种新的膜孔蛋白亚家族(与OmpC和OmpF家族结构相关)—OmpN型膜孔蛋白的出现,在大肠埃希菌中发现OmpN,肺炎克雷伯菌中发现OmpK37,在伤寒沙门菌中发现OmpS2。与正常表达膜孔蛋白的细菌比较,表达这些膜孔蛋白的细菌对β-内酰胺类抗生素敏感性显著下降。OmpN膜孔蛋白内有一个环状结构,限制通道的大小,能起到选择性滤过作用,营养物质通过不受影响,而分子较大的β-内酰胺类抗生素不能通过。

第五节　细菌多重耐药外排泵系统

细菌细胞膜表面的外排泵在抗生素耐药尤其是多重耐药中起着重要作用,外排泵可以将抗生素外排至细菌外,从而阻碍抗生素与细菌内的靶点结合,引起耐药,该系统被称之为细菌多重耐药外排泵系统(mult-drug resistance efflux pumb systems)。因细菌将进入到菌体内的药物泵出体外,需能量参与,故又称为主动外排系统(active efflux systems)。细菌的主动外排是导致细菌产生多重耐药的主要原因。

一、分　类

根据多重耐药外排泵的结构、作用特点、氨基酸序列同源性和进化关系来划分,将细菌中与抗菌药物相关的膜外排泵分子分为5个主要超家族:①ATP-结合盒家族(ATP-binding cassettes transporters, ABC家族);②主要易化子家族(major facillitator superfamily, MFS家族);③耐药结节化细胞分化家族(resistance-nodulation-division family, RND家族);④小多药耐药家族(small multidrug resistance family, SMR家族);⑤多药及毒性化合物外排族(multidrug and toxic compound extrusion, MATE族)。除ABC家族外排系统是以ATP为能量外,其余均以质子跨膜浓度梯度作为外排动力,其中ABC外排系统主要存在于革兰阳性菌中,其他家族主要介导革兰阴性菌耐药。

二、结构特征与功能

外排系统在细菌中广泛存在,其外排的底物多数是对细菌有毒性的物质,如抗生素、消毒剂、染料、金属离子等。有人认为外排系统的主要功能是参与细胞代谢和物质转运,外排药物不过是其次要功能,因为人们发现部分外排泵具有分泌蛋白质,参与细胞内营养平衡调节的功能,但迄今人们对其生理功能知之甚少。

细菌外排系统的主要成分是蛋白质,主要为膜蛋白。一般认为革兰阴性菌的膜主动外排泵系统由三部分组成:外膜蛋白(outer membrane protein, OMP)、膜融合蛋白(membrane fusion protein, MFP)和内膜上的外排蛋白(efflux pump protein)或称转运蛋白(efflux transporter),故外排泵系统又称三联外排系统(tripartite efflux system)。它们通常由操纵子编码,其中,OMP类似于通道蛋白,位于外膜(革兰阴性菌)或细胞壁(革兰阳性菌),是药物被泵出细胞的外膜通道;MFP位于外排蛋白与外膜蛋白之间发挥桥梁作用;外排蛋白位于胞浆膜产生泵的作用,在药物外排中起主要作用。当有害物质进入细胞后,外排泵能和底物结合,外排系统打开其内在通道,将其泵出胞外。外排蛋白的特征决定了底物的广泛性,导致多重耐药,因此常作为流行病学的检测指标。

三、外排泵的表达调控

外排转运体表达的调控比较复杂,对于以电化学梯度为转运能量的MFS家族和RND家族转运体,对其表达的精确调控避免了外排转运体的过表达所导致的电化学梯度的破坏,从而避免了细菌死亡。因此外排转运体的表达调控不仅影响细菌对抗生素的敏感性,而且对于细菌自身的生长也有重要意义。

外排泵基因大多数存在于染色体上,它们以操纵元的形式存在,其表达往往受到一个或多个阻遏物的严格调控。近20年中,研究者通过从临床上分离变异菌株来分析定位多药耐药外排泵的主要功能和其对应的调控因子。

(一)局部调控

局部调控是指一些调控因子只对某一个或几个转运体的表达起到调控作用。多种外排泵的表达都受到局部调节因子的调节,例如大肠埃希菌中的阻遏因子AcrR,可以与acrAB基因的启动子结合,进而抑制AcrAB蛋白的表达。AcrR阻遏因子属于TetR家族,该家族阻遏物是可以调控介导四环素耐药的外排转运体表达的阻遏蛋白,通常以二聚体的形式与DNA上的操纵子结合,进而调控外排转运体的合成,并且其DNA结合区序列高度相似。目前,TetR家族阻遏物已经被确定可以调控数十种外排转运体。铜绿假单胞菌中有多种RND家族转运体,较早发现的调控因子是阻遏物MexR。mexR基因位于mexAB-oprM基因的上游,其表达的产物MexR与mexAB-oprM基因的启动子结合,抑制外排泵的表达,失活MexR可导致MexAB-OprM转运体的过表达。TetR家族的NalC和NalD也是调控MexAB-OprM表达的阻遏物,其基因的突变都可引起MexAB-OprM转运体的过表达。AmrR是上调MexAB-OprM表达的调控子,能与MexR结合从而调节MexR对于外排泵表达的阻遏作用。

(二)双组分调节系统

双组分调节系统广泛存在于细菌中,当受到外界环境中的某种刺激时,感应器组氨酸激酶使另一组分磷酸化,进而激活或阻遏靶基因。大肠埃希菌中的双组分调节系统有EvgAS和BaeSR等。EvgAS可以上调如emrKY, yhiUV, acrAB, mdf, tolC等多种转运体基因的表达。BaeSR能诱导转运体AcrD和MdtABC的表达。此外还有金黄色葡萄球菌上调节NorA的alrSR,嗜麦芽窄食单胞菌上调节SmeABC(RND家族)的基因smeSR,鲍氏不动杆菌的调节AdeABC(RND家族)的AdeSR等。这些双组分调节系统都是蛋白表达的激动剂。

(三)整体调控

整体调控是指一些调控因子除了对转运体的表达具有调控作用以外,还对细菌其他一些功能起到调控作用,例如细菌的自溶,生物膜的合成等。大肠埃希菌中主要的转录激活因子有MarA, SoxS, Rob和SdiA。MarA能激活acrAB操纵子的转录进而产生耐药。当MarA过表达时,会产生一种反义RNA——micF,抑制孔道蛋白OMP的表达,而多数抗生素可通过孔道蛋白进入细菌,因此对孔道蛋白的抑制减少了药物的摄取。

四、外排泵抑制剂

目前研究中发现多种外排泵抑制剂(efflux pump inhibitors, EPIs)可以不同程度阻断细菌的外排作用。常见外排泵抑制类型:

（一）干扰外排泵组装的外排泵抑制剂

该类抑制剂主要是通过药物分子来干扰外排泵成分的组装。格罗泊霉素（globomycin）是一种来源于链霉菌的环肽结构的抗生素，它是脂蛋白信号肽酶LspA的抑制剂，通过抑制LspA从而抑制含有LspA剪接位点的膜融合脂蛋白前体的加工。例如大肠埃希菌和产气肠杆菌RND型外排泵AcrAB-TolC的组件AcrA前体含有LspA的剪接位点，在格罗泊霉素的作用下不能形成成熟的AcrA，也不能和外排泵的其他组分结合形成外排泵，抑制了外排泵的作用。

（二）阻断外排泵能量来源的外排泵抑制剂

通过阻断外排泵能量来源抑制外排泵的作用。外排泵中除ABC型是依赖ATP水解驱动外，其余四种外排泵SMR、MFS、MATE和RND均由质子动力势能驱动。目前发现，以阻断外排泵能量来源为机制的外排泵抑制剂主要针对质子动力势，这类抑制剂在抑制细菌外排泵的同时也会抑制机体正常的质子动力势驱动的生理反应，缺乏特异性，因此难以用于临床治疗。

1. 化学合成药物　氰氯苯腙（carbonyl cyanide m-chlorophedylhy-drazone，CCCP）是实验室常用的外排泵抑制药物，通过损耗细胞膜的质子动力降低细菌的存活率。CCCP作为外排泵抑制剂对SMR型外排泵（大肠埃希菌QacE）、MFS型外排泵（如金黄色葡萄球菌NorA）、MATE型外排泵（如多形拟杆菌NorM）和RND型外排泵（如铜绿假单胞菌MexAB-OprM、大肠埃希菌AcrAB和AcrEF、产气肠杆菌AcrAB-TolC、空肠弯曲菌CmeABC）等均有抑制作用。

2. 临床药物　兰索拉唑（lansoprazole）和奥美拉唑（omeprazole）临床上用于治疗消化性溃疡。它们是H^+-K^+-ATP酶（又称质子泵）抑制剂，通过破坏跨膜电化学梯度，阻断外排泵能量来源，影响药物的外排。它们可以抑制金黄色葡萄球菌NorA外排泵，提高菌株对诺氟沙星、环丙沙星和左氧氟沙星敏感性。

3. 离子载体　由链霉菌产生的valinomycin和nigericin均为钾离子载体，两者均可以干扰跨膜电化学质子梯度，抑制外排泵。它们可以抑制金黄色葡萄球菌QacA外排泵，使细胞内乙啡啶的积累量提高约3倍，它们还可以抑制肺炎链球菌对氟喹诺酮类等化合物的外排。

（三）竞争结合外排泵底物的外排泵抑制剂

有一类抑制剂本身就是外排泵的底物，通常这一类抑制剂与外排泵的活性部位具有较高的亲和力，通过与抗生素竞争细菌外排泵的活性部位来减少药物的外排，当存在抑制剂时，外排泵会与抑制剂结合，而抗生素分子就被滞留在了细胞内，最终使浓度达到有效值范围而杀死细胞。这类抑制剂较多，包括化学合成类的二胺类化合物L-Phe-L-Arg-β-naphthylamine（PAβN，即MC-207110）和某些喹啉（quinoline）衍生物；临床某些药物如降压药利血平（reserpine）、抗心律失常的维拉帕米（verapamil）、具有安定和止吐的吩噻嗪类药物和镇痛药苯基哌啶等，均发现具有外排泵抑制剂作用，通过竞争细菌外排泵的底物减少抗菌药物的外排作用；芳香哌嗪类化合物对AcrAB高表达的细菌耐药具有逆转作用，其中NMP（naphthylmethyl-piperazine）对四环素、喹诺酮类等抗生素在细菌内蓄积的增加呈现浓度依赖性。

（四）阻碍底物通过外排泵通道的外排泵抑制剂

该种抑制剂通过阻塞外膜蛋白上的通道分子（如TolC、OprM），来阻断外排泵对抗生素的外排作用。例如最近正在研究一种纳米级的小分子物质，该分子能特异性地结合在外排通道的活性部位上,从而形成空间位阻。此外,许多天然产物也具有明显的外排泵抑制活性,例如从植物中提取的某种植物精油,也具有该作用。

(五)在基因水平抑制外排泵的表达

采用反义核苷酸或小分子RNA选择性的抑制编码外排泵基因的表达,或通过其他小分子物质干扰该基因的转录或翻译。本抑制机制可推广到所有已知序列和调控原理的外排泵,从而有望开发出更多的抑制剂。

尽管有许多物质被确定具有外排泵抑制的作用,但因这些抑制剂对应外排泵的有效浓度要远远大于临床的浓度,毒性都很高,目前还无法应用于临床,另外对于外排泵抑制剂作用的分子机制和抑制剂的物理化学性质的研究,还不够全面深入,无法很好地指导外排泵抑制剂的开发。所以基于外排泵抑制剂的安全性、特异性、机制明确性等诸多问题,外排泵抑制剂用于临床治疗还需要一段时间,但应用前景乐观。因为外排泵抑制剂不仅可以提高具有外排泵介导耐药性的病原细菌的药物敏感性,恢复抗生素的抗菌活性,还有利于减少由外排作用促进的耐药突变株的产生。因此,寻找有应用前景的外排泵抑制剂对于细菌性感染的治疗有着深远的意义。

五、与临床相关的细菌外排泵外排机制

(一)大肠埃希菌

大肠埃希菌有多种外排泵,其中AcrAB-TolC系统最重要。该系统由AcrAB操纵子和*acrRa*基因组成。*acrABa*基因产物是一种多药外排泵,*acrRacrR*基因产物对AcrAB有抑制调节作用。*acrAa*基因位于大肠埃希菌染色体10.5分位处,为397个氨基酸残基的脂蛋白编码,该脂蛋白氨基末端有一个24个氨基酸的信号肽。实际上AcrA是一种附加连接蛋白(周质融合蛋白)。AcrB位于AcrA下游,编码一个1049个氨基酸残基的跨膜蛋白。该蛋白跨膜12次,属于RND类外排转运蛋白。AcrR是由215个氨基酸残基组成的局部阻遏因子,其基因位于泵基因的上游,以反方向转录,直接通过增加AcrR数量抑制AcrAB的转录,从而调节AcrAB对全局性紧张应激状态(global-stress response)的反应。TolC是一种外膜通道蛋白,由495个氨基酸组成。当AcrB与有害底物结合时,TolC与AcrAB复合物结合,打开通道,将有害物质泵出胞外。

细菌外排药物的过程可能如下:药物通过膜孔蛋白进入周质,然后跨越质膜,但在作用于胞内靶位之前,药物和质膜转运蛋白AcrB结合,通过AcrA与外膜通道TolC被排出胞外。AcrB与底物的特异性极低,因而许多结构各异的化合物都是其底物,这也就是多重耐药性的原因。人们还发现大肠埃希菌的另外一种外排泵,即emrAB。*emr*基因位于染色体57.5分位处,其基因顺序显示3个开放阅读框,即*emr*A、*emr*B、*emr*R,分别编码emrA(43KD)、emrB(56KD)和emrR蛋白。emrA是一种膜蛋白,含疏水性功能区和C末端的亲水性功能区,其作用类似AcrA;emrB具有高度疏水性,由14α螺旋结构横跨质膜,与金黄色葡萄球菌多重外排泵QacA具有同源性,其作用类似AcrB;emrR系阻遏蛋白,调节emrAB的表达,其过量表达明显抑制*emr*的转录,*emr*R突变则导致emrAB泵表达增强及形成多重耐药性。emrAB属于MF主动外排泵,对临床重要抗生素的耐药没有多大作用,主要介导醋酸苯汞、萘啶酸及一种天然抗生素thioltomycin的排出。emrAB的基因结构组成见图9-1。

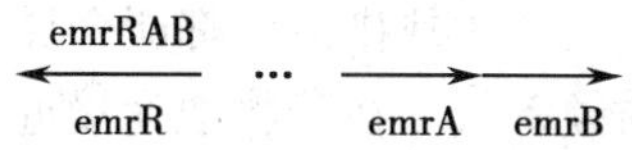

图9-1 emrAB的基因结构示意图

(二)铜绿假单胞菌

铜绿假单胞菌的外膜通透性比其他革兰阴性菌低,以往认为外膜通透屏障是铜绿假单胞菌多重耐药的主要原因。但近年来的研究表明,主动外排作用不可低估,甚至起着主要作用。至今在铜绿假单胞菌发现的多重外排泵有四种,即MexA-MexB-OprM、MexC-MexD-OprJ、MexE-MexF-OprN和MexX-MexY(amrAB)(表9-5)。它们都属于RND家族。除MexX-MexY系统外,其他三种的结构类似,都由内膜的外排泵蛋白,膜连接蛋白和外膜的通道蛋白组成。MexX-MexY缺乏通道蛋白,可能也利用OprM作为通道。

表9-5　铜绿假单胞菌多重外排系统

转运蛋白	连接蛋白	外膜通道蛋白	作用底物
MexB	MexA	OprM	四环素、氯霉素、氟喹诺酮类、溴乙啶、新生霉素、利福平、磺胺类、镰孢菌酸、β-内酰胺类(不含碳青霉烯类)
MexD	MexC	OprJ	四环素、氯霉素、氟喹诺酮类、第四代头孢菌素
MexF	MexE	OprN	氯霉素、氟喹诺酮类、碳青霉烯类
MexY	MexX	OprM	氨基糖苷类、红霉素、氟喹诺酮类

在野生型菌株中只有MexA-MexB-OprM系统能够得到有效表达,使菌株表现出固有耐药性。该操纵子与细菌对环丙沙星、四环素、磺胺类、氯霉素、亚胺培南以外的β-内酰胺类等多种药物耐药有关,这种耐药类型也称为nalB型突变或耐药。该系统中OprM是一种外膜通道蛋白,分子量50KD。MexB为质膜上的主动外排泵,分子量为108KD。MexA为40KD的质膜蛋白,连接着MexB和OprM,使药物直接从细胞内排至细胞外。多重耐药菌株这三种蛋白均明显增加。进一步研究发现编码基因mexAm、MmexB或oprMo的突变缺失均可导致细菌对环丙沙星、四环素、氯霉素等药物的敏感性提高。

MexA-MexB-OprM操纵子受上游mexRm基因的调节。MexR是一个147个氨基酸组成的阻遏蛋白,属于MAR R家族,能够结合于mexAm基因上游约200bp处。该区域具有两个反向重复序列GTTGA,mexAm的启动子能够负向调节MexA-MexB-OprM操纵子的表达,而mexRm基因突变则可导致上述操纵子的高效表达,使细菌的耐药性增强。在该操纵子上游70bp处还有MexA的第二启动子,在野生型和nalB型突变株中起作用,也引起MexA-MexB-OprM转录增强。人们发现MexR启动子位于MexR和MexR结合位点之间,推测mexRm基因具有自我调控机制。

铜绿假单胞菌中MexC-MexD-OprJ系统主要介导对四环素、氯霉素、喹诺酮类、大环内酯类、结晶紫及第四代头孢菌素的多重耐药,不能外排羧苄西林和碳青霉烯类抗生素。这种耐药类型也称为nfxB型耐药,可由诺氟沙星诱导产生。该系统中MexC为46kD的质膜连接蛋白,MexD为100kD的转运蛋白,OprJ为54kD外膜通道蛋白。该系统过度表达时MexA-MexB-OprM系统的表达常减少。MexE-MexF-OprN系统的结构和功能与上述两种相似,但它能外排碳青霉烯类。这种耐药也称为nfxC型耐药。

上述外排系统都能介导氟喹诺酮类耐药,研究发现回旋酶突变频率比外排泵过度表达的频率低。在药物浓度接近最低抑菌浓度时,铜绿假单胞菌对喹诺酮类耐药主要由外排泵介导。人们还发现不同种类的喹诺酮类可诱导不同的外排泵表达。如吡哌酸、萘啶酸、氟甲喹、奥索利酸较易诱导MexE-MexF-OprN的过度表达,也可诱导MexA-MexB-OprM的过度表达;而新一代喹诺酮类药物较易诱导MexC-MexD-OprJ的过度表达,也可诱导其他外排泵的表达。

上述几种耐药类型都有独特的耐药特征,尤其对β-内酰胺类药物。nalB型突变对除碳青霉烯以外的多数β-内酰胺类耐药;nfxB对第四代头孢菌素耐药;nfxC对碳青霉烯类耐药。尽管这些突变株对结构不同的抗菌药物存在交叉耐药,但每一种突变株对特定的β-内酰胺抗生素的耐药性表现为增加或降低,此原因尚不清楚。

(三)鲍曼不动杆菌

根据历年来中国细菌耐药监测数据显示不动杆菌属在临床的检出率逐年上升,自2012年起已超过铜绿假单胞菌,位于非发酵菌的第一位,药物主动外排泵的过度表达是鲍曼不动杆菌多重耐药的一个重要耐药机制。在不动杆菌中已发现与多重耐药相关的RND家族的外排系统主要有AdeABC、AdeIJK、AdeFGH、AdeDE、AdeXYZ等,见图9-2。

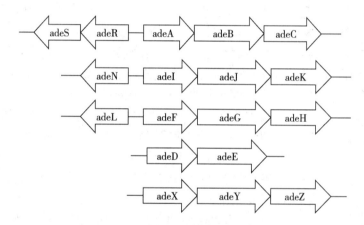

图9-2 不动杆菌属RND外排泵及其表达调控基因示意图

注:adeA、adeI、adeF、adeD、adeX基因编码相应的膜融合蛋白;adeB、adeJ、adeG、adeE、adeY基因编码相应RND转运蛋白;adeC、adeK、adeH、adeZ编码外膜蛋白(AdeDE缺失);adeSR、adeN和adeL作为转录调控基因,分别位于adeABC、adeIJK、adeFGH上游并反向转录。

AdeABC是鲍曼不动杆菌中首个被报道的RND外排泵,也是近年来研究最多的。在染色体上3个相连的基因adeA、adeB、adeC,分别编码AdeA、AdeB、AdeC,其中AdeB蛋白为外排蛋白,含有12个跨膜区,与adeABC基因连续并相邻的两个基因adeS和adeR位于操纵子上游,反向转录,与双复合调控系统的感受器和调节器有部分同源性。通过adeB失活前后比较发现AdeABC与氨基糖苷类抗生素耐药相关,并且对喹诺酮类、四环素类、氯霉素、红霉素、甲氧氨苄嘧啶、溴化乙锭和生物杀菌剂杀也有一定的外排作用。近年来研究表明AdeABC与多重耐药甚至是泛耐药相关,并且AdeABC可与D类碳青霉烯酶或外膜蛋白共同介导碳青霉烯类抗生素耐药。AdeABC外排泵系统普遍存在于鲍曼不动杆菌中,其表达受AdeSR双组分复合系统的调控,adeSR是共转录基因,一般情况下AdeABC在鲍曼不动杆菌中是不表达或低表达的,但是AdeSR复合调控系统的某些功能性突变可使AdeABC表达增高,在研究过程中也发现其表达调节还有插入序列的破坏或启动子增强因素的参与,但是具体哪些突变和插入的位点发生变化能导致过表达还没有完全明确,因此AdeABC的表达调控机制尚需进一步深入研究。

第六节　细菌代谢异常对抗生素耐药的影响

细菌代谢活动十分活跃,且代谢类型多样化。细菌新陈代谢状态改变可引起其对抗生素的耐药。

一、细菌的氧化应激与抗生素耐药

(一)ROS与抗生素的杀菌活性

在微生物代谢过程中,分子氧得到电子,生成超氧阴离子(O_2^-),超氧化物歧化酶(super oxide dismutase, SOD)将超氧阴离子转化成过氧化氢(H_2O_2),后者再通过芬顿反应(Fenton reaction)转变成羟自由基($\cdot OH$)。这些来自分子氧的活性衍生物统称为活性氧簇(reactive oxygen species, ROS)。多数微生物是通过有机物的氧化获得能量,其中氧是该反应的最终电子受体。这类活性氧簇对细胞有潜在危害,同时也作为一种生理信号激活整体抗氧化应答,避免细胞受伤害或对受伤害的细胞进行修复。氧化应激(oxidative stress, OS)反应是指机体在内外环境条件刺激下,产生大量ROS的同时,机体防御机制减弱,使机体受到ROS造成损伤的一种反应。氧化应激反应发生时产生大量的ROS,主要包括羟自由基、过氧化氢、超氧阴离子、一氧化氮等。ROS还能作为重要信使间接导致机体与组织损伤,其损伤途径主要是活化信号通路。同时,这些ROS对细胞的危害,可被细胞特有的酶所降解而解毒。细胞内活性氧物质在正常情况下处于平衡状态,随着环境压力或ROS过量产生,细胞氧化还原平衡受到破坏,偏向氧化反应,从而形成氧化压力。杀菌类抗生素通过一条依赖于ROS生成的共同氧化应激损伤机制诱导细菌死亡。抗生素通过作用于体内各自特异性靶点激活细胞呼吸链,呼吸链的活化导致过氧化物的形成和铁从铁硫簇中释放。释放出的铁激活芬顿反应而形成羟自由基,这些羟自由基较不稳定,易与其他分子发生反应而破坏蛋白质、脂质和DNA,引起DNA及蛋白质受损,其中以DNA受损最为严重。

大肠埃希菌获得能量的方式常为有机化合物的氧化,其中氧能够发生氧化还原反应产生超氧阴离子,对细胞存在着潜在危害。它同时也可作为一种生理信号激活抗氧化应答,避免最终伤害或对伤害进行修复。大肠埃希菌主要依赖于氧化应激调控子中的SoxR调控子对超氧阴离子进行应答。由于超氧阴离子能够被超氧化物歧化酶歧化生成过氧化氢,因此它也能够间接诱导多种过氧化氢反应相关蛋白的表达。

(二)氧化应激在抗生素耐药中的作用

多种杀菌类抗生素(以喹诺酮为例),无论其作用靶位和作用机制如何,均可通过产生活性氧物质对细菌发挥杀菌作用。喹诺酮类抗生素能够引起细菌相关染色体发生断裂,断裂片段引起超氧化物生成的同时诱发氧化应激反应,而且其中产生的高毒性羟自由基,也能够增加细菌氧化应激反应的发生概率,发挥杀菌和抑菌作用。杀菌类抗生素引起的羟自由基形成最后都会使用铁硫簇中的铁来促进芬顿反应的发生,而且这些反应多数能够由三羧酸循环(TCA)和NADH损耗介导。

氧化还原应答转录因子存在于包括沙门菌和大肠埃希菌在内的多数细菌中,主要是OxyR和SoxRS两类。前者含有半胱氨酸残基,在细胞内以四聚体的形式存在,能被H_2O_2氧化形成二硫键,激活下游基因的表达;后者含有铁硫中心,在感受到刺激后激活SoxS基因而形成SoxRS调控子,以二聚体的形式存在于细胞之中。细菌主要通过以上两个氧化还原感应机制进行氧化应激过程。

杀菌类抗生素诱导的羟自由基的形成最终都会利用铁硫簇中的内部铁促进芬顿反应介导而形成,并且表现出这些反应是由三羧酸循环和短暂的NADH消耗来介导的。

喹诺酮类药物到达细菌不同靶位并结合后,能够刺激细胞的呼吸作用如TCA等诱导细菌死亡或发生耐药突变。sRNA RyhB能够通过调控参与TCA的基因调节细菌的呼吸作用,除此之外,它也参与调节具有修复Fe-S簇损伤作用的基因,与其mRNA碱基互补配对后形成降解复合体促进mRNA降解。抗生素引起的氧化应激压力,能够激活E.coli中sRNA OxyS的抗突变作用。OxyS与sRNA ArcZ、GcvB均调节细菌压力应答中央调节器的表达。它们还能够通过调节生物膜形成相关基因的表达,在细菌对抗生素的摄取方面产生影响。抗生素刺激能够影响肠道菌群的多条氨基酸代谢途径,如谷氨酸代谢、支链氨基酸代谢等,其中某些sRNA能够调节参与氨基酸代谢和运输的基因,对抗生素刺激后发生的氧化应激反应进行应答。ROS家族大量产生后,可诱发细菌DNA损伤和断裂,大量的DNA损伤刺激细菌发生SOS反应,这一反应通常由recA-LexA控制系统进行调控,正常情况下处于不活动状态。当有如DNA损伤等诱导信号发生时,细菌内部recA表达被激活,其蛋白酶能够抑制lexA蛋白阻遏作用的发挥,使SOS反应相关基因去阻遏并发生一系列细胞效应。去除诱发SOS反应的信号后,lexA蛋白又重新发挥阻遏作用。易出错的多聚酶在SOS反应中的表达,是诱发细菌发生级联突变并产生耐药性的关键因素,使得细菌对抗生素产生耐药性,进而使部分细菌得以存活。有研究使用网络生物学方法预测E. coli中某些sRNA能够参与细菌SOS反应,并对DNA损伤修复基因recA等具有调节作用。

(三)铁引起氧化应激与抗生素耐药的关系

铁也能刺激细菌产生氧化应激反应使其水平升高。当细菌体内铁代谢失调造成体内游离的铁过多,会产生大量的羟自由基,若细菌不能及时清除这些羟自由基,而使其处于较高水平,就会形成氧化应激损伤,使细菌死亡。Fe^{3+}通过还原成Fe^{2+}可以与H_2O_2反应,生成的羟自由基具有强烈的毒性作用,几乎可以破坏细胞内的所有物质。有文献报道,细菌中运载铁的儿茶酚胺型铁载体在进入细菌后可以清除细菌中的羟自由基,保护细菌不受毒素的影响。

长期暴露于抗生素可刺激细胞内活性氧物种ROS的堆积而诱导代谢的变化,这些反应性分子对于抗生素耐药发展的影响是复杂的。一方面,ROS的形成被认为是抗生素介导的细胞死亡的常见步骤,因为ROS干扰呼吸细胞的正常生理功能,这些分子高度有害,并且可损伤细胞的几个子系统。ROS也可以通过直接损伤DNA的核苷酸池(pool)或通过SOS介导的致突变的DNA修复途径的活化导致突变的积累。这样,诱导ROS的形成是潜在的双刃剑,因为它可能是导致抗生素致细胞死亡和诱导突变的主要原因。目前对ROS在抗生素杀菌中的作用还有争论;对抗生素诱导的突变,有研究证明在这个过程中是细胞内铁的作用。同时验证了假设,即通过诱导ROS干扰细胞内铁的稳态,在抗生素诱导的突变中具有重要的作用,杀菌类抗生素通过上调大量铁吸收相关基因,而这些基因中有许多直接受铁吸收调节蛋白(ferric uptake regulator protein, Fur)控制。Fur是铁稳态过程中的一个中心转录调控因子,在许多细菌种类中是一个保守的蛋白。Fur结合了Fe^{2+}后,可控制大约100种基因的表达,这些基因中有许多涉及铁的吸收和代谢。Fur在酸休克应答、氧化应激、毒素和毒力因子的调节中也起重要作用。在革兰阴性菌中被认为是新型抗生素的靶点。在 E.coli K12 中，抗生素压力下，铁的吸收、储存和代谢在压力诱导突变中起重要作用，但是删除维持铁稳态的中央调节因子后，暴露在环丙沙星环境下对生存没有实质性影响，却能促进耐药性的发展。在抗生素压力下，铁超负荷介导的诱变很大程度上是不依赖于SOS应答的，说明存在一条平行的路径。这些结果可以说明阻断SOS途径的核心组成部分也不足以消除耐药菌的上升趋势。依据这些结果，有研究认为，抗生素治疗下，特别是当与细胞内铁超载共同作用时，细胞的氧化损伤是主要的致突变作用。所以，通过结合非游离铁，铁螯合剂可以减缓耐药性的发展。

（四）细菌通过产生ROS引起DNA的损伤修复而引起耐药

细菌可通过多种途径对ROS引起的DNA损伤进行修复。对于喹诺酮类和利福平，细菌通过染色体基因突变而迅速对其产生耐药。SOS应答是DNA损伤或复制受阻时诱导产生的反应。在大肠埃希菌中，这种反应由recA-lexA系统负责调控。该系统正常情况下处于抑制状态，当出现诱导信号，如DNA损伤或复制受阻，形成暴露的单链时，recA蛋白酶活力就会被激活，分解阻遏物lexA蛋白，使SOS反应有关的基因去阻遏而产生一系列细胞效应。引起SOS反应的信号消除后，recA蛋白的酶活力丧失，lexA蛋白又重新发挥阻遏作用。SOS反应中易出现错误，多聚酶的表达是细菌发生突变并产生耐药性的关键原因，若关闭SOS系统，即阻止了过度进化，就能防止级联突变的发生。正是这种级联突变，使大肠埃希菌产生了对抗生素的耐药性。环丙沙星会引起lexA蛋白的剪切，细菌产生SOS应答，从而诱发细菌迅速产生耐药性。喹诺酮类抗生素可抑制DNA解旋酶，而诱导细菌染色体DNA的降解是通过产生羟自由基与喹诺酮类抗生素联合作用。在大肠埃希菌中研究显示，喹诺酮类抗生素（萘啶酸和诺氟沙星）诱导SOS应答和氧化应激是伴随着超氧阴离子的形成。SOS应答和氧化应激主要依赖于喹诺酮类抗生素的浓度，是由几乎与SOS应答同时发生的超氧阴离子的形成决定的。研究显示，通过干扰LexA蛋白酶活性可阻止诱导SOS反应的发生，使致病性大肠埃希菌不能发展成对重要的喹诺酮类（环丙沙星）和利福霉素类（利福平）等抗生素耐药。

细菌的DNA损伤并不总能被除去，当损伤负荷（lesion burden）超过细胞修复机制的承受能力，或修复途径不能识别DNA损伤时，某些DNA损伤会在基因组上暂时保留，而此时带保留的未修复损伤细胞依旧进行DNA复制，称为"DNA的跨损伤合成"，也称为损伤旁路（damage bypass），由于存在跨损伤合成系统，恢复了受阻的DNA复制，细胞周期得以延续，使细胞耐受其DNA损伤，降低了细胞对各种DNA损伤因素包括电离辐射、杀细胞效应的敏感性，其结果是细胞更易发生突变。当细菌处于应激状态时，会以各种方式启动突变的初始步骤，随后开启某些基因，这些基因表达蛋白后加速突变进程，其速度比细胞复制期间产生突变的速度大约快1万倍。而事实上，这类细胞经历了一种转变，比如，大肠埃希菌通过发出SOS反应，对环丙沙星和其他抗生素引起的DNA永久性损伤作出应答。发生突变后可抑制环丙沙星与其靶位-DNA解旋酶的结合而引起耐药。DNA氧化损伤的产物主要有8-氧-脱氧鸟苷（8-oxodG）和2-羟基腺苷（2-OH-A），其中8-xodG比较稳定，在细菌体内可引起DNA损伤的机制能使模板链中鸟嘌呤（G）的直接氧化，亦可使核苷酸池（pool）中游离鸟苷氧化，DNA聚合酶与8-oxodG：A的结合频率与正常的G：C配对频率相同，因此，若8-oxodG：C不能及时修复，复制过程中8-xodG易与A发生错配，导致G：C→A：T的碱基颠换，从而引起相关基因功能发生改变。

目前的研究认为，在抗氧化损伤中，碱基删除修复（base excision repair，BER）系统发挥主要作用，可移除氧化的核苷酸前体物或碱基，使8-oxodG的致突变作用明显降低，使DNA的复制产物中不结合入错误碱基，可大大提高基因的稳定性。在细菌体内，BER修复系统中的酶基因主要有3种：*Mut*T、*Mut*M、*Mut*Y。MutT是核苷三磷酸解酶，可将氧化的鸟嘌呤腺苷三磷酸（8-oxodGTP）降解为氧化的鸟嘌呤腺苷单磷酸（8-oxodGMP），使单磷酸的核苷酸在复制过程中无法进入基因，可避免因氧化而造成碱基错配的发生。MutM具有糖基化酶（glycosylase）活性，可将8-oxodG从8-oxodG：C的配对中移除，并利用AP裂解酶（AP lyase）活性使DNA中嘌呤碱基开环而形成AP位点，再修复成完整的G：C配对。当8-oxodG：C的累积超过MutM的修复能力时，过多的8-oxodG：C会产生8-oxodG：A错配，若不能及时修复，在DNA复制时会造成永久性错配，因此需腺嘌呤糖基酶（adenine glycosylase）MutY蛋白参与修复，它可移除与8-oxodG：A碱基错配的腺嘌呤而形成AP位点。当腺嘌呤被移除后，MutY能确认8-oxodG与胞嘧啶形成8-oxodG：C配对后，使得MutM有第二次的机会修复移除氧化的碱基8-oxodG。

二、细菌其他代谢状态改变与抗生素耐药

（一）细菌营养物质代谢改变引起抗生素耐药

细菌代谢状态改变可引起其对抗生素的耐药。例如，休眠状态的细菌或营养缺陷型细菌可出现对多种抗菌药物耐药。研究表明，磺胺类药物能为细菌代谢过程中提供对氨基苯，供细菌合成自身生长繁殖所需的叶酸。但是，当磺胺类药物供给不足或疗程不够时，细菌就会逐步改变代谢途径而直接利用环境中的叶酸来满足自身需要，因此对磺胺类药物产生耐药。相反，耐药菌也可以通过增加外源代谢产物刺激中心代谢途径来增加药物的吸收，进而对抗生素治疗由耐药转为敏感。

当细菌营养缺乏时，其生长代谢速度受阻，但对抗生素的耐药性增加。有研究证实，铜绿假单胞菌在低生长速度下，无被膜菌和有完整生物被膜菌对环丙沙星同样耐药，但在高生长速度下，无被膜菌比被膜完整细菌对环丙沙星更敏感。大量研究证据显示，细菌代谢与抗生素敏感性密切相关。细菌代谢能力降低可引起细菌对多种抗生素耐药，要想恢复对抗生素的药物敏感性，必须增强其代谢能力。

国外学者研究了大肠埃希菌中二磷酸鸟苷二磷酸（ppGpp）的过量产生与青霉素类抗生素耐药性的直接关系，发现ppGpp过量产生阻遏了肽聚糖和磷脂的合成，从而引起对青霉素类的耐药。青霉素以及其他β-内酰胺类抗生素的作用靶位是青霉素结合蛋白，β-内酰胺类抗生素通过抑制青霉素结合蛋白而干扰细菌细胞壁的合成，达到杀灭细菌的作用。几乎所有的细菌都含有青霉素结合蛋白，一种细菌通常含有4~8种青霉素结合蛋白，它的改变也是细菌对β-内酰胺耐药性的机制之一，其单独作用或与产β-内酰胺酶、外膜通透性降低、细胞膜主动外排及生物被膜等机制协同作用导致临床抗感染治疗失败。

用迟缓爱德华菌（*Edwardsiella tarda*，*E.tarda*）探讨细菌代谢状态与耐药性的关系，该菌经过修饰在代谢过程中缺乏葡萄糖和丙氨酸，鉴于*E.tarda*菌的代谢缺失，故实验采用卡那霉素耐药的*E.tarda*，用丙氨酸/葡萄糖加卡那霉素治疗，结果显示，细菌对卡那霉素由耐药变为敏感，是因为加入丙氨酸和葡萄糖之后可增加卡那霉素进入细菌细胞的水平。由于增加代谢产物后，三羧酸循环速度加快，质子动力势能提高，从而使药物吸收水平增多，耐药菌变为

敏感菌,使抗生素有效杀死细菌。该研究表明,在中心代谢途径增加代谢产物的量可以提高抗生素的吸收,使耐药菌变为敏感,从而杀死细菌。补充丙氨酸和葡萄糖,在实验室构建的对β-内酰胺类、喹诺酮类和四环素类抗生素耐药的E.tarda菌中,也能增加氨基糖苷类抗生素对细菌的杀伤作用。研究显示,增加外源代谢产物(如葡萄糖、甘露醇、果糖等)能刺激中心代谢途径,还可使氨基糖苷类抗生素消除大肠埃希菌和金黄色葡萄球菌的休眠状态和生物被膜。总之,代谢状态的刺激能提高氨基糖苷类抗生素的杀菌活性,可贯穿不同生理状态下的许多菌种。

增加外源代谢产物可修复代谢缺失这一说法是个新思路,其与抗生素联合使用可治疗耐药菌引起的感染。加入外源代谢产物可增加抗生素吸收,导致细菌死亡(图9-3)。但是,需要注意,耐药菌的代谢负担很大程度上依赖于细菌对微环境和定居环境的代谢适应。细菌产生大量的代谢产物,这些代谢产物的许多生物功能还是未知或不全了解的。一类细菌产生的代谢产物可以在一个小环境里影响相邻细菌的抗生素敏感性。下一步工作需要更全面理解体内感染微环境的代谢角色。有趣的是,严重的和复发性感染更趋向于频繁表现在宿主体内免疫功能低下,提示包括代谢组学的宿主环境,可严重影响感染的速率、抗生素疗效和细菌耐药性的产生。扩展这些研究可提供深入了解细菌与宿主代谢如何能影响抗生素疗效,可研究基于患者的代谢状态而制定个性化的感染控制策略。

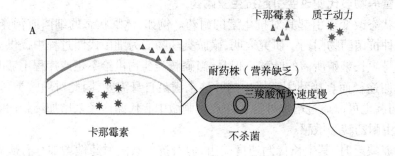

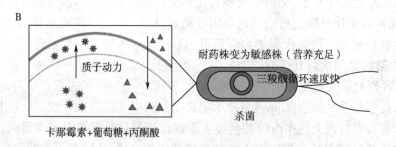

图9-3　加入外源代谢产物可增加抗生素吸收,导致细菌死亡

A. 抗生素耐药菌代谢产物量较低,质子动力水平降低,抑制药物吸收,细菌得以存活; B. 增加外源代谢产物丙酮酸和(或)葡萄糖可提高药物的吸收,恢复耐药菌对抗生素的敏感性

(二)细菌饥饿状态下的对抗生素的耐药性

细菌为了生存必须不断适应环境变化,细胞内GDP或GTP的衍生物-四磷酸鸟嘌呤核苷(ppGpp)或五磷酸鸟嘌呤核苷(pppGpp)积累所诱导的应激反应是细菌应对环境或营养压力的策略之一。细菌在饥饿状态下会引起氮源及磷源缺乏,从而使细菌生理状态发生改变。氨基酸缺乏可诱发细菌的严谨反应(应急控制),该反应是整体的基因调控系统,其启

动是位于核糖体A位的不携带氨基酸的tRNA。氨基酸耗尽时，*rel*A基因表达增加，其表达产物RelA因子在核糖体L11和tRNA的TψC区参与下合成四磷酸鸟苷（ppGpp）和五磷酸鸟苷（pppGpp）。营养缺乏时，磷酸调节子（Pho）可感应正磷酸的缺失，磷酸缺乏时也可诱导ppGpp的积累，但与上述严谨反应不同，该反应依赖于*spo*T基因的表达的产物，该产物可将四磷酸鸟苷（ppGpp）降解为GDP和无机焦磷酸。由于磷酸缺乏，抑制spoT表达活性而引起四磷酸鸟苷（ppGpp）的过度产生。

在大肠埃希菌的研究中发现，四磷酸鸟苷（ppGpp）产生过多易引起对青霉素类抗生素的耐药性。因为ppGpp的量过多可阻碍细胞壁成分肽聚糖与磷脂的合成，从而引起细菌对青霉素类抗生素的耐药。氨基酸饥饿时所引发的严谨反应也可引起ppGpp积累，导致细菌细胞膜中磷脂的合成受阻，同时肽聚糖中的聚合酶和水解酶的活性（认为肽聚糖水解酶和聚合酶活性与磷脂合成形成专性的偶联）也被抑制。而β-内酰胺类抗生素杀菌机制就是使肽聚糖水解酶与磷脂合成解偶联而引起溶菌作用。

第七节　细菌生物膜的抗渗透功能

细菌生物膜（biofilm, BF）是指细菌黏附于固体或有机腔道表面后，繁殖、分化，并分泌一些多糖基质将菌体群落包裹其中克隆聚集缠绕形成的细菌聚集体膜状物。它可由同种或多种微生物形成。包被有生物膜的细菌称为被膜菌，被膜菌常引起慢性感染，特征是持续的炎症和组织损伤。常见的形成细菌生物膜的临床致病菌有铜绿假单胞菌、表皮葡萄球菌、大肠埃希菌、肺炎克雷伯菌、鲍曼不动杆菌、白色念珠菌等。

相对于非被膜菌而言，被膜菌更能够抵抗抗生素的杀灭效应，对抗生素表现出耐药性。一般来说，被膜菌对抗生素的抵抗作用起始于其黏附阶段，并且其耐药性随着生物膜生长而逐渐增强。被膜菌耐药的机制不完清楚，可能与以下因素有关。

一、生物膜的渗透屏障作用

细菌生物膜是限制抗生素进入菌体的天然屏障。由于细菌产生的胞外多糖等胞外基质，形成了相对致密的网状结构，把细菌包被在其中，因此在细菌外部形成了分子屏障，可以有效地阻止一些大分子蛋白酶、补体和一些较小的抗生素多肽进入。在这种状态下，抗生素只能杀灭生物膜表面的非被膜菌，而不能充分渗透到深部细菌以形成有效的浓度，抗生素因而难以对包裹在生物膜深处的细菌发挥作用，这些细菌成为慢性感染的重要原因。渗透屏障不仅降低了进入生物膜内的抗生素的浓度，同时可以协助β内酰胺酶破坏抗生素分子。屏障限制和酶降解协同作用，使得生物膜耐药性大大增加。研究还发现，胞外多糖带正电荷，而氨基糖苷类也带正电荷，这使得在物理机械屏障和化学灭活作用外又多了一层电荷屏障，使渗透更难进行。

文献报道不同细菌生物膜抗渗透作用也不相同。铜绿假单胞菌形成的生物膜对环丙沙星、哌拉西林和过氧化氢的渗透有屏障作用；而氨苄西林和环丙沙星可透过肺炎克雷伯菌形成的生物膜；利福平可透过表皮葡萄球菌形成的生物膜，但却不能杀死膜内细菌。这些现象提示包被于生物膜中的细菌除了依靠生物膜的屏障作用以外，还存在着其他机制。

二、生物膜的微环境改变

细菌生物膜的典型特点是营养成分、代谢产物浓度、渗透压和氧浓度的微阶梯梯度,这种特殊的微环境和营养条件,使生物膜内细菌由于营养供应不足或缺氧生长速度较非被膜菌明显缓慢。氧气在生物膜内被消耗,造成被膜深部的厌氧环境,氨基糖苷类抗生素在厌氧环境下对细菌的作用明显低于有氧环境;酸性代谢产物的积聚导致膜内外pH有显著差异;渗透压的改变引发渗透压压力反应,使细菌外膜蛋白的比例改变,细胞被膜对抗生素的渗透性降低,这些因素均使被膜菌进入非生长状态,甚至处于休眠状态,对各种理化刺激、应激反应及药物均不敏感引起细菌耐药。目前大多数抗生素均是针对生长期的细菌,故对生长停滞的细菌作用不明显。当停止使用抗生素后,残存细菌利用死亡细菌作为营养源迅速繁殖形成新的生物膜,造成了临床上感染的反复发作,难以治愈,也可能导致了生物膜对抗菌药物耐受的遗传性。

三、生物膜中基因表型改变

生物膜内细菌基因的表达与浮游菌不同。与浮游菌相比,被膜菌还启动了一些特殊基因的表达,虽然仅占整个基因组小部分,但有可能对生物膜耐药至关重要。如铜绿假单胞菌形成生物膜时大约有1%基因不同于其浮游状态,而大肠埃希菌在生物膜状态下约有10%的基因表达明显不同于浮游细菌,其中1.9%基因表达活性上调或下调2倍以上,表明这些基因大多与生物膜内细菌处于相对缓慢的代谢以及形成的耐药状态有关。

在细菌生物膜中,DNA通过接合和转化的转移效率高于浮游菌。细菌通过遗传物质的频繁交换来抵抗环境中的有害物质的攻击(如噬菌体、毒素及抗生素等),同时基因的转移过程对生物膜的形成和稳定也起到促进作用。

也有人提出生物膜内细菌的耐药性与由生长速度启动的普遍应激反应(general stress response)有关,应激反应导致细菌的生理学改变,使其在各种环境下得到保护。σ因子rpoS是一种普遍应激反应的调控因子,能激活一系列基因的转录,使细菌在营养匮乏条件下维持生活力。铜绿假单胞菌生物被膜内细菌的σ因子rpoS相对于静止阶段的浮游菌表达水平高,提示生物被膜内的环境如营养缺乏或有毒代谢产物的堆积,激活了σ因子rpoS的表达,使细菌发生生理变化以抵抗环境压力和抗生素作用。

四、细菌密度信号感应系统

在影响细菌生物膜形成的众多因素中,研究较多的是细菌密度信号感应系统(quorum sensing, QS)。它是细菌通过互相传递一种胞外低相对分子质量的自诱导素(也称信息素),调节自身的基因表达,促使其黏附、聚集、进而形成完整的被膜;当生物膜内的细菌数量过多时, QS会使一部分细菌从生物膜表面脱离,导致感染扩散或复发,引起临床症状。细菌密度信号感应系统分为3种类型,一类是以酰基高丝氨酸内酯(acylhomoserinelactone, AHL)类物质为自诱导分子的密度信号感应系统,存在于革兰阴性菌中;另一类是以寡肽类物质为自诱导分子的密度信号感应系统,存在于革兰阳性菌中;第三类是以呋喃酰硼酸二脂为自诱导分子的密度信号感应系统,革兰阴性菌和革兰阳性菌均存在。研究发现密度信号感应系统可调控病原菌胞外酶与毒素的生成、生物膜的形成及耐药性的产生等,其中对生物膜的形成及维持有着重要的意义。密度信号感应系统对细菌耐药性的调控作用主要表现在两方面:一是调控生物膜的形成,提高菌群耐药性;二是直接参与多重耐药外排泵的调控,提高菌体耐药性。

五、启动抗生素外排泵系统

许多细菌能产生抗生素外排泵,外排泵能够将穿过细菌外膜的抗生素及时排出细菌体外,从而避免了抗生素与细菌的接触。生物膜菌抗生素外排泵的基因表达高于非被膜菌,表明生物被膜的形成可能有助于抗生素外排泵的合成。

六、分泌抗生素水解酶

有的细菌能分泌抗生素水解酶,使之丧失抗菌效能,其中尤以β-内酰胺酶引起的耐药性最为重要。葡萄球菌可通过质粒介导产生β-内酰胺酶(主要为青霉素),β-内酰胺酶包括 *shv*、*term*、*per*、*rob*、*oxa*、*pse* 等基因表达的酶;能快速水解青霉素和头孢菌素类抗生素;金黄色葡萄球菌对青霉素的耐药主要是产生了质粒介导的青霉素酶(属2a型),从细胞产生的青霉素酶附着于细菌表面属胞外酶,主要通过水解胞外的青霉素,降低产酶株和邻近非产酶株胞内的药物浓度而耐药。研究表明细菌形成生物膜后,其产β-内酰胺酶的活性明显增加。

七、对抗机体免疫防御机制

细菌生物膜中的大量黏性基质包裹着细菌,形成了一个物理屏障,将细菌和机体免疫系统隔开,限制了吞噬细胞呼吸暴发产生的活性氧产物渗透进入生物膜,导致吞噬细胞无法破坏生物膜内细菌。另外,包裹细菌的黏性基质以及细菌释放出的抗原性物质可以刺激机体产生大量的特异性抗体,但这些抗体与可溶性抗原结合形成免疫复合物,沉积在感染病灶周围,吸引大量中性粒细胞浸润并释放蛋白水解酶,从而引起宿主严重的免疫损害,但却无法对生物被膜中的细菌起作用。

(赵吉子 孟繁平 张文莉 多丽波 姚淑娟)

参考文献

1. 吕吉云,曲芬. 多重耐药微生物及防治对策. 北京:人民军医出版社,2011
2. Ong CY, Beatson SA, Alastair G. Conjugative plasmid transfer and adhesion dynamics in an Escherichia coli biofilm. Appl Environ Microbiol. 2009,75(21):6783-6791
3. 周学东,施文元. 微生物生物膜与感染. 北京:人民卫生出版社,2012,126-133
4. Lewis K. Multidrug tolerance of biofilms and persister cells. Curr Top Microbiol Immunol. 2008,322:107-131
5. 刘忆霜,肖春玲. 细菌多重耐药外排泵抑制剂研究进展. 中国抗生素杂志. 2007,32(4):211-216

6. 李莉,蒋燕群. 大肠埃希菌和肺炎克雷伯菌外膜蛋白与耐药机制的研究进展. 上海交通大学学报. 2010,1433-1435

7. Douglas L. Mayers Antimicrobial Drug Resistance. 39th ed. New York: Humana Press, a part of Springer Science Business Media,2009

8. George A. Jacoby. AmpC -Lactamases Cin Microbio Rev,2009,161-182

9. Maria S. Ramirez and Marcelo E. Tolmasky. Aminoglycoside Modifying Enzymes. Drug Resist Updat. 2010,13(6): 151-171

10. Göttig S, Gruber TM, Stecher B, et al. In Vivo Horizontal Gene Transfer of the Carbapenemase OXA-48 During a Nosocomial Outbreak. Clin Infect Dis. 2015,15,60(12): 1808-1815

11. Nordmann P, Cuzon G, Naas T. The real threat of Klebsiella pneumoniae carbapenemase-producing bacteria. Lancet Infect Dis. 2009,9(4): 228-236

12. Kotova VIu, Mironov AS, Zavigel'ski. Role of reactive oxygen species in the bactericidal action of quinolones-inhibitors of DNA gyrase. Mol Biol(Mosk). 2014,48(6): 990-998

13. 张亚妮,段康民. 活性氧在细菌耐抗生素机制中的作用. 中国药理学通报. 2010,26(9): 1129-1131

14. Prerna Bhargava, James J. Collins. Boosting Bacterial Metabolism to Combat Antibiotic Resistance. Cell Metabolism, http: //dx. doi. org/10. 1016 /j. cmet,2015

第三篇 细菌耐药性的产生机制及耐药性检测和研究方法

近30年来,大量的抗菌药物应用于临床,新的耐药机制不断出现,耐药机制日益复杂,耐药菌的传播没有得到有效控制,致使细菌耐药问题日趋严重。以β-内酰胺类药物为例,十几年以前,β-内酰胺酶的数量只有200余种,目前已经超过千种;20世纪90年代初,英国从菌血症患者标本分离的金黄色葡萄球菌中MRSA占2%,至2007年已经达到45%。从蛋白质水平上来说,细菌耐药主要与修饰酶的产生、靶位改变、外排泵的作用、细胞膜通透性、生物膜的作用等因素有关。细菌耐药基因最初可能是无关基因突变进化而来,譬如在许多细菌可找到β-内酰胺酶和外排泵氨基酸序列相似的蛋白质。耐药基因可以位于染色体上,也可位于质粒、整合子和转座子上,耐药基因可随质粒和转座子的移动而水平转移。整合子可以将多种功能的基因盒包括耐药基因整合在一起,随质粒和转座子而移动,使细菌的耐药机制愈加复杂,是多重耐药的重要机制,细菌对某些药物的耐药状况没有随药物的使用率降低而下降就与整合子有关。复杂而严重的耐药形势对人类提出了挑战,也开辟了微生物学研究的新领域,并促进了生物学、生物学技术及临床医学的发展。

本篇结合现代研究成果,将对细菌对各类抗菌药物的耐药机制做比较系统的阐述,并对耐药研究的基本技术做一介绍。国内对常见临床菌株的耐药判定通常采用美国临床和实验室标准协会(CLSI)的标准,该标准几乎每年都要根据新的研究成果做一定修订,近几年就对产ESBLs的肠杆菌科细菌、肠杆菌科细菌对碳青霉烯类、铜绿假单胞菌对哌拉西林/他唑巴坦等药物的判定折点等做了调整,将Carba NP试验作为肠杆菌科、铜绿假单胞菌和不动杆菌属产生碳青霉烯酶的确证试验,做相关研究时希望读者能及时参考新的标准。

第十章

细菌耐药试验

在临床微生物实验室中,可以用药物敏感性试验(简称药敏试验)检测细菌对抗菌药物的敏感性。药敏试验是一种体外试验,一般来说体外试验结果敏感,体内不一定敏感;而体外结果耐药,体内必然耐药。因此所谓抗生素敏感试验改称抗生素耐药试验更贴切,或者说更能准确地揭示试验的本质。耐药试验的直接目的是指导临床用药,预测抗菌治疗的效果,更合理地选择抗生素。耐药试验还是细菌耐药性监测和流行病学调查及耐药机制研究的重要手段。

耐药试验包括纸片扩散法、肉汤/琼脂稀释法、自动化仪器检测法、Etest法等。在稀释法基础上还出现了筛选试验,而分子生物学技术也已介入细菌耐药性的检测。现把与耐药试验相关的几个概念解释如下:

1. MIC 最低抑菌浓度,即抑制细菌生长所需要的最低药物浓度。

2. MIC_{90} 抑制90%试验菌株生长所需要的最低药物浓度。

3. MIC_{50} 抑制50%试验菌株生长所需要的最低药物浓度。

4. MBC 最低杀菌浓度,即杀灭细菌所需要的最低药物浓度。

5. 敏感(susceptible,S) 指所测菌株能被推荐剂量的抗菌药物在感染部位能够达到的浓度所抑制或杀灭。

6. 中介(intermediate,I) 第一种意思是中度敏感,指抗菌药物对试验菌株的MIC值可接近血和组织中可达到的药物浓度,但抑菌效力低于敏感株。提高药物剂量或在生理性浓集药物的部位(如尿中的喹诺酮类与β-内酰胺类)可达到治疗目的。第二种意思是中介,指实验中介于敏感和耐药之间的缓冲区,因为技术因素能使本来敏感或耐药的菌株抑菌环落入中介范围,此时中介的意义不明确。当没有可替代的药物时,应重复试验或重测MIC。

7. 耐药(resistant,R) 指待测菌株不能被常规剂量的抗菌药物在体内感染部位所能达到的浓度抑制。

8. 剂量依赖性敏感(susceptible-dose dependent,SDD) 指当使用比常规用药更高剂量或更高血药浓度时能够取得疗效。最初这个概念主要应用在真菌耐药试验,2014年CLSI将SDD引入到肠杆菌科耐药结果的解读中。实际上,细菌耐药试验中的"中介"已经包含了"SDD"的含义,但并非所有的"中介"都可用"SDD"代替,只有充分的证据证明药物的批准剂量方案适用于耐药结果（MIC或抑菌圈直径）处于"敏感"和"耐药"之间的微生物时，才能使用"SDD"。当耐药结果报告为"SDD"时，在批准的最大剂量范围内，通过提高剂量或用药频度能够取得疗效。CLSI首先建议当肠杆菌科细菌对头孢吡肟结果处于"耐药"和"敏感"之间时，报告为"SDD"。

9. 药敏试验的误差 药敏试验中如果将耐药菌株报为敏感菌株，这种误差称为极重要误差，将导致临床错误用药；将敏感菌株报为耐药菌株，减少了临床用药的选择范围，这种误差称为重要误差；将敏感或耐药菌株报为中介，如果继续选用该药时，需要重复检测，对临床治疗影响较小，称为次要误差。评估一种药敏试验方法是否达标，极重要误差应≤3%（n≥35），重要误差和次要误差合计≤7%。

第一节 纸片扩散法（改良Kirby-Bauer法）

纸片扩散法操作简便，选药自由灵活，成本低廉，是临床实验室应用最为广泛的一种方法。WHO推荐的纸片扩散法是Kirby-Bauer（K-B）法，在此基础上各国又制定了各自的标准。国内多采用美国临床与实验室标准协会（CLSI）制定的标准，该机构每年都根据新的研究成果对其标准进行补充修正，读者可及时查阅（WWW.CLSI.org）。目前K-B法已成为最成熟的耐药试验之一，NCCLS/CLSI标准在世界上的影响最广，也为我国临床实验室采用。

一、试验原理及方法

1. 原理 将含有定量抗菌药物的纸片贴在已接种测试菌的琼脂平板上，纸片中所含的药物吸收琼脂中水分溶解后不断向纸片周围扩散，形成递减的梯度浓度，在纸片周围抑菌浓度范围内测试菌的生长被抑制，从而形成无菌生长的透明圈即为抑菌圈。抑菌圈的大小反映测试菌对测定药物的敏感程度，并与该药对测试菌的MIC呈负相关关系。

2. 材料

（1）培养基：培养基成分对纸片扩散法有重要影响，因而K-B法指定的培养基是M-H（Muller-Hinuton）琼脂。M-H平板的制备：干粉培养基按说明书溶解灭菌后立即置40~50℃水浴，将无菌平皿置无菌操作台上，待培养基冷却后倾注成厚度为4mm的平板。一般直径为10cm的平皿需倾注25~30ml。直径为15cm的平皿需60~70ml，制成的M-H平板需取出一个置35℃温箱孵育25h，做无菌试验，其余置2~8℃冰箱保存，7日内用完。

M-H琼脂培养基能满足大多数常见菌的营养要求，补充特定营养成分后，苛养菌也能在其上生长。就国内情况看，选择合格的M-H产品是完成耐药试验的关键。根据国内的实际情况，我们将其作一介绍。流感嗜血杆菌使用HTMA培养基，即M-H培养基中加入15μg/ml的NAD、15μg/ml的牛血红素、5μg/ml的酵母浸粉。淋病奈瑟菌需专用GCA培养基，其内加1%的促生长物。肺炎链球菌需在M-H培养基中加入5%脱纤维羊血制成平板。

（2）药敏纸片：含定量抗菌药物的圆形滤纸，其直径规定为6.35mm，吸水量为20μl。滤纸质地、重量、吸水性都有严格要求。其内吸入的药液量对药敏试验结果至关重要。制备过程：

取无菌专用药敏纸片采用逐片加样或浸泡某种药液后,冷冻干燥法抽干,使每片纸含药量与要求相符合。制备好的药敏纸片密封贮存2~8℃或—20℃无霜冷冻箱内保存,并在有效期内使用。失效日期仅指未启封,且按规定贮存的纸片。

（3）接种物的制备:①挑取形态相同的菌落4~5个,用接种环挑其上部移至胰酶消化大豆汤中(难生长的细菌则移至M-H肉汤中)。②将肉汤培养物置35℃增菌2~8h,待培养基浑浊。③用无菌肉汤或生理盐水稀释上述培养物,并校正至0.5麦氏比浊管浓度。④肉汤培养难生长的细菌如肺炎链球菌、流感嗜血杆菌、淋病奈瑟菌需要直接从培养18~24h的琼脂平皿上挑取纯菌落制成肉汤或生理盐水悬液。

3. 方法　用无菌棉拭子蘸取制备好的菌液接种物,并在液面上的管壁内轻轻旋转挤压,将多余的菌液挤出,分三次均匀涂布在M-H培养基表面,每次旋转平皿60°,使细菌分布均匀,最后用棉拭子绕平皿边缘旋转两周。盖上平皿在室温干燥几分钟后,以无菌镊子夹取药敏纸片平贴于M-H培养基上。贴药敏纸片要求纸片间距不小于24mm,纸片中心距平皿边缘不小于15mm。直径为90mm的平皿贴6张为宜。贴好药敏纸片的平皿加盖后室温干燥至少3min,但15min内必须放入35℃培养箱中。除肺炎链球菌、流感嗜血杆菌和淋病奈瑟菌需要放置在CO_2环境中,其他细菌均可置于普通条件下培养。16~18h后检查平皿。(肺炎链球菌需18~24h,淋病奈瑟菌20~24h,肠球菌对万古霉素24h,葡萄球菌24h,并必须用头孢西丁检测耐甲氧西林的葡萄球菌(MRS)。

二、结果判断和报告

用精确度为10mm的游标卡尺量取抑菌圈直径(抑菌圈的边缘应是无明显细菌生长的区域),当葡萄球菌对苯唑西林的药敏试验或肠球菌对万古霉素的药敏试验,抑菌圈内或围绕纸片周围只要有极少细菌生长均提示为耐药。对另外一些菌,在抑菌圈内有散在菌落生长提示可能是混合培养,必须再分离鉴定及试验,也可能提示为高频突变株。根据CLSI标准,对量取的抑菌圈直径作出"敏感"、"耐药"和"中介"的判断(表10-1~10-4)。

表10-1　非苛养菌抑菌环直径解释标准及相应的最低抑菌浓度(MIC)

抗菌药物	纸片含量 (μg)	抑菌环直径(mm)			相应的MIC(μg/ml)	
		耐药(R)	中介(I)	敏感(S)	耐药(R)	敏感(S)
氨苄西林						
肠杆菌科细菌	10	≤13	14~16	≥17	≥32	≤8
肠球菌	10	≤16	—	≥17	≥16	≤8
产单核李斯特菌	10	≤19	—	≥20	≥4	≤2
羧苄西林						
铜绿假单胞菌	100	≤13	14~16	≥17	≥512	≤128
其他革兰阴性杆菌	100	≤19	20~22	≥23	≥64	≤16
甲氧西林						
葡萄球菌	5	≤9	10~13	≥14	≥16	≤8

续表

抗菌药物	纸片含量（μg）	抑菌环直径（mm）			相应的MIC（μg/ml）	
		耐药（R）	中介（I）	敏感（S）	耐药（R）	敏感（S）
美洛西林						
产单核李斯特菌	75	≤15	—	≥16	≥128	≤64
其他革兰阴性杆菌	75	≤17	18~20	≥21	≥128	≤16
青霉素						
葡萄球菌	10（u）	≤28	—	≥29	≥0.25	≤0.12
肠球菌	10（u）	≤14	—	≥15	≥16	≤8
产单核李斯特菌	10（u）	≤19	—	≥20	≥4	≤2
哌拉西林						
不动杆菌	100	≤17	18~20	≥21	≥128	≤16
铜绿假单胞菌	100	≤14	15~20	≥21	≥128	≤16
其他革兰阴性杆菌	100	≤17	18~20	≥21	≥128	≤16
替卡西林						
不动杆菌	75	≤14	15~19	≥20	≥128	≤16
铜绿假单胞菌	75	≤15	16~23	≥24	≥128	≤16
其他革兰阴性杆菌	75	≤14	15~19	≥20	≥128	≤16
阿莫西林/克拉维酸						
葡萄球菌	20/10	≤19	—	≥20	≥8/4	≤4/2
其他菌	20/10	≤13	14~17	≥18	≥16/8	≤8/4
氨苄西林/舒巴坦						
肠杆菌科细菌和葡萄球菌	10/10	≤11	12~14	≥15	≥32/16	≤8/4
哌拉西林/他唑巴坦						
铜绿假单胞菌	100/10	≤14	15~20	≥21	≥128/4	≤64/4
其他革兰阴性杆菌	100/10	≤17	18~20	≥21	≥128/4	≤16/4
葡萄球菌	100/10	≤17	—	≥18	≥16/4	≤8/4
替卡西林/克拉维酸						
铜绿假单胞	75/10	≤15	16~23	≥24	≥128/2	≤64/2
其他革兰阴性菌	75/10	≤14	15~19	≥20	≥128/2	≤16/2
葡萄球菌		≤22	—	≥23	≥16/2	≤8/2
洋葱伯克霍尔德菌	—	—	—	—	≥128/2	≤16/2
嗜麦芽窄食单胞菌	—	—	—	—	≥128/2	≤16/2
先锋类（包括头孢菌素类）						

续表

抗菌药物	纸片含量（μg）	抑菌环直径（mm）			相应的MIC（μg/ml）	
		耐药（R）	中介（I）	敏感（S）	耐药（R）	敏感（S）
头孢羟唑	30	≤14	15~17	≥18	≥32	≤8
头孢克罗	30	≤14	15~17	≥18	≥32	≤8
头孢唑啉	30	≤19	20~22	≥23	≥8	≤2
肠杆菌科	30	≤14		≥15	≥32	≤16
头孢吡肟						
铜绿假单胞菌和不动杆菌	30	≤14	15~17	≥18	≥32	≤8
肠杆菌科	30	≤18	19~24（SDD）	≥25	≥16	≤2（4~8为SDD）
头孢他美	10	≤14	15~17	≥18	≥16	≤4
头孢克肟	5	≤15	16~18	≥19	≥4	≤1
头孢美唑	30	≤12	13~15	≥16	≥64	≤16
头孢尼西	30	≤14	15~17	≥18	≥32	≤8
头孢哌酮	75	≤15	16~20	≥21	≥64	≤16
头孢噻肟	30	≤22	23~25	≥26	≥4	≤1
不动杆菌	30	≤14	15~22	≥23	≥64	≤8
头孢替坦	30	≤12	13~15	≥16	≥64	≤16
头孢西丁	30	≤14	15~17	≥18	≥32	≤8
金黄色葡萄球菌	30	≤21	—	≥22	≥8	≤4
凝固酶阴性葡萄球菌	30	≤24	—	≥25	—	—
头孢孟多	30	≤14	15~17	≥18	≥32	≤8
洛林头孢						
葡萄球菌	30	≤20	21~23	≥24	≥4	≤1
肠杆菌科	30	≤19	20~22	≥23	≥2	≤0.5
头孢泊肟	10	≤17	18~20	≥21	≥8	≤2
头孢泊拉	30	≤14	15~17	≥18	≥32	≤8
头孢他啶	30	≤17	18~20	≥21	≥16	≤4
铜绿假单胞菌和不动杆菌	30	≤14	15~17	≥18	≥32	≤8
嗜麦芽窄食单胞菌	—	—	—		≥32	≤8
头孢布坦	30	≤17	18~20	≥21	≥32	≤8
头孢唑肟	30	≤21	22~24	≥25	≥4	≤1
头孢曲松	30	≤19	20~22	≥23	≥4	≤1

续表

抗菌药物	纸片含量（μg）	抑菌环直径（mm）			相应的MIC（μg/ml）	
		耐药（R）	中介（I）	敏感（S）	耐药（R）	敏感（S）
不动杆菌	30	≤13	14~20	≥21	≥64	≤8
头孢噻吩	30	≤14	15~17	≥18	≥32	≤8
氯碳头孢	30	≤14	15~17	≥18	≥32	≤8
拉氧头孢	30	≤14	15~22	≥23	≥64	≤8
亚胺培南						
肠杆菌科	10	≤19	20~22	≥23	≥4	≤1
铜绿假单胞菌	10	≤15	16~18	≥19	≥8	≤2
不动杆菌	10	≤18	19~21	≥22	≥8	≤2
多利培南	10	≤19	20~22	≥23	≥4	≤1
铜绿假单胞菌	10	≤15	16~18	≥19	≥8	≤2
不动杆菌	10	≤14	15~17	≥18	≥8	≤2
厄他培南						
肠杆菌科	10	≤18	19~21	≥22	≥2	≤0.5
美罗培南						
肠杆菌科	10	≤19	20~22	≥23	≥4	≤1
不动杆菌	10	<14	15~17	>18	≥8	≤2
洋葱伯克霍尔德菌	10	<15	16~19	>20	≥16	≤4
氨曲南	30	≤17	18~20	≥21	≥16	≤4
铜绿假单胞菌	30	≤15	16~21	≥22	≥32	≤8
壁霉素	30	≤10	11~13	≥14	≥32	≤8
万古霉素						
肠球菌	30	≤14	15~16	≥17	≥32	≤4
其他革兰阴性杆菌	30	≤9	10~11	≥12	≥32	≤4
丁氨卡那	30	≤14	15~16	≥17	≥32	≤16
阿米卡星	30	≤14	15~16	≥17	≥64	≤16
庆大霉素	10	≤12	13~14	≥15	≥16	≤4
肠球菌高水平耐药	120	≤6	7~9	≥10	≥500	≤500
卡那霉素	30	≤13	14~17	≥18	≥25	≤6
乙基西羧霉素	30	≤12	13~14	≥15	≥32	≤12
链霉素	10	≤11	12~14	≥15	—	—
肠球菌高水平耐药	300	≤6	7~9	≥10	—	—

续表

抗菌药物	纸片含量（μg）	抑菌环直径（mm）			相应的MIC（μg/ml）	
		耐药（R）	中介（I）	敏感（S）	耐药（R）	敏感（S）
妥布霉素	10	≤12	13~14	≥15	≥16	≤4
阿奇霉素	15	≤13	14~17	≥18	≥8	≤2
伤寒沙门菌	15	≤12	—	≥13	≥32	≤16
克拉霉素	15	≤13	14~17	≥18	≥8	≤2
红霉素	15	≤13	14~22	≥23	≥8	≤0.5
泰利霉素						
葡萄球菌	15	≤18	19~21	≥22	≥4	≤1
强力霉素	30	≤12	13~15	≥16	≥16	≤4
米诺环素						
不动杆菌	30	≤12	13~15	≥16	≥16	≤4
洋葱伯克霍尔德菌	30	≤14	15~18	≥19	≥16	≤4
嗜麦芽窄食单胞菌	30	≤14	15~18	≥19	≥16	≤4
肠球菌和葡萄球菌	30	≤14	15~18	≥19	≥16	≤4
四环素	30	≤11	12~14	≥15	≥16	≤4
葡萄球菌	30	≤14	15~18	≥19	≥16	≤4
多西环素						
不动杆菌	30	≤9	10~12	≥13	≥16	≤4
葡萄球菌	30	≤12	13~15	≥16	≥16	≤4
西诺沙星	100	≤14	15~18	≥19	≥64	≤16
环丙沙星	5	≤15	16~20	≥21	≥4	≤1
培氟沙星						
沙门菌属	5	≤23		≥24		
依诺沙星	10	≤14	15~17	≥18	≥8	≤2
氟罗沙星	5	≤15	16~18	≥19	≥8	≤2
左氧氟沙星	5	≤13	14~16	≥17	≥8	≤2
洋葱伯克霍尔德菌	—	—	—	—	≥8	≤2
葡萄球菌	5	≤15	14~18	≥19	≥4	≤1
洛美沙星	10	≤18	19~21	≥22	≥8	≤2
加替沙星						
铜绿假单胞菌	5	≤14	15~17	≥18	≥8	≤2
奈啶酸	30	≤13	14~18	≥19	≥32	≤8

抗菌药物	纸片含量（μg）	抑菌环直径(mm)			相应的MIC(μg/ml)	
		耐药(R)	中介(I)	敏感(S)	耐药(R)	敏感(S)
诺氟沙星	10	≤12	13~16	≥17	≥16	≤4
氧氟沙星						
铜绿假单胞菌	5	≤12	13~15	≥16	≥8	≤2
葡萄球菌	5	≤14	15~17	≥18	≥4	≤1
氯霉素	30	≤12	13~17	≥18	≥32	≤8
洋葱伯克霍尔德菌	—	—	—	—	≥32	≤8
克林霉素	2	≤14	15~20	≥21	≥4	≤0.5
呋喃妥因	300	≤14	15~16	≥17	≥128	≤32
利福平	5	≤16	17~19	≥20	≥4	≤1
磺胺	250或300	≤12	13~16	≥17	≥512	≤256
甲氧苄啶	5	≤10	11~15	≥16	≥16	≤8
复方新诺明	1.25/23.75	≤10	11~15	≥16	≥4/76	≤2/38
多黏菌素B						
不动杆菌	—	—	—	—	≥4	≤2
铜绿假单胞菌	300U	≤11	—	≥12	≥8	≤2
多黏菌素						
铜绿假单胞菌	10	≤10	—	≥11	≥8	≤2
不动杆菌	—	—	—	—	≥4	≤2
Gemifloxacin						
肺炎克雷伯菌	5	≤15	16~19	≥20	≥1	≤0.25
万古霉素						
金黄色葡萄球菌	—	—	—	—	≥16	≤2
CoNs	—	—	—	—	≥32	≤4
肠球菌	30	≤14	15~16	≥17	≥32	≤4
替考拉宁						
肠球菌和葡萄球菌	30	≤10	11~13	≥14	≥32	≤8
利奈唑胺						
葡萄球菌	30	≤20	—	≥21	≥8	≤4
肠球菌	30	≤20	21~22	≥23	≥8	≤2

表10-2 嗜血杆菌属抑菌环直径解释标准及相应的MIC

抗菌药物名称	纸片含量（μg）	抑菌环直径（mm）			相应的MIC（μg/ml）	
		耐药R	中介I	敏感S	耐药R	敏感S
阿莫西林/克拉维酸	20/10	≤19	—	≥20	≥8/4	≤4/2
氨苄西林	10	≤18	19~21	≥22	≥4	≤1
氨苄西林/舒巴坦	10/10	≤19	—	≥20	≥4/2	≤2/1
哌拉西林/他唑巴坦	100/10	—	—	≥21	≥2/4	≤1/4
阿奇霉素	15	—	—	≥12	—	≤4
氨曲南	30	—	—	≥26	—	≤2
头孢噻肟	30	—	—	≥26	—	≤2
头孢曲松	30	—	—	≥26	—	≤2
头孢他啶	30	—	—	≥26	—	≤2
头孢呋辛	30	≤16	17~19	≥20	≥16	≤4
头孢洛林	30	—	—	≥30	—	≤0.5
头孢尼西	30	≤16	17~19	≥20	≥16	≤4
头孢孟多	—	—	—	—	≥16	≤4
头孢吡肟	30	—	—	≥26	—	≤2
头孢唑肟	30	—	—	≥26	—	≤2
头孢克洛	30	≤16	17~19	≥20	≥32	≤8
头孢丙烯	30	≤14	15~17	≥18	≥32	≤8
头孢地尼	5	—	—	≥20	—	≤1
头孢克肟	5	—	—	≥21	—	≤1
头孢泊肟	10	—	—	≥21	—	≤2
头孢他美	10	≤14	15~17	≥18	≥16	≤4
氨曲南	30	≤2	—	—	—	≤2
美罗培南	10	—	—	≥20	—	≤0.5
厄他培南	10	—	—	≥19	—	≤0.5
亚胺培南	10	—	—	≥16	—	≤4
多利培南	10	—	—	≥16	—	≤1
氯霉素	30	≤25	26~28	≥29	≥8	≤2
阿奇霉素	15	—	—	≥12	—	≤4
泰利霉素	15	≤11	12~14	≥15	≥16	≤4
环丙沙星	5	—	—	≥21	—	≤1
莫西沙星	5	—	—	≥18	—	≤1

续表

抗菌药物名称	纸片含量（μg）	抑菌环直径（mm）			相应的MIC（μg/ml）	
		耐药R	中介I	敏感S	耐药R	敏感S
加替沙星	5	—	—	≥18	—	≤1
格帕沙星	5	—	—	≥24		≤0.5
司帕沙星	—					≤0.25
曲伐沙星	10	—	—	≥22	—	≤1
克拉霉素	15	≤10	11~12	≥13	≥32	≤8
氟罗沙星	5			≥19		≤2
左旋氧氟沙星	5			≥17		≤2
洛美沙星	10	—		≥22	—	≤2
氧氟沙星	5	—		≥16	—	≤2
利福平	5	≤16	17~29	≥20	≥4	≤1
四环素	30	≤25	26~28	≥29	≥8	≤2
复方新诺明	1.25/23.75	≤10	11~15	≥16	≥4/76	≤0.5/9.5
吉米沙星	5			≥18		≤0.12

表10-3　淋病奈瑟菌抑菌环直径解释标准及相应的MIC

抗菌药物名称	纸片含量（μg）	抑菌环直径（mm）			相应的MIC（μg/ml）	
		耐药R	中介I	敏感S	耐药R	敏感S
头孢吡肟	30	—	—	≥31	—	≤0.5
头孢他美	10	—	—	≥29	—	≤0.5
头孢克肟	5	—	—	≥31	—	≤0.25
头孢美唑	30	≤27	28~32	≥33	≥8	≤2
头孢噻肟	30	—		≥31	—	≤0.5
头孢替坦	30	≤19	20~25	≥26	≥8	≤2
头孢呋辛	30	≤25	26~30	≥31	≥4	≤1
头孢西丁	30	≤23	24~27	≥28	≥8	≤2
头孢泊肟	10	—	—	≥29	—	≤0.5
头孢他啶	30	—	—	≥31	—	≤0.5
头孢曲松	30	—	—	≥35	—	≤0.25
头孢唑肟	30	—		≥38	—	≤0.5
头孢呋肟	30	≤25	26~30	≥31	≥4	≤1
环丙沙星	5	≤27	28~40	≥41	≥1	≤0.06
依诺沙星	10	≤31	32~35	≥36	≥2	≤0.5

续表

抗菌药物名称	纸片含量（μg）	抑菌环直径（mm）			相应的MIC（μg/ml）	
		耐药R	中介I	敏感S	耐药R	敏感S
氟罗沙星	5	≤28	29~34	≥35	≥1	≤0.25
洛美沙星	10	≤26	27~37	≥38	≥2	≤0.12
加替沙星	5	≤33	34~37	≥38	≥0.5	≤0.125
格帕沙星	5	≤27	28~36	≥37	≥1	≤0.06
曲伐沙星	10	—	—	≥34	—	≤0.25
氧氟沙星	5	≤24	25~30	≥31	≥2	≤0.25
青霉素	10（u）	≤26	27~46	≥47	≥2	≤0.06
大观霉素	100	≤14	15~17	≥18	≥128	≤32
四环素	30	≤30	31~37	≥38	≥2	≤0.25

表10-4 链球菌属抑菌环直径解释标准和相应的MIC

抗菌药物名称	纸片含量（μg）	抑菌环直径（mm）			相应的MIC（μg/ml）	
		耐药R	中介I	敏感S	耐药R	敏感S
氨苄西林						
β-溶血链球菌	10	—	—	≥24	—	≤0.25
草绿色溶血链球菌	—				≥8	≤0.25
阿莫西林						
非脑膜炎	—				≥8	≤2
阿莫西林克拉维酸						
非脑膜炎	—				≥8/4	≤2/1
头孢吡肟						
β-溶血链球菌	30	—	—	≥24	—	≤0.5
肺炎链球菌（脑膜炎）	—				≥2	≤0.5
（非脑膜炎）					≥4	≤1
草绿色溶血链球菌	30	≤21	22~23	≥24	≥4	≤1
头孢噻肟						
β-溶血链球菌	30	—	—	≥24	—	≤0.5
肺炎链球菌（脑膜炎）	—				≥2	≤0.5
（非脑膜炎）					≥4	≤1
草绿色溶血链球菌	30	≤25	26~27	≥28	≥4	≤1
头孢曲松						
β-溶血链球菌	30	—	—	≥24	—	≤0.5

续表

抗菌药物名称	纸片含量（μg）	抑菌环直径（mm）			相应的MIC（μg/ml）	
		耐药R	中介I	敏感S	耐药R	敏感S
肺炎链球菌（脑膜炎）	—	—	—	—	≥2	≤0.5
（非脑膜炎）	—	—	—	—	≥4	≤1
草绿色溶血链球菌	30	≤24	25~26	≥27	≥4	≤1
头孢克洛	—	—	—	—	≥4	≤1
头孢地尼	—	—	—	—	≥2	≤0.5
头孢泊肟	—	—	—	—	≥2	≤0.5
头孢丙烯	—	—	—	—	≥8	≤2
氯碳头孢	—	—	—	—	≥8	≤2
头孢洛林						
β-溶血链球菌	30	—	—	≥24	—	≤0.5
非脑膜炎	30	—	—	≥26	—	≤0.5
美罗培南	—	—	—	—	≥1	≤0.25
β-溶血链球菌和草绿色溶血链球菌	—	—	—	—		≤0.5
厄他培南	—	—	—	—	≥4	≤1
β-溶血链球菌	—	—	—	—		≤1
亚胺培南	—	—	—	—	≥1	≤0.12
多利培南	—	—	—	—		≤1
β-溶血链球菌	—	—	—	—		≤0.12
氯霉素						
肺炎链球菌	30	≤20	—	≥21	≥8	≤4
其他链球菌	30	≤17	18~20	≥21	≥16	≤4
克拉霉素	15	≤16	17~20	≥21	≥1	≤0.25
阿奇霉素	15	≤13	17~20	≥18	≥2	≤0.5
地红霉素	15	≤13	14~17	≥18	≥2	≤0.5
多西霉素	30	≤24	25~27	≥28	≥1	≤0.25
红霉素	15	≤15	16~20	≥21	≥1	≤0.25
莫西沙星	5	≤14	15~17	≥18	≥4	≤1
加替沙星	5	≤17	18~20	≥21	≥4	≤1
格帕沙星	5	≤15	16~18	≥19	≥2	≤0.5
司帕沙星	5	≤15	16~18	≥19	≥2	≤0.5
曲伐沙星	10	≤15	16~18	≥19	≥4	≤1
左旋氧氟沙星	5	≤13	14~16	≥17	≥8	≤2
氧氟沙星	5	≤12	13~15	≥16	≥8	≤2

续表

抗菌药物名称	纸片含量（μg）	抑菌环直径（mm）			相应的MIC（μg/ml）	
		耐药R	中介I	敏感S	耐药R	敏感S
青霉素						
肺炎链球菌	1（苯唑）	—	—	≥20	—	≤0.06
β-溶血链球菌	10（u）	—	—	≥24	—	≤0.12
草绿色溶血链球菌	—	—	—	—	≥4	≤0.12
利福平						
肺炎链球菌	5	≤16	17~18	≥19	≥4	≤1
四环素	30	≤24	25~27	≥28	≥4	≤1
β-溶血链球菌和草绿色溶血链球菌	30	≤18	19~22	≥23	≥8	≤2
复方新诺明						
肺炎链球菌	1.25/ 23.75	≤15	16~18	≥19	≥4/76	≤0.5/9.5
克林霉素	2	≤15	16~18	≥19	≥1	≤0.25
万古霉素	30	—	—	≥17	—	≤1
利奈唑胺	30	—	—	≥21	—	—
β-溶血链球菌和草绿色溶血链球菌	30	—	—	≥21	—	≤2
泰利霉素	15	≤15	16~18	≥19	≥4	≤1
吉米沙星						
肺炎链球菌	5	≤19	20~22	≥23	≥0.5	≤0.12

三、注意事项

1. 挑取的菌落必须为纯培养。

2. M-H培养基适宜于肠杆菌科细菌、假单胞菌属和葡萄球菌生长，所测结果较准确，加入一定营养物后，亦可测定一些苛养菌的药敏状况。而在M-H培养基生长不良的细菌如厌氧菌需用其他方法测定。

3. 肺炎链球菌对青霉素的抑菌环≥20mm为敏感，但纸片法不能区别中介与耐药株。当抑菌环≤19mm时应补测MIC。

4. 抑菌环内有单个大菌落生长时应转种重新鉴定，重做药敏试验。

5. 接种量太少，细菌在平皿上呈单个菌落生长时应重新测定。

6. 变形杆菌可弥漫生长入抑菌环内，细菌在磺胺类药敏抑菌环内会呈轻微生长，这些都不能作为抑菌环的边缘计算。

7. 大多数情况下，确定为MRSA的菌株即使测得对β-内酰胺类敏感，实际治疗效果也不理想，因此要报告该菌株对所有的β-内酰胺类均耐药。

8. 如果用K-B法测得对万古霉素中介或耐药的葡萄球菌，不能草率报告结果，必须重新分离鉴定细菌,重新检测其对万古霉素的MIC(不推荐用自动仪器),并送参考实验室确定。最终确定后要及时通知CDC、感染控制部门和临床医师。

9. 对大环内酯类耐药的葡萄球菌如果D试验阳性,则推测对克林霉素耐药,如果D试验阴性,则可推测对克林霉素敏感。

10. 有些临床用药表中并未列出解释标准,不宜用纸片扩散法测定敏感程度,建议测最小抑菌浓度(MIC)。非肠杆菌科杆菌中,除铜绿假单胞菌、不动杆菌、洋葱伯克霍尔德菌、鼻疽伯克霍尔德、假鼻疽伯克霍尔德和嗜麦芽窄食单胞菌外,其他细菌直接测定MIC,不宜用纸片法。

11. 每批试验都应用标准菌株进行质量控制,只有对照菌株的测定结果在规定范围内时,才能报告试验结果。

12. 目前抗菌药物相当多,各有其相应的作用范围。做药敏试验时应根据分离到的致病菌选择抗生素种类。

13. 在体外肠球菌属对头孢菌素类、氨基糖苷类(除了筛选高水平耐药)、克林霉素和复方新诺明可表现敏感,但临床无效,因此,不能报告分离菌对这些药物敏感。

14. 对青霉素敏感非产β-内酰胺酶的肠球菌,可预报其对氨苄西林、阿莫西林、氨苄西林/舒巴坦、阿莫西林/克拉维酸、哌拉西林、哌拉西林/他唑巴坦敏感。然而,对氨苄西林敏感肠球菌不能推测其对青霉素敏感。如需青霉素结果,必须对青霉素进行测试。

15. 在肠杆菌科中,头孢噻吩可预报口服药物如头孢羟氨苄、头孢泊肟、头孢氨苄和氯碳头孢的结果。

16. 青霉素敏感的葡萄球菌对葡萄球菌感染具有临床疗效的其他β-内酰胺类药物也敏感。青霉素耐药葡萄球菌对青霉素酶不稳定青霉素类耐药。除具有抗MRSA活性新的头孢菌素外,苯唑西林耐药葡萄球菌对当前所使用的β-内酰胺类药物均耐药。因此,仅测试青霉素和头孢西丁或苯唑西林二者中任一种,则可推测对各种β-内酰胺类药物的敏感或耐药性。除具有抗MRSA活性药物外,不建议常规测试其他β-内酰胺类药物。

17. 大多数耐氨苄西林和阿莫西林的流感嗜血杆菌分离株产生TEM型β-内酰胺酶。一般情况下直接做β-内酰胺酶试验可以快速检测菌株对氨苄西林和阿莫西林的耐药性。

18. 对左氧沙星敏感的肺炎链球菌分离株,可推测其对吉米沙星和阿莫西林也敏感。但不能反过来推测对左氧氟沙星的耐药性。

19. 对脑脊液中肺炎链球菌分离株,应用可靠的MIC试验测试并常规报告青霉素和头孢噻肟或头孢曲松或美罗培南的敏感性试验结果。对这些分离株,也可以用MIC试验或纸片法测万古霉素的敏感性。从其他部位分离的菌株,可用苯唑西林纸片筛选试验。如果抑菌环直径≤19mm,应测定青霉素、头孢噻肟、头孢曲松或美罗培南的MICs.

20. 大多数厌氧菌感染为混合感染,包括β-内酰胺酶阳性和β-内酰胺酶阴性菌株。首先考虑和报告耐药性最严重菌株的敏感性。

21. 对临床分离的菌株需要选择哪些药物做耐药试验,要根据临床疗效、耐药流行情况、药品供应、价格等因素综合考虑,一般情况下可参考表10-5、表10-6和表10-7选择。A组药物指常规首先并常规报告的药物;B组可用于首选,只是选择性报告,适合于细菌对A组药物耐药、过敏、无效等情况的病例;C组为替代性或补充性药物,适应于对多种药物耐药的菌株,或对基本药物过敏的患者及流行病学调查等;U组药物为泌尿道感染首选或仅用于泌尿道感染,其他部位的感染不常规报告。表中带"*"药物仅用于MIC法。

常规耐药试验和报告中应考虑的具有FDA临床适应证的抗菌药物建议分组

表10-5　美国临床微生物实验室对非苛养菌

	肠杆菌科细菌	铜绿假单胞菌	葡萄球菌属	肠球菌	不动杆菌属	洋葱伯克霍尔德菌	嗜麦芽窄食单胞菌	其他非肠杆菌科*
A组	氨苄西林; 头孢唑林; 妥布霉素, 庆大霉素	头孢他啶; 庆大霉素; 妥布霉素; 哌拉西林	阿奇霉素或克拉霉素或红霉素; 克林霉素; 苯唑西林*, 头孢西丁, 青霉素; 复方新诺明	氨苄西林, 青霉素	氨苄西林/舒巴坦; 他啶; 环丙沙星, 左氧氟沙星; 亚胺培南, 美罗培南; 庆大霉素, 妥布霉素	复方新诺明	复方新诺明	头孢他啶; 庆大霉素; 妥布霉素; 哌拉西林
B组	阿米卡星; 阿莫西林/克拉维酸, 氨苄西林/舒巴坦, 哌拉西林/他唑巴坦; 替卡西林/克拉维酸; 头孢呋辛; 头孢吡肟, 头孢替坦, 头孢西丁, 头孢丁, 头孢他啶或头孢曲松; 环丙沙星, 左氧氟沙星; 厄他培南, 亚胺培南, 美罗培南; 哌拉西林; 复方新诺明	阿米卡; 氨曲南; 头孢吡肟, 头孢他啶; 环丙沙星, 左氧氟沙星; 多利培南, 亚胺培南, 美罗培南; 哌拉西林/他唑巴坦; 哌拉西林; 替卡西林	头孢洛林; 达托霉素; 利奈唑胺, 米诺环素, 多西环素, 四环素; 万古霉素; 利福平	达托霉素; 利奈唑胺; 万古霉素	阿米卡星; 哌拉西林/他唑巴坦, 替卡西林/克拉维酸; 头孢吡肟, 头孢他啶; 多利培南, 亚胺培南, 美罗培南; 四环素, 米诺环素, 多西环素; 哌拉西林; 复方新诺明	头孢他啶; 氯霉素; 左氧氟沙星; 美罗培南; 米诺环素; 替卡西林/克拉维酸*	头孢他啶*; 左氧氟沙星; 米诺环素; 替卡西林/克拉维酸*	阿米卡星; 氨曲南, 头孢他啶; 环丙沙星, 左氧氟沙星; 沙星; 美罗培南, 亚胺培南, 哌拉西林; 替卡西林/克拉维酸; 复方新诺明
C组	氨曲南; 头孢他啶, 头孢洛林; 氯霉素; 四环素	氯霉素; 环丙沙星或左氧氟沙星或氧氟沙星, 莫西沙星, 庆大霉素	氯霉素; 环丙沙星或左氧氟沙星或氧氟沙星, 莫西沙星, 庆大霉素	庆大霉素(仅用于筛选高水平药株), 链霉素(仅用于筛选高水平耐药株)				
U组	头孢唑啉; 洛美沙星, 诺氟沙星, 氧氟沙星; 呋喃妥因, 磺胺异噁唑; 甲氧苄啶	洛美沙星或氧氟沙星, 诺氟沙星	洛美沙星或氧氟沙星; 诺氟沙星; 呋喃妥因, 磺胺异噁唑; 甲氧苄啶	环丙沙星, 左氧氟沙星, 诺氟沙星; 呋喃妥因, 磺胺异噁唑; 甲氧苄啶; 四环素				洛美沙星或氧氟沙星, 诺氟沙星; 磺胺异噁唑; 四环素

表10-6 美国临床微生物实验室在苛养菌

常规试验和报告中应考虑的具有FDA临床适应证的抗菌药物建议分组

	流感与副流感嗜血杆菌	淋病奈瑟菌	肺炎链球菌	β-溶血链球菌	草绿色链球菌
A组	氨苄西林	头孢曲松	红霉素	克林霉素	氨苄西林*
	复方新诺明	头孢克肟	青霉素(苯唑西林纸片)	红霉素	青霉素*
		环丙沙星	复方新诺明	氨苄西林	
		四环素	氨苄西林	青霉素	
B组	氨苄西林—舒巴坦		头孢吡肟*	头孢吡肟或头孢噻肟或头孢曲松	头孢吡肟或头孢噻肟或头孢曲松
	头孢呋辛(注射)		头孢噻肟*	万古霉素	万古霉素
	头孢噻肟或		头孢曲松*		
	头孢他啶或		克林霉素		
	头孢曲松		多西环素		
	氯霉素		吉米沙星		
	美罗培南		左氧氟沙星		
			莫西沙星		
			氧氟沙星		
			美罗培南*		
			泰利霉素		
			万古霉素		
			四环素		
C组	阿奇霉素	大观霉素	阿莫西林*	头孢洛林	氯霉素
	克拉霉素		阿莫西林/克拉维酸*	氯霉素	克林霉素
	氨曲南		头孢呋辛*	达托霉素*	红霉素
	阿莫西林/克拉维酸		头孢洛林	左氧氟沙星	利奈唑胺
	头孢克罗		氯霉素	氧氟沙星	
	头孢丙烯		厄他培南*	利奈唑胺	
	头孢地尼		亚胺培南*	奎奴普丁—达福普丁	
	头孢克肟		利奈唑胺		
	头孢泊肟		利福平		
	头孢洛林				
	头孢呋辛				
	环丙沙星				
	左氧氟沙星				

续表

流感与副流感嗜血杆菌	淋病奈瑟菌	肺炎链球菌	β-溶血链球菌	草绿色链球菌
莫西沙星				
氧氟沙星				
吉米沙星				
厄他培南				
亚胺培南				
利福平				
泰利霉素				
四环素				

表10-7　厌氧菌常规试验和报告中应考虑的抗菌药物建议分组

分组	脆弱拟杆菌群和其他革兰阴性厌氧菌	革兰阳性厌氧菌
A组	阿莫西林/克拉维酸	氨苄西林
	氨苄西林/舒巴坦	青霉素
	哌拉西林/他唑巴坦	阿莫西林/克拉维酸
	替卡西林/克拉维酸	氨苄西林/舒巴坦
	克林霉素	哌拉西林/他唑巴坦
	多利培南	替卡西林/克拉维酸
	厄他培南	克林霉素
	亚胺培南	多利培南
	美罗培南	厄他培南
	甲硝唑	亚胺培南
		美罗培南
		甲硝唑
C组	青霉素	头孢唑圬
	氨苄西林	头孢曲松
	头孢唑圬	头孢替坦
	头孢曲松	头孢西丁
	氯霉素	哌拉西林
	头孢替坦	替卡西林
	头孢西丁	四环素
	哌拉西林	莫西沙星
	替卡西林	
	莫西沙星	

四、质 量 控 制

抑菌环大小受培养基、药敏纸片及细菌悬液浓度等多种因素影响。为保证试验准确性，要求用参考菌株对试验结果进行质量控制。

常用的参考菌株有大肠埃希菌ATCC25922，金黄色葡萄球菌ATCC25923、29213、43300，铜绿假单胞菌ATCC27853，流感嗜血杆菌ATCC49247、49766，淋病奈瑟菌ATCC49226，大肠埃希氏菌ATCC35218(产β-内酰胺酶株)、粪肠球菌ATCC29212、51299，肺炎链球菌ATCC49619等。这些菌株可向国家菌种保藏中心或临床检验中心购买。新购得菌种为冻干品，需在含血的M-H培养基上复苏。复苏后的菌株需接种到高层琼脂管中，4℃冰箱保存。每月取一支常规使用，待将用完时，再于M-H培养基上传代接种。但需注意传代过程中谨防标准菌株与抗菌药物接触，以免发生变异。

标准菌株与待检菌株测定方法相同，但其抑菌环直径必须落在允许范围之内(表10-8和表10-9)，同一株参考菌株对同一种抗生素的抑菌环直径在30次测定中超出范围的不应该超过3次，并且3次不得连续出现。如果连续出现2次超出范围，必须查找原因纠正。

表10-8　非苛养菌质量控制允许范围(未加添加剂的M-H培养基)

抗生素名称	纸片含量（μg）	大肠埃希菌ATCC25922	金黄色葡萄球菌ATCC25923	铜绿假单胞菌ATCC 27853	大肠埃希菌ATCC35218
阿米卡星	30	19~26	20~26	18~26	—
阿莫西林/克拉维酸	20/10	19~25	28~36	—	17~222
氨苄西林	10	16~22	27~35	—	6
氨苄西林/舒巴坦	10/10	19~24	29~37	—	13~19
阿奇霉素	15	—	21~26	—	—
阿洛西林	75	—	—	24~30	—
氨曲南	30	28~36	—	23~29	—
羧苄西林	100	23~29	—	18~24	—
头孢克洛	30	23~27	27~31	—	—
头孢孟多	30	26~32	26~34	—	—
头孢唑啉	30	21~27	29~35	—	—
头孢地尼	5	24~28	25~32	—	—
头孢托仑	5	22~28	20~28	—	—
头孢吡肟	30	31~37	23~29	24~30	—
头孢他美	10	24~29	—	—	—
头孢克肟	5	23~27	—	—	—
头孢美唑	30	26~32	25~34	—	—
头孢尼西	30	25~29	22~28	—	—
头孢哌酮	75	28~34	24~33	23~29	—

续表

抗生素名称	纸片含量（μg）	大肠埃希菌ATCC 25922	金黄色葡萄球菌 ATCC25923	铜绿假单胞菌 ATCC 27853	大肠埃希菌 ATCC35218
头孢噻肟	30	29~35	25~31	18~22	—
头孢替坦	30	28~34	17~23	—	—
头孢西丁	30	23~29	23~29	—	—
头孢泊肟	10	23~28	19~25	—	—
头孢丙烯	30	21~27	27~33	—	—
头孢洛林	30	26~34	26~35	—	—
头孢洛林-阿维巴坦	30/15	27~34	25~34	17~26	27~35
头孢他啶	30	25~32	16~20	22~29	—
头孢他啶-阿维巴坦	30/20	27~35	16~22	25~31	28~35
头孢布烯	30	27~35	—	—	—
头孢唑肟	30	30~36	27~35	12~17	—
Ceftolozane-他唑巴坦	30/10	24~32	10~18	25~31	25~31
头孢曲松	30	29~35	22~28	17~23	—
头孢呋辛	30	20~26	27~35	—	—
头孢噻吩	30	15~21	29~37	—	—
氯霉素	30	21~27	19~26	—	—
西诺沙星	100	26~32	—	—	—
环丙沙星	5	30~40	22~30	25~33	—
克拉霉素	15	—	26~32	—	—
克林沙星	5	31~40	28~37	27~35	—
克林霉素	2	—	24~30	—	—
黏菌素	10	11~17	—	11~17	—
地红霉素	15	—	18~26	—	—
多利培南	10	27~35	33~42	28~35	—
多西环素	30	18~24	23~29	—	—
依诺沙星	10	28~36	22~28	22~28	—
厄他培南	10	29~36	24~31	13~21	—
红霉素	15	—	22~30	—	—
法罗培南	5	20~26	27~34	—	—
氟罗沙星	5	28~34	21~27	12~20	—
磷霉素	200	22~30	25~33	—	—
夫西地酸	10	—	24~32	—	—
加雷沙星	5	28~35	30~36	19~25	—

续表

抗生素名称	纸片含量（μg）	大肠埃希菌ATCC 25922	金黄色葡萄球菌ATCC25923	铜绿假单胞菌ATCC 27853	大肠埃希菌ATCC35218
加替沙星	5	30~37	27~33	20~28	—
吉米沙星	5	29~36	27~33	19~25	—
庆大霉素	10	19~26	19~27	17~23	—
格帕水沙星	5	28~36	26~31	20~27	
Iclaprim	5	14~22	25~33	—	
亚胺培南	10	26~32	—	20~28	
卡那霉素	30	17~25	19~26	—	
左氧氟沙星	5	29~37	25~30	19~26	
利奈唑胺	30	—	25~32		
Linopristin-flopristin	10	—	25~31		
洛美沙星	10	27~33	23~29	22~28	
氯碳头孢	30	23~29	23~31		
美西林	10	24~30	—		
美洛培南	10	28~34	29~37	27~33	
甲氧西林	5	—	17~22		
美洛西林	75	23~29	—	19~25	
米诺环素	30	19~25	25~30	—	
拉氧头孢	30	28~35	18~24	17~25	
莫西沙星	5	28~35	28~35	17~25	
萘夫西林	1	—	16~22	—	
萘啶酸	30	22~28	—		
奈替米星	30	22~30	22~31	17~23	
呋喃妥因	300	20~25	18~22		
诺氟沙星	10	28~35	17~28	22~29	
氧氟沙星	5	29~33	24~28	17~21	
Omadacyaline					
苯唑西林	1	—	18~24		
青霉素	10(U)	—	26~37	—	
哌拉西林	100	24~30	—	25~33	12~18
哌拉西林/他唑巴坦	100/10	24~30	27~36	25~33	24~30
Plazomicin	30	21~27	19~25	15~21	
多黏菌素B	300(U)	13~19	—	14~18	—
奎奴普汀/达福普汀	15	—	21~28	—	

续表

抗生素名称	纸片含量（μg）	大肠埃希菌ATCC 25922	金黄色葡萄球菌 ATCC25923	铜绿假单胞菌 ATCC 27853	大肠埃希菌 ATCC35218
Razupenem	10	21~26	—	—	—
利福平	5	8~10	26~34	—	—
Solithromycin	15	—	22~30	—	—
司帕沙星	5	30~38	27~33	21~29	—
链霉素	10	12~20	14~22	—	—
磺胺异噁唑	250或300	15~23	24~34	—	—
Tedizolid	20	—	22~29	—	—
替考拉宁	30	—	15~21	—	—
替拉泛星	30	—	15~21	—	—
泰利霉素	15	—	24~30	—	—
四环素	30	18~25	24~30	—	—
替卡西林	75	24~30	—	21~27	6
替卡西林/克拉维酸	75/10	25~29	29~37	20~28	21~25
替加环素	15	20~27	20~25	9~13	—
妥布霉素	10	18~26	19~29	20~26	
甲氧苄啶	5	21~28	19~26	—	—
复方新诺明	1.25/23.75	23~29	24~32	—	—
丙大观霉素	30	10~16	15~20	—	—
曲发沙星	10	29~36	29~35	21~27	
普利沙星	5	32~38	20~26	27~33	
万古霉素	30	—	17~21		

表10-9 苛养菌标准菌株纸片法耐药试验质控范围

抗生素名称	纸片含量（μg）	流感嗜血杆菌 ATCC 49247	流感嗜血杆菌 ATCC 49766	淋病奈瑟菌 ATCC 49226	肺炎链球菌 ATCC 49619
阿莫西林/克拉维酸	20/10	15~23	—	—	—
氨苄西林	10	13~21	—	—	30~36
氨苄西林/舒巴坦	10/10	14~22	—	—	—
阿奇霉素	15	13~21	—	—	19~25
氨曲南	30	30~38	—	—	—
头孢克洛	30	—	25~31	—	24~32
头孢地尼	5	—	24~31	40~49	26~31
头孢托仑	5	25~34	—	—	27~35

续表

抗生素名称	纸片含量 （μg）	流感嗜血杆菌 ATCC 49247	流感嗜血杆菌 ATCC 49766	淋病奈瑟菌 ATCC 49226	肺炎链球菌 ATCC 49619
头孢吡肟	30	25~31	—	37~46	28~35
头孢他美	10	23~28	—	35~43	—
头孢克肟	5	25~33	—	37~45	16~23
头孢美唑	30	16~21	—	31~36	—
头孢尼西	30	—	30~38	—	—
头孢噻肟	30	31~39	—	38~48	31~39
头孢替坦	30	—	—	30~36	—
头孢西丁	30	—	—	33~41	—
头孢泊肟	10	25~31	—	35~43	28~34
头孢洛林	30	29~39	—	—	31~41
头孢洛林/阿维巴坦	30/15	30~38	—	—	—
头孢丙烯	30	—	20~27	—	25~32
头孢他啶	30	27~35	—	35~43	—
头孢他啶/阿维巴坦	30/20	28~34	—	—	—
头孢布烯	30	29~36	—	—	—
头孢唑肟	30	29~39	—	42~51	28~34
头孢比普	30	28~36	30~38	—	33~39
Ceftolozane/他唑巴坦	30/10	23~29	—	—	21~29
头孢曲松	30	31~39	—	39~51	30~35
头孢呋辛	30	—	28~36	33~41	—
头孢噻吩	30	—	—	—	26~32
氯霉素	30	31~40	—	—	23~27
环丙沙星	5	34~42	—	48~58	—
克拉霉素	15	11~17	—	—	25~31
克林沙星	5	34~43	—	—	27~34
克林霉素	2	—	—	—	19~25
地红霉素	15	—	—	—	18~25
多利培南	10	—	—	—	30~38
多西环素	30	—	—	—	25~34
依诺沙星	10	—	—	43~51	—
厄他培南	10	20~28	27~33	—	28~35
红霉素	15	—	—	—	25~30
法罗培南	5	15~22	—	—	27~35

抗生素名称	纸片含量 （μg）	流感嗜血杆菌 ATCC 49247	流感嗜血杆菌 ATCC 49766	淋病奈瑟菌 ATCC 49226	肺炎链球菌 ATCC 49619
氟罗沙星	5	30~38	—	43~51	—
夫西地酸	10	—	—	—	9~16
加雷沙星	5	33~41	—	—	26~33
加替沙星	5	33~41	—	45~56	24~31
吉米沙星	5	30~37	—	—	28~34
格帕沙星	5	32~39	—	44~52	21~28
Iclaprim	5	24~33	—	—	21~29
亚胺培南	10	21~29	—	—	—
左氧氟沙星	5	32~40	—	—	20~25
利奈唑胺	30	—	—	—	25~34
Linopristin/flopristin	10	25~31	—	—	22~28
洛美沙星	10	33~41	—	45~54	—
氯碳头孢	30	—	26~32	—	22~28
美洛培南	10	20~28	—	—	28~35
莫西沙星	5	31~39	—	—	25~31
呋喃妥因	300	—	—	—	23~29
诺氟沙星	10	—	—	—	15~21
Omadacyclie	30	21~29	—	—	24~32
氧氟沙星	5	31~40	—	43~51	16~21
苯唑西林	1	—	—	—	8~12
青霉素	10（U）	—	—	26~34	24~30
哌拉西林/他唑巴坦	100/10	33~38	—	—	—
奎奴普汀/达福普汀	15	15~21	—	—	19~24
利福平	5	22~30	—	—	25~30
Razupenem	10	24~30	—	—	29~36

第二节　肉汤稀释法和琼脂稀释法

　　稀释法耐药试验包括琼脂稀释法和肉汤稀释法两种。其基本原理是将配制好的不同浓度的抗菌药物与琼脂或肉汤混合,使琼脂或肉汤中的药物浓度成依次递增或递减的测试系列,接种入定量细菌后过夜培养,肉眼观察能抑制细菌生长的最低药物浓度为该药物的最低抑菌浓度(MIC)。稀释法可以精确测定厌氧菌和苛氧菌的耐药情况,比纸片扩散法应用范围广而且结果准确可靠。琼脂稀释法比肉汤稀释法有更多优点,如前者能同时测定多株细菌,能发现污染菌落,重复性也较高,适用于大量标本的检测。稀释法的主要缺点是操作技术误差较大,且烦琐耗时,不易于临床常规开展。

一、肉汤稀释法

有常量稀释法(macrodilution)和微量稀释法(microdilution),前者含药肉汤含量每管≥1.0ml(通常2ml),后者每孔含0.1ml,商品化的微量稀释板上含有多种经对倍系列稀释的冻干抗菌药物,操作简便,常与自动化仪器配套,广泛应用于临床。

1. 培养基　使用M-H肉汤,需氧菌和兼性厌氧菌在此培养基中生长良好。在该培养液中加入补充基可支持流感嗜血杆菌和链球菌生长。培养基制备完毕后应校正pH为7.2~7.4(25℃)。离子校正的M-H肉汤(cation-adjusted Muller-Hinuton broth, CAMHB)为目前推荐的药敏试验培养液。

2. 药物稀释　药物原液制备和稀释遵照CLSI的指南进行。

3. 菌种接种　配制0.5麦氏浓度菌液,用肉汤(常量稀释法)、蒸馏水或生理盐水(微量稀释法)稀释菌液,使最终菌液浓度(每管或每孔)为5×10^5cfu/ml,于15min内接种完毕,35℃孵育16~20h,当试验菌为嗜血杆菌属和链球菌属的孵育时间应为20~24h,试验金黄色葡萄球菌和肠球菌对苯唑西林和万古霉素的药敏试验孵育时间必须满24h。

4. 结果判断　以在试管内或小孔内完全抑制细菌生长的最低药物浓度为MIC(μg/ml)。微量稀释法时,常借助于自动仪器或比浊计判别是否有细菌生长。有时根据需要测定最低杀菌浓度MBC:把无菌生长的试管(微孔)吸取0.1ml加热冷却至50℃ M-H琼脂混合倾注平板,同时以前叙述的稀释1:1000(或1:200)的原接种液做倾注平板,培养48~72h后计数菌落数,即可得到抗菌药物的最小杀菌浓度。

5. 质量控制　对于常见需氧菌和兼性厌氧菌,M-H琼脂,孵育时间、环境、质控菌株同制片扩散法。

二、琼脂稀释法

琼脂稀释法是将药物混匀于琼脂培养基中,配制含不同浓度药物的平板,使用多头接种器接种细菌,经孵育后观察细菌生长情况,以抑制细菌生长的最低药物浓度为MIC。

1. 培养基　M-H琼脂为一般细菌药敏试验的最佳培养基,调整pH在7.2~7.4, pH的过高或过低会影响药物效能。

2. 含药琼脂制备　加热溶解MH琼脂,在45~50℃水浴中平衡融化,将抗菌药物按1:9(配制的药物溶液:琼脂培养基)加入其中,充分混合倾入平皿,琼脂厚度为3~4mm。置室温凝固后装入密闭塑料袋中,在2~8℃,贮存日期为5天,对易降解药物如含头孢克洛等,必须在使用48h之内制备平板,使用前应在室温中平放于孵育箱或层流罩中30min,以使琼脂表面干燥。

3. 细菌接种　将0.5麦氏浓度的菌液稀释10倍,以多头接种器吸取(约为1~2μl)接种于琼脂表面,菌液应于15min内接种完毕,接种后置35℃孵育16~20h(MRS、VRE孵育时间需满24h),奈瑟菌属、链球菌属细菌置于5%CO₂、幽门螺杆菌需要置微需氧环境中孵育。

4. 结果判断　将平板置于暗色、无反光表面上判断试验终点,以抑制细菌生长的药物稀释度为终点浓度(含甲氧苄啶平板上磺胺可见少许散在细菌生长,以80%抑制为终点)。

药敏试验的结果报告可用MIC（g/ml）或对照CLSI标准用敏感（S）、中介（I）和耐药（R）报告。有时对于稀释法的批量试验需要报告MIC$_{50}$、MIC$_{90}$。

第三节 E 试 验

E试验（epsilometer test）是一种结合稀释法和扩散法的原理，对药物的体外抗菌活性直接定量的技术。

一、E试验原理

E试条是一条5mm×50mm的无孔试剂载体，一面固定有一系列预先制备的，浓度呈连续指数增长的抗菌药物，另一面有刻度和读数。抗菌药的梯度可覆盖20个对倍稀释浓度范围，其斜率和浓度范围与折点和临床疗效有较好的关联。将E试条放在细菌接种过的琼脂平板上，孵育过夜，围绕试条出现明显可见的椭圆形抑菌圈，其边缘与试条相交点的刻度即为抗菌药物抑制细菌的最小抑菌浓度。

二、试验方法及结果判断

1. 使用厚度为4mmM-H琼脂平板，用0.5麦氏浓度的对数期菌液涂细菌的平板表面，试条全长应与琼脂平板紧密接触，试条的MIC刻度面朝上，高浓度的一头（有E标记）靠平板外缘（图10-1）。

2. 找出椭圆形抑菌环边缘与E试验试条的交界点值，即为MIC值。

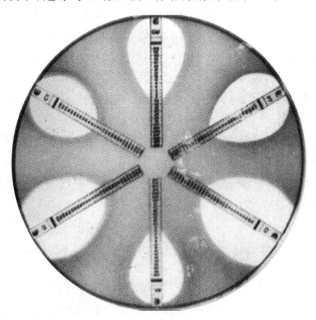

图10-1 E试验（在MH琼脂平板上的药敏结果）平板上有6种不同
抗生素的E test试条，可于抑菌椭圆环与试条交界处读取MIC值

第四节 联合药敏试验

一、联合药敏试验的意义

（一）联合药敏试验的目的

1. 治疗多重耐药细菌所致的严重感染。

2. 预防或推迟细菌耐药性的发生。

3. 减少药物剂量，降低药物的毒副作用。

（二）联合用药可能出现的4种结果

1. 无关作用 两种药物联合作用的活性等于其各自单独活性。

2. 拮抗作用 两种药物联合作用的活性显著低于其单独抗菌活性。

3. 累加作用 两种药物联合作用的活性等于两种单独抗菌活性之和。

4. 协同作用 两种药物联合作用的活性显著大于其单独活性作用之和。

（三）联合用药协同作用发生的条件

1. 互相促进 联合用药的抗菌药物在不同部位抑制细菌的生长或封闭细菌的新陈代谢，如β-内酰胺类抗生素破坏细胞壁，使氨基糖苷类药物进入细菌细胞增加。

2. 互相保护 例如β-内酰胺类抗生素联合另一种能抑制β-内酰胺酶的药物。

二、联合用药的基本原则

药物根据其抗菌药物作用机制可分为抑菌剂和杀菌剂，按其作用的速度可分为快效和慢效，不同作用速度和机制的药物联合用药将会产生不同的增效作用。

1. 杀菌剂之间联合用药 如β-内酰胺类药物与氨基糖苷类药物的联合，这种联合可增强抗菌作用，延迟耐药性的发生；可减少单一药物剂量，降低不良反应，常可获得协同作用，临床效果最理想，所以杀菌剂之间的联合是最常用的联合方式。

2. 快效杀菌剂和快效抑菌剂的联合用药 如β-内酰胺类药物与四环素类抗菌药物或大环内酯类药物的联合应用。这种联合用药可能导致拮抗作用。

3. 慢效杀菌剂和快效抑菌剂之间联合用药 如多黏菌素或氨基糖苷类药物和四环素类或大环内酯类药物的联合应用。此种联合用药可起到累加或协同作用。

4. 快效杀菌剂和慢效抑菌剂之间的联合用药 如β-内酰胺类抗菌药物与磺胺类药物的联合应用，这种联合往往无增效作用。

三、联合药敏试验的方法

1. 纸片扩散法联合药敏试验 选择两种协同或累加作用药物的纸片贴于已涂布细菌的药敏平皿上，两纸片中心点距离约24mm（根据该两种药物单独作用被测菌所呈现的抑菌环半径之和决定两纸片中心点距离），在合适条件下35℃孵育18~24小时后读取结果。

2. 重叠纸片法 即将所选的两种药敏纸片，分别作单个和重叠纸片扩散药敏试验，比较重叠纸片抑菌环直径与单个药物抑菌环直径,判断两种药物是协同还是拮抗作用。

3. 棋盘稀释法 又叫方阵测试联合效果,是目前临床实验室常用的定量方法。它是利用肉汤稀释法的原理,首先测定出拟联合的抗菌药物对检测菌的MIC,根据所得MIC,确定药物稀释度。药物最高浓度为其MIC的2倍,依次对倍稀释。两种药物的稀释分别在方阵的纵列和横列进行,这样在每管中可得到浓度不同的两种药物的混合液。接种细菌后,35℃孵育18~24h观察结果,计算部分抑菌浓度(fractional inhibitory concentration FIC)指数。

$$FIC=\frac{A药联合时的MIC}{A药单测定时的MIC}+\frac{B药联合时的MIC}{B药单测定时的MIC}$$

判断标准: FIC指数≤0.5为协同作用; 0.5~1为相加作用; 1~2为无关作用; ≥2为拮抗作用。

四、联合药敏试验的适应证

1. 严重细菌感染,如感染性心内膜炎、脓毒症、腹腔脓肿等,由于病原菌不明确或单一药物治疗效果不明显。

2. 多重耐药菌株感染,如ESBL、VRE、MRSA、铜绿假单胞菌、不动杆菌以及对亚胺培南天然耐药的嗜麦芽窄食假单胞菌等。

3. 需要长期应用抗菌药物可能产生耐药性的感染疾病,如结核、慢性骨髓炎等。

4. 多重混合感染,例如革兰阳性菌和阴性菌、需氧菌和厌氧菌混合感染,不能用单一抗菌药物覆盖时。

第五节 自动微生物鉴定和药敏分析系统

临床上分离的细菌约60%~70%为革兰阴性菌,尤以大肠埃希菌、铜绿假单胞菌、肺炎克雷伯菌、变形杆菌、沙雷菌和肠杆菌属等多见,革兰阳性菌中多为化脓性链球菌、肺炎链球菌、葡萄球菌属(金黄色葡萄球菌、凝固酶阴性葡萄球菌等)和肠球菌属,真菌感染则以白假丝酵母菌为多见。微生物自动分析系统主要用于鉴定这些病原微生物的种属并能同时做抗菌药物敏感性试验,能提供临床及时、正确的病原学诊断并帮助制订治疗方案,在使用自动分析系统时必须注意,其判断标准要根据CLSI标准的变化及时更新。目前国内外有多种微生物自动和半自动鉴定系列可供临床选择,鉴于VITEK、MicroScan、Sensititre、PHOENIX系列在国内较为流行,在此做一简介。

一、VITEK系统

自动微生物鉴定仪(AMS)可做各种细菌的鉴定和药敏试验,包括各种肠杆菌科细菌、非发酵细菌、革兰阳性和阴性球菌、厌氧菌、酵母菌的鉴定以及对引起尿路感染的9种最常见的细菌鉴定和计数。

1. 原理 采用数码鉴定原理,每个用于鉴定的试卡内有30项反应,每3个反应为一组,将各组反应结果相加,30项反应可得一组10位数的数码。仪器自动定时测定试卡每一项反应孔的透光度,当生长对照孔透光度到终点阈值时,指示该卡已完成反应,系统以此时各孔的反应值作为判断依据,组成数码并与数据库中已知分类单位相比较,获得相似系统鉴定值,自动打印出实验室测试结果和患者报告单。

2. 分型 Vitek系统依据容量大小可分为下列几种形式:

(1)Vitek-32:其读取器/恒温箱可同时容纳32片试验卡。有四个架子,每个架子能容纳8片试验卡。

(2)Vitek-60:可同时容纳60片试验卡,有两个架子,每个架子能容纳30片试验卡。

(3)Vitek-120:可同时容纳120片试验卡,有四个架子,每个架子能容纳30片试验卡。

3. 仪器组成 ①充填机/封口机:样本注入试验卡中及封口。②读取器/恒温箱:读取卡片内样本在培养介质内生长变化值,温度恒定为35℃左右。③电脑主机:分析储存资料。④终端机:输入操作指令,显示试验结果。⑤打印机:自动打印出试验结果。

4. 配套试剂 与机器配套的有各种鉴定和药敏测试卡,常用测试卡的种类和用途见表10-10。

表10-10 常用VITEK测试卡的种类和用途

种类	用途
GNI/GNI+	革兰阴性杆菌鉴定卡
GNS系列	革兰阴性杆菌药敏测试卡
GPI	革兰阳性球菌鉴定卡
GPI-SA	葡萄球菌药敏测试卡
GPS-TA/101	链球菌药敏测试卡
ANI	厌氧菌鉴定卡
YBC	酵母菌鉴定卡
NHI	奈瑟氏菌/嗜血杆菌鉴定卡
BACILLUS	芽孢杆菌鉴定卡
NFC	非发酵菌鉴定卡

5. 操作方法 ①由稀释分装器提供定量盐水,稀释尿标本或准备好的细菌悬液,试卡接种后封闭;②立即将卡放入读取器/恒温箱,35℃进行孵育;③仪器自动对测试卡进行光扫描,每隔一小时重复1次读数,并将结果与预定的阈值进行比较;④于4~13h内,通过数据终端自动显示于荧光屏上并打印出结果。

6. 仪器特点:①自动化:细菌鉴定与药敏试验完全自动化,节省大量人力;②快速:2~18h可获得试验结果,肠杆菌科细菌一般6h;③准确:常见细菌均能准确地得到鉴定结果;④报告完整:测试报告包括菌名、抗生素最低抑菌浓度(MIC)及成人用药剂量参考。

7. 新产品

(1)Vitek Ⅱ:在第一代Vitek的基础上发展而成。有4个架子,每个架子能容纳15片试验卡。可同时容纳60片试验卡,每片试验卡包含64个反应孔,采用快速荧光法测定细菌,最快2

小时提供鉴定报告,鉴定敏感度高,分辨能力强。可在鉴定的同时进行药敏试验,结果可分级报告(先完成的药敏结果先报告)。该仪器具有高级专家系统,可根据药敏试验的表型结果提示有何种耐药机制的存在,能对药敏试验的结果进行"解释性"判读,对临床正确、合理使用抗生素有很大的帮助。该专家系统还能自动复核检验结果,如发现鉴定与药敏不符合的现象,即发出提示,要求进行复查,具有辅助质量控制的功能。

(2)Vitek Ⅱ-compact: 由Vitek Ⅱ发展而成。于2005年上半年推出的最新的微生物鉴定药敏智能系统。操作更加方便,更人性化。优化和扩大了微生物数据库,有两种不同的型号即30型和60型,30型30张卡,60型60张卡。VITEK® 2 COMPACT鉴定范围超过98%的临床常见菌株。显示了当今最高的微生物鉴定水平,有64个反应孔,提供更准确的结果、更高的种间鉴别能力,降低了错误鉴定率,提高了结果可信度,受到临床的欢迎。

二、MicroScan自动微生物分析系统

本仪器结合了自动化、电脑化及最先进的微生物检验方法,可同时做鉴定和药敏试验,检验菌种包括需氧菌、厌氧菌、酵母菌及苛氧菌等500多种细菌。

1. 原理 除采用传统呈色反应法,同时采用敏感度高的快速荧光法测定细菌,最快2小时提供鉴定报告,药敏部分则采用比浊法进行测定,3.5小时可提供MIC结果。

2. 分型 根据仪器容量不同可分为①WalkAway-40:全自动微生物鉴定和药敏系统,可同时容纳40个测试板。②WalkAway-96:全自动微生物鉴定和药敏系统,可同时容纳96个测试板。

3. 仪器组成 包括主机W/A40(或W/A96)、真空加样器、电脑、打印机。

4. 配套试剂 ①鉴定板: 革兰阳性板,革兰阴性板(均包括普通板和快速板),酵母菌板,苛氧菌板和厌氧菌板。②药敏板: MIC板,BreakPoint板,鉴定+药敏板。

5. 操作方法 挑取培养18~24h的菌落1~3个接种于水中以制备菌液,然后将菌液倒入分注槽中,用真空接种器吸取菌液进行接种。再将试验板放入仪器中,自动判读结果。

6. 特点 ①鉴定板有普通板和快速板两种,普通板需16~18h,鉴定及药敏结果在同一板内同时完成; 快速板只需2~3.5h,采用更为敏感的荧光底物,用酶学方法进行分析。②操作简便,工作人员只需接种试验盘,其余步骤如保温、加试剂、判读至报告的完成皆由仪器自动操作,确实达到"WalkAway"的全自动化标准。MicroScan鉴定/药敏系统的软件还有多种流行病学的统计功能。

三、Sensititre全自动微生物鉴定/药敏分析仪

1. 原理

(1)细菌鉴定:利用细菌生长产生酶的特性,在测定板底物中加入酶介质,使其与细菌生长中的酶结合生成荧光物质。在较短的时间里按照对不同底物发生的生化反应而引起荧光物质的变化,通过荧光读数仪得出的生物编码(BIOCIDE)来判定菌种。

(2)药敏试验:SENSITITRE的药敏有两种测定方法:①比浊法,按照NCCLS的标准人工判定;②荧光测定法,用仪器自动判读,在肉汤中加入荧光标记的酶底物,大部分菌种在5h以

内可以判读MIC值,按NCCLS标准报告相应的药敏结果(S.I.R)。MIC板中每种药均有8个稀释度,能精确测定MIC值。同时SENSITITRE也按照NCCLS标准设计了终点法药敏板,每种药2~3个稀释度,报告S.I.R结果。

2. 仪器组成　①孵育箱及读数仪:在ARIS的孵育箱中有一可盛放64板的转盘。每板均能测定3个菌种,因此每次的孵育箱内最多能同时检测192个菌种样本。通过对每块板的条形码扫描,仪器能识别板的不同功能,区别鉴定或药敏,按设置的时间进行自动孵育和结果判定。②电脑主机:采用目前世界上最先进稳定的UNIX系统作为操作平台。

3. 反应板　①鉴定板:分别有革兰阴性菌、革兰阳性菌、厌氧菌、苛氧菌及真菌的鉴定(ID)板。②药敏板:通用药敏板包括5种MIC板(1个样本/板)、5种折点(BREAKPOINT)板(3个样本/板)和各种特种药敏板,包括苛氧菌(ANO$_2$板)、真菌(YEAST ONE板)、厌氧菌(HPB板)。另外还可提供近300种不同组合的抗生素板,可根据用户自行设计进行生产。③复合板:可提供鉴定/药敏复合(COMBO)板。

4. 操作方法　①制备菌液:无论鉴定或药敏均为浓度一致的菌悬液(标准1.6×10^{5}个/ml)。②接种:按不同板的要求加入菌悬液即可。③孵育,读数。

四、PHOENIX全自动鉴定/药敏系统

PHOENIX系统是美国BD公司2000年研制的全自动快速细菌鉴定/药敏系统。该系统具有设计思路简捷,工作流程简便,可提供最准确、快捷的实验结果。

1. 原理

(1)鉴定试验:采用BD专利荧光增强法与传统酶、底物生化显色反应结合的原理,用荧光底物与色原底物取代传统底物,无需添加附加试剂,无需附加试验。仪器连续检测。所提供的鉴定结果可信度值≥90%。

(2)药敏试验:采用传统的比浊法(turbidity)及BD专利氧化还原显色(chromogenic)技术,以提高药敏实验判断速度;药敏检测孔为85孔,进行20~23种抗生素的药敏试验。每种抗生素选用3~7个浓度,为连续对倍稀释。

2. 仪器组成　PHOENIX-100系统采用整体机的设计思路,整个系统只有一个机械部件,旨在尽可能减少机械故障的发生。内置数据处理中心,并配有智能专家系统,实现孵育、连续检测、结果分析等自动化检测。

电子比浊计:系统配套有开放式电子比浊计,浊度范围为0~4麦氏单位,精度为0.01麦氏单位,数位显示。使用时无需避光,结果不受外界光线干扰。

3. 配套试剂　板条:BD PHOENIX—100系统配套的鉴定板条分为革兰阴性菌鉴定药敏复合板和革兰阳性菌鉴定药敏复合板两种,可进行300余种常见细菌鉴定及药敏试验。肉汤:鉴定、药敏试验所需肉汤皆为单独包装,无需分装。

4. 专家系统　PHOENIX系统内置专家系统,采用了多种国际标准(NCCLS、SFM、DIN),可对药敏实验结果进行分析、修正,检测常见耐药机制。专家系统提供用户自定义窗口,用户可根据需求灵活设置。厂家每年提供升级服务。可检测的主要的耐药机制见表10-11。

表10-11 主要耐药机制的检测项目

检测项目	耐药机制
ESBL	产超广谱β-内酰胺酶
MRS	耐甲氧西林葡萄球菌
HLSR	高水平链霉素耐药肠球菌
HLKR	高水平卡那霉素耐药肠球菌
HLGR	高水平庆大霉素耐药肠球菌
VRE	万古霉素耐药肠球菌
BL	β-内酰胺酶
LLPRSP	低水平青霉素耐药肺炎链球菌
HLPRSP	高水平青霉素耐药肺炎链球菌
MEFF	大环内酯类耐药肺炎链球菌
MLSB	大环内酯类、林可霉素、链阳霉素B耐药的肺炎链球菌

5. 特点 ①采用友好的图形化操作界面,所有的操作都有图标进行提示,学习、使用较为方便。②非机械加样,采用斜面倾倒法,利用地球引力及封闭轨道设计使菌液快速均匀地自动充满测试孔,彻底避免气泡残留,干扰检测结果的问题。③每种抗生素都有一个参考浓度用于检测延迟耐药,可以避免延迟耐药的漏检。④配套的EpiCenter能帮助进行微生物实验室管理,可进行工作流程管理、实验数据的管理、实验报告的管理,并可提供60余种参数统计、分析,流行病学分析。

当前感染性疾病的病原是以条件致病菌、耐药菌为主,感染的病原菌种类更为广泛,包括需氧菌、苛氧菌、厌氧菌、分枝杆菌和真菌等。细菌的耐药性不断增强,出现了耐多种抗菌药物的细菌。理想的微生物鉴定和药敏分析系统应符合以下要求:①快速,鉴定和药敏试验最好能在2~8h内完成。②检测准确率高,能检测常规所有细菌,特别是葡萄球菌、非发酵菌和链球菌等需提高检测的准确率和分辨率。③自动化和电脑的智能化程度更强,包括条形码识别功能,专家系统和便于网络化的数据分析和储存系统。④成本低,使一般小型医院都能应用。随着生命科学和计算机技术的持续发展和不断提高,更新更好更符合临床要求的微生物鉴定和药敏分析仪将纷纷涌现,为提高感染性疾病的正确诊断率和治愈率,防止其传播作出其贡献。

第六节 结果的分析与解释

一般来讲,在做好质量控制的前提下,用纯菌落按照操作规程进行耐药性试验,可以得到正确的试验结果,但由于目前药物的种类比较多,实验室人员和临床医生需要对结果进行正确的解释与分析,并结合《抗菌药物临床应用指导原则》才能达到合理使用抗菌药物的目的。为此大家应该具备下列知识:①耐药菌的流行病学知识;②不同抗菌药物的作用机制和耐药机制;③某些重要抗菌药物在耐药试验中的意义;④常见细菌的固有耐药特点。这些知识是相互联系的,对耐药机制的研究也非常重要。一种重要的耐药结果不仅丰富了耐药的流行病学,而且提示了细菌的耐药机制、代表了一系列药物的耐药或敏感情况,进而为临床用药提供依据;一种细菌固有耐药特点的变化或罕见耐药类型的出现,可能意味着细菌耐药性的变异,也可能是细菌鉴定过程发生了错误,在细菌鉴定过程中使用万古霉素、新生霉素和杆菌肽耐药试验就说明了这个问题。临床选择药物时,应注意一些细菌对特定的药物很易发生诱导性耐药,即使试验敏感,也要尽量避免使用,最起码要避免长期使用。参考国内外资料,表10-12列出了常见细菌的部分耐药类型的意义、特点和说明,作为常规耐药试验结果的补充。

表10-12　常见细菌部分耐药类型的意义、特点及说明

细菌	耐药表型	意义、特点及说明
革兰阳性菌	氨曲南、多黏菌素、萘啶酸	均为固有耐药
葡萄球菌		β-内酰胺酶阳性说明细菌对所有青霉素类耐药
	利福平、氟喹诺酮类	很易发生,多为诱导性耐药
	苯唑西林(可用头孢西丁测试)	MRSA或MRCNS,对所有β-内酰胺类耐药,常同时对氨基糖苷类、大环内酯类、四环素类和克林霉素类耐药,仅对万古霉素和替考拉宁敏感
	大环内酯类	可能仅对大环内酯类耐药,也可能同时对克林霉素有固有的或诱导性耐药,诱导性耐药菌株可能对克林霉素无效。诱导试验见第一节
	红霉素和克林霉素同时耐药	为结构性MLS型耐药
	头孢西丁	同苯唑西林耐药,表明细菌对所有β-内酰胺类耐药
金黄色葡萄球菌	利萘唑胺、奎奴普丁	罕见,需确证
	万古霉素(MIC8~16mg/L)	万古霉素中介的金黄色葡萄球菌(VISA),不含van基因,对万古霉素和β-内酰胺类耐药,一般对TMP—SMZ、氯霉素、庆大霉素敏感。罕见,需确证
	万古霉素(MIC≥32mg/L)	耐万古霉素的金黄色葡萄球菌,含van基因,罕见,需确证
凝固酶阴性葡萄菌	万古霉素或利萘唑胺	罕见,需确证
链球菌		
肺炎链球菌	甲氧嘧啶、氨基糖苷类	均为固有耐药
	环丙沙星	多为诱导性耐药,很易发生
	苯唑西林	耐青霉素肺炎链球菌,氨苄西林、氨苄西林/舒巴坦、头孢克肟、头孢唑肟疗效不佳,需测头孢曲松、头孢噻肟和美洛培南的MIC
A、B、C、G群β-溶血链球菌	青霉素、糖肽类、三代头孢类、利萘唑胺	罕见,需确证
肠球菌	β-内酰胺类(青霉素和氨苄西林除外)、低浓度氨基糖苷类	均为固有耐药,若该菌产β-内酰胺酶,则对所有青霉素类耐药

续表

细菌	耐药表型	意义、特点及说明
	氨苄西林和奎奴普丁同时耐药	罕见,需确证
	替考拉宁或利奈唑胺	罕见,需确证
	链霉素	多由AAC(6′)引起
	万古霉素(MIC≥32mg/L)	VRE,首选氨基青霉素与氨基糖苷类联合治疗,但疗效不佳
鹑鸡肠球菌	万古霉素	低水平固有耐药
铅黄肠球菌	万古霉素	低水平固有耐药
微黄肠球菌	万古霉素	低水平固有耐药
粪肠球菌	氨苄西林	可能是把屎肠球菌误鉴定为粪肠球菌,或为粪肠球菌获得性耐药。对氨苄西林的敏感性可预测对亚安培南的敏感性
产单核细胞李斯特菌	三代头孢菌素、氟喹诺酮类	均为固有耐药
梭状芽孢杆菌属	甲氧嘧啶	固有耐药
革兰阴性菌		
布鲁菌属	甲氧嘧啶	固有耐药
类杆菌属	甲氧嘧啶	固有耐药
奈瑟菌属	甲氧嘧啶	固有耐药
淋病奈瑟菌		β-内酰胺酶阳性说明对青霉素和氨基青霉素耐药
	三代头孢类、氟喹诺酮类	罕见,需确证
	萘啶酸	表明对喹诺酮类敏感性降低或耐药
脑膜炎奈瑟菌	青霉素、环丙沙星	罕见,需确证
卡他莫拉菌	甲氧嘧啶	固有耐药。β-内酰胺酶阳性说明对青霉素和氨基青霉素耐药
肠杆菌科细菌	大环内酯类、糖肽类、克林霉素类、莫西罗星、奎奴普丁、利奈唑胺	均为固有耐药
	美罗培南(变形杆菌除外)、亚胺培南	罕见,需确证。
	萘啶酸	易发生的诱导性耐药类型
	任何二代头孢类	避免使用一代头孢类
	任何三代头孢类	避免使用二代头孢类
	任何脲基青霉素	可能产生了青霉素酶,避免使用羧基和氨基青霉素
	氟喹诺酮类	对肠杆菌科细菌的MIC值相近,对其中之一耐药,尽量避免使用同类药物

续表

细菌	耐药表型	意义、特点及说明
产ESBL肠杆菌科细菌	头霉素	多为诱导性耐药,易发生
大肠埃希菌	头孢他啶、头孢噻肟	高度怀疑为ESBL,确证后用碳青霉烯类和头霉素类治疗
小肠结肠炎耶尔森菌	一代头孢菌素、氨苄西林、阿莫西林/克拉维酸、替卡西林	固有耐药
沙门菌属	萘啶酸耐药而氟喹诺酮敏感	提示临床氟喹诺酮类治疗可能无效
变形杆菌属		
普通变形杆菌	呋喃妥因、头孢呋辛、多黏菌素、氨苄西林、阿莫西林、四环素类	固有耐药
奇异变形杆菌	呋喃妥因、多黏菌素、四环素类	固有耐药
摩根菌属	呋喃妥因、一代头孢类、多黏菌素、氨苄西林、阿莫西林、阿莫西林/克拉维酸	均为固有耐药。该菌属对三代头孢类易产生诱导性耐药
沙雷菌属	一代头孢类、多黏菌素,头孢呋辛、氨苄西林、阿莫西林、阿莫西林/克拉维酸	固有耐药,该菌属对三代头孢类易产生诱导性耐药
黏质沙雷菌	阿米卡星、妥布霉素、卡那霉素、奈替米星	易发生的诱导性耐药
普罗威登菌属	呋喃妥因、一代头孢类、头孢呋辛、多黏菌素、氨苄西林、阿莫西林、阿莫西林/克拉维酸、庆大霉素、奈替米星、妥布霉素	固有耐药
枸橼酸杆菌属		该菌属对三代头孢类易产生诱导性耐药
异型枸橼酸杆菌	氨苄西林、阿莫西林、羧苄西林、替卡西林	固有耐药
弗劳地枸橼酸菌	氨苄西林、阿莫西林、阿莫西林/克拉维酸、一代头孢菌素,头孢西丁	固有耐药
肠杆菌属	氨苄西林、阿莫西林、阿莫西林/克拉维酸、一代头孢菌素、头孢西丁	固有耐药。该菌属对三代头孢类易产生诱导性耐药

续表

细菌	耐药表型	意义、特点及说明
克雷伯菌属	氨苄西林、阿莫西林、羧苄西林、替卡西林	固有耐药
产酸克雷伯菌、肺炎克雷伯菌	头孢他啶、头孢噻肟	高度怀疑产ESBL菌株,确证后只能用碳青霉烯类和头霉素类治疗
流感嗜血杆菌		β-内酰胺酶阳性说明对青霉素和氨基青霉素耐药
	萘啶酸	表明对氟喹诺酮类的敏感性降低
	头孢克罗	说明耐药可能不是β-内酰胺酶引起
不动杆菌属	多黏菌素	罕见,需确证
鲍曼不动杆菌	氨基青霉素、一代、二代头孢类和一代喹诺酮类	固有耐药
黄杆菌属	氨苄西林、阿莫西林、一代头孢	固有耐药
假单胞菌属		
洋葱假单胞菌	氨苄西林、阿莫西林、一代头孢类、氨基糖苷类、多黏菌素	固有耐药
铜绿假单胞菌	氨苄西林、阿莫西林、阿莫西林/克拉维酸一、二代头孢类、头孢噻肟、头孢曲松、萘啶酸、甲氧嘧啶、磺胺类	均为固有耐药,该菌对多黏菌素以外的抗单胞菌抗菌药物易产生诱导性耐药
	多黏菌素	罕见,需确证
嗜麦芽窄食单胞菌	所有β-内酰胺类单剂(包括亚安培南)、氨基糖苷类	均为固有耐药,临床治疗首选磺胺类和喹诺酮类或替卡西林/克拉维酸

（袁英泽　沈维维　张卓然）

参考文献

1. Clinical and Laboratory Standards Institute. M100—S25 Performance Standards for Antimicrobial Susceptibility Testing: Twenty-Fifth Informational Supplement. Wayne. PA: CLSI, 2015

2. 张卓然. 临床微生物学和微生物学检验. 第3版. 北京: 人民卫生出版社, 2003

3. 徐建国, 梁国栋, 邢来君, 等. 临床微生物学手册。北京: 科学出版社, 2005

第十一章

细菌耐药的分子生物学研究技术

近30年来分子生物技术发生了突飞猛进的发展,已经成为微生物耐药研究领域不可或缺的重要手段。本章主要对分子生物学基本技术、常见细菌耐药基因的检测方法及微生物耐药的基因分型、基因突变和定位突变的研究技术做一简介。

第一节　分子生物学基本技术

一、核酸分子杂交

（一）基本原理与分类

单链的核酸分子在合适的条件下,与具有碱基互补序列的异源核酸形成双链杂交体的过程称作核酸分子杂交。利用核酸分子杂交检测靶序列的一类技术称核酸分子杂交技术。

1. 基本原理　DNA分子是由两条单链盘旋形成的双螺旋结构,在一定的条件下,双螺旋之间氢键断裂,双螺旋解开,DNA分子成为单链,形成无规则线团,这一过程称为变性。加热、改变pH或使用有机溶剂等理化因素可以使DNA变性。变性的DNA黏度下降,沉降速度增加,浮力上升,紫外线吸收增加。在温度升高引起的DNA变性过程中,DNA的变性会在一个很狭窄的温度范围内发生,这个温度范围的中点被称作融解温度（Tm）。Tm值的高低取决于核酸分子的G-C碱基含量, G-C含量越高,Tm值越高。变性DNA在消除变性条件时,具有碱基互补区域的单链又可以重新结合形成双链,这一过程称为复性。根据这一原理,将一种核酸单链标记成为探针,再与另一种核酸单链进行碱基互补配对,形成异源核酸分子的双链结构,这一过程称为杂交。核酸分子单链之间的互补碱基序列、以及碱基对之间非共价键的形成是核酸分子杂交的基础。

2. 分类　根据杂交核酸分子的种类,可分为DNA与DNA杂交、DNA与RNA杂交、RNA与RNA杂交;根据杂交探针标记的不同可分为放射性核素杂交和非放射性物质杂交;根据介质不同可分为液相杂交、固相杂交和原位杂交。

（1）液相杂交: 液相杂交是一种操作简便的杂交类型,液相杂交的原理和反应条件与固相杂交基本相同,是将待检测的核酸样品和杂交探针同时溶于杂交液中进行反应。液相杂交反应后,除去溶液中的过量未杂交探针比较困难,为了解决这个难题,液相芯片技术应运而生。液相芯片作为一种新型低密度基因芯片技术通过液相杂交悬浮阵列来实现多重检测。分子反应发生在经过颜色编码的乳胶颗粒表面,通过两种荧光染料不同比例混合,可以将乳胶颗粒染成上百种颜色,用不同的荧光颜色对乳胶颗粒进行编码使之具有检测多个靶分子的能力。不同颜色编码代表不同的靶序列,乳胶颗粒的颜色决定反应的特异性。

（2）固相杂交:固相杂交是把欲检测的核酸样品先结合到某种固相支持物上,再与溶解于溶液中的杂交探针进行反应,杂交结果可以用仪器进行检测,也可以直接显影,然后根据显影图谱分析杂交结果。固相杂交包括:菌落杂交、Southern印迹杂交、Northern印迹杂交、点杂交和狭缝杂交。

菌落杂交是用于重组细菌克隆筛选的固相杂交。Southern印迹杂交是DNA先经限制性内切酶消化,琼脂糖凝胶电泳分离DNA片段,凝胶经碱处理使DNA变性,覆盖薄膜于凝胶表面,DNA因为毛细虹吸作用被转移到薄膜上,固定DNA。Northern印迹杂交和Southern印迹杂交的过程基本相同,区别在于靶核酸是RNA而非DNA。在Northern杂交中所用的探针通常是克隆的基因,利用这一方法可得到有关基因表达的信息,如表达的转录本数量和大小。点杂交和狭缝杂交具有相同的原理与操作过程,只是点样的模具形状不同。杂交过程包括将DNA或RNA样品溶液被点在薄膜上,变性、中和、干燥和固定等。标记的探针直接和薄膜上的核酸杂交,用放射自显影或用其他方法检测杂交结果。点杂交和狭缝杂交适合同时分析多个样本。

（3）原位杂交:原位杂交是应用核酸探针与组织或细胞中的核酸按碱基配对原则进行特异性结合形成杂交体,然后利用组织化学或免疫组织化学方法在显微镜下进行细胞内定位的检测技术。此项技术是在保持细胞,甚至是单个染色体形态的情况下完成的,因此通常被用于正常或异常染色体的基因定位、组织与细胞中基因表达位点的确定、转录水平的分析及病毒和病原体感染的检测。

（二）探针的设计与标记

广义的探针是指所有能与特定的靶分子发生特异性的相互作用,并可以被检测到的分子。核酸探针是指能与靶核酸序列发生碱基互补杂交,并能与其标记被特异性检测的核酸分子。

1. 探针种类选择　理论上说任何一种核酸都可作为探针,如双链DNA、单链DNA、寡核苷酸、mRNA以及总RNA均可作为探针使用。探针可以是单一的核酸,也可以是多种核酸的混合物。如果核酸杂交的目的是为了寻找或确定在基因组中存在的点突变,就有必要设计寡核苷酸探针,探针的长度以十几个bp左右为宜。DNA探针是最常用的核酸探针,是长度在几百bp以上的双链DNA或单链DNA片段。现使用的DNA探针种类很多,有细菌、病毒、原虫、真菌、动物和人类细胞DNA探针。RNA探针可以是标记分离的RNA,通常是重组质粒在RNA聚合酶作用下的转录产物。由于RNA是单链,复杂性低,也不存在竞争性的自身复性,所以与靶序列的杂交反应效率极高。寡核苷酸探针的优势是可以区分仅仅1个bp差别的靶序列,最大的缺陷是寡核苷酸不如长的杂化核酸分子稳定,需优化杂交和洗脱条件以保证寡核苷酸探针杂交的特异性。

2. 探针长度　DNA和RNA探针通常为400~500bp,如果探针长度超过1500bp,杂交的本底就会很高。在探针标记过程中可以调整DNA探针的长度。在缺口平移标记中通过改变酶与底物量的比例,在随机引物标记中通过改变引物与DNA模板量的比例均可以对DNA探针的长度进行调整。在RNA探针标记的过程中,RNA探针的长度实际上取决于将重组DNA分子线性化的限制性内切酶的酶切位点。寡核苷酸探针的长度必须足够长,如果太短就会与靶序列中的多个位点杂交,降低特异性。探针的最小长度取决于其靶序列的复杂性。

3. 探针标记物的选择 探针标记物可以是采用放射性标记和非放射性标记。放射性标记的探针敏感且可靠,如^{32}P标记的探针可以检测到含量极微的核酸分子而不会妨碍核酸分子间的杂交。放射性探针可以在任何一种固相介质上使用,且易于除去,便于介质上靶序列再度与标记的探针杂交。放射性探针的最大缺点是需要防护,有些核素的半衰期短需要随时制备。非放射性标记探针多由生物素、地高辛或荧光素标记。生物素是一种小分子可溶性维生素,地高辛是一种植物固醇,荧光素是一种植物染料。报告集团常为碱性磷酸酶和辣根过氧化物酶。可以利用光化学法将生物素和地高辛交联到核酸上产生全程标记的探针。也可用PCR方法标记探针,即采用预先标记好的引物扩增核酸,制备末端标记的探针。

二、聚合酶链反应技术

聚合酶链反应(polymerase chain reaction, PCR)是一种体外特定核酸序列扩增技术。PCR可以说是20世纪核酸分子生物学研究领域的最重大发明之一,这不仅表现在该方法本身的简单和巧妙,而且还表现在它的出现高速发展了大量在以前看来似乎不可能的生物学技术。

(一)PCR的基本原理

双链DNA热变性成两条单链,降温使反应体系中的两个引物分别与两条DNA单链两侧的序列特异性复性,在合适的条件下,耐热DNA聚合酶以单链DNA为模板,利用反应体系中的4种dNTP合成其互补链(延伸),在适宜的条件下,这种变性—复性—延伸的循环完成后,一个分子的模板被复制为两个分子。由于每个循环所产生的DNA片段即为下一个循环的模板,因此反应产物的量以指数形式在增长,若一个分子的模板经过30次循环后,DNA的量增加2^{30}倍。

(二)PCR反应体系

1. 模板(template) 模板是要被复制的核酸片段,包括基因组DNA、质粒DNA、噬菌体DNA、扩增后的DNA、cDNA等,RNA的扩增需要首先反转录成cDNA后才能进行正常PCR循环。含有靶序列的DNA可以单链或双链形式加入PCR混合液。通常小片段模板DNA的PCR效率要高于大分子DNA。模板DNA必须有较高的纯度,过多RNA污染会造成RNA与DNA的杂交或RNA与引物的杂交,导致特异性扩增产物的减少和非特异性产物的增多。目前常规PCR的模板DNA量一般仅需50~100ng左右。

2. 引物(primer) 引物为化学合成的寡核苷酸,PCR反应成功扩增的一个关键条件在于寡核苷酸引物的正确设计。引物设计一般遵循以下原则。

(1)引物长度:一般为15个碱基长度,引物太短,就可能同非靶序列杂交得到不需要的扩增产物。

(2)G+C含量:G+C含量一般为40%~60%。引物的G+C含量和引物Tm值应该协调,按公式Tm=4(G+C)+2(A+T),估计引物的Tm值。

（3）碱基的随机分布：引物中4种碱基应随机分布，不要多个嘌呤或多个嘧啶连续出现。引物自身不应存在互补序列，以免自身折叠成发夹结构影响与模板的退火结合。两引物之间也不应有互补性，尤其是避免3′羟基端的互补而形成引物二聚体，使靶序列的扩增量下降。

（4）引物浓度：引物的浓度一般为0.1~0.5mol/L，引物浓度偏高会引起错配和非特异性产物扩增。

3. 脱氧核苷三磷酸　脱氧核苷三磷酸（dNTP）即dATP、dGTP、dCTP和dTTP四种脱氧核苷三磷酸的混合物。反应体系中各种核苷酸的浓度必须一致，在被扩增片段的碱基组成比较特别时也不例外。四种核苷酸间浓度的不平衡会增加反应时DNA聚合酶错配的概率。

脱氧核苷的浓度一般为20~200mol/L，浓度过高虽然能增加反应速度，但非特异性扩增也随之增加，DNA聚合酶复制DNA时也越容易出错。减低dNTP的浓度可相应提高反应特异性。

4. 耐热DNA聚合酶：耐热DNA聚合酶包括：Taq DNA聚合酶、Tth DNA聚合酶、VENT DNA聚合酶和Sac DNA聚合酶，其中Taq聚合酶应用最广泛。Taq酶在92.5℃、95℃和97.5℃时半衰期分别为40min、30min和5min，故PCR中变性温度不宜高于95℃。Taq酶的最适温度是72℃，较高温度下的DNA合成错误率较低。因此一次加酶可满足PCR反应全过程的需要，使PCR走向自动化。Taq酶的作用是催化DNA合成，即在模板指导下，以dNTP为原料，在引物3'-OH末端加上脱氧单核苷酸，在两者间形成3',5'-磷酸二酯键，使DNA链沿5'→3'方向延伸。

PCR反应体系一般需1~2.5U Taq DNA聚合酶，酶量过多导致非特异性扩增。由于Taq DNA聚合酶缺乏3'→5'外切核酸酶活性，因此无矫正功能，在复制新链过程中会发生碱基错配，使PCR产物的序列发生错误。因此扩增的DNA片段越长，碱基错配的概率越高。

5. PCR反应的缓冲液　PCR反应的缓冲液一般制成含有500mmol/L KCL；100mmol/L Tris.HCl（pH8.3）；15mmol/L　$MgCl_2$；0.1%明胶。使用时要稀释10倍。其中Tris.HCl可维持反应体系的pH，KCl有利于引物的复性，但浓度过高会抑制TaqDNA聚合酶的活性，明胶可保护酶不变性失活，Mg^{2+}能影响Taq酶的活性，影响反应的特异性和扩增DNA的产率，因此要将Mg^{2+}浓度调至最佳。当被扩增的序列中富含CG碱基时，在变性后的复性过程中容易形成二级结构，加入终浓度为1g/L的二甲基亚砜（DMSO）能破坏模板的二级结构，但是存在抑制聚合酶活性的缺陷。在优化PCR反应条件时应考虑上述诸多因素。

（三）PCR反应条件

PCR反应过程中3个步骤所需要的温度是不同的，变性温度一般为在90~97℃之间。变性所需的时间取决于DNA的复杂性，一般用94℃ 30s对模板DNA进行变性，过高的温度及过长的时间会降低TaqDNA酶的活性。引物的退火温度通过Tm=4（G+C）+2（A+T）计算得到，一般为55℃ 30s。延伸温度选在70~75℃之间，此时TaqDNA酶活性最高。延伸反应的时间根据扩增片段的长度而定，一般1kb以内延伸1min，更长的片段需相应延长时间。PCR的循环次数取决于模板DNA的浓度，一般需循环30次。循环次数越多，非特异性产物也越多。

（四）以PCR为基础的相关技术

1. 反转录PCR（reverse transcription PCR，RT-PCR）是以细胞内总RNA或mRNA为材料进行体外扩增的技术。由于耐热的DNA聚合酶不能以RNA或mRNA为模板，需先将总RNA或mRNA进行反转录反应，以生成与之互补的cDNA，然后再以cDNA为模板进行PCR扩增，得到所需要的目的基因片段。RT-PCR主要用于克隆cDNA、合成cDNA探针、检测RNA病毒和分析基因表达等。

2. 巢式PCR(nested PCR) 巢式PCR是对靶基因进行二次扩增。当靶基因表达量较低或其他原因使常规PCR无法得到理想的扩增产物时,可以进行第二次扩增,以获得足够和特异的扩增产物。巢式PCR第二次扩增模板是第一次扩增的产物,第二次扩增的引物区别于第一次扩增引物。第二对引物设计要求应在第一对引物(位于靶基因)的内侧,至少其中一条引物的位置必须位于内侧。进行巢式PCR时先用第一对引物扩增出目的基因相对较大片段,然后用第二对引物进行第二次扩增,第二次扩增产物片段的长度是实际需要的长度。

3. 多重PCR(multiplex PCR) 多重PCR是在同一反应体系中加入多对引物,同时扩增一份DNA样品中同一靶基因多个不同序列的片段(或多个靶基因的片段)。例如当被检基因较大,突变点较多时,可以用多重PCR这一较为简便和理想的技术。多对引物间的组合必须满足两个条件,一是将反应条件较为接近的引物组合在一起,以使该反应条件能尽量适合所有被扩增片段;二是同一反应内各扩增产物片段的大小应不同,以便检测时能通过电泳将各片段充分分离。

4. 定量PCR(quantitative PCR) 定量PCR可以定量分析基因表达产物量的改变及肝炎病毒感染者血清中病毒载量。近年发明的荧光定量PCR扩增仪可以使定量PCR达到比较精确定量的要求,利用荧光定量PCR扩增仪进行的PCR技术被称为荧光定量PCR技术,又称实时PCR技术(real-time PCR)。它通过对反应体系中荧光信号的检测实现了对PCR过程中产物量的实时监测。

荧光定量PCR技术原理主要包括DNA结合染料技术、水解探针技术、杂交探针技术。DNA结合染料技术是指在PCR反应体系中加入SYBR Gree Ⅰ染料,该染料像溴化乙锭一样,能选择性地掺入至双链DNA分子中,结合的荧光信号和DNA含量成正比,荧光信号的检测在每个循环的延伸期完成后进行。水解探针技术是在PCR反应体系中加入一条荧光素标记的探针,探针的5' 端和3' 端分别标记荧光报告基团R和荧光淬灭基团Q。当探针完整时R基团和Q基团分别位于探针的两端,Q基团抑制R基团使其不能发射荧光。PCR过程中, Taq DNA聚合酶沿着模板移动合成新链,当移动到与模板互补的探针处时, Taq DNA聚合酶同时还发挥其5' →3' 外切核酸酶活性,将探针的脱氧核苷三磷酸逐个水解,R基团与Q基团随之分离。此时R基团不再受Q基团的抑制而发射荧光,仪器的检测系统便可检测到荧光信号。R基团信号强弱的程度与PCR产物的拷贝数成正比,仪器的计算机软件系统根据标准曲线和反应产物量计算出初始模板的拷贝数。杂交探针技术利用荧光共振能量转移原理而设计, PCR体系中除了一对引物之外,还需要两条探针。探针A的3' 端标以荧光素,作为荧光染料供体,探针B的5' 端标以另一种染料,作为荧光染料受体。设计这两个探针的序列时应使两者头尾排列,并且两者相距仅间隔1个bp,以使扩增过程中探针与模板杂交时两种染料能互相接近,从而能够进行荧光共振能量的转移。

5. 原位PCR 原位PCR原理是以组织固定处理细胞内的DNA或RNA,并以其作为靶序列进行PCR反应的过程。原位PCR与普通PCR的主要区别在于模板的制备。经脱蜡处理的组织切片或直接滴加在载玻片上的细胞悬液都可作为扩增样品,所有步骤均在载玻片上进行。扩增以前的样品须经蛋白酶消化,以去除细胞内蛋白对PCR反应的干扰。如果是对细胞内RNA定位或是检测细胞内的RNA病毒,在PCR扩增以前还必须加入DNA酶,以降解样品中的DNA,然后再进行反转录反应。进行PCR反应时在系统中加入地高辛(或其他标记物)标记的dUTP,以使扩增产物带有地高辛标记。扩增反应在专用的原位PCR仪上进行,一般设置15个循环,扩增反应结束后将含有抗地高辛抗体的溶液加到载玻片上,经37℃反应30min,

再加入底物,至信号出现后终止反应,便可在显微镜下观察结果。

6. 差异显示PCR(differential display PCR, DD-PCR) 差异显示PCR是一种以反转录PCR为基础的研究基因表达差异的技术。基因在不同组织细胞中的表达有差异,在细胞的不同阶段表达也有差异。研究基因表达谱的变化有助于理解细胞分化、增生、细胞周期的调节和细胞衰老凋亡的过程。差异显示PCR已应用于肿瘤和多种疾病的分子遗传学研究,成为筛选差异表达基因比较有效的方法之一。差异显示PCR的基本原理是从两种不同组织或细胞(如某种正常细胞和相应癌细胞)中分离出的细胞质RNA或mRNA作为模板,用可能的12种不同序列的寡核苷酸作为引物($T_{11}VN$;此处V代表A, G或C碱基, N代表4种寡核苷酸中的任何一种)进行反转录反应,合成的12种cDNA几乎能代表某一特定细胞表达基因的所有mRNA。随后通过PCR对合成的cDNA进行扩增,扩增反应时用上述反转录的引物作为PCR扩增的下游引物,上游引物则是一系列以10个核苷酸为长度的随机序列寡核苷酸。PCR反应体系中一般掺入放射性核素,使扩增产物带有标记以便检测。

7. 连接酶链反应(ligase chain reaction, LCR) 连接酶链反应需要两对互补的寡核苷酸作为引物(A、B和a、b)。反应时双链模板经变性成为单链,其中一对引物与一条模板单链互补,另一对引物与另一条模板单链互补。引物A和B之间、a和b之间相邻,中间各自形成缺口,反应体系中的连接酶将缺口中相邻的5'磷酸和3'羟基以磷酸二酯键相连,形成一条新链,完成反应的一个循环。如果在设计引物时A和B之间、a和b之间不相邻,而是有一段空隙,在反应体系中还需要DNA聚合酶,反应时DNA聚合酶以dNTP为原料,按模板DNA3'→5'方向延伸填补空隙,再由连接酶连接缺口,形成一条完整的新链。

(五)PCR产物检测

PCR完成以后必须对扩增产物进行分析才能达到最终的目的。PCR产物的分析包括对PCR反应的有效性和正确性进行判断、对产物进行定量和序列分析。

1. 聚合酶链反应限制性片段长度多态性(polymerase chain reaction restriction fragment length polymorphism, PCR-RFLP) PCR-RFLP是对PCR产物限制性片段长度多态性分析,根据PCR产物的突变序列是否位于限制性内切酶的内切位点而设计的。若突变点的位置符合某一限制性内切酶的酶切位点序列时,可在突变点的两侧设计引物,经过扩增后,所得PCR产物便含有该突变序列。另一种方法是通过改变引物序列使扩增产物产生(或消失)酶切位点。这两种方法都需要一对引物即可扩增出野生型和突变型靶基因片段。用相应的内切酶对产物进行水解并作电泳分离,PCR产物能被酶水解而产生不同长度的片段。根据水解片段的大小和相应电泳位置可区分野生型和突变型靶基因片段。

2. 等位基因特异性寡核苷酸(allele specific oligonucleotide, ASO) 等位基因特异性寡核苷酸技术是用寡核苷酸探针和PCR产物进行杂交以检测点突变的技术。被检基因片段经PCR扩增并经电泳分离后转移到膜上,分别与经标记的野生型和突变型靶基因序列的寡核苷酸探针杂交。由于长度为20bp左右的探针中仅1个bp的差异便会使其Tm值下降5.0~7.5℃,因此通过严格控制杂交条件,可以使PCR产物仅与完全互补的探针进行杂交。根据有无杂交信号可判断被检扩增片段中是否有突变点。

3. 变性梯度凝胶电泳 DNA分子的物理特性之一是当DNA分子被加热至其熔点温度时双链被部分解链。熔点温度取决于DNA分子本身的序列,因此不同序列的DNA分子具有不同的熔点温度。变性梯度凝胶电泳正是利用了DNA的这一分子特性。在设计引物时需要被扩增的靶基因片段的两端含有不同的Tm值,一端较高,另一端相对较低。将PCR产物在含有梯度浓度变性剂的聚丙烯酰胺凝胶中电泳,当泳动到变性剂相应浓度的位置时,产物片段中Tm值较低一段的双链被部分变性而解链,这种部分解链的构想致使该片段的电泳迁移率大大降低。由于野生型序列的PCR产物片段与突变序列的PCR产物片段的Tm不同,在电泳过程中被部分解链的先后不同,经过一定时间的电泳后,可以发现这些产物片段在凝胶中所处的位置也不同,可以根据这种不同的位移来区别野生序列片段和突变序列片段。变性梯度凝胶电泳具有较高的灵敏度和较好的重复性。

4. 融点曲线分析(melting curve) 利用DNA融点曲线进行核苷酸突变和多态性检测是根据野生型序列和突变序列因不同Tm而产生不同的融点曲线而设计的。双链DNA分子通过荧光染料(SYBR Green Ⅰ)或荧光标记的探针被仪器的检测系统所识别,DNA分子在复性时结合荧光最强,随温度的上升荧光量逐渐降低,当温度升至其融点温度(Tm)时荧光量急剧下降而形成融点曲线,其波峰所在温度即代表被检DNA分子的Tm值。Tm的大小取决于DNA分子的长度和其序列中G/C碱基含量。融点曲线分析技术的优势是PCR产物不需要纯化,可同时进行大批量样本分析,检测成本低,结果重复性好。但需要特定的仪器,如荧光定量PCR仪,变性高效液相色谱等。

三、基因芯片技术

基因芯片(gene chip)又称DNA芯片,是根据核酸杂交的原理将大量探针分子固定于支持物上,然后与标记的样品进行杂交,通过检测杂交信号的强度与分布进行分析。

1. 基因芯片制备

(1)探针的设计: 根据芯片的应用目的不同,探针的设计也不同。表达型芯片的目的是在杂交实验中对多个不同状态样品中数千基因的表达差异进行定量检测,探针设计时不需要知道待测样品中靶基因的精确细节,只需设计出针对基因中的特定区域的多套寡核苷酸,或采用cDNA作为探针序列,一般来自于已知基因的cDNA或表达序列标签库。SNP芯片探针的设计一般采用等长移位设计法,即按靶序列从头到尾依次取一定长度(如16~25bp)的互补核苷酸序列形成一个探针组合,这组探针是与靶序列完全匹配的野生型探针,然后将每一个野生型探针中间位置的某一碱基分别用其他3种碱基替换,形成3种不同的单碱基变化的核苷酸探针。

(2)芯片制备方法: 芯片的种类不同,制备方法也不尽相同。常见的芯片制备方法可分为原位合成(也称在片合成)和直接点样(也称离片合成)两大类。原位合成是指直接在芯片上用4种核苷酸合成所需探针的基因芯片制备技术,适用于制备寡核苷酸芯片和制作大规模DNA探针芯片,可实现高密度芯片的标准化和规模化生产。点样法是指将预先合成好的寡核苷酸、cDNA或基因组DNA通过特定的高速点样机直接点在芯片片基上,通过物理和化学的方法使之固定。该方法技术较成熟,灵活性大,成本低,速度快。点样法大多用于大片段DNA,有时也用于寡核苷酸探针芯片的制备。

2. 杂交与结果分析

(1)杂交反应: 基因芯片技术中的杂交反应与传统的杂交方法类似,属固-液相杂交范畴。杂交条件的控制要根据芯片中DNA片段的长短、类型和芯片本身的用途来选择。

(2)杂交信号的检测: 根据标记物不同,检测靶DNA与探针杂交的方法很多,最常用的是荧光法。荧光检测的主要手段有两种：激光共聚焦芯片扫描仪和电荷偶联装置（CDD）芯片扫描仪检测。由于探针与样品完全正确配对时产生的荧光信号强度比单个或两个碱基错配时强得多，所以对荧光信号强度的精确测定是实现检测特异性的基础。

（3）数据分析：芯片杂交图谱的处理与存储由专门设计的软件完成。一个完整的生物芯片配套软件包括生物芯片扫描仪的硬件控制软件，生物芯片的图像处理软件，数据提取或统计分析软件。

第二节　常见细菌耐药基因的检测方法与引物

耐药研究与分子生物学技术有不解之缘，人们一直试图用分子生物技术揭开耐药之谜。仅就耐药性检测方面，人们已经做了许多工作，取得了诸多成绩。但至今耐药性的分子生物学检测大多处于实验研究阶段，并未建立起临床检测标准。其中原因包括下列几方面：①许多微生物的耐药机制还没有完全阐明；②同一种微生物对同一种药物可能有不同的耐药机制；一种耐药机制中可有不同的突变位点，突变位点的数目也可能不同；不同因素在耐药中起的作用也不同，这给实验设计增加了难度。③存在耐药基因不一定引起临床的耐药，沉默基因和假基因在微生物中的存在情况还不清楚。④有些耐药机制如通透屏障非常重要，但缺乏特异性，难以设计分子生物学方法，这种情况只能从细菌种类来判断，如肠杆菌科细菌呈低水平MLS耐药特征，铜绿假单胞菌对窄谱头孢菌素先天耐药，大肠埃希菌和空肠弯曲菌都对TMP耐药等；⑤特定耐药基因的缺失是否意味着微生物对该药物敏感仍需要更多的证明。尽管如此，分子生物技术在耐药性检测中的作用仍然不可低估。

与传统药敏实验比较，分子生物技术检测耐药性有许多优点：①分子生物技术能够揭示耐药的本质特征，避免了耐药表型相互交叉、相互覆盖对耐药机制分析的影响。②不需分离、纯化、培养微生物，使测定时间缩短，能更快的指导临床用药。③能直接测定危险性比较大、难培养、甚至还不能体外培养的微生物的耐药性，如布鲁菌、弗朗西斯菌、结核分枝杆菌、厌氧菌、嗜血杆菌、肺炎链球菌、脑膜炎奈瑟菌、支原体、立克次体等。④与测定耐药表型的方法相比，实验更容易标准化，减少或避免了微生物的生长状态，培养基的成分差异，接种量的大小，药物浓度和种类等因素对实验结果的影响，克服了传统方法的一些缺陷。⑤与传统的耐药性检测方法结合，可以更准确地判定实验结果。譬如金黄色葡萄球菌对苯唑西林的MIC在2~8mg/L时有两种可能，或者具有$mecA$基因即MRSA，或者细菌产生了高水平的β-内酰胺酶，能缓慢水解苯唑西林。两种情况的用药方案不同，前者只能用万古霉素，后者可用酶稳定的β-内酰胺类或者β-内酰胺类与β-内酰胺酶抑制剂的复合制剂为宜。这种情况下检测$mecA$基因尤为重要。耐药性的检测包括对已知和未知耐药基因的检测两方面。从技术上难以把二者分开，但选择方法上仍有所侧重。

一、已知耐药基因检测

（一）探针方法

探针是一段带有标记物的具有特定序列的DNA或RNA序列。探针方法的实质是核酸杂交。根据理论推测在20个碱基中有一个碱基的差异就可使DNA的熔解温度（Tm）下降

5~7.5℃。在严谨的杂交条件下，只有完全互补的序列才能与探针结合出现杂交信号。根据耐药基因特有的互补序列设计探针，可检测待测微生物该耐药基因的存在情况。特异性是探针的必要条件，但实验条件要根据实验目的而定。仅仅检测单个位点的突变，需要严谨的杂交条件；如果试图把结构或功能相关的基因都检测出来，就要使用通用探针，杂交条件也不能太严谨，实际上为了达到这种目的，最好在耐药基因的保守区域设计引物，用PCR方法解决；在研究转位子或整合子介导的耐药时，要确定耐药基因的遗传定位，设计耐药探针的同时，还要设计转位子和整合子的特异探针，譬如在研究Tn1545介导的肺炎链球菌多重耐药（氨基糖苷类、MLS类、四环素类）时，人们使用耐药基因的同时，还设计了整合基因int探针。国内临床工作中，直接应用探针方法的并不多，一般多与PCR方法结合使用。首先将核酸的信号放大，然后再用探针检测。

（二）PCR方法

在耐药研究中，PCR技术也得到广泛应用。譬如利用PCR技术检测MRSA、VRE和耐药结核菌等都得到良好的结果。在新耐药基因的研究过程中也大多采用了PCR技术。几年以前我国学者发现了一种β-内酰胺酶，作者根据已知的SHV-1基因序列设计引物，对待测细菌的质粒DNA进行PCR扩增，将扩增产物纯化克隆后进行测序，证明是一种新的SHV型β-内酰胺酶，被命名为SHV-28。PCR技术在耐药性检测中应用广泛，常见几种耐药基因的引物序列见表11-1。

表11-1 常见几种耐药基因的引物序列

名称	序列（5′-3′）	产物长度（bp）
mecA	P1 AGA TTG GGA TCA TAG CGT CA	278
	P2 GAA GGT ATC ATC TTG TAC CC	
mecA	P1 AAA ATC GAT GGT AAA GGT TGG C	533
	P2 AGT TCT GCA GTA CCG GAT TTG C	
SHV型BLA	P1 GGT TAT GCG TTA TAT TCG CC	868
	P2 TTA GCG TTG CCA GTG CT	
SHV型BLA	P1 TGG TTA TGC GTT ATA TTC GCC	870
	P2 GGT TAG CGT TGC CAG TGC T	
TEM型BLA	P1 TCG GGG AAA TGT GCG CG	971
	P2 TGC TTA ATC AGT GAG GCA CC	
TEM型BLA	P1 ATA AAA TTC TTG AAG AC	1075
	P2 TTA CCA ATG CTT AAT CA	
CTX-M型BLA	P1 CGT TTT GCG ATG TGC AG	550
	P2 ACC GCG ATA TCG TTG GT	
gyrA（金葡菌）	P1 GAA GAA TTC ATG GCT GAA TTACC	487
	P2 AGA CGG ATC CCT CTC TCT TTC ATT	
aph（2″）-Ⅰc	P1 TGA CTC AGT TCC CAG AT	880
	P2 AGC ACT GTT CGC ACC AAA	
aph（3′）-Ⅲ	P1 CGA TGT GGA TTG CGA AAA CT	175
	P2 CAC CGA AAT AAC TAG AAC CC	

续表

名称	序列(5'-3')	产物长度(bp)
aac(6')-Ⅰa	P1 ATG AAT TAT CAA ATT GTG	558
	P2 TTA CTC TTT CAT TAA ACT	
aac(6')-Ⅰc	P1 CTA CGA TTA CGT CAA CGG CTG C	129
	P2 TTG CTT CGC CCA CTC CTG CAC C	
aac(6')-aph(2″)	P1 CAT TAT ACA GAG CCT TGG GA	279
	P2 AGG TTC TCG TTA TTC CCG TA	
ant(4')-Ⅰ	P1 ATG GCT CTC TTG GTCGTC AG	367
	P2 TAA GCA CAC GTT CCT GGC TG	
ant(6)-Ⅰ	P1 ACT GGC TTA ATC AAT TTG GG	577
	P2 GCC TTT CCG CCA CCT CAC CG	
Cat	P1 GIA ARG ARI IIT TYI IIC AYT A	540
	P2 CCR TCR CAI ACI IIR TGR TG	
vanA	P1 GCT ATT CAG CTG TAC TC	783
	P2 CAG CGG CCA TCA TAC GG	

注: I脱氧次黄苷 R嘌呤 Y嘧啶

(三)耐甲氧西林葡萄球菌(MRS)mecA基因的检测

MRS目前已成为世界范围内的一个公共卫生问题,由于抗生素的广泛应用,MRS的检出率呈增高的趋势。关于MRS耐甲氧西林的机制,现在较清楚的是MRS产生了一种低亲和力的青霉素结合蛋白PBP2a(βa-内酰胺类抗生素的结合靶位),因而导致β-内酰胺类抗生素耐药。该蛋白由mecA基因编码,所以检测mecA基因有助于MRS的检出。

1. 材料

(1)菌种:阳性对照菌株(MRS)、阴性对照菌株(MSS)及待测菌株。

(2)引物序列:上游引物:5'—AAAATCGATGGTAAAGGTGGGC—3'下游引物:5'—AGTTCTGCAGTACCGGATTTGC—3'。

(3)试剂:溶葡萄球菌素,蛋白酶K,dNTPs,TaqDNA聚合酶,上样缓冲液:2.5g/L溴酚蓝、400g/L蔗糖水溶液,溴乙啶(EB)10mg/ml(具致癌性,操作时应戴手套),琼脂糖,TBE缓冲液。

(4)仪器:高速离心机,PCR循环仪,电泳仪,水平式电泳槽,紫外透射反射分析仪,微量移液器,Eppendorf管,吸头。

2. 操作方法

(1)DNA提取:取过夜培养的菌液100取过离心去上清液或单个菌落直接混悬于双蒸水50去上中,12000r/min离心5min去上清液,再用双蒸水离心洗涤一次,向沉淀中加入50μl溶葡萄球菌素(100μg/ml),37℃水浴10min,再加50μl蛋白酶K(100μg/ml)和150μl 0.1Mtris.Cl(pH 7.5),37℃水浴10min,然后沸5min。

(2)PCR扩增:反应体系50μl: 10xPCR缓冲液　　　5μl

　　　　　　　　　　2mmol/LdNTPs　　　　5μl

　　　　　　　　　　25mmol/L MgCl2　　　4μl

　　　　　　　　　　10μmol/L引物　　　　1.5μl

5U/μlTaqDNA聚合酶	0.3μl
灭菌蒸馏水	29.2μl
葡萄球菌裂解液	5μl

加30μl石蜡油覆盖,10000rpm离心片刻,置PCR仪中扩增,条件如下:94℃预变性5min;94℃ 45s,52℃ 40s,72℃ 1min,35次循环,最后于72℃延伸5min。

(3)琼脂糖凝胶电泳:用TBE缓冲液配制1.5%-2%琼脂糖,煮沸溶解后,加入溴乙啶(终浓度为0.5μg/ml),制胶。取PCR扩增产物10μl加2μl上样缓冲液混合后加到凝胶板样品槽中。电泳:电泳缓冲液为0.5xTBE,电压为5V/cm,电泳1h。于紫外透射反射分析仪下检测结果。

3. 结果 阳性对照(MRS)应在533bP处出现特异性条带,阴性对照(MSS)应无任何条带,当这两个结果符合设计时,再观察待测菌株,如待测菌株于533bp处出现特异性条带,则判为mecA基因阳性,否则判为阴性。mecA基因或产物(PBP2a)阳性,即可判断为MRS。

二、未知耐药基因检测

获得性耐药一般有两个原因,其一是发生了基因突变,其二是获得了外源耐药基因。突变是一种自然现象,一种突变是否与耐药性有关需要正反两方面的证明才能确认。常用单链构象多态性、梯度凝胶电泳、DNA测序、裂解片段长度多态性和Southern印迹技术等方法检测未知突变。

1. 单链构象多态性(single-strand conformational polymorphism, SSCP) 单链构象多态性分析是筛查未知基因突变最简便的一种方法,其应用十分广泛。这种技术基于下列原理:单链DNA能在空间上自发形成二级结构,二级结构的构象因碱基组成不同而异,即使一个碱基的差异也会形成不同的二级结构。具有不同二级结构的DNA单链在中性聚丙烯凝胶电泳中迁移率不同,通过观察电泳条带的位移变化,与正常对照比较即可知道待检片段是否发生了突变。实验时常将PCR产物进行SSCP分析,因而又称PCR-SSCP分析。该技术对突变检出率在80%以上,但不能给出具体的突变位置。另外,检测敏感性受多种因素的影响。主要影响因素包括DNA片段长度、胶的硬度、缓冲液的离子强度和电泳温度等。其中DNA片段的长度影响作用最大。随着DNA片段长度的增加,电泳迁移率的变化明显减小,SSCP的敏感性也随之下降。因此设计PCR引物时,DNA片段的长度最好控制在150~200bp之间。其他条件也应在实验前进行优化。人们把SSCP技术和双脱氧测序技术相结合,创立了双脱氧指纹图谱(ddF)和双向双脱氧指纹图谱(Bi-ddF)技术。这两种技术使检测突变的敏感性几乎达到了100%,可检测的DNA片段长度可到500bp。但由于测定前的准备工作较烦琐,目前尚未普及使用。

2. 梯度凝胶电泳(denaturing gradient gel electrophoresis, DGGE) DGGE是一种较好的筛选位点突变的方法。原理基于不同的DNA片段具有不同的解链温度。解链温度是碱基数目和种类共同决定的DNA片段特征,长度相同而序列不同的DNA片段也具有不同的解链温度。在含梯度浓度变性剂(尿素和甲酰胺)的聚丙烯酰胺凝胶电泳中,不同的DNA片段将在不同的位置解链。解链后的DNA迁移速率显著降低。在同一电泳时间内正常序列的片段和发生突变的片段所处的位置不同,据此就可知是否发生了突变。一般用PCR产物进行DGGE电泳。PCR产物控制在200~300bp为宜。DGGE对突变的检出率在90%以上,不需特殊的仪器设备。但需要一定的实验经验,并且只能证明突变的存在,不能确定突变的位置和性质,只能作为筛选实验。

3. DNA测序(DNA sequencing)　DNA测序是检测突变性质和位置的最佳方法,几乎能检测出所有突变。随着自动测序仪的广泛应用,测序速度也大大提高。对于一般研究者来说DNA测序的主要缺点是成本较高,只能在筛查的基础上进行序列分析。DNA测序有多种方法,目前大多采用Sanger测序原理。在该反应体系中含有DNA聚合酶、单链DNA模板、一个引物、dNTP和2′,3′-双脱氧核糖核苷酸(ddNTP)。本来在聚合酶作用下,dNTP能按模板的指令逐个连接到引物上,形成长度相同、碱基互补的DNA新链,由于ddNTP的掺入使情况发生了变化。ddNTP能通过5′磷酸掺入到正在延伸的DNA链中,但因为它缺乏3′羟基而不能使链继续延伸。这样通过掺入4种不同的ddNTP,可得到一系列不同长度的DNA片段。这些片段的起始端都是引物5′端,而终点各不相同。通过调整dNTP和ddNTP的比例,可使各段仅有一个碱基的差异。通过变性凝胶电泳后,可在放射自显影胶片上读出碱基序列。

4. 裂解片段长度多态性(cleavage fragment length polymorphism, CFLP)　该技术基于RFLP和SSCP两项技术。单链DNA片段能在空间上自发形成发卡状结构,不同的DNA片段即使有一个碱基的差异所形成的发卡状结构的数目也不同。裂解酶Ⅰ能识别这种发卡结构,并在其附近进行酶切,不同的DNA将形成特有的酶切片段,电泳后与正常对照比较即可知道待测DNA是否发生了突变。

5. Southern印迹技术　获得性耐药发生的一个重要原因是发生了基因转移。质粒介导的基因转移可用质粒图谱分析、质粒消除、质粒转移等实验证明。经转导、转化和转座作用发生的基因转移可用探针、PCR等技术证明,也可用Southern技术证明。Southern技术是检测片段性基因突变的经典技术。实验过程中首先将待检DNA酶切成许多片段,然后进行电泳,再使DNA片段在凝胶中发生碱变性成为单链。单链DNA转移到硝酸纤维膜或尼龙膜上与标记探针杂交,根据特意条带的有无和位置与正常结果对照,即可知是否发生了DNA序列的变化。

三、基因芯片技术在抗生素耐药检测方面的应用

基因芯片技术可从两个方面对病原体耐药性进行检测,一是在肿瘤中通过检测肿瘤耐药基因的表达变化来分析耐药性;二是在病原体耐药性检测方面可用表达谱芯片检测药物诱导的基因表达改变来分析其耐药性,也可用寡核苷酸芯片检测基因组序列的亚型或突变位点从而分析其耐药性。

随着耐药机制研究的不断深入,已证明病原体对抗生素耐药性的产生与一些酶的基因发生点突变有关。如当病原体染色体上编码DNA促旋酶的gyrA和gyrB基因及编码拓扑异构酶Ⅳ的parC和parE基因的喹诺酮耐药决定区发生突变将导致(氟)喹诺酮耐药性。用于治疗艾滋病的药物主要是病毒逆转录酶抑制剂和蛋白酶抑制剂,但用药3~12个月后常出现耐药性,其原因是rt、pro基因产生1个或多个点突变。多位点均突变较单一位点突变后对药物的耐受能力成百倍增加。因此将这些基因突变部位的全部序列构建为DNA芯片,则可快速、实时检测病原体对抗生素的耐药状态,以指导临床合理用药及优化个体给药方案。而基因芯片技术的高通量、高度并行性、快速检测等特点在结核分枝杆菌耐药性检测方面得到充分体现。利用基因芯片探针杂交方法可以对2个以上不同的耐药基因同时进行分析,如对结核分枝杆菌异烟肼、氨基苯甲酸、乙胺丁醇等多种药物的耐药基因kasA、pncA、emb等都可以同时进行监测,多个结核分枝杆菌耐药基因的探针芯片现在已经得到应用。

第三节 质粒接合转移实验

接合（conjugation）是细菌质粒介导的一种基因转移方式。在质粒转移过程中要求供体菌通过性菌毛与受体菌直接密切接触，把F质粒或其携带的不同长度的核基因组片段从供体向受体细胞转移，同时质粒进行复制，使后者获得若干新的遗传性状。因此接合是具有方向性的，它总是由供体向受体方向进行，是细菌的有性繁殖现象。细菌染色体的基因也可被某些质粒诱动而转移给受体细胞。接合的能力是由质粒本身的基因结构所决定的，据此可将质粒分为接合性质粒和非接合性质粒。

一、F质粒的接合转移

关于细菌接合的分子机制方面，大肠埃希菌的F质粒可能是研究得最透彻的。F质粒大小为94.5kb，含有50~80个基因。与其他质粒一样，独立于染色体而自我复制。F质粒从F^+细胞向F^-细胞的传递，性菌毛起重要作用，它把一个供体细胞和一个或几个受体细胞连接起来，性菌毛收缩，使细胞间相互接触。然后质粒DNA从供体细胞向受体细胞转移，通过F特异性核酸酶识别F质粒上的oriT基因位点，形成切口，或将两条DNA链切断。在切口形成之后，5'端单链DNA通过接合桥进入受体细胞，随之受体细胞的DNA合成被启动，受体细胞以进入的5'单链DNA链为模板合成一条新的互补链，再进行环化。一旦DNA复制过程结束，获得F质粒的受体细胞便成为F^+细胞，并具有供体能力，能将自己的F质粒转移给新的受体。若质粒携带可选择的标记是抗生素抗性标记，则易于检查和测定其接合转移。实验是在适当条件下混合供体和受体菌株的液体培养物，然后从受体菌株中筛选含有质粒的接合体，在实验中常常使用抗生素抗性的受体菌株，如链霉素（Sm）、放线壮观素（sp）、萘啶酮酸（Nal）或利福霉素（Rif）抗性菌株，而供体菌株对这些抗生素是敏感的。或者使营养缺陷型菌株与原养型（或不同的营养缺陷型）菌株杂交，在适当的基本培养基中筛选接合体。

常见的质粒接合转移的方法有肉汤接合法和滤膜接合法，据文献报道，滤膜接合法的转移率可高达100%。

材料与方法

1. 供体和受体菌株，LB肉汤，含抗生素的选择性培养基。

2. 供、受体菌株分别在添加了选择性抗生素（50mg/ml氨苄西林、50mg/ml链霉素或20mg/ml四环素）的LB肉汤中，37℃ 220r/min恒温振荡培养16h~18h。

3. 紫外可见分光光度计 测定细菌的LB肉汤培养物在波长600nm的吸光度值，粗略估计细菌浓度，稀释到10^8cfu/ml。

4. 稀释好的供、受体菌液各0.5ml，在1.5ml Eppendorf管中混合均匀，11000r/min，3min离心。用37℃预热的LB肉汤离心洗涤两次。

5. 倾注LB琼脂平板，37℃ 10min烘干后，贴上已经灭菌的滤膜。

6. 用50μl 37℃预热的LB肉汤重悬细菌沉淀，然后转种至滤膜上，均匀涂布。37℃恒温培养箱中培养18~24h。

7. 取下滤膜,用5ml PBS溶液振荡洗下菌苔,作适当稀释,取0.5ml接种平板,37℃ 18~24h 培养计数。用含双抗(氨苄西林100mg/ml+链霉素100mg/ml或氨苄西林100mg/ml+四环素40mg/ml或链霉素100mg/ml+四环素40mg/ml)的培养基筛选接合子。当接合试验是在两株沙门菌或两株大肠埃希菌之间进行时,用含双抗的LB琼脂培养基;当接合试验是在大肠埃希菌和沙门菌之间进行时,根据受体菌株是大肠埃希菌或沙门菌选择含双抗的EMB琼脂或HE琼脂筛选接合子。供、受体菌分别用含选择性抗生素的培养基接种计数,培养基的选择与接合子的选择培养基础平行。同时,未接合的供、受体菌在相同的浓度分别接种接合子的选择性培养基,作对照。

8. 供体菌和受体菌在筛选接合子的选择性培养基中不生长的情况下,计数接合子、供受体菌数,按下列公式计算接合转移频率:

Fc=T/R(式中T为接合子的平均菌落数/ml,R为受体菌平均菌落数/ml)。

9. 挑取接合子菌落,转种至半固体保存。

二、革兰阳性细菌的质粒接合转移

革兰阳性细菌的接合传递不像在革兰阴性细菌中那样频繁,其机制也与革兰阴性细菌不同,其接合不需要性菌毛的存在。其中研究较多的是粪链球菌。当供体菌与受体菌接触形成团块时,受体菌产生的信息素分泌到培养基中,进入供体细胞,诱导供体菌质粒上的基因产生集聚性物质,分泌到细胞膜表面。供体菌表面的集聚性物质与受体菌表面的结合物质相结合,完成供、受体细菌细胞的接触。启动质粒DNA转移,需要强调的是在供体和受体细胞表面均有结合性物质,但只在供体细胞表面有集聚性物质。

第四节 质粒转化实验

转化(transformation)是将外源质粒DNA导入受体细菌,从而获得新的遗传性状的一种手段。首先将受体细胞经过某些特殊方法(如CaCl$_2$化学试剂法、电击法)处理,使其细胞膜通透性发生暂时性改变,变为允许外源DNA分子进入的感受态细胞。然后进入受体的DNA进行复制,使受体细胞出现新的遗传性状。经过转化的细胞在筛选培养基中培养,即可筛选出转化子(transformant),即带有异源DNA分子的受体细胞。通常CaCl$_2$法可获得较好的转化效率,容易操作并且不需要特殊仪器设备。如果需要得到更高的转化效率,需使用电击法,此法简单、快速、可靠,但需要电穿孔设备。在这两种转化方案中均可使用保存的感受态细胞。

一、化学转化法

该方法可以用于批量制备感受态细胞,其转化效率可达到每微克5×10^6~2×10^7个转化克隆超螺旋质粒DNA。用此方法制备的感受态细胞可以在-70℃冻存,但随着冻存期的延长,转化效率会有所降低。

（一）材料

1. 大肠埃希菌纯菌落,肉汤培养基,LB培养基,CaCl$_2$溶液,含氨苄西林的LB平板。

2. 质粒DNA。

3. 仪器及器皿: 培养皿,锥形瓶,无菌吸管,试管架,高速离心机,恒温摇床。

（二）方法

1. 制备感受态细胞

（1）增菌: 挑取单个菌落（直径2~3mm）接种至3ml肉汤培养基中,37℃培养过夜。再取0.5ml活化后细菌接种于50ml LB培养液中,于37℃摇床（250r/min）,培养过夜。

（2）感受态菌细胞制备: 将培养物取出放置冰槽中预冷,以4000r/min离心15min集菌,弃上清液后加入预冷的无菌生理盐水洗涤1次,离心后加入0.5体积0.1mol/L CaCl$_2$。溶液混匀,37℃放置30min,4000r/min离心15min收集菌体,将菌体悬浮于0.1体积预冷的0.1mol/L CaCl$_2$溶液中。

（3）保存: 往一个2L的烧瓶中装入400ml LB培养液,再加入过夜培养液4ml,于37℃摇床（250r/min）至OD$_{590}$为0.375。将培养液分装到8个50ml预冷无菌的聚丙烯管中,于冰上放置5~10min,然后于4℃,3000r/min离心7min。沉淀用10ml冰冷的CaCl$_2$溶液重悬,在4℃ 2500r/min离心5min。再将细胞沉淀用10ml冰冷的CaCl$_2$溶液重悬,冰上放置30min,于4℃,2500r/min离心5min。用2ml冰冷的CaCl$_2$溶液重悬各管细胞,然后按每管250ul的量分装于预冷的无菌聚丙烯管中,此时可直接作转化实验,也可将细胞立即冻存于-70℃。

2. 转化 （包括阳性和阴性对照）

（1）按照以下各步骤用10ng pBR322转化100μl感受态细菌: 将合适体积的转化物（10和25μl）涂于含有氨苄西林的LB平板上,37℃培养过夜。每一体积（μl）的转化克隆数×10^{5}相当于每毫克DNA的转化数。

（2）将10ngDNA（10~25μl）加入到一个15ml无菌的圆底试管中,并放置冰上。然后将盛有感受态细菌的管子握在手上使菌液迅速熔化,立即将100μl感受态细菌加入到管中,轻轻旋动,并放置冰上10min。

（3）将管放入42℃水浴2min进行热休克,然后加入1ml LB培养液于每一支试管中,于37℃置滚筒式摇床（250r/min）培养1h。

（4）将几个稀释度菌液涂布于含合适抗生素的平板上,于37℃培养12~16h剩下的转化物可贮存4℃以后用。转化效率大约为10^6~10^{8}转化体/μg DNA。

上述经典转化方法的优点是简便,适用于大肠埃希菌的大多数菌株,能满足一般分子克隆工作的需要,但由于此法形成的感受态细胞在细胞群体中所占比例不大,因此转化效率不是很高（每微克超螺旋质粒DNA可形成10^5~10^{7}个菌落）。

二、高效率的电击转化

与化学方法进行转化的感受态细胞相比,制备电转化的感受态细胞要容易得多。其原理是受溶液中的脉冲电流刺激,大肠埃希菌的细胞膜上可产生短暂的小孔（transient pore）,这些小孔是可恢复的。通过这些短暂的小孔,溶液中的DNA可以进入大肠埃希菌细胞,使细胞转化。细菌简单地生长至对数中期,冷却、离心,用冰冷的缓冲液充分洗净以降低细胞悬液的离子强度,而后再用含10%甘油的冰冷缓冲液悬浮。当细菌受到短时高压电击时DNA可立即被导入。另一种方法是在电击前将细菌速冷并冻存在-70℃,冻存时间可长至6个月并不引起转化效率的降低。

（一）材料

1. 大肠埃希菌纯菌落。

2. LB培养液,水(冰冷),冰冷的10%(v/v)甘油,SOC培养液,含有适量抗生素的LB平板。

3. Beckman JS-4.2转子或相当的转子,和用于50ml的窄底管的配适器。

4. 电转化仪及脉冲控制仪,预冷的电转化池,电极间距为0.2cm的电击杯。

注: 所有与细菌接触的物品和液体必须在无菌条件下进行。

（二）方法

细胞制备

（1）挑取一个纯菌落接种于含有50ml LB培养液的锥形瓶中,37℃温和振摇(250r/min),培养过夜。

（2）将25ml培养物加入到盛有500ml预热LB培养液的2L烧瓶中,37℃,振摇(250r/min)培养,每隔20min测量一次直至 OD_{590} 为0.5-0.6。

（3）迅速将细菌在冰水浴冷却10~15min,不时缓慢摇匀以保证内容物充分冷却,然后转移到预冷的1L离心瓶中。于4℃,6000r/min离心20min,回收细胞。倒去培养液,沉淀用5ml预冷的水溶解。

（4）加入500ml冰冷的水,混匀,按步骤3重复离心1次,立即将上清倒掉,用残余的液体重悬细胞。

（5）新鲜制备的细菌: 将悬浮液加入到预冷的50ml聚丙烯管2℃ 6000r/min离心10min。估计细胞沉淀的体积(约500μl/500ml培养液),沉淀用等体积的冰冷水重悬(2×10^{11}细胞/ml),并按50~300μl分装于预冷的微量离心管中。新鲜制备的细菌其转化效率要高于冻存的细菌。

（6）冻存细菌: 加入40ml冰冷的10%(v/v)甘油,混合,然后按照步骤5离心,估计沉淀的体积,然后加入等体积的冰冷的10%甘油,重悬菌体。按50~300μl分装于预冷的微量离心管中。于干冰上冷冻并贮存于-80℃。

（三）电击转化

1. 将电转化仪调到2.5kV、25μF,脉冲控制器调到电阻为200~400Ω。

2. 将1μl质粒DNA(5pg~0.5μg)加入到盛有新鲜制备的细菌或融化的冻存细菌的小管中,混匀。

3. 将转化混合物转移到预冷的电转化池中,轻击液体以确保细菌与DNA悬液位于电击杯底部。擦干电机槽外的冷凝水和雾气,然后放入样品槽中。增大DNA体积和高浓度的盐离子(应小于1mmol/L)会降低转化效率。

4. 按上述设定的参数,仪器应显示出4~5ms具有12.5kV/cm的电场强度进行脉冲电转化,然后取出电转化池,马上加入1mlSOC培养液,并且用巴斯德吸管转移到无菌的培养管中,于37℃,中速振荡培养30~60min。

5. 取不同体积(每90mm板最多可达200μl)的电击转化细胞,涂布于含有抗生素的LB平板上。转化效率大于10^9转化体/μg DNA。

电击法转化大肠埃希菌具有转化效率高、可转化的质粒DNA的范围扩大、方法简单,易操作,速度快等诸多优点,目前已得到越来越广泛的应用。特别是在需要转化率或大质粒转化的情况下,电击法是首选方法。

第五节　质粒消除实验

质粒是存在于细菌染色体外的小型共价闭合环状双链DNA分子,具有独立复制能力,从而赋予宿主菌株特定的表型或性状。通常耐药质粒上携带着耐药基因,赋予了细菌对某些抗生素的耐药能力,给人类疾病治疗带来了很大困难。因此消除耐药质粒,使耐药菌株恢复敏感性,对于治疗临床上由耐药菌导致的感染,以及阻断耐药性及毒力的传播具有非常重要的意义。耐药质粒可在宿主细胞内自发消除,但很缓慢,其消除频率为10^{-2}~10^{-8}。若想获得消除质粒的菌株,可使用合适的物理、化学方法及药物法处理,以干扰质粒的复制或降低其稳定性,但染色体的复制仍继续进行,故使子代细菌中的质粒消除,其消除频率比自发消除增加10^2~10^5倍。质粒消除后细菌的耐药性也随之丧失,质粒与染色体突变不同,质粒消除后其耐药性不再恢复,除非外源质粒再次转入。因此,近年来国内外的研究者积极寻找有效的方法消除耐药质粒,以逆转细菌耐药,并取得了一定的进展。

一、质粒消除的试验方法

1. 菌株　所选用的耐药菌株必须经过鉴定,确定其含耐药质粒、质粒大小、该质粒决定宿主菌对哪些抗生素耐药。

2. 药敏试验

(1)Kirby-Bauer纸片扩散法:选用多种抗生素,实验时用质控菌与待测菌平行测定结果,实行质量控制,结果根据NCCLS2000AST执行标准进行判定。

(2)最小抑菌浓度试验(MIC)。

3. 质粒消除试验

(1)体外消除试验方法:将细菌接种于培养基中,37℃过夜振荡培养,调节菌液浓度。取菌液经物理方法处理后涂布在培养基上;或取含亚抑菌消除剂浓度(取菌液分别加入含不同浓度消除剂的液体培养基中,37℃振荡培养48h,以判定亚抑菌浓度)的培养物接种在营养琼脂平板上,37℃培养24h,挑取一定数目的单个菌落,影印培养。

(2)体内消除试验方法:建立肠道去污染小鼠动物模型后,经口感染细菌,同时灌胃给予消除剂,一定时间后处死小鼠,取盲肠内容物分离单个菌落,随机取一定数目的单个菌落影印培养。

质粒消除试验后需要确认消除子:质粒抽提、电泳检测消除结果。检测消除子对抗生素的敏感性。

二、物理方法消除质粒

1. 紫外线照射涂布平板　将涂布的平板用30W紫外线杀菌灯照射2min,照射垂直距离43cm,同时取不照射的涂布平板作为对照,30℃温箱培养20小时。挑取单个菌落,接种至无质粒菌株筛选培养基中,37℃振荡培养20h,以碱裂解法快速提取质粒DNA,电泳检测。

2. 冻融法　在浓度为2~$4×10^9$/ml的受试菌株细胞悬液中加入5%的甘油,置于-20℃彻底冷冻后,然后在37℃下完全融化,再于-20℃速冻,然后再融化,如此重复30~35次后,取菌液涂布于无质粒菌株筛选平板,置于正常生长温度下过夜培养后,以碱裂解法快速提取质粒DNA,电泳检测。

3. 电穿孔法　当细胞处于电场中时,细胞膜起着电容器的作用,电流不能通过(离子通道除外)。随电压的升高,细胞膜组分被极化,并在两边产生电压差。当电压差达到某一临界值,细胞膜局部被击穿,形成瞬时的孔洞,孔径大小可以使大分子物质如质粒等进入细胞或从细胞中排除,电场消失后,损伤的细胞膜又可以自我修复。因此,电穿孔法不仅可以进行细胞转化,还能消除细菌中的质粒,而且比常规质粒消除法如高温法、溴化乙锭及丫啶橙等DNA复制抑制剂处理效果好。实验用电压2.5KV/cm,时间8ms,1~3个脉冲电激大肠埃希菌,80%的细菌消除了耐药质粒。

4. 高温法　单用高温法消除质粒,消除率极不恒定,一般需要和化学方法结合使用。同时,提高的温度幅度对质粒消除和细菌生长都有很大影响,因此需要考察提高温度的程度。Gutierrez等报道培养温度为42℃时,耐红霉素链球菌的抗性质粒消除率是90%。当温度提高到45℃时,其消除率高达97%。Iqbal等曾用44℃处理耐药金黄色葡萄球菌,其质粒全部丢失。

三、化学试剂法消除质粒

1. 十二烷基磺酸钠(SDS)法与变温-SDS消除法　SDS是一种阴离子表面活性剂,适当的浓度下可溶解细菌的内膜蛋白,破坏细胞膜,从而改变质粒在细胞膜上的结合位点,使其不能精确复制,最终消除质粒。如果将SDS法与高温法相结合,经37℃、43℃两种温度及SDS的有无进行交替传代,探索出变温-SDS消除法,同时达到了细菌的较好生长和较佳的质粒消除效果。质粒消除率达到86%~100%。

2. 吖啶橙(AO)法　AO是嵌入DNA双链中影响质粒复制的色素,其消除率为50%。AO加入磷酸盐时其质粒消除效果得到了显著提高。原因是磷酸盐影响细胞膜的结构,使膜的通透性增强所致。

3. 溴乙啶(EB)法　EB是一种诱变剂,一般不采用,但其消除效率比SDS高。EB对痢疾志贺菌的耐药质粒有较好的消除作用,以连续培育法,48h消除率可达20%,120h消除率可达85%;而采用高浓度SDS培养,消除率仅为27%。

四、药物法消除质粒

许多理化因素均可消除质粒,如高温培养、紫外线照射、SDS、溴化乙啶与丫啶橙等。但由于这些因素对人体均有较强的毒副作用,不能投入临床应用,因此目前多采用药物法消除质粒。

1. 氟喹诺酮类　氟喹诺酮类药物抑制DNA旋转酶A亚单位的活性,影响DNA的复制,从而达到快速抗菌和消除质粒的作用。同时发现这种亚抑菌消除浓度不会诱导选择出耐药突变株,甚至还可能加强受试菌对其他化疗剂的敏感性。亚抑菌浓度的诺氟沙星、依诺沙星、氧氟沙星对不同菌株耐药质粒的消除率完全不同,高者消除率达100%,低者消除率可为0。

2. 头孢类　头孢类药物为广谱抗生素,在发生杀菌作用的同时,可部分消除其他细菌的耐药质粒。在研究正常人肠道乳酸杆菌质粒谱与耐药谱的关系时,发现在对质粒进行消除后,乳酸杆菌对于头孢唑林的耐药性由45%降至12.5%、头孢呋辛的耐药性由55%降至2.5%,

差异显著,同时耐药性质粒的区带亦显著减少。

3. 吩噻嗪类　吩噻嗪类药物单独使用时,质粒清除率较低,但是在质子泵抑制剂存在的基础上,可大大的加大其作用。如Gabriella S等报道9-氨吖啶和其他两种吩噻嗪类的药物在质子泵抑制剂协同下,可大大加强对大肠埃希菌耐药质粒消除效果。此外,Wolfart K等报道三氟甲噻嗪还可通过增强大肠埃希菌质子泵抑制剂作用,从而使钙调素拮抗剂-异丙嗪对质粒消除的作用。

4. 中药对质粒的消除　自20世纪80年代至今,对中药消除耐药质粒的相关研究报道连续不断。虽然消除率不一,存在较大差异,但由于其天然环保,毒副作用小,价格便宜及体内应用安全等优点,受到了广大研究者的重视。目前用于细菌耐药质粒消除的中药主要以清热解毒、清热燥湿类药物为主,如苍术、金银花、黄芩、黄连、黄柏、千里光、马齿苋、射干、鱼腥草、大蒜油、艾叶油等,以及相关的复方制剂,如止痢灵、三黄片等。从目前的试验来看,复方消除率要高于单方。如黄芩对大肠埃希菌R质粒的体外消除率只有2.42%,但黄芩与黄连合用后,其对大肠埃希菌R质粒的消除率即可提高22.37%~26.14%。黄芩与止痢灵合用后,其消除率可达18.14%。而且不仅表现为单一耐药性的丢失,还表现为多重耐药性的丢失。

综上所述,消除质粒是确定细胞某一表型特征是否由质粒控制的一个重要方法,在质粒的生物学研究中具有重要作用。有关质粒消除方法的实践主要集中于大肠埃希菌、金黄色葡萄球菌和假单胞属,本章所列举的常见方法仅对某些菌株中的某些质粒有效,即在不同的菌株之间,或在不同的质粒之间,某种质粒消除方法的有效性存在着极大的差异。在构建基因工程菌时,为了获得宿主细胞而进行的质粒消除,首选方法应该是改变菌体的生长条件或生理状态,避免使用某些化学消除剂,因为许多消除剂本身也是诱变剂,容易引起宿主菌突变,增加后续工作的复杂性。

第六节　质粒图谱

质粒图谱分析(plasmid profile analysis,简称PP图谱)是根据质粒DNA电泳条带所构成的特征性图谱来分析菌株特性的方法,也可称为质粒指纹图谱分析(plasmid finger-printing analysis)。该技术主要包括质粒提取、琼脂糖凝胶电泳、溴化乙锭染色、紫外灯下观察DNA带型等步骤。在琼脂糖凝胶电泳时,质粒的相对迁移率与分子量的对数值呈负相关关系,因此一株菌含有几种质粒,电泳后便会出现对应的几条电泳带(PP图谱);同时由于细菌质粒特征相对稳定,所以细菌的PP图谱也具有相对特异性。因此利用质粒图谱分析来确定细菌是否属于同一克隆比常规表型方法更加特异、敏感和可靠。近年来,质粒图谱技术还包括质粒酶切图谱技术。当发现不同来源的菌株含有分子量接近的质粒,尤其是仅含有一种质粒时,就需要作酶切图谱同源性分析。

一、原　理

大多数细菌往往含有数种大小和数目不等的质粒,在一定时间和空间内,这种质粒的特征保持相对稳定,有其特异性。质粒图谱分析实际上就是比较质粒的数目及分子量大小,它是通过提取到的质粒经过琼脂糖凝胶电泳后的带型作比较分析而进行的。显然,从某一菌株提取的不同大小的质粒数越多,这一技术用于鉴别所分离的菌株就越有效。

二、方　法

1. 质粒DNA的抽提　挑取单菌落接种于3ml LB培养液中，37℃ 220 r/min振荡培养过夜，离心收集细菌沉淀，重悬于100μl预冷的溶液Ⅰ中（25mol/LTris-HCl pH 8.0，10mmol/L EDTA pH 8.0，溶菌酶2mg/ml），剧烈振荡混匀；加入200μl溶液Ⅱ（0.2mol/L NaOH，1%SDS），轻轻颠倒混匀，冰浴5min；再加150μl溶液Ⅲ（5mol/L KAc，3mol/L HAc），温和振荡10s，冰浴5min，12 000r/min离心5min。收集上清液，加0.6倍体积异丙醇抽提，弃上清，加2.5倍体积冰乙醇，轻轻洗涤管壁与沉淀，室温干燥沉淀物，加TE液40μl溶解，即为粗提质粒DNA。

2. 电泳　在一定的电泳条件（pH8.0的TBE作电泳缓冲液，并用TBE配成0.8%琼脂糖凝胶，电压7.5V/cm）下，质粒DNA在琼脂糖凝胶电泳1~2h后，用UVP凝胶成像系统观察结果，其相对迁移率Rf与分子量对数呈负相关。一株菌含几种质粒，电泳后会出现对应几条质粒DNA带。用EB染色，用已知分子量大小的质粒DNA（如Ecol-I，V517标准分子量质粒）作标准，在紫外灯下观察、拍照，即可得到质粒图谱（PP图谱）。

3. 染色　溴乙啶（EB）的染色方法有3种：①将EB直接加入凝胶中，使其终浓度为0.6μg/m，电泳后可立即在紫外灯下观察。此法简便，EB用量少，但加样时应注意勿使样品漫出加样孔扩散到凝胶板表面上，否则会产生严重的背景干扰，拍摄出的照片亦不清晰；②电泳完后将凝胶取下置于EB染液中染色30min，用水洗去胶面EB液。此法的缺点是EB用量大，操作不方便；③将EB和样品一起直接加到凝胶孔中电泳，此法少用。

4. 分析　电泳完后，在254nm波长的紫外灯下观察，有DNA的地方呈橙红色荧光条带。若为质粒DNA，则呈规则的窄条带，而染色体DNA的条带宽而不规则，RNA带也为橙红色，但在质粒带前方，亦不规则。因此，可根据它们条带的特征予以区别。在提取质粒过程中，由于各种因素的影响，部分CCCDNA转变成OC型甚至L型。由于这三种构型的质粒DNA分子有不同的迁移率（一般CCC DNA最快，L型次之，OC型最慢），故电泳谱带会增加从而不能准确反映质粒数目。对OC型质粒带可根据谱带特征（是否规则及荧光强弱）来区分，但并不可靠。采用双向琼脂糖凝胶电泳则可快速而准确的鉴别OC型质粒。常用质粒的复制子特性见表11-2，常用原形质粒pBR322、pUC19、pGE374、pTrc99A，B，C等见图11-1、图11-2、图11-3和图11-4。

表11-2　常用质粒的复制子特性

复制子	原形质粒	质粒大小（bp）	原形质粒标志	拷贝数
pMB1	pBR322	4362	Amp^r, Tet^r	高，>25
ColE1	pMK16	约4500	Kan^r, Tet^r, ColE1^{imm}	高，>15
p15A	pACYC184	约4000	Eml^r, Tet^r	高，约15
pSC101	pLG338	约7300	Kan^r, Tet^r	低，约6
F	pDF41	约12,800	TrpE	低，1~2
R6K	pRK353	约11,100	TrpE	低，<15
R1（R1drd-*17*）	pBEU50	约10,000	Amp^r, Tet^r	在30℃时低在35℃时高[a]
RK2	pRK2501	约11,100	Kan^r, Tet^r	低，2~4
λdv	λdvgal	—[b]	Gal	—

a. 为温度敏感株；b. 不清楚

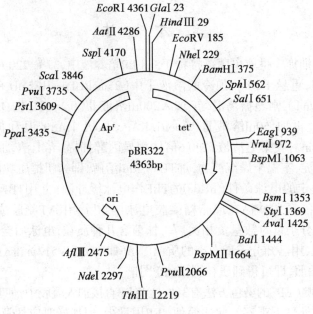

图11-1 pBR322

pBR322是一种十分常用的克隆载体,它带有可扩增的pMB1复制子和编码氨苄西林抗性和四环素抗性的基因。外源DNA插入其中任何一个抗性基因均会使抗性失活,从而使带有插入片段的质粒克隆基因不能在含有抗生素的培养基上生长而被识别(Boliver etal.,1977;序列来自Sutcliffe,1978)。

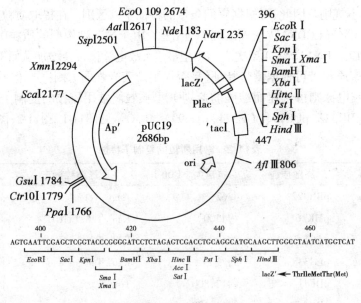

图11-2 pUC19

pUC19属于*lacZ*在α基因区含有多接头的质粒载体家族中的一种。多接头同M13mp系列载体一致。pUC19和pUC18具有相同的多接头,只是方向相反。在合适的条件下,在多接头处含有插入片段的质粒可使菌株显白色,而不是显蓝色。由于缺乏完整的*rop*基因(编码Rop蛋白),并且据认为在*ori*区还含有另一种可增加其拷贝数的突变,这些从pMB1衍生的质粒可保持很高的拷贝数。野生型和重组型都含有氨苄西林抗性,并且能够在氯霉素压力下扩增,另外野生型质粒能够存在于合适的宿主菌。

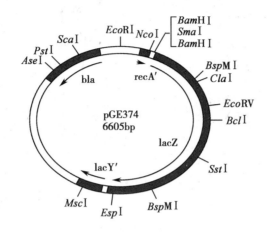

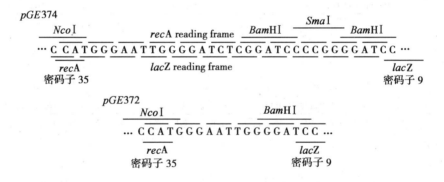

图11-3 pGE374

pGE374是一个克隆和表达开放读码框架(ORF)的典型载体。这个表达系统的调控原理同带有ompF调控区的载体一样。但是pGE374带有recA因而较ompF载体系统更为可靠。pGE374只有当插入的ORF将recA和lacZ重联时才会出现LacZ⁺表型,否则表现为LacZ⁻表型。在一个细胞中一个单拷贝recA基因的基础表达量约为1 000个分子。所以在检测带有插入外源片段的pGE374质粒的LacZ表型时不必对细菌进行诱导,其在Xgal指示平板上的基础表达对于检测LacZ已经足够。pGE374的recA/lacZ连接区的结构,以及pGE372质粒对应部位的结构列于质粒图下面。pGE374质粒由于recA和lacZ编码序列读码框不同,所以不会产生融合蛋白。pGE372质粒除了recA和lacZ的编码序列读码框相同并能产生融合蛋白外,其余与pGE374质粒相似。

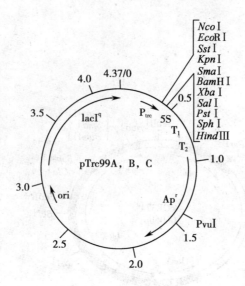

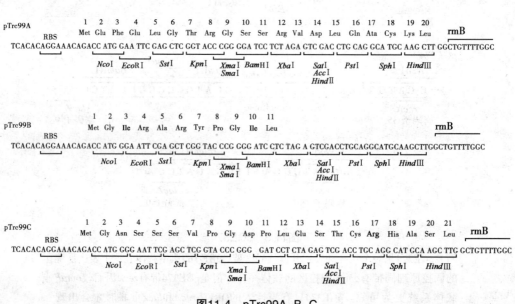

图11-4 pTrc99A,B,C

pTrc系列表达质粒载体可用于基因在大肠埃希菌的调控表达。这些质粒带有强的*trp/lac*融合启动子和*lacZ*核糖体结合位点(RBS),可以以三种读码框架插入外源片段的pUC18多克隆位点,以及*rrnB*转录终止子(见质粒图下的多接头序列)。这些载体可以表达非融合蛋白(从*Nco* I 位点插入),也可表达融合蛋白(从其他位点以正确读码框架插入)。质粒上带有*lacI*^q等位基因可以保证*lac/trp*融合启动子的完全阻遏。

综上所述,质粒图谱分析作为一种特异、经济、快速、重复性强的细菌学鉴定方法,近年来得到了迅速的发展,并且已广泛地应用于细菌的流行病学调查。但由于并不是所有的菌株都有相应的标准分子量质粒株作参考,所以一种方法是否能提取到细菌中存在的所有质粒,常常不能肯定,而只能借助于以往有关的文献报道作一大致的判断。另外,由于质粒具有可转移性,所以细菌在多次传代或保存过程中可能发生质粒丢失。这些都给质粒图谱分析的应用带来一定的限制。

第七节 分子生物学技术在耐药研究中的应用

分子生物技术已经渗透到分子生物学研究的各领域,耐药研究也不例外,当前微生物耐药的研究已经从多角度、多层次上展开,其中分子生物技术是重要的技术支撑。近年来分子生物技术日益成熟,分析过程的专业化、自动化和商业化为研究者提供了极大的方便,加快了各领域的研究速度,取得了丰硕的成果,充分利用分子生物学技术合理设计研究方案成为研究的一个关键环节。本节从实验目的出发,对耐药研究中常用的基因分型、基因突变和定位突变的技术做一简介。

一、基因分型技术

从不同的角度按照不同的特点可以将微生物分为不同的型别,血清型、噬菌体型和抗菌谱型等,属于细菌传统的表型分型,按照遗传物质的不同可以将细菌分为不同的基因型。微生物的表型受多种因素影响,分辨率较低,基因型相对稳定,目前在研究中应用较多,许多情况下,微生物特别是细菌的耐药基因型与细菌的耐药水平和耐药谱密切相关,广泛应用于耐药菌的预防、治疗、监测及流行病学调查研究。比较好的基因分型方法应该有简单、快速、重复性好的特点,如果分型结果与耐药表型密切相关则更为理想。除了直接测序分析外,选择分析的基因组片段应该包含在物种水平上高度保守,和细菌(病毒、寄生虫)株水平上高度变异的两类序列,保守序列便于推断菌株之间的亲缘关系,变异序列便于菌株的分型。对于已有分型标准的待测微生物,可根据参考文献用已知的方法进行检测,如丙型肝炎病毒可用基因型特异性引物扩增法和基因型特异性探针杂交法分型,对于没有分型标准的微生物的基因分型,可根据微生物的基因组特点选择下列分型方法。

1. 直接测序分析法　对拟分析的微生物核酸序列进行直接测序,无疑是基因分型最理想的方法,但从成本效益和实用性的角度看,常规实验室难以进行。目前许多微生物的分型是用PCR技术扩增微生物基因组中有代表性的片段,再进行核苷酸序列测定,将测序结果与GenBank中已经上传的基因序列进行序列对比后,构建系统进化树,根据进化距离及种系关系确定基因型。其他分型方法应该以序列分型为参考标准。

2. 脉冲场凝胶电泳(pulsed field gel electrophoresis, PFGE)分型技术　脉冲场凝胶电泳的基本原理是将细菌包埋在低熔点的琼脂糖凝胶中,用蛋白酶等破坏细胞壁裂解细胞,用适当的DNA内切酶(一般为SmaI)对细菌进行原位酶切,酶切后的DNA片段通过电场方向不断交替的特定电泳系统,经过调整电泳时间后可以将DNA片段分离开。同源菌株具有相同的酶切片段,异源菌株的酶切片段各不相同,依此可鉴定细菌的同源性。利用PFGE技术进行细菌基因分型的标准为:(1)酶切图谱条带的大小数目完全相同的菌株为同一型,用大写英文字母表示(如A型等),(2)条带相差3条及其以下为同一型别中的不同亚型,用A1、A2等表示,这种情况一般由单一的基因改变引起,如点突变、插入或DNA缺失,当同一菌株被反复培养或自同一患者多次分离出时常见到2~3条带的差异。(3)条带相差3条以上的为不同型别,用不同的字母表示如B型、C型等。条带差异越多,亲缘关系越远,2个以上的独立基因改变才能出现4~6条带的差异,其遗传上的相关性已经很小,3个以上的独立基因改变会引起7个以上的条带差异,可以认为菌株之间没有相关性。型别相同的菌株源于同一亲代,不同型别的菌株可认为在流行病学无相关性。PFGE分析的是细菌全部基因信息,具有重复性好,分辨率高的特点,从成本效益和实用角度上看,该技术是很好的分型技术,曾被誉为细菌分子生物学分型的"金标准"。该方法需要专用的脉冲场凝胶电泳仪,操作相对复杂,有一定技术要求。

3. 多位点序列分型(multilocus sequence typing, MLST) 细菌的管家基因具有相对保守,又能发生局部点突变的特点,可用于长期追踪菌株之间的遗传关系和宏观进化过程。多位点序列分型技术就是通过测定细菌管家基因的核苷酸序列而发现细菌的变异以对细菌进行分型的。针对细菌的6~10个管家基因设计引物扩增管家基因,然后对扩增产物进行测序,与MLST网站(www.mlst.net)上公布的相应等位基因比较,每个位点的序列根据发现的先后赋予一个等位基因编号,每个菌株的等位基因编号按指定的顺序排列就是它的等位基因谱,提交MLST网站,即可确定细菌的序列分型(sequencetype, ST)。利用BURST(based upon related sequence types)软件还可分析菌株之间的进化关系。序列分型已经建立了国际数据库,可用于分析不同地区之间流行株进化关系,适宜于长期、系统的调查研究。由于扩增测序的是相对保守序列,检测短期内序列变化的能力较弱。

4. 质粒指纹图谱分型法 质粒指纹图谱技术的原理前面已经介绍,其本质上是比较不同细菌携带的质粒的数量和大小,依此对细菌进行分型。该方法快速、简便、特异性较强,但有些细菌并不携带质粒或携带质粒数量非常少,影响了其分型能力。另外质粒属于染色体外DNA,在生长繁殖过程中易于丢失或重排,也影响流行病学的结果分析。

5. 随机扩增多态性分型(RAPD) RAPD是利用随机引物扩增细菌的DNA模板,会扩增出长短序列不同的DNA产物,在电泳上会形成不同的谱带,据此可将细菌进行分型。该方法的结果与实验条件密切相关,影响了实验室间的比较。

6. 基因芯片技术 将寡核苷酸、基因组DNA或cDNA等核酸序列固定在介质上就形成了基因芯片,可利用分子杂交技术对微生物的基因信息进行分析并分型。

7. 其他方法 除上述方法外,还可以根据微生物的特有成分进行分型,如根据葡萄球菌A蛋白(staphylococcal protein A, SPA)的基因重复序列对金黄色葡萄球菌进行分型,根据SCC*mec*基因盒对MRSA进行分型等。

二、基因突变的研究方法

基因突变是一种常见的生物学现象,许多微生物耐药与基因突变密切相关,如染色体上*dhps*(*folP*)基因单个碱基对的突变就会使大肠埃希菌对磺胺类表现出耐药性,β-内酰胺酶活性中心附近单个氨基酸突变就可能改变酶的耐药特性,染色体介导的ampC酶高水平表达系调节基因突变引起,所以基因突变研究技术是耐药研究中常用的生物学技术。

常见的基因突变有碱基替换、移码突变和核酸序列的大片段缺失或重复等,常用的基因突变检测方法可以分为4类:①DNA直接测序,这是检测突变最准确的方法,被认为是检测突变的"金标准"。随着杂交测序技术和基因芯片的应用,DNA测序的效率已非常高,成本相对降低,测序过程已经广泛商业化。②利用凝胶电泳系统直接或间接地检测核酸或PCR产物的序列变异。③利用分子杂交技术对DNA突变进行分析。④借助蛋白质分析技术,分析突变体产生的变异蛋白或变异蛋白引起的表型特征变化推测基因的突变状况。对于未知突变常用的技术主要有单链构象多态性分析、DNA测序、基因芯片技术、变性梯度凝胶电泳分型、变性高效液相色谱分析、温度梯度凝胶电泳分析、异源双链分析技术、化学切割错配分析和蛋白截短试验等；对于已知的突变进行分析检测常用PCR技术、等位基因特异性寡核苷酸分析法、寡核苷酸连接检测法、引物延伸法、毛细管电泳法等技术。分析基因突变选择什么技术没有明确界限，检测未知基因突变的方法大多可以用来分析已知突变，总之，根据实验室条件，既要保证结果的准确性，又要方便易行。

1. 变性高效液相色谱（denaturing high-performance liquid chromatograph，DHPLC）分析 该技术是在单链构象多态性分析（SSCP）和变性梯度凝胶电泳（DGGE）基础上发展起来的杂合双链突变检测技术。它以高效液相色谱分析代替了DGGE技术中的凝胶电泳，在部分变性条件下，短时间内就可将错配的异源杂合双链DNA与同源双链DNA分离开来。该技术不用放射性同位素，自动化程度高，几分钟就可测定一个样本，常用于分析200~300bp长度的DNA片段。

2. 异源双链分析（Heteroduplex analysis，HDA） 用PCR技术扩增待检测的DNA和野生型DNA，两种扩增产物经过变性混合和复性后就会形成异源双链DNA，异源双链DNA和野生型DNA在非变性聚丙烯酰胺凝胶电泳中的迁移率不同，就可判断待测的DNA是否发生了突变。HAD分析的最佳检测范围是200~600bp，分析时间在14~30h之间，一般突变型和野生型DNA的比例≥2∶3才能检测出突变，目前该技术尚未自动化。

3. RNase法 该方法的原理是核糖核酸酶能特异性酶切双链杂交时因碱基错配所致的单链RNA。试验时首先合成与野生型DNA或RNA序列互补的标记RNA探针，然后与待测的RNA或单链DNA杂交，如果存在基因突变，在突变位点处会形成单链RNA，用RNase酶切后进行电泳和放射自显影后即可发现是否存在基因突变。该方法的突变检出率约70%，所能检测的片段大小在1000bp左右。

4. 化学切割错配分析（chemical cleavage of mismatch，CCM） 化学物质羟胺（hydroxylamine）和哌啶（piperidine）能切割错配的C，四氧化锇（Osmium tetroxide）能切割错配的T，用这些化学物质切割异源双链核酸分子DNA∶DNA或DNA∶RNA，切割产物进行变性凝胶电泳分析就可发现是否存在基因突变。如果对核酸的正义链和反义链都进行分析，该技术的突变检出率可达100%，缺点是试验时间较长，化学物质有一定毒性，尚没有自动化。

5. 限制性内切酶分析法 不同的限制性内切酶有不同的酶切位点，基因突变时可能会引起酶切位点的变化，待检DNA序列与野生型DNA序列用相同的限制性内切酶酶切后跑凝胶电泳，通过两者的酶切片段的大小和多少即可判断待测DNA是否发生了突变。该方法比较简单，但对未知突变的检出率受所选内切酶种类的影响，发生的突变没有在酶切位点上就难以检出。

三、基因的定点突变

定点突变技术（site-directed mutagenesis）是利用一定长度的核苷酸片段的取代、插入或缺失，向已知DNA序列（基因组或质粒）中引入所需变化，以实现研究蛋白质结构和功能、基因调控机理和基因改造的目的。在耐药研究中为确认某种突变是否与耐药有关，就可以利用定点突变技术证明。按照突变核苷酸的数量，定位突变可以分为单点突变和多点突变，目前常用的定点突变方法有寡核苷酸引物介导的定点突变、PCR介导的定点突变和盒式突变等。

1. 寡核苷酸引物介导的定点突变　首先利用DNA重组技术将待突变的基因片段重组到M13噬菌体上，制备该基因的M13单链DNA，然后合成带错配碱基的突变寡核苷酸引物，将突变引物5′端磷酸化，与制备的M13单链DNA混合退火，形成一段碱基错配的异源双链DNA，在Klenow酶催化下，引物链以M13单链DNA为模板继续延长，形成全长的互补链，以T4DNA连接酶封闭缺口，在体外最终合成异源闭合双链M13DNA分子。以此分子转化大肠埃希菌会产生野生型和突变型两种噬菌体，利用杂交等方法可筛选出突变型噬菌体，对突变型可用测序方法最终鉴定。

2. PCR介导的定点突变　PCR技术的出现为定点突变提供了新的研究途径，通过改变引物中的碱基序列，就可达到改造蛋白质结构、研究蛋白质结构和功能之间关系的目的。将突变位点设计到PCR引物中，可使PCR产物的末端引入突变；如果诱变部位不在DNA片段的末端，而是在DNA片段的中间部分，我们可以采用重组PCR技术在任意部位产生定点突变。重组PCR定点突变需要4种引物共进行3轮PCR，前2轮利用互补且在相同部位有相同碱基突变的的内侧引物扩增出2条有一段重叠的双链DNA片段，二者在相同位点有相同突变，利用2个外侧引物进行第3轮扩增就可扩增出突变位于DNA片段中心区的扩增产物。然后就可进行克隆和转化等后续研究。该方法比较简单，突变效率高，但PCR过程中TaqDNA聚合酶保真率较低，后续操作比较复杂。

3. 盒式突变　应用限制性内切酶切割掉质粒中的某段DNA后，用一段人工合成的DNA片段取而代之，用连接酶连接到质粒载体上即形成突变体质粒。该方法操作简单，突变效率高，但受限制性内切酶酶切位点的限制。

上述几种方法各有优缺点，在实际工作中要选择使用。

（王　晶　邱　阳　陈　刚）

参考文献

1. 蔡宝立. 质粒分子生物学与实验方法. 北京: 中国科学技术出版社, 1999

2. 方晔, 李向阳, 杨锦红, 等. 亚抑菌浓度头孢西丁对耐药质粒接合转移的影响. 中国微生态学杂志, 2008, 20(3): 243-245

3. Okitsu N, Kaieda S, Yano H, et al. Characterization of ermB gene transposition by Tn1545 and Tn917 in macrolide resistant Streptococcus pneumoniae isolates. J Clin Microbiology, 2005, 43(1): 168-173

4. 李梦洋. 屎肠球菌隐蔽性质粒最小复制子的分离和鉴定. 哈尔滨: 黑龙江大学出版社, 2010

5. 陈峥宏. 微生物学实验教程. 上海: 第二军医大学出版社, 2008

6. 谢友菊, 王国英, 林爱星. 遗传工程概论. 第2版. 北京: 中国农业大学出版社, 2005

7. 陈佳玉, 梁勇. 临床检验实验系列教程——生物化学与分子生物学检验分册. 杭州: 浙江大学出版社, 2010

8. 钟义军, 吴晓玉, 刘好桔, 等. 洋葱伯克霍尔德菌T1828质粒消除方法及条件. 微生物学通报, 2011, 38(6): 847-852

9. 阳艳林, 刘雅红, 薛国聪. 大肠埃希菌耐药质粒消除剂研究进展. 动物医学进展, 2009, 30(1): 89-92

10. Frederich MA, Roger B, Robed EK, et al. 精编分子生物学实验指南. 北京: 科学出版社, 2001

11. 高枫, 梁继新, 刘保勤, 等. 头孢类药物对人体大肠埃希菌耐药性质粒消除的探讨. 河南医药信息, 2001, 18(9): 14-15

12. Gabriells S, An&as M, Edit H, et a1. Enhancement of plasmid curing by 9-aminoaeridine and two phenothiazines in the presence of proton pump inhibitor 1-(2-benzoxazolyl)-3,3,3-trif-luoro-2-propanon. Int J Antimicrob Agents,2003,22(3): 1223-227

13. Wolfart K, Spengler G, Kawasw M, et al. Synergistic interac-plation between proton pump inhibitors and resistance modifiersl promoting effects of antibiotics and plasmid curing. In Vivo,2006,20(3): 367-72

14. 黄瑞,刘小颖. 两种药物对肠道杆菌耐药质粒的影响. 江苏医药杂志,2004,30(12): 908-909

15. 熊鹿言,陈欣,邓秀英,等. 正常人肠道乳酸杆菌质粒谱与耐药谱的关系. 现代预防医学,2008,35（7）: 1380-1385

16. 陈群,王胜春. 黄芩和黄连对大肠埃希菌R质粒消除作用的实验研究. 广州: 广东医学院学报,1998,16(1-2): 1-3

17. 陈军剑,陈群. 中药对R质粒消除作用的研究. 中国微生态学杂志,2003,15(2): 120-121

18. 罗兰,廖康,陈芳,等. 鲍曼不动杆菌的耐药性检测及多重耐药菌株质粒图谱分析. 临床检验杂志,2003,21:57-59

19. 陈欣,许烈英,陈娜,等. 正常人肠道乳酸杆菌耐药性及质粒图谱分析. 成都: 四川大学学报,2007,38(6): 1005-1008

20. 萨姆布鲁克. 分子克隆实验指南. 第3版. 北京: 科学出版社,2002

21. 颜子颖,王海林. 精编分子生物学实验指南,北京: 科学出版社,1998:17-25

22. 樊绮诗,吕建新. 分子生物学检验技术. 第2版. 北京: 人民卫生出版社,2010:146-187

23. 王鸿利,洪秀华. 医学实验技术的理论与应用. 上海: 上海科技教育出版社,2004:297-297

24. 吕建新,尹一兵. 分子诊断学. 北京: 中国医药科技出版社,2010:176-180

25. 赵连爽,代娣. 基因芯片在分枝杆菌菌种鉴定及结核耐药基因检测的诊断价值. 检验医学与临床,2014,Vol,11(12): 1595-1598

26. 贾宁,林茂虎,陈世平,等. 产超广谱β-内酰胺酶变形杆菌耐药机制和分子流行病学研究,中华院内感染杂志,2002,vol 12(11): 811-813

27. 郑东钧,宋师铎,祁伟. 葡萄球菌对氟喹诺酮类药物的耐药机制研究. 中华医院感染学杂志,2002,12(11): 808~810

28. Takashi IDA, Ryioichi Okamoto, Chieko Shimauchi, et al. Identification of Aminoglycoside-modifying Enzymes by Susceptibility Testing: Epidemiology of methicillin-Resistant Staphylococcus aureus in Japan. [J]Journal of clinical Microbiology,2001, Vol 39(9): 3115-3121

29. Patrick Trieucuot, Gida de Cespedes, Fairouze Bentorcha, et al. Study of heterogeneity of Chloramphenicol Acetyltransferase(CAT)Genes in Streptococci and Enterococci by Polymerase Chain Reaction: Characterization of a New CAT Determinant. Antimicrobial Agents and Chemotherapy,1993, vol37(12): 2593-2598

30. 熊咏民,代晓霞,Johne Moor,等. 聚合酶链反应法测定7种抗生素耐药基因. 西安: 西安医科大学学报,2001,122(1): 75-77

31. 霍金龙,苗永旺,曾养志. 基因突变的分子检测技术. 生物技术通报,2007,(2): 90-97.

32. 何秋莹,陈渡波,曾华,等. 耐甲氧西林金黄色葡萄球菌分子分型研究进展. 中国微生态学杂志,2014,26(5): 614-619

第十二章

耐药菌株的实验室选择和生物被膜模型

当前细菌耐药机制和生物被膜的研究已经进入分子水平,而获得具有稳定耐药特性的菌株、建立适当的生物被膜模型是相关研究的重要条件,本章对此方面的方法做一介绍。

第一节　耐药菌株的实验室选择

微生物耐药性研究首先要获得耐药菌株。耐药菌株有三个基本来源:①临床药敏试验中发现;②实验室从大量细菌中选择出来;③诱导耐药性突变而来。一个值得研究的耐药菌株要符合三个基本要求:①源于1个菌细胞;②形态和生化特性已知,细菌归属明确;③耐药特性稳定。一般选取单个菌落连续传代3次,可满足细菌来源于单个细胞的要求。如果细菌在无抗生素培养基中传2代后耐药性不变,说明细菌的耐药性不是适应性反应,而可能有深刻的遗传背景。突变来的细菌可能发生回复突变,在确证细菌耐药性的同时,最好将细菌接种于琼脂斜面上冻干或冷藏保存,防止细菌的耐药性进一步变异。本节主要介绍实验室中选择耐药菌株的常用方法。

一、直接选择法

直接选择法(direct selection)是设计一定的生长条件,使突变菌株易于生长或能够生长,而正常菌株被抑制或被杀死的一种方法。从大量敏感菌群中选择耐药菌株时多采用这种方法。实验时在培养基中加入高于敏感菌MIC浓度的抗菌药物,将细菌接种其中,只有耐药菌才能在这种培养基中生长。具体方法包括琼脂平板直接选择法和梯度平板直接选择法。

(一)琼脂平板直接选择法

本方法适用于耐药程度变化显著的快速生长菌。操作过程如下:

1. 选取几个高于MIC的抗生素浓度,在适当条件下加入琼脂培养基中。

2. 取过夜培养的肉汤培养物1ml加入到已融化并冷却至46~50℃的琼脂培养基中,倾倒数个平板。或取0.1~0.2ml肉汤培养物加到含抗菌药物的琼脂平板表面。两种方式都需要平行做几个平板,以保证足够数量的细菌。

3. 接种后的培养基置于35℃培养72h,培养期间经常观察细菌生长情况,发现耐药菌落后用接种针挑取单个菌落在肉汤培养基中研磨成乳状,取一环接种于无抗菌药物的琼脂平板上过夜培养。

4. 选取单个菌落,测定它对实验所用抗菌药物的耐药性,同时用野生敏感株做平行对照。如果在无抗菌药物的培养基中两次传代后耐药性不变,其他性状与亲代细胞相同,并且原始培养物源于1个细胞,则该菌很可能是一个突变耐药株。

(二)梯度平板选择法

梯度平板选择法(selection of mutants on gradient plates)是选择低水平耐药突变株的理想方法。该方法由Szybalski发明,其设计非常巧妙,在一个平板培养基上即建立了连续的抗菌药物梯度。有些高水平耐药株需要几个低水平耐药突变步骤,同样适合本方法。梯度平板的制作过程如下:

把无菌培养皿倾斜约20°,用无菌手续加入已冷却到46~50℃的营养琼脂,加入的量要适当,使营养琼脂恰好覆盖平皿底部的最高处(图12-1)。待琼脂凝固后,将平皿水平放置,加入等量含一定浓度抗菌药物的营养琼脂。这样上层的抗菌药物向下层扩散,就会在平皿上形成连续的抗菌药物浓度梯度。

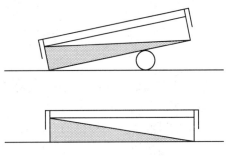

图12-1　梯度平板的制备

梯度平板的接种方法有两种,一种是取菌悬液从低浓度抗菌药物一端向高浓度一端连续划线;另一种是在待倾注的第二层琼脂中加入0.1mg过夜培养的肉汤培养物,混匀后倾注于第二层表面。接种后的梯度平板过夜培养后,随着抗菌药物浓度的提高,生长的菌落越来越少,耐药程度越来越高。为筛选出高水平耐药株,制备梯度平板时可以逐渐提高抗菌药物浓度(一般为上次浓度的2~5倍),将上次选择出耐药株接种于较高浓度的梯度平板上,如此反复即可达到目的。同样,为保证检出率,每次接种都应平行接种几个平板。

除上述两种方法外,也可以在液体培养基中选择耐药菌,这种方法相当于用肉汤稀释法连续测定MIC。在含系列抗菌药物浓度的肉汤培养基中加入定量的细菌,在35℃条件下培养24h后,以细菌能够生长的最高药物浓度管为样品,接种入含药浓度更高的第二系列肉汤培养基中,继续培养24h,依次类推,直到发现高水平耐药株为止。最后把最高药物浓度中仍能生长的细菌传代于无抗菌药物的培养基中分离出单个菌落,鉴定细菌种类、重新确定细菌耐药性。这种方法能选择出需要多步突变才能表达高水平耐药的细菌。

二、诱　变　法

微生物在理、化诱变剂的作用下会发生突变,如果突变发生在耐药基因及其相关区域就可能引起耐药性的变异。实验研究中将微生物暴露于诱变剂一定时间后,用选择培养基进行培养就可能选择出耐药微生物,并对其进行研究。这种方法有助于人们对耐药性的理解,不过诱变和自发突变并不完全相同,只有经过严格的实验、推理和比较才能确定诱变性耐药的临床意义。人们一般用诱变方法研究自发突变率较低的微生物的耐药性。诱变剂大多对人体有危害,应用时注意自身防护。常用的物理方法是紫外线照射,常用的化学方法较多,现以亚硝基胍诱变细菌为例说明诱变过程。

1. 将细菌的过夜培养物接种于适宜的肉汤培养基中,35℃培养到对数生长期的中期。

2. 沉淀细胞,将细菌重悬于2.5ml含N-甲基-N'-硝基-N-亚硝基胍100μg/ml的肉汤培养液中,35℃培养适当时间(肠球菌30min即可)。

3. 肉汤培养基彻底洗涤菌细胞,然后进行适当稀释,接种于含抗菌药物的选择性平板上,35℃继续培养24h,测定生长细菌的MIC和耐药情况。

4. 进一步确定细菌的耐药水平和稳定性。

第二节　生物被膜模型

一些细菌如铜绿假单胞菌、葡萄球菌、大肠埃希菌等可以附着于惰性或者活性实体物质表面,并分泌多糖、纤维蛋白、脂蛋白等物质,将细菌细胞包绕其中形成被膜状细菌群落,这就是生物被膜。生物被膜的形成使其生物学特征与浮游状态下有显著性差异,使细菌对环境变化的敏感性大大降低,使细菌能够逃逸宿主的免疫作用,避免抗菌药物的杀伤作用,表现出耐药特征,且其感染不易彻底清除,是临床上形成难治性慢性感染的重要原因之一。生物被膜的研究已经深入到基因水平和分子水平,有关的知识主要得益于体内外实验模型的建立,通过对比药物的有无及不同浓度药物对生物被膜的结构、功能和膜内细菌的影响,可以对生物被膜的生理特性、耐药机理和药物的作用机制进行研究。模型的建立方法有多种,本节介绍几种比较简易常用的方法。

一、体外模型

1. 平板培养法　将无菌的尿道插管放置于含有培养液的24孔细胞培养板中,用细菌培养液接种,37℃孵育1h,使细菌黏附到尿道插管上,用无菌培养液冲洗尿道插管两次后,继续培养24h,尿道插管表面即可形成生物被膜。

2. 改良的平板培养法　将无菌的硅胶片放置于大豆胰酶肉汤(TSB)中,接种入细菌连续培养7天,每两天更换一次培养液。一般24h即在硅胶表面形成生物被膜,随时间逐渐增厚,5~7天后生物被膜的厚度基本稳定。

3. 细胞培养板法　又称微孔板法,用标准微生物法鉴定分离菌株的菌属,增菌培养后挑取适当单菌落放入肉汤培养液中,37℃静置培养过夜(18~24h),然后用新配制的肉汤将菌液进行50倍或100倍稀释,稀释液加入96孔无菌聚苯乙烯培养板中,每株加3~5孔,每孔加200μl。同时,可设未加入菌液的无菌新鲜肉汤作为空白对照孔。37℃培养一定时间(24h或72h)后取出,轻轻拍出孔内的培养液,用PBS缓冲液洗板3~4次,去除游离菌,晾干后用甲醇固定5~10min,1%结晶紫染色3~10min,加去离子水洗掉染液至无色,晾干孔板后,加200μl无水乙醇(或二甲基亚砜)溶解结晶紫,脱色10~15min后,置于570nm(或630nm)酶标仪上测各孔吸光度(OD)值,OD值越大说明黏附在孔壁上的细菌越多,即起到附着细菌作用的生物膜量也就越多。该方法具有一定的批处理优势,适用于大量分析细菌生物膜的形成能力,常常用于药物对生物膜作用的观察研究,但不便于深入观察和分析生物膜的结构和功能。

4. 试管法 将细菌用营养肉汤稀释至适当浓度装入无菌小试管(聚苯乙烯,聚丙烯等)中,37℃静置培养24h~72h,直至该细菌的生物膜在试管壁上形成。将培养的营养肉汤菌悬液倒出,PBS缓冲液冲洗3~5次,晾干,再加入结晶紫染色3~5min。然后用去离子水冲洗残余的结晶紫染液,将试管倒置干燥,观察生物膜的形成。根据菌种厌氧好氧的不同,生物膜分别倾向形成于试管的底部或气液交界表面,如果可见到紫色膜状物覆盖管腔底部和管壁,则可认为生物膜形成;若只在原液面周围形成一圈环状的染色带,则不能判为生物膜形成。试管法的优点是简单快捷,但无法大规模筛选。

5. 置片法 将盖玻片等玻璃片或其他可供生物膜附着并可移动处理的硅胶、金属等片状、管状物经脱脂处理后,用PBS缓冲液清洗干净,自然晾干灭菌备用。以盖玻片为例,将处理好的盖玻片放入无菌培养皿(六孔板)中,加入适量适当浓度的细菌培养液,37℃静置培养(也可置于恒温摇床上进行振荡培养,模拟一定的剪切效果),可以连续培养1周,每间隔24h更换一次培养液,分别于不同时间点(12h或24h为一个时间段)取出盖玻片,用染色法或喷金法观察生物膜形成及其形态结构变化。该方法具有直观及可移动处理等的优点。

6. 平板膜片法 又称菌落生物膜法,即菌落在某种程度上也可以称为生物膜。将菌液稀释至适宜浓度,均匀涂布于固体培养基表面,待长出成片的菌落即可,该方法通常多用于生物膜的通透性研究。

7. 管路法 管路法属于动态造膜方法的一种,首先将适当浓度的菌液注射入硅胶或其他材质管路中静置约1~2h,使菌体贴附于管壁上,然后开启蠕动泵,利用动力泵控制培养液的流速,使管路上的生物膜在生长过程中随时处于一种剪切力的作用下,该模型更加贴近水管或医用导管相关生物膜的形成。

8. 流室法 与管路法原理基本相似,不同点在于生物膜附着的表面变成管路中嵌入的玻璃片,通过该平壁透明玻片,能实时观测生物膜的生长状况,且不用损伤生物膜,生物膜在流动通道中生长,这就是所谓的"在线观察",甚至实现单细胞观察。但该模型价格昂贵且需专门技能操作,显微镜下实时观察生物膜的生长状况,可实现系统自动化图像分析。由于在生物膜结构观察方面的独到之处,流室法几乎成为目前在生物膜研究领域应用最广泛的生物膜发生装置。

9. 旋碟法 此方法的生物膜载体是由不同材料构成的多个圆形小碟,它们镶嵌于容器侧壁或底部上,通过搅拌子搅动培养基,使其处于涡旋状态而产生剪切力,培养一定时间后形成生物膜,可以取下生物膜载体进行观察,处理,适用于研究多细菌生物膜标本。

10. 数控剪切流微流体技术 利用微流控芯片技术模拟体内流体剪切流作用,根据实验选择24孔或48孔等底部有构建微液流体通道装置的孔板,用相应的培养基(或PBS缓冲液)冲洗微流体通道,将适当浓度的菌液导入微液流管道中,置适宜温度的培养箱中培养使细胞黏附,将新配培养基或抗生物膜药物加入微液流管道中,然后将其与数控剪切流微流体仪连接,密封微孔板,设置剪切力、孔板温度,以外部流体注射泵为动力源,使微液流管道内液体剪切力保持一致,通过微液流管道这个反应区和成像区,即可观察到不同剪切力作用下生物膜整体水平的变化规律,利用软件进行形态学、细胞计数等相关参数的分析。该方法可用于对抗生物膜药物进行高通量筛选分析,实验结果可靠,重复性好。

二、体内模型

1. 组织笼法 在聚四氟乙烯管表面打孔制作成"组织笼"后灭菌,将其植入豚鼠两肋下使组织液渗入笼中,待伤口愈合后在笼中接种细菌,细菌繁殖的同时将在聚四氟乙烯表面形成生物被膜。

2. 硅胶植入法 在硅胶片表面接种细菌后植入新西兰兔腹腔两侧,在不同的时间取出硅胶片,电镜下观察生物被膜的生长状况。

3. 吸入法 豚鼠先给予一定剂量地塞米松[3mg/(kg·d)]皮下注射7~10d,以抑制豚鼠机体免疫功能。将一定浓度的菌悬液用喷雾器喷洒于与喷雾器配套连接的装有豚鼠的塑料容器内,40~60mim后取出豚鼠,饲养若干天后处死,手术取出肺组织,切片染色,普通光学显微镜及扫描电镜观察生物被膜的发生及其病理改变,测定并计算肺内活菌数。

三、生物被膜的鉴定

生物被膜的形态鉴定可根据条件选用不同的显微镜。扫描电镜、透射电镜下,生物被膜的形态结构清晰可辨; 激光共聚焦扫描显微镜(CSLM)可用于生物被膜立体结构的形态观察,能直接观察到新鲜、原生态的生物膜状态,若结合适当的荧光染料观察生物膜,效果更佳; 样本经银染色及结晶紫染色后,用普通显微镜观察,也可取得较好的效果。

1. 生物膜立体结构的形态 体外培养条件下,生物被膜的亚单位呈柱状或蘑菇状,其根部附着在固体表面,亚单位的头部与头部、头部与茎部及茎部之间可互相连接融合,形成有序、多层而高度通道性的丝状、条状、片状结构,细菌附着于网状结构表面,并与相邻细菌(可为不同种属)相互附着,网状结构吸附环境中的化学物质形成完整的生物被膜。体内模型中,生物被膜中除细菌和纤维样多糖外,还可见到较多的中性粒细胞,少量的巨噬细胞和成纤维细胞。在接种28天后,生物被膜可形成与组织相连的纤维囊。

2. 银染色法 将硅胶上形成的生物被膜用无菌生理盐水充分洗涤,去掉表面附着细菌,用2.5%戊二醛PBS中固定,饱和$CaCL_2$溶液结合,5%$AgNO_3$染色,1%对苯二酚溶液显色,5%NaS_2O_3固定,经上述处理后,生物被膜会呈灰黑色,显微镜下观察银染图片可见浓密、黑染、交织分布的生物被膜,间隙中还可见到菌体。

3. 结晶紫染色法 利用生物膜内物质可与结晶紫染料结合的特点,通过染色可对生物膜进行定性或半定量分析。①结晶紫染色定性分析法:用无菌生理盐水轻洗盖玻片(或试管壁)去除浮游菌,用1%结晶紫室温染色3~5min,洗去染液,晾干后油镜下(或肉眼)直接观察生物膜的形成情况。如结晶紫着色较深,说明生物膜形成比较成熟,如果着色较浅,说明生物膜基本没有形成或牢度不够。②结晶紫染色定量分析法:将结晶紫溶液浸润生物膜形成的表面,静置一段时间后用水洗除去未结合的染料,然后用乙醇或乙酸溶液溶解附着于生物膜上的染料,最后用分光光度计或酶标仪测定有色溶液的吸光值。

4. 喷金法 将覆着建立好细菌生物膜的盖玻片或引流管等导管从培养基中移出,用生理盐水轻轻漂洗3次,除去浮游菌,用2.5%戊二醛预4℃下固定24h,然后用0.1mol/L pH7.2的PBS冲洗3次,再用1%锇酸4℃固定2h,4℃双蒸水冲洗3次,梯度乙醇脱水(以50%、70%、80%、90%、95% 2次、100% 3次,每次脱水时间10min)等步骤脱水和醋酸异戊酯置换后,装入样品盒中置于CO_2临界点干燥仪中干燥2h。离子喷金镀膜3min后,进行扫描电镜观察生物膜形态结构。

5. 细菌生物膜染色快速鉴定　根据文献配制生物膜染液阿利新蓝-刚果红染液。①阿利新蓝染液:阿利新蓝2g,冰醋酸3ml蒸馏水97ml刚果红染液:刚果红2g,蒸馏水100ml。②阿利新蓝-刚果红染色方法:滴少许生理盐水于洁净无菌载玻片上,用接种针挑取细菌与之混匀后,再滴加与生理盐水等量的阿利新蓝染液,混匀,静置3~5min,火焰加热固定,直至染液挥发完全,滴加少许刚果红染液,均匀涂布,火焰加热干燥后,蒸馏水冲洗至没有染料流下为止,吸干水分后油浸镜下观察。

6. 对生物膜的定量分析　一般通过计数膜上的活菌数和细菌产生的多糖蛋白复合物的含量来进行,相关的技术有生物发光法、放免法、激光活菌计数法、高效液相色谱法、菌落计数法等。以下介绍超声波活菌计数法、MTT(四甲基偶氮唑蓝)细菌计数法和多糖蛋白复合物的测定方法。

(1)超声波活菌计数法:采用超声的方法来进行菌落计数,将生物膜培养片放入有盖子的玻璃瓶中,每个玻璃瓶中放入10ml无菌生理盐水,经一定功率超声一定时间后,得到菌液,取1ml菌液用平板菌落法进行培养计数,通过计算菌落形成单位对生物膜内的活菌计数。

(2)MTT法

1)MTT法的原理是活的细菌能将MTT转化成不溶性的紫色结晶化合物,用裂解液溶解结晶后,吸光度与细菌数的对数成正比。绘制标准曲线后,即可测定吸附在生物被膜上的细菌数。

2)方法:取对数期生长的标准菌株,用培养液调节成10^4~10^5/L的系列细胞浓度,加适量的MTT溶液(菌液和MTT液的比例一般为10:1。MTT液的配制:用pH7.2的PBS配成5g/L),混合后35℃继续培养2~4h,加入适量的裂解液(异丙醇或10%SDS-50%正丁醇),于595nm处读取吸光度值,计算细菌数的对数与吸光度之间的回归方程和相关系数。把硅胶膜上的生物被膜用盐水充分洗涤后,超声振荡10min使生物被膜从固体表面脱落到定量的培养基中,旋涡振荡3min混匀后如上操作,测定生物被膜中的细菌数,并可换算出单位面积固体附着物上的细菌数。

(3)生物被膜中多糖蛋白复合物的测定:取多糖蛋白复合物(GLX)标准品(Sigma公司Dextran T500)稀释成10~200mg/L的系列浓度,4ml无水乙醇中加入0.5ml稀释液,6000r/min离心30min后弃去上清液,沉淀用0.2ml蒸馏水溶解,加酸混合液(77%硫酸和5%硼酸)0.7ml,冰浴10min,加1%色氨酸0.1ml,混匀后在沸水中煮20min,冰浴冷却后在490nm处测定吸光度。计算吸光度和浓度的对数之间的回归方程,并画标准曲线。测定标本中的GLX时,首先将硅胶上的生物被膜用盐水或PBS冲洗,再将硅胶放入1ml pH7.0的PBS中超声振荡,使膜从固体表面上脱落,旋涡混匀3min后,调节混悬液浓度,使混悬液在400nm处的透光率为90%(约为2.1×10^7cfu/ml),600r/min离心15min去除细菌后,上清液用0.22μm滤膜过滤,所得的滤液即可按画标准曲线中的步骤进行测定。

(李　洋　夏梦岩)

参考文献

1. Louis B. Rice and Robert A. Bonomo. Genetic biochemical mechanisms of bacterial resistance to antimicrobial agents. Antibiotics in laboratory medicine,2000,453-501

2. Passriello C, Berluni F. Selan L, et al. A rapid staining procedure to demonstrate glycalyx production and bacterial biofilms. Microbiologica, 1994, 17: 225-230

3. 方向群, 刘又宁, 陈迁, 等. 阿奇霉素对生物被膜的抑制及对氟罗沙星的增效作用. 中华结核和呼吸杂志, 1998, 21(9): 538-540

4. 陈迁, 王睿, 方向群, 等. 罗红霉素与氟罗沙星联合应用对铜绿假单胞菌生物被膜的影响. 中华医学杂志, 1999, 79(10): 757-760

5. 陈迁. 细菌生物被膜实验方法的研究进展. 中国临床药理血与治疗学杂志, 1997, 2(4): 295-304

6. El-Matboulim, Soliman H. Rapid diagnosis of Tetracapsuloi desbryosal monae, the causative agent of Proliferative kidneydisease(PKD)in salmonid fish by anovel DNA amplificaiton method, loop-mediatedisothermale(LAMP). Parasitology Research, 2005, 96(4): 277-284

7. 王源, 丛延广, 刘俊康, 等. 细菌胞外糖染色显微镜检测技术. 中华医学检验杂志, 1998, 21(4): 197-198

8. 张丽萍, 古丽娜, 依明, 等. 葡萄球菌生物膜检测及与耐药性的关系. 右江医学, 2008, 36(3): 252-254

9. Tsai YP, Pai TY, Qiu JM. The impacts of the AOC concentration on biofilm formation under higher shear force condition. J Bacteriol, 2004, 11: 155-167

10. Heydorn A, Ersb H BK, Hentzer M, et al. Experimental reproducibility in flow-chamber biofilms. Microbiology, 2000, 146(10): 2409-2415

11. 李京宝, 韩峰, 于文功. 细菌生物膜研究技术. 微生物学报, 2007, 47(3): 558-561

12. 张姝娜, 郭生玉, 李胜岐. 肺炎克雷伯菌生物被膜豚鼠肺感染模型建立的实验研究. 中国微生态学杂志, 2008, 20(4): 369-372

13. 邱侠, 张流波. 医用材料上细菌生物膜研究进展. 中国消毒学杂志, 2009, 26(3): 307-311

14. 邱明星, 熊国兵. 细菌生物膜模型研究进展. 实用医院临床杂志, 2014, 11(4): 51-58

15. 蔡霞, 郝殿明, 瞿涤. 数控剪切流微流体技术及其在细菌生物膜研究中的应用. 微生物与感染, 2014, 9(3): 163-166

第十三章

细胞膜通透性及药物外排泵的基本研究方法

由于抗生素的广泛使用和误用导致病菌的耐药性不断增加,降低了传统抗生素的使用效率。目前,许多耐药机制已经被发现,包括降低细胞膜的通透性,修饰抗生素作用靶位的结构,酶分解或修饰抗生素,活化泵出系统等,每一种微生物通常拥有多种耐药机制。按照耐药的特点可将耐药性分为: 固有耐药性、获得耐药性、多重耐药性以及交叉耐药性。其中多重耐药性(multiple drug resistance, MDR)系指同时对多种常用抗微生物药物发生的耐药性,为非专一性耐药,即广谱耐药性,目前尚难以控制。其机制主要有: ①膜(壁)通透性降低,如细菌膜蛋白变性、膜孔蛋白(通道蛋白或外膜蛋白)缺如或形成生物膜。②膜泵外排,目前已知有5个家族、20多种外排泵,是四环素、氯霉素、喹诺酮类等最常见的耐药原因。本章主要介绍细胞膜与通透性的关系及细胞膜通透性研究的常用基本方法。

第一节　细菌表面物质与通透性的关系

很多理化因素与生物因素都可以抑制微生物的生长或减灭其活性。化学因素包括化学抑制剂和杀灭剂(防腐剂、消毒剂和保藏剂);而物理因素包括高低温、干燥、辐射(包括光照)、超声波和一些气体环境等;生物因素指抗生素和中草药等。每种微生物对上述的不同因素的反应能力都是不同的,许多细菌对理化因素与生物因素的不敏感性可归因于该细菌的外层结构的作用,即细胞壁和细胞膜的作用。而不同种类的细菌其细胞壁和细胞膜是不同的,即使是同一种细菌生存于不同的环境中也会产生不同的膜结构。膜通透性是细胞膜的重要功能,细胞通过膜通透性摄取细胞外物质,排出细胞内物质,维持其生理功能。研究发现,细胞膜通透性可因多种因素受影响。下面仅就几种有代表性的细菌介绍其有关膜结构与通透性的关系。

一、葡萄球菌及其他革兰阳性菌

葡萄球菌及其他革兰阳性菌的细胞壁主要成分是肽聚糖和与其相连的阴离子多聚体

（磷壁酸、多糖和蛋白），其形成的三维立体结构虽然具有坚韧的机械强度，却不能有效地阻止外界的抗生素或杀菌剂进入菌体，很多大分子量的多聚体都可以自由通过。在临床中常可见金黄色葡萄球菌可以形成荚膜，荚膜多糖却可以发挥抵御外来化学物的作用。

二、分枝杆菌的细胞壁

分枝杆菌的细胞壁比其他革兰阳性细菌的细胞壁结构要复杂得多，主要由内层的肽聚糖共价连接到阿拉伯半乳聚糖（一种由阿拉伯糖和半乳聚糖组成的多聚糖），并且被分枝菌酸和类脂酯化，表达出高度的疏水结构。游离的类脂占有25%~30%的细胞壁的重量。分枝杆菌细胞壁的特点使其能够成为细菌内部摄取许多杀菌剂或抗生素的有效的通透屏障。

三、革兰阴性细菌细胞壁

在革兰阴性细菌中，周浆间隙位于内膜和外膜之间，通过外膜蛋白与外界环境相联系。外膜与葡萄球菌的细胞壁截然不同，不仅以疏水性物质作为通透性障碍，也可以阻断一些大分子的亲水性物质的进入。外膜包绕在仅占细胞壁10%重量并交联程度很低的肽聚糖之外，由脂多糖、脂蛋白和磷脂组成，磷脂由磷酯酰乙醇胺、磷脂酰甘油和二磷脂酰甘油组成。在大肠埃希菌的内外膜、细胞质及周浆间隙中均可发现蛋白成分，其中β-barrel蛋白是在细胞质中合成，以可溶状态穿过周浆间隙，最后定位于外膜，LamB和OmpF蛋白作为一类细胞外膜孔道蛋白可以使某些溶质穿过并扩散。周浆间隙和外膜的蛋白直接与细菌的膜完整性及功能相关联。

脂多糖是由脂质A、核心多糖和特异多糖侧链组成，脂多糖分子以二价的阳离子如Mg^{2+}和Ca^{2+}互相连接形成稳定的外膜结构。如果细菌由光滑型变为粗糙性，革兰阴性菌对一些抗生素及杀菌剂的敏感性也将受到影响。脂多糖的重要性首先在于它参与细菌外膜的构成，与膜的低通透性有关；其次，它还是多价阳离子抗菌试剂的作用靶位点。在外膜与肽聚糖之间最丰富的蛋白是脂蛋白，其他的蛋白主要为一些特异的或非特异性的膜孔蛋白，以具有耐抗生素和杀菌剂能力的铜绿假单胞菌为例，膜孔蛋白包括OprB、OprC、OprD、OprE和OprF，分别为相应的oprB、oprC、oprD、oprE和oprF等编码基因所表达。OprF与大肠埃希菌的OmpA具有同源性，允许大分子物质扩散入菌体。在铜绿假单胞菌中还有另一些重要的蛋白OprJ、OprM和OprN分别由oprJ、oprM和oprN等基因表达，称为溢出蛋白，这些外膜蛋白是多药溢出泵MexAB-OprM，MexCD-OprJ和MexEF-OprN蛋白的组成成分，这些溢出泵的功能是将多种有害分子包括抗生素、杀菌剂和有机溶剂等从菌体细胞内泵出到菌体外。

第二节 细胞膜通透性研究的基本方法

细菌细胞膜通透性的改变可以表现在细菌细胞内物质泄漏和细菌对胞外物质吸收的变化。目前用于检测细胞膜通透性改变的方法有两种，一是测定胞内某成分比如蛋白质、核酸等在一定条件下从胞内向胞外释放的量，另一种方法则是测定胞外物质如十二烷基磺酸钠

（SDS）和溶菌酶、荧光探针、银纳米颗粒等在一定条件下被摄入细胞的量。下面列举几种常见的测定细胞膜通透性的基本方法。

一、漏出蛋白质或核酸含量的测定

大肠埃希菌的细胞壁的外膜中一半为蛋白质,细胞膜中蛋白质的含量为60%,胞质内也含有蛋白质。顾春英等在等离子体臭氧对大肠埃希菌的杀灭机理的研究中使用了漏出蛋白质含量的测定方法,通过对漏出蛋白质的检测发现,随着等离子体臭氧作用时间的延长,大肠埃希菌中漏出蛋白质的量不断增多。分析这种现象与大肠埃希菌细胞膜的通透性改变有关联,臭氧的杀菌机理是氧化大肠埃希菌的细胞外膜上的不饱和酯酸双键,从而使胞壁的通透性改变,使内容物漏出。也有人认为臭氧作用于细胞膜上的外壳脂蛋白和内面的脂多糖,使细胞的通透性发生改变。正常的大肠埃希菌胞壁结构完整,胞质内核质区明显。随等离子体臭氧作用时间的延长,胞壁开始肿胀、疏松,胞壁和胞膜的结构受到破坏,胞质内物质,包括核质、蛋白质等开始漏出,直到胞壁和胞膜完全破裂,细胞也溶解为碎片。透射电镜证明等离子体臭氧作用于大肠埃希菌的细胞壁和细胞膜,破坏了其屏障作用,使细胞的通透性增加,内容物流出而使细胞死亡。

1. 蛋白质的测定方法

（1）Folin（福林）-酚试剂法（Lowy法）：先配制试剂A,然后绘制标准曲线。以大肠埃希菌8099株为试验菌,配成浓度为5×10^8cfu/ml的悬液。将灭菌载体置于无菌平皿内,用移液器取0.01ml菌悬液于载体上,涂匀后置室温下,待水迹干后将无菌平皿放到1.3m^{3}的试验柜内,揭开平皿盖,打开消毒器并计时。消毒到预定时间取出平皿,用无菌操作法将菌片置于装有PBS10m及20粒玻璃珠的100ml容量的锥形瓶内,在康氏电动振荡器上振荡2min。取振荡洗涤后的菌液在3000r/min下离心15min,取上清液0.5ml,加入试剂A 2.5ml,混匀,室温放置10min后加入0.25ml试剂B,立即混匀,室温放置30min后,在754型紫外可见分光光度仪上500nm下比色,对照标准曲线求得样品中蛋白质的浓度。对照组菌片不放入试验柜内,其他操作同消毒组。Folin-酚试剂配制方法如下：

试剂A：①4%碳酸钠溶液；②0.2mol/L氢氧化钠溶液；③1%硫酸铜；④2%酒石酸钾钠溶液。临用前将①与②等体积配制碳酸钠氢氧化钠溶液,③与④等体积配制成硫酸铜-酒石酸钾钠溶液,然后这两种试剂按50∶1的比例配合,即成Folin-酚试剂A。此试剂临用前配制,一天内有效。

试剂B：称钨酸钠（$Na_2WO_4 \cdot 2H_2O$）100g,钼酸钠（$Na_2MoO_4 \cdot 2H_2O$）25g,置2000ml磨口回流装置内,加蒸馏水700ml,85%磷酸50ml和浓硫酸100ml。充分混匀,使其溶解。小火加热,回流10h（烧瓶内加小玻璃珠数颗,以防溶液溢出）,再加入硫酸锂（Li_2SO_4）150g,蒸馏水50ml及液溴数滴。在通风橱中开口煮沸15min,以除去多余的溴。冷却后定容至1000ml,过滤即成Folin-酚试剂B贮存液,此液应为鲜黄色,不带任何绿色。置棕色瓶中,可在冰箱长期保存。若此贮存液使用过久,颜色由黄变绿,可加几滴液溴,煮沸几分钟,恢复原色仍可继续使用。试剂B贮存液在使用前应确定其酸度,以之滴定标准氢氧化钠溶液（1mol/L左右）,以酚酞为指示剂,当溶液颜色由红→紫红→紫灰→墨绿时即为滴定终点。该试剂的酸度应为2mol/L左右,将之稀释至相当于1mol/L酸度应用。

（2）考马斯亮蓝法：如姚春艳等人,在研究加压CO_2对大肠埃希菌细胞膜的损伤作用中,测量蛋白质泄漏量的方法采用了考马斯亮蓝法。取处理菌液上清液0.01mL，用未处理细菌上清液调零，在波长595nm下测吸光值，并通过蛋白标准曲线将吸光度值转换为蛋白含量（g/L）。其蛋白质浓度与未处理菌液蛋白质浓度的差值即为每个加压CO_2处理菌液的蛋白质泄漏量。

2. 细胞内核酸泄漏量的测定方法　将待测菌液以8000r/min，离心10min。然后取1ml上清液将其置于石英比色皿中，使用紫外分光光度计于波长260nm检测。

二、SDS和溶菌酶用于检测细菌溶解的测定

十二烷基磺酸钠（SDS）和溶菌酶用于检测细菌溶解的测定，主要用于形成荚膜的细菌其外膜通透性改变的研究。以肺炎克雷伯菌为例，多黏菌素B可以抑制细菌细胞壁合成酶的功能，使菌体破坏，作用于外膜的结果是使膜结构不完整，通透性增高。SDS是一种可溶解细菌的阴离子清洁剂，溶菌酶是可作用于细胞壁肽聚糖骨架和细菌周浆间隙使细菌溶解的酶，正常的细菌外膜可以有效地抵御这两种物质，当多黏菌素B作用于细菌使外膜结构破损后，SDS和溶菌酶都可以穿过外膜，引起细菌溶解。这样，我们就可以通过监测菌液浊度的降低情况，很容易地了解外膜通透性的变化。

1. 外膜对溶菌酶的通透性的测定　细菌在含有5mlLB培养基的Falcon管中于180r/min转速的轨道摇床上培养，在细菌的指数生长期收获细菌，5℃，5000g离心15min后（请参看附录四），将沉淀重悬于5mmol/L的HEPES（pH7.2）中，浓度以菌悬液在540nm处测得光密度为0.3为准，分别取1ml菌液与不同浓度的多黏菌素B孵育10min，然后加入5μl/ml溶菌酶，孵育10min后，再于540nm处测定光密度值，其光密度值的减低即可反映菌体细胞溶解的程度。通常用测得的光密度值比上未加溶菌酶和多黏菌素B前的光密度值求得的百分比来表达试验结果。

2. 外膜对SDS的通透性的测定　细菌的培养、收获及菌液的配制同前，与外膜对溶菌酶的通透性的测定中相同，同样地分别取1ml菌液与不同浓度的多黏菌素B孵育10min，然后将细菌12000g离心5min，再将沉淀的细菌部分重悬于1ml含有0.1% SDS的5mmol/L的HEPES（pH7.2）中。孵育10min后，再于540nm处监测光密度值的减低，用测得的光密度值比上未加多黏菌素B前的光密度值求得的百分比来表达试验结果。

在上述的试验条件下，多黏菌素B和溶菌酶单独作用于菌液都不能使光密度值减低。多黏菌素B是使细菌细胞膜通透性改变的因素，而SDS和溶菌酶则是用于检测这种膜通透性改变的指示剂。

三、荧光探针应用于细菌膜通透性的测定

荧光探针应用于细菌膜通透性的测定曾被广泛应用。1-N-苯基萘胺（NPN）、溴化乙锭（EtBr）都可以作为常用的荧光探针，它们都具有的特性是在细胞外的水性环境中发出很弱的荧光，一旦进入细胞内的疏水环境，它们发出的荧光会明显增强，溴化乙锭（EtBr）进入细胞内和DNA结合后，荧光可以增强10倍。利用这种特性，可以检测它们进入细胞的多少，来反映细菌膜通透性的变化。碘化丙啶（propidium iodide，PI）是一种溴化乙锭的类似物，可对细胞核DNA染色，常用于细胞凋亡检测。在嵌入双链DNA后释放红色荧光。尽管PI不能通过活细胞膜，但却能穿过破损的细胞膜而对核染色。二乙酸荧光素（FDA）是一种不带电荷

的脂质性分子,容易透过细胞膜,其本身不发荧光,但进入细胞以后可被细胞内的非特异性酯酶水解,释放出能发黄绿色荧光的荧光素分子。如果细胞膜完整,这些荧光素分子滞留在活细胞中,使细胞发出黄绿色荧光。如果细胞膜受损伤,荧光素分子将从细胞内流失,细胞不再发黄色荧光。通过测定FDA荧光强度的变化可反映细胞膜完整性、通透性,FDA荧光强度低表明细胞内细胞膜完整性破坏,荧光从胞浆中外漏。现各举一例如下:

1. 1-*N*-苯基萘胺(NPN)应用于肺炎克雷伯菌外膜通透性的研究　以观察多黏菌素B对肺炎克雷伯菌株外膜通透性的作用为例,将肺炎克雷伯菌52145株用5mmol/L的HEPES(pH7.5)-5μM CCCP(羰基氰化间氯苯腙)配制成600nm光密度为0.5的菌悬液,取1ml该菌悬液加入适量NPN,使NPN最终浓度为10μmol/L,孵育5min后,加入不同浓度的多黏菌素B,浓度范围为161U/ml,孵育1min后,各取150μl加入到96孔圆底酶联免疫吸附反应板中,然后在微板荧光比色仪上进行荧光强度测定。荧光比色仪以Bio-Tek的FLx800为例,设置如下:激发光波长360nm,缝隙宽度40nm;发射光波长460nm,缝隙宽度40nm;灵敏度70。测定结果显示,当多黏菌素B浓度增加时,荧光强度相应增强,即肺炎克雷伯菌52145株外膜通透性增加。

2. 溴化乙锭(EtBr)应用于铜绿假单胞菌膜通透性及转运功能的研究　以研究不同浓度氯霉素作用于铜绿假单胞菌后,该菌的细胞膜通透性及膜转运功能的变化情况为例,取铜绿假单胞菌野生株PAO4290,配成600nm处光密度为0.1的菌悬液,然后加入EtBr使溶液中EtBr的浓度为10μmol/L,再取3ml该菌液3份分别加入不同剂量的氯霉素使最终氯霉素的浓度分别为0、25、250μg/ml,每份混悬液均倒入石英比色杯中,在荧光分光光度仪上测定从0时刻到2小时内,以488nm为激发光,590nm发射光的荧光强度,每间隔3秒获得一次数据并记录下来,得到的数据以时间为横轴,荧光强度为纵轴制作的曲线如图13-1。

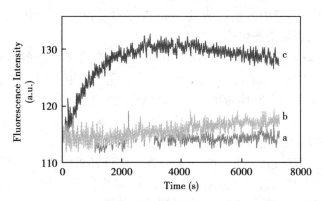

图13-1　EtBr在活菌体细胞中聚集动力学实时监测

a. 0; b. 25μg/ml; c. 250μg/ml

从图中可以看出当氯霉素浓度为0μg/ml时,测得的荧光强度以5×10^{-4}的速度增加,几乎是不变的;当氯霉素浓度为25μg/ml时,荧光强度以6×10^{-4}的速度增加,是氯霉素浓度为0μg/ml时的1.2倍,速度有很轻微的增加;当氯霉素浓度为250μg/ml时,荧光强度增加的速度为9×10^{-3},比氯霉素浓度为0μg/ml时增加了18倍。随着氯霉素浓度的增加,荧光强度增加的速度变快,说明菌体细胞内EtBr的聚集增加,外排泵向外转运EtBr的功能下降,膜的通透性增加。

3. 碘化丙啶(PI)应用于大肠埃希菌细胞膜的相对通透率的研究　以研究加压CO_2对大肠埃希菌细胞膜的损伤作用为例,先向菌悬液中加入荧光染料PI至终染料浓度为2.9μmol/L,并将菌悬液放入CO_2加压釜中,然后将加压CO_2处理后的菌悬液放在37℃的暗处孵化10min,

再将菌悬液在8000r/min下离心10min,用磷酸缓冲溶液洗涤重悬,重复2次,最后用荧光分光光度计检测处理完的菌悬液,检测指标为荧光强度,激发光波长为495nm、发射光波长为615nm、狭缝宽度为10nm。PI染料可以穿过通透性增大的菌体细胞膜并且嵌入到DNA分子的双链区域而发出荧光,检测菌体细胞内荧光强度的改变可以得出细菌细胞膜通透性的改变情况。将巴氏杀菌(63℃、30min)菌悬液的荧光强度作为阳性对照,将其荧光强度设置为100%,细胞膜相对通透率按下式计算:

$$细胞膜相对通透率(\%) = \frac{处理菌液荧光强度}{阳性对照菌液荧光强度} \times 100\%$$

4. 荧光探针FDA应用于大肠埃希菌细胞膜通透性变化的研究 以研究超声场影响大肠埃希菌细胞膜通透性为例:

(1)染色步骤:

1)用丙酮新鲜配制FDA 2mg/ml为储备液。

2)取超声处理后的1mL菌液于离心管内,并在离心机上3000r/min,离心5min。

3)离心后倒掉离心管内上层清液,加3mlPBS于离心管内,重悬细胞后,3000r/min离心5min,清洗2次。

4)离心后倒掉离心管内上层清液,按1×10^7/ml细胞加125μl储备液的比例加储备液到离心管内,使每毫升细胞中的FDA终浓度为0.25mg,室温孵育5min。

5)离心后倒掉离心管内上层清液,加3mlPBS于离心管内,重悬细胞后,3000r/min离心5min,清洗2次。

6)离心后倒掉离心管内上层清液,加3mlPBS于离心管内。以PBS为空白。细胞染色后必须在1小时内测定,否则荧光可能会变化。

(2)荧光显微镜观察条件: 取FDA染色好的菌体1滴,放于干净的载玻片上制片。盖玻片侵斜45°。盖上后,用滤纸吸掉多余的溶液,放于荧光显微镜上用紫外激发光下观察并照相。分别用经FDA染色的大肠埃希菌和未经FDA染色的大肠埃希菌进行荧光显镜观察。可见大肠埃希菌边界规则、整齐、光滑。FDA染色发出黄绿色荧光,说明荧光探针FDA已载入大肠埃希菌中,利用FDA荧光探针染色法标记可行。

(3)荧光分光光度计条件的确定: 荧光分光光度计开机预热20min后,样品装于四棱比色皿中,调节光缝等条件。首先用发射波长下扫描,寻找合适的激发波长。再改用此激发波长扫描确定发射波长。确定激发波长、发射波长后就进行样品荧光强度测定。确定发射峰及波长。选用激发波长269nm、发射波长517nm进行荧光测定。

FDA/%=样品荧光强度/空白荧光强度,空白荧光强度为未经过超声处理的大肠埃希菌所测荧光强度。结果发现不同方式或功率的超声作用后,FDA/%有不同程度下降,细胞膜通透性有不同程度提高。

四、纳米银微粒应用于细菌膜通透性的测定

几乎所有的微生物细胞内都装备有特有的膜转运部件,以防御有害或有毒物质的侵入。细菌的这种防御机制中,膜通透性和有效的泵出系统起着至关重要的作用。纳米银微粒技术可以在单个活菌体细胞水平上实时地检测这种通透性的改变,在细菌膜转运的动力学以

及细菌的多重耐药的机制研究中发挥重要的作用。

1. 纳米银微粒的制备　纳米银微粒的制备采用硝酸银水溶液和现配的柠檬酸钠水溶液进行还原反应配制的。步骤如下：①首先要求所有的玻璃器皿均用王水清洁,然后用超纯水冲洗,干燥后使用。②新鲜配制的500ml的1mmol/L硝酸银水溶液于三颈圆底烧瓶中回流加热,当溶液沸腾时,加入10ml现配制好的1%柠檬酸钠水溶液(W/V)还原硝酸银,产生银的微粒,同时溶液也由无色变为黄绿色。③溶液回流加热1h后,冷却至室温,用0.22μm的过滤器进行过滤,银的微粒特征可用暗视野显微镜、分光镜检查以及透射电子显微镜来鉴定,透射电镜显像的标本可采用100目Formvar被膜的铜网做载体。④银的微粒溶液浓度要求为4×10^{-10}mol/L,银的摩尔数计算方法如下,首先计算产生银微粒子的体积,银微粒子的体积=产生的银微粒子的重量/银的密度(10.49g/cm³)。然后计算溶液中平均体积(48nm)的银微粒子的数量,银微粒子的数量=产生的银微粒子的体积/相应银微粒子的体积,最后,计算银微粒子的摩尔数,银微粒子的摩尔数=银微粒子的数量/Avogadro's常数(6.02×10^{23})。

2. 细菌培养及准备　选取铜绿假单胞菌的某一菌株在含有20ml的L-肉汤培养基(1%胰蛋白胨、0.5%酵母浸出液和0.5%NaCl, pH=7.2)的锥形烧瓶中预培养。

将烧瓶放于轨道摇床150r/min,37℃过夜,确保细菌完全生长,将预培养好的细菌混悬液3ml转入另一个含有20ml的L-肉汤培养基的锥形烧瓶中,放于轨道摇床150r/min,37℃再孵育8h,即为培养好的细菌。将该菌悬液在23℃,7500r/min(Beckman Model J2-21 Centrifuge, JA-14 rotor)离心10min,得到的细菌沉淀用50mmol/L PBS(pH7.0)洗涤3次,然后重悬于同样的缓冲液中配成在600nm处测定光密度为0.1的细菌悬液,这种菌悬液被应用于细菌膜转运的研究,包括单个微粒子的光学检测,单个活细胞的显像和荧光分光检查,以及透射电镜的标本制备。

3. 单个活细胞和单个微粒子显像系统　暗视野光学显微镜要求配置一个油镜暗视野聚光器,一个100×物镜,显微镜光源(100W卤素),一个可以进行高速及高分辨率细胞显像的CCD照相机和一个可真彩成像的彩色数码相机。两个相机均通过一个适配器与显微镜连接,可以实现实时成像。一个LN后照射CCD照相机(如Roper Scientific型)连接有一个SpectraPro-150(Roper Scientific),通过另一个适配器也与显微镜连接,可以同时进行分光镜检查。这种显微镜和分光镜系统可以实时地对单个活细胞进行显像,可以对单个微粒子的显像及分光特性进行分析,以及单个分子的检测。

4. 细胞悬液的制备和成像　以铜绿假单胞菌受不同浓度氯霉素作用后,膜通透性变化的研究为例,配制3ml含有1.3pM银颗粒和不同浓度氯霉素(0,25和250μg/ml)的细胞悬液并温育。摄像过程如下:

(1)将氯霉素用95%乙醇溶解后,用超纯水稀释成2.5mg/ml和25mg/ml的原液。

(2)将先前配制好的600nm处光密度为0.1的细菌悬液2703μl与0.4nmol/L的银颗粒9.8μl混合,用超纯水配成3.0ml细胞悬液即为0μg/ml氯霉素下的银颗粒浓度为1.3pmol/L的菌悬液。

(3)同理,将先前配制好的600nm处光密度为0.1的细菌悬液2703μl与0.4nmol/L的银颗粒9.8μl及2.5mg/ml的氯霉素混合,用超纯水配成3.0ml细胞悬液即为25μg/ml氯霉素下的银颗粒浓度为1.3pM的菌悬液。

(4)上述三种悬液在试管中于37℃温育2h。每间隔15分钟取各管细胞悬液20μl加入到由石英载玻片(25mm×75mm×1mm)和盖片(22mm×30mm×0.08mm)组成并夹有核孔膜(直径25mm,6μm厚)做为间隔物的微通道中,直接在安装有CCD照相机的暗视野显微镜及分光镜显像系统下以100ms曝光时间进行照相。组成微通道系统的载玻片、盖片及核孔膜均可在VWR公司购得。

5. 单个活细胞显像的数据分析与统计 在600nm处光密度为0.1的细菌悬液中，每个CCD显像画面可以同时检测大约60个菌体，每间隔15min选取有代表性的画面拍摄10张，每个溶液2h内可拍摄7次，即每个溶液可获得70张图像约4200个菌体可以被检测到。每个试验至少重复3次，于是被研究的菌株就可以有大约12600个菌体被分析。每种混悬液中选取5个有代表性的菌体，图像如图13-2。

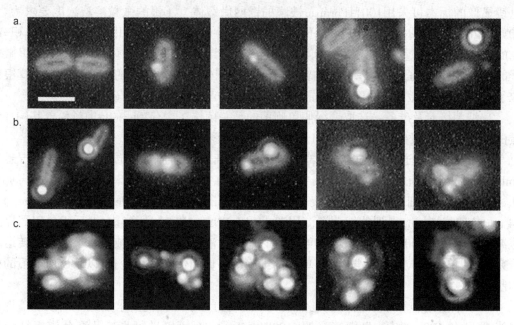

图13-2 不同浓度氯霉素作用后的单个活细胞显像图像

从图中可以看到银颗粒呈现出不同的颜色和亮度，进入菌体的数量不等，据此可以对银颗粒进入菌体的情况进行分析统计，从而实时的了解菌体细胞膜的通透性及转运能力的变化。首先，银颗粒的颜色与银颗粒的大小相关，通过透射电镜的显像可以证明银颗粒溶液中含有直径20~100nm大小不等的各种尺寸的银颗粒，大多数为球形，少数颗粒为三角形或六边形。用暗视野显微镜和分光镜测的单一银颗粒的颜色分布与透射电镜显像结果的颗粒大小分布结果对比，表明不同颜色代表颗粒不同的大小，紫色、蓝色、绿色和红色分别代表30 ± 10nm、50 ± 10nm、70 ± 10nm和90 ± 10nm。原溶液中各种颜色的颗粒所占百分比分别大约为紫色23%、蓝色53%、绿色16%、红色8%。各种颜色的银颗粒相当于用来测定能通过活的微生物膜的物质大小的纳米探测器，可以实时测定膜的通透性及膜孔的大小。其次，银颗粒的亮度与其在菌体的位置相关，因为细胞膜和基质（如蛋白质、类脂等）会吸收显微镜光源的一部分光，同时细胞内的银颗粒被细胞基质包绕，其反射系数要比细胞外的银颗粒小，所以，当银颗粒穿过细胞膜进入胞浆时其散射光强度会减少约10%以上。于是，细胞外的银颗粒看起来会更加明亮而耀眼，细胞内的银颗粒却是显得暗淡而模糊不清，利用这种特性，可以鉴别菌体旁银颗粒是在菌体内部还是外部。

最后对聚集动力学的研究，铜绿假单胞菌的多种多药泵出系统中，MexAB-OprM是野生株铜绿假单胞菌的主要溢出泵，该泵有两个内膜蛋白（MexA和MexB）和一个外膜蛋白

（OprM）组成,为了解氯霉素对该泵对进入细胞内的银颗粒泵出胞外的能力的影响,可以通过以时间为横轴,以细胞内银颗粒的百分比为纵轴做出实时散点图,通过斜率来计算银颗粒在胞内聚集的速率,如图13-3。

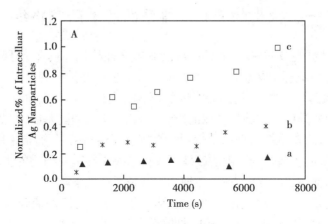

图13-3　银颗粒在活的细胞内聚集的实时动力学测定

从图中可以看出,当氯霉素浓度为0时,细胞内有少量的银颗粒存在,并随着时间的变化,细胞内的银颗粒并没有明显增加;当氯霉素浓度增加至25μg/ml时,细胞内的银颗粒以4×10^{-5}增加,大约比氯霉素浓度为0时增加10倍,当氯霉素浓度增加至250μg/ml时,细胞内的银颗粒以1×10^{-4}增加,大约比氯霉素浓度为25μg/ml时增加2.5倍。结果显示,银颗粒在细胞内聚集的数量随着氯霉素浓度的增加和孵育时间延长而增加,提示氯霉素可增加细胞膜的多孔性和通透性。

在上述的几种检测细菌膜通透性的方法中,蛋白质或核酸测定是最简单的方法。但是,往往在菌体死亡后,才能表现出蛋白质或核酸的外溢,用于研究细菌的耐药性方面显然敏感性是不够的。SDS和溶菌酶及荧光探针应用与细菌膜通透性研究的方法,被广泛地应用,但这些方法都存在一个共同的缺点,是只能对大量的细菌组成的菌悬液进行总的聚集性的动力学分析,而对于每一个菌体而言,各自独立的膜通透性改变、对外来物质的泵出能力或聚集动力学改变都可能是不同的。因此,这些方法对单个菌体的研究是欠缺的,不能够反映膜通透性改变的本质因素以及膜孔的大小情况。银纳米微颗粒技术的应用可以弥补上述的不足,是目前较新的检测膜通透性的技术之一,该方法的不足之处是结果的观察和记录是很烦琐的,并且完全是人工判断,客观性和重复性不是很好。

第三节　微生物药物外排泵的基本研究方法

单纯的膜渗透性下降很难产生明显的耐药,这是因为即使是最有效的膜渗透性屏障也很难阻止小分子物质的内流,细菌对抗菌药物的非特异性耐药还有其他机制存在。细菌对药物的主动外排所致的耐药性引起学者们的注意,研究中发现越来越多的临床常见致病菌存在与抗菌药物耐药有关的主动外排系统(active efflux system),如大肠埃希菌、金黄色葡萄球菌、铜绿假单胞菌、枯草杆菌、鲍曼不动杆菌等。目前已在不同细菌上发现的主动外排系统可分为五个家族:主要易化子超家族;小多重耐药性家族;耐药节结化细胞分化家族;多药及毒性化合物外排家族;ABC家族。前四个家族均利用与质子或Na⁺偶联交换产生的质子驱动力外排与结构无关的底物。ABC家族则利用ATP水解产生的自由能将底物排至胞外。本节重点介绍微生物药物外排泵的基本研究方法。

一、微生物药物外排泵的基本研究路线

研究细菌对药物的主动外排机制可以从以下几方面入手：第一，通过测定耐药菌细胞内的抗菌药物浓度并与敏感菌株相比，即可直观反映出主动外排机制存在对细菌摄取药物的影响；第二，将抗菌药物与主动外排抑制剂联合应用，通过测量细菌对抗菌药物敏感性的改变间接地考察主动外排机制对药物摄取的影响。第三，检测耐药基因，主要检测方法有DNA探针方法和PCR方法，DNA探针现已很少用于直接检测耐药基因，通常采用PCR方法。需要注意的是，细菌细胞内抗菌药物浓度的改变不仅仅取决于细菌对药物的主动外排机制，其他机制也可以引起细胞内药物浓度下降，如细菌细胞膜通透性下降等。一般情况下，单纯的膜通透性下降很难使细菌产生高度耐药。这是因为膜通透性与膜的流动性成正比，而流动性过低会影响膜蛋白的正常功能，因此在正常的生理条件下不会出现流动性特别低的细胞膜。微生物药物外排泵的基本研究方法实验技术路线如图13-4所示。

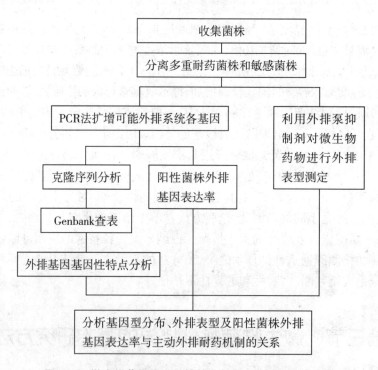

图13-4 微生物药物外排泵的基本研究方法实验技术路线

二、微生物药物外排泵的基本研究方法

(一)菌株收集和保存

收集相应实验需要菌株，并通过形态学检查、生化试验进行鉴定。将纯菌转种于LB培养基传代1~2次后接种于LB液体培养基，37℃恒温振荡摇菌12h后加10%DMSO保存于−70℃冰

箱中待用。

（二）体外药物敏感实验

采用纸片琼脂扩散法（Kirby-Bauer法）筛选多重耐药菌株，具体操作如下：

1. 取培养24h的菌落数个，混悬于肉汤增菌液中，在530nm波长比色，调整浊度，使其OD值为0.5（相当于1.5×10^8cfu/ml）。

2. 取无菌棉试纸粘取菌液从三个方向均匀涂布于预温的MH琼脂平板上，室温干燥5min。MH培养基：

酪蛋白酸水解物	17.5g
牛肉浸液	600ml
淀粉	1.5g
琼脂	17g

加蒸馏水定容至1L，调整pH至7.2~7.4

3. 用无菌镊子将药敏纸片（美洛西林、头孢他啶、复方新诺明、氨苄西林/舒巴坦、妥布霉素、四环素、环丙沙星、亚胺培南）贴于琼脂表面。静置5min。

4. 倒置放于37℃恒温培养箱中培养18h。

5. 以鲍曼不动杆菌ATCC19606为质控菌作为药敏质控株，用游标卡尺准确测量抑菌环的直径，依据临床实验室标准化协会（Clinical and Laboratory Standards Institute，CLSI）为判断标准，观察、测量、分析结果。

（三）外排表型实验

细胞内药物浓度的测定　通过比较敏感株和耐药株细胞内抗菌药物的浓度，可以直观地反映出细菌对药物的外排能力。由于药物主动外排是一个耗能过程，在培养介质中加入质子跨膜运动的去偶联剂，如二硝基苯酚或氰氯苯腙能阻断其外排作用，使耐药菌株细胞内药物浓度上升。相反，加入能源物质如葡萄糖，电子传递体如乳酸或NADH等则能促进细菌的外排作用，导致耐药菌细胞内药物浓度的进一步下降。同样，比较敏感株和耐药株在加入主动外排系统抑制剂前后，细菌对药物敏感性的变化也可表明主动外排机制在细菌耐药中的作用。

（1）直接测定细胞内药物浓度：细胞内药物浓度测定的关键在于细胞的破碎，常用的方法有离心法、反复冻融法、超声波破碎法等，对某些细菌封套较厚的菌种（如革兰阳性菌），加入适量溶菌酶能改善破碎效果。抗菌药物浓度的测定可以采取很多方法，如HPLC法等。

（2）介质中药物浓度变化的测定：在某些研究中直接测定细菌细胞内的药物浓度比较困难，或者是实验并不需要精确的测量结果。这时可以通过测定介质中药物浓度的变化间接反映细菌细胞对抗菌药物的摄取。其原理是，在封闭的培养器中加入抗菌药物后，药物会逐渐被细菌细胞摄取，造成介质中药物浓度的下降。分别比较加入抗菌药物、主动外排抑制剂、主动外排促进剂不同时间内介质中的药物浓度，就可以对细菌主动外排性做一评估。

（3）测定合用主动外排抑制剂后细菌药物敏感性的变化：如果细菌耐药是由于主动外排系统存在引起的，那么耐药株在合用主动外排抑制剂后，抗菌药物的MIC应显著升高，而敏感株在合用前后MIC的变化不明显。利血平是一种吲哚生物碱，它可以直接抑制转运蛋白的功能，是目前研究最广泛的外排耐药系统抑制剂。另一类外排耐药系统抑制剂是质子泵抑制剂。其典型代表为碳酰氰间氯苯腙（CCCP）和2,4-二硝基酚，是一种抑制质子转运的解偶联剂，可以抑制主动外排系统能量来源的质子浓度梯度，导致转运蛋白失去能量供应，破坏外排系统的主动外排作用，使药物在细菌体内的累积量增加，恢复细菌对药物的敏感性。绝大多数菌株在使用主动外排抑制剂后,抑制了外排泵的活性,使得菌体内的抗生素浓度升高,表现为其MIC有了不同程度的下降,提示存在对这些抗菌药物的主动外排过程,即存在能排出这些药物的主动外排系统,并且以质子梯度作为外排能量的来源。

通过外排泵抑制剂引起的抗菌药物MIC的变化,只能初步判断细菌存在主动外排的耐药机制,对于主动外排耐药机制的进一步探究还需通过更多的基因检测实验来完成。利血平作为ATP水解能驱动型外排泵抑制剂的第一代产品代表,具有着与膜糖蛋白结合的特异性以及亲和性均不高的特征,因此在体外实验时就是很好的泵抑制剂。但利血平抑制作用有一定的局限性,其主要针对AdeABC和MFS类型外排泵,除此之外其对逆转金黄色葡萄球菌、肠球菌、结核分枝杆菌等细菌的耐药性也有一定的作用。针对不同类型的外排泵系统,还需寻找对其有特定抑制的主动外排抑制剂,来判断细菌耐药机制是否存在主动外排机制。

以鲍曼不动杆菌主动外排耐药机制研究为例,本节实验设计采用一种广谱外排泵抑制剂PAβN(phenylalanyl-arginyl-beta-naphthylamide,又称MC-207,110),其被广泛应用于革兰阴性菌。采用琼脂稀释法检测选取的菌株对于加入外排泵抑制剂后抗菌药物的MIC值。外排表型阳性的判定标准以加入外排泵抑制剂后的药物MIC值比没有加泵抑制剂的MIC值降低4倍或以上为阳性。生长对照实验也要同步进行,就是将菌株加到只含有同样浓度外排泵抑制剂后平板上作生长试验。外排泵抑制剂对MIC值的显著逆转作用提示主动外排机制在细菌多重耐药性中起重要作用。本节实验所涉及的PAβN浓度为50mg/L,在此浓度下,PAβN可以显抑制鲍曼不动杆菌对亚胺培南,美罗培南的外排。

1)MIC测定:用琼脂稀释法测定的2种抗菌药物的MIC值,包括亚胺培南、美罗培南,整个试验过程参照CLSI M7-A4 2006年版本进行。①按照公式[w(g)=母液的浓度×20ml(MH平皿的体积×母液的体积×10⁻⁶/纯度)称药,制备待测抗菌药物的母液,然后在蒸馏水中对倍稀释;②将含10⁵cfu/ml的细菌肉汤接种到含倍比稀释抗生素浓度的MH琼脂平板上(含5%NaCl),35℃培养24~28h,观察结果;③判读结果:对照平皿上生长良好的分离株方可读取MIC,以抑制细菌生长的最低药物浓度为这种抗菌药物的MIC值(μg/ml)。

结果判读:首先读质控平板的MIC,然后读取被检菌株测定的MIC值;在前后两个不同梯度浓度的抗生素MH琼脂平板上,没有细菌生长为结果终点,即MIC值。

2)E test法测定替加环素的MIC值,具体操作为:①将E test盒从-20℃冰箱中取出置室温约20min,待盒外冷凝水在开包前全部蒸发干后再打开;②挑24h血平皿上的纯菌落制备菌悬液,比浊至0.5号麦氏管;③无菌拭子浸入菌悬液中,在管壁上挤干,均匀涂布整个Mueller-Hinton平皿表面(接种前应注意观察平皿是否太湿,若湿需吹干);④放置15~20min,使水吸干。用镊子或加样器将E test条放在平皿上,并用模子定位。一旦贴上塑料条,勿移动;⑤35℃孵育,16h后读结果。

结果判读:MIC是指椭圆型抑菌圈与E test条的交界处的刻度,单位为μg/ml。读取抑菌环在E test条上切线的MIC值。药敏判断标准参照CLSI2008。结果用WHONET5软件分析。

3)外排表型测定:采用琼脂稀释法测定细菌对2种药物的外排表型,包括亚胺培南、美罗培南;采用E test法测定细菌对替加环素的外排表型。①用二甲基亚砜溶解外排泵抑制剂PAβN;②每块平皿中加入含1mg PAβN的上述溶液,使其工作浓度为50μg/ml;③其余步骤按照上述MIC测定方法操作,测定菌株加入PAβN后,对3种不同抗生素的MIC值。加入外排泵抑制剂PAβN后,根据实验结果分析多重耐药鲍曼不动杆菌对亚胺培南、美罗培南、替加环素的MIC50、MIC90不同程度的影响结果,从而判断该鲍曼不动杆菌的耐药机制之一为主动外排。

（四）耐药基因检测

耐药性基因检测方法主要有DNA探针方法和PCR方法，DNA探针现已很少用于直接检测耐药基因，通常采用PCR方法。本节分别以大肠埃希菌和鲍曼不动杆菌为例，介绍细菌主动外排耐药机制耐药基因的测定方法。

1. 大肠埃希菌耐药基因检测

（1）细菌总DNA的提取

1）2YT培养基制备：胰蛋白胨（tryptone）16g，酵母浸膏粉（yeast extract）l0g，氯化钠（NaCl）l0g，溶于1L蒸馏水，调节pH至7.2，103.4kPa高压灭菌20min。

2）细菌基因组DNA的提取采用煮沸法，参照Pitout JDD方法：血琼脂平皿上挑取单个新鲜菌落悬浮于5mL 2YT培养液中，35℃振荡培养18h，取1.5ml菌液2000r/min离心6min，弃去上清液，收集细菌并重新悬浮于500μl去离子水，95℃水浴煮沸5~10min后，再次以13000r/min度离心20min，将上清液小心吸出即为细菌总DNA。提取的DNA经紫外分光光度计测定260nm和280nm时的吸光度（OD）值，OD_{260}/OD_{280}：1.7~2.0，在-20℃储存。

（2）基因PCR扩增

1）引物设计：为检测*acr*A、*acr*B外排泵基因在菌株中的分布情况，根据GeneBank公布的大肠埃希菌基因序列，采用软件Primer5.0自行设计、合成引物。

2）PCR反应体系：每个反应总体积50μl，总DNA100ng作模板，每对引物0.4μM，PremixTaq25μl。空白对照中不加DNA模板，其他操作和反应条件与实验菌株相同，以检测PCR体系无污染。阴性对照以金黄色葡萄球菌ATCC25923提取的DNA为模板，反应体系及反应条件与实验菌株相同，以证实反应的特异性。

3）PCR反应体系为：

Premix Tag	12.5μl
引物1（10μM）	1μl
引物2（10μM）	1μl
DNA模板（100ng/μl）	2μl
去离子水	8.5μl
总体积	25μl

4）PCR反应循环参数见图13-5：

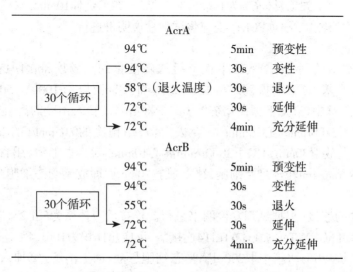

图13-5　PCR反应循环参数

5）PCR产物分析：把含有0.5mg/L EB的1.2%琼脂糖凝胶铺胶，在距离底板0.5~1.0mm的位置上放置梳子，以便加入琼脂糖后可以形成完好的加样孔。将温热的含有0.5mg/L EB的1.2%琼脂糖凝胶倒入胶模中，凝胶的厚度在3~5mm之间，检查一下梳子的齿下或齿间无气泡。在凝胶完全凝固后（室温大约30~45min），小心移去梳子，将凝胶放入电泳槽中，加入恰好没过胶面约1mm深的足量电泳缓冲液（TNE）。取10μlPCR产物与上述缓冲液混合后点样于样品槽中，在TNE缓冲液中10V/cm电压下电泳20min，在波长254nm紫外灯下观察结果，分析PCR产物。

6）DNA序列分析：将acrA、acrB基因PCR扩增产物经纯化后，以PCR扩增引物为测序用引物，进行DNA序列测定，正负双向测序各一次。采用BLASTN/P和CLUSTALW2软件，进行DNA碱基序列对比以及推导的蛋白质氨基酸序列对比。

大肠埃希菌是发现药物外排泵最多的一种细菌，约37种，五种类型的外排泵家族均可见于大肠埃希菌。其中，AcrAB-TolC外排泵是大肠埃希菌占绝对优势的外排泵，也是目前研究比较清楚的细菌外排泵。AcrAB-TolC外排泵属于RND家族，由AcrA、AcrB以及TolC三部分组成，以三聚体复合物形式存在于大肠埃希菌的细胞膜上，其中AcrB为外排转运蛋白，TolC为外膜通道蛋白，分别位于细胞内膜和外膜上，AcrA为周质连接蛋白（旧称膜融合蛋白），位于周浆间隙中，两端连接着AcrB和TolC，形成一个贯通内外膜的孔道，是药物外排的最直接的途径。通过复合物构象的改变，孔道可以定期开放和关闭。主动外排系统中三个蛋白成分（AcrA、AcrB、TolC）中任何一个蛋白的功能缺陷都会导致外排功能的失活，用基因敲除技术人工去除AcrAB或TolC基因时，大肠埃希菌对多种抗菌药物的敏感性明显增加。

2. 鲍曼不动杆菌耐药基因检测　PCR法扩增外排泵耐药基因及调控基因，包括adeA、adeB、adeC及调控基因adeS、adeR分布，菌株包括多重耐药鲍曼不动杆菌及敏感菌。

（1）采用煮沸法提取细菌DNA：细菌悬浮于双蒸水中煮沸10min，3800r/min，离心10min，吸取上清。

（2）PCR引物的设计：合成具有一定序列的引物。

（3）PCR反应体系及参数：PCR反应体积为25μl，含1×PCR反应缓冲液，3.5mmol/L镁离子，2mmol/LdNTPs，500μmol/L引物，0.25UTaq酶，3μl模板。反应参数为94℃预变性5min；94℃变性45s，退火45s，72℃延伸60s为1循环；30个循环，72℃延伸10min。双蒸水为阴性对照。

（4）PCR产物的纯化：根据PCR产物纯化试剂盒说明书进行。

（5）产物的克隆：

1）感受态细菌的制备：①从LB平板上挑取新活化的大肠埃希菌DH5α单菌落，接种于5mlLB液体培养基，37℃下振荡培养12h；②将细菌悬液以1∶100~1∶50的比例接种于100mlLB液体培养基中，37℃下振荡培养2~3h；③将培养液转入预冷的离心管中，冰上放置10min，然后4℃下3800rpm离心10min；④弃去上清，用预冷的0.05mol/L的CaCl₂溶液10ml轻轻悬浮细胞，冰上放置30min，4℃下3800r/min离心10min；⑤弃去上清，用含甘油的预冷的0.05mol/L的CaCl₂溶液4ml轻轻悬浮细胞，冰上放置10min后即成感受态细胞悬液，分装200μl一份，-70℃保存。

2）PCR产物的连接：根据试剂盒说明书进行。连接反应体系为5μl 2×连接缓冲液；3μl纯化PCR产物；1μl pGEM-Teasy载体；1μlT4连接酶，反应总体积为10μl，4℃连接过夜。

3）转化：①从-70℃冰箱中取200μl感受态细胞悬液，冰上溶解；②加入5μl连接反应产物，轻轻摇匀，冰上放置1h；③42℃水浴热击90s，热击后迅速放置在冰上冷却5min；④向管中加入1ml LB液体培养基,混合后37℃振荡培养1h;⑤菌液3800r/min离心2min,倒去上清,将细菌沉淀在剩余的液体(约100μl)中轻轻混匀,用灭菌的L型玻棒均匀涂布于含氨苄西林的麦康凯平板上,35℃培养过夜。

4)PCR鉴定:①在含氨苄西林的麦康凯平板上挑取白色菌落,分别接种在5ml含氨苄西林的LB液体培养基中,35℃培养过夜;②利用PCR引物扩增DNA;③1%琼脂糖电泳后紫外线透射仪下观察结果,分析鉴定插入片段。

(6)核苷酸序列测定:将鉴定后确定含重组质粒的克隆菌接种在含氨苄西林的麦康凯平板上,进行双链测序,序列结果经DNAsist软件处理后在GenBank网上查询。PCR产物的纯化、克隆和测序PCR扩增产物用PCR产物纯化试剂盒纯化目的DNA,取3μl与pGEM-Teasy载体连接。连接产物转化至大肠埃希菌DH5a感受态细胞,用含50μg/ml的氨苄西林麦康凯平板筛选。挑取白色菌落,PCR鉴定后采用Sanger末端终止法,用ABI377型自动测序仪进行双向测序。结果在GenBallk网上查询。

(7)鲍曼不动杆菌外排泵基因AdeB的表达水平测定:包括多重耐药和敏感菌中PCR扩增外排泵耐药基因*ade*B阳性菌株。鲍曼不动杆菌ATCC19606为标准菌,16SrDNA为参照基因。

1)实验器具的处理与准备:失活RNase。①塑料制品:包括移液枪头,EP管,吸头台。先将DEPC水从容量瓶中倒入瓷缸中,将塑料制品逐个浸泡其中,其中小枪头需要吸管打入DEPC水,浸泡过夜,高压,烤干备用;②玻璃制品:洗净后用1‰DEPC浸泡过夜,高压,蒙锡纸烤干备用;③DEPC水制备:1‰DEPC水,静置4h后,高压备用;④75%乙醇:用高压后的DEPC水与无水乙醇配比制成75%乙醇,放入-20℃环境保存;⑤Trizol准备:250ml的Trizol中加入250μl的巯基乙醇备用。

2)Trizol法提取细菌的mRNA,此方法可提取总RNA5~15μg。①将细菌接种在2mlLB液体培养基中,35℃振荡对数生长期。②制备菌悬液,比浊至0.5号麦氏管,取10^7细胞,约0.5ml菌悬液。加入1mlTrizol,振荡2min,使其充分裂解。静置5min,12000r/min离心5min,弃沉淀。③相分离,氯仿按200μl/ml Trizol比例加入氯仿,振荡混匀后室温放置15min。4℃,12000r/min,离心15min。吸取上层水相至另一离心管中。④RNA沉淀:按等体积异丙醇/mlTrizol比例加入异丙醇混匀,室温放置10~25min。4℃,12000r/min,离心10min,弃上清,RNA沉于管底。⑤RNA洗涤:按1ml75%乙醇/mlTrizol比例,加入75%乙醇,温和振荡离心悬浮沉淀。4℃,8000r/min,离心5min,尽量弃上清。再短暂离心,移液枪吸干。室温晾干或真空干燥5~10min。⑥RNA再溶解:用5μlDEPC水溶解RNA样品,并55~60℃水浴,5~10min。

3)RNA的质量、纯度及产率鉴定:①取2μl提取出的RNA在0.8%的甲醛变性琼脂糖凝胶上进行电泳,主要观察RNA的28s、18s及5s三个条带是否清晰,有无降解和DNA污染;②OD值测定,取上述RNA溶解液5μl,加入45μlDEPC水,测量OD值,用50μlDEPC水作空白对照。操作方法依据仪器说明。RNA的A_{260}/A_{280}值在1.6~1.8之间;③产率估计公式:$40 \times A_{260} \times$稀释倍数/1000。此方法可提取总RNA:5~15μg,同时满足以上三个条件的即为抽提合格,并继续以下步骤。

4)逆转录反应:根据试剂盒说明书进行。

5)实时荧光定量PCR:根据试剂盒说明书进行。鲍曼不动杆菌ATCC19606为标准菌,16S rDNA为参照基因,双蒸水为阴性对照。将检测的临界点设定在PCR扩增过程中荧光信号由本底进入指数增长阶段的拐点所对应的循环数(thresholdcycle, Ct)值处。

6）RT-PCR产物的确定分析：将所扩增的PCR产物同时进行琼脂糖凝胶电泳及溶解曲线分析。*ade*B基因及内参照基因16S rDNA的RT-PCR产物溶解温度均一，单一峰形状锐利的为PCR产物单一。经琼脂糖凝胶电泳后所得产物均一，为目的条带。同时符合以上两个条件的才认为所测得Ct值可信。

7）外排泵基因*ade*B的表达率的计算：考虑到目标基因和参照基因的扩增效率不同，采用Pfaffi法进行分析。ATCC19606为校准菌，16SrDNA为参照基因，采用用公式来计算确定AdeB实验样本与校准样本之间的表达比率：

$$Ratio = \left(E_{目标} \right)^{\triangle TC,目标（标准菌—实验菌）} / \left(E_{参照} \right)^{\triangle CT,参照（标准菌—实验菌）}$$

（五）膜泡翻转（everted membrane vesicles）技术

膜泡翻转技术是研究药物主动外排的一个经典而又十分有效的方法。该法利用特制设备将细菌细胞膜成分制成膜泡，制成膜泡的膜面重新调整，完整时膜的内面变成翻转膜泡的外面，这样原先主动外排的细菌细胞在翻转膜泡上表现为主动摄取，而加入主动外排系统抑制剂后胞内浓度明显下降。膜泡翻转实验是证明细菌药物主动外排系统最直接同时也是最有说服力的证据，制备翻转膜泡使用细胞破碎器（french pressure cell）使多种微生物细胞破碎。

以上主要描述了几种检测细菌耐药主动外排机制的常用方法，对于测定细菌主动外排耐药机制往往不是单一方法可以解决的，需联合几种检测方法共同分析而得出结论。

（曹华军　李　镇　刘克辛）

参考文献

1. Xu XH, Brownlow WJ, Kyriacou SV, et al. Real-time probing of membrane transport in living microbial cells using single nanoparticle optics and living cell imaging. Biochemistry, 2004, 43（32）: 10400-13

2. Russell AD. Bacterial outer membrane and cell wall penetration and cell destruction by polluting chemical agents and physical conditions. Sci Prog, 2003, 86（4）: 283-311

3. 顾春英, 等. 等离子体臭氧对大肠埃希菌的杀灭机理研究. 现代预防医学, 2004, 31（1）: 33-35

4. Campos MA, Vargas MA, Regueiro V, et al. Capsule polysaccharide mediates bacterial resistance to antimicrobial peptides. Infect Immun, 2004, 72（12）: 7107-7114

5. Lowry OH, et al. Protein measurement with the Folin Phenol Reagent. J Biol Chem, 1951, 1993, 265

6. 方福德. 现代医学实验技巧全书（上册）. 北京: 北京医科大学和中国协和医科大学联合出版社, 1995, 559-560

7. 姚春艳. 微生物学通报. 2013, 40（2）: 256-265

8. 卢群. 超声波辐照对大肠埃希菌细胞膜的影响. 华南理工大学学报（自然科学版）. 2006, 12: 51-54, 67

9. Poole K. Efflux-Mediated Resistance to Fluoroquinolones in Gram-Negative Bacteria. Antimicrob Agents Chemother, 2002, 44: 2233-2241

10. Fung-Tome J, minassian B, Denbleyker K, et al. Test factor effects on gatifloxacin antibacterial inhibitory and bactericidal activities. Program and Abstracts of the Thirty-eighth Interscience Conference on Antimicrobial Agents and Chemotherapy.（San Diego, California, 1998）. Washington. DC: American Society for

Microbiology, 1998, 179: 221-226

11. 孙淑娟, 袭燕. 抗菌药物治疗学. 北京: 人民卫生出版社, 2008

12. ShiWF, Jiang JP, Xu N, et al. Inhibitoryeffectsofreserpine and carbonyl cyanide-chlorophenylhydrazone on fluoroquinoloneresistance of Acinetobacterbaumannii. Chin Med J, 2005, 118: 340-343

13. 朱莉丽. 大肠埃希菌多重耐药外排泵AcrAB-TolC主动外排机制的研究. 天津: 天津医科大学, 2013

14. 吴旻. 多重耐药鲍曼不动杆菌AdeABC外排机制研究. 浙江: 浙江大学医学院, 2009

第十四章

细菌对β-内酰胺类抗生素的耐药性及检测

β-内酰胺类抗生素是最安全、最有效、临床应用最广的一类抗生素,通过抑制细菌细胞壁的合成而起到抗菌作用。自从青霉素G应用临床之后,又有头孢类、碳青霉烯类等多种β-内酰胺类抗生素应用到临床。当前细菌对β-内酰胺类抗生素的耐药性日益严重,受到社会的广泛关注,细菌对这类抗生素的耐药机制主要涉及低亲和力青霉素结合蛋白的产生、β-内酰胺酶的出现及靶位局部药物浓度的降低等机制,其中革兰阳性菌特别是葡萄球菌的耐药主要由低亲和力青霉素结合蛋白的产生引起,有些细菌的耐药也与青霉素酶的产生密切相关;革兰阴性菌的耐药主要由β-内酰胺酶和细菌周浆中药物浓度的降低介导。

β-内酰胺类抗生素的分类、作用机制等请参见本书第七章,本章重点介绍细菌对β-内酰胺类抗生素的耐药机制及相关耐药的检测方法。

第一节　细菌对β-内酰胺类耐药的机制

细菌的固有耐药性是由细菌染色体基因决定,垂直遗传,不会改变。例如,肠道G⁻杆菌对青霉素固有耐药即是如此。而细菌的获得性耐药的机制则多种多样,主要有以下几种:①青霉素结合蛋白改变产生的耐药性;②β-内酰胺酶产生的耐药性;③牵制机制产生的耐药性;④细菌外膜的屏障作用产生的耐药性;⑤细菌主动外流药物产生的耐药性。下面分别介绍耐药性产生的机制。

一、青霉素结合蛋白改变产生的耐药性

(一)青霉素结合蛋白概述

β-酰胺类抗生素作用的机制是与细菌细胞膜上的青霉素结合蛋白(penicillin binding proteins, PBPs)结合而发挥杀菌作用,故PBPs是药物作用的靶蛋白。细菌通常有4~8种PBP,PBPs的分子量为35~40kDa。按分子量子降序命名,如PBP1、PBP2…PBP6。有时又分出几个亚名,如PBP1a、PBP1b及PBP1c等。几乎所有细菌都含PBP,不同种属的细菌含有PBP的数量,分子量大小以及对β-内酰胺酶的亲和力不尽相同。各类细菌均有其特殊的PBPs谱型,有些

PBPs(如PBP1、2、3、4等)就是细胞壁肽聚糖合成所需要的酶,β-内酰胺类在与这些PBP结合,则使酶失活,从而阻止肽聚糖形成,造成胞壁缺损而产生杀菌作用。

(二)PBPs在G⁺菌中的作用及耐药机制

由于G⁺菌无细菌外膜,β-内酰胺酶(胞外酶)和通透性屏障等在其耐药机制中的作用有限,则与PBPs相关的耐药机制尤为重要。

1. 耐甲氧西林的金黄色葡萄球菌(MRSA) MRSA最早出现在1961年,到20世纪80年代后期,在全世界范围内已成为发生率最高的医院内感染的病原菌。当前国内分离的金黄色葡萄球菌中为1/3是MRSA,某些大型医院已占到80%以上。MRSA对所有β-内酰胺类(包括碳青霉烯类,但除外具有抗-MSRA活性的头孢类)耐药,并且常常伴有氨基糖苷类、大环内酯类、四环素类和克林霉素类抗生素以及氟喹诺酮类耐药,是目前所说的超级细菌(superbug)之一。从耐药机制来说,MRSA包括表达 *mecA* 基因和具有其他耐甲氧西林机制(如PBP与苯唑西林亲和力下降)的金黄色葡萄球菌,临床上检出的MRSA绝大多数由 *mecA* 基因介导。

(1) *mecA* 与甲氧西林耐药性及多重耐药性的表达:金黄色葡萄球菌在正常情况下含5种PBP。PBP1(87kDa)和PBP2(80kDa)、PBP3(75kDa)、PBP3′(70kDa)和PBP4(41kDa)。PBP1、PBP2和PBP3为细菌生存所必需,对β-内酰胺类有很高亲和力。PBP1是合成细胞壁初始肽聚糖的转肽酶;PBP2是在细菌处于非生长状态发生作用的转肽酶;PBP3为与细菌分裂有关的转肽酶;而PBP4在肽聚糖二级交联过程中具有转肽酶和羧肽酶的双重活性。

MRSA耐药性的机制主要与PBP2a(或称PBP2′)产生有关。PBP2a是对β-内酰胺类亲和力很低的蛋白质,分子量为78kDa。当β-内酰胺类与MRSA接触后,穿过细菌表面并以共价键结合的方式使正常存在的5种主要PBP失活。在此种情况下,细胞信号系统会诱导MRSA产生PBP2a,PBP2a能够替代其他几种PBP完成细胞壁肽聚糖的合成。De Jonge等发现,在不含药物的培养基中,金黄色葡萄球菌的细胞壁由超过35种胞壁肽成分组成,其中大部分(超过60%)由三聚体或更高的多聚体胞壁肽组成。而在含有甲氧西林的培养基中,代之以单一的五甘氨酰单体和二聚体,只有少量的三聚体和痕迹量的寡聚体。这种现象在5~750mg/L的抗生素浓度范围内均存在,提示PBP2a取代其他正常PBP的功能,但其合成细胞壁肽聚糖的方式不一样。

编码PBP2a的基因为 *mecA* 基因,即甲氧西林耐药性决定因子A(methicillin-resistance determinant A, *mecA*),该基因是一个染色体上的外源性基因,其确切来源尚不清楚,但有研究认为 *mecA* 可能来自凝固酶阴性的葡萄球菌。携带 *mecA* 基因的插入片段以基因复合体的形式存在,该复合体被称为葡萄球菌染色体盒(staphylococcal cassette chromosome mec,SCCmec)或 *mec* 基因盒。SCC*mec* 是一个可移动的遗传元件,甲氧西林敏感的葡萄球菌获得SCC*mec* 后即转变为MRSA。*mec* 基因复合体由 *mecA* 基因、调节基因 *mecR1*、抑制基因 *mecI* 和插入序列组成,根据结构不同可将 *mec* 基因复合体分为A、B、C、D、E五种类型(表14-1),其中A类是 *mec* 基因复合体的原型,B和C类 *mecR1* 上游有插入序列,能截断 *mecR1* 和 *mecI* 基因,导致 *mecA* 基因的去阻遏作用,D类上游没有插入序列,E类的 *mecR1* 比D类少976bp。

MecI属于阻遏蛋白,MecR1是跨膜信号转导蛋白,环境中没有β-内酰胺类抗生素时,MecI抑制 *mecA* 的转录,当环境中存在β-内酰胺类时,MecR1的胞内段自身催化分裂出具有活性的非金属蛋白酶结构域,该结构域能去除MecI对 *mecA* 的转录抑制,使细菌开始合成PBP2ₐ,细菌表现出耐药特征。

表14-1 mec基因复合体分类

类别	结构	发现菌种
A	mecI-mecR1-mecA-IS431	金黄色葡萄球菌
B	IS1272-mecR1-mecA-IS431	金黄色葡萄球菌
C	IS431-mecR1-mecA-IS431	金黄色葡萄球菌
D	mecR1-mecA-IS431	山羊葡萄球菌
E	mecR1-mecA-IS431	金黄色葡萄球菌

SCCmec上除了mec基因复合体外,还有盒式染色体重组酶(the cassette chromosome recombinases, ccr)基因复合体和无功能的J(junkyard)区。ccr基因复合体由ccr基因和周围的阅读框架构成,金黄色葡萄球菌中已发现分属3个谱系的ccr的基因,命名为ccrA、ccrB和ccrC,前二者又各自分成4个亚型,即ccrA1、ccrA2、ccrA3、ccrA4和ccrB1、ccrB2、ccrB3、ccrB4。根据组成情况,ccr复合物分为5个型别:Ⅰ型带有ccrA1和ccrB1基因,Ⅱ型带有ccrA2和ccrB2基因,Ⅲ型带有ccrA3和ccrB3基因,Ⅳ型带有ccrA4和ccrB4基因,Ⅴ型只有ccrC基因。

Ccr类蛋白具有转化酶、解离酶功能,能将SCCmec基因复合体整合到金葡菌的染色体上,也可以将它从染色体上切割下来,通过这种自发的切除和重组过程完成耐药基因的传递。Ccr酶的作用位点在一个开放阅读框的3′端,该位点被称为SCCmec基因复合体的附着点(SCCmec attachment site)。CcrA和CcrB具有特异性重组酶功能,能将多种耐药基因整合到SCCmec中,这些耐药基因往往随插入序列、转座子和质粒一起插入,使金葡菌表现出多重耐药性。MRSA的耐药基因几乎都位于SCCmec复合体上,因此该复合体也被称为MRSA的耐药岛(resistance island)。

SCCmec基因复合体的分型有多种方法,在mec和ccr基因各自分型的基础上,根据它们在SCCmec基因复合体上的组成,可以将MRSA分为8个SCCmec类型,这种方法易于被研究者接受,见表14-2。根据细菌的分布特征,将MRSA分为医院获得性和社区获得性MRSA,二者的SCCmec分型也有差别,不过随着耐药菌的流行,这种分布特征趋于减弱。

表14-2 MRSA的SCCmec分型与特性

SCCmec类型	ccr基因复合体型别	mec基因复合体型别	SCCmec的大小(kb)	耐药谱	主要分布
Ⅰ	1(A1B1)	B	34.3	β-内酰胺类	HA-MRSA(医院获得性)
Ⅱ	2(A2B2)	A	53.0	多重耐药(除mecA外,还有氨基糖苷类耐药质粒PUB110,红霉素、大观霉素等耐药转座子Tn554)	HA-MRSA
Ⅲ	3(A3B3)	A	66.9	多重耐药(除mecA外,还有耐四环素的pT181质粒、红霉素等耐药的Tn554转座子、编码镉抗性的ψTn554转座子、编码汞抗性的mer基因等。	HA-MRSA

续表

SCCmec 类型	ccr基因 复合体型别	mec基因 复合体型别	SCCmec的 大小(kb)	耐药谱	主要分布
Ⅳ	2(A2B2)	B	20.9-24.3	β-内酰胺类	CA-MRSA(社区获得性)
Ⅴ	5(C)	C2	28	β-内酰胺类	CA-MRSA
Ⅵ	4(A4B4)	B	20.9	β-内酰胺类	
Ⅶ	5(C)	C1	35.9	β-内酰胺类	
Ⅷ	4(A4B4)	A	32	β-内酰胺类和红霉素等	

（2）*fem*家族基因: 细菌有*mecA*基因并不一定表现对β-内酰胺类的耐药性。*fem*家族基因影响*mecA*的表达。*fem*基因系列是*mecA*基因表达的辅助基因。迄今已发现十余种,如*femA*、*femB*、*femC*、*femD*、*femE*、*femF*、*llm*、*sigB*、*pbp2*等。它们辅助*mecA*基因表达,从而产生对甲氧西林的耐药性。Fem家族中,femA最先被发现,在MRSA耐药性方面影响最大。它实际上是正常的染色体基因,几乎所有金黄色葡萄球菌都含有,在表皮葡萄球菌中也发现了相似的等位基因,相关序列与*femA*的同源性为77.6%。此外,在溶血葡萄球菌中也发现了与*femA*相似的等位基因。

FemA位于金黄色葡萄球菌的环状染色体18分位,基因长度为1.4kbp,编码488个氨基酸组成的FemA蛋白,后者的分子量为48kDa。FemA是一种胞浆蛋白,主要在对数生长期产生,负责肽聚糖前体——五肽甘氨酸侧链的第2、3甘氨酸掺入甘氨酸桥。FemB位于FemA下游18个核苷酸处,二者位于同一读码框内,有两个共同的启动子序列TATACT(–9)、TTAACAC(–25),在同一个多顺反子mRNA内转录。FemB负责五肽甘氨酸侧链第4、5甘氨酸掺入甘氨酸桥(图14-1)。

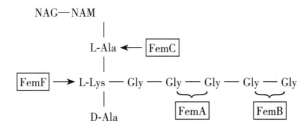

图14-1　fem家族基因对肽聚糖合成的影响

当*femA*和*femB*插入失活后,细菌的细胞壁肽聚糖交联程度降低,甘氨酸含量下降,严重干扰细菌隔膜的形成;甲氯西林敏感的金黄色葡萄球菌(MSSA)对β-内酰胺类抗生素敏感性增强;而MRSA耐药性明显降低,并抑制细菌水平耐药亚群的形成。由于FemA和FemB对PBP的功能有重要影响,它们可能成为抗金黄色葡萄球菌药物的潜在靶位。FemC的功能与谷氨酰胺合成酶有关。其失活导致后者的转录和活化受到抑制,谷氨酰胺合成代谢受阻,降低细菌耐药水平,但不影响细菌形成高水平耐药亚群的能力。培养基中加入谷氨酰胺可恢复细菌对甲氧西林的耐药性。FemD的功能与糖肽前体的形成有关。FemD基因突变株干扰糖肽前体的形成;FemD失活后也可降低细菌对甲氧西林的耐药水平,但不影响细菌产生高水平耐药亚群的能力。*femE*基因对甲氧西林耐药性只有轻微影响。*femF*基因负责将L-赖氨酸残基加给二磷酸尿苷相关联的胞壁酰二肽链。*llm*基因编码38kDa的亲脂膜蛋白,Ilm蛋白失活可导致甲氧西林耐药性降低。

（3）MRSA的异质耐药性：异质耐药性（heteroresistance）是指同一株MRSA中存在着2个或2个以上耐药水平不同的亚群。异质耐药性是MRSA的重要特征；多数临床分离的MRSA株具有这种特征。其中的大多数细菌对甲氧西林呈低水平耐药，称基础耐药亚群；当其受高浓度β-内酰胺类诱导时，部分细菌会表现出高水平耐药，对甲氧西林的MIC可达250mg/L以上，被称为高水平耐药亚群。基础的和高水平的耐药亚群的比例具有菌株特异性，在严格的条件下可以重现。高水平耐药亚群一旦表达稳定就不易逆转至异质表现型的初始状态。但部分高水平耐药亚群约经过20代后可恢复到初始的耐药水平。

根据耐药水平和异质特性，有人把MRSA分为4种不同类型：①多数细菌对甲氧西林的MIC为1.5~3.0mg/L，高水平耐药亚群出现频率为10^{-8}~10^{-6}；②多数细菌对甲氧西林的MIC为6~12mg/L，高水平耐药亚群出现频率为10^{-5}~10^{-4}；③多数细菌对甲氧西林的MIC$\geqslant$50mg/L，高水平耐药亚群出现频率为10^{-3}~10^{-1}；④所有细菌对甲氧西林的MIC$\geqslant$400mg/L。前三者为不均一株，而后者为均一株，多见于MRSA实验株。关于MRSA为何表现出异质耐药性，环境因素及辅助基因是否参与了这个过程，迄今尚不清楚。实际上异质耐药性的研究很困难，因为环境对MRSA的耐药性表达也有影响。

（4）影响MRSA的其他因素：MRSA受多种外界因素的影响，包括温度、湿度、pH、螯合物、二价金属离子、光和氧气张力等。MRSA最适合在33℃的高渗环境中生长。均一耐药株在37℃以上或pH5.2时表现不出耐药性（耐药性被抑制）；在pH为7.0时，耐药性又可恢复。非均一耐药株在30℃孵育时表现为高水平均一耐药，在35℃环境中又可恢复非均一耐药性。较高的NaCl浓度和较低的温度可使非均一耐药株中敏感亚群表现出耐药性，而对中水平耐药亚群无影响。

除mecA基因外，其他因素也可使金黄色葡萄球菌表现出对甲氧西林的耐药性。例如，β-内酰胺酶在金黄色葡萄球菌中过量表达，PBP4的过量产生等。这些因素诱导的耐药菌一般只对低浓度的甲氧西林产生耐药性，使半合成的β-内酰胺类失去抗菌活性；提高该类抗生素浓度或使用β-内酰胺酶抑制剂均可消除耐药性。在MRSA的研究过程中要注意分析鉴别。

2. 耐甲氧西林的凝固酶阴性葡萄球菌（methicillin-resistant coagulase negative staphylococcus, MRCNS） 这类细菌多为条件致病菌，其PBP和耐药性与金黄色葡萄球菌相似，其耐药性产生的最主要机制也是由于PBP2a的产生。但本类细菌PBP2a引起的耐药性由于其异质型的表现而比金黄色葡萄球菌更难检测，目前推荐用苯唑西林微量肉汤法和头孢西丁纸片法测定MRCNS。

3. 耐青霉素的肺炎链球菌 肺炎链球菌天然不产生β-内酰胺酶，其对β-内酰胺类的耐药主要由PBP介导。一种PBP的改变即可导致低水平耐药；多种PBP改变则导致高水平耐药。肺炎链球菌有6种PBP，即PBP1a/1b（100kDa）、PBP2a/2x/2b（95~78kDa）和PBP3（43kDa）。前5种是β-内酰胺类作用的主要靶位，6种PBP均有羧肽酶活性。PBP2x/2b是细菌生长必需蛋白，也是对β-内酰胺类耐药的主要决定因素。PBP1a对细菌生长影响较小。青霉素敏感的肺炎链球菌的PBP谱都相似；而耐药肺炎链球菌的PBP谱及基因序列有较大差异。一种特定的PBP谱型往往与该菌的血清型、地理分布和多重耐药性有关。PBP1a、2x、2a和2b在青霉素耐药的肺炎链球菌中对β-内酰胺酶的亲和力下降。单独的PBP2x改变即可使细菌对青霉素产生低水平耐药；PBP2x和PBP2b同时改变则可致高水平耐药。PBP2a对β-内酰胺类亲和力较低，是一种先天的耐药因素。PBP1a的突变常与多基因高水平耐药同时发生，但其在耐药机制中的确切作用并不清楚。PBP3为D,D-羧肽酶，其含量减少使细菌对高温、甘氨酸及一些D-氨基酸特别敏感，并使细菌对头孢噻肟产生耐药性。

引起肺炎链球菌耐药性的突变多发生在青霉素结合区域附近。例如苏氨酸-550→甘氨酸/丙氨酸和谷氨酰胺-552→谷氨酸的突变就发生在547~549位保守的KSG盒附近；苏氨酸-338→丙氨酸/甘氨酸/脯氨酸的突变发生于337~340位的STMK盒内部；组氨酸-394→酪氨酸/亮氨酸的突变发生于395~397位的SSN盒附近。PBP1a耐药突变株中以苏氨酸-371突变为丙氨酸/丝氨酸最重要，因为它位于370~373位保守的STMK盒内部；其他类型的突变有苏氨酸-574→天冬酰胺、丝氨酸-575→苏氨酸、谷氨酰胺-576→甘氨酸和苯丙氨酸-577→苏氨酸，这些突变都发生于557~559的KTG盒附近。发生在428~430位SRN盒附近的突变有异亮氨酸-459→甲硫氨酸和丝氨酸-462→丙氨酸。

利用传统的十二烷基磺酸钠-聚丙烯酰胺凝胶电泳（SDS-PAGE）方法可以检测到青霉素耐药菌株PBPs的谱型变化，但此方法不容易完全分辨6种PBP。最直接的检测方法是先将耐药菌株编码PBP的基因*pbp*克隆，再分别转化到青霉素敏感株中，可研究*pbp*对耐药性的影响。但*pbp1b*和*pbp2a*目前难以克隆，限制了此方法的应用。*Pbp1a*、*pbp2b*和*pbp2x*及对应的PBP的变化已经通过此方法得到验证。研究基因突变时可使用PCR-RFLP技术。

4. 粪肠球菌和屎肠球菌 这两种细菌对多数β-内酰胺类天然耐药。它们有6种PBP，其中PBP1（105kDa）和PBP3（79kDa）与耐药性密切相关，对多数β-内酰胺类亲和力下降；对β-内酰胺类耐药的屎肠球菌还可产生大量低亲和力的PBP5和PBP6。粪肠球菌产生过量的PBP3。

（三）PBPs在G⁻菌中的作用及耐药机制

由于G⁻菌的产酶机制和通透性等因素作用明显，PBP在耐药机制中的作用并不十分显著，但其PBP本身的作用机制及β-内酰胺类对PBP的作用研究得比较清楚。

1. 肠杆菌科细菌 迄今还没有发现由PBPs介导的大肠埃希菌耐药性。但对大肠埃希菌的PBPs研究得最为清楚，对理解β-内酰胺类的耐药机制很有帮助。典型的大肠埃希菌共有7种PBP，即PBP1a/1b、（90kDa）、PBP2（66kDa）、PBP3（60kDa）、PBP4（49kDa）、PBP5（42kDa）和PBP6（40kDa）。

PBP1主要功能是维持细菌形态；PBP1a具有PBP1b替代酶作用，并非必需蛋白，它并不能单独维持细胞完整性；缺乏PBP1a的变异株能够存活。PBP1a对多数β-内酰胺类敏感。PBP1b主要分布于细胞内膜，小部分分布于外膜，是细菌生长的重要蛋白。它是一种球蛋白，具有转肽酶和转糖酶两个活性区。按分子大小可再细分为α、β和γ三种成分。它们的酶活性相似，并由一个基因编码。细菌分裂过程中，PBP1b是肽聚糖交联过程中必需的酶；也是青霉素溶解细胞作用的靶位。在β-内酰胺类耐药中，在PBP1b比PBP1a起更大的作用。

PBP2占所有PBP的1%，其主要功能是维持细菌的张力，使细菌保持杆状形态。当基因突变引起PBP2减少或缺乏时，可使细菌变成圆球形而致溶解死亡。PBP2对美西林和部分青霉素类高度敏感，与硫霉素和克拉维酸也具有相当的亲和力。其与药物结合后也可使细菌变成圆球形，最终导致溶解死亡。

PBP3的主要作用是参与细菌分裂过程，是隔膜的胞壁质形成的必需成分。DNA复制完成后，PBP3被激活，并催化羧肽酶反应，生成细菌分裂必需的聚糖肽。PBP3对多数β-内酰胺类均敏感，是头孢他啶和单环类等β-内酰胺酶稳定性抗生素作用的靶位。低浓度头孢菌素作用于PBP3使细菌分裂受阻，菌体并不延长，成为丝状体，一般不溶解。临床至今尚未发现由此种方式介导的耐药性。

PBP4除有D，D-羧肽酶活性外，还有D，D-内肽酶活性，但不是β-内酰胺类的主要靶位。

缺乏PBP4的菌株仍可存活良好。编码PBP4主要活性部位的基因*sxxk*、*sxn*、*kig*与A型β-内酰胺酶同源。

PBP5是细菌生长非必需蛋白,具有D-丙氨酸羧肽酶IA的活性,此酶在细菌体内能保护大肠埃希菌不被低浓度的β-内酰胺类杀死。缺乏PBP5的变异菌株显示对某些抗生素特别敏感。

PBP6具有D-丙氨酸羧肽酶I的活性,在细菌静止期的含量远比指数生长期的含量高2~10倍,能在静止期稳定粘肽的结构。有些研究还发现了PBP7(32kDa)和PBP8(29kDa),均有D,D-内肽酶活性,特异性地水解大分子细胞壁质的D,D-DAP-Ala间的肽键。

肠杆菌科其他细菌如沙门菌属、沙雷菌属、克雷伯菌属、肠杆菌属等的PBPs谱与大肠埃希菌很相似,但存在某些差异。目前还未发现与PBPs相关的耐药性。

2. 非发酵菌

(1)铜绿假单胞菌:铜绿假单胞菌PBPs类型与大肠埃希菌高度相似。而且由于与β-内酰胺类结合导致的形态改变也非常一致。在SDS-PAGE电泳中,该菌表现有6个主要PBP区带和数个小的带型。其中PBP1a和1b与大肠埃希菌的PBP1b和1a呈相反对应关系。大肠埃希菌中的PBP6在铜绿假单胞菌中缺失或微弱表达。在实验室菌株和临床分离菌中,均发现耐药铜绿假单胞菌中有PBPs改变的现象。PBP3对β-内酰胺类的亲和力下降或缺失。在染色体介导β-内酰胺酶缺失的铜绿假单胞菌中,通过分子生物学方法使PBP3过度表达后,对氨曲南、头孢吡肟、头孢磺啶和头孢他啶的MIC上升2~8倍。在一株亚胺培南耐药的铜绿假单胞菌临床分离菌中,发现其耐药性和PBP4的改变密切相关,并与膜通透性改变有协同作用。铜绿假单胞菌的PBP5具有β-内酰胺酶活性,能够降低青霉素的浓度;就该菌对β-内酰胺类的敏感性和耐药性方面,PBP5的β-内酰胺酶活性具有重要作用,PBP5缺失时,该菌显示出高敏特性。

(2)不动杆菌:不动杆菌虽然也有6种PBP,但与大肠埃希菌有较大差异。其中PBP1(94kDa)、PBP2(92kDa)和PBP5(59kDa)在实验室中发现与耐药性有关;但在临床分离菌中的作用尚不完全清楚。

(3)流感嗜血杆菌:流感嗜血杆菌有8种PBP,分子量为27~90kDa之间。与耐药性相关者是PBP3(75kDa)、PBP4(68kDa)和PBP5(64kDa)。

(4)奈瑟菌属:淋病奈瑟球菌有3种主要PBP,分别是PBP1(90kDa)、PBP2(63kDa)和PBP3(48kDa)。其耐药株中,PBP1和PBP2对β-内酰胺类亲和力下降。脑膜炎奈瑟球菌的PBP3与耐药性相关。

PBPs改变是细菌对β-内酰胺类产生耐药的机制之一。其单独作用或与其他耐药机制共同作用影响临床抗感染的治疗。

二、β-内酰胺酶引起的耐药性

(一)β内酰胺酶的定义与分类

β-内酰胺酶(β-lactamase,BLA)作用于β-内酰胺类的β-内酰胺环,通过水解使其中β-内酰胺键裂开而失去抗菌活性,β-内酰胺酶这一名称也由此得来。从化学角度看,这类酶能催化水解6-氨基青霉烷酸(6-APA)、7-氨基头孢烷酸(7-ACA)及其N-酰基衍生物分子中β-内酰胺环的酰胺键。BLA作用于6-APA形成较稳定的青霉噻唑酸,水解7-ACA形成头孢噻嗪酸及进一步的裂解产物。许多新型的对酶高度稳定的抗生素如青霉素烯类、α-甲氧头孢菌素等,虽然不是酶的最适底物,但与酶有很强的亲和力,可与BLA很快形成无活性而长期稳定的共价复合物,使之不能与PBPs结合而失去抗菌作用。

当前发现的β-内酰胺酶数量日益增多,Karen Bush和George A.Jacoby提出了描述新的β-内酰胺酶特性的标准:①用标准方法测定MIC值。需要用最能反映酶特性的抗生素测定原始临床菌株,没有其他酶的转化子或转移子及没有任何β-内酰胺酶的宿主菌的MIC。②用标准方法测定的完整的核酸和氨基酸序列。③与http://www.lahey.org/Studies/网站的管理员联系获得批准的名称。④获得纯化的蛋白质。高蛋白浓缩液在电泳上的纯度在90%以上,提取液中没有无关β-内酰胺酶活性。⑤等电聚焦电泳测定等电点。需要测定原始临床菌株中所有β-内酰胺酶的等电点及纯化蛋白的等电点。⑥水解底物谱的测定(k_{cat}和K_m值)。标准的底物谱如下:头孢噻吩或头孢噻啶、青霉素、苯唑西林或氯唑西林、头孢噻肟钠、头孢他啶、头孢西丁、亚胺培南和氨曲南。有特定底物谱的酶要增加试验,如碳青霉烯酶要增加多利培南、厄他培南和(或)美罗培南。⑦酶的抑制谱测定($IC_{50}s$或抑制常数)。标准的抑制剂为克拉维酸、他唑巴坦和EDTA,必要时测定其他抑制剂的抑制情况,抑制剂和酶作用5min后测定,需要报告底物浓度或Km值。

目前发现的β-内酰胺酶已达1000余种,对其进行分类,可系统地了解酶的特性、相互的关系和差别,对研究工作非常必要。主要的分类方法有以下几种:

1. 酶作用底物和被邻氯西林抑制的分类法 按酶作用的底物和是否被邻氯西林抑制(Y,N),将酶分为5类:Ⅰ类(头孢菌素酶)、Ⅱ类(青霉素酶)、Ⅲ类(广谱谱,Y)、Ⅳ类(广谱酶,N)、V类(广谱酶,N,主要水解青霉素)。

2. 等电聚焦鉴定和等电点(PI)分类法 等电聚焦法对BLA进行鉴定,将酶分为:TEM-1、TEM-2、SHV-1、HMS-1、PSE-1、PSE-3、PSE-4、OXA-1、P99。按等电点(PI)分类,PI值分别为5.4、5.6、7.6、8.1、5.7、6.9、5.3、7.4、8.2。

3. 氨基酸系列分析分类法 通过对酶的氨基酸系列分析进行分子分类,将β-内酰胺酶分为4类:A类、B类、C类和D类。随着分子生物技术的快速发展,氨基酸序列分类法成为最容易、最少争议的分类方法。

4. 以酶作用底物分类法 将BLA以作用底物不同,将酶分为3类:青霉素酶(PCase)、头孢菌素酶(Case)、头孢呋辛水解酶(CXase)。

5. 酶作用底物和被克拉维酸抑制的分类法 按酶作用底物,是否被克拉维酸抑制(Y,N)及酶产生菌及其分离率,将酶分为4组:1~4组,其中2组又分为2a、2b、2b'、2c、2d和2e亚组。

6. BJM分类法 1995年,Bush、Jacoby和Mediros将Bush在1989年的分类法进行修正和补充,称BJM分类法。2009年Karen Bush和George A.Jacoby等根据β-内酰胺酶研究的新进展,对BJM分类进行了完善,根据酶的微生物学特点、底物和抑制剂谱、氨基酸序列等资料,增加了几个新的亚类,称为Bush-Jacoby分类法。这种功能分类方法与结构分类方法比较有一定的主观性,但它使临床医生和实验室专家根据微生物的耐药谱就可推断特定β-内酰胺酶的产生情况,因而受到广泛的欢迎(表14-3)。

表14-3 β-内酰胺酶Bush-Jacoby分类(2009年)

Bush-Jacoby分类	分子类别	名称	典型底物(distinctive substrate)	抑制剂 克拉维酸/他唑巴坦	抑制剂 EDTA	特征	代表性酶
1	C	头孢菌素酶	头孢菌素类	—	—	水解头孢菌素类的速率大于青霉素;水解头孢菌素类	E.coli AmpC, P99, ACT-1, CMY-2, FOX-1, MIR-1
1e	C	头孢菌素酶	头孢菌素类	—	—	水解头孢他啶能力增强,水解其他氧亚氨基类的能力也常提高。	GC1, CMY-37
2a	A	青霉素酶	青霉素类	+	—	水解青霉素的速率高于头孢菌素类	PC1
2b	A	广谱酶	青霉素类,早期的头孢菌素	+	—	水解青霉素和头孢菌素类的速率相似	TEM-1, TEM-2, SHV-1
2be	A	超广谱酶(ESBLs)	超广谱头孢菌素类,单环β-内酰胺类	+	—	水解氧亚氨基β-内酰胺类的速率增高(头孢噻肟,头孢他啶,头孢曲松,头孢吡肟,氨曲南)	TEM-3, SHV-2, CTX-M-15, PER-1, VEB-1
2br	A	耐酶抑制剂广谱酶(IRTs)	青霉素类	—	—	对克拉维酸,舒巴坦和他唑巴坦耐药	TEM-30, SHV-10
2ber	A		超广谱头孢菌素类,单环β-内酰胺类	—	—	水解氧亚氨基头孢菌素类的能力增强,并对克拉维酸,舒巴坦和他唑巴坦耐药	TEM-50
2c	A	羧苄酶	氨苄西林	+	—	水解羧苄西林能力增强	PSE-1, CARB-3
2ce	A		氨苄西林,头孢吡肟	+	—	水解氨苄西林,头孢吡肟和头孢匹罗能力增强	RTG-4
2d	D	氯唑西林酶	氯唑西林	不定	—	水解氯唑西林或苯唑西林能力提高	OXA-1, OXA-10

续表

Bush-Jacoby分类	分子类别	典型底物（distinctive substrate）	抑制剂 克拉维酸/他唑巴坦	抑制剂 EDTA	特征	代表性酶
2de	D	超广谱头孢菌素类	不定	—	水解氯唑西林或苯唑西林和氧亚氨基β-内酰胺类	OXA-11, OXA-15
2df	D	碳青霉烯类	不定	—	水解氯唑西林或苯唑西林和碳青霉烯类	OXA-23, OXA-48
2e	A	超广谱头孢菌素类	+	—	水解头孢菌素类，被克拉维酸抑制但不水解氨曲南	CepA
2f	A	碳青霉烯类	不定	—	水解碳青霉烯类，氧亚氨基β-内酰胺类和头霉素类能力增强	KPC-2, IMI-1, SME-1
3a	B（B1）	碳青霉烯类	—	+	水解青霉素类、头孢菌素类和碳青霉烯类，但不水解单环β-内酰胺类	IMP-1, VIM-1, CcrA, IND-1
	B（B3）					L1, CAU-1, GOB-1, FEZ-1
3b	B（B2）	碳青霉烯类	—	+	与青霉素类和头孢菌素类比较，优先水解碳青霉烯类	CphA, Sfh-1
NI		未知				

名称（对应列）：2de、2df 为头孢菌素酶；2e 为头孢菌素酶；3a B（B1）、B（B3）为金属酶；2f A 为非金属碳青霉烯酶

BJM分类法对BLA分类时，一般遵循下列原则：

（1）根据能否被EDTA抑制确定是否为金属BLA：能被抑制者为金属BLA，不能被抑制者为非金属BLA。部分金属BLA的分类如表14-4。

表14-4 金属酶分类

功能类别	分子结构类别	酶	菌株	等电点	基因位置	优先底物
3a	B1	Bc-Ⅱ	蜡样芽孢杆菌	8.3	染色体	美罗培南、苯唑西林、netrocefin、亚胺培南
	B1	CcrA	脆弱类杆菌	5.2	染色体	亚安培南、netrocefin、苯唑西林
	B1	CcrA3	脆弱类杆菌			
	B1	CcrA4	脆弱类杆菌			
	B1	PCM-1	葱头假单胞菌	8.5	染色体	亚安培南
	B1	IMP-1	铜绿假单胞菌、黏质沙雷菌	9.0	质粒	苯唑西林、亚安培南、头孢噻啶
	B1	IMP-2	鲍氏不动杆菌	8.1	染色体	
	B1	IMP-3	铜绿假单胞菌			
	B1	IMP-4	杨氏柠檬酸杆菌、不动杆菌	8.0	质粒	
	B1	IMP-6	黏质沙雷菌			
	B1	IMP-7	铜绿假单胞菌			
	B1	IMP-8	肺炎克雷伯菌			
	B1	VIM-1	铜绿假单胞菌	5.6	染色体	
	B1	VIM-2	铜绿假单胞菌	5.2	质粒	
	B1	VIM-3	铜绿假单胞菌			
	B1	IND-1	吲哚黄杆菌		染色体	
	B1	BlaB	脑膜炎败血性黄杆菌	8.5	染色体	
	B1	NDM-1	大肠埃希菌		质粒	
	B3	L-1	嗜麦芽窄食单胞菌	6.9	染色体	苯唑西林、亚安培南、美罗培南
	B3	CAU-1				
	B3	GOB-1	脑膜炎败血性黄杆菌			
	B3	FEZ-1				
3b	B2	CphA	亲水气单胞菌	8.0	染色体	亚安培南
	B2	A2h	亲水气单胞菌	8.0	染色体	亚安培南
	B2	ACP	亲水气单胞菌	8.2	染色体	亚安培南

续表

功能类别	分子结构类别	酶	菌株	等电点	基因位置	优先底物
	B2	AsbM1	温和气单胞菌	9.1	染色体	美罗培南、亚安培南
	B2	ASA-1	杀鲑气单胞菌		染色体	亚安培南
	B2	lmis	维隆气单胞菌	9.3	染色体	美罗培南、亚安培南
	B2	Sfh-1	气单胞菌和沙雷菌属		染色体	
3c	B3	FEZ-1	戈氏军团菌	10.5	染色体	头孢噻啶、苯唑西林、亚安培南

注: Bush-Jacoby分类已将3c亚群归为3a亚群。

（2）根据BLA对青霉素和头孢噻啶的相对水解速率来确定酶的类型：一种BLA水解青霉素的速率比水解头孢噻啶速率高30%以上，该酶即属于青霉素酶；反之，水解头孢噻啶的速率比水解青霉素的速率高30%以上，即为头孢菌素酶。如果一种酶水解二者的速率基本相同，则属于广谱酶。

（3）能被克拉维酸抑制的青霉素酶中水解氯唑西林或苯唑西林的速率：速率大于水解青霉素速率50%的酶被称为氯唑西林酶，归为2d组；水解羧苄西林的速率大于水解青霉素速率60%，同时水解氯唑西林或苯唑西林的速率小于青霉素50%，则称为羧苄西林酶，归为2c组。其他归为2a组。不能被克拉维酸抑制的青霉素酶归为4组。这组酶比其他青霉素酶对克拉维酸的抑制作用有较高的抵抗性。

（4）一种酶水解头孢他啶、头孢噻肟或氨曲南的速率：速率大于水解青霉素速率的10%，此酶就被称为超广谱β-内酰胺酶（ESBL），归为2be组。

（5）能被克拉维酸抑制的头孢菌素酶归为2e组，不能被抑制的则归为1组。

（6）广谱酶中能被克拉维酸抑制的归为2b组，而与克拉维酸亲和力较低，不能被其较强抑制的称为耐酶抑制剂广谱酶（IRT），被归为2br组。从结构上来看，IRT大多源于2b组的TEM-1、TEM-2、SHV-1及OXY-2。

（7）2f组的BLA属于丝氨酸酶，能明显水解碳青霉烯类（如亚胺培南）及其他β-内酰胺类抗生素，克拉维酸对其活性有较弱的抑制作用，被称为非金属碳青霉烯酶。

（二）Bush-Jacoby分类中各群的特点

1.1群头孢菌素酶　1群头孢菌素酶属于C类酶，主要由肠杆菌科和其他一些细菌的染色体编码，对头孢菌素的活性高于青霉素，对克拉维酸耐药，能分解头孢西丁等头霉素类。该类酶对氨曲南有较强的亲和力，与A类头孢菌素酶形成鲜明对照。也有一些对头孢西丁缺乏活性，能被克拉维酸或他唑巴坦抑制，对头孢噻肟耐药而对头孢他啶敏感。1群头孢菌素酶以大肠埃希菌的AmpC酶为代表，而正常情况下，弗劳地枸橼酸杆菌、阴沟肠杆菌、黏质沙雷菌和铜绿假单胞菌的AmpC酶产量很低，环境中的阿莫西林、氨苄西林、亚胺培南和克拉维酸会诱导AmpC酶大量产生。大量产生的1群酶会表现出碳青霉烯类耐药性，特别是对厄他培南耐药。

质粒介导的1群酶有CMY、ACT、DHA、FOX、MIR等酶家族，这些酶比质粒介导的超广谱β-内酰胺酶少见。1e亚群酶是1群头孢菌素酶的变异体，通过氨基酸的替代、插入、或缺失而来，表现为对头孢他啶和其他氧亚氨基β-内酰胺类有较强的活性，曾被称为超广谱AmpC酶

（ESAC）。1e亚群酶主要有阴沟肠杆菌的GC1酶和质粒介导的CMY-10、CMY-19和CMY-37等。

2. 2群丝氨酸β-内酰胺酶 2群β-内酰胺酶是最大的一个β-内酰胺酶群，被分为12个亚群，包含分子类别为A和D的两类酶。2a亚群是青霉素酶，为革兰阳性球菌的主要β-内酰胺酶，至今已发现25种，常见于葡萄球菌，偶见于肠球菌，主要由染色体编码，有些葡萄球菌的青霉素酶由质粒编码。2a亚群酶水解头孢菌素类、碳青霉烯类或单胺类抗生素的速率低于青霉素或氨苄西林的10%。2a亚群能被克拉维酸或他唑巴坦抑制，酶与抑制剂至少预温5min的情况下，其50%抑制浓度（IC$_{50}$S）<1μmol/L。

2b亚群属于广谱酶，水解青霉素类与早期的头孢类如头孢噻吩和头孢噻啶等，能被克拉维酸和他唑巴坦强烈抑制，多为质粒介导，以TEM-1、TEM-2和SHV-1为代表。至今发现的TEM型2b亚群酶有12种，SHV型30种。

2be亚群为超广谱β-内酰胺酶，除2b亚群的特点外，水解一种或多种氧亚氨基β-内酰胺类（如头孢噻肟、头孢他啶或氨曲南）的速率比水解青霉素速率高10%以上。2be亚群中占比最多的是TEM和SHV型酶，它们多由TEM-1、TEM-2和SHV-1突变而来，突变后的β-内酰胺酶扩大了底物谱，但水解青霉素和头孢噻啶的能力有所降低。CTX-M型超广谱酶是另一个重要的超广谱酶型别，该型酶水解头孢噻肟的能力比水解头孢他啶的能力强，许多酶还能水解头孢吡肟，易被他唑巴坦抑制。其他少见的超广谱酶有PER和VEB家族及BEL-1、BES-1、SFO-1、TLA-1、TLA-2等。2be亚群β-内酰胺酶易被克拉维酸抑制是临床鉴定的一个特点。

2br亚群是一群耐酶抑制剂的广谱酶，具有2b亚群的底物谱但对克拉维酸耐药（IC$_{50}$≥1μmol/L），典型的2br酶有TEM-30（IRT-2）和TEM-31（IRT-1）及TEM-163等。目前2br亚群中有36种TEM型酶、5种SHV型酶，尚未发现CTX-M型酶。

2ber亚群可以称为耐酶抑制剂的超广谱酶，以TEM-50（complex mutant TEM，CMT-1）为代表。该亚群具有超广谱酶的底物谱，同时对克拉维酸相对耐药，对克拉维酸的IC$_{50}$浓度均高于TEM-1的0.08μmol/L。

2c亚群属于青霉素酶，又称为羧苄西林酶，其特征是水解羧苄西林或替卡西林的速率在水解青霉素速率的60%以上，同时水解氯唑西林或苯唑西林的速率在水解青霉素速率的50%以下。2c亚群酶能被克拉维酸或他唑巴坦抑制，IC$_{50}$浓度多在1μM以下。至今发现的2c亚群酶并不多，以PSE-1和CARB-3为代表。2ce亚群以RTG-4（CARB-10）为代表，被称为超广谱羧苄西林酶，除2c亚群的特点外，该群酶能水解头孢吡肟（cefepime）、头孢匹罗（cefpirome）。

2d亚群称为氯唑西林酶，以OXA型酶为代表，水解氯唑西林和苯唑西林的能力较强，对羧苄西林也有较强的水解活性，许多酶能被NaCL抑制，典型的2d亚群酶对克拉维酸的IC$_{50}$≥1μmol/L。目前OXA型酶是第二大β-内酰胺酶家族，其鉴定主要依赖酶的氨基酸基序（amino acid motifs）而不是按其功能。

2de亚群以OXA-11和OXA-15为代表，它们来源于2d亚群的OXA-10，通过1-9个氨基酸的替代后，底物酶谱得到扩展，除2d亚群的特点外，还能水解氧亚氨基β-内酰胺类（特别是头孢他啶），但不水解碳青霉烯类抗生素，也有细菌产生的氯唑西林酶如OXA-1和OXA-31对头孢他啶敏感而对头孢吡肟耐药。2de亚群主要见于铜绿假单胞菌。

2df亚群是具有水解碳青霉烯类活性的OXA型酶，最常见于鲍曼不动杆菌，通常由细菌的染色体基因介导，也见于肠杆菌科细菌的质粒如OXA-23和OXA-48，按照氨基酸的同源性，2df亚群的酶被分为9组。OXA型碳青霉烯酶对亚胺培南和美罗培南仅有微弱活性，k_{cat}值通常≤1s^{-1},并且对亚胺培南的水解速率比美罗培南快,足以引起细菌对碳青霉烯类的耐药。

2e亚群属于头孢菌素酶,能水解超广谱头孢类,能被克拉维酸或他唑巴坦抑制,变形杆菌染色体介导的可诱导头孢菌素酶常属于2e亚群。2e亚群易与1群AmpC酶和ESBLs混淆,与氨曲南的亲和力极低可与1群AmpC鉴别,目前可能许多2e亚群的酶被鉴定为ESBLs。

2f亚群为非金属碳青霉烯酶,碳青霉烯类是其典型底物,他唑巴坦对2f亚群的抑制作用强于克拉维酸。IMI-1、NMC-1和SME家族是典型的染色体介导的2f亚群酶,KPC型酶和一些GES型酶是质粒介导的2f亚群酶。KPC型碳青霉烯酶与多起多重耐药革兰阴性菌引起的院内感染有关。

3. 3群金属酶 金属β-内酰胺酶(metallo-β-lactamases,MBLs)因活性位点需要金属锌离子而得名,这类酶能水解碳青霉烯类抗生素,水解单环β-内酰胺类药物的能力较弱,不被克拉维酸或他唑巴坦抑制,而被金属离子螯合物如EDTA、吡啶二羧酸(dipicolinic acid)、1,10-o-邻菲啰啉(1,10-o-phenanthroline)抑制,EDTA与锌离子形成络合物使酶失活,后二者通过巯基与活性位点的半胱氨酸形成二硫键,使酶发生不可逆的变化而起抑制作用,依此可与非金属碳青霉烯酶区别。按照金属酶的结构将金属酶分为B1、B2、B3亚类,按照功能将金属酶分为3a、3b、3c亚群,其中B1与B3亚类的功能相近。最初金属酶主要发现于革兰阳性菌,偶尔见于革兰阴性杆菌如脆弱类杆菌或嗜麦芽寡氧单胞菌,目前也发现于可移动元件上。

随着金属酶数量的增多,对其研究也不断深入,人们提出将金属酶分为2个功能亚群,3a亚群主要包括质粒编码的IPM和VIM型酶,多出现于非发酵菌,也出现于肠杆菌科细菌,分子结构上属于B1亚类。常见的L1金属酶及B3亚类的CAU-1、GOB-1和FEZ-1也属于3a亚群,这些酶与锌结合的氨基酸与其他3a亚群酶不同,但它们都需要2个锌离子才能达到最大的酶活性,也有相似的底物谱。3a亚群对青霉素类、头孢类及碳青霉烯类抗生素均有较高活性,但对单环β-内酰胺类活性很低,只有FEZ-1碳青霉烯酶水解头孢菌素类的活性高于青霉素类和碳青霉烯类。

3b亚群的金属酶数量较少,与青霉素类和头孢类抗生素比较,3b亚群的酶倾向于水解碳青霉烯类。通常在等电聚焦凝胶电泳或纯化过程中,用头孢硝基噻吩显色方法很难检测出3b亚群酶的存在,因而碳青霉烯类耐药的气单胞菌细胞提取液中染色体编码的金属酶常常被忽略。1个锌离子结合部位被占据时,3b亚群酶会显示最高的碳青霉烯类水解活性,第2个锌离子实际上对酶活性有抑制作用。

2009年Bush-Jacoby分类法略去了1995年BJM分类法中的4群β-内酰胺酶,因为这些酶的特性尚未完全阐明,深入研究后它们很可能会被归为其他功能群。

(三)β-内酰胺酶的理化性质

β-内酰胺酶的分子量一般在14~49kDa之间,PI为4.3~10.5,G$^+$和G$^-$细菌最适pH分别为6.7~7.0和5.0~8.5;以青霉素为底物的活化酶分别为7.2~8.8和3.2~5.2Kcal/mol;最适温度范围为30~55℃。在体外,其酶动力学可用米曼方程式描述。

在比较酶对抗生素的水解特性时,传统上人们用底物谱表示β-内酰胺酶的水解范围,以区分β-内酰胺酶的种类。一般底物轮廓以相对速率表示,同一特点底物的水解速率为100%,以单一底物高浓度时的相对水解率表示。区分青霉素酶和广谱酶常用青霉素作参考,还应包括氨苄西林、羧苄西林和氯唑西林等;对头孢菌素酶,传统用头孢噻啶作参考,还包括头孢噻吩、头孢西丁、头孢呋辛等;对超广谱酶,还应包括头孢噻肟、头孢他啶、亚胺培南、氨曲南等,总之应使用尽可能多的底物以反映酶的特征。

β-内酰胺酶的活性可被抑制剂抑制,许多抑制剂已应用于临床,如棒状链霉菌中分离到的克拉维酸、半合成广谱酶抑制剂舒巴坦,随后又相继合成了几十种。大致可分为β-内酰胺类和非β-内酰胺类。抑制机制主要是抑制剂对酶的亲和力远大于抗生素对酶的亲和力所致的非竞争性不可逆抑制及竞争性抑制作用。

(四)β-内酰胺酶的分子结构和作用机制

按分子结构,β-内酰胺酶被分为A、B、C、D四类。其中A、C、D类在酶的活性位点上都有丝氨酸,故又称为活性位点丝氨酸酶,其以丝氨酸为中心,周围有几段高度保守的氨基酸序列,共同组成活性中心的腔状结构,以便与β-内酰胺环反应。

A类酶(以TEM-1为代表)其活性中心丝氨酸位于第70位,周围有四段保守序列,分别是70~73位的丝氨酸-X-X-赖氨酸(SXXK四联体,X代表任意一种氨基酸);130~132位的丝氨酸-天冬氨酸-天冬酰胺(SDN三联体);234~236位的赖氨酸-苏氨酸-甘氨酸(KTG三联体)以及166~170位的谷氨酸-X-X-亮氨酸-天冬酰胺(EXXLD)。EXXLD结构位于一个被称为Ω环的结构上;该环具有定位水解反应中所需水分子的作用。上述几段稳定结构共同将70位氨基酸定位于催化腔中心,丝氨酸的-OH、-NH-和237位丙氨酸-NH-基共同形成Oxyanion盒(酰化位点),β-内酰胺环上的羰基在此与丝氨酸-OH、-NH-形成酰化酶复合物。A类酶244位上的精氨酸具有定位另一个水分子的作用,参与水解抑制剂克拉维酸和舒巴坦等化合物。A类酶中的TEM和SHV型酶都有二硫键和盐桥,这不仅对稳定蛋白质构象有帮助,而且在发生氨基酸取代时可保持酶的活性。

B类β-内酰胺酶最主要的特点是其活性中心具有以Zn^{2+}为代表的金属离子。酶活性能被EDTA抑制。目前发现的B类酶并不多,但其碳青霉烯酶活性和存在于整合子上的特性非常令人担心。在B类酶中,人们对Bc-Ⅱ和IMP-1的结构研究地较为清楚。Bc-Ⅱ的二级结构由α-螺旋和β-片层折叠构成,序列为α-β-β-α;而IPM-1缺乏第一个β-片层,并在158~167位间比Bc-Ⅱ缺少3个残基。这类酶所含的锌离子数目不完全相同,与酶结合的方式也不同。已知B类酶中锌离子与周围氨基酸如组氨酸、半胱氨酸和天冬氨酸等通过配位键相连接,共同作用于水分子导致水解反应的发生;锌离子也可和水分子直接形成配位键,其中的-OH对β-内酰胺环上的羰基实施亲核攻击,导致水解反应。这类酶更确切的分子机制尚不完全清楚。

C类酶活性丝氨酸定位于64位,其周围的催化腔与A类酶相似,但较宽松,适于较大分子底物的进入。因而,其活性谱与典型的A类酶不同。由于C类酶活性中心周围缺少定位另一个水分子的精氨酸结构,因而,不能水解β-内酰胺酶抑制剂。

D类酶以OXA型酶为代表,其三级结构也有类似于A类酶的结构域单元。其活性中心周围也有一些保守的氨基酸结构,如118~120位的丝氨酸-X-缬氨酸(SXV)三联体、144~146位的酪氨酸-甘氨酸-天冬酰胺(YGN)以及166~170位的谷氨酸-X-X-亮氨酸-X(EXXLX),它们在功能上分别对应于A类酶的SDN、谷氨酸166和Ω环结构。估计它们的功能与A类酶相似。这些保守的结构在不同的OXA型酶中有所改变,并导致底物谱的变化。

目前对BLA引起的耐药性问题备受关注。主要原因是BLA的种类迅速增多、活性谱逐渐扩大、耐药水平不断提高。社会因素在新的BLA的产生和传播中又起着推波助澜的作用。从分子水平看,基因突变是BLA问题的关键,BLA基因突变可发生于结构基因,也可以发生于调控基因。发生于结构基因的突变如果引起的氨基酸序列变化位于酶活性中心或周围区域,不仅意味着出现了一种新的BLA,而且也意味着这种BLA的底物谱和水解效率也可能发生变化;因为这种变化很可能改变了催化腔的空间构型。如果氨基酸的序列变化的部位远离酶活性中心,则酶活性受影响较小,甚至不受影响;只意味着出现一种新的BLA。发生于调控基因的突变,通过影响BLA的表达水平,进而影响BLA的产量及耐药性水平。由于抗生素选择压力的存在,BLA总的变化趋势是底物谱逐渐拓宽,耐药水平不断上升。

发生基因突变的BLA中,以TEM和SHV最多。主要表现是ESBL的增多。TEM型BLA中,发生突变的部位集中于氨基酸序列的39、69、104、164、238、240、265和276位(表14-3和表14-4)。其中精氨酸-164被丝氨酸或组氨酸取代最为常见。一般认为这种变化使Ω环结构松弛,增加了柔韧性,有利于有较大位阻的底物进入活性中心。谷氨酸-104被赖氨酸取代是另一种常见的突变。据信谷氨酸-104与天冬酰胺-132在空间上接近,二者相互作用对稳定SDN的结构具有重要作用,该部位突变后影响了丝氨酸-130的催化活性。无论是TEM型还是SHV型的BLA,都可发生甘氨酸238→丝氨酸的突变。一般认为该位点对维护KTG三联体所在的β-折叠构型有重要作用,被丝氨酸取代后,较大分子的底物即可与丙氨酸237较好地结合。不过这种取代也可随着β-折叠位置的改变,使底物与活性中心丝氨酸70距离拉大,降低水解效率。与β-内酰胺酶抑制剂耐药有关的两个位点是精氨酸244和甲硫氨酸69。前者具有较长的带电荷的侧链,具有激活水分子、抑制水解的作用。当精氨酸被丝氨酸或赖氨酸取代后,即失去这种作用。因而精氨酸244对抑制剂耐药具有重要作用。甲硫氨酸69位于Oxyanion盒区域,当它被亮氨酸、异亮氨酸或缬氨酸取代后,诱使Oxyanion盒结构改变,使正常的水解反应无法进行,导致了对抑制剂的高水平耐药(如TEM-33~36)。

(五)氨基酸取代和插入对β-内酰胺酶构效关系的影响

通过获得核苷酸序列和X线晶体衍射使人们对β-内酰胺酶的构效关系有了更好的了解。在β-内酰胺酶的构效关系方面研究得最多的是TEM型和SHV型ESBL。Arg_{164}的取代是TEM型酶中最常见的一种,Arg_{164}和Asp_{179}之间通过静电引力和氢键共同维护着Ω环的结构,若产生Arg_{164}→Ser或His取代,后者较弱的氢键作用和静电引力使得164与179位点之间的结构变松散,催化腔空间扩大,有利于较大分子的底物进入活性中心,因而,在水解过程中对头孢噻肟和头孢他啶等超广谱头孢菌素有较高的亲和力。当然这种改变对多数ESBL也有不利的一面,即β-内酰胺环偏离了Ser_{70}活性位点,使酶的水解效率降低。但启动子序列的突变能使ESBL产量增加而补偿酶活性降低。

A类β-内酰胺酶的Ω环为在水解过程中起关健作用的Glu_{166}提供了支架,SHV-16在Ω环的163或167之间插入五肽(DRWET),使其与SHV-1相比,水解区域的柔韧性增加,更有利于头孢他啶等超广谱β-内酰胺类抗生素庞大的C_7侧链进入。定向突变实验也证实了TEM-1在Ω环区的五肽插入能提高菌株对头孢他啶等的耐药性。A类超广谱酶PER-1的X线晶体衍射也显示PER-1的Ω环是有一种新的更广泛的折叠,使其易于容纳上述底物。此外,肠杆菌科细菌的C类酶在相似位点的三肽插入(Ala-Val-Arg),也增加其对肟类头孢菌素及氨曲南的底物特异性。

Ala_{237}的-NH-和CO-可以与β-内酰胺环上的-CO-和酰胺键连接。Ala_{237}→Thr的取代见于TEM-5和TEM-24等。由于Thr侧链含有-OH,更易接受β-内酰胺侧链上-NH-提供的H,从而造成TEM-5和TEM-24对肟类头孢菌素的高效水解。

Gly_{238}→Ser的取代见于部分TEM型酶和大部分SHV型酶中。这种方式的取代有利于超广谱头孢菌素的甲氧胺侧链进入活性位点,因而在水解过程中产生更大的亲和力。与Arg_{164}→Ser的取代一样,这种改变也β-使内酰胺环偏离了丝氨酸活性位点Ser_{70},从而导致酶水解活性降低,但这种降低也可以通过产酶量的增加来补偿。

Glu$_{104}$→Lys的取代也是TEM型超广谱酶常见的一种情况,其结果是提高了酶对头孢噻肟等第三代头孢菌素的水解能力。Glu$_{104}$氨基酸残基取代对底物特异性的影响是间接的。104位点的氨基酸残基对SDN结构单元(130~132位点)起稳定作用,该位点氨基酸残基的改变对活性位点的局部静电位也有影响。尽管E104K的取代在一定程度上提高了酶对第三代头孢菌素的水解能力,但实际上对耐药性没有明显影响。实际上,临床株总是伴有活性位点其他部分的突变,这种两个以上突变的协同效应才明显提高酶对第三代头孢菌素的水解能力。

SHV型酶的Glu$_{240}$位于β-折叠底部,Glu$_{240}$带有强负电荷,但当它被Lys取代后,Lys能与头孢他啶和氨曲南的氧亚胺侧链的羧基末端结合,其结果是提高了酶对头孢他啶和氨曲南等的亲和力。

Met$_{69}$及Arg$_{244}$是与酶抑制剂耐药性相关的重要位点。Met$_{69}$的改变使与之邻近的Ser$_{70}$发生移位(即酰化反应点移位)而偏离底物,影响水解反应的进行,从而丧失对ESBL的竞争性抑制作用。Met的取代可见于许多TEM起源的抑制剂耐药性β-内酰胺酶,这些IRT都表现出对克拉维酸高度耐药。SHV-5的Met$_{69}$→Ile或Val的实验室突变株,在对克拉维酸耐药的同时,对青霉素和头孢菌素的MIC值显著下降,提示这两种表型具有不相容性。Arg$_{244}$通过与水分子(Wat$_{399}$)相互作用激活水分子,而后者在水解反应中起重要作用。无论是自然发生的还是实验室构建的TEM起源的IRT,若244位点发生,Cys,Ser或His残基取代,则表现出对酶抑制剂耐药性升高。这些氨基酸的侧链较短且不能与水分子之间形成氢键,从而无法激活水分子引发亲核水解反应。

(六)几种代表酶

1. AmpC类β-内酰胺酶

(1)起源、分布及特征: AmpC类β-内酰胺酶最初是在耐氨苄西林大肠埃希菌中发现的一种染色体基因编码的β-内酰胺酶,并根据其耐氨苄西林(Ampicillin),加上其分子类别属于"C"类而命名,而目前,它代表由G$^-$杆菌产生的,不被克拉维酸抑制的丝氨酸类头孢菌素酶组成的一个酶家族,属于Bush-Jacoby分类1群。其优先选择的底物为头孢菌素类,对头霉烯类抗生素如头孢西丁高水平耐药,并不被克拉维酸所抑制,可与ESBLs区别。AmpC型β-内酰胺酶引起革兰阴性杆菌对第三代头孢菌素和单环类化合物耐药。大多数肠杆菌属、沙雷菌属、枸橼酸菌属、摩根菌属均可产生AmpC酶。该基因不仅存在于染色体上,而且也存在于质粒上。染色体编码的AmpC酶具有很强的可诱导性,菌株在不接触β-内酰胺抗生素时只产生少量酶,如有诱导作用的抗生素存在时,酶产量显著上升,因而这种酶又称诱导酶。质粒上的AmpC酶在大肠埃希菌及肺炎克雷伯菌中可持续高水平表达,染色体上AmpC酶的调控基因突变后,也可导致非诱导性AmpC酶持续高产状态。由染色体介导的AmpC酶已有53种,由质粒介导的已有19种。

染色体介导的AmpC酶不被克拉维酸抑制,且能水解第三代头孢菌素等β-内酰胺类抗生素。根据AmpC酶的产生方式可分为诱导高产型、持续高产型和持续低产型。多数阴沟肠杆菌、黏质沙雷菌、摩根摩根菌、弗劳地枸橼酸菌及铜绿假单胞菌正常条件下产生少量AmpC酶,当有诱导作用的β-内酰胺类抗生素存在时,AmpC产量可增加100~1000倍;部分大肠埃希菌等细菌的AmpC调控基因发生突变后,会持续高产AmpC酶;少量产AmpC酶菌株的调控基因缺如或突变,使酶的产生失去了诱导性,AmpC酶的持续低水平表达。

质粒介导的AmpC酶源于肠杆菌科细菌,可见于克雷伯菌,沙门菌,弗劳地枸橼酸杆菌,产气肠杆菌,奇异变形杆菌,大肠埃希菌。对第一至第三代头孢菌素,头霉素,氨基糖苷类及抗假单胞菌青霉素均耐药。但对碳青霉烯类,第四代头孢菌素和氟喹诺酮类敏感。这类质粒常同时带有氯霉素、四环素及氨基糖苷类耐药基因,易引起多重耐药。质粒介导的AmpC酶与染色体编码的AmpC酶在分子结构上具有不同程度的同源性。分析遗传学关系,根据氨基酸序列同源性将其分为6个家族:

1)枸橼酸杆菌起源的LAT家族:LAT-1,LAT-2,LAT-3,LAT-4,CMY-2,CMY-3,CMY-4,CMY-5,CMY-6,CMY-7,CMY-9、CYM-12、CYM-13、CYM-14、CYM-15、CYM-17、CYM-18,BIL-1和CFE-1。这些酶主要见于大肠埃希菌、肺炎克雷伯菌和奇异变性杆菌。各基因型与弗劳地枸橼酸菌染色体ampC基因同源性在94%以上。

2)与气单胞菌相关的FOX家族:FOX-1,FOX-2,FOX-3,FOX-4,FOX-5,FOX-6,CMY-1,各亚型之间同源性在96%以上。FOX-1酶最早发现于肺炎克雷伯菌。

3)阴沟肠杆菌起源的Entb家族:MIR-1发现于肺炎克雷伯菌,不被头孢西丁和亚胺培南诱导,与ACT-1酶同源性为91.4%。

4)摩氏摩根菌起源的Morg家族:DHA-1酶发现于肠炎沙门菌,DHA-2是前者的变异体,二者与摩根摩根菌ampC基因同源性为99%。

5)蜂房哈夫尼起源的Haf家族:ACC-1酶发现于肺炎克雷伯菌的质粒上,与蜂房哈夫尼亚菌群ampC基因(AAC-2酶基因)氨基酸同源性为94%。

6)起源未定的家族:MOX-1,MOX-2,CMY-8、CMY-9、CMY-10、CMY-11。

通过氨基酸的替代、插入、或缺失突变,AmpC酶活性位点附近Ω环、H-10、H-11螺旋发生结构改变,使之具有更强的底物结合能力或水解活性,可以使细菌对头孢匹罗和头孢吡肟甚至亚胺培南耐药,这类AmpC酶被称为超广谱AmpC酶(Extended-spectrum AmpC β-lactamases,ESAC),在Bush-Jacoby分类被归为1e群。主要有阴沟肠杆菌的GC1酶和大肠埃希菌和肺炎克雷伯菌质粒介导的CMY-10、CMY-19、CMY-37和ACC-1型AmpC酶突变形成的质粒ESACACC-4等。

最初AmpC酶由染色体介导自然产生,但20世纪80年代以后发现了许多由质粒介导的AmpC酶;在2002年还首次报道了一种同时产ESBL和AmpC酶的沙门菌分离株。目前这类菌株被命名为超超广谱β-内酰胺酶(SSBL)产生株。该类菌株的耐药性更强,更易传播,使相应细菌感染的控制更难。

AmpC类β-内酰胺酶的优先头孢菌素,因此被称为头孢菌素酶。但并非所有头孢菌素都能被AmpC类β-内酰胺酶水解。根据水解速率将头孢菌素分为水解性和非水解性头孢菌素。应该注意的是β-内酰胺类抗生素对AmpC类β-内酰胺酶的敏感性与该药物在体外抗菌活性无关。如氨曲南、头孢他啶被β-内酰胺酶水解速率很低,但高产β-内酰胺酶的细菌这两种药物表现为耐药。

(2)AmpC酶的分子调控:G⁻杆菌染色编码的诱导性AmpC酶的调控机制已被阐明。AmpC酶的表达受amp复合操纵子调控。该操纵子由ampC、ampR、ampD、ampG和ampE基因构成。ampC是该酶的结构基因,编码产生AmpC酶,其他为上游的调节基因。不同菌种甚至同种细菌不同菌株之间ampC基因序列不同。ampR基因呈逆向转录,编码一个分子量为31,000的蛋白质,即诱导性AmpC酶的转录调控因子。AmpR属于细菌LysR调节子家族,和该族其他成员一样,AmpR具有两个调节特性:其一,在β-内酶胺类诱导剂存在时,AmpR激活ampC的转录;其二,在没有诱导剂时,起抑制作用。ampD位于远处染色体上,编码N-乙酰葡糖胺-L-丙氨酸酰胺酶即AmpD。后者底物是带有1,6分子内糖苷键的肽聚糖(包括N-乙酰葡糖胺-N-乙酰胞壁酸酰酐三肽、N-乙酰胞壁酰酐三肽等），其作用是切断N-乙酰胞壁酸与L-丙氨酸之间的酰胺键，释放糖和小肽，以便在肽聚糖合成中循环使用。*ampG*编码膜结合转运蛋白AmpG；后者具有透性酶活性，负责将周浆间隙肽聚糖分解的大分子肽聚糖转运至胞浆内，以便循环使用。在AmpC酶表达中起着向胞浆内传递诱导信号的作用。

染色介导的AmpC酶高水平表达与调节基因突变有关。当*ampD*基因突变，产生有缺陷的AmpD蛋白，可引起*ampC*过度表达，使产酶量明显增加而产生耐药，这种突变称为去阻遏突变；此种耐药机制多见于阴沟肠杆菌。*ampG*基因的缺失或突变可造成N-乙酰葡糖胺-N-乙酰胞壁酸降解的产物N-乙酰葡糖醛-N-乙酰胞壁醛三肽难进入胞浆，结果不能发挥诱导产酶的作用，从而降低β-内酰胺酶的生成量。*ampR*基因突变，直接导致调控*ampC*基因转录能力的丧失。此时，不论*ampD*和*ampG*调节基因是否正常，也不管有无诱导剂存在，都不能对AmpR蛋白产生影响。

*ampE*基因与*ampD*基因相邻排列，位于染色体远端的操纵子部位，编码产生的AmpE蛋白位于细胞内膜，为细胞膜的组成部分，可作为β-内酰胺类药物的信号感受器向细菌传递抗生素存在的信息。AmpE蛋白缺失，即使有AmpR也可导致诱导过程的中断。

环境中没有诱导剂时，AmpR和AmpD蛋白构成一个复合物，抑制*ampC*基因的转录；有诱导剂时，诱导剂与AmpD蛋白相互作用，使AmpD和AmpR不能构成复合物，AmpR可激活*ampC*基因转录，引起AmpC酶的合成增加。*ampD*基因突变，产生功能缺陷的AmpD，难以与AmpR蛋白形成复合物，AmpR可继续发挥激活子作用，使细菌持续合成AmpC酶。反之，如果*ampR*基因突变，无论AmpD蛋白的存在情况，都不能激活*ampC*基因的转录。

目前发现染色体介导的产酶菌株中，诱导高产型转变为持续高产型多数由于*ampD*基因突变引起。突变会产生有缺陷的AmpD，使菌株去阻遏持续高水平表达AmpC酶；突变也可出现高度诱导型菌株，环境中没有诱导剂时，AmpC酶的生成量很小，有诱导剂时，即使是更低水平的诱导剂也会诱导出比野生菌株更高水平的AmpC酶。

一般认为质粒介导的AmpC酶，其*ampC*没有调控基因，呈持续性高表达，目前发现有些质粒介导的AmpC酶如DHA-1、DHA-2、ACT-1可能也有调控序列，只是详细机制尚不清楚。质粒本身的快速复制和可转移的特点，产生了更多的耐药菌株，其数目以平均每年发现1~2个新质粒的速度增加，质粒编码的与染色体编码的AmpC酶具有不同程度的同源性（37%~99%）。阴沟肠杆菌、弗氏柠檬酸杆菌、摩氏摩根菌产生的染色体编码的AmpC酶分别与以下三组质粒编码的AmpC酶高度相关：CMY-2~3，LAT1~4（98%氨基酸同源）；MRI（90%氨基酸同源），ACT-1；PAH-1。

2. 超广谱β-内酰胺酶（extended spectrum β-lactamases，ESBLs） 超广谱β-内酰胺酶是由质粒介导的能赋予细菌对多种β-内酰胺类抗生素耐药的一类酶，它主要由G⁻杆菌产生，是当前最受关注的一类β-内酰胺酶。这类酶能水解青霉素类、第一、第二、第三代和部分第四代头孢菌素及氨曲南。部分产ESBL的菌株同时对氨基糖苷类和氟喹诺酮类耐药。临床上一旦确定肠杆菌科细菌是ESBL产生株，可选择的β-内酰胺类药物只有碳青霉烯类和头霉素类。虽然ESBL对酶抑制剂敏感，理论上可选择β-内酰胺类/酶抑制剂复合制剂，但临床效果尚需进一步验证。

大部分ESBL分子结构为A类，属于BJM功能分类2be亚群，少数属于B、C和D类，分别属于BJM功能分类的3a、1和2d亚群。2be亚群至今已发现近百种，多由质粒介导传播。根据分子结构和来源，ESBL可分为5类，即TEM型、SHV型、CTX-M型、OXA型和其他类型。另外如果以水解超广谱抗生素为标准,2be亚群以外的β-内酰胺酶部分也可称为ESBL。

（1）TEM型ESBLs：TEM型酶最初发现于一株大肠埃希菌,由于携带该菌株的患者叫Temoniera而得名。至今发现的TEM型酶有170余种,分布在Bush-Jacoby分类的2b、2be、2br和2ber亚群。2be和2ber亚群的酶都属于超广谱酶,至2009年底已经发现的2be亚类的TEM型酶有79种,2ber亚类有9种。TEM-1、TEM-2都是广谱β-内酰胺酶,能水解头孢噻吩和头孢拉啶等第一代头孢菌素,主要介导细菌对各种青霉素耐药。1989年发现的TEM-3是第一个TEM型超广谱酶,TEM-1型是G⁻菌中最为常见的β-内酰胺酶,TEM-2型是TEM-1的第一个衍生物,与TEM-1相比是在39位氨基酸残基处发生了Ser→Lys的突变,而二者生化特性几乎完全相同；由于历史原因,过去人们常根据耐药表型或发现地命名ESBL。如CTX-1和CAZ-1即为现在的TEM-3和TEM-5；RHH-1即为TEM-9。TEM型等电点在5.1~6.5之间,由于许多酶的等电点相同,因而不能用SDS-PAGE完全区分它们。

TEM型的突变位点主要集中在以下几点：TEM酶的104、164、238、240位点。164位点突变使酶的底物结合腔扩大,酶与β-内酰胺类充分发生作用,104和240位点氨基酸的突变能加强酶对头孢他啶的水解作用,238位点的取代可使酶对头孢噻肟水解能力增强。其他位点的突变也影响着酶的活性,如237位氨基酸的取代增加了酶对头孢噻肟的水解能力,却降低酶对头孢他啶和氨曲南的水解能力,69、130、275、276位点的突变可使酶对酶抑制剂耐药。部分TEM突变情况见表14-5,这些新的衍生酶大多是ESBL,它们的出现主要是由于新一代抗生素诱导的结果。TEM型ESBL常见于肺炎克雷伯菌和大肠埃希菌,在产气肠杆菌、摩氏摩根菌、奇异变形菌、雷氏变形菌、沙门菌属等肠杆菌属都有报道,在铜绿假单胞菌也有发现。最近TEM-17型在分离黄褐二氧化碳嗜纤维菌的血培养中也被发现。

表14-5 TEM型β-内酰胺酶的氨基酸取代情况

β-内酰胺酶	39	69	104	164	205	237	238	240	244	265	276
TEM-1	Gln	Met	Glu	Arg	Gln	Ala	Gly	Glu	Arg	Thr	Asn
TEM-2	Lys										
TEM-3	Lys		Lys				Ser				
TEM-4			Lys				Ser			Met	
TEM-5				Ser		Thr		Lys			
TEM-6			Lys	His							
TEM-7	Lys			Ser							
TEM-8	Lys		Lys	Ser			Ser				
TEM-9			Lys	Ser							Met
TEM-10				Ser				Lys			
TEM-11	Lys			His			?				
TEM-12				Ser							
TEM-13	Lys									Met	
TEM-15			Lys				Ser				
TEM-16	Lys		Lys	His							

续表

β-内酰胺酶	39	69	104	164	205	237	238	240	244	265	276
TEM-20							Ser				
TEM-21			Lys								
TEM-24			Lys	Ser		Thr		Lys			
TEM-25							Ser				Met
TEM-26			Lys	Ser							
TEM-27				His				Lys			Met
TEM-28				His				Lys			
TEM-29				His							
TEM-30									Ser		
TEM-31									Cys		
TEM-32		lle									
TEM-33		Leu									
TEM-34		Val									
TEM-35		Leu									Asp
TEM-36		Val									Asp
TEM-37		lle									Asp
TEM-38		Val									
TEM-39		Leu									Asp
TEM-40		lle									
TEM-41									Thr		
TEM-42	Lys						Ser	Lys			Met
TEM-43			Lys	His							
TEM-54											

（2）SHV型ESBLs：SHV是Sulphydryl Variable的缩写，是根据这种酶的生物化学特性命名的。至2009年已经发现SHV型酶127个，分布在Bush-Jacoby分类的2b、2be、2br亚群，属于2be亚群的有37种。SHV-1是广谱β-内酰胺酶，可由于一个或多个氨基酸的改变，转变为ESBL。至今发现的SHV型酶中只有SHV-1和SHV-11是广谱酶，其他均是ESBLs。SHV型等电点一般在7.0~8.2之间，该酶完全不能水解苯唑西林，但对氨苄西林的水解能力比TEM型酶强。其突变位点主要集中在SHV-179、205、238、240。其中238、240位点的突变分别对水解头孢他啶和头孢噻肟起关键作用。238位甘氨酸被丝氨酸取代后，SHV型酶对头孢噻吩、头孢他啶及氨苄西林的亲和力明显提高，取代后的丝氨酸对头孢他啶的水解非常关键。240位的谷氨酸被赖氨酸取代后，增加了酶对头孢噻肟的水解能力。G238S和E240K型突变时发生，增强了酶对氨曲南和头孢他啶的水解作用，这种联合突变见于SHV-4、7、9、10、12、18、22、45、46等，其中来源于SHV-5的SHV-10对酶抑制剂耐药，主要是由于130位点的突变，是首个报道的耐

酶抑制剂的SHV型超广谱酶。SHV-1基础上发生Asp179Ala突变,使酶水解头孢他啶的能力增强,对头孢噻肟却无水解活性,形成了SHV-6。Arpin C等2001年发现了SHV-16,与其他突变不同,它是在163和167位之间插入了一个五肽:163DRWET167。SHV-38具有水解亚胺培南活性,与SHV-1相比,只是氨基酸序列在149位发生了缬氨酸取代丙氨酸的突变。SHV型ESBL主要见于肺炎克雷伯菌、差异柠檬酸杆菌、大肠埃希菌和铜绿假单胞菌。几种SHV型β-内酰胺酶的氨基酸取代情况见表14-6。

表14-6　SHV型β-内酰胺酶的氨基酸取代情况

β-内酰胺酶	205	238	240
SHV-1	Arg	Gly	Glu
SHV-2		Ser	
SHV-3	Leu	Ser	
SHV-5		Ser	Lys
SHV-7		Ser	Lys
SHV-12		Ser	Lys

（3）CTX-M型ESBLs:CTX-M型酶因优先水解头孢噻肟而得名,这种酶一般由质粒编码,由291个氨基酸组成,均属于2be亚群的超广谱酶,至今已发现90余种。此群酶与TEM和SHV型酶关系不密切,仅有40%左右的同源性,有较高的等电点。主要见于大肠埃希菌、沙门菌、肺炎克雷伯菌、奇异变形菌。CTX-M型ESBL能高度水解头孢噻肟,而水解头孢他啶的能力较低。Ser237存在于所有的CTX-M型β-内酰胺酶中,但是对水解头孢菌素的酶并不起关键作用,Arg276对水解头孢菌素酶起重要作用。对于质粒介导的CTX-M型ESBL的来源目前还不十分清楚。根据蛋白质序列可以将CTX-M型β-内酰胺酶分为5个亚群(同源性大于94%为为一组,小于或等于90%分为另一组):①CTX-M-1群:包括CTX-M-1、CTX-M-3、CTX-M-10、CTX-M-12、CTX-M-15、CTX-M-22;②CTX-M-2群:包括CTX-M-2、CTX-M-4、CTX-M-5、CTX-M-6、CTX-M-7、CTX-M-20和Toho-1;③CTX-M-8群 包括CTX-M-8和CTX-40;④CTX-M-9群:包括CTX-M-9、CTX-M-13、CTX-M-14、CTX-M-16、CTX-M-18、CTX-M-19、CTX-M-21、Toho-2型;⑤CTX-M-25群,包括CTX-M-25、CTX-M-26、CTX-39。

这种分组提示它们可能来自同一祖先。有研究显示,在一些CTX-M基因和染色体编码的吕克沃尔菌基因的上游区,有266bp完全相同,提示它可能是CTX-M-2/5的来源,由染色体编码的KLUC-1、KLUA-1(分别来源于栖冷吕克沃尔菌和抗坏血酸吕克沃尔菌)与CTX-M-1和CTX-M-2分别有86%和99%的氨基酸同源性。由染色体编码的KLUG-1(来源于Kluyvera Georgiana)同CTX-M-8的氨基酸同源性高达99%,仅有一个氨基酸不同。目前发现与CTX-M型酶活性相关的位点有多个,如104、160、167、232、237、244等,但究竟哪个位点起关键作用还未确定。

CTX-M型β-内酰胺酶对头孢噻肟、头孢曲松、氨曲南耐药,而对头孢他啶和亚胺培南敏感。此外,对他唑巴坦敏感,对舒巴坦和克拉维酸耐药是所有CTX-M型酶的一个特点。产CTX-M型ESBL的菌株已经在世界各地被发现。其中CTX-M-3型在肠杆菌科中最为常见,是目前流行最广泛的CTX-M型ESBL,在我国除CTX-M-3外,还有CTX-M-14检出率较高。

（4）OXA型ESBLs：OXA型酶属于Bush-Jacoby分类2d、2de、2df亚群,至今已发现有158种,因为水解苯唑西林的最大速率大于或等于水解青霉素的最大速率,因此,被称为苯唑西林酶(oxacillinase)。OXA基因主要位于质粒或整合子上,其氨基酸序列与A、C类酶有16%的一致性,分子分类被称为D类。该类酶对酶抑制剂不敏感,但100mmol/L的氯离子(常用Nacl)能强烈抑制其活性。水解底物时,许多OXA型酶表现出爆发动力学(burst kinetics)特性,即初始反应速率下降非常迅速,然后才达到一个稳态速率。底物消耗学说不可能合理解释初始速率的这种特点,并因此给不同资料之间的比较带来困难。这类酶主要存在于铜绿假单胞菌和肠杆菌科细菌,通常介导对氯唑西林、苯唑西林和甲氧西林的耐药(如OXA-1、OXA-2和OXA-3)。随着基因突变,新产生的一些OXA型酶的底物谱发生了变化,出现了能水解碳青霉烯的OXA型酶,即2df亚群(如OXA-23,24,25,26,27,51,58)和超广谱的OXA型酶即2de亚群,目前发现的2df亚群的酶有48种,2de亚群的酶有9种。

超广谱OXA型酶主要衍生于OXA-2和OXA-10。OXA-11、14、16、17型ESBL来源于OXA-10。与OXA-10相比,OXA-14仅有一个氨基酸不同,OXA-19则有9个氨基酸不同。在OXA-10相关的这些ESBL之间,有一个和2个氨基酸的替代,主要在Ser73→Asp和Glyl57→Asp。特别是Glyl57→Asp的替代对头孢他啶的高水平耐药是必需的,这些突变对OXA型变种产生ESBL表型都是必需的。OXA-15来源于OXA-2,OXA-18并不是直接来源于OXA型酶,与其同源性最高的是OXA-9,也仅为42%。与大部分对头孢他啶耐药的OXA型ESBL相比,OXA-17对头孢氨噻、头孢曲松耐药,OXA-18可以被克拉维酸所抑制。在鲍氏不动杆菌中也已经发现了OXA-21,但还不清楚其是ESBL还是广谱酶。目前,除了OXA型ESBL外,还有其他不产ESBL的OXA,包括OXA-20、OXA-22、OXA-24、OXA-25、OXA-26、OXA-27、OXA-30,OXA型β-内酰胺酶主要见于土耳其和法国。

OXA-2对苯唑西林、氨苄西林、青霉素和氯唑西林有较好的水解活性,对第三代头孢菌素类和氨曲南只有微弱活性,而衍生于它的OXA-15对头孢他啶、头孢曲松、拉氧头孢、头孢吡肟及氨曲南的水解活性明显增强。同样OXA-10对苯唑西林、氨苄西林、氯唑西林、甲氧西林和青霉素也有较好活性(依次降低),对第三代头孢菌素类和氨曲南只有微弱活性,但其衍生酶OXA-11、14、16可介导对头孢他啶的高水平耐药(MIC≥128mg/L)。OXA-10衍生的OXA-17对头孢他啶的水解活性较弱,却能高水平水解头孢噻肟。从分子水平看,OXA-11、14、16在167位都发生了甘氨酸→天冬氨酸的突变;而OXA-17的77位处发生了天冬氨酸→丝氨酸的突变。这可能是它们耐药谱不同的原因,因为这些位点处于保守区或处于活性中心附近。

另外,分离自铜绿假单胞菌的OXA-18能介导对头孢他啶和氨曲南耐药,其活性能被克拉维酸抑制;衍生于OXA-13的OXA-19可介导对头孢他啶耐药;OXA-28也可水解头孢他啶。

虽然上述OXA型酶具有ESBL特性,但临床和实验室一般不易检出这类酶,只偶尔可查出OXA-18、45、53。因为这几种酶能被克拉维酸抑制,后者与头孢他啶可表现协同效应。爆发动力学特征说明酶中间产物有2种活性不同的同分异构体结构,其中一种为无活性的非再生酶,导致水解速率迅速降低,给测定带来不便。此外,某些OXA型酶,如OXA-16的体内耐药性和体外水解效率并不平行,许多产OXA型酶的铜绿假单胞菌同时产PER-1(介导头孢他啶耐药);这些都给结果分析带来困难。有人发现二苯基磷酸盐可抑制D类酶,可据此研究相应的检测方法,目前分析OXA型酶的特性需要基因分析、酶学测定和表型分析同时进行,全面地进行评价。

（5）其他ESBLs：除了上述的类型外，尚有其他少见的ESBLs类型，如PER-1~PER-5和VEB-1~VEB-7等。PER型酶属于A类酶，由308个氨基酸组成，等电点为5.4，目前已发现有5种，均是超广谱酶，能水解氧亚氨基头孢菌素，如头孢他啶、头孢噻肟、头孢曲松、头孢哌酮、氨曲南等，可被克拉维酸抑制。最初发现于铜绿假单胞菌，由染色体编码，后来在铜绿假单胞菌和肠杆菌科细菌如大肠埃希菌、鼠伤寒沙门菌、肺炎克雷伯菌的质粒上均有发现。产生PER酶的细菌常常对氨基糖苷类和氟喹诺酮类耐药，对头霉素类和碳青霉烯类敏感。应用分子模型和定位突变技术对PER型酶进行了多位点研究，发现Glu166Ala突变可使酶对头孢噻肟的活性完全丧失，对头孢他啶和氨曲南的活性降低明显。其他位点如104、170、220、237位点的突变也能改变酶的活性。PER-1主要在土耳其流行，在法国、意大利、韩国及国内上海等地也有发现，PER-2则主要在南美流行。

VEB型β-内酰胺酶均为超广谱酶，至今已发现7种，与PER-1和PER-2的同源性为38%，VEB型酶的特点是对头孢他啶和氨曲南高水平耐药，对克拉维酸敏感。VEB-1首先是由越南患者分离的大肠埃希菌中发现，随后也在泰国患者分离的铜绿假单胞菌出现。国内上海瑞金医院也发现有产VEB-1酶铜绿假单胞菌的流行，并证实该酶存在于Ⅰ型整合子上，随后该院又从阴沟肠杆菌中发现了VEB-3型酶。目前VEB型酶在阴沟肠杆菌、阪崎肠杆菌、肺炎克雷伯菌及鲍曼不动杆菌中均有检出。

现有的研究结果表明VEB-1型酶分为VEB-1a和VEB-1b两个型别，二者的突变在信号肽序列，酶蛋白分泌出细胞时，信号肽被切割，活性酶完全相同。VEB-2酶的突变为Thr25Ala，紧邻信号肽序列，与VEB-1相比酶活性也没有变化。瑞金医院证实VEB-3的突变为Ile18Val和Leu56Phe，18位的突变位于信号肽内，对酶活性无影响，后者临近酶活性中心的Ser-70，引起酶活性的较大改变。VEB-1与VEB-3比较，二者的等电点均为7.45，但VEB-1对阿莫西林的亲和力远高于VEB-3，Km值相差20倍，对头孢噻吩活性也高于VEB-3，而VEB-3对头孢他啶和头孢噻肟的亲和力明显高于VEB-1，Km值相差1倍左右。

其他超广谱酶还有CME-1、TLA-1及非典型超广谱酶SFO-1和GES-1等，这些酶在临床检出较少。

3. 金属β-内酰胺酶

（1）酶的种类和特性：金属β-内酰胺酶简称金属酶。按分子结构分类为B类，按Bush-Jacoby分类为第3群。按其底物特征，又可将其分为3a、3b和3c三个亚群。按基因编码序列相似度将金属酶分为B1、B2和B3亚类。

1）3a亚群金属β-内酰胺酶：3a亚群金属β-内酰胺酶包括B1和B3两个亚类。

B1亚类在蜡状芽孢杆菌、脆弱拟杆菌、黏质沙雷菌和铜绿假单胞菌等发现。除了SFB-1不能水解氨苄西林、羟基噻吩青霉素、三代头孢菌素及美罗培南外，其他均能水解单环以外的几乎所有β-内酰胺类抗生素，包括青霉素类、头孢菌素类和碳青霉烯类。B3亚类在嗜麦芽窄食单胞菌中发现，其水解的β-内酰胺类抗生素同B1亚类一样广泛。

2）3b和3c亚类金属β-内酰胺酶：3b亚群类包括B2亚类，在嗜水气单胞菌、维罗纳气单胞菌和洋葱伯克霍尔德菌中发现。其水解β-内酰胺类抗生素谱较窄，最适合水解碳青霉烯类。3c亚类仅从戈氏荧光杆菌中分离到，它能极迅速地水解氨苄西林和头孢拉啶。

3）金属型β-内酰胺酶的催化活性：金属型（B型）β-内酰胺酶水解β-内酰胺类抗生素的最大特点是其活性需要金属离子介导。3a亚群金属β-内酰胺酶每一个单体达到最大酶反应活性需2个锌离子。3b和3c亚群只需加入一个Zn^{2+}就能达到最大反应活性。值得注意的是3b亚群第2个Zn^{2+}加入反而会抑制金属β-内酰胺酶的活性。金属型β-内酰胺酶可广泛水解各类β-内酰胺类抗生素，其活性不被现有的β-内酰胺酶抑制剂抑制，表现出结构和作用机制的多样性，使其介导的抗生素耐药性很难被克服。

β-内酰胺类抗生素的水解通常有2个步骤，即亲核试剂进攻β-内酰胺环的羰基和β-内酰胺环的C-N键的断裂。金属酶家族成员之间的氨基酸序列同源性较低，但普遍存在αβ/βα折叠结构，该结构临近酶活性中心，并为锌离子发挥催化作用提供了6个氨基酸。B1亚类活性中心通常需要2个Zn离子才能发挥作用，以CcrA为例，一个锌离子（Zn1）的结合位点的配体为His116、His118和His196，另一个锌离子（Zn2）的配体为Asp120、Cys221和His263。β-内酰胺类的羰基首先与第一个锌离子结合，形成一个阴离子四面体复合物，第二个锌离子可直接与底物作用，将底物的位置摆正使其更易受亲核试剂攻击，在酶的水解过程中起降低β-内酰胺环开环能垒（energetic barrier）的作用。

B2亚类活性中心只有一个锌离子（Zn2），与B1亚类的不同是His116被Asp取代。单锌酶与底物结合后，His118和Asp120活化的水分子起着亲核试剂的作用，进攻β-内酰胺环的羰基，锌离子与N原子桥连，促使C-N断裂。

（2）主要的金属酶种类

1）IMP型金属酶：IMP型金属酶属于3a功能群，B1分子亚类，至今发现有IMP-1至IMP-26共26种，编码基因多数位于I类整合子上，绝大多数的整合子位于质粒上，个别位于染色体的转座子上，如IMP-2。因而IMP型金属酶基因很容易在细菌间传播。IMP-1于1991年在日本被发现，在我国发现的有IMP-4、IMP-8、IMP-9及IMP-24，主要从黏质沙雷菌、肺炎克雷伯菌、铜绿假单胞菌和鲍曼不动杆菌中分离到。IMP-1水解底物谱较广，包括头孢菌素类和碳青霉烯类抗生素。IMP家族多数由IMP-1突变而来，但IMP-3与IMP-1只有2个氨基酸的差异，却不能水解青霉素、氨苄西林、亚胺培南和头孢他啶，被认为是IMP-1的祖先。IMP-2与IMP-1的同源性为85%，二者水解对头孢西丁、头孢他啶、头孢吡肟和亚胺培南的活性相似，但对青霉素类美罗培南及头孢噻啶的差异较大。IMP-10与IMP-1的差异在于前者49位为缬氨酸，后者为苯丙氨酸，结果IMP-10水解青霉素类的能力明显低于IMP-1，二者对头孢类和碳青霉烯类的水解能力差异不大。总之，不同IMP型酶的底物谱也有一定差异。

2）VIM型金属酶：VIM型金属酶也属于3a功能群，B1分子亚类，至今发现有VIM-1至VIM-27共27种。首个VIM型酶发现于1999年，被命名为VIM-1，能水解单环β-内酰胺类外所有β-内酰胺类抗生素，基因位于整合子上，可在不同菌株之间进行传播。目前在各大洲均有发现，国内在铜绿假单胞菌中检出了VIM-2型酶。除了铜绿假单胞菌外，VIM型酶也见于大肠埃希菌、阴沟肠杆菌、不动杆菌等。根据氨基酸序列不同，将VIM型酶分为VIM-1类、VIM-2类和VIM-7类3个亚群。VIM序列中第224位和228位氨基酸的种类可能与酶的底物特异性有关，对比研究发现VIM-1、4、7、12、14、19、27的224位均为His；VIM-2、3、6、9、10、11、15、16、17、23、24的224位均为Tyr；VIM-5、13、26的224位均为疏水性Leu。VIM-1、12、23、26、27的228位为Ser，VIM-24为Leu，其他多为Arg。

3）NDM-1型金属酶：NDM-1是New Delhi Metallo-β-lactamase 1的缩写，是2009年在肺炎克雷伯菌中发现，该细菌来自一位印度裔瑞典尿路感染患者样本，根据患者可能感染的地点而命名。至今NDM-1在世界各地均有检出，国内也有多篇检出报告。该酶属于3a功能群，B1分子亚类，由270个氨基酸构成，分子量约为28000，理论等电点为5.88，是目前底物谱最广的金属β-内酰胺酶,能水解青霉素类、头孢菌素类和碳青霉烯类抗菌药物,不被酶抑制剂抑制,β-内酰胺类抗生素中,仅对氨曲南无水解活性。携带NDM-1基因的细菌多为大肠埃希菌和肺炎克雷伯菌,其他肠杆菌科细菌如阴沟肠杆菌、变形杆菌、弗劳地枸橼酸菌、产酸克雷伯菌、摩氏摩根菌、普罗威登菌及铜绿假单胞菌、鲍曼不动杆菌和肠球菌中均有检出。NDM-1酶多位于质粒上,为耐药基因在细菌间的传播提供了条件。NDM-1本身底物谱比较宽,基因所在的质粒常带有多种耐药基因,致使产生NDM-1的细菌多表现为对常用抗生素全部耐药,仅对替加环素和多黏菌素敏感。因此带有NDM-1酶的细菌常被称为"超级细菌"。

质粒传播和克隆暴发在NDM-1基因的传播中起了重要作用,在质粒IncL/M、IncA/C、IncN2、IncFⅡ、IncH、IncHI1及某种未定型的质粒上均已检出了NDM-1基因,在印度和英国IncA/C质粒是最常见的检出质粒,国内瑞金医院在肠杆菌科细菌中检出了带有NDM-1基因的IncFⅡ-FIB和IncX-3型质粒,而IncX-3型质粒被认为是窄宿主谱质粒,只在肠杆菌科细菌中传播。

NDM-1酶的结构和其他金属酶相似,也有αβ/βα折叠结构,以2个锌离子为催化中心,X线晶体衍射技术和分子对接技术均证明NDM-1的催化活性口袋比其他金属酶的活性口袋大,NDM-1不需要明显的构型变化即可与β-内酰类底物结合,表现出更广的底物谱。分子对接表明能被NDM-1水解的β-内酰胺类抗生素在催化过程中,其酰胺氧和羧酸基团分别与Zn1和Zn2相互作用,具有桥连作用的水的羟基处于亲核试剂攻击的位置,而不被NDM-1水解的氨曲南、克拉维酸等阻止或取代了桥连羟基的作用。这就为NDM-1的底物谱作了较好的解释,分子对接还表明拉氧头孢不是NDM-1的合适底物,甚至是一种抑制剂。

4. 碳青霉烯酶(carbapenemases) 碳青霉烯类抗菌药物的耐药主要与下列因素有关:碳青霉烯酶的产生、主动外排系统的作用、靶位的改变、高产AmpC酶并伴有膜孔蛋白的缺失,其中碳青霉烯酶在耐药中起着重要作用。碳青霉烯酶是一个功能学概念,最初主要指金属酶,目前指一组能水解碳青霉烯类抗菌药物的β-内酰胺酶,涉及Ambler分子分类的A、B、D类(表14-7),这些酶大多也能水解其他β-内酰胺类抗生素。碳青霉烯酶多在肠杆菌科、假单胞菌属和不动杆菌属细菌中检出,多数的情况下,碳青霉烯酶基因在可移动的质粒上,克拉维酸、他唑巴坦和舒巴坦对碳青霉烯酶没有活性。

OXA型碳青霉烯酶常发现于铜绿假单胞菌和鲍曼不动杆菌,基因常位于质粒或染色体上,通常对碳青霉烯类的水解活性较低,OXA型酶的特点是突变发生较快,底物谱不断扩展,由于OXA型酶的产生,美国50%以上的鲍曼不动杆菌对碳青霉烯类耐药。

丝氨酸碳青霉烯酶有多种亚型,基因位于染色体和质粒上,能降低细菌对所有β-内酰胺类抗生素的敏感性。亚胺培南和头孢西丁能诱导染色体介导的碳青霉烯酶的产生,这类酶能导致细菌对青霉素类、碳青霉烯类和氨曲南的耐药,但不能介导对超广谱β-内酰胺类的耐药。KPC-1酶是1996年在美国发现的一种质粒介导的丝氨酸碳青霉烯酶,由一株肺炎克雷伯细菌产生,并因此而命名(*K.pneumoniae* carbapenemase-1, KPC-1),目前在肠杆菌科其他细菌中也有发现,该酶对亚胺培南和美罗培南高水平耐药(MIC为16μg/ml)。目前检出的产KPC型酶的细菌通常对喹诺酮类和氨基糖苷类耐药,但对替加环素和多黏菌素敏感。

表14-7 碳青霉烯酶的分类

Bush-Jacoby 分群	分子类别	常用名称	碳青霉烯酶	水解底物					酶抑制物	
				青霉素	一、二代头孢菌素	三代头孢菌素	氨曲南	亚胺培南	EDTA	克拉维酸
2f	A	丝氨酸碳青霉烯酶	NMC	+	+	+	+	+	−	+
			IMI	+	+	+	+	+	−	+
			SME	+	+	+−	+	+	−	+
			KPC	+	+	+	+	+	−	+
			GES	+	+	+	−	+−	−	+
3a	B	金属酶	IMP	+	+	+	−	+	+	−
			VIM	+	+	+	−	+	+	−
			GIM	+	+	+	−	+	+	−
			SPM	+	+	+	−	+	+	−
2df	D	丝氨酸碳青霉烯酶	OXA	+	+	+−	−	+−	−	+−

　　至今命名的KPC型酶有KPC-1至KPC-15,其中KPC-1和KPC-2被证明是同一种酶,等电点为6.7,全球检出的KPC酶以KPC-2和KPC-3为主,国内检出的主要是KPC-2。不同型别的KPC酶氨基酸序列不同(表14-8),酶活性也有所差别,如KPC-2酶对亚胺培南的水解能力强于KPC-4、5,对头孢他啶的水解能力比后二者弱,对其他β-内酰胺类抗生素有较强的水解能力。

表14-8 不同ＫＰＣ酶之间的氨基酸差异

型别	103位氨基酸	239位氨基酸	272位氨基酸
KPC-2	脯氨酸	缬氨酸	组氨酸
KPC-3	脯氨酸	缬氨酸	酪氨酸
KPC-4	精氨酸	甘氨酸	组氨酸
KPC-5	精氨酸	缬氨酸	组氨酸
KPC-6	脯氨酸	甘氨酸	组氨酸
KPC-7	脯氨酸	缬氨酸	酪氨酸
KPC-8	脯氨酸	甘氨酸	酪氨酸
KPC-9	脯氨酸	丙氨酸	酪氨酸
KPC-10	精氨酸	缬氨酸	酪氨酸
KPC-11	亮氨酸	缬氨酸	组氨酸
KPC-12	脯氨酸	缬氨酸	组氨酸
KPC-13	脯氨酸	缬氨酸	酪氨酸
KPC-14	脯氨酸	缬氨酸	组氨酸

bla_{KPC}基因的传播与质粒关系密切,已经在IncFⅡ、IncN、IncL/M、pUVA01质粒上检出了bla_{KPC}基因,国内检出的bla_{KPC}基因位于Tn3家族的Tn4401转座子的整合子区域。bla_{KPC}基因的表达并不一定导致细菌对碳青霉烯类的耐药,外膜蛋白突变缺失(OmpK35/36或OmpF/C)对KPC酶产生株表达碳青霉烯类耐药活性产生了重要作用,KPC酶产生株常伴有其他β-内酰胺酶(包括ESBL)、氨基糖苷类修饰酶、喹诺酮类异构酶的产生,表现出多重耐药性。

鉴别金属酶与底物谱相近的丝氨酸酶(如AmpC酶)可以将产β-内酰胺酶的细菌裂解产物用83mmol/L的EDTA处理后,做等电聚焦电泳,然后用1mmol/L的硫酸锌处理凝胶,并做netrocefin显色实验。金属酶则能被EDTA抑制,加入锌离子可使酶活性恢复;而丝氨酸酶则不受影响,电泳后用0.1mmol/L丝氨酸酶抑制剂BRL42715处理凝胶,其结果恰恰相反。此外,改良的三相水解实验,PCR方法和探针方法也用于金属酶的检测。

三、牵制机制产生的耐药性

牵制机制(trapping mechanism)产生的耐药性是指β-内酰胺酶与某些耐酶的β-内酰胺类抗生素迅速结合,使药物停留在胞浆膜外间隙中,不能到达其作用靶位—PBPs,从而不能产生抗菌作用。此种机制并非是由于β-内酰胺酶水解药物所致。

四、细菌外膜的屏障作用产生的耐药性

G$^+$菌的细胞壁对于β-内酰胺类抗生素可以通透,而G$^-$杆菌的外膜结构与G$^+$菌的细胞壁的结构有很大差别。前者是以脂多糖和磷脂为主组成的双层结构;在外膜中还有许多膜蛋白、脂蛋白和起通道作用的Porin蛋白。

细菌外膜屏障作用产生耐药性的最典型的例子是铜绿假单胞菌。很多广谱抗生素和抗菌药都对该菌无作用或作用很弱,主要是由于不能透过该菌外膜进入菌体内。故铜绿假单胞菌对许多抗生素天然耐药。细菌接触抗生素后,产生与此相关的获得耐药机制之一是提高外膜屏障作用,使外膜通透性下降,阻止或减少抗菌药物进入菌体。这种降低外膜通透性的耐药机制主要是通过改变跨膜通道孔蛋白(porin蛋白)的结构,使其与药物的结合力降低,以及减少跨膜孔蛋白的数量,甚至使其消失来实现的。一般情况下,细菌以外膜的孔蛋白Omp F和Omp C为主组成非特异性跨膜通道,孔径分别为1.16nm和1.08nm。能让亲水性物质,包括β-内酰胺抗生素通过而进入菌体内。当细菌接触抗生素后,菌株发生突变,表达Omp F和Omp C蛋白的结构基因失活而不能表达,使相应的蛋白减少或消失,使进入菌体内的β-内酰胺类大量减少而产生耐药性。如大肠埃希菌、鼠伤寒沙门菌等G$^-$杆菌即是如此。

此外,还有特异的专门让某种抗生素通过的膜通道蛋白。例如,铜绿假单胞菌有C、D、E、F膜孔蛋白,其中D蛋白分为D1和D2,其中D2蛋白(Opr D2,分子量45 K D)构成的特异性通道只允许亚胺培南进入菌体内,发挥强大的抗菌作用。该菌对亚胺培南产生耐药突变时,Opr D2蛋白的基因表达缺损,导致Opr D蛋白膜通道丢失,使亚胺培南进入菌体受阻,产生了对亚胺培南特异性耐药。

五、细菌主动外排药物产生的耐药性

许多细菌的细胞膜存在对抗生素的主动外排系统,使药物排出量增加而产生耐药性。组成细菌的药物外排系统的蛋白通称膜转运蛋白;其数量众多,功能各异。由于其介导的药物外排过程需要能量,故称为主动外排。现已发现了细胞膜转运蛋白系统总计超过了250个家族,分为5类:①膜通道蛋白115个;②次要主动转运体78个;③主要主动转运体23个;④组易位体(group translocator)6个;⑤功能或机制不明的转运蛋白51个。介导主动外排耐药性的转运蛋白属于次要主动转运体和主要主动转运体,分别以质子移动力(proton motive force,PMF)或ATP的分解为能量来源。

介导β-内酰胺类抗生素主动外排机制在G⁺菌还未见报道;在G⁻菌为一种辅助机制,主要为RND家族的多重耐药成员。常见的有:铜绿假单胞菌的MexAB-OprM和MexEF-OPrN(能外排碳青霉烯类);大肠埃希菌的AcrB;淋病奈瑟菌的MtrD;嗜麦芽窄食单胞菌的SmeB。这些转运蛋白都有非常广泛的外排底物。细菌的外排泵系统将抗菌药物泵出菌体所引起的耐药是非特异性的。细菌可对结构完全不同、性质各异的抗生素或人工合成的抗菌药通过此机制将其排出菌体。因此,这种主动外排的耐药机制引起的耐药性具有多重耐药的特点。

第二节 β-内酰胺类抗生素耐药的相关实验

一、β-内酰胺酶的测定与初步鉴别

(一)青霉素抑菌圈-边缘试验(penicillin disk zone edge test)

β-内酰胺酶阳性葡萄球菌和肠球菌对青霉素和氨基组、脲基组、羧基组青霉素均耐药。按照CLSI现有的规定,耐药试验结果为青霉素敏感的金黄色葡萄球菌(MICs≤0.12μg/ml或抑菌圈直径≥29mm),在报告青霉素敏感前都应检测β-内酰胺酶。

测定金黄色葡萄球菌是否产生β-内酰胺酶的方法,CLSI首先推荐的是青霉素抑菌圈-边缘试验,其次是nitrocefin试验。方法是将金黄色葡萄球菌按照标准的纸片扩散法均匀涂布在MHA培养基上后,贴上10U的青霉素药敏纸片,35℃培养16~18h后观察结果;抑菌圈边缘呈清晰锐利的"绝壁样",即为β-内酰胺酶阳性,抑菌圈边缘呈模糊的"海滩样",即为β-内酰胺酶阴性(图14-2和图14-3)。试验时以金黄色葡萄球菌ATCC25923为阴性对照,ATCC29213为阳性对照。实际工作中,如果实验室首先做了nitrocefin试验,结果为阳性,即可报告β-内酰胺酶阳性或青霉素耐药,如果nitrocefin试验阴性,且必须用青霉素治疗(如心内膜炎),在报告金黄色葡萄球菌对青霉素敏感前,应做抑菌圈-边缘试验确证,这一原则也适合于凝固酶阴性的葡萄球菌。路登葡萄球菌以首选nitrocefin试验为宜。

(二)netrocefin试验(头孢硝噻吩试验)

测定BLA的方法有多种,人们曾经使用过的方法有碘测定法、酸测定法、产色头孢菌素法、生物学方法等,在实验操作中又衍化出一些简便方法。由于产色头孢菌素法特异性强,影响因素较少,目前产色头孢菌素法应用最广泛。生物学方法在评价新的药物活性、检测诱

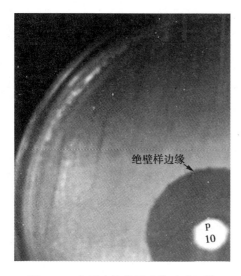

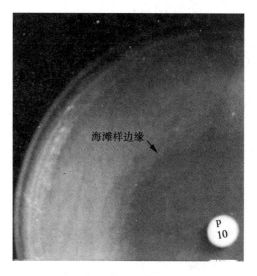

图14-2　青霉素抑菌圈边缘试验阳性　　　　图14-3　青霉素抑菌圈边缘试验阴性

导性BLA及ESBL方面具有独到的价值。在使用这些方法时一定要做阴阳性对照,正确理解和评估实验结果,才能得到可靠信息。

　　netrocefin试验是常用的检测β-内酰胺酶的方法,其原理是待检菌株与头孢硝基噻吩(netrocefin)作用一定时间后,若菌株产生β-内酰胺酶,则头孢硝基噻吩可被β-内酰胺酶水解后发生由黄色转向红色的颜色变化,对β-内酰胺酶来说本方法最敏感。

　　1.试剂配制　取10mg Nitrocefin溶解于1ml二甲亚砜中,用0.1M磷酸盐缓冲液(pH7.0)稀释到500μg/ml。溶液应为黄色到橘黄色,于4~10℃存放,可稳定数周。

　　2.方法　用0.1M PBS(pH7.0)数滴把菌落或菌苔在玻片上或平皿盖上乳化,然后加nitrocefin溶液一滴(约20μl)。10min内显示红色即为阳性。

　　3.注意事项

　　(1)通常显色时间为1~2min,如果酶活性弱,显色时间相应延长。如果显色时间超过10min。可能是PBP引起的副反应。

　　(2)除上述方法外,还有许多变通的方法。如可把Nitrocefin直接加到菌落上、或把菌落涂布于浸有Nitrocefin溶液的滤纸上(头孢硝噻吩纸片法)或玻片上。这类滤纸和纸片市场上有销售。

　　(3)有些细菌的外膜通透性很差,可能影响β-内酰胺酶的测定而出现假阴性。可用含0.1MEDTA和2mg/L溶菌酶的0.1M PBS乳化菌落分解外膜后再测定。如果细菌对亚安培南耐药,则不宜用含EDTA的溶液,因为这种细菌可能含有EDTA敏感的金属酶。

　　(4)有些细菌产生的β-内酰胺酶种类单一,酶的产生与临床耐药关系密切,通过实验可以预测细菌的耐药性。对于嗜血杆菌、淋球菌、卡他莫拉氏菌,β-内酰胺酶实验阳性,即意味着细菌对青霉素、氨苄西林、羟氨苄西林耐药。对于葡萄球菌、肠球菌来说,β-内酰胺酶试验阳性,说明细菌对青霉素和氨基组、脲基组、羧基组青霉素均耐药。对于其他细菌本实验阳性,只说明细菌产生了β-内酰胺酶,实验结果与临床耐药谱并无稳定的联系,没有预测价值。

　　(5)诱导β-内酰胺酶试验:为判定金黄色葡萄球菌和路登葡萄球菌及其他凝固酶阴性的葡萄球菌是否产生β-内酰胺酶,CLSI推荐的筛选方法是使用诱导培养物,即将细菌接种至MHA或血平板上,贴上青霉素或头孢西丁纸片,培养16~18h后取纸片抑菌圈边缘的培养物,在室温做nitrocefin试验,观察时间可延长到1h判定结果。

（6）β-内酰胺酶的初步鉴别:如果细菌只产生一种β-内酰胺酶,则在nitrocefin溶液中加入0.1mol/L氯唑西林或克拉维酸以及0.1~1.0mmol/L EDTA,通过有无抑制剂对比实验,可以确定β-内酰胺酶类型(表14-9)。如果一种细菌同时产生多种β-内酰胺酶,加入抑制剂达不到鉴别目的。这种方法适合于革兰阴性杆菌产生的β-内酰胺酶的初步鉴别。

表14-9 β-内酰胺酶的初步鉴别

酶的种类	克拉维酸	氯唑西林	EDTA
广谱酶、超广谱酶	2+	–	–
耐抑制剂广谱酶	–	–	–
AmpC酶	–	2+	–
金属酶	–	–	2+

注: 2+敏感; –不敏感

二、产ESBL肠杆菌科细菌的检测

由于质粒的传播作用,许多细菌可产生超广谱β-内酰胺酶,肠杆菌属、变形杆菌属、柠檬酸杆菌属、沙雷菌属等肠杆菌科及不动杆菌、铜绿假单胞菌等非肠杆菌科细菌中有检出,但与临床治疗关系明确的只有克雷伯菌和大肠埃希菌,检出这两种细菌后都应测定ESBL,只要肯定细菌为产ESBL菌株,就应报告细菌对青霉素、1~4代头孢菌素和氨曲南耐药。CLSI制定了检测产ESBL大肠埃希菌、肺炎克雷伯菌、产酸克雷伯菌和奇异变形杆菌的筛选和确证实验标准,方法学上也分为纸片扩散法和肉汤稀释法,除此之外双纸片协同实验和三维实验也能取得较好的结果。

（一）纸片扩散法

纸片扩散法检测产ESBL细菌的方法与K-B法相同,需要在M-H培养基上,按规定方法接种,培养条件为35℃、16~18h,同时需要做质量控制。凡筛选出可疑菌株,就要做确证实验。为提高检出率,CLSI建议使用一种以上的药物筛选,同时2010年版增加了对奇异变形杆菌进行ESBL的检测,但不推荐作为常规筛查用(菌血症分离株,临床有要求除外),奇异变形杆菌ESBL只使用头孢泊肟、头孢他啶和头孢噻肟等三种药物纸片检测,氨曲南和头孢曲松不适用。筛选和确证标准见表14-10和14-11。

表14-10 产ESBL菌株的筛选标准

药物	药物含量（μg/片）	抑菌内环直径(mm)			
		可疑株	ATCC25922	奇异变形杆菌株	ATCC700603
头孢泊肟	10	≤17	≤22	25~28	9~16
头孢他啶	30	≤22	≤22	25~28	10~18
氨曲南	30	≤27	无	28~36	9~17
头孢噻肟	30	≤27	≤27	29~35	17~25
头孢曲松	30	≤25	无	29~35	16~24

表14-11　产ESBL菌株的确证试验

药物	药物含量(μg/片)	抑菌环直径(mm)		
		产ESBL菌株		
		ATCC25922	ATCC700603	
头孢他啶	30	≤25	25~28	10~18
头孢他啶/克拉维酸	30/10	扩大≥5	扩大≤2	扩大≥5
头孢噻肟	30	≤27	29~35	17~25
头孢噻肟/克拉维酸	30/10	扩大≥5	扩大≤2	扩大≥3

　　CLSI规定头孢他啶和头孢噻肟两种药物中任何一种药物,加克拉维酸后的抑菌环比不加前直径扩大≥5mm,即可判定为产ESBL菌株。确证试验中头孢他啶/克拉维酸(30/10μg)和头孢噻肟/克拉维酸(30/10μg)纸片制备方法如下:

　　新鲜配制浓度为1000μg/ml的克拉维酸溶液,分装后于-70℃保存。试验前取10μl加到头孢他啶和头孢噻肟的药敏纸片上,静置30min待吸收和干燥后,迅速贴在已接种细菌的M-H培养基上培养观察。制备好的药敏纸片必须立即使用,不能保存。

(二)肉汤稀释法

　　肉汤稀释法也可以准确检出产ESBL的肺炎克雷伯菌、产酸克雷伯菌、大肠埃希菌和奇异变形杆菌,CLSI规定的试验条件是:调节阳离子浓度的M-H肉汤(CAMHB)、35℃孵育16~20小时,筛选试验需要做一种以上的药物,奇异变形杆菌同样只使用头孢泊肟、头孢他啶和头孢噻肟等三种药物,判断标准中除奇异变形杆菌的头孢泊肟MIC≥2mg/L(其他可疑株≥8mg/L),其他药物的MIC判断标准与其他可疑株判断标准相同。确证试验需要同时做头孢他啶、头孢他啶/克拉维酸及头孢噻肟、头孢噻肟/克拉维酸两组药物。两者中只要有一组阳性即为产ESBL株。操作过程参考有关章节,具体判断标准见表14-12和14-13。

表14-12　产ESBL菌株筛选标准(肉汤稀释法)

药物	浓度(mg/L)	MIC(mg/L)			
		可疑株(除奇异变形杆菌)	奇异变形杆菌	ATCC25922	ATCC700603
头孢泊肟	4或1	≥8	≥2	0.25~1	≥2
头孢他啶	1	≥2	≥2	0.06~0.5	≥2
氨曲南	1	≥2	无	0.06~0.25	≥2
头孢噻肟	1	≥2	≥2	0.03~0.12	≥2
头孢曲松	1	≥2	无	0.03~0.12	≥2

表14-13 产ESBL菌株确证标准（肉汤稀释法）

药物	浓度（mg/L）	MIC（mg/L）		
		产ESBL菌株	ATCC25922	ATCC700603
头孢他啶	0.25~128	≥2	0.06~0.5	≥2
头孢他啶/克拉维酸	0.25/4~128/4	MIC下降≥3个倍比稀释度	0.06~0.5	MIC下降≥3个倍比稀释度
头孢噻肟	0.25~64	≥2	0.03~0.12	≥2
头孢噻肟/克拉维酸	0.25/4~64/4	MIC下降≥3个倍比稀释度	0.03~0.12	MIC下降≥3个倍比稀释度

（三）浓度梯度法（E-test法）

E-test法中常用的试纸条药物大致有两种：头孢他啶和头孢噻肟，试剂条含有两个梯度浓度，一端含头孢他啶（或头孢噻肟），另一端是头孢他啶（或头孢噻肟）+克拉维酸，具体方法按厂家试剂说明书进行操作，当克拉维酸联合药物的MIC比单独药物的MIC降低3个倍比稀释度，判定为产ESBLs株。

三、产AmpC酶细菌的检测

AmpC酶是由革兰阴性细菌的染色体或质粒上的*Amp*基因编码并介导产生的一类β内酰胺酶，属Bush-Jocoby-Medeiros分类Group 1，与超广谱β-内酰胺酶（ESBL）的区别在于克拉维酸等酶抑制剂仅对ESBL有抑制作用，头孢菌素是其首选作用底物，对头孢西丁耐药，国内称其为头孢菌素酶，因其又可被某些β内酰胺类抗生素诱导产生，故又称诱导酶。

（一）产染色体AmpC酶细菌的检测

有些细菌产生的AmpC酶基因位于染色体上，具有可诱导性，细菌不接触β-内酰胺类抗生素时，产生的酶量极低，环境中存在有诱导作用的抗生素时，产酶量显著上升。这类酶最有效的诱导物是对酶有稳定作用的亚安培南、头霉素类和部分三代头孢菌素。检测这类酶时常用头孢西丁（30μg/片）作为诱导剂，以头孢噻肟或头孢呋辛（30μg/片）作为指示剂，方法如下：将细菌按K-B法涂布于M-H培养基上，贴上头孢西丁或亚安培南药敏纸片，在距前者15~20mm处放置头孢噻肟或头孢呋辛纸片。35℃培养过夜后，两纸片邻近的一侧抑菌环出现平钝现象即为阳性。

（二）产质粒型AmpC酶细菌的检测

质粒型AmpC酶的检测一般用三维试验，又称为三相试验。它是以纸片扩散试验为基础发展起来的一种方法，试验中纸片上的药物向琼脂中扩散构成第一维，细菌产生的β-内酰胺酶向琼脂中扩散构成第二维；用手术刀在药敏纸片边缘划一深纹，并注入待检菌液，菌液中细菌产生的β-内酰胺酶向琼脂中扩散形成第三维。如果待检菌产生β-内酰胺酶，就会水解头孢菌素，使抑菌环发生变形。这种方法可以检测ESBL和质粒型AmpC酶以及持续高水平产生染色体AmpC酶的细菌。

1. 直接法 配置0.5麦氏单位的试验菌液均匀涂布于M-H琼脂表面，用无菌刀片均匀沾取菌落后，刀口向下插入M-H琼脂中，垂直拔出使切割线自然闭合。在切割线中心部，距切割线3mm处贴30μg/片的头孢西丁纸片,35℃温育过夜后,切割线附近抑菌环缩小或变形提示头孢西丁失活,为AmpC酶阳性。结果需要用间接法证实。

2. 间接法　将ATCC25922大肠埃希菌制成0.5麦氏单位的菌悬液,均匀接种平板,用刀片沾取菌落如上操作和判定即可。

3. 改良法

(1)质粒型AmpC酶的检测方法:将0.5麦氏单位的大肠埃希菌ATCC25922菌液均匀涂布于M-H琼脂表面,取30μg/片的头孢西丁药敏纸片贴于平皿中心,在距药敏纸片边缘5mm处,用刀片放射状地由里向外划一道狭缝(狭缝长约15mm、宽约1mm,一个平板挖4条,可同时进行4株细菌的检测),取40μl待检菌的酶粗提取物加入狭缝中(勿使酶粗提液溢出),35℃培养过夜。抑菌环在与狭缝交界处出现缺损(抑菌圈形状在狭缝纸片端向纸片方向弯曲)即为AmpC酶阳性,如抑菌圈形状未改变,则为阴性。

(2)ESBL酶的检测方法:用30μg/片的头孢曲松取代头孢西丁,取42μl 1000mmol/L的邻氯西林与36μl酶粗提取物混合后加入到狭缝中,如上操作和判定,抑菌环出现缺损即为ESBL酶阳性。

(3)改良三维法检测AmpC酶、ESBL酶:方法同上,用30μg/片的头孢噻肟取代头孢西丁,取40μl待检菌酶粗提取液、2mmol/L氯唑西林(4μl)+待检菌酶粗提取液(36μl)、2mmol/L克拉维酸(4μl)+待检菌酶粗提取液(36μl)及氯唑西林(4μl)+克拉维酸(4μl)+待检菌酶粗提取液(36μl)分别加入四个狭缝中,35℃培养过夜。结果:氯唑西林单独加入抑酶试验阳性即AmpC酶阳性;克拉维酸单独加入抑酶试验阳性即ESBLs阳性;同时加入氯唑西林和克拉维酸抑酶试验阳性即AmpC酶和ESBLs阳性;同时加入氯唑西林和克拉维酸抑酶试验阴性时,但可被EDTA抑制即为金属β-内酰胺酶阳性;氯唑西林或克拉维酸单独加入抑酶试验阴性。

试验中用酶提取物代替菌液避免了诱导作用对实验的影响,酶粗提取物的制备见相关章节。邻氯西林可抑制AmpC酶,保证了ESBL结果的准确性,该法的关键在于邻氯西林用量的多少,量太小,不能有效地抑制AmpC酶,而量过大则可能使邻氯西林本身的抗菌能力过强,体现不出酶抑制剂的作用。本法可以用阴沟肠杆菌029M作为AmpC酶阳性对照,肺炎克雷伯菌ATCC700603或阴沟肠杆菌029作为阴性对照。肺炎克雷伯ATCC700603作为ESBLs阳性对照,阴沟肠杆菌029M作为阴性对照。

4. 多剂量协同法　将0.5个麦氏比浊单位待测菌涂布于M-H平板上,在平板的中央贴上头孢西丁纸片,在其四周距中心20mm打4个小孔,在孔内各加入5、10、15、20μl的邻氯西林(40μg/ml),若任一邻氯西林和头孢西丁纸片之间发生协同现象为阳性,没有协同现象为阴性。

四、β-内酰胺酶粗提液的制备

测定和研究BLA时必须首先制备酶粗提液,进行生化研究时还要用等电聚焦法证明粗提液中只有一种BLA。如果粗提液中存在多种BLA活性,必须用凝胶过滤、离子交换层析、等电聚焦电泳等技术对粗提液实施纯化。

(一)从革兰阴性菌中提取BLA

1. 细菌培养　将细菌接种在肉汤培养基中,在最适条件下振摇培养18~24h后,将培养物用已预温的肉汤培养基稀释20倍继续培养4h。对于生长较慢的细菌可适当延长时间。如果细菌产生的BLA属于AmpC酶,稀释后1.5h加入头孢西丁(100~500μg/ml)或亚胺培南

（0.25~1μg/ml），有利于酶的大量产生。

2. 收集与洗涤　将上述培养物在4℃、5000×g条件下，离心15min后，用10mmol/L的PBS（pH7.0）洗涤菌细胞2次。

3. BLA的释放：

（1）超声波法：将洗涤过的细菌细胞重悬于4℃预冷的缓冲液中，在12~24μm波幅下（或200W超声细胞破碎仪）超声破碎2~4次，每次30s，间隔期间置于冰上。具体条件可由预实验决定，但基本原则是超声时间不要太长，以免样本温度太高，破坏酶的活性。

（2）冻融法：将制备的菌悬液在–20℃反复冻融，破坏细胞壁外膜。使周浆间隙的酶释放出来。一般肠杆菌科细菌需要冻融4~6次，假单胞细菌1~2次即可。注意过度冻融会使细菌DNA释放出来，使溶液变得黏稠，影响后续实验。

（3）French press法：使收集的菌细胞在12000 1b/in²通过French Press即可达到释放BLA的目的。

为了检测BLA的释放情况，可取几毫升溶液，于4℃、10000rpm条件下离心1~2min，用头孢硝基噻吩测定上清液的酶活性，结果满意则进行下列程序。

4. BLA粗提液的制备：将上述悬液于4℃、10000rpm离心30min，沉淀细胞膜、残余细胞成分，上清液即所需的粗提液。制备好的粗提液应放在–20℃保存。

（二）从葡萄球菌中制备青霉素酶粗提液

1. 主要材料

（1）改良CY-Tris肉汤：10g/L酵母浸膏，10g/L酸水解酪蛋白，5g/L葡萄糖，6g/L Tris，3.3g/L KH$_2$PO$_4$·2H$_2$O，0.25g/L MgSO$_4$·7H$_2$O，配好后121℃ 15min高压灭菌，并分别按20μl/L和0.5μg/L加入微量元素溶液和甲氧西林。

（2）微量元素溶液：5g/LZnSO$_4$·7H$_2$O，5g/LFeSO$_4$·7H$_2$O，2g/LMnCL$_2$·4H$_2$O，5g/L CuSO$_4$·5H$_2$O，100ml/L HCL。过滤或高压除菌。

（3）PⅡ级磷酸纤维素

（4）50%硫酸铵（pH7.8）

（5）超滤震荡仪（Ultrafiltration Stirred Cell）

2. 操作程序

（1）将葡萄球菌接种于CY-Tris肉汤中，35℃过夜振荡培养。

（2）过夜培养物于5000×g条件下离心10~15min以除去细菌细胞，上清液用0.45μm孔径的滤膜除菌。

（3）上清液按20g/L加入磷酸纤维素，室温静置45min后，除去上清。此时青霉素酶已经吸附在磷酸纤维素上。

（4）在真空中把磷酸纤维素倒在滤纸上，用pH7.2的0.1mol/L充分洗涤。

（5）把磷酸纤维素加入到50%硫酸铵中，使酶释放，并用超滤震荡仪浓缩成2~4ml。制备的酶溶液存放于4℃备用。

五、产碳青霉烯酶细菌的检测

碳青霉烯酶为2类，即金属β-内酰胺酶和丝氨酸碳青霉烯酶，检测细菌产生碳青霉烯酶能力的方法最好是PCR技术，利用多重PCR可同时检测多种编码基因，而目前临床实验室检测碳青霉烯酶的方法主要是表型检测,即根据一种关键底物和一种选择性抑制剂的协同作用,利用肉汤稀释法、纸片扩散法和自动化系统进行检测,除了这些方法外,CLSI推荐使用改良Hodge试验(modified Hodge test,MHT)测定肠杆菌科细菌产生碳青霉烯酶的情况,也有人将Hodge试验应用于铜绿假单胞菌和不动杆菌的检测,但应用效果不一,下面对相关检测方法一并做一介绍。

(一)碳青霉烯类耐药的常规判断标准

细菌对碳青霉烯类耐药常提示细菌产生了碳青霉烯酶,现将肠杆菌科细菌、铜绿假单胞菌和不动杆菌属细菌对碳青霉烯类的耐药折点列于表14-14、14-15、14-16,便于查阅。测定时要以质控菌株做对照,可选择的质控菌株有大肠埃希菌ATCC25922、铜绿假单胞菌ATCC27853。

表14-14 肠杆菌科细菌对碳青霉烯类耐药折点标准(CLSI M100-S23)

药物名称	纸片含药量	K-B法直径(mm)			MIC(mg/L)			基于折点制定的用药剂量
		S	I	R	S	I	R	
多利培南	10μg	≥23	20-22	≤19	≤1	2	≥4	500mg/8h
厄他培南	10μg	≥22	19-21	≤18	≤0.5	1	≥2	1g/d
亚胺培南	10μg	≥23	20-22	≤19	≤1	2	≥4	500mg/6h或1g/8h
美罗培南	10μg	≥23	20-22	≤19	≤1	2	≥4	1g/8h

表14-15 不动杆菌属对碳青霉烯类耐药折点标准(CLSI M100-S24)

药物名称	纸片含药量	K-B法直径(mm)			MIC(mg/L)			基于折点制定的用药剂量
		S	I	R	S	I	R	
多利培南	10μg	≥18	15-17	≤14	≤2	4	≥8	500mg/8h
亚胺培南	10μg	≥22	19-21	≤18	≤2	4	≥8	500mg/6h
美罗培南	10μg	≥18	15-17	≤14	≤2	4	≥8	1g/8h或500mg/6h

表14-16 铜绿假单胞菌对碳青霉烯类耐药折点标准(CLSI M100-S23)

药物名称	纸片含药量	K-B法直径(mm)			MIC(mg/L)			基于折点制定的用药剂量
		S	I	R	S	I	R	
多利培南	10μg	≥19	16-18	≤15	≤2	4	≥8	500mg/8h
亚胺培南	10μg	≥19	16-18	≤15	≤2	4	≥8	500mg/6h或1g/8h
美罗培南	10μg	≥19	16-18	≤15	≤2	4	≥8	1g/8h或500mg/6h

(二)改良的Hodge试验

MHT试验被CLSI推荐为肠杆菌科细菌产生碳青霉烯酶的确证试验,肠杆菌科细菌对一种或多种碳青霉烯类药物中介或耐药(特别是对厄他培南不敏感),对一种或多种三代头孢类(如头孢他啶、头孢曲松、头孢噻肟、头孢哌酮等)耐药,常提示产生了碳青霉烯酶,为确定碳青霉烯酶的产生情况可做MHT试验。

1. 方法　以大肠埃希菌ATCC25922为指示菌,取该菌落用生理盐水制备成浓度为0.5McFarland菌液,再用生理盐水或肉汤1∶10稀释后,按照K-B法的要求将菌液均匀涂布在MHA平皿上,干燥3~10min后,将厄他培南或美罗培南纸片(10μg/片)贴在平皿(直径100mm)中心位置,用10μl接种环取3~5个血平板过夜生长的试验菌落,从纸片边缘向外划直线,划线长度至少20~25mm,取肺炎克雷伯菌阳性(ATCC BAA-1705)和阴性(ATCC BAA-1706)质控菌株同样操作,35℃培养16~20h后观察结果,抑菌圈边缘与试验菌或质控菌划线交叉处出现矢状增强现象为阳性,无增强现象为阴性(图14-4)。

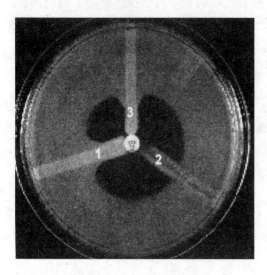

图14-4　改良Hodge试验

(1)ATCC BAA-1705,阳性结果

(2)ATCC BAA-1706,阴性结果

(3)临床菌株,阳性结果

2. 注意事项　并非耐碳青霉烯酶类药物的细菌都产碳青霉烯酶,产碳青霉烯酶的细菌并非MHT试验均阳性,对产KPC酶的肠杆菌科细菌MHT的敏感性和特异性在90%以上,而对NDM型酶的敏感性只有11%,有时变形杆菌、普罗威登菌和摩根摩根菌对亚胺培南的MIC值升高系由非碳青霉烯酶机制引起。

(三)Carba NP确证试验

该方法是CLSI M100-S25(2015年)新增的一种金属酶检测确证方法,适用于肠杆菌科、铜绿假单胞菌和不动菌属细菌的碳青霉烯酶表型检测,对KPC、NDM、VIM、IMP、SPM和SME型碳青霉烯酶的敏感度和特异度在90%以上,目前尚不推荐作为临床常规使用,可用于流行病学或感染控制的研究。

1. 试剂配制

(1)10mM七水硫酸锌:称取1.4g ZnSO₄·7H₂O溶入500ml纯水中。

(1)10mM七水硫酸锌:称取1.4g $ZnSO_4 \cdot 7H_2O$ 溶入500ml纯水中。

(2)0.5%酚红溶液:称取1.25g酚红,溶解在250ml纯水中,使用前混匀。

(3)0.1N NaOH

上述3种试剂所用的纯水均为临床实验室试剂级纯水(clinical laboratory reagent water, CLRW)配制的试剂在室温保存,保质期1年或不超过试剂成分各自保质期。

(4)Carba NP试剂A液的配制:取25~50ml烧杯,取2ml 0.5%酚红溶液加入到16.6ml试剂级纯水中,然后加入180μl的10mM七水硫酸锌混匀,用0.1N NaOH或10%HCL调节pH至7.8±0.1,试剂应呈红色或橙红色,其他颜色均为试剂失效。该试剂在4~8℃冷藏保存,避免长时间光照,一般在2周内有效。

(5)Carba NP试剂B液的配制:A液中按6mg/ml浓度加入亚胺培南即构成B液。B液在4~8℃冷藏保存至多3天,根据需要量随时配制为宜,配制时按100μl/管计算,要包括阴、阳性质控及未经处理的试剂质控。

2. 方法　对于每株待测菌、质控菌株(同MHT试验)和未经处理的试剂质控,分别取两个微量管,标记a和b,每管中加100μl细菌蛋白提取液(对于每株待测菌,需从过夜的血平板上挑取细菌进行乳化后使用,对于未经处理的试剂质控由于仅含细菌蛋白提取液,可直接使用);管a中加入Carba NP试验A液100μl,管b中加入Carba NP试验B液(A液+6mg/ml亚胺培南)100μl,将离心管充分涡旋,35℃ ±2℃培养不超过2h,2h内呈阳性的菌株可报告为产碳青霉烯酶。

3. 结果判定　①管a(A液)呈红色或橙红色,管b(B液)呈红色或橙红色,结果为金属酶阴性。②管a(A液)呈红色或橙红色,管b(B液)呈浅橙色、深黄色或黄色,结果为金属酶阳性。③管a(A液)红色或橙红色,管b(B液)橙色;或管a(A液)出现红色或橙红色以外的任何颜色(如橙色、浅橙色、深黄色或黄色),提示结果无效。

使用M100-S20中碳青霉烯类MIC折点的实验室,当肠杆菌科细菌的亚胺培南或美罗培南MIC为2~4mg/L,或厄他培南MIC为2mg/L时,在使用修订后的碳青霉烯类MIC折点之前,都需要进行Carba NP确证试验或其他碳青霉烯酶的确证试验,Carba NP试验阳性菌株应报告为碳青霉烯类耐药,试验阴性菌株,根据CISI折点判断碳青霉烯类的敏感性。

(四)金属酶的常规检测

1. E-test法　目前有些生物公司生产有金属酶E-test试纸条,内含亚胺培南和EDTA药物,取待测菌落配制成0.5麦氏浊度,均匀涂布于M-H培养基上,贴上亚胺培南和金属酶E-test试纸条,35℃培养18h后观察结果,亚胺培南和金属酶试纸条测定的MIC比值≥4即可判定菌株产金属酶。该方法对肠杆菌科细菌效果较好。

2. 纸片法　取待测菌落配制成0.5麦氏浊度,均匀涂布于M-H培养基上后,按K-B法贴上美罗培南药敏纸片两片,其中一片滴加10μl EDTA溶液(称0.93g的EDTA-Na$_2$加入5ml去离子水,用NaOH调节PH至8.0后高压备用),35℃培养过夜后观察,如果加EDTA的纸片抑菌圈直径比单纯美罗培南的抑菌圈直径≥5mm,即可判断为金属酶阳性。

3. EDTA协同试验　将0.5麦氏浊度的待测菌悬液均匀涂布于M-H平皿上,贴亚胺培南(10μg)纸片,距离亚胺培南纸片约1cm处贴空白无菌圆形纸片,上面滴加0.5mol/L EDTA溶液4μl,35℃过夜培养后观察结果,亚胺培南抑菌圈靠近EDTA纸片侧明显扩大的菌株为金属酶产生株。

六、MRSA与MRCNS的检测

耐甲氧西林葡萄球菌分为耐甲氧西林的金黄色葡萄球菌(MRSA)和耐甲氧西林的凝固酶阴性葡萄球菌(MRCNS)。如果测得葡萄球菌对苯唑西林耐药,即表明对其他β-内酰胺类药物(青霉素类、β-内酰胺/β-内酰胺抑制剂复合制剂、头孢菌素类及碳青霉烯类)耐药,即使其他体外试验结果敏感,也没有令人信服的临床效果。当然,耐药结果不包括具有抗-MRSA的头孢类。MRSA和MRCNS多属于多重耐药菌,对四环素、大环内酯类和氨基糖苷类耐药。检测这类细菌可用PCR方法(引物序列见相关章节)、E-test法、K-B法、肉汤稀释法、MRSA培养基显色法、乳胶凝集试验检测PBP2a。

MRSA琼脂稀释筛选方法(CLSI推荐):在M-H琼脂中加4%NaCL和6μl/ml苯唑西林,将金黄色葡萄球菌菌落制备成0.5麦氏单位的菌液后,取1μl涂成10~15mm的斑点,33~35℃孵育24小时后,用透射光判读,菌落数超过1个或有淡的膜状生长即为MRSA。

当前CLSI推荐纸片扩散法用头孢西丁、微量肉汤法用苯唑西林和头孢西丁测定MRSA和MRCNS,金黄色葡萄球菌对任何一种药物耐药即可报告对苯唑西林耐药,即MRSA(表14-17),质控菌株为ATCC29213(敏感株)和ATCC433300(耐药株)。

表14-17 耐苯唑西林葡萄球菌的判断标准

抗菌药物	抑菌圈直径（mm）			MIC（mg/L）			适用细菌
	S	I	R	S	I	R	
苯唑西林				≤2	–	≥4	金黄色葡萄球菌和路登葡萄球菌
				≤0.25	–	≥0.5	路登葡萄球菌以外的凝固酶阴性葡萄球菌
头孢西丁（30μg/片）	≥22	–	≤21	≤4	–	≥8	金黄色葡萄球菌和路登葡萄球菌
	≥25	–	≤24				路登葡萄球菌以外的凝固酶阴性葡萄球菌

七、耐青霉素肺炎链球菌（PRSP）的检测

PRSP并不产生β-内酰胺酶,亦未发现携带质粒,其耐药是PBP改变引起的。对青霉素耐药的肺炎链球菌常表现出对氨苄西林、氨苄西林/舒巴坦、头孢克肟、头孢唑肟耐药,甚至对某些大环内酯类的敏感性也降低。根据CLSI的规定,脑脊液中分离的肺炎链球菌只能用肉汤稀释法判定对青霉素的耐药性, MIC≤0.06mg/L为敏感, MIC≥0.12mg/L为耐药;非脑膜炎分离株对青霉素的敏感情况可推断其他β-内酰胺类的敏感情况, MIC≤0.06mg/L或苯唑西林抑菌圈直径≥20mm时,提示细菌对氨苄西林、氨苄西林/舒巴坦、阿莫西林、阿莫西林/克拉维酸、头孢克洛、头孢地尼、头孢托仑、头孢丙烯、头孢唑肟、头孢呋辛、多利培南、厄他培南、拉氧头孢、亚胺培南和美罗培南等敏感,非脑膜炎分离株青霉素注射剂MIC≥8mg/L、口服青霉素Ⅴ MIC≥2mg/L为耐药。常规情况下,可用苯唑西林纸片法筛选非脑膜炎分离株对青霉素的耐药情况,对可疑的细菌再用肉汤稀释法测定MIC,研究认为用E-test法也可以得到较好的结果,苯唑西林纸片法的灵敏度较低。

（一）苯唑西林纸片法

在含5%羊血的M-H琼脂的平板上均匀涂布0.5麦氏单位的肺炎球菌,贴上苯唑西林（1μg/片）纸片,35℃、CO_2环境下培养18~24h后,测量抑菌环。在有ATCC49619肺炎链球菌做质控的前提下,抑菌环≥20mm为青霉素敏感株(对青霉素的MIC≤0.06mg/L);抑菌环≤19mm时,细菌可能对青霉素敏感、中介或耐药,应补测细菌对青霉素、头孢噻肟、头孢曲松的MIC。

（二）PCR方法

肺炎链球菌有5种PBP,即大分子量的1a、1b、2a、2b、2x和小分子量的PBP3,与耐药有关的是1a、2a、2b和2x。低水平耐药与2x突变有关,高水平耐药常由2b和1a突变引起。研究发现,对青霉素的MIC在0.125~1μg/ml的肺炎链球菌, PBP1a的氨基酸和核苷酸变化限定在Lys-557-Thr-Gly基元(motif)附近, MIC≥1μg/ml时核苷酸和氨基酸的变化也增多,涉及到整个青霉素结合区域。只有MIC≥2μg/ml的高水平耐药,才发现有PBP1a的Ser-370-Thr-Met-Lys和Ser-428-Arg-Asn基元的改变。半巢式PCR方法,用以区别中介度耐药和高水平耐药株,取得了很好的结果。他们根据PBP1a基因设计了一对种类特异性引物1a-1和1a-2,又根据耐药株的突变位点分别设计了两条耐药株引物1a-R1和1a-R2。敏感株只产生1043bp的产物,中介度耐药株(MIC为0.25~0.5μg/ml)除产生1043bp(1a-1和1a-2)特异性产物外,还产生224bp(1a-R1和1a-2)的耐药株特异产物; MIC≥1μg/ml的菌株产生1043bp、224bp和569bp(1a-R2和1a-2)三种产物。几条引物序列见表14-18。

表14-18　*pbp1A*基因的引物序列与位置

引物	序列(5′-3′)	位置	与1A-2引物的扩增产物长度bp
1a-R1	AGGAACACTGGTTATGTA	2662-2679	224
1a-R2	AGCATGCATTATGCAAAC	2317-2334	569
1a-1	ACAAATGTAGACCAAGAAGCTCAA	1843-1866	1043
1a-2	TACGAATTCTCCATTTCTGTAGAG	2863-2886	

测定时每个菌株都要进行两组PCR反应,第1组含有1a-1、1a-2和1a-R1,第2组含有1a-1、1a-2和1a-R2。反应液中含有50ng基因组DNA,2mM $MgCL_2$,200μM dNTP,50mM KCL,10mM Tris-HCL(pH8.0),引物各1.0μM,2.5U Taq酶。反应条件: 93℃ 3min后,93℃ 1min、50℃(第1组)或55℃(第2组)1min、72℃ 1min,共30循环,最后72℃延伸5min。产物在2%的琼脂糖凝胶中电泳。用该法测定了183株肺炎链球菌,与MIC测定结果的符合率为98.3%。用类似的方法检测PBP2b基因的变化,结果与MIC测定的符合率为96.7%。

八、BLNAR流感嗜血杆菌的检测

流感嗜血杆菌引起的呼吸道感染可用阿莫西林/克拉维酸、阿奇霉素、克拉霉素、头孢克洛、头孢丙烯、氯碳头孢、头孢地尼、头孢呋辛、头孢克肟、泰利霉素等经验性治疗,但如果流感嗜血杆菌菌株产生β-内酰胺酶(多为质粒介导的TEM型),即预示着对氨苄西林和阿莫西林耐药。有个别的流感嗜血杆菌对氨苄西林耐药,并不产生β-内酰胺酶,被称为β-内酰胺酶阴性氨苄西林耐药(β-lactamase Negative Ampicillin Resistant, BLNAR)流感嗜血杆菌,这类细菌对β-内酰胺类耐药主要由于染色体介导的PBP的改变和外膜通透性降低所致,无论体外试验结果如何,一般认为该类细菌对阿莫西林/克拉维酸、氨苄西林/舒巴坦、哌拉西林/他唑巴坦、头孢呋辛、头孢他美、头孢克洛、头孢孟多、头孢地尼、头孢丙烯、氯碳头孢耐药,因而对分离出的流感嗜血杆菌常规测定氨苄西林和β-内酰胺酶非常有意义。目前嗜血杆菌对氨苄西林的耐药判断标准为纸片法(10μg/片)抑菌圈直径≤18mm为耐药,≥22mm为敏感,MIC≥4μg/ml为耐药,MIC≤1μg/ml为敏感。

九、β-内酰胺酶水解速率的测定

水解反应是β-内酰胺酶定量的基础,也是对其分类的重要参考指标。测定β-内酰胺酶的方法有多种,目前被学术界认可的方法主要是分光光度法和pH滴定法,对于完整细胞中的β-内酰胺酶测定可用高效液相色谱法。本节只介绍分光光度法。

1. 原理　β-内酰胺类药物在220~350nm处有最高吸收峰,在含有β-内酰胺类药物的缓冲液中加入一定体积的β-内酰胺酶,连续测定底物的吸光度变化,变化速率与酶对底物的水解速率成正比。

2. 测定方法　按表14-19操作。

表14-19 β-内酰胺酶水解速率测定的操作方法

	空白管	测定管
1mmol/L底物液（ml）		1
缓冲液（ml）	1	
	37℃或30℃ 15min	
酶提取液（μl）	与测定管相同	10~100

混合后用分光光度计在最适波长下，以1cm石英比色皿连续测定吸光度变化，计算吸光度变化率，利用下列公式计算出水解速率。

$$V=[\triangle OD/单位时间]\times N/\triangle OD_总$$

其中△OD总指反应开始至所有药物水解完毕吸光度总变化值，在一定量的β-内酰胺类药物中加入足够的BLA即可测知△OD总。N指β-内酰胺类药物的摩尔量，对于一定的光路和药物来说，N/OD总是一个常数。

3. 注意事项

（1）不同批次的BLA的确切浓度并不相同，在测定水解速率时加入的酶体积需通过预实验确定，原则是BLA在20分钟内能消耗完毕。

（2）比色杯要清洁，严防BLA污染，可用1mmol/L的硝酸清洗比色杯。

（3）不同药物的最适波长和药物浓度见表25-9。对于新的β-内酰胺类药物可在220~350nm范围内测定吸光度，然后用0.1N NaOH使药物彻底水解，并在相同波长范围内测定水解产物的吸光度，比较前后两系列吸光度值，差值最大处的为最适波长。一些B类BLA在50mmol/L的羟乙基哌嗪乙磺酸（4-（2-hydroxyethyl）-1-1-piperazineethanesulfonic acid）中比在PBS中更稳定，在提取和测定过程中可以选择使用。

（4）水解速率计算举例：取25微升酶提取物加入到2ml 1mmol/L的苄青霉素中，在235nm处的吸光度初始变化率为0.21/min。1mmol/L青霉素的△OD总为0.84，则2ml中含青霉素2μmol。水解速率V=（0.21/0.84）×2=0.5μmol/min/25μl酶，即20μmol/min/ml酶。

第三节 克服细菌耐药性的措施

细菌对β-内酰胺类抗生素产生耐药性，往往使临床疗效明显降低，甚至完全无效。寻找克服细菌对该类抗生素耐药性措施非常重要。近年来，这方面的研究取得重要进展。主要包括：①研制特异性BLA抑制剂；②针对细菌的耐药机制开发新药；③合理应用抗菌药。

一、研制特异性BLA抑制剂

多年来的试验表明，开发特异性BLA抑制剂是行之有效的措施之一。以克拉维酸（clavulanic acid），舒巴坦（sulbactam），他唑巴坦（tazobactam）为代表的BLA抑制剂已广泛用于临床，克拉维酸、舒巴坦和他唑巴坦均属于竞争性非可逆性的BLA抑制剂，或称自杀性BLA抑制剂，它们的应用可控制临床上常见的产酶耐药菌。

现已上市的β-内酰胺类药物和BLA抑制剂组成的复方制剂主要有:阿莫西林-克拉维酸、替卡西林-克拉维酸、氨苄西林-舒巴坦、头孢哌酮-舒巴坦、哌拉西林-他唑巴坦。复方制剂可显著降低金黄色葡萄球菌、流感嗜血杆菌、大肠埃希菌、肺炎克雷伯菌,脆弱类杆菌和奇异变形杆菌等的MIC。β-内酰胺酶抑制剂可以有效地抑制ESBL。美国某些学会将β-内酰胺类和酶抑制剂的复方制剂纳入治疗社区和医院获得性肺炎的用药指南。临床上,控制感染的疗效确切。有效率可达70%~80%,细菌清除率可达78%~88%。不良反应率低,仅为3.0%~8.1%,且停药后迅速消失。

然而,这些BLA抑制剂尚存在一些不足,如克拉维酸对阴沟杆菌、枸橼酸杆菌、吲哚阳性变形杆菌,黏质沙雷菌和铜绿假单胞菌等产生的AmpC酶无抑制作用,舒巴坦对其作用也甚是微弱,而他唑巴坦虽有一定作用,但不理想。其次,上述三种抑制剂均不能抑制金属BLA。

二、针对细菌的耐药机制开发新药

(一)应用第四代头孢菌素类

第四代头孢菌素类临床应用的主要有头孢吡肟(cefepime)、头孢匹罗(cefpirome)、头孢利定(cefclidin)、头孢唑兰(cezopran)和头孢噻利(cefoselis)等,它们是与第三代有明显区别的新一代药物。由于结构的改变,它可以很快地穿透G⁻杆菌外膜的微孔通道,使细菌的胞内很快地形成很高的药物浓度。根据C-7位上侧链的不同,可以将其分为两个亚类,即5-氨基-2-噻唑亚类(头孢吡肟)和2-氨基-5-噻唑亚类(头孢匹罗)。它们有如下特点:①以头孢吡肟为例,其分子是一个子弹状的两性离子,带正电荷的3号位4价胺基团及子弹形状使其易进入孔蛋白开口处。而且,整体电中性(头孢环第4位上带负电荷,中和了3号位4价胺基团的正电荷)有助于该药迅速穿透G⁻杆菌外膜,减少了被β-内酰胺酶水解,使细菌胞内很快地形成高药物浓度。②它们对由染色体介导的Bush Ⅰ型酶有很好的稳定性,特别是对其中由基因介导的AmpC型酶有很好的稳定性。因为它们对AmpC酶的亲和力低,故能避免在细菌胞质内被水解。③对PBPs亲和力大,对PBP2有更高的亲和力,而G⁻杆菌中的PBP2较其他PBP少,故PBP2靶位上只要有较少的抗生素分子就能达到饱和,所以抗菌活性强。④细菌只需经过一次突变,便可产生对第三代头孢菌素的耐药性,而对第四代头孢菌素产生耐药性则需要经过多次突变。因其不易被诱导产生耐药,故在治疗时可维持其敏感性。⑤加强了对G⁺菌的抗菌作用,故它具有抗G⁺和G⁻菌的活性,包括对第三代头孢菌素耐药的菌株。⑥可以静脉注射和肌内注射,肌内注射比头孢三嗪有更好的耐受性。如果需要联合用药,头孢吡肟与氨基糖苷类抗生素具有协同作用。对照研究显示,头孢吡肟与阿米卡星合用在抗铜假单胞菌时,有协同作用。

(二)选用第二代碳青霉烯类和青霉烯类

碳青霉烯类的第一代有亚胺培南(lmipenem)和帕尼培南(penipenem),前者需与去氢肽酶抑制剂合用,后者为减轻肾毒性,需配合使用倍他米隆(betamipron)。第二代有美罗培南(meropenem)和百阿培南(biapenem),可以单独使用。其特点有:①对G⁺菌和G⁻菌、厌氧菌均有抗菌活性,抗菌谱广;②对大肠埃希菌等G⁻的作用点是PBP2和PBP3,主要是PBP2;能使细菌很快变成球形而死亡,因而内毒素释放减少;对G⁺菌的作用点是PBP1和PBP2;对铜绿假单胞菌外膜的通透性强,这是由于外膜孔蛋白除Opr D外,还有其他跨膜通道。③对大多数BLA稳定,对ESBL和AmpC酶均稳定,诱导β-内酰胺酶活性弱。④MIC和MBC接近。⑤对G⁻菌

有抗菌后效应（PAE）

青霉烯类有呋罗培南（法洛培南、fropenem、faropemen）和利替培南酯（ritipenem aceosil），其特性有：①抗菌谱广、抗菌活性强，对需氧菌与厌氧菌都有良好的抗菌作用；②对静止状态的细菌也有杀灭作用；③对β-内酰胺酶高度稳定，并有抑制作用。对ESBL产生菌和AmpC酶产生菌也有良好的抗菌作用。

（三）应用单环类β-内酰胺类衍生物

单环类β-内酰胺类衍生物，如西拉司丁钠对水解单环类药物的β-内酰胺酶的抑制作用比舒巴坦和他唑巴坦强，且能迅速通过细菌细胞外膜，对包括铜绿假单胞菌在内的C组β-内酰胺酶产生菌均有效。西拉司丁钠与头孢他啶、头孢匹罗、头孢吡肟、头孢唑兰等第3、第4代头孢菌素类合用，可恢复对已产生耐药性细菌的抗菌活性，在铜绿假单胞菌败血症试验模型上，可使上述各药的半数血清抑菌浓度下降1/3~1/10。

三、合理应用抗菌药物

（一）慎用可诱导β-内酰胺酶（BLA）的抗生素

第三代头孢菌素的长期大量应用是产生ESBL菌株的危险因素之一，然而，第三代头孢菌素等是弱诱导剂，不会造成病原菌稳定耐药。由于第三代头孢菌素等可选择出去阻遏突变体，因此对可诱导产酶或可选择出去阻遏突变体的第三代头孢菌素等，临床上应慎用，剂量不宜过大，疗程不宜太长，或需要时暂时停用一段时间，待病原菌对其恢复敏感性后再使用。对持续高产AmpC酶的病原菌重度感染时，应选用第四代的头孢吡肟或亚胺培南；氨基糖苷类，如阿米卡星或氟喹诺酮类，如环丙沙星，左氧氟沙星或司帕沙星等也可选用。

（二）重症感染初期抗生素治疗可采用降阶梯策略

目前，从许多重症感染的各种标本中分离所得的常见病原菌有：铜绿假单胞菌、金黄色葡萄球菌、肠杆菌属、大肠埃希菌、肺炎克霉伯菌和不动杆菌属细菌等。这些病原菌大多为耐药状态。而且治疗初期往往未能获得病原学资料。因此，对重症感染大多数的初期治疗均采取经验疗法。近年来许多学者提出了重症感染初期经验治疗的抗生素应用选择降阶梯治疗策略。

降阶梯治疗策略是指初期经验治疗应选择抗菌谱广，能覆盖所有可能引起感染的病原菌，可参考所在医院或当地以往所检测病原学的药敏资料进行选用。当获得细菌培养结果时，尽可能根据临床情况和病原菌的药敏试验修订治疗方案，改用针对性强的、甚至窄谱的抗生素。耐药率较低的抗生素主要有亚胺培南、阿米卡星、头孢吡肟、头孢哌酮/舒巴坦、哌拉西林/他唑巴坦及左氧氟沙星。可供重症感染初期经验治疗选择抗生素参考。

（三）正确治疗多重耐药菌感染

目前，多重耐药菌的严重感染有铜绿假单胞菌和鲍曼不动杆菌等所致的败血症，重症肺炎、腹腔或尿路感染等，已成为治疗的难题。对此，一般主张采用联合用药进行治疗。多采用第三、第四代头孢菌素或碳青霉烯类、或头孢菌素/酶抑制剂或新一代喹诺酮类药物联合氨基糖苷类抗生素进行治疗。此外，其他控制多重耐菌株的措施尚有：

1. 对高危病区定期进行细菌流行分布监测　对高危病区，如ICU、感染科、呼吸科及烧伤科等应定期进行细菌流行分布监测，以便及早发现BLA产生菌的分布情况；提高检测ESBL和AmpC酶的水平，及时采取相应的有效措施。

2. 对特殊患者集中管理,严防交叉感染　对经常或长期住院的老年或慢性患者,中性粒细胞减少症患者,长期或预防性应用抗生素的患者均为有多重耐药菌定植或感染的危险的人群,还有已证实的耐药菌感染的患者,对以上特殊人群应集中管理,隔离,以免交叉感染。

3. 恰当处置多重耐药菌暴发流行　当多重耐药菌暴发流行时,经验用药应暂停,或限制第三代头孢菌素的使用;选用抗菌活性强的广谱抗生素。经验用药前应作细菌培养或药敏试验。以便根据临床情况和病原学检测结果选用针对性强的有效的抗生素。第四代头孢菌素,如头孢吡肟,有耐β-内酰胺酶的特点,对AmpC酶产生菌也有效,对ESBL产生菌可部分抑制。

头霉素类(头孢西丁、头孢美唑和头孢替坦)对多数ESBL产生菌仍然有效。对重症甲氧西林耐药的葡萄球菌(MRS)感染宜用万古霉素或替考拉宁;并依据药敏试验结果加用磷霉素、夫西地酸、利福平或米诺环素。万古霉素耐药的肠杆菌属细菌(VRE)中的Van B型对万古霉素耐药而对替考拉宁敏感,故可采用替考拉宁与氨基糖苷类或环丙沙星联合应用。

(四)循环使用抗生素,以便保持其高抗菌活性

循环使用抗菌药的理论依据是恢复基因发生的突变。有人推荐,在经验性治疗严重感染时,β-内酰胺类应循环使用,即先用第三或第四代头孢菌素类,然后停下来;换用酶抑制剂复合药,再停下来;换用碳青霉烯类,再回到使用第三或第四代头孢菌素类;如此依次循环。美国芝加哥一所教学医院,由于制订了一套控制抗生素使用的对策,10余年来,第三代头孢菌素类一直保持了较高的抗菌活性并延迟了耐药性的产生。

（夏梦岩　李　洋）

参考文献

1. Haluk Vahaboglu, Recep Ozturk, Huriye Akbal, et al. Practical approach for detection and identification of OXA-10-derived ceftazidime-hydrolyzing extended-spectrum β-lactamases. J Clinical Microbiol, 1998, Vol 36(3): 827-829

2. Mignon du Plessis, Anthony M Smith, Keith P Klugman. Application of pbp1A PCR in identification of penicillin-resistant Streptococcus pneumoniae. J Clinical Microbiol, 1999, Vol 37(3): 628-632

3. 张卓然. 临床微生物学和微生物学检验. 北京: 人民卫生出版社, 2003

4. 李乃静, 何平, 李胜岐. 生物被膜大肠埃希菌AmpC酶、超广谱β-内酰胺酶的检测, 中国抗生素杂志, 2007, 32(10): 618-621

5. 孙长贵, 陈汉美, 颜秉兴, 等. 评价三种筛选方法检测超广谱β-内酰胺酶及其临床应用. 中华检验医学杂志, 1999, 22(4): 228-231

6. 曾吉, 吴正学, 戴立人. 多剂量协同法检测AmpC β-内酰胺酶. 临床检验杂志, 2004, 22(2): 91-93

7. Marshall M J, Ross G W. Comparision of the substrate specificities of the betalactam ases from Klebsiella aerogenes 1082E and Enterobacter cloaca. Applied Microbiology, 1972, 23(4): 765-769

8. Ross R W, Boulton M G. Purification of betalactam ases on QaeSephadex. Biochim BiophysActa, 1973, 309(2): 420-439

9. CLSI. Performance Standards for Antimicrobial Susceptibility Testing: Twenty-Fifth Informational Supplement. CLSI document M100-S25. Wayne, PA: CLSI, 2015

10. Callaghan CH, Mugg leton PW. Effects of betalactam ase from gram negat ive organ isms on cephalorsporins and penicillins. Antimicrob Agents Chem other(Bethesda), 1968, 8：57-63

11. 曾吉, 胡丽华. Amp C酶检测方法的探讨. 临床检验杂志, 2007, 25(1)：17-20

12. 张哲, 蒋晓飞, 李敏, 等. VEB-3与VEB-1型超广谱β-内酰胺酶生化特性的比较. 中华微生物学和免疫学杂志, 2005, vol25(10)：855-858

12. 孙丹丹, 马笑雪, 胡建, 等. 耐甲氧西林金黄色葡萄球菌染色体盒的研究进展. 微生物学杂志, 2011, 31(3)：73-80

14. 董泽欣, 夏永祥. 葡萄球菌耐药性的进展. 检验医学与临床, 2012, 9(22)：2874-2876

15. 刘敏, 刘井波, 张正. MRSA分子演化和致病因子研究进展. 中国实验诊断学, 2009, 13(11)：1654-1658

16. Karen Bush. George A. Jacoby. Updated functional classification of β-lactamases. Antimicrobial agents and chemotherapy, 2010, 54(3)：969-976

17. Frederic J. Review of Carbapenemases and AmpC-beta lactamases. the Pediatric infectious disease journal, 2011, 30：1094-1095

18. Gianpiero Garau, Anne Marie Di Guilmi, Barry G. Hall. Structure-based phylogeny of the metallo-β-lactamases. Antimicrobial agents and chemotherapy, 2005, 49(7)：2778-2784

19. Clinical and Laboratory Standards Institute. M100-S25 Performance Standards forAntimicrobial Susceptibility Testing: Twenty-Fifth Informational Supplement. Wayne. PA: CLSI, 2015

第十五章

细菌对大环内酯类抗生素的耐药性及检测

第一节　大环内酯类简介及细菌耐药机制分类

一、大环内酯类抗生素简介

大环内酯类抗生素是一族化学结构均有一个大内酯环的共同核心,均为弱碱性,微溶于水。根据分子结构可将大环内酯类抗生素分为14、15、16元环抗生素(图15-1)。目前应用于临床的14元环抗生素有红霉素、克拉霉素、罗红霉素、地红霉素、氟红霉素等,其中的红霉素对治疗呼吸系统疾病中革兰阳性菌所致感染有较强的活性,但其所致胃肠道反应较重;15元环的有阿奇霉素;16元环的有麦迪霉素、螺旋霉素、交沙霉素和醋酸麦迪霉素等。林可胺类和链阳菌素类,虽然与大环内酯的结构不同,但它们的抗菌作用机制相似,统称为大环内酯类,也称为大环内酯-林可酰胺-链阳霉素B类药物(MLS_B)(表15-1)。该类药物对革兰阳性菌、革兰阴性菌及支原体等有较强抗菌活性。其主要作用机制是作用于细菌核糖体50S亚基,通过阻断转肽作用和mRNA位移而抑制细菌蛋白质合成。该类抗生素于1953年用于临床后不久,就在英国、法国、日本和美国出现了耐红霉素的葡萄球菌,之后出现了耐药链球菌(包括肺炎链球菌)。随着时间的延长耐药率逐年上升,1990年法国分离的肺炎链球菌中29%对红霉素耐药。20世纪80年代第二代大环内酯类克拉霉素、罗红霉素、阿奇霉素应运而生,与第一代相比半衰期长、抗菌活性增强、抗菌谱更广、生物利用度高、不良反应少,主要用于呼吸道、泌尿道感染。随着耐药菌株增多,当前第三代大环内酯类抗生素泰利霉素已经应用于临床,它实际上也是14元环药物,只是红霉素A的3位克拉定糖被羰基取代后进一步合成的酮内酯类药物。泰利霉素不易诱导 MLS_B 型耐药,对大环内酯类耐药菌有较强活性。

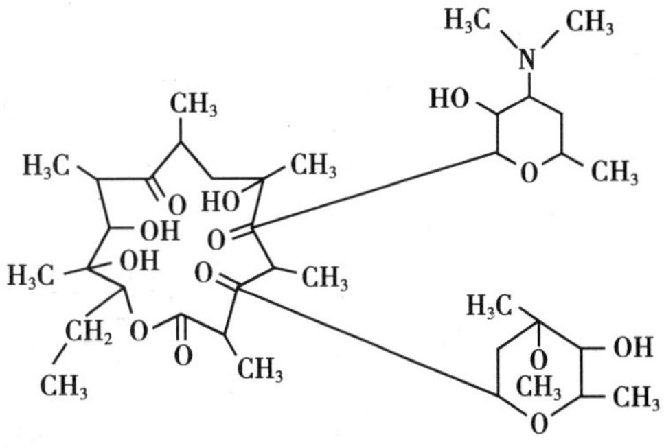

图15-1　红霉素的基本结构

表15-1 大环内酯类代表性药物

分类	代表药物
14元环大环内酯类 （14-membered ring macrolides）	红霉素；克拉霉素；罗红霉素；氟红霉素；地红霉素；
15元环大环内酯类 （15-membered ring macrolides）	阿奇霉素
16元环大环内酯类 （16-membered ring macrolides）	麦迪霉素；交沙霉素；螺旋霉素；乙酰螺旋霉素； 罗沙美素；吉他霉素
酮内酯类（ketolides）	泰利霉素；喹红霉素
林可酰胺类（lincosamides）	克林霉素；林可霉素
链阳霉素类（Streptogramin）	链阳霉素A（达福普丁）；链阳霉素B（奎奴普丁）

二、耐药机制分类

细菌对大环内酯类抗生素的耐药机制可分为三方面，即靶位改变、灭活酶产生和主动外排系统。另外，肠杆菌科细菌对该类抗生素天然通透性差，起着天然屏障作用。靶位改变是主要耐药机制；主动外排也起重要作用。细菌对大环内酯类的耐药机制见表15-2。

表15-2 大环内酯类耐药机制

耐药机制	耐药表型	细菌	药物	相关基因
靶位改变	cMLS	葡萄球菌、链球菌、肠球菌	耐受：M14 M15 M16 L SB	erm: ermA ermAM ermC等
	iMLS	葡萄球菌、链球菌、肠球菌	耐药：M14 M15 敏感：M16 L SB	erm
主动外排	MS	金葡菌 表皮葡萄球菌	耐药：M14 M15 SB 敏感：M16 L	msrA msrB smpA
	M	化脓链球菌、肺炎球菌	耐药：M14 M15 敏感：M16 L SB	mefA mefE
	LSA	肠球菌、金葡菌	耐药：L Cl SA	*lsa* *vga*A *vga*Av
灭活酶	M	大肠埃希氏菌	耐药：M14 M15	ereA ereB
	M	金葡菌	耐药：M14 M16	

注：M14 M15 M16：14、15、16元环大环内酯类抗生素；

L：克林霉素；SB：奎奴普丁；SA：链阳霉素A；

第二节 耐药机制

一、靶位改变引起的耐药

靶位的改变引起的耐药包括细菌*erm*基因编码的甲基化酶对细菌23S rRNA的2058位腺嘌呤甲基化和23S rRNA或核糖体蛋白L4和L22突变两方面。

（一）核糖体的甲基化

1. *erm*基因　核糖体的甲基化修饰是最早阐明的大环内酯类耐药机制。在对致病性细菌的耐药研究过程中发现，大环内酯类耐药细菌的质粒或转座子上常常带有*erm*基因，该基因能编码甲基化酶，后来在许多链霉菌的染色体上也发现有这种基因，至2015年上半年，已经报道的*erm*基因编码的酶有41种（表15-3），它们是一组功能和结构类似的N-甲基转移酶，能以S-腺苷甲硫氨酸（SAM）为甲基供体，对23S rRNA上的腺嘌呤进行甲基化修饰，使50S亚单位和药物的亲和力下降，产生耐药性。

表15-3　部分23S rRNA甲基化酶等位基因

*Erm*等位基因	最初分离细菌	*Erm*等位基因	最初分离细菌
ermA	金黄色葡萄球菌	*ermM*	表皮葡萄球菌
ermAM	溶血性链球菌	*ermP*	产气荚膜梭菌
ermB	金黄色葡萄球菌	*ermQ*	产气荚膜梭菌
ermBC	大肠埃希菌	*remR*	Luteus 分节孢子杆菌
ermB-like	粪链球菌	*ermSF*	新霉素链霉菌
ermC	金黄色葡萄球菌	*ermZ*	艰难梭菌
ermCD	白喉杆菌		
ermD	地衣型芽孢杆菌	*carB*	耐热链霉菌
ermE	红霉素链霉菌	*clr*	天青链霉菌
ermF	脆弱拟杆菌	*lmrB*	林肯链霉菌
ermFS	脆弱拟杆菌	*lrm*	浅青紫链霉菌
ermFU	脆弱拟杆菌	*mdmA*	Mycarofaciens 链霉菌
ermG	圆形芽孢杆菌	*myrAB*	灰红霉小单孢子菌
ermGT	Reuteri 乳杆菌	*nsh*	活力链霉菌
ermIM	枯草杆菌	*tlrAD*	新霉素链霉菌
ermJ	炭疽杆菌	*tsr*	远青链霉菌
ermK	地衣型芽孢杆菌		

按照功能可将甲基化酶分为单甲基化酶和二甲基化酶，前者如来自浅青紫链霉菌的Lrm、新霉素链霉菌的TlrD、天青链霉菌的Clr等，能使腺嘌呤转变为甲基腺嘌呤（monomethylate adenine），在反应体系中加入过量的SAM，也不形成二甲基腺嘌呤。后者如来自金黄色葡萄球菌的ErmC、红霉素链霉菌的ErmE、新霉素链霉菌的ErmSF（TlrA），主要使腺嘌呤转变为二甲基腺嘌呤（dimethylate adenine），反应体系中加入定量的ErmE可使甲基腺嘌呤转变为二甲基腺嘌呤；TlrA在较低浓度（3μmol/L）的SAM条件下生成甲基腺嘌呤，在较高的SAM（500μmol/L）环境中，可生成二甲基腺嘌呤。两种甲基化引起的耐药类型不同，如Clr引起的耐药对林可霉素和克林霉素的耐药水平>1000μg/ml，对红霉素、太乐菌素（tylosin）和碳霉素（carbomycin）的MIC在50~200μg/ml之间；ErmE引起的耐药对上述几种药物的耐药水平均在1000μg/ml以上。

为研究甲基化过程,最初人们选择了金黄色葡萄球菌作为模型,因为该菌缺乏甲基腺嘌呤和二甲基腺嘌呤,后来发现,除了那些甲基化后对MLS$_B$耐药的细菌外,革兰阳性菌不含任何N^6-甲基腺嘌呤;革兰阴性菌只有甲基腺嘌呤,不含二甲基腺嘌呤。因此,现在人们多用枯草杆菌和金黄色葡萄球菌作为分子生物学研究工具。金黄色葡萄球菌有一种3.7kb的小质粒pE194,将它转化到枯草杆菌中后,后者即表现出诱导性MLS$_B$耐药性,并出现一种29kD$_a$的蛋白,经鉴定为ermC甲基化酶。不同细菌发生甲基化的腺嘌呤的具体位置不同,由于许多细菌的23S rRNA的序列不完全清楚,而大肠埃希菌的已完全明了,在比较甲基化位置时统一使用大肠埃希菌的相对位置表示,结果发现甲基化的位置多在大肠埃希菌23S rRNA的2058(A2058)位,这个位置在枯草杆菌实际为2085位。相对位置的编排方法以Gutell等的方法为依据,他们把大亚基rRNA的序列进行编排后,使相似的核苷酸序列之间可以进行详细的比较。A2058在23S rRNA的第五区(domain V),这个部位恰是MLS$_B$类抗生素与核糖体结合的部位,也是肽转移酶的中心。显然,A2058的甲基化影响了抗生素与核糖体的结合,使细菌能继续合成蛋白质,呈现出耐药特性。对带有诱导性ermA的金黄色葡萄球菌研究表明,甲基化反应发生在新生的23S rRNA,而不是成熟的核糖体。

目前在致病性微生物上发现的erm基因有4类,即ermA、ermB、ermC和ermF,它们多存在于质粒和转座子上,在细菌中的分布有较大差异,如ermA和ermC主要存在于葡萄球菌(当前国内以ermC为主),ermB和ermTR(一个ermA的亚类)主要在链球菌和肠球菌中流行,脆弱类杆菌和其他厌氧菌中检出的多是ermF,不过这种分布并非没有严格的种属特异性,ermB在葡萄球菌和厌氧菌中也有发现。ErmA,ErmB,和ErmC一般为二甲基化酶,能引起细菌对包括泰利霉素在内的MLS$_B$类药物高水平交叉耐药,ErmB在肺炎球菌中可能主要以单甲基化酶存在,这种存在特点与耐药特点密切相关,单甲基化对泰利霉素和喹红霉素的抗菌作用影响较小,而单甲基化和二甲基化对红霉素和克林霉素均有较大影响。

2. erm基因表达调节 大环内酯类、林可胺类及链阳菌素类的作用位点重叠,细菌对上述3类抗生素同时耐药称为大环内酯类-林可胺类-链阳菌素B(macrolide-lincosamide-streptogramin B)表型耐药(MLS$_B$)。耐药菌对链阳菌素B(奎奴普丁,quinupristin)耐药,而对链阳菌素A(达福普丁,dalfoprinstin)仍敏感。MLS$_B$耐药分为内在性MLS$_B$耐药(cMLS$_B$)和诱导性MLS$_B$耐药(iMLS$_B$),cMLS$_B$是指持续表达的对14、15、16元环大环内酯类、林可胺类及链阳菌素B的耐药特征。诱导性耐药是指环境中存在诱导物时,细菌呈现出耐药特征,缺乏诱导物时,耐药性随之消失的一种现象。

有些红霉素耐药、克林霉素敏感的葡萄球菌经红霉素诱导后会表现为克林霉素耐药,这种现象最初是在临床实验室里发现的,人们测定金黄色葡萄球菌耐药性时,发现毗邻红霉素药敏纸片的螺旋霉素、克林霉素和普那霉素(pristinamycin Ⅰ)的抑菌圈不呈正常的圆形,而呈"D"形(图15-3),说明红霉素与这些抗生素之间可能存在拮抗作用,后来证明这种现象属于功能性拮抗,而不是物质性拮抗。红霉素是良好的诱导剂,其最佳诱导浓度是10~100ng/ml,在最佳诱导浓度下,40min内就可观察到细菌核糖体对红霉素和林可霉素的亲和力下降,表现出耐药现象。耐药性产生的原因是细菌产生了甲基化酶,23S rRNA的A2058发生了转录后甲基化。人们提出的诱导模型认为具有诱导耐药性的细菌有erm基因,当环境中有诱导物时才能得以表达。以ermC为例,ermC mRNA有一段141个核苷酸组成的先导序列,新合成的mRNA中,该先导序列的二级结构屏蔽了ermC的前两个密码AUG和AUU(fMet和Asn)及ErmC的核糖体结合位点,当红霉素与核糖体结合后,核糖体会按照先导序列的编码合成一个19肽(MGIFSIFVISTVHYQPNKK),并引起先导序列的构型变化,使甲基化酶得以合成。当诱导物浓度降低或产物达到饱和后,会反馈抑制基因的表达,这种调节模式被称为转录后或翻译衰减作用(posttranscriptional or translational attenuation),对特定的衰减子来说,抗生素的结构决定了其诱导能力,14、15元大环大环内酯类是多数的Erm甲基化酶的良好诱导剂,而酮内酯类和林可酰胺类则否。用突变的方法改变mRNA先导序列的二级结构,甲基化酶就可呈现组成性表达(constitutive expression),而不需诱导作用。19肽的溶解性很低,其确切功能还不清楚,但已知位于前面的9肽序列MGIFSIFVI-对诱导机制非常必要。实际工作中选择组成性表达的突变体时,一般选用克林霉素、碳霉素(carbomycin)和太乐菌素(tylosin),这些抗生素没有诱导活性,它们存在时表现出耐药的细菌应属于组成性耐药。

D试验阳性的细菌主要是存在ermA和ermC基因的葡萄球菌,常见于链球菌的ermB基因可介导细菌对红霉素和克林霉素的交叉耐药,其诱导机制与葡萄球菌不同。ermB基因的表达不像ermA和ermC基因那样受到衰减子的严格控制,即使环境中无红霉素也有一定的比例的核糖体被甲基化,链球菌中基础水平的甲基化酶足以引起林可酰胺类耐药,并表现出与大环内酯类的交叉耐药。β-溶血性链球菌中存在的ermTR基因的表达与ermA类似。

所谓结构性耐药(Constitutive Resistance)或内在性耐药是指不需要诱导剂的存在,细菌就可产生有活性的甲基化酶,表现出对MLS$_B$类抗生素的耐药特性。实验室中用含有抑制浓度克林霉素诱导葡萄球菌,细菌可由诱导性耐药株转变为结构性耐药株,其发生率为10^{-6}~10^{-8}。对红霉素的结构性耐药在临床菌株流行较广,特别是耐甲氧西林的葡萄球菌。研究发现无论是试验菌株还是临床菌株,其结构性耐药主要由衰减子序列的缺失、重复和点突变引起。含有ermTR基因的链球菌由诱导性耐药转变为结构性耐药的机制与葡萄球菌类似,也由突变引起。

(二)核糖体的突变

核糖体由核糖核蛋白和rRNA组成,结构上分为大小两个亚基。原核细胞如大肠埃希菌的50S大亚基内有34种蛋白质,标记为L1~L34;30S小亚基内有21种蛋白质,标记为S1~S21。大亚基内的rRNA为5S和23S,小亚基内的rRNA为16S。核糖体是大环内酯类抗生素的靶位,最初人们认为核糖核蛋白的突变是大环内酯类耐药的主要机制。人们发现红霉素和核糖体的结合与大肠埃希菌核糖体蛋白L4、L15、L22、L27等有关;而在耐药株中这些蛋白发生了突变,譬如人们克隆了耐红霉素大肠埃希菌突变株L4和L22的基因rplD和,根据推导的氨基酸顺序发现RplD有Lys63→Glu突变,RplV有82、83、84位Met-Lys-Arg三肽序列的缺失。但是,至今人们并没有发现临床耐药株涉及核糖体蛋白的变化。早期有人发现耐红霉素大肠埃希菌在体温下核糖体组装具有不稳定性,这或许预示着因核糖核蛋白变异引起的红霉素耐药株在人体内难以生长。有人在实验中发现单纯的23S rRNA在体外就能支持肽键的形成,不需要核糖核蛋白的存在。并且,这种功能可被一种大环内酯类抗生素——碳霉素(carbomycin)抑制,这个结果使人们对核糖核蛋白的变异在大环内酯类耐药中的作用更加怀疑。总之,核糖体蛋白在大环内酯类耐药中的作用至今并未肯定,人们越来越认识到核糖体中23S RNA的变化是大环内酯类耐药的主要机制。

(三)23S rRNA的突变

23S rRNA的A2058及其附近区域的突变也可以引起耐药,表15-4就列出了这种变化关系。不过这些结果来自不同的实验资料,有些资料反映的耐药表型可能不够全面,并且这些突变在临床株中还没有发现。各种点突变所致的耐药模式如图15-2所示。

表15-4 大肠埃希菌肽转移酶环及其附近区域突变对耐药性的影响

突变形式	耐药表型		
C2611U	红霉素	林克霉素	链阳霉素B
G2032A	红霉素	克林霉素	氯霉素
G2032U	红霉素	克林霉素	氯霉素
G2032C	红霉素	克林霉素	氯霉素
G2057A	红霉素	氯霉素	
A2058G	红霉素		
A2058U	红霉素		
A2053C	氯霉素		

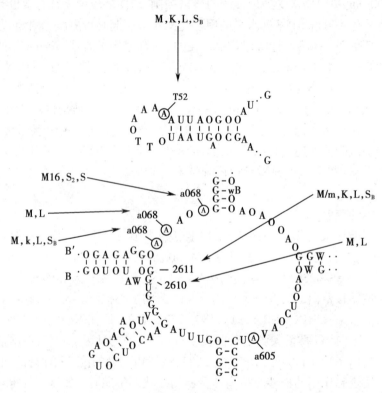

图15-2 大肠埃希菌23 SrRNA Ⅱ 区35

发夹环(上)和Ⅴ区(下)的二级结构

二、灭活酶导致的耐药

耐药菌可产生一些灭活酶破坏大环内酯类的结构而引起耐药。这些酶包括酯酶、磷酸转移酶、乙酰转移酶、水解酶和核苷酸转移酶。灭活酶导致的耐药与靶位改变引起的耐药不同，只引起结构相关的抗生素耐药。

1. 大环内酯类修饰酶 大环内酯类修饰酶包括红霉素酯酶和大环内酯2′-磷酸转移酶，

这两种酶由肠杆菌科细菌产生,能破坏14元环大环内酯类的内酯环,但不破坏16元环类的结构。酯酶耐药基因为*ere*A和*ere*B,分别编码酯酶Ⅰ和酯酶Ⅱ,它们仅限于革兰阴性杆菌。肠杆菌科中,*ere*A常与*erm*B同时存在导致细菌对红霉素高水平耐药,表明两酶之间有协同作用。临床上对林可霉素的高水平耐药多由磷酰转移酶引起,这种酶已在葡萄球菌中检出。Wondrack等发现一株金黄色葡萄球菌可灭活14、16元环大环内酯类抗生素,其分解产物与具有*ere*A或*ere*B的大肠艾希菌分解产物相仿,故推测也是一种酯酶,只是它们的分解能力不同。*ere*A和*ere*B基因的G+C含量分别为50%和36%,前者与大肠埃希菌的碱基组成相同,后者差距较大,提示*ere*B基因是一种外源基因,很可能来源于革兰阳性球菌。

*mph*A、*mph*B和*mph*C可编码大环内酯磷酸转移酶,前二者发现于肠道细菌,*mph*C则在一些金黄色葡萄球菌中检出。

2. 林可酰胺类修饰酶　林可酰胺核苷酸转移酶能通过腺苷酰化作用特异性灭活林可酰胺类抗生素,导致细菌耐药。编码林可酰胺核苷酸转移酶的基因为*lnu*基因,至今从动物和人身上分离出的细菌中已发现8种,它们是*lnu*A、*lnu*A′、*lnu*B、*lnu*B-like、*lnu*AN2、*lnu*C、*lnu*D和*lin*F。已知*lnu*A和*lnu*A′的编码产物为161个氨基酸组成的同工酶,二者只有14个氨基酸的差异。LnuA林可酰胺核苷酸转移酶可分别对克林霉素和林可霉素的3位和4位羟基进行修饰,引起细菌耐药,LnuB酶在两种抗生素作用位点均为第3位羟基。

研究发现*lnu*基因在革兰阳性和革兰阴性菌中的表达有不同特点,尽管LnuA、LnuB、LnuC和LnuD酶在体外能更有效地灭活克林霉素,但革兰阳性菌相应的基因仅导致林可霉素耐药,并不引起克林霉素耐药,这种现象称为L表型。将这些基因克隆到大肠埃希菌,则细菌可表现出对两种抗生素的交叉耐药,这种现象的详细机制还不清楚,可能与两种抗生素对革兰阳性和革兰阴性菌的核糖体亲和力不同有关。

3. 达福普丁乙酰转移酶和奎奴普丁水解酶　这两种酶从金黄色葡萄球菌和溶血葡萄球菌中发现,可破坏链阳菌素结构而致耐药。

三、主动外排系统

主动外排系统参与了细菌对大环内酯类的固有耐药和获得性耐药机制。

(一)固有耐药

1. 粪肠球菌　粪肠球菌染色体上有一种*lsa*基因,可介导细菌对林可酰胺类和链阳霉素A型耐药,这种耐药被称LSA表型(LSA phenotype),*lsa*基因似乎具有种属特异性。Lsa蛋白与ABC类转运蛋白超家族成分相似,具有ABC类转运蛋白的保守基元(Conserved motifs),不过这种外排机制至今还未完全证明,可以肯定的是*lsa*基因失活后,细菌会对克林霉素、达福普丁、奎奴普丁-达福普丁敏感,带有*lsa*基因的重组质粒可以使细菌恢复对克林霉素和达福普丁的耐药性。

2. 大肠埃希菌　AcrAB-TolC外排泵与大肠埃希菌对大环内酯类和林可酰胺类固有耐药有关,该外排泵失活后可使细菌表现出对红霉素和克林霉素的敏感性。

(二)获得性耐药

1. 大环内酯类-链阳菌素类表型耐药(MS表型耐药)　MS表型耐药发现于耐红霉素的表皮葡萄球菌和金黄色葡萄球菌。耐药菌对14、15元环大环内酯类和奎奴普丁呈诱导耐药,对16元环类及林可霉素敏感。人们推测MS表型耐药与外排机制有关,因而做了相关的实验。

研究发现MS表型耐药表皮葡萄球菌（含耐药质粒pNE24）细胞内的药物浓度明显低于敏感菌中的浓度，而加入能量抑制剂碳酰氯间氯苯腙（cccp）可消除这种差别。质粒介导的MS表型耐药金黄色葡萄球菌中发现细胞膜上多了一个与外排有关的63kDa的蛋白质，这进一步肯定了最初的推断。后来Ross等从表皮葡萄球菌中克隆并测序了MS表型耐药相关基因*msrA*（macrolide streptogramins resistance），证明MsrA属于ABC转运子超家族。除了葡萄球菌外，目前*msrA*基因在肠球菌、棒状杆菌、假单胞菌、链球菌中均有检出。

2. 大环内酯类外排表型耐药（M表型耐药）　人们在研究化脓性链球菌和肺炎链球菌时发现，某些菌株对14、15元环大环内酯类低水平耐药，而对16元环大环内酯类、林可胺类及奎奴普丁仍敏感，即把这种耐药称为M表型耐药。由于后三类药物不是主动外排泵的作用底物，即使是红霉素诱导耐药，对它们仍然敏感，人们推测这种耐药也与主动外排作用有关。M表型耐药的耐药基因为*mef*（macrolide efflux），MefA泵属于主要易化超家族，由405个氨基酸组成，含有12个跨膜区域，靠质子动力外排14、15元环大环内酯类。已知在北美地区肺炎链球菌对大环内酯类的耐药多由外排机制引起。*mef*A基因源于一个转位子，除了化脓性链球菌和肺炎球菌外，在无乳链球菌、缓症链球菌、轻型链球菌、米勒链球菌、藤黄微球菌、肠球菌、棒状杆菌及革兰阴性杆菌中均有发现。

3. 获得性LSA型耐药　金黄色葡萄球菌中发现了两种质粒基因*vgaA*和*vgaAv*，它们能介导细菌对林可霉素、克林霉素和链阳霉素A的低水平耐药，Vga精氨酸序列与ABC转运蛋白相似，提示也属于外排泵。目前在无乳链球菌和屎肠球菌中均发现了类似的LSA耐药型。

大环内酯类主动外排系统的研究尚处于初级阶段，许多研究需要不断深入。由于新的耐药现象不断出现，临床测定葡萄球菌、化脓性链球菌、肺炎链球菌的敏感性时，除测定红霉素外，还须检测16元环大环内酯类抗生素、克林霉素及链阳霉素的药敏结果，不能以红霉素代替其他种类。

第三节　诱导克林霉素耐药试验

葡萄球菌对大环内酯类耐药机制中，Erm甲基化酶和MsrA外排泵起着非常重要的作用。前者可引起细菌组成性和诱导性MLS$_B$耐药，后者主要介导细菌的MS型耐药。红霉素是抗葡萄球菌感染的常用药物，并且是大环内酯类耐药的良好诱导剂和MsrA主动外排泵的底物，克林霉素也是抗葡萄球菌感染的常用药物，但它不属于诱导剂，也不是MsrA外排泵的底物。常规耐药试验中，如果葡萄球菌对红霉素和克林霉素同时耐药，提示细菌耐药与*erm*基因有关；当葡萄球菌对红霉素耐药而对克林霉素敏感时，细菌对红霉素耐药可能由MsrA外排泵介导，但不能排除存在*erm*基因诱导的MLS$_B$耐药，只有排除了诱导性克林霉素耐药，鉴于克林霉素不是MsrA外排泵的底物，才能推定细菌对红霉素的耐药由外排泵引起。临床治疗过程中发现，诱导性克林霉素耐药试验阳性的葡萄球菌中，有些对克林霉素治疗有效，有相当一部分疗效不佳，所以诱导性试验阳性的细菌不建议应用克林霉素治疗。实验室中遇到红霉素耐药而克林霉素敏感的葡萄球菌时，要做诱导克林霉素耐药试验协助临床选择药物。诱导克林霉素耐药试验有D-抑菌圈试验和微量稀释法两种，方法如下：

1. D-抑菌圈试验 将红霉素耐药(抑菌圈直径≤13mm或MIC≥8μg/ml)、克林霉素敏感或中介的(抑菌圈直径≥21mm为敏感,15~20mm为中介,MIC≤0.5μg/ml为敏感,MIC在1~2μg/ml之间为中介)葡萄球菌,按标准的纸片扩散法接种于MHA平板上,贴上红霉素(15μg/片)和克林霉素(2μg/片)药敏纸片,两纸片的间距为15~26mm,35℃培养16~18h后观察结果。克林霉素纸片的抑菌圈在邻近红霉素纸片一侧出现"截平"现象,克林霉素的抑菌圈像一个大写"D"字型时,判断为D-试验阳性,即红霉素对克林霉素有诱导耐药性(图15-3)。如果细菌在克林霉素抑菌圈内呈雾状生长,即使抑菌圈不呈明显的"D"字型,也判断为阳性。试验时要用带有ermA基因的金黄色葡萄球菌ATCC BAA-977作为阳性对照,带有msrA基因的金黄色葡萄球菌ATCC BAA-976作为阴性对照。

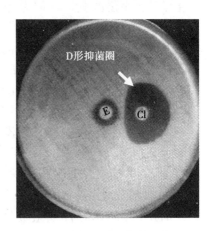

图15-3 D-试验阳性结果

2. 肉汤微量稀释法 利用CAMHB培养基,按标准的肉汤微量稀释法,将红霉素耐药且克林霉素敏感或中介的细菌接种在含红霉素4μg/ml和克林霉素0.5μg/ml的同一孔中,35℃培养18~24h后观察结果,只要培养孔中有细菌生长即为诱导试验阳性。质控菌株同D-试验。

按照CLSI的提示,诱导克林霉素阳性时,可报告细菌对克林霉素耐药,金黄色葡萄球菌和路登葡萄球菌的报告中可加上"根据诱导克林霉素耐药试验,推测该菌对克林霉素耐药"字样,除路登葡萄球菌以外的凝固酶阴性葡萄球菌的报告中,在上述注释的基础上还可加上"在某些患者克林霉素可能仍有效"字样。

除了葡萄球菌外,链球菌也存在诱导性MLS$_B$耐药,但至今还没建议对肺炎链球菌常规检测诱导性耐药,因为ermB基因介导的耐药常表现为对红霉素和克林霉素交叉耐药,只有极少的诱导阳性菌株对克林霉素敏感,检测的临床意义不大。在β-溶血链球菌中的情况类似,即可能携带诱导性ermB基因,也可能携带D-试验阳性的诱导性ermTR基因,二者均可能导致克林霉素耐药,在红霉素耐药的情况下,没有充分的理由还选择克林霉素。

第四节 耐药分布及临床意义

大环内酯类抗生素是一类重要的抗菌药物,对革兰阳性球菌和支原体有较强的抗菌活性,并且毒副作用小,价格低廉,在临床上受到广泛的应用,但其耐药问题必须得到重视。最初发现红霉素耐药菌是在1955年,从20世纪90年代开始耐药情况日益严重,耐药率以欧美地区较低,亚洲最严重。当前我国临床检出的金黄色葡萄球菌和肠球菌对红霉素和阿奇霉素的耐药率均在70%以上,凝固酶阴性葡萄球菌均超过了80%,金黄色葡萄球菌对克林霉素的耐药率也超过了50%,并且在红霉素耐药而克林霉素敏感的葡萄球菌中,有50%以上的细菌对克林霉素具有诱导性耐药。肺炎链球菌和β-溶血性链球菌对红霉素、阿奇霉素和克林霉素的耐药率均在80%以上,而在欧美国家一般不到10%。

我国临床检出的葡萄球菌中大环内酯类耐药基因以ermC基因为主,ermA、ermB和msrA基因也占一定比例;红霉素耐药粪肠球菌ermB基因检出率在90%以上,还未检出ermTR、 *mef*A、*mef*E基因。

肺炎链球菌对大环内酯类耐药性机制中，由*erm*B介导的抗生素靶位点修饰和*mef*A介导的主动外排泵仍占主要地位，基因分布及耐药表型分布均有明显的地理差异。在日本、加拿大和美国主要为M表型耐药，检出基因为*mef*A，而在欧洲国家则主要为MLS_B表型耐药，主要检出基因为*erm*B，也有少数菌株同时含*erm*B和*mef*A，仍表现为MLS_B表型耐药。

对国内临床检出的大环内酯类耐药肺炎链球菌检测发现，对红霉素和克林霉素同时耐药的cMLS型耐药主要由*erm*B基因介导，检出率在95%以上，同时携带*erm*B和*mef*基因的菌株占25%左右，由*mef*介导的红霉素耐药而克林霉素敏感M型耐药的比例占不到5%，D-试验阳性的诱导性耐药几乎没有。MLS_B表型耐药意味着所有大环内酯类、林可酰胺和链阳菌素B的临床治疗均不可用，必须选用青霉素类、头孢菌素类或奎诺酮类等替代用药或联合用药；而M表型耐药菌株对16元环大环内酯类、林可霉素和链阳霉素B敏感，仍可作为一线药物使用。A群链球菌对大环内酯类耐药主要是*mef*A介导的M型耐药和*erm*B与*erm*TR介导的诱导性或组成性MLS_B型耐药。北美国家临床分离的非侵入性感染（如咽炎等）的菌株以M型耐药为主，侵入性感染菌株以诱导性MLS_B耐药为主。脆弱类杆菌对克林霉素常表现出高水平耐药，这种耐药主要属于*erm*F、*erm*G和*erm*B介导的MLSB型耐药。

近年来，由于新型长效、不同药动学特点的大环内酯类的广泛应用，肺炎链球菌对大环内酯类的耐药率迅速增加。同时，在药物选择压力下，以及检测技术的不断进步，新型耐药机制不断产生，虽然新的耐药机制，如核糖体突变、*erm*A等的出现仍占极少部分，但其表现的耐药表型却呈现多样，使耐药菌株的临床检测和经验用药更加困难，应引起足够的重视。

（何 洪 郭学青）

参考文献

1. Del Grosso M, Iannelli F, Messina C, et ai. Macrolide efflux genes mef(A) and mef(E) are carried by different genetic elements in Streptococcus pneumoniae. J Clin Microbiol, 2002, 40:774

2. Farrell DJ, Morrissey1, BakkerS, et al, Molecular epide miology of multiresistant Streotococcus pneumoniae with both erm(B)-and mef(a)-mediated macrolide resistance. J Clin Microbiol, 2004, 42:764

3. 张景. 肺炎链球菌对大环内酯类耐药机智研究进展. 国外医药抗生素分册, 2005, 26(2): 78-82

4. Bernard Weisblum. Erythomycin resistance by ribosome modification. Antimicrobiol Agents and Chemotherapy, 1995, Vol(3): 577-585

5. Bernard Weisblum. Insights into erythomycin action from studies of its activity as inducer of resistance. Antimicrobiol Agents and Chemotherapy, 1995, Vol(4): 797-805

6. 李耘, 吕媛, 薛峰, 等. 2011-2012年革兰阳性菌耐药监测报告. Chin J Clin Pharmacol, 2014, vol(30): 251-259

7. 黄烈, 夏成静, 张银辉, 等. 金黄色葡萄球菌常见大环内酯类耐药基因快速检测和分析. 国际检验医学杂志, 2010, vol(31): 1299-1301

8. Alberto Villasenor-Sierra, Eva Katahira, Abril N. Jaramillo-Valdivia, et al. Phenotypes and genotypes of

erythromycin-resistant Streptococcus pyogenes strains isolated from invasive and non-invsive infections from Mexico and the USA during 1990-2010. International J ournal of infectious diseases,2012,16:e17-e181

9. 李少君,吴金英,徐新波,等.肺炎链球菌大环内酯类耐药表型与相关基因的关系.国际检验医学杂志,2010,vol(31): 1067-1071

10. CLSI. Performance Standards for Antimicrobial Susceptibility Testing: Twenty-Fifth Informational Supplement. CLSI document M100-S25. Wayne, PA: CLSI,2015

11. 彭少华,罗少锋,吕霞.葡萄球菌中两类D试验阳性表型及基因分析.中国感染与化疗杂志,2007, vol(7): 408-411

第十六章

细菌对喹诺酮类抗生素的耐药性

喹诺酮类是一种应用广泛的抗菌药物,用于人体多种细菌感染的治疗。喹诺酮类药物的作用靶点是DNA旋转酶和拓扑异构酶Ⅳ,通过药物分子与酶的结合干扰细菌染色体的复制和转录过程,从而发挥抗菌作用。由于过度应用,自1990年以来对喹诺酮类药物的耐药菌株不断增加,严重制约了药物的临床应用。这类药物的耐药机制是多因素的,靶位基因突变、主动外排系统的外排作用、膜通透性的改变、修饰酶以及靶位保护蛋白的过度表达均可导致耐药性的产生。本章从喹诺酮类药物的作用机制入手,讨论靶位、主动外排系统、细菌外膜以及质粒在细菌耐药过程中的作用,对喹诺酮类药物的耐药现状及其对抗措施加以分析。

第一节　喹诺酮类药物概述

一、分　　类

喹诺酮类是一类以1,4-二氢-4-氧-3-喹啉羧酸为基本结构的化学合成类药物,基本母核如图16-1所示。最初用于治疗尿路感染,经过分子结构的不断修饰,喹诺酮类药物的抗菌谱变宽,不良反应减少,对革兰阴性菌和革兰阳性菌均具有较强抗菌活性。

最早使用的喹诺酮类药物是萘啶酸,于1960年代应用于临床。第一代喹诺酮类药物还有奥索利酸和吡咯米酸,主要作用于革兰阴性菌,对革兰阳性菌和铜绿假单胞菌无活性,属于窄谱抗菌药,且不良反应较多,临床应用有限。第二代喹诺酮类以吡哌酸和西诺沙星为代表,主要作用于革兰阴性菌,对革兰阳性菌和假单胞菌也有一定作用。直到1980年代,第三代喹诺酮类药物的开发问世,极大地改善了喹诺酮类药物的临床应用效果。代表药物有诺氟沙星、氧氟沙星、环丙沙星、氟罗沙星等,共同特点是将喹诺酮母核上8-位碳原子替换为氮原子,7-位引入哌嗪环(或甲基-哌嗪环),6-位引入了氟原子,因此也称氟喹诺酮类药物。氟喹诺酮类药物改善了对DNA旋转酶抑制活性,提高了抗菌活性,拓宽了抗菌谱,对革兰阴性、阳性菌及非发酵菌都有作用,副作用也较小。环丙沙星是第一个具有尿路外抗菌活性的喹诺酮类药物,经过二十多年的临床应用,环丙沙星依然是临床常用的治疗革兰阴性菌感染药

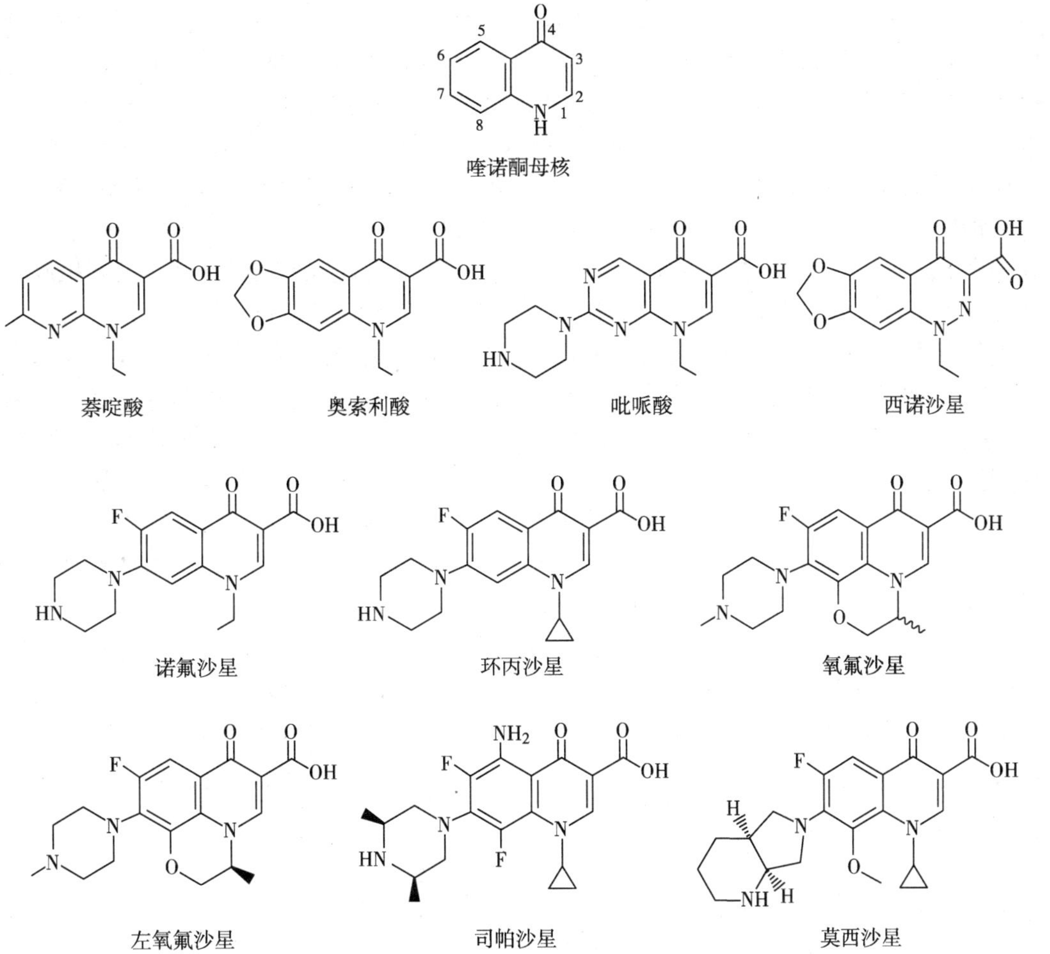

喹诺酮母核

萘啶酸　　　奥索利酸　　　吡哌酸　　　西诺沙星

诺氟沙星　　　环丙沙星　　　氧氟沙星

左氧氟沙星　　　司帕沙星　　　莫西沙星

图16-1　喹诺酮类药物的化学结构

物。环丙沙星的成功开发和在临床的广泛使用,催生了新一代喹诺酮类药物的开发。第四代喹诺酮类药物的抗菌谱进一步拓宽,对革兰阳性菌的活性显著增强,代表药物有左氧氟沙星、莫西沙星和司帕沙星。左氧氟沙星对葡萄球菌(含MRSA)、肠球菌、厌氧菌的作用更强;格帕沙星对肠杆菌科细菌抗菌活性优于氟洛沙星、氧氟沙星、洛美沙星,对MRSA、肺炎链球菌活性优于环丙沙星;莫西沙星(moxifloxacin)和格替沙星(gatifloxacin)对革兰阳性菌抗菌活性是环丙沙星的4倍,但对MRSA无效。不仅药效增强,药动学属性也极大改善,例如左氧氟沙星每天只需一粒就能产生明显的抗菌作用。由于这些药物的抗菌谱更广,作用更强,有人称之为超广谱喹诺酮类药物。

氟喹诺酮类药物广泛用于泌尿道、消化道、皮肤软组织、呼吸道感染及淋病、急慢性骨髓炎、结核的治疗,对军团菌、支原体、衣原体感染有很好的疗效。

二、作　用　机　制

喹诺酮类药物是细菌Ⅱ型拓扑异构酶的有效抑制剂,Ⅱ型拓扑异构酶是一种必需的关键酶,参与DNA复制等重要生物过程。无论原核生物还是真核生物,DNA都以双螺旋的结构存在。在细菌中，无核膜、核仁，细菌染色体无组蛋白包绕，以一个巨大的环状双链DNA分子形式存在，例如E.coli的DNA双链长达1.1~1.4mm，是菌体长度的1000倍。因此，DNA必须进一步扭曲盘绕形成超螺旋结构，才能盘绕在细菌内。DNA超螺旋的程度不是固定的，在细菌不同的生长阶段，面对变化的外界环境，在DNA的转录、复制和重组过程中，DNA的拓扑结构存在持续的重构。拓扑异构酶催化DNA链的断裂和结合，控制DNA的拓扑状态，参与超螺旋结构模板的调节。主要存在两种拓扑异构酶Ⅰ和Ⅱ，拓扑异构酶Ⅰ减少负超螺旋，而拓扑异构酶Ⅱ则引入负超螺旋，改变DNA的拓扑状态，或者转变超螺旋DNA成为没有超螺旋的松弛形式。拓扑异构酶Ⅰ和Ⅱ以相反的作用方式协同控制DNA的盘绕程度。细菌中有两种异四聚体Ⅱ型拓扑异构酶，DNA旋转酶和DNA拓扑异构酶Ⅳ，均由两种不同的功能亚基构成A2B2的结构。DNA旋转酶由两个GyrA和GyrB亚基构成，DNA拓扑异构酶Ⅳ由ParC和ParE亚基（革兰阴性菌）或GrlA和GrlB亚基（革兰阳性菌）构成。GyrA亚基（或者ParC/GrlA）具有活性靶点酪氨酸残基，而GyrB亚基（或者ParE/GrlB）具有ATP酶结合域。这两种酶的功能如图16-2所示。除了A亚基的C-端，DNA旋转酶和DNA拓扑异构酶Ⅳ具有高度相似的序列。这种差异使得这两种酶的功能相似，都能够解构正超螺旋。但是，只有DNA旋转酶能够将负超螺旋引入松弛形式的DNA，它与Ⅰ型拓扑异构酶ω蛋白结合，共同调节细菌染色体的超螺旋密度。此外，DNA旋转酶还负责解除复制叉和转录复合物前端的扭矩压力。超螺旋结构的调控和维持是基因活动的关键过程，对于控制基因表达和决定细胞显型具有重要意义，是关系到细胞存活的基础步骤。改变超螺旋的整体水平会导致多种病理反应基因表达异常。

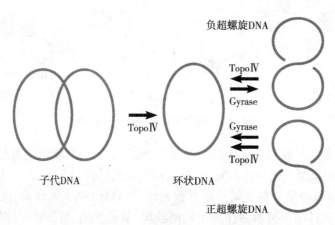

图16-2 DNA旋转酶和DNA拓扑异构酶Ⅳ的功能

为了完成生理功能，DNA旋转酶和DNA拓扑异构酶Ⅳ需要切断细菌染色体的双链，具有使染色体片段化的作用。氟喹诺酮类药物的作用靶点是DNA旋转酶和DNA拓扑异构酶Ⅳ，抑制这两种酶对超螺旋的调控，在低浓度破坏DNA复制，更高浓度时则导致细胞死亡。氟喹诺酮类药物对不同的细菌效应不同，DNA旋转酶还是DNA拓扑异构酶Ⅳ作为首要靶点取决于特定药物或细菌。整体上说，对革兰阴性菌的主要靶点是DNA旋转酶，而对革兰阳性菌的主要靶点是拓扑异构酶Ⅳ。当DNA旋转酶或DNA拓扑异构酶Ⅳ断裂DNA双链时，首先与DNA结合形成酶-DNA复合物，切断DNA双链，使完整的双链穿过切口，然后再重新形成磷酸二酯键。氟喹诺酮类药物能够与酶-DNA复合物结合，形成药物-酶-DNA三元复合物，从而抑制酶的催化活性。喹诺酮类药物氨基中的氧分子能够与拓扑异构酶Ⅳ丝氨酸或酸性残基中的Mg^{2+}形成水-金属离子桥，从而产生相互作用。肺炎链球菌和鲍曼不动杆菌中，这两种酶的晶体结构已被解析,酶与氟喹诺酮类药物的结合位点是GyrA或ParC的helix-4。氟喹诺酮类药物结合DNA旋转酶或DNA拓扑异构酶Ⅳ后,酶的催化活性丧失,不能结合断裂的DNA,形成DNA碎片复合物。这个过程在体外是可逆的,也是氟喹诺酮类药物杀菌机制的重要步骤。形成DNA碎片复合物后,药物诱导的两个不可逆的过程最终导致细胞死亡。这两个过程分别为蛋白合成依赖途径(也叫氯霉素敏感途径,因为氯霉素能够抑制氟喹诺酮类药物介导的细胞死亡)和蛋白合成非依赖途径(氯霉素非敏感途径)。较老的第一代喹诺酮类药物,例如萘啶酸通过蛋白合成依赖途径,而新开发的氟喹诺酮类药物则通过蛋白合成非依赖途径。两种机制最终都导致染色体DNA碎裂和细胞死亡。除了这种快速的致死机制,碎片复合物可逆的阻断DNA复制,诱导SOS压力反应。以E.coli为例,会引起多种压力应答基因上调,增强DNA修复能力,由于不能分裂最终形成成纤维细胞。喹诺酮类药物的主要作用机制是作用于DNA旋转酶和拓扑异构酶Ⅳ,增加酶-DNA复合物的浓度,干扰DNA双螺旋形成,阻碍遗传信息传递,发挥抗菌作用。

值得注意的是,人类也表达两种Ⅱ型拓扑异构酶,分别为拓扑异构酶Ⅱα和拓扑异构酶Ⅱβ,且和细菌的拓扑异构酶拥有相似的氨基酸序列。不同的是,在进化过程中,人类编码A和B亚基的基因发生了融合,造成人类拓扑异构酶为一条多肽链,为二聚体的结构。但是,在设计新的喹诺酮类药物克服细菌耐药时,需要考虑两者相似性的问题。

三、细菌对喹诺酮类药物的耐药情况

面对高度耐药病原菌感染后很难治愈的困境,保持当前药物的有效性就显得尤为重要。由于对革兰阳性菌和革兰阴性菌均具有强大的抗菌作用,氟喹诺酮类药物在世界范围内都有广泛的应用。但是,为了保持氟喹诺酮类药物的有效性,防范于未然,人们认识到应当控制广谱抗菌药的应用,例如当前的英国处方指南,强烈建议氟喹诺酮类药物仅作为窄谱抗菌药物治疗失败后的二线药物应用。即便如此,氟喹诺酮类药物耐药依然快速的发展,在世界各地的多种菌株中均检出氟喹诺酮类药物耐药。由于监管缺失,许多国家和地区的氟喹诺酮类药物消费数据都是空白,很难比较世界各地此类药物的消费和耐药情况。根据欧洲疾控中心的数据显示,在欧洲范围内,希腊是使用氟喹诺酮类药物最多也是氟喹诺酮类药物耐药菌株检出最多的国家,而瑞典是氟喹诺酮类药物消费和耐药率最低的欧洲国家。在英国分离的E.coli耐药比例,由2001年的6%增至2006年的20%;在意大利,氟喹诺酮类耐药的肺炎克雷伯菌比例也逐年升高,由2005年的11%增至2012年的50%。氟喹诺酮类药物耐药逐渐普遍,其机制也有多种。加拿大某医院1984-1985年分离的MRSA对环丙沙星均敏感,1989年分离的MRSA耐环丙沙星的比例已经过半。中国上海1987年分离的MRSA菌株98.1%对氟喹诺酮敏感,而1992年耐药率已达45%~66%。因而该类药物耐药已日益成为一个重要问题。

细菌对喹诺酮类药物耐药机制分为特异性和非特异性两类,如图16-3所示。特异性耐药机制有拓扑异构酶氨基酸序列的突变和耐药性质粒的出现,导致药物作用靶位的改变,使药物不能对其产生作用;非特异性耐药机制包括细菌外排系统表达水平和膜通透性的改变,使药物的主动外排增加和(或)内流减少。喹诺酮类耐药特点有:①耐药可发生于染色体上,质粒介导的耐药近年也有报道,应给以重视。②耐药基因gyrA的变化在一个很小的范围,这个范围称之为喹诺酮耐药决定区(Quinolone Resistance-determining region, QRDR)。③喹诺酮类药物之间存在广泛的交叉耐药,有些还与其他药物存在交叉耐药。迄今尚未发现灭活酶介导的耐药机制。

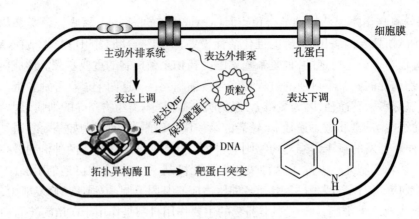

图16-3 喹诺酮类药物耐药机制

第二节 靶位改变引起的耐药

高频率氟喹诺酮类药物耐药的主要机制是编码药物靶点蛋白的基因突变,Ⅱ型拓扑异构酶*gyr*A、*gyr*B、*par*C和*par*E一个或多个基因发生突变,均可导致细菌对氟喹诺酮类药物敏感性的变化。在这些影响氟喹诺酮类药物耐药性的基因中,突变的区域集中在一段DNA序列中。这些QRDR基因的突变,产生氨基酸序列置换,改变靶蛋白的结构,影响氟喹诺酮类药物与酶结合的亲和力,导致耐药性的产生。尽管氟喹诺酮类药物对靶蛋白具有一定选择性,特异性地抑制DNA旋转酶或DNA拓扑异构酶Ⅳ,但是当主要靶蛋白因突变而作用下降时,氟喹诺酮类药物依然能够通过第二靶点发挥一定抗菌活性。例如,*E. coli*的DNA旋转酶是氟喹诺酮类药物的第一靶点,但是当*gyr*A突变后,DNA拓扑异构酶Ⅳ也可作为氟喹诺酮类药物的靶点。因而,当第一靶点突变后,低亲和力的第二靶点也可能随之发生突变,耐药程度高的菌株往往会产生*gyr*A和*par*C的共同突变。QRDR的突变主要发生革兰阴性菌GyrA的丝氨酸-83(*E. coli*编码),或者革兰阴性菌ParC/GrlA的类似位置。这些突变改变靶点的结构,减弱氟喹诺酮类药物结合的亲和力。通常,一个靶点突变造成的最小抑菌浓度(minimum inhibitory concentration,MIC)增大不会超过10倍;而高水平耐药(MIC增大10~100倍)菌株常常是两种酶共同突变造成的。

一、丝氨酸残基的突变

突变位点可能位于喹诺酮类药物耐药株DNA旋转酶和拓扑异构酶Ⅳ的所有区域,最常见的突变位点是形成水-金属离子桥的丝氨酸和酸性残基,因为改变水-金属离子桥是诱导喹诺酮类药物耐药的可能原因。在实验室和临床分离的耐药株中,丝氨酸突变超过90%,剩余突变株中酸性残基的突变占主要部分。DNA旋转酶和拓扑异构酶Ⅳ突变后,在没有药物条件下,一般会保留野生型的DNA裂解活性。丝氨酸残基的突变并不影响催化活性,而酸性残基的突变则降低整体催化活性5~10倍。但是,喹诺酮类药物与酶结合程度显著减弱,丧失大部分酶抑制能力,不能形成稳定的酶-DNA-药物复合物,因此临床上喹诺酮类药物的浓度不能增加酶介导的DNA裂解水平,产生耐药性。

丝氨酸残基序列在细菌种属中高度保守,但丝氨酸似乎没有其他功能,除了影响喹诺酮类药物这一类合成抗菌药的抗菌活性。最近关于尼博霉素的研究表明,这种链霉菌产生的抗生素对野生型金黄色葡萄球菌没有活性。但是,喹诺酮类药物耐药的金黄色葡萄球菌,其GyrA中丝氨酸突变为亮氨酸后,尼博霉素显示出对该耐药株的活性。因此,保守的丝氨酸残基可能是细菌抵御自然界中天然产生抗生素的"耐药突变",却也成为喹诺酮类药物等合成抗菌药的作用靶点。

二、DNA旋转酶的突变

革兰阴性菌中DNA旋转酶是喹诺酮类的主要靶位。DNA旋转酶由两个A亚单位(GyrA)和两个B亚单位(GyrB)组成,分别由*gyr*A和*gyr*B基因编码。该酶以A2B2四聚体形式存在;其中,A亚单位由875个氨基酸残基组成,主要介导一过性DNA正超螺旋后链的断裂和重新连接;而B亚单位由804个氨基酸残基组成,其N末端可与ATP结合并水解ATP,为DNA负超螺旋的形成供能。现已证实革兰阴性菌中A亚单位是喹诺酮类药物作用的主要靶位,*gyr*A基因突变而导致DNA旋转酶的GyrA改变是耐药性的主要成因。GyrB的改变只引起低水平耐药。

三、拓扑异构酶Ⅳ的突变

在革兰阴性菌中,拓扑异构酶Ⅳ是喹诺酮类的第二靶位,它的改变只引起低水平耐药。若DNA旋转酶和拓扑异构酶Ⅳ同时发生改变,则耐药水平明显提高。在革兰阳性菌中,拓扑异构酶Ⅳ则是喹诺酮类的主要作用靶位。例如,拓扑异构酶Ⅳ的改变可以导致金黄色葡萄球菌对喹诺酮类药物的低水平耐药。Ferrero认为*gyr*A突变可能以*grl*A改变为前提。第一步只诱导出GrlA型耐药,后续步骤才诱导出GyrA型耐药。有人将突变的*gyr*A异型杂交入*grl*A突变的受体株中,后者的耐药水平提高了8倍;而同样的异型杂交入野生敏感株和*nor*A突变株中,耐药水平却未发生变化。此实验为拓扑异构酶Ⅳ是喹诺酮类的初始作用部位这一设想提供了依据。但近年来也有实验证明拓扑异构酶Ⅳ和GyrA都可作为氟喹诺酮类的初始作用部位。

淋病奈瑟菌拓扑异构酶Ⅳ由2个ParC和2个ParE亚基组成。ParC亚基是喹诺酮类的次要靶位。喹诺酮类的浓度较高时才能检测到ParC的结合特性。ParC亚基突变后,这种结合能力也减弱或消失,为耐药提供了基础。长期应用常规剂量的氟喹诺酮类药物就可诱导*par*C基因的突变。淋病奈瑟菌*gyr*A基因突变常导致低水平耐药,*par*C突变可起促进作用,二者表现出协同效应。*par*C突变位点越多,耐药水平也越高。譬如ParC的Arg116→Leu突变株对环丙沙星的MIC为1mg/L,而Ser87→Ile和Glu91→Gly同时突变株MIC为8~64mg/L。

四、各类细菌的靶位介导耐药性的特点

在临床实践中,不同的氟喹诺酮类药物特异的诱导不同的拓扑异构酶变异,例如肺炎链球菌引起的下呼吸道感染,主要应用第二代氟喹诺酮类药物环丙沙星和左氧氟沙

星治疗。这两种药物主要作用于拓扑异构酶Ⅳ的ParC，而肺炎链球菌会快速产生耐药性。而第四代喹诺酮类药物莫西沙星对GyrA和ParC具有同等的亲和力，能够有效的治疗耐环丙沙星的肺炎链球菌。在应用莫西沙星之前，氟喹诺酮类药物耐药的肺炎链球菌主要是parC突变。随着莫西沙星的应用，越来越多的肺炎链球菌开始出现parC和gyrA双重突变。

（一）革兰阴性菌

革兰阴性菌对喹诺酮类的耐药研究开展的较早，人们用不同的喹诺酮类选择出突变株，然后进行深入的分子生物学研究；结果发现用诺氟沙星、环丙沙星和氧氟沙星选择出的大肠埃希菌突变基因nfxA、cfxA和ofxA等都被定位在基因图48分位的gyrA基因上。自发耐萘啶酸的大肠埃希菌突变株由GyrA蛋白第67~106位氨基酸之间的点突变引起，其中83位氨基酸突变率最高，与其他位置（67、81、84、106位）比较，引起的耐药水平也最高，因而将GyrA蛋白第67~106位氨基酸区域称为QRDR。人们发现83位氨基酸的突变为丝氨酸→色氨酸突变。旋转酶A亚单位的丝氨酸-83附近对喹诺酮耐药非常重要。

在用诺氟沙星和环丙沙星选择后的铜绿假单胞菌中，nfxA和cfxA突变相应地定位在nalA基因上，该基因为铜绿假单胞菌编码DNA旋转酶A亚单位。这些突变导致对萘啶酸高度耐药，对诺氟沙星和环丙沙星耐药性提高4~8倍。从nfxA和nalA突变株分离出的DNA旋转酶对由诺氟沙星、环丙沙星和氧氟沙星抑制其促DNA负超螺旋形成的耐受性提高20倍以上。从敏感或耐药菌中提取旋转酶并在体外测定药物对其活性抑制所需浓度，其半抑菌浓度（IC_{50}）与MIC呈并行关系。

在弗氏柠檬酸菌和黏质沙雷氏菌中，人们也发现DNA旋转酶A亚单位的变化是对喹诺酮类耐药的原因。淋病奈瑟菌gyrA突变同样导致对喹诺酮类耐药。变异主要形式是Ser-91→Phe，其次为Ala75→Ser和Asp95→Asn。与gyrA相比，gyrB基因在喹诺酮类耐药中起的作用要小得多。但其基因突变仍可引起耐药性变化。Asp426→Asn的突变使细菌对萘啶酸、诺氟沙星和环丙沙星均耐药。与野生型相比，对萘啶酸的MIC提高4倍；而Lys447→Glu突变可使对萘啶酸MIC提高近20倍，却使细菌对诺氟沙星和环丙沙星敏感性增强。

（二）革兰阳性菌

在革兰阳性菌中，目前已对金黄色葡萄球菌、肺炎链球菌和肠球菌对喹诺酮类的耐药机制做过研究，得出的重要结论是：在革兰阳性菌，氟喹诺酮类的主要作用靶位是拓扑异构酶Ⅳ，而DNA旋转酶只是其次要靶点。金黄色葡萄球菌的DNA旋转酶与大肠埃希菌相似，也是由GyrA和GyrB两个亚单位组成的四聚体。金黄色葡萄球菌的两个亚单位的基因是连续的。其中gyrA的基因产物有887个氨基酸，分子质量为99350，其喹诺酮类耐药位点为68、82、84、85、88及107位氨基酸，这一区域为金黄色葡萄球菌的QRDR。84~88位点与喹诺酮类耐药关系最密切。以丝氨酸84→亮氨酸和谷氨酸88→赖氨酸突变最常见。单个碱基突变即可引起细菌对喹诺酮类耐药，突变位点越多，耐药性越强。至今人们发现的丝氨酸-84只被非极性氨基酸取代，并且耐药程度与脂链长度及疏水性明显相关。

gyrA基因改变所致耐药可能有两种机制，一种是酶结构的改变引起空间上的障碍，阻止喹诺酮类进入作用区；另一种是由于理化性质的改变使喹诺酮类-酶-DNA复合物相互作用发生紊乱。人们用计算机演示旋转酶二级结构，发现每一种突变都导致全酶的改变。

　　*gyr*B基因编码644个氨基酸的肽链，肽链分子质量为72539，其ATP结合位点在14、49、74、111、117、346和348位上。喹诺酮类耐药位点在437（Asp→Asn）和458（Arg→Glu）位氨基酸上。

　　用不同的喹诺酮类药物诱导金黄色葡萄球菌，发现耐药菌的概率明显不同，喹诺酮类药物之间有交叉耐药，但与其他药物之间无此现象。体外诱导实验发现不同代次的耐药菌株的耐药机制不同。Ferreo等在体外以环丙沙星筛选耐药金黄色葡萄球菌，然后对耐药菌进行基因序列分析和胞内药物浓度测定；发现第一步只筛选出低水平耐药株，这些耐药株只与编码拓扑异构酶Ⅳ的A亚单位的*grl*A基因有关，与*gyr*A和胞内药物浓度并无关系。而第二、三步筛选中才出现高水平耐药菌株。这种耐药株伴有*gyr*A基因和胞内药物浓度的改变。其他类似实验也证实了此结果。人们还发现诱导耐药株和临床耐药株基因突变相似，两者的耐药机制相同。表16-1列出了金黄色葡萄球菌的基因突变位点。

表16-1　耐喹诺酮金葡菌的突变位点

亚基	位置	氨基酸改变
GyrA	84	Ser→Leu/Ala/Val
	85	Ser→Pro
	88	Glu→Lys
		Asp→Asn
GyrB	437	Arg→Gln
	458	Ser→Pre
		Glu→Lys
GrlA	80	Ala→Pro/Glu
	84	Arg→Cys
	116	
	134	

第三节　主动外排系统介导的耐药

　　主动外排系统是细菌细胞膜上的一类蛋白，在能量的支持下可将药物选择性或无选择性的排出细胞外。耐喹诺酮类菌细胞膜上的NorA，大肠埃希菌的AcrB、SoxS、MarA和MarB等都起着外排泵作用。多药外排转运体可主动外排氟喹诺酮类药物和其他药物，造成胞内浓度下降而增加MIC。这些转运体包括多个家族，例如金黄色葡萄球菌表达的主要易化族转运体家族（major facilitator superfamily，MFS）的NorA，革兰阴性菌表达的耐药小结分裂（resistance nodulation division，RND）家族。这些外排系统很大程度上决定了一个菌属对喹诺酮类药物和其他药物的固有敏感性，当这些转运体的表达上调后，会产生获得性耐药，升高MIC。喹诺酮类药物暴露可筛选过表达外排转运系统（例如肺炎链球菌表达的*pat*AB，肠炎沙门菌和大肠埃希菌表达的*acr*AB-tolC）的突变株。外排突变在临床分离的金黄色酿脓葡萄球菌、肺炎链球菌和大肠埃希菌中非常普遍，且常与其他机制协同作用。例如对喹诺酮类药物高度耐药的肺炎链球菌，常常伴有*par*C和*pat*AB的共同表达异常，喹诺酮类药物的MIC

可达8~64μg/ml。合用外排抑制剂可降低MIC，灭活*pat*A和*pat*B基因后，MIC可进一步降低，说明外排和其他耐药机制的协同作用。外排在高程度的氟喹诺酮类药物耐药的发展过程中发挥重要作用，灭活主要的外排系统可阻止氟喹诺酮类药物耐药突变的发展，而且专属靶点突变的菌株在抑制外排转运体后临床耐药性也会消失。

在喹诺酮类耐药中，外排机制也起重要作用。NorA蛋白是金黄色葡萄球菌的多重耐药转运体，位于细胞膜上，属于MFS转运蛋白，除对喹诺酮类药物有外排作用外，还可以外排结构上相似甚至无关的化合物，如罗丹明6G、溴化乙锭、氯霉素、丫啶橙、多罗霉素等。实际上野生敏感株细胞膜上也存在NorA蛋白，序列并无差异。NorA蛋白过度表达是引起金黄色葡萄球菌耐药的主要原因。

至今已有多个实验小组对*nor*A基因在大肠埃希菌中进行了表达和测序，所得结论略有差异。Yoshida等克隆的NorA蛋白由388个氨基酸构成，分子质量为42265。该蛋白富含疏水性氨基酸，在388个氨基酸中疏水氨基酸达173个，推测它有12个跨膜片段。*nor*A基因的表达调控并不清楚，但人们观察到NorA引起的诱导耐药株的*nor*A转录水平很高，对氟喹诺酮类的摄入也显著下降，而其序列与敏感株并无差异。因此，人们推测耐药株可能存在一个调节因子，受染色体上*nor*A以外的一个或多个位点影响。部分学者认为*nor*A基因多处位点发生突变也是*nor*A高水平转录的原因。包括*nor*A基因1085位由A→C的改变，*nor*A基因上游调节蛋白结合位点（8bp反向重复序列）的突变和其他突变引起的*nor*A基因表达增加。Ng等克隆的*nor*A基因在启动子起始密码子上游89bp处发生了T→G突变，导致*nor*A转录水平提高。有人认为*nor*A启动子3，11~10bp序列的突变可能与*nor*A基因的表达水平相关。*nor*A基因普遍存在于金黄色葡萄球菌中，相关的序列在表皮葡萄球菌中也有发现。利用Northern和Southern杂交证明，*nor*A引起的耐药性是由于*nor*A基因的mRNA增加所致。基因转录水平的提高或mRNA稳定性的延长，导致膜上NorA蛋白数量的增加，最终使葡萄球菌表现出氟喹诺酮类耐药。NorA蛋白的活性依赖于跨膜质子梯度。NorA可能是一种对输蛋白，导致喹诺酮与质子对输。它主要介导亲水性氟喹诺酮类药物从细胞中主动外排引起低水平耐药。在氟喹诺酮类药物中，诺氟沙星亲水性最强，司帕沙星亲水性最弱。NorA可使细菌对诺氟沙星、环丙沙星、依氟沙星、氧氟沙星耐药性提高16~64倍，而对萘定酸、奥索利酸的MIC只增加2~4倍。这种区别可能是由于NorA形成的通道更有利于亲水性药物通过，或对亲水性药物亲和力更高。

AcrAB-TolC外排泵系统是大肠埃希菌的最主要多重药物外排系统，由药物质子转运体AcrB、周质融合蛋白AcrA和外膜通道蛋白TolC组成。在生理情况下，AcrAB-TolC表达有助于大肠埃希菌抵抗肠道的胆盐、脂肪酸等疏水性物质的入侵。但是，AcrAB-TolC高水平表达表现出对多种化合物的耐药，外排底物包括氟喹诺酮类、四环素类、氯霉素、红霉素、β-内酰胺类和利福平等。

Yang等运用超量表达筛选方法在大肠埃希菌鉴定两个对喹诺酮类耐药的外排蛋白mdfA和norE。AcrAB、mdfA和norE属于三个不同的超家族，但是，它们的过量表达都会对氟喹诺酮类的耐药性增加3~6倍。

第四节 细菌外膜通透性改变引起的耐药

像氟喹诺酮类药物这类作用靶点在胞内的药物,细胞膜的通透性以及抗菌药物进入胞内的能力是决定药物有效性的重要因素。药物进入细菌细胞内,首先要克服细胞外膜的屏障作用。革兰阴性菌具有双重膜结构,对亲水性分子具有特殊的屏障作用,亲水性分子只能通过外膜孔蛋白进入胞内。下调这类孔蛋白,氟喹诺酮类药物和其他药物进入胞内的通道减少,其MIC随之增大。这种突变在氟喹诺酮类药物耐药的分离株中也比较常见。外膜蛋白(outer membrane protein, OMP)的改变主要是起通道作用的外膜孔蛋白(outer membrance porin protein, Omp)的性质和数量的变化以及脂多糖的变化,都可减少细菌对喹诺酮类的摄入而致耐药。在革兰阳性菌,喹诺酮类药物仅依靠膜两侧的药物浓度差进行简单扩散即可进入菌体。革兰阴性菌中则存在3种快速途径使药物进入菌体:①亲水性喹诺酮类药物主要通过细菌外膜的孔蛋白扩散;②疏水性喹诺酮类药物主要通过膜脂质双层扩散;③疏水性喹诺酮类药物也可通过细菌外膜脂多糖的自我激发摄入。当细菌染色体基因突变引起膜通透性减低,影响到药物转运时即发生耐药。关于细胞膜屏障作用的知识多来自对大肠埃希菌的研究,下面以此为例做一介绍。

一、基因突变引起的膜通透性改变

在耐喹诺酮类药物的大肠埃希菌染色体上发现有多个突变基因,它们影响着药物在菌体内的蓄积浓度。这些基因是norB(34分位)、norC(8分位)、nfxB(19分位)、nfxC(34分位)、cfxB(34分位)和nalB(58分位)。它们都是非特异性基因,没有直接表达产物,也未见对临近基因有调控作用。但这些突变都可导致对喹诺酮类低水平耐药,用EDTA处理细菌后,这种耐药性则消失,表明这些突变降低了细胞膜的通透性。进一步发现这些突变株都有Omp的异常,尤其是OmpF减少或缺失。已知OmpF是亲水性小分子药物的通道,上述结果说明OmpF的减少或缺失是通透性降低主要因素。突变细菌除对喹诺酮类耐药外,对其他小分子药物如β-内酰胺类、四环素、氯霉素等的摄入量也降低。

二、OmpF减少与细菌对喹诺酮类的耐药性

大肠埃希菌的外膜蛋白有多种,研究比较清楚的有OmpA、OmpF、OmpC、LamB、PhoE和Tsx。在对喹诺酮类耐药中起作用的主要是OmpF。OmpF的基因位于基因图20.7分位处,蛋白分子质量为35kD,直径1.2nm。ompF基因的表达受下列因素调控:

(一)环境因素
较低的温度和渗透压有利于OmpF表达。

(二)染色体基因产物
已知染色体48分位处的micF基因编码一段反义RNA(93个核苷酸),它和ompF的mRNA 5′-端互补,二者结合后干扰ompF的基因转录,使OmpF的合成减少。至于上述影响的机制,尚不清楚。但人们发现norB、ofxB、cfxB均位于marA基因附近,cfxB系marR基因的突变等位

基因。而*marA*和*marR*是*marRAB*操纵子基因,分别为MarA和阻遏蛋白MarR编码。人们推测可能存在这样一种机制:上述基因突变后可能与*marA*和(或)*marR*相互作用,通过灭活MarR或使MarA超水平表达,使*micF*所编码的产物表达增强,减少*ompF*的转录,抑制OmpF的合成。

应该注意的是在喹诺酮类耐药中,膜通透性降低所起的作用很有限。在*norC*突变株中,OmpF缺失和LPS结构改变同时发生,但耐药性并未发生明显改变;细菌仍对疏水性喹诺酮类药物和抗生素、染料、去污剂高度敏感,原因是OmpF不是疏水性药物进入菌体的主要途径。亲水性喹诺酮类药物浓度足够大时,即使膜通透性降低,也不会降低药物在菌体内的最终浓度。相反,OmpF减少或缺失合并GyrA突变可致细菌高水平耐药。这说明OmpF在喹诺酮类耐药中并不起主要作用。

第五节 质粒介导的耐药机制

一、发 现

细菌质粒是一种独立存在的,可自身复制的、染色体外的基因成分。质粒携带的基因数量众多且种类各异。然而,质粒通过丢失或获得新基因而发生变化。不同耐药机制的大量编码基因大大降低细菌对喹诺酮类药物的敏感度,而质粒介导的喹诺酮类药物耐药(plasmid-mediated quinolone resistance, PMQR)更增大了控制耐药的难度。尽管对此种耐药机制有争议,然而,不能排除质粒介导对喹诺酮类耐药性的可能性。携带耐药基因质粒的菌株在萘啶酸强大作用的条件下有较高的存活率,比它们的无质粒的亲本菌株高1000倍。质粒介导的对喹诺酮类的耐药通常是药物靶位的改变和通透性降低这两种机制,这些机制与细菌通过染色体基因突变对一般抗菌药的耐药机制相同。

二、质粒介导的喹诺酮类耐药的分子机制

质粒介导的喹诺酮类药物耐药与3个PMQR基因家族相关,分别是*qnr*基因, *aac*(6′)-*lb-cr*基因, *oqx*AB和*qep*A外排系统。*qnr*基因通过改变药物靶位降低喹诺酮类药物敏感性, *aac*(6′)-*lb-cr*编码降解特定的喹诺酮类药物的代谢酶,与*oqx*AB和*qep*A外排系统协同作用,降低药物的胞内浓度。

1. *qnr*基因 *qnr*最初从临床分离的肺炎克雷伯菌中发现,编码Qnr蛋白,有218个氨基酸残基,属于五肽重复家族,几乎每个片段的第5个氨基酸都是亮氨酸或苯丙氨酸,并且每个五肽的重复似乎形成一个β-片层,这个片层对蛋白与蛋白相互作用很重要。

在五肽家族中,有两个成员对喹诺酮类耐药特别重要,第一个是McbG。Qnr与McbG有同源性(20%残基相同), McbG可保护DNA旋转酶免受小菌素B17的作用。最近的结构分析发现, Qnr蛋白介导喹诺酮类药物耐药的机制是Qnr可保护性的与拓扑异构酶结合,从而阻止喹诺酮类药物与靶蛋白的结合。此外,Qnr降低DNA旋转酶和拓扑异构酶IV与染色体的结合,降低染色体上的靶位数量。试管内研究证明纯化的Qnr蛋白能保护大肠埃希菌DNA旋转酶免受环丙沙星抑制。对旋转酶的保护与Qnr蛋白浓度成正比,与环丙沙星浓度成反比。Qnr能与DNA旋转酶全酶结合,也可与其亚单位GyrA和GyrB结合。这种结合不一定形成酶-DNA-

喹诺酮类复合物。这是由于在这种复合物形成之前就形成Qnr-DNA旋转酶复合物。当旋转酶与Qnr相互作用时,使该酶与DNA的结合减少。此外,似乎是Qnr不能保护拓扑异构酶Ⅳ,后者在大肠埃希菌是喹诺酮类作用的另一个靶位。另一个五肽家族蛋白是MfpA,是由染色体基因编码,影响耻垢分枝杆菌的固有耐受性。当由质粒过表达时,MfpA使耻垢分枝杆菌和牛分枝杆菌对环沙星和司帕沙星的耐药性增加(MIC增加4至8倍)。在野生型耻垢分枝杆菌,*mfpA*基因的破裂使该菌对上述二种氟喹诺酮类更敏感,这一结果表明MfpA的存在与细菌对氟喹诺酮类的固有耐药性有关。MfpA和Qnr有20%的残基相同。DNA旋转酶对新药研制而言是唯一的靶位。例如,除喹诺酮类外,库马菌素(即新生霉素)和某些多肽类(即小菌素B17)都以DNA旋转酶为靶位。因此,DNA旋转酶的保护机制(如Qnr或MfpA)的研究对发现DNA旋转酶抑制剂非常重要。研究发现特异性Qnr抑制剂对克服Qnr介导的耐药性是非常有用的。

*Qnr*基因的存在通常产生中等程度的喹诺酮类药物抗性,例如E. *coli* J53导入*qnr*质粒后,环丙沙星的最小抑菌浓度(MIC)可增大16倍。携带*qnr*质粒引起的MIC变化存在较大空间,这种现象可能是质粒复制数和基因表达差异造成的最大的变化,一般是对抗菌药高度敏感的实验室株,其转染完整的*qnr*质粒后,MIC的变化可达30倍以上,甚至可达250倍。

近年来,陆续发现了*qnr*家族的其他基因,如*qnr*A, *qnr*B, *qnr*S, *qnr*C和*qnr*D等。研究证明Qnr同系物广泛地分布在G⁻菌和分枝杆菌,然而,某些同系物在喹诺酮类耐药性中的作用仍不清楚。来自不同地区(中国、欧洲和美国)的大肠埃希菌、奥克西托克雷伯杆菌和克雷伯肺炎杆菌株质粒编码的Qnr蛋白几乎有相同的氨基酸残基,表明这些蛋白有同源性。编码Qnr同系物的基因也存在于其他细菌的染色体内,如深部发光菌、嗜盐弧菌、耻龋分枝杆菌和结核分枝杆菌。因此,编码Qnr的质粒基因与编码五肽家族蛋白的细菌染色体基因具有同源性。

2. *aac*(6′)*-lb-cr* 它编码氨基葡萄糖苷乙酰转移酶的一种突变体,包含W102R和D179Y两个特异性的点突变。这种酶能够乙酰化诺氟沙星和环丙沙星结构中哌嗪环7-C上未取代的N原子,降解特定的喹诺酮类药物,降低药物活性。这种变异酶以及野生型的氨基葡萄糖苷乙酰转移酶也可乙酰化其他药物,但是只有变异酶对喹诺酮类药物具有灭活活性。

3. *oqx*AB和*qep*A外排系统 它们编码泵出氟喹诺酮类药物分子的转运体。其中,*qep*A有*qep*A1和*qep*A2两种亚型,这两种外排已经在感染人的细菌中发现。*oqx*AB只在动物感染中存在。携带这些基因均会造成氟喹诺酮类药物MIC中等程度的升高。

靶位突变介导的耐药通过增殖在细菌各代系中垂直传递,而质粒介导的耐药不仅可垂直传递,还能够通过细菌接合作用平行传递。质粒有广泛的宿主,并且通过接合从大肠埃希菌转移到弗罗因德枸橼酸杆菌、鼠伤寒沙门菌和铜绿假单胞菌。携带这种可转移接合的质粒,使耐药性明显增加,使萘啶酸、诺氟沙星、环丙沙星、克林沙星、左氧氟沙星、培氟沙星和曲伐沙星的MIC增加4~16倍。而且,质粒介导的耐药往往不仅针对喹诺酮类药物,也会降低其他抗菌药的敏感性。

三、质粒介导的喹诺酮类耐药性的重要性

质粒是染色体外的基因成分,质粒介导的耐药性可广泛传播,因此,在不同的细菌间可传播耐药因子,具有很大的危害。质粒介导的高水平的β-内酰胺类和氨基糖苷类的耐药性已有

报导。含*qnr*的质粒也可介导对喹诺酮类,包括新近的新氟喹诺酮类的高水平耐药。含*qnr*的质粒能使细菌对喹诺酮类的耐药性明显增加, MIC可提高2~250倍。为了检查质粒介导的喹诺酮类耐药的流行趋势,利用*qnr*和*mcbG*特异性的聚合酶链反应(PCR)检测多个国家和地区的G-菌。发现*qnr*仅存在于有pMG252的质粒中。McbG在大肠埃希菌中,被证明是一种可转移的质粒。*qnr*存在于产AmpC型β-内酰胺酶的耐头孢西丁的克雷伯肺炎杆菌株。利用斑点印迹和*qnr*特异性探针的Southern杂交实验可检查到临床分离的耐环丙沙星的大肠埃希菌株*qnr*的流行情况。喹诺酮类的耐药性是可转移的,通过接合转移,产生了对环丙沙星的显著耐药性(MIC值增加16~250倍)。*qnr*序列,除一个单核苷酸改变(CTA537→CTG)外,都与原来的*qnr*相同,没有氨基酸的改变。*qnr*被定位在复杂的In4家族Ⅰ组整合子,包括两个明确的In36和In37新整合子。可转移*qnr*的质粒能引起大肠埃希菌对喹诺酮类的耐药性迅速增加。来自两个不同地域(美国和中国)、两个时间段(1994年和2000—2001年)的菌株确有几乎相同的*qnr*序列。这一事实表明喹诺酮类的使用可能有选择的意义,也增加了含有质粒的菌株,而且这些质粒对进一步产生高水平的喹诺酮类耐药性可能造成真正的危险。*qnr*中介的耐药性现在不仅被来自中国和美国的新分离菌株所证明,也被来自埃及、日本和欧洲的分离菌株所证明。

携带*qnr*的质粒是相关的整合子/转座子,并携带多重抗菌药物耐药性的表达物,PGM252质粒不仅含有*qnr*的表达物,而且还编码AmpC型β-内酰胺酶FOX-5(一种超广谱的β-内酰胺酶)。*qnr*质粒体积较大(大质粒,>10-50kbp),同时携带其他抗菌药耐药因子。耐药因子与迄今发现的下述耐药因子相似:(a)*aac*基因:编码乙酰转移酶而对氨基糖苷类耐药;(b)*bla*基因:编码AmpC型FOX-5, DHA-1, OXA-30和SHV-7β-内酰胺酶,该酶介导对β-内酰胺酶的耐药性;(c)*cat*基因:编码氯霉素乙酰转移酶,该酶导致对氯霉素的耐药性;(d)*qacE△1*基因:编码外流泵,使季胺类化合物外流;和(或)(e)*sulI*基因:编码二氢蝶啶合成酶,该酶导致对磺胺类的耐药性。这些质粒也常常携带*ampR*基因,编码AmpR,后者是与β-内酰胺酶表达相关的转录调节因子。在一个可转移的质粒有多种抗菌药耐药因子共同存在,提示对任何一种药物产生耐药性,必然保留对其他抗菌药的耐药性。

从中国、日本和美国分离出携带*qnr*的菌株,这些*qnr*质粒携带整合子,已知后者与对多种抗菌药耐药有关,例如在高度多重耐药的金黄色葡萄球菌可对万古霉素、甲氧西林和环丙沙星等耐药,这是由于金黄色葡萄球菌从粪肠球菌获得了耐药因子。整合子定位于转座子上,转座子促进整合子迅速地播散到其他菌株和菌种,这种方式对传播多药耐药性有很重要的作用。

四、质粒和染色体耐药机制之间的相互作用

抗菌药的耐药机制主要包括三种:即药物靶点的改变,产生抗菌药灭活酶和细菌细胞膜载体与药物的亲和力改变(导致内流减少和外流增加)。这些机制常常协同地相互作用,从而,明显地增加耐药性水平。迄今尚无喹诺酮类被细菌灭活而耐药的机制。这样,靶点的改变和外流就成了对喹诺酮类耐药的主要机制;而且这两种机制可相互增强。例如,铜绿假单胞菌对左氧氟沙星的MIC是0.25μg/mL。但是对携带*gyr*A突变和过表达外流泵的突变株,左氧氟沙星的MIC增加到8~32μg/mL。同时携带多重突变的临床分离菌株已有报道。

　　研究证明质粒和染色体机制之间的相互作用增加耐药性水平(在环丙沙星的MIC可增加到32倍),这表明Qnr-质粒在临床分离株,对耐药性有补充作用。Qnr促进染色体介导的喹诺酮耐药性突变,选择出突变株的概率明显增加。例如,从对环丙沙星的MIC是0.25μg/mL的携带质粒的大肠埃希菌菌株和对环丙沙星的MIC是4μg/mL的喹诺酮耐药突变株被检出的概率比缺乏质粒的菌株多100倍。

第六节　细菌对喹诺酮类的耐药现状及其对抗措施

一、耐药的现状

　　由于多种属的高发和易于突变,喹诺酮类药物耐药已成为一种常见现象,许多喹诺酮类药物耐药菌株,存在于世界范围内的各种环境中,例如引起肠道外感染的大肠埃希菌ST131-H30系,流行性耐甲氧西林金黄色葡萄球菌(MRSA)菌株(EMRSA-15),艰难梭菌O27 FQR1和fqr2谱系,沙门菌肯塔基株ST 198等。EMRSA-15属于序列分型22家族。2000年,在英国感染MRSA的菌血症患者中60%为EMRSA-15菌株感染;最近的基因组学分析结果显示,过去20年不同药物方案的治疗,造成了EMRSA-15菌株的传播和演化。ST22-A2是一种喹诺酮类药物耐药的菌株,最初仅限于英国部分区域。在20世纪80年代,喹诺酮类药物开始应用,ST22-A2菌株也开始在整个英国传播,截止到2014年,全球范围内都发现了ST22-A2菌株。尽管喹诺酮类药物并不用于葡萄球菌感染,但是它们能够随汗液分泌在皮肤上,从而抑制正常的皮肤菌群包括金黄色葡萄球菌的生长。因此,在喹诺酮类药物广泛应用后,对喹诺酮类药物耐药的ST22-A2菌株却能够生长和传播。

　　喹诺酮类药物的应用还造成了艰难梭菌O27的流行。O27是世界范围内抗菌药物相关腹泻的主要原因。在20世纪90年代,喹诺酮类药物在北美地区大量应用,导致O27耐药性的产生。基因分析鉴定出两种独立的喹诺酮类药物耐药菌株FQR1和FQR2,前者是北美艰难杆菌感染的主要原因,而后者则在世界范围内流行。而且两种菌株中,gyrA突变相对常见。在决定喹诺酮类药物耐药突变的适合度方面,主系的影响是比较大的,当耐药突变可耐受或有利于主系时,菌株就会大范围的传播。

　　世界上许多国家和地区已报道临床上分离出对喹诺酮类的耐药的G⁺和G⁻菌株。例如,在两个监测年度(1998—1999年,2000—2001年),从中国的不同地区获得的临床分离菌株,有相似的、高比率的耐药模式。其中大肠埃希菌对氟喹诺酮类的耐药高达50%~70%。在这些耐药菌株中,均携带编码Qnr的耐药质粒;这些质粒能使细菌迅速产生和传播对喹诺酮类的耐药。来自欧洲抗菌药耐药性监测系统的一份新报告,也证明在所有欧洲国家,大肠埃希菌对氟喹诺酮类的耐药呈扩大趋势。抗菌药的广泛应用和滥用是使细菌产生高水平耐药的原因。许多研究证明了抗菌药的消费和细菌耐药性之间有直接的联系。例如,在1997年和2000年,欧洲14个国家的研究资料证明广谱青霉素类和环丙沙星的消费与临床分离的大肠埃希菌株对环丙沙星和奈啶酸的耐药性之间有统计学的显著相关性。

二、耐药性演化的后果

目前,临床上多个种属的细菌均分离出大量喹诺酮类药物耐药菌株,研究人员也提出多种理论,试图解释喹诺酮耐药的生物影响。根据大肠埃希菌的长期进化实验,即使在没有抗菌药的选择压力下,大肠埃希菌控制超螺旋的基因也会发生突变。例如,长期传代可以提高细胞超螺旋水平的*top*A和*fis*基因发生突变。突变的具体机制尚不清楚,可能跟细胞的进化灵活度有关,是染色体结构改变的结果。编码拓扑异构酶Ⅱ的基因也会出现相似的突变,该基因可以调控负超螺旋,因此可以对染色体的结构产生相似的影响。实际上,喹诺酮类药物耐药突变在多个种属均已出现,但是速率并不相同。不同种属和环境对耐药突变的影响可能是产生这种现象的原因。

突变的适合度劣势检测通常采用生长速率或竞争实验的方法,将突变株和野生株共同接种在体外或体内模型中,通过比较突变株和野生株的数量比评价适合度劣势。研究发现拓扑异构酶的单突变株产生适合度劣势,大肠埃希菌*gyr*A突变株的适合度降低6%,而肺炎链球菌*par*C的突变降低适合度8%。

然而,在空肠弯曲菌和沙门菌中,*gyr*A的突变会对适合度产生正面影响,突变株不仅对喹诺酮类药物耐药,而且在没有药物的环境中表现出比野生株更强的生存能力。两种细菌都出现了超螺旋的改变。从猪和其他家禽中筛选的喹诺酮类药物耐药的弯曲菌快速出现在多个谱系中,去除压力后也长时间存在。

相对而言,拓扑异构酶多重突变对适合度的影响较小,可能是细菌对单点突变后的功能缺陷产生了适应性进化。面对选择压力,细菌需要恢复靶蛋白的基本功能,这就促进上位基因,通常是定位接近或者功能相同的基因发生突变。这种多重突变因而很可能提高喹诺酮类药物耐药程度。因此,一旦形成单点突变,在适合度和药物的双重压力下,形成高水平耐药株的可能性就很高了。如果喹诺酮类药物耐药突变缺乏产生适合度劣势,而且进一步的突变还能够弥补这种缺陷,那么这些突变株将会变得无懈可击,从而长时间存在,构成极大的威胁。这种特殊的互补的多重突变对适合度意义重大。喹诺酮类药物耐药的奈瑟菌存在两种突变,其中*par*C突变造成高程度的耐药,但是也产生适合度缺陷,而*gyr*A的突变降低对喹诺酮类药物的敏感性且提高适合度,这就造成耐药的奈瑟菌快速增多。

近期的研究发现,鼠伤寒沙门氏菌*gyr*A 87位突变改变DNA旋转酶的结构,导致细胞对大量非喹诺酮类药物敏感性的变化。这种突变影响超螺旋,造成大量转录变化,上调多种压力应答,帮助细胞耐受抗菌药物暴露的影响。这种压力反应的基因属性和突变的保护效应形成了生存优势,帮助细菌抵抗低浓度的抗菌药。

通常认为,细胞暴露于致死浓度的抗菌药物时,耐药突变才会发生。然而,近期的研究发现,低浓度的抗菌药物暴露也会形成选择压力,造成突变株的演化。例如大肠埃希菌暴露于极低浓度的环丙沙星中,随着时间的延迟,喹诺酮类药物耐药的突变株更易生长。这说明*gyr*A突变是有益的,且低浓度的喹诺酮类药物就能诱导突变。即便没有喹诺酮类药物存在,携带PMQR基因也会影响耐药性的发生。质粒不仅携带PMQR基因,还携带其他耐药基因(广谱β-内酰胺酶,ESBLs)。因此,当非喹诺酮类抗菌药物暴露时,质粒大量表达,从而造成喹诺酮类药物敏感性的下降。近期研究发现,应用非喹诺酮类药物治疗呼吸道疾病后,患者肠道菌群携带PMQRs数量显著增加,从而可能对喹诺酮类药物的治疗效果产生影响。

因此,喹诺酮类药物耐药的不同机制源于细菌适合度的不同水平,在不同种属和耐药突变中不尽相同。

三、耐药性的对抗措施

(一)严格掌握适应证,防止滥用

抗菌药的广泛使用和滥用可明显地促进细菌耐药性产生。严格的掌握适应证,正确地、有效地使用抗菌药是防止和(或)减轻抗菌药(包括喹诺酮类)耐药性的最关键措施。医生在选药时首先要考虑喹诺酮类在治疗该病中是否为首选,是否有疗效更佳、耐药性更小的其他抗菌药可选。喹诺酮类经常用于经验治疗或预防。这样应用常常很快产生对该类药物的耐药性。这种应用方法应大大减少,这就防止了滥用该类药物。

(二)采用更有针对性的措施

除了严格的防止喹诺酮类和其他抗菌药的滥用外,其他更有针对性的措施也有助于减轻对喹诺酮类耐药性的产生。其中的一种措施是根据药物的药效动力学和药代动力学的资料选用药物。抗菌药的抗菌活性分为时间依赖性(如β-内酰胺类)或浓度依赖性(如喹诺酮类和氨基糖苷类)。因此,在设计喹诺酮类的给药剂量和间隔时间时,应考虑药-时曲线下面积(AUC)与MIC的最佳比值或峰浓度(C_{max})与MIC的最佳比值。就喹诺酮类而言,对G$^-$菌,AUC/MIC应为100~125,对G$^+$菌,此值应>40;对G$^+$和G$^-$菌,C_{max}/MIC均应>10。这样应用,既可取得临床的预期效果,又可减轻或防止细菌耐药性产生。根据喹诺酮类耐药性选择,提出了防突变浓度(mutant prevention con centration, MPC)的概念。MPC是药物对突变菌株的MIC。在超过MPC的条件下,微生物若能迅速生长,必定是同时获得二种耐药性突变。因此,MPC可成为一种检测抗菌药效能的新方法。

新的氟喹诺酮类抗菌药都有C$_8$-甲氧基;这个结构使细菌耐药突变株对其特别敏感。因此,含有该结构的喹诺酮类MPC明显低于缺乏此结构者。故临床常规剂量给药后,血和(或)组织的药物浓度可达MPC以上。因此,新一代氟喹诺酮类药物更有利于抑制耐药突变株的繁殖;如莫西沙星和加替沙星,在抑制结核分枝杆菌生长时,显示了这一特性。然而,老一代氟喹诺酮类药物,如环丙沙星,却没有这一特性。还应注意,结核分枝杆菌只有DNA促旋酶作为氟喹诺酮类的靶位,而肺炎链球菌却有两个氟喹诺酮类作用的靶位,即DNA的促旋酶和拓扑异构酶Ⅳ。这样,MPC的"双酶突变准则"就可以实现,即只有同时存在上述二种酶变异,肺炎链球菌才可能在MPC以上的药物浓度中生长。对肺炎链球菌引起的感染,选用莫西沙星治疗有90%的宿主血药浓度高于此药的MPC。常规剂量给药就可以抑制单突变细菌的选择性生长。因此,对老一代氟喹诺酮类(如环丙沙星,左氧氟沙星)耐药的细菌感染(拓扑异构酶Ⅳ变异)可选用莫西沙星或加替沙星治疗。但应注意,二药的长期大量应用,可大大缩短其"使用寿命"。虽然,MPC的应用原则仍有争议,但多数学者认为仍可超越喹诺酮类,扩大到其他抗生素。

(霍晓奎 刘克辛)

参考文献

1. Xianzhi Li. Quinolone resistance in bacteria: emphasis on plasmid-mediated mechanisms. Int. J Antimicrob Agents,2005 Jun,25(6): 453-463

2. Aldred KJ, Kerns RJ, Osheroff N. Mechanism of Quinolone Action and Resistance. Biochemistry,2014,53（10）:1565-74

3. Carattoli A. Plasmids and the spread of resistance. Int J Med Microbiol,2013,303（6-7）:298-304

4. Cheng G, Hao H, Dai M, et al. Antibacterial action of quinolones: from target to network. Eur J Med Chem,2013,66:555-62

5. Kim ES, Hooper DC. Clinical importance and epidemiology of quinolone resistance. Infect Chemother,2014,46（4）:226-38

6. Cassir N, Rolain JM, Brouqui P. A new strategy to fight antimicrobial resistance: the revival of old antibiotics. Front Microbiol,2014,20;5:551

7. 王青松,崔淑芹,张舒. 细菌外排泵介导耐药性研究进展. 国外医药抗生素分册,2005,26（3）:97-100,110

8. 崔生辉,李景云,马越. 细菌对氟喹诺酮类药物的耐药机制. 中国药房,2007,18（2）:148-150

第十七章

细菌对氨基糖苷类抗生素的耐药性

本章主要介绍细菌对氨基糖苷类抗生素的耐药机制,包括三个方面:①细菌产生使抗生素失活的钝化酶;②核糖体蛋白或16SrRNA突变介导的耐药;③细菌对药物的摄入及积累的减少。还着重介绍了氨基糖苷修饰酶的分布与检测。对耐高浓度氨基糖苷类抗生素的肠球菌耐药机制、耐药基因型及控制细菌耐药性的措施与对策进行了阐述。

第一节 概 述

一、分 类

氨基糖苷类(aminoglycosides)抗生素是一类由氨基糖分子与氨基醇环以苷键相结合而成的碱性抗生素。链霉素(streptomycin)是1944年第一个应用于临床的氨基糖苷类抗生素,其发现和应用标志着氨基糖苷类抗生素用于临床治疗细菌感染的新开端,随后一系列同类化合物包括卡那霉素,庆大霉素等相继发现和使用,奠定了此类抗生素治疗革兰阴性菌感染的基础。氨基糖苷类抗生素种类很多,目前已报道的天然和合成的氨基糖苷类抗生素已超过3000种,但目前临床常用的只有十数种。

氨基糖苷类抗生素按其来源可分为链霉菌和小单孢菌两大类,按其制备过程可分为从发酵滤液中获得制备与半合成制备两大类。

1. 由链霉菌属发酵滤液中获得的抗生素。又分为:

(1)链霉素类:包括链霉素和双氢链霉素(已不用);

(2)新霉素类:包括新霉素(neomycin)、巴龙霉素(paromomycin)、利维霉素(lividomycin,里杜霉素,青紫霉素);

(3)卡那霉素类:包括卡那霉素(kanamycin)、卡那霉素B、妥布霉素(tobramycin)、及半合成品核糖霉素(ribostamycin,威他霉素)、地贝卡星(dibekacin,双去氧卡那霉素)和半合成品阿米卡星(amikacin,丁胺卡那霉素)、大观霉素(spectinomycin)等。

2. 由小单胞菌属发酵液中提取的抗生素。又分为:

(1)庆大霉素(gentamicin)、及半合成品异帕米星(isepamicin)

（2）西索米星（sisomicin，西梭霉素）；及半合成品奈替米星（netilmicin，乙基西梭霉素、立克菌星）；

（3）小诺米星（micronomicin，沙加霉素，相模霉素）、阿司米星（astromicin）、及半合成品依替米星（etimicin）等。

本类抗生素易溶于水，性质稳定，在碱性环境中抗菌作用增强，因具有结构上的共性，具有相似的作用及不良反应。

二、体内过程

（一）吸收

口服很难吸收（<1%），几乎完全从粪便排出，可作为治疗胃肠道感染用药。肌内注射，吸收迅速、完全，30~90min后达峰。

（二）分布

血浆蛋白结合率低（多数在10%以下），穿透力弱，主要分布于细胞外液，不易通过血脑屏障，但能通过胎盘屏障并积聚于胎儿的血浆和羊水中。在肾皮质和内耳淋巴液及外淋巴液有高浓度聚积，易引起耳毒性、肾毒性。

（三）代谢与排泄

在体内90%以上不被代谢，除奈替米星外，主要以原形从肾脏排泄，尿液中浓度极高，约为血药浓度25~100倍。$t_{1/2}$约2~4h，肾功能减退时$t_{1/2}$显著延长，无尿患者$t_{1/2}$可长达50~100h或更长。容易蓄积中毒，需调整给药方案或停用。

三、抗菌谱及作用机制

（一）氨基糖苷类抗生素抗菌谱

氨基糖苷类抗生素抗菌谱比较广，对许多革兰阴性菌、革兰阳性菌以及结核分枝杆菌有抗菌作用，特别是对肠杆菌科细菌如大肠埃希菌属、志贺菌属、克雷伯菌属、肠杆菌属、变形杆菌属具有较强的抗菌活性。对假单胞菌属、不动杆菌属、气单胞菌属、产碱杆菌属等细菌也有一定作用，但对肠球菌属和链球菌属无效。半合成的氨基糖苷类抗生素对多重耐药的葡萄球菌、肺炎杆菌、大肠埃希菌、变形杆菌、铜绿假单胞菌均显示较强的活性。有资料表明94%的金黄色葡萄球菌、90%的耐药性铜绿假单胞菌、86%的MRSA对奈替米星敏感。奈替米星对呼吸道感染、泌尿道感染、铜绿假单胞菌败血症、胃肠道及胆道感染、新生儿严重感染及淋病的有效率或治愈率在90%以上。临床应用不久的阿贝卡星和依替米星的抗菌谱与其他氨基糖苷类抗生素相似，但抗菌活性优于庆大霉素、阿米卡星和奈替米星，对MRSA也显示强大作用。

（二）作用机制

氨基糖苷类抗生素能作用于细菌体内的核糖体，抑制细菌蛋白质合成的多个环节并破坏细菌细胞膜的完整性。氨基糖苷类抗生素进入细胞内后，与核糖体30S亚基结合，导致A位的破坏，从而导致：①阻止氨酰tRNA在A位的正确定位，尤其妨碍了甲硫氨酰tRNA的结合，造成异常始动复合物（链霉素单体，streptomycin monosome）的堆积，干扰了功能性核糖体的组装，抑制70S亚基始动复合物的形成，从而抑制蛋白质合成的起始阶段；②引起mRNA错译,使核糖体复合物解开而翻译过早终止,从而抑制肽链延伸;或造成错误的氨基酸插入蛋白质结构,导致合成异常的、无功能的蛋白质;③阻碍终止因子与A位结合,使已合成的肽链不能释放,并阻止70S亚基的解离;同时,导致细菌体内的核糖体耗竭,核糖体循环受阻,抑制细菌蛋白质的合成。此外,氨基糖苷类抗生素还可通过离子吸附作用附着于细菌菌体表面,造成细胞膜缺损,使膜通透性增加;氨基糖苷类抗生素导致翻译错误所形成的异常蛋白质也可能插入细胞膜,增加膜的通透性。细胞膜通透性的增加,一方面增加氨基糖苷类抗生素进入细胞内的量,增强其抑制蛋白质合成的作用;另一方面,使胞内K^+、腺嘌呤核苷酸、酶等重要物质外漏,致菌体死亡。

四、临床应用

主要适应于敏感的需氧G^-杆菌引起的全身感染,如脑膜炎、呼吸道或泌尿道感染、烧伤、皮肤软组织创伤及骨关节感染等;对G^-杆菌引起的严重感染如败血症、肺炎、脑膜炎等需联用其他抗G^-杆菌的药物,如第三代头孢菌素、广谱半合成青霉素及氟喹诺酮等。对铜绿假单胞菌感染,常需与具有抗铜绿假单胞菌作用的β-内酰胺类或其他抗生素联合应用。链霉素或庆大霉素可用于鼠疫、土拉菌病的治疗,与多西环素合用于布鲁菌病治疗。链霉素、卡那霉素可用于结核病联合疗法。新霉素口服可用于结肠手术术前准备或局部用药。

五、不良反应

1. 耳毒性　包括前庭神经和耳蜗听神经损伤,前庭神经障碍损伤表现为头昏、眼球震颤、视力减退、恶心、呕吐和共济失调等。耳蜗听神经毒性表现有耳鸣、听力减退和永久性耳聋。前庭神经损伤发生率依次为新霉素>卡那霉素>链霉素>西索米星>阿米卡星≥庆大霉素≥妥布霉素>奈替米星;耳蜗听神经损伤发生率依次为新霉素>卡那霉素>阿米卡星>西索米星>庆大霉素>妥布霉素>奈替米星>链霉素。耳毒性发生与内耳淋巴液中较高药物浓度有关,老年患者更敏感,损害内耳螺旋器内、外毛细胞能量产生及利用,引起细胞膜Na^+-K^+-ATP酶功能障碍,造成毛细胞损伤。

用药期间应进行听力监测,注意发现耳鸣、眩晕等早期症状,因本类药物可通过胎盘屏障并积聚于胎儿血浆和羊水而影响胎儿,妊娠期患者也应避免使用。哺乳期患者应避免使用或用药期间停止哺乳。新生儿、婴幼儿、老年患者应尽量避免使用本类药物,明确指征需用时,要监测血药浓度,调整给药方案。应避免与其他有耳毒性作用的药物(如高效利尿药、万古霉素、两性霉素B等)合用。因镇静催眠药、有镇静作用的药物可抑制患者反应性,应尽量避免合用。

2. 肾毒性　易蓄积于肾皮质部,损害近曲小管上皮细胞,引起肾小管肿胀甚至急性坏死,表现为管形尿、蛋白尿、血尿等,严重时可产生氮质血症,导致肾功能降低。药物肾毒性发生率与肾皮质蓄积量和对肾小管损伤能力有关,其发生率依次为新霉素>卡那霉素>庆大霉素>妥布霉素>阿米卡星>奈替米星>链霉素。

为防止和减少肾毒性的发生,给药期间应进行肾功能检查,老年及肾功能不全患者应慎用或根据患者肾功能及血药浓度调整药量。应避免与其他有肾损害作用的药物(如第一代头孢菌素类、万古霉素、两性霉素B等)合用。

3. 神经肌肉阻滞　表现为心肌抑制、血压下降、肌肉麻痹,甚至呼吸衰竭而死亡。大剂量腹腔内和胸膜腔内应用或静脉滴注速度过快时易出现,肌内或静脉注射也可出现。可能与药物和钙络合,致使体液内钙离子浓度下降,或与钙竞争突触前膜的结合部位,抑制乙酰胆碱(Ach)释放,引起神经肌肉接头处传递阻断有关。不同氨基糖苷类引起肌肉神经阻滞作用由重到轻为:新霉素＞链霉素＞卡那霉素＞奈替米星＞阿米卡星＞庆大霉素＞妥布霉素。一旦发生可用葡萄糖酸钙或新斯的明解救。血钙过低及重症肌无力患者禁用,避免与全身麻醉药或肌松药合用。

4. 过敏反应　可引起嗜酸性粒细胞增高,出现皮疹、发热等过敏反应。局部应用新霉素常见接触性皮炎。链霉素可引起过敏性休克,发生率仅次于青霉素G。防治措施同青霉素G。

六、常用氨基糖苷类抗生素

(一)链霉素

链霉素(streptomycin)最早从链霉菌培养液中分离获得,是继青霉素后生产并用于临床的抗生素,也是最早用于临床的氨基糖苷类抗生素。

1. 抗菌作用及临床应用　在本类药物中对结核分枝杆菌作用最强,仍是我国治疗结核病的一线药物。与其他抗结核药联合用于结核分枝杆菌所致各种结核病的初治患者,或其他敏感分枝杆菌感染;随着耐药菌株日益增多,大部分应用已被庆大霉素等所取代,但对土拉菌病(兔热病)和鼠疫有特效,仍作为首选药,与四环素类合用是目前治疗鼠疫最有效手段;与青霉素或氨苄西林联合治疗草绿色链球菌或肠球菌所致的心内膜炎,有协同作用,疗效明显提高;也可用于尿路感染,宜同服碳酸氢钠碱化尿液,提高疗效。

2. 不良反应　最重要为耳毒性,以前庭功能障碍多见,可引起眩晕、平衡失调、眼球震颤、听力减退、耳鸣或耳部胀感等,若发现耳有胀满感或耳鸣,应立即停药;血尿、排尿次数减少或尿量减少、食欲减退、口渴等;注射给药后30~60min可出现麻木、针刺感、面部灼伤感;偶可发生视力减退、皮疹、乏力、呼吸困难。链霉素易引起过敏性休克,发生率低于青霉素,但死亡率高达20%以上,抢救方法同青霉素休克,可通过注射葡萄糖酸钙抢救。对本品过敏者禁用;重症肌无力、帕金森病、肾功能损害、妊娠期妇女慎用。对老年患者、长期用药和肾功能损害患者,应进行血药浓度监测,以调整剂量。

(二)庆大霉素

庆大霉素(gentamicin)是从小单胞菌培养液中分离获得,是目前最常用的一种氨基糖苷类抗生素。

1. 抗菌作用与临床应用　抗菌谱比链霉素广,尤其是对沙雷菌属作用更强。抗菌后效应(PAE)较长,是治疗各种G⁻杆菌感染的主要抗菌药。应用于大肠埃希菌、克雷伯菌属、肠杆菌属、变形杆菌属等G⁻杆菌感染。如败血症、下呼吸道感染、肠道感染、盆腔感染、复杂性尿路感染等。与青霉素G或其他抗生素合用于严重的肺炎球菌、肠球菌、金黄色葡萄球菌、草绿色链球菌和铜绿假单胞菌等感染。在G⁺球菌中对金黄色葡萄球菌有效,对耐青霉素类或耐头孢菌素类菌株也有效;对G⁺杆菌也有效。但在治疗G⁺菌感染中,庆大霉素不作首选,仅用于其他抗生素耐药菌株所致感染。

2. 不良反应　可引起听力减退、耳鸣或耳部饱满感等耳毒性反应;血尿、排尿次数显著减少或尿量减少、食欲减退、极度口渴等肾毒性反应;并有呼吸困难、嗜睡、软弱无力等神经肌肉阻滞症状。对本品或其他氨基糖苷类过敏者禁用。对新生儿、老年和肾功能减退者应避免使用,必须应用时应监测血药浓度,或根据测得的肌酐清除率调整剂量。

(三)卡那霉素

卡那霉素(kanamycin)是从链霉菌培养液分离获得,有A、B、C三种成分,以A组分常用。抗菌谱与链霉素相似,抗结核杆菌作用较链霉素弱,但对链霉素耐药的结核杆菌仍有效。对其他G⁻杆菌作用较链霉素稍强。

因不良反应较大,疗效不突出,目前其应用已基本被庆大霉素、阿米卡星、妥布霉素所取代。仅作为二线抗结核病药,与其他药物合用治疗对一线药物有耐药性的结核病患者。口服用于治疗敏感菌所致的肠道感染及用做肠道手术前准备,并有减少肠道细菌产生氨的作用,对肝硬化消化道出血患者的肝昏迷有一定防治作用。

(四)妥布霉素

妥布霉素(tobramycin)抗菌活性与庆大霉素相似,对多数G⁻杆菌及铜绿假单胞菌有良好作用,对铜绿假单胞菌的作用较庆大霉素强2~3倍。对庆大霉素耐药的菌株仍然有效,但对其他G⁻杆菌的抗菌活性不如庆大霉素。临床用于铜绿假单胞菌、变形杆菌、大肠埃希菌、克雷伯菌、沙雷菌等敏感菌所致的败血症、下呼吸道、腹腔、皮肤及软组织、骨等部位感染。对铜绿假单胞菌感染宜与羧苄西林等抗铜绿假单胞菌的β-内酰胺类抗生素合用。滴眼剂用于敏感细菌所致的外眼及附属器的局部感染。

(五)依替米星

依替米星(etimicin),为一种新的半合成水溶性抗生素,属氨基糖苷类,对大部分G⁺菌和G⁻菌都有抗菌作用。主要用于大肠埃希菌、肺炎克雷伯菌、沙雷菌、流感嗜血杆菌及其他G⁻杆菌的敏感菌株所致的呼吸道、泌尿生殖道、腹腔、皮肤及软组织等感染以及败血症等。

(六)阿米卡星

阿米卡星(amikacin,丁胺卡那霉素)是抗菌谱最广的氨基糖苷类抗生素,对G⁻杆菌和金黄色葡萄球菌均有较强的作用,对其他G⁺球菌不敏感,链球菌属对其耐药。细菌对本品耐药后对其他氨基糖苷类也同样耐药。

最突出特点是对多种钝化酶稳定,因此对治疗链霉素、庆大霉素、妥布霉素、卡那霉素等耐药的G⁻杆菌所致感染有效,作为治疗这类感染的首选药。与β-内酰胺类抗生素有协同作用,如与羧苄西林或哌拉西林合用于铜绿假单胞菌感染,与头孢菌素合用于肺炎杆菌感染。本品主要损害耳蜗功能,较庆大霉素明显,发生率可达14%,肾毒性较庆大霉素和妥布霉素低。

(七)阿贝卡星

阿贝卡星(arbekacin)为卡那霉素B衍生物,对钝化酶稳定,特别是对葡萄球菌的各种钝化酶稳定,是本类药中抗耐甲氧西林金葡菌最有效品种。

(八)异帕米星

异帕米星(isepamicin)为羟氨丙酰庆大霉素B。对钝化酶高度稳定,用于严重G⁻杆菌耐药菌(包括部分阿米卡星耐药)感染和严重金黄色葡萄球菌感染。对铜绿假单胞菌作用不及阿米卡星。

(九)奈替米星

奈替米星(netilmicin)具有高效、低毒、对钝化酶稳定等特点。对金黄色葡萄球菌等G⁺球菌的作用强于其他氨基糖苷类,对肠杆菌科大多数细菌具有强大抗菌活性。临床主要用于治疗各种敏感菌所致的严重感染,也可与β-内酰胺类抗生素合用于不明原因发热的患者和粒细胞减少伴发热的患者。

(十)新霉素

新霉素(neomycin)抗菌谱与卡那霉素相似,在常用氨基糖苷类中毒性最强,仅限于口服给药用于腹部手术前准备或肝昏迷前期肠道消毒。因部分患者口服也可发生毒性反应(尤其肾功不全时),现已少用。局部应用于表浅感染,剂量应注意控制。

(十一)大观霉素

大观霉素(spectinomycin,奇霉素、壮观霉素)非氨基糖苷类抗生素,从链霉菌培养液分离得到的氨基环醇类化合物,性质与氨基糖苷类相似。主要特点对淋病奈瑟菌有良好的抗菌作用,主要用于淋病奈瑟菌引起的泌尿生殖系统感染,适用于对青霉素、四环素耐药或对青霉素过敏者。不良反应较少。

第二节 细菌对氨基糖苷类抗生素耐药的机制

自1944年链霉素发现以来,多种氨基糖苷类抗生素(如卡那霉素,庆大霉素,妥布霉素)相继问世,确立了氨基糖苷类抗生素在治疗革兰阴性菌感染中的地位。20世纪70年代到90年代,半合成氨基糖苷类抗生素地贝卡星、阿米卡星、奈替米星、异帕米星及依替米星相继出现,表明通过半合成的途径可成功地获得对早期抗生素耐药的细菌有效且不良反应较低的氨基糖苷类抗生素。人们对氨基糖苷类抗生素进行了广泛的基础与临床研究,特别是对其杀菌机制、耐药机制的研究,不仅使我们对该类抗生素有了更深入的了解,而且为我们在临床合理用药、减少耐药菌、设计新的抗耐药菌的氨基糖苷类抗生素提供了理论基础。氨基糖苷类抗生素耐药机制主要包括:①细菌产生使抗生素失活的钝化酶;②核糖体蛋白或16S rRNA突变,使药物作用靶位改变,药物进入细菌后不能有效地与核糖体结合而产生耐药;③细菌对药物的摄入及积累的减少。

一、细菌产生使抗生素失活的钝化酶

氨基糖苷类抗生素通过与核糖体的A位点结合,干扰翻译过程中rRNA对同源tRNA的精确识别,从而干扰细菌的蛋白质合成过程,造成后续一系列生理生化改变,最终导致细菌死亡。细菌产生钝化酶是细菌对氨基糖苷类产生耐药的最重要原因,钝化酶作用于特定的氨基或羟基,导致氨基糖苷类抗生素发生钝化,导致被钝化的抗生素很难与核糖体结合,使加速药物摄入的能量依赖阶段二(EDP-Ⅱ)不能进行,从而导致高度耐药。

(一)氨基糖苷类钝化酶的种类

人们常把氨基糖苷钝化酶又称为修饰酶或灭活酶。细菌钝化酶多由细菌质粒控制,并通过接合方式转移到其他细菌。这些钝化酶位于细菌细胞膜表面,使进入的抗生素钝化而失去活性。同一酶可钝化多种氨基糖苷类抗生素,同一氨基糖苷类抗生素又可被多种酶所钝化,其中原因是一种抗生素分子结构中可能存在多个结合位点。细菌产生了钝化酶并不一定引起耐药,耐药的产生还与钝化酶的修饰位置及抗生素作用机理有关。

氨基糖苷类钝化酶主要有3种类型:①氨基糖苷磷酸转移酶(aminoglycosides

phosphotransferases，APH），作用于典型的氨基糖苷类抗生素的3，2′-及6′-位；②氨基糖苷核苷转移酶（aminoglycosides nucleotidyltransferases，ANT），作用于氨基糖苷类抗生素的4′-和2″-位；③氨基糖苷乙酰转移酶（aminoglycoside acyltransferases，AAC），作用于氨基糖苷类抗生素的3′-和2′-位。不同细菌和不同菌株的耐药性相差很大，影响因素包括酶量、催化效率及用药量。依据修饰位点的不同，每种酶又分为多种同工酶及其亚型，各亚型有不同的耐药表型，相同的表型还可由不同的基因编码。

氨基糖苷修饰酶的命名遵循下列原则：APH、ANT、AAC等表示酶的修饰类型；写在其后的（1）、（2）等表示修饰位置；Ⅰ、Ⅱ等表示一种抗性谱；a，b等表示不同的蛋白质。编码这些酶的基因名称引用Mitsa-hashi基因型名称，如aac（6′）-Ⅰa。

核苷酸转移酶（ANT）在ATP辅酶存在下通过氨基糖苷类分子中羟基腺苷化（即加上腺苷酸残基）将抗生素修饰，因而又称为氨基糖苷腺苷酸转移酶（AAD）。乙酰转移酶（AAC）在乙酰辅酶A存在下使氨基糖苷类分子中2-脱氧链霉胺的氨基发生乙酰化。氨基糖苷磷酸转移酶（APH）则在ATP辅酶存在下，以羟基磷酸化方式修饰氨基糖苷类抗生素。

1. APH APH催化是将ATP上的γ-磷酸基转移到氨基糖苷类抗生上特定位置取代其羟基。根据作用位点的不同，共有7种同工酶，主要包括：APH（3′）-Ⅰ，APH（3′）-Ⅱ，APH（3′）-Ⅲ，APH（3′）-Ⅳ，APH（3′）-Ⅴ，APH（3′）-Ⅵ，APH（3′）-Ⅶ，APH（3″）-Ⅰa，APH（3″）-Ⅰb，APH（7″）-Ⅰa等。值得注意的是，一些型别的APH能够修饰阿米卡星并且造成携带菌株表现为对阿米卡星耐药。如在鲍曼不动杆菌、黏质沙雷菌和肺炎克雷伯菌中检出的APH（3′）-Ⅵ就能够介导菌株对阿米卡星的高水平耐药。迄今为止，在大肠埃希菌、肺炎克雷伯菌、肠炎沙门菌、霍乱弧菌、铜绿假单胞菌、不动杆菌和空肠弯曲菌等革兰阴性菌和肠球菌、链球菌、葡萄球菌、棒状杆菌等革兰阳性菌中都发现了APH。

2. ANT ANT基因可位于小非结合质粒、结合质粒、转座子、整合子等，作用机制是以ATP为第二底物，将AMP分别转移到2″，3″，4′，6，9位的羟基上而修饰氨基糖苷类抗生素，使抗生素与细菌的核糖体结合不紧，细菌产生耐药。根据钝化酶作用位点不同，共有5种同工酶：ANT（2″），ANT（3″），ANT（4′），ANT（6），ANT（9）。不同同工酶在细菌的分布不同，引起的耐药谱不同，常见型别有：ANT（2″）-Ⅰ，ANT（3″）-Ⅰ，ANT（4′）-Ⅰ，ANT（4′）-Ⅱ等。该类钝化酶广泛见于肠杆菌科等革兰阴性菌及金黄色葡萄球菌、棒状杆菌、嗜热杆菌和肠球菌等革兰阳性菌中。

3. AAC AAC是以乙酰辅酶A作为乙酰基的供体，分别作用于氨基糖苷类抗菌药物2-脱氧链霉胺环的1位和3位、6-氨基己糖环的2′位和6′位，使抗生素与细菌的核糖体结合不紧，细菌产生耐药。根据钝化酶作用位点不同，共有4种AAC同工酶：AAC（1），AAC（3），AAC（2′）和AAC（6′）。这4种同工酶的作用底物不同，耐药谱不同，不同同工酶还可分为若干亚型，如AAC（3）-Ⅰ、AAC（3）-Ⅱ、AAC（6′）-Ⅰ等。不同的AAC型别可钝化不同的氨基糖苷类药物。常见的型别有：AAC（1），AAC（3）-Ⅰa，AAC（3）-Ⅰb，AAC（3）-Ⅱa，AAC（3）-Ⅱb，AAC（3）-Ⅱc，AAC（3）-Ⅲa，AAC（3）-Ⅲb，AAC（3）-Ⅲc，AAC（2′）-Ⅰ，AAC（6′）-Ⅰ，AAC（6′）-Ⅱ等。AAC广泛存在于革兰阳性菌和革兰阴性菌中。

4. 复合酶 两种钝化酶连接在一起构成复合酶。常见型别有：AAC（6′）-APH（2″）、AAC（6′）-ANT（2″）、APH（3″）-Ⅰb-APH（6）-Ⅰd等。由于复合酶可修饰多个位点，因此能够介导携带菌株对大多数氨基糖苷类药物产生耐药。

各种氨基糖苷修饰酶的耐药谱见表17-1。部分酶的作用位点见图17-1。

表17-1　氨基糖苷修饰酶的耐药谱

修饰类型	修饰酶	修饰酶基因	耐药谱
磷酸转移酶	APH(3')-I	aph(3')-I a,aph(3')-I b, aph(3')-I c	Km, Neo, Prm, Lvdm, GmB, Rsm
	APH(3')-II	aph(3')-II	Km, Neo, Prm, Rsm, But, GmB
	APH(3')-III	aph(3')-IIIa	Km, Neo, Prm, Rsm, But, GmB, Lvdm 体外也修饰Amk 和Isp
	APH(3')-IV	aph(3')-IVa	Km, Neo, Prm, Rsm, But
	APH(3')-V	aph(3')-Va, aph(3')-Vb, aph(3')-Vc	Km, Rsm, Prm
	APH(3')-VI	aph(3')-VIa	Km, Neo, Prm, Rsm, But, GmB, Amk, Isp
	APH(3')-VII	aph(3')-VIIa	Km, Neo
	APH(3")	aph(3")-I a,aph(3")-I b	Sm
	APH(6)	aph(6)-I a, aph(6)-I b aph(6)-I c, aph(6)-I d	Sm
	APH(4)	aph(4)-I a, aph(4)-I b	HygB
核苷转移酶	ANT(2")-I	ant(2")-I a, ant(2")-I b	Gm, Tob, Dbk, Siso, Km
	ANT(3")-I	ant(3")-I	Sm, Spcm
	ANT(4')-I	ant(4')-I	修饰4'-及4"-羟基(Dbk), Tob Amk, Isp
	ANT(4')-II	ant(4')-II	Tob, Amk, Isp
	ANT(6)	ant(6)-I	Sm
	ANT(9)	ant(9)-I	Spcm
乙酰转移酶	AAC(1)	aac(1)	Apr, Lvdm, Prm,(But),(Neo), Rsm
	AAC(3)-I	aac(3)-I a, aac(3)-I b	Gm, Astm, fortimycin, Siso
	AAC(3)-II	aac(3)-II a, aac(3)-II b, aac(3)-II c	Gm, Tob, Dbk, Ntl,2' Ntl,6' Ntl, Siso
	AAC(3)-III	aac(3)-III a, aac(3)-III b, aac(3)-III c	Gm, Tob, Dbk,5-epi, Siso, Km, Neo, Prm, Lvdm
	AAC(3)-IV	aac(3)-IV	Gm, Tob, Dbk, Ntl,2' Ntl,6' Ntl, Apr, Siso
	AAC(3)-V	aac(3)-Va, aac(3)-V	Gm, Tob, Dbk, Ntl,2' Ntl,6' Ntl
	AAC(3)-VI	aac(3)-VI	Gm,6' Ntl, Siso(该类酶对Tob, Ntl,2' Ntl, 5-epi活性低)
	AAC(3)-VII*		
	AAC(3)-VIII*		
	AAC(3)-IX*		
	AAC(3)-X*		

续表

修饰类型	修饰酶	修饰酶基因	耐药谱
AAC(2′)-Ⅰ	aac(2′)-Ⅰ	6′ Ntl, Gm, Tob, Dbk, Ntl
AAC(6′)-Ⅰ	aac(6′)-Ⅰa, aac(6′)-Ⅰb, aac(6′)-Ⅰc, aac(6′)-Ⅰd, ac(6′)-Ⅰe, aac(6′)-Ⅰf, aac(6′)-Ⅰg, aac(6′)-Ⅰh, aac(6′)-Ⅰi	Tob, Dbk, Amk, 5-epi, Ntl, 2′-Ntl, Siso(Isp) 其中aac(6′)-Ⅰe对Astm耐药
AAC(6′)-Ⅱ	aac(6′)-Ⅱa, aac(6′)-Ⅱb	Gm, Tob, Dbk, Ntl, 2′ Ntl, Siso, 5-epi
AAC(6′)-APH(2″)	aac(6′)-Ⅰe-aph(2″)(一种基因两种活性)	Gm, Tob, Dbk, Ntl, 2′ Ntl, 6′ Ntl, Amk, Isp, 5-epi, Astm

注: Apr,阿泊拉霉素; Lvdm,青紫霉素; Prm,巴龙霉素; Rsm,核糖霉素; But,酰苷霉; Neo,新霉素; Gm,庆大霉素; Astm,阿司米星;Tob,妥布霉素;Dbk,地贝卡星;Ntl,奈替米星;2′ Ntl,2′-N-乙基奈替米星;6′ Ntl,6′-N-乙基奈替米星;Siso,西索米星;5-epi,5-差向西索米星;Amk,阿米卡星;Isp,异帕米星;Sm,链霉素;Km,卡那霉素;Hyg,潮霉素;Spcm,大观霉素

*耐药谱待定( )表示并未引起耐药,但在体外可检测到酶活性。

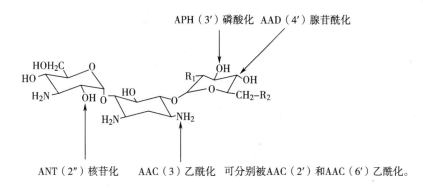

图17-1　卡那霉素失活方式
当R_1和R_2均为-NH_2时为卡那霉素B

(二)氨基糖苷类钝化酶作用底物

1. 氨基糖苷磷酸转移酶　APH是一种利用ATP作为第二底物,且能磷酸化所有氨基糖苷类抗生素的羟基酶。目前,临床上分离到7种APH,即APH(3′)、APH(2″)、APH(3″)、APH(4)、APH(7″)、APH(6)和APH(9)。

(1)APH(3′):多数APH在3′位修饰羟基,现已经发现7种不同的APH(3′),即APH(3′)-Ⅰ~APH(3′)-Ⅶ,磷酸化产物缺乏抗生素活性。①APH(3′)-Ⅰ产生对卡那霉素、新霉素、核糖霉素等的抗药性。首先在大肠埃希菌的Tn903转座子上发现其编码基因aph(3′)-Ⅰ,后来又在肺炎克雷伯菌、肠炎沙门菌、霍乱弧菌和空肠弯曲菌等革兰阴性菌中发现。近来又在革兰阳性条件致病菌(棒状杆菌)中发现。②APH(3′)-Ⅱ与APH(3′)-Ⅰ具有相似的耐药谱,临床上却少见。只是在铜绿假单胞菌的染色体上发现APH(3′)-Ⅱb的编码基因。APH(3′)-Ⅱb与APH(3′)-Ⅱa有52%的氨基酸相同,同源性达67%。后来发现aph(3′)-Ⅱb的表达受到HpaA的调控,认为其表达产物是一种与氨基糖苷类有交叉反应性的代谢酶。③APH(3′)-Ⅲ磷酸转移酶首先从金黄色葡萄球菌和粪链球菌中找到,接着又在结肠弯曲菌中检出,其编码

基因为$aph(3')$-Ⅲ，该基因可在革兰阳性和阴性菌间转移。APH$(3')$-Ⅲ产生对卡那霉素、新霉素、核糖霉素和阿米卡星等的耐药。虽然此酶对阿米卡星仅产生中度耐药，但它却对阿米卡星-氨苄西林联合用药也耐药。④APH$(3')$-Ⅳ和APH$(3')$-Ⅴ仅在抗生素的微生物中发现。⑤APH$(3')$-Ⅵ对阿米卡星、卡那霉素、新霉素、核糖霉素等耐药，其编码基因主要在不动杆菌中发现。早期对氨基糖苷类的耐药基因的研究结果表明对阿米卡星耐药的不动杆菌中83%~95%有$aph(3')$-Ⅵa，后来的研究降为46%。⑥APH$(3')$-Ⅶ产生对卡那霉素和新霉素的耐药，其编码基因在空肠弯曲菌中找到，但其基因分布尚不清楚。

（2）APH$(2'')$：在革兰阳性菌中发现了4个编码APH$(2'')$的基因。位于$aac(6')$-Ⅰe下游$aph(2'')$-Ⅰa基因编码的双功能酶（AAC$(6')$-Ⅰe-APH$(2'')$-Ⅰa）C末端部分。在肠球菌、链球菌、葡萄球菌中发现的乙酰转移酶和磷酸转移酶活性使它们对临床上除链霉素外的几乎所有氨基糖苷类抗生素均耐药。另3个酶APH$(2'')$-Ⅰb，APH$(2'')$-Ⅰc和APH$(2'')$-Ⅰd在肠球菌中发现。APH$(2'')$-Ⅰc可产生对庆大霉素、妥布霉素和卡那霉素的中度耐药，而APH$(2'')$-Ⅰb和APH$(2'')$-Ⅰd则产生对这些抗生素的重度耐药，且对奈替米星和地贝卡星（dibekacin）也耐药。尽管APH$(2'')$-Ⅰb，APH$(2'')$-Ⅰc和APH$(2'')$-Ⅰd不如双功能酶那样常见，但它们可消除庆大霉素和作用于细胞壁的药物如氨苄西林、万古霉素的协同作用。

（3）APH$(3'')$和APH(6)：APH$(3'')$和APH(6)分别修饰链霉素的3''-和6-羟基。编码APH$(3'')$-Ⅰ有两个基因，$aph(3'')$-Ⅰa见于链霉素的链霉菌，$aph(3'')$-Ⅰb可从革兰阴性菌的质粒RSF1010中找到。尽管这两种酶在不同的细菌中发现，但它们有50%的氨基酸相同、68%同源性。已发现4个在6位磷酸化链霉素的酶，编码APH(6)-Ⅰa和APH(6)-Ⅰb的基因在链霉素的链霉菌中发现，$aph(6)$-Ⅰc常在革兰阴性菌中见到。编码APH(6)-Ⅰd的基因也从质粒RSF1010中找到，而此质粒也存在于$aph(3'')$-Ⅰb。联合基因$aph(3'')$-Ⅰb-$aph(6)$-Ⅰd在植物和动物的病原菌中都可见到，植物中主要与大结合质粒的转座子相关，见于解淀粉欧文菌、草生欧文菌和野生黄杆菌。人和动物病原菌的$aph(3'')$-Ⅰb-$aph(6)$-Ⅰd联合基因与革兰阴性菌的小非结合质粒相联系。

（4）其他：APH(4)和APH$(7'')$产生对潮霉素的耐药性，APH(9)产生对大观霉素的耐药性，这几种酶在临床上并不多。各种氨基糖苷磷酸转移酶的作用底物见表17-2。

2. 氨基糖苷类核苷转移酶　ANT已发现5种同工酶：ANT$(2'')$，ANT$(3'')$，ANT$(4')$，ANT(6)，ANT(9)。其作用机制是利用ATP作为第二底物，通过将AMP分别转移到2''，3''，4'，6，9位的羟基上而修饰氨基糖苷类抗生素。①ANT$(2'')$-Ⅰa引起对庆大霉素、妥布霉素、西索米星、卡那霉素、达佐霉素的耐药。$ant(2'')$-Ⅰa基因主要分布在小非结合质粒、结合质粒、转座子、整合子等上。②ANT$(3'')$-Ⅰ主要修饰链霉素的3''位羟基、壮观霉素的9位羟基而产生耐药性，已发现了至少8个相应编码基因，广泛见于革兰阴性菌及革兰阳性菌中的金黄色葡萄球菌和棒状杆菌等。③ANT$(4')$主要有两个亚型。ANT$(4')$-Ⅰa引起对阿米卡星、妥布霉素、达佐霉素、卡那霉素、异帕米星耐药。已在金黄色葡萄球菌、嗜热杆菌和肠球菌中发现其相应编码基因；ANT$(4')$-Ⅱa仅在包括肠杆菌和假单胞菌的革兰阴性菌中见到，它对阿米卡星、妥布霉素、卡那霉素、异帕米星耐药。④ANT(6)-Ⅰ引起对链霉素的耐药性，在欧洲，用DNA杂交法在80%肠杆菌和葡萄球菌中发现了其编码基因，同时它们大部分还产生其他氨基糖苷类钝化酶，而使细菌对临床上可用的氨基糖苷类抗生素几乎都耐药。⑤ANT(9)-Ⅰ见于金黄色葡萄球菌，仅产生对壮观霉素的耐药。

3. 氨基糖苷乙酰转移酶　乙酰转移酶在乙酰辅酶A存在下使氨基糖苷类分子中2-脱氧

链霉胺的氨基发生乙酰化。已知AAC有4种同工酶：AAC(1)、AAC(3)、AAC(2′)和AAC(6′)，相应基因依次为*aacA*、*aacB*、*aacC*、*aacD*。它们主要以乙酰辅酶A作为乙酰基的供体，分别作用于氨基糖苷类抗生素的2-脱氧链霉胺环的1位和3位、6-氨基己糖环的2′位和6′位。

（1）AAC(6′)：AAC(6′)为宽谱酶，它能修饰临床上多数氨基糖苷类抗生素。AAC(6′)-Ⅰ对阿米卡星、妥布霉素、奈替米星、卡那霉素、异帕米星、地贝卡星和西索米星等耐药，已在细菌中发现该酶的24种亚型。

已知的AAC(6′)中*aac*(6′)-Ⅰb是革兰阴性菌中最常见的，临床上约70%的革兰阴性菌有此活性。编码AAC(6′)-Ⅰb的基因已在细菌染色体的转座子和整合子中发现，据推测许多微生物的选择性抗生素抵抗是由编码基因位点变化所致。用DNA杂交已在革兰阴性菌染色体中发现了一些编码基因，如*aac*(6′)-Ⅰk，*aac*(6′)-Ⅰf，*aac*(6′)-Ⅰc，*aac*(6′)-Ⅰz。*aac*(6′)-Ⅰe是双功能酶AAC(6′)-Ⅰe-APH(2″)-Ⅰa的N端部分。此双功能酶的基因广泛存在于革兰阳性菌的转座子Tn4001上。两个功能区结构相连，却不相互加强抵抗活性。然而，Boehr等的研究发现，破坏其结构的完整性，可以明显抑制各自的活性。

AAC(6′)-Ⅰi是CCN5相关乙酰转移酶(GNAT)超家族成员之一，广泛分布于粪链球菌，从而使其对妥布霉素、奈替米星、西索米星、卡那霉素耐药。*aac*(6′)-Ⅰm在粪链球菌和大肠埃希菌中见到，其基因的DNA序列与*aac*(6′)-Ⅰe有65%同源性，位于*aph*(2″)-Ⅰb附近。Asp-99作为活性位点在*aac*(6′)-Ⅰe的功能中发挥重要作用。实验证明*aac*(6′)-Ⅰm多见于肠球菌和大肠埃希菌中，也可见于假单胞菌、克雷伯菌、柠檬酸杆菌、沙雷菌和气单胞菌等革兰阴性菌，其耐药基因可以在革兰阳性和阴性菌中转移。AAC(6′)-Ⅱ只发现了两种，主要产生对庆大霉素、妥布霉素、奈替米星、西索米星的耐药，但不产生对阿米卡星的耐药。*aac*(6′)-Ⅱa和*aac*(6′)-Ⅱb首先在铜绿假单胞菌和荧光假单胞菌中发现，表现对庆大霉素、妥布霉素、奈替米星、地贝卡星和西索米星耐药。

（2）AAC(3)：AAC(3)-Ⅰ为窄谱酶，其修饰底物包括庆大霉素、西索米星和阿司米星。AAC(3)-Ⅰa和AAC(3)-Ⅰb的编码基因见于临床上30%的革兰阴性菌。*aac*(3)-Ⅰa见于结合质粒、转座子和整合子的基因盒（见于肠球菌、铜绿假单胞菌）。近来又发现*aac*(3)-Ⅰb与另一个位于铜绿假单胞菌整合子的耐药基因*aac*(6′)-Ⅰb融合。编码AAC(3)-Ⅱa，AAC(3)-Ⅱb和AAC(3)-Ⅱc的三个*aac*(3)-Ⅱ基因也已被发现，它们的同源性较高。AAC(3)-Ⅱ可引起对庆大霉素、妥布霉素、奈替米星、地贝卡星和西索米星耐药。研究还发现85%的细菌有*aac*(3)-Ⅱa表型，6%有*aac*(3)-Ⅱb表型。AAC(3)-Ⅲ，AAC(3)-Ⅳ和AAC(3)-Ⅵ不常见。AAC(3)-Ⅲa，AAC(3)-Ⅲb和AAC(3)-Ⅲc可引起对庆大霉素、妥布霉素、西索米星、卡那霉素、新霉素、利维霉素、巴龙霉素、地贝卡星耐药。而AAC(3)-Ⅳ引起对庆大霉素、妥布霉素、奈替米星、安普霉素、地贝卡星和西索米星耐药。AAC(3)-Ⅵ引起对庆大霉素的耐药性较少见，其编码基因从阴沟肠杆菌的结合质粒中发现。

（3）AAC(1)：在大肠埃希菌中AAC(1)产生对安普霉素、利维霉素、巴龙霉素和核糖霉素(ribostamycin)耐药。由于这些抗生素未在临床上广泛应用，对该酶的研究不多，其基因也尚未被克隆。

（4）AAC(2′)：*aac*(2′)-Ⅰa的基因分离自司徒普罗威登斯菌(Providencia stuartii)，此酶或与其他酶一起成为司徒普罗威登斯菌对庆大霉素、妥布霉素、奈替米星、地贝卡星和新霉素耐药的主要机制。突变株*aac*(2″)-Ⅰa的mRNA水平升高，产生高度的耐药。研究发现*aacC*(2′)-Ⅰa的调节过程相当复杂，包括至少7个调节基因，通过两种途径进行。*aac*

（2′）-Ⅰb，-Ⅰc，-Ⅰd，-Ⅰe在分枝杆菌中被找到，对来自结核分枝杆菌的*aac*（2′）-Ⅰc的研究发现，它既可对抗生素进行N-乙酰化也可进行O-乙酰化。与来自司徒普罗威登斯菌的*aac*（2′）-Ⅰa不同，来自分枝杆菌的AAC（2′）-Ⅰ不产生明显的氨基糖苷类耐药，其功能尚不清楚。各类氨基糖苷乙酰转移酶的作用底物见表17-2。

表17-2 常见氨基糖苷类钝化酶及其作用底物

氨基糖苷类钝化酶		作用底物
磷酸转移酶	APH（3′）-Ⅰ	卡那霉素、新霉素、利维霉素、巴龙霉素、核糖霉素
	APH（3′）-Ⅱ	卡那霉素、新霉素、布替罗星、巴龙霉素、核糖霉素
	APH（3′）-Ⅲ	卡那霉素、新霉素、利维霉素、巴龙霉素、核糖霉素、布替罗星、阿米卡星、异帕米星
	APH（3′）-Ⅳ	卡那霉素、新霉素、布替罗星、巴龙霉素、核糖霉素
	APH（3′）-Ⅴ	新霉素、巴龙霉素、核糖霉素
	APH（3′）-Ⅵ	卡那霉素、新霉素、巴龙霉素、核糖霉素、阿米卡星、异帕米星
	APH（3′）-Ⅶ	卡那霉素、新霉素
	APH（2′）-Ⅰa	卡那霉素、庆大霉素、妥布霉素、西索米星、地贝卡星
	APH（2′）-Ⅰb，-Ⅰd	卡那霉素、庆大霉素、妥布霉素、奈替米星、地贝卡星
	APH（2′）-Ⅰc	卡那霉素、庆大霉素、妥布霉
	APH（3′）-Ⅰa，-Ⅰb	链霉素
	APH（7′）-Ⅰa	潮霉素
	APH（4）-Ⅰa，-Ⅰb	潮霉素
	APH（6）-Ⅰa，-Ⅰb，-Ⅰc，-Ⅰd	链霉素
	APH（9）-Ⅰa，-Ⅰb	大观霉素
核苷转移酶	ANT（2″）-Ⅰ	妥布霉素、庆大霉素、地贝卡星、西索米星、卡那霉素
	ANT（3″）-Ⅰ	链霉素、大观霉素
	ANT（4′）-Ⅰa	妥布霉素、阿米卡星、地贝卡星、卡那霉素、异帕米星
	ANT（4′）-Ⅱb	妥布霉素、阿米卡星、卡那霉素、异帕米星
	ANT（6）-Ⅰ	链霉素
	ANT（9）-Ⅰ	大观霉素
乙酰转移酶	AAC（6′）-Ⅰ	妥布霉素、阿米卡星、奈替霉素、地贝卡星、西索米星、卡那霉素、异帕米星
	AAC（6′）-Ⅱ	妥布霉素、庆大霉素、奈替霉素、地贝卡星、西索米星
	AAC（3）-Ⅰa，-Ⅰb	卡那霉素、阿司米星
	AAC（3）-Ⅱa，-Ⅱb，-Ⅱc	妥布霉素、阿米卡星、奈替霉素、地贝卡星、西索米星
	AAC（3）-Ⅲa，-Ⅲb，-Ⅲc	妥布霉素、庆大霉素、地贝卡星、西索米星、卡那霉素、新霉素、巴龙霉素、利维霉素

氨基糖苷类钝化酶	作用底物
AAC(3)-Ⅳ	妥布霉素、阿米卡星、奈替霉素、地贝卡星、西索米星、安普霉素
AAC(3)-Ⅶ	庆大霉素
AAC(Ⅰ)	巴龙霉素、利维霉素、核糖霉素、安普霉素
AAC(2′)-Ⅰa	妥布霉素、庆大霉素、奈替霉素、达佐霉素、新霉素

二、核糖体蛋白或16S rRNA突变介导的耐药

2003年,在耐多药肺炎克雷伯菌中发现了一种由质粒介导的耐药机制——16S rRNA甲基化酶(16S rRNA methylase),该酶导致革兰阴性杆菌对卡那霉素组和庆大霉素组的多种临床常用氨基糖苷类抗生素高度耐药。目前已发现的16S rRNA甲基化酶基因包括rmtA、rmtB、rmtC、rmtD、npmA和armA。在多个国家和地区的多种革兰阴性杆菌中陆续检测到该类耐药基因。这些基因位于质粒或转座子上,易于传播,是造成细菌对氨基糖苷类抗生素耐药的重要机制之一。

(一)16S rRNA概述

16S rRNA甲基化酶原本是抗生素产生菌(如链霉菌和小单孢菌)为免于被自身产生的抗生素杀灭,在S-腺苷甲硫氨酸协同下,对rRNA的转录后甲基化,是一种自我保护机制,曾被认为没有临床意义。2003年,从泌尿系统分离的耐多药肺炎克雷伯菌中发现了一种16S rRNA甲基化酶ArmA,该酶介导对链霉素以外的所有氨基糖苷类抗生素耐药。这是首次在临床菌株中发现的16SrRNA甲基化酶。同年,研究者从临床分离到1株少见的对阿贝卡星高度耐药的铜绿假单胞菌。阿贝卡星是卡那霉素的衍生物,对氨基糖苷类钝化酶不敏感,仅产生双功能修饰酶[AAC(6′)-APH(2″)]的甲氧西林耐药金葡菌对其耐药,但一般也仅表现为低水平耐药(MIC 4~32mg/L)。进一步研究发现介导该菌对阿贝卡星高度耐药的是16S rRNA甲基化酶,编码该酶的基因被命名为rmtA。2004年从黏质沙雷菌中克隆到另一16S rRNA甲基化酶基因rmtB。2006年从奇异变形杆菌中又发现一16SrRNA甲基化酶RmtC。2007年从铜绿假单胞菌中发现了16S rRNA甲基化酶RmtD。同年,从大肠埃希菌中分离了16S rRNA m^{1}A1408甲基化酶NpmA。至此,已从临床分离菌中发现了6种16S rRNA甲基化酶,介导对多种氨基糖苷类抗生素高度耐药。

16S rRNA甲基化酶能同时对多种氨基糖苷类抗生素产生交叉耐药,RmtA、RmtB、RmtC、RmtD和ArmA对卡那霉素组(包括阿贝卡星、阿米卡星、地贝卡星、卡那霉素、妥布霉素)和庆大霉素组(庆大霉素、奈替米星、异帕米星、西索米星)药物耐药;对安普霉素、大观霉素和链霉素仍敏感。而NpmA则同时对卡那霉素组、庆大霉素组、新霉素、巴龙霉素和安普霉素耐药,对大观霉素和链霉素仍敏感。

(二)16S rRNA甲基化酶导致细菌耐药的机制

氨基糖苷类抗生素通过与原核生物30S核糖体亚基16S rRNA上A位点的一个高度保守基元结合,而引起核糖体功能改变,使细菌蛋白在合成时错误转录并抑制移位。16S rRNA甲基化酶使细菌30S核糖体亚单位中16S rRNA A位点的某个或某几个碱基甲基化,使氨基糖苷

类抗生素不能与其作用靶点结合,从而导致细菌耐药。

根据核糖体的作用部位,氨基糖苷类抗生素可以分为:①与A位点结合的4,6-二取代脱氧链霉胺类,其中包括卡那霉素组和庆大霉素组;4,5-二取代脱氧链霉胺类,包括新霉素、巴龙霉素等,和其他类包括安普霉素等。②与非A位点结合的链霉素和大观霉素。

ArmA使30S核糖体的16S rRNA核酸A位点G1405上的N-7甲基化,而不是甲基化裸露的16S rRNA,G1405相当于抗生素产生菌16S rRNA甲基化酶Agr家族的GrmA修饰位点。G1405上的N-7被甲基化后,破坏了G1405上的N-7与4,6-二取代脱氧链霉胺的3′氨基形成的氢键,在空间上阻碍G1405和庆大霉素的结合。同时,甲基化给G1405引入正电荷,不利于该类药物结合到解码位点。对RmtA、RmtB、RmtC和RmtD的甲基化活性研究表明,它们的作用底物是30S核糖体,主要作用于16S rRNA,但其具体的作用位点尚不清楚,根据药敏试验结果推测,可能也是甲基化16S rRNA A位点内的G1405。NpmA甲基化30S核糖体16S rRNA核酸A1408上的N-1,而非50S核糖体及裸露的16S rRNA。A1408上的N-1被甲基化后,同时影响4,6-二取代脱氧链霉胺和4,5-二取代脱氧链霉胺的氢键结合,对多数氨基糖苷类抗生素产生耐药。

(三)16S rRNA甲基化酶的传播机制

到目前为止发现的16S rRNA甲基化酶基因均位于质粒上,且对其周边DNA结构分析显示,该类基因位于Ⅰ类整合子或转座子中,这些结构与耐药基因的转移、传播有关。目前在人和动物分离的细菌中均发现16S rRNA甲基化酶基因,该类耐药基因可以通过质粒的接合或转化进行传播和扩散,推测这些细菌携带的16S rRNA甲基化酶基因,可能来源于某些抗生素产生菌。

不同来源(人和动物)armA基因的周边环境相似,提示通过转座或接合方式耐药基因在不同来源肠杆菌科细菌间传播。在西班牙腹泻猪中分离的大肠埃希菌MUR050,其armA基因位于质粒pMUR050上。pMUR050上一组负责质粒复制移动和接合的基因(如RepA、OriT、Tra家族),与来源于鼠伤寒沙门菌的IncN群不相容性接合质粒R46有99%同源,说明类R46复制子是armA的载体。armA基因的上游是转座酶基因TnpU,紧接着是由IntⅠ1-Ant3″9-QacEΔ1-Sul1-Orf513组成的Ⅰ类整合子。其下游包含另一个转座酶基因TnpD、大环内酯类抗生素外排泵的基因MefE/Mel和大环内酯类抗生素磷酸转移酶基因Mph,基因的两侧有2个拷贝的插入序列IS26(图17-2)。分离自法国的肺炎克雷伯菌的armA基因位于一个80kb有广泛宿主接合性的IncL/M型质粒pIP1204上,是复合性转座子Tnl548的一部分,为典型的转座子结构,也包含Ⅰ类整合子,在基因的两侧也有2个拷贝的插入序列IS26,能一起与bla_{TEM-1}、$bla_{CTX-M-3}$、aac3、ant3″9、sul1和dhfrXⅡ等耐药基因转移给受体菌。我国台湾分离的大肠埃希菌和肺炎克雷伯菌中检测到的armA基因,也能与bla_{TEM-1}、$bla_{CTX-M-3}$一起转移给受体菌。此外,日本分离的大肠埃希菌中armA基因的基因环境与其他来源相似。最近,韩国研究者发现,armA位于不同的接合质粒上,如IncL/M、IncFIIAs、IncF、IncA/C、IncHI2等,并可同时对多种抗菌药物耐药,包括氨基糖苷类、喹诺酮类和广谱β内酰胺类药物,而在IneFIIAs型质粒上的armA,可能和Qnr同时存在。

在最早发现16S rRNA甲基化酶RmtA的铜绿假单胞菌AR-2中,rmtA基因位于介导假单胞菌对汞耐药的转座子Tn5041中,rmtA基因的上游是一转座酶基因类似序列(序列1)和tRNA核糖转移酶基因OrfA,下游是类Na^+/H^+反向转运基因序列(序列2)。后来发现,在铜绿假单胞菌AR-11中,rmtA上游的OrfA被截短,为IS6100取代,下游仍为序列2,并且

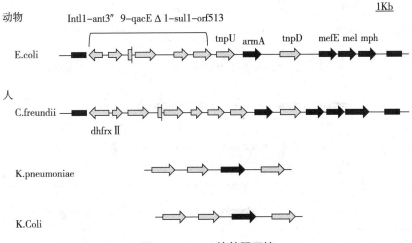

图17-2　ArmA的基因环境

*rmt*A基因两端均有*Orf*Q-*Orf*1结构（图17-3）。日本分离的黏质沙雷菌S-95中的*rmt*B基因位于大质粒pKRC上，通过电转化能将其转移到大肠埃希菌中。*rmt*B上游是Tn3转座子3′端的一部分序列，包含*bla*TEM基因，下游是一个编码转座酶的开放阅读框*Orf*2，与*Orf*513有56%同源。pKRC大质粒上还有一个由整合子介导的链霉素耐药基因*Aad*A2。有些*rmt*B基因也能接合成功，如我国台湾分离的大肠埃希菌和肺炎克雷伯菌。我国自猪分离的大肠埃希菌和阴沟肠杆菌，它们的基因环境与日本相似。比利时分离的大肠埃希菌中*rmt*B基因在IncFI型接合质粒上，韩国研究者发现*rmt*B位于*IncF*，*IncA/C*和*IncI*1-Iγ型接合质粒上。最近又发现，*rmt*B基因可能会被含有*bla*CTX-M的质粒捕获而传播。另外，我国在同一头猪上分离的大肠埃希菌和阴沟肠杆菌同时检出*rmt*B基因，提示该耐药基因可能在不同菌种间存在水平传播。*rmt*C基因与编码转座子的*Tnp*A基因相连，*rmt*C位于*Tnp*A的下游。目前，这个基因的转移机制还不明确，但*rmt*C上游的ISEcp 1类似元件可能与该基因的转移有关，因为ISEcp 1元件内TnpA下游的CTX-M 型β内酰胺酶基因能在体外通过转座进行转移。目前认为*rmt*D在转座子上，但具体结构尚不清楚，可能通过类IS91CR元件进行转移。*npm*A基因的上游为*Orf* 3，编码复制蛋白的*Orf* 4及*Orf* 5，下游为编码转运底物结合蛋白的*Orf* 7和编码截短动员蛋白的Orf8，*Orf* 3到*Orf* 8之间约9.1kb的区域外侧，为2个IS26元件，共同组成转座单元，该单元与很多耐药粒有相似的序列。

三、细菌对药物的摄入及积累的减少

细菌对药物的摄取和积累减少是由于细胞壁通透性的改变或细胞内转运的异常，从而导致细菌耐药。在假单胞菌属及其他一些非发酵革兰阴性杆菌中尤为常见。转运也是导致自发耐药出现的主要因素。氨基糖苷类抗生素通过寡肽系统转运至细胞内，寡肽结合蛋白（oligopeptide binding protein，OppA）是寡肽转运系统的重要组分，当OppA数目明显减少时，细菌产生耐药性，如大肠埃希菌耐卡那霉素突变株的OppA数目就有明显减少，有的突变株甚至不含OppA。另外，某些细菌细胞膜还存在由Tet膜蛋白介导的能量依赖性泵出系统，使细菌体内药物量不断减少，从而导致耐药。例如，在铜绿假单胞菌中发现一种主动外排系统，

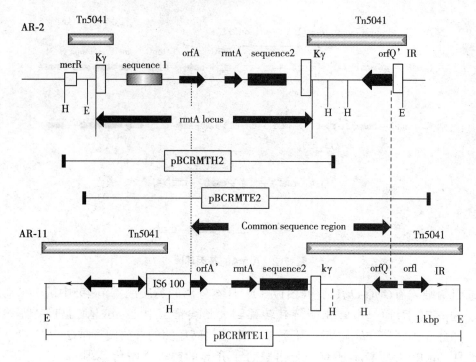

图17-3 RmtA的基因环境

这一外排系统由MexXY OprM主动外排泵主动转运,从而引起对氨基糖苷类天然或获得性耐药,其已成为显著影响该类菌耐药性的一个因素。这些转运和外排系统通常可影响细菌对多种药物的摄取,从而导致对喹诺酮类、氯霉素等多种抗菌药物的耐药。

第三节 氨基糖苷修饰酶的分布

细菌对氨基糖苷类抗生素耐药主要是由于氨基糖苷类修饰酶(aminoglycoside-modifying enzyme,AME,又称钝化酶)和氨基糖苷类抗生素作用靶位16S rRNA基因突变所致。其中前者是主要原因。

一、氨基糖苷修饰酶的构效关系

对氨基糖苷类抗生素产生耐药的细菌往往是通过细菌产生氨基糖苷类修饰酶对进入细菌细胞内的药物分子进行修饰使之失去生物活性而耐药。按酶功能可分成氨基糖苷磷酸转移酶(APH)、氨基糖苷核苷转移酶(ANT)和氨基糖苷乙酰转移酶(AAC)三类,目前已发现的有30余种。虽然氨基糖苷修饰酶有多种,它们仍然有些保守序列。这些序列常位于酶活性中心,序列改变可导致酶活性或底物谱的变化。

1. 氨基糖苷磷酸转移酶(APH)此类修饰酶有三个已知的保守区域,涉及ATP磷酸根的转移、酶-氨基糖苷复合物的构型改变和核苷酸结合等功能。APH(3′)-Ⅱ保守区域中,酪氨酸-218的改变可导致酶特异性的变化;保守区域以外谷氨酸-182的改变降低了菌株对氨基糖苷类的耐受性。APH酶中有较高保守性的酶是APH(3′)-Ⅰ和APH(3′)-V。其中APH

（3′）-Ⅰa和APH（3′）-Ⅰc只有7个核苷酸不同,可导致4个氨基酸的改变,并且这些变化都在保守区以外。APH酶中同源性较低的是APH（4）-Ⅰa和APH（4）-Ⅰb。它们的氨基酸序列只有18%相同,但仍有一些序列高度保守。

2. 氨基糖苷核苷转移酶（ANT）ANT类酶中ANT（2″）-Ⅰa和ANT（6）-Ⅰ与其他修饰酶无同源性；ANT（3″）-Ⅰ和ANT（9）-Ⅰ蛋白有61%相似性；ANT（4′）-Ⅰ和ANT（4′）-Ⅱ蛋白序列有45%相似,但ANT（4′）-Ⅱa和ANT（4′）-Ⅱa在氨基端有一些保守序列可能是共同的功能区。

3. 氨基糖苷乙酰转移酶（AAC）AAC类修饰酶分属不同亚类,同一亚类中的酶同源性较高,抗性谱也相似。譬如AAC（3）-Ⅱa、AAC（3）-Ⅱb和AAC（3）-Ⅱc具有相同的抗性谱。其中AAC（3）-Ⅱa和AAC（3）-Ⅱc只有12个氨基酸的差异,AAC（3）-Ⅱb的氨基酸序列与前二者有84%的相似性。AAC（6′）亚类中的酶也具有较高的同源性。AAC类酶的保守区域位于酶与氨基糖苷类相结合的部位,该区域氨基酸序列的变化会引起酶特性的变化。譬如具有Tob抗性的AAC（3）酶有一个保守的苏氨酸,而没有Tob抗性AAC（3）酶在这个位置上是其他氨基酸。AAC（6′）酶保守区域中一个丝氨酸/亮氨酸互换,会使AAC（6′）-Ⅱ酶的底物特异性与AAC（6′）-Ⅰ相同。

二、氨基糖苷修饰酶的分布

随着质粒的传播,氨基糖苷修饰酶的分布很广泛,在肠杆菌科、葡萄球菌属、链球菌属、肠球菌属、假单胞菌属中都可检出。常见的氨基糖苷类修饰酶的分布见表17-3。

表17-3 常见氨基糖苷类修饰酶分布

修饰酶分组	修饰酶	修饰酶基因	耐药菌举例
磷酸转移酶	3′-磷酸转移酶-Ⅲ [APH（3′）-Ⅲ]	aph（3′）-Ⅲ	金黄色葡萄球菌 粪肠球菌
	3′-磷酸转移酶-Ⅵ [APH（3′）-Ⅵ]	aph（3′）-Ⅵ	鲍曼不动杆菌 肺炎克雷伯菌
核苷转移酶	3″-核苷转移酶Ⅰ [ANT（3″）-Ⅰ]	ant（3″）-Ⅰ	肺炎克雷伯菌 黏质沙雷菌
	2″-核苷转移酶Ⅰ [ANT（2″）-Ⅰ]	ant（2″）-Ⅰ	阴沟肠杆菌 黏质沙雷菌
	4′,4″-核苷转移酶 [ANT（4′,4″）]	ant（4′,4″）	金黄色葡萄球菌
	6-核苷转移酶Ⅰ [ANT（6）-Ⅰ]	ant（6）-Ⅰ	粪肠球菌 屎肠球菌
乙酰转移酶	3-乙酰转移酶Ⅰ [AAC（3）-Ⅰ]	aac（3）-Ⅰ	大肠埃希菌 铜绿假单胞菌
	3-乙酰转移酶Ⅱ [AAC（3）-Ⅱ]	aac（3）-Ⅱ	大肠埃希菌 黏质沙雷菌

修饰酶分组	修饰酶	修饰酶基因	耐药菌举例
	3-乙酰转移酶Ⅲ [AAC(3)-Ⅲ]	aac(3)-Ⅲ	铜绿假单胞菌
	3-乙酰转移酶Ⅳ [AAC(3)-Ⅳ]	aac(3)-Ⅳ	沙门氏菌
	6′-乙酰转移酶Ⅰ [AAC(6′)-Ⅰ]	aac(6′)-Ⅰ	肺炎克雷伯菌 鲍曼不动杆菌
	6′-乙酰转移酶Ⅱ [AAC(6′)-Ⅱ]	aac(6′)-Ⅱ	铜绿假单胞菌
	6′-乙酰转移酶-2″-磷酸转移酶 [AAC(6′)-APH(2″)]	aac(6′)-aph(2″)	金黄色葡萄球菌 粪肠球菌

　　不同地区使用氨基糖苷类抗生素的种类影响着修饰酶出现的比例。东亚地区使用卡那霉素和丁胺卡那较多,检出钝化卡那霉素的AAC(6′)酶的比例较高,一般检不出AAC(3)酶。而美国使用庆大霉素较普遍,钝化庆大霉素的ANT(2′)酶就较易检出,同时可检出AAC(3)酶。目前阿米卡星修饰酶AAC(6′)-Ⅰ较常见,有时还与其他酶同时出现于同一菌株。经过大量调查发现耐药机制与氨基糖苷类应用种类有关,而耐药率与氨基糖苷类抗生素使用总量有关,与用药模式无关。

　　一般来说K-B法能较好地反映出细菌对氨基糖苷类抗生素的耐药情况,根据耐药谱可以对菌株中钝化酶的存在情况作估计,有的实验证明通过耐药表型推测的耐药机理与分子杂交的结果相关性良好,假阳性率小于1%。由于聚合酶链反应(PCR)技术的问世,使得基因检测技术迅速普及。对于氨基糖苷类修饰酶基因的PCR检测,从挑取菌落到电泳检测仅需4小时即可。日本一个实验小组利用PCR技术研究MRSA对氨基糖苷类的耐药情况,结果ant(4′)-Ⅰ、aac(6′)-aph(2″)和aph(3′)-Ⅲ基因的检出率分别是84.5%、61.7%和8.9%。没有三种基因的MRSA对庆大霉素、妥布霉素和利维霉素都敏感。有aph(3′)-Ⅲ基因的细菌对利维霉素耐药。有ant(4′)-Ⅰ基因的细菌对妥布霉素耐药,带有aac(6′)-aph(2″)基因的细菌对庆大霉素和妥布霉素都耐药。含有ant(4′)-Ⅰ和aac(6′)-aph(2″)基因的细菌也耐受庆大霉素和妥布霉素。研究表明敏感实验能够反映出MRSA中特异性耐药基因的存在情况。

第四节　耐高浓度氨基糖苷类抗生素的肠球菌耐药机制及耐药基因

　　近年来抗菌药物的广泛应用,使肠球菌对多种抗菌药物产生耐药,并成为导致医院感染和二重感染的重要致病菌,越来越引起临床的重视。据美国全国医院感染监测系统报道,肠球菌已成为第二位的院内感染菌。肠球菌为条件致病菌,可引起菌血症、心内膜炎、泌尿系统感染、腹腔感染、伤口感染等严重感染,最常见的肠球菌为粪肠球菌,其次为屎肠球菌。肠球菌既有天然性耐药,又可产生获得性耐药,是多重耐药菌,并可获得和传递耐药性,临床上常采用细菌细胞壁活性抗菌药物和氨基糖苷类抗生素联合来治疗肠球菌感染,但当肠球菌产生氨基糖苷类修饰酶后会对高浓度氨基糖苷类产生耐药性,而在耐药菌株中庆大霉素高水平耐药(high-levelgemamicin resistance, HLGR)占了较大的比例,从而失去与细菌细胞壁活性抗菌药物的协同作用,加大了治疗的难度。

HLGR的出现系氨基糖苷类修饰酶所致,修饰酶的产生可使青霉素或糖肽类与氨基糖苷类的协同作用消失,并可致多重耐药。庆大霉素耐药主要是由肠球菌中的耐药基因 aac (6′)-Ⅰe-aph(2″)-Ⅰa编码一种修饰酶AAC(6′)-Ⅰe-APH(2″)-Ⅰa引起。该修饰酶可介导对除链霉素以外的几乎所有临床使用的氨基糖苷类抗生素的抗性,并可使青霉素或糖肽类与氨基糖苷类的协同作用消失。另外还有新出现由 aph(2′)-Ⅰc、aph(2″)-Ⅰd及 aph(2″)-Ⅰb基因编码的磷酸转移酶APH(2″)-Ⅰc、APH(2″)-Ⅰd和APH(2″)-Ⅰb。APH(2″)-Ⅰc使肠球菌对庆大霉素呈中等水平耐药,并破坏庆大霉素的协同作用。APH(2″)-Ⅰd和APH(2″)-Ⅰb可导致对链霉素以外氨基糖苷类的高水平耐药,但并不消除阿米卡星与细胞壁活性药物的协同作用。已有报道,肠球菌的庆大霉素高水平耐药基因 aac(6′)-Ⅰe-aph(2″)-Ⅰa及 aph(2″)-Ⅰc基因等大多位于可接合的较大的质粒上,也有位于接合转座子上或不可转移的染色体上,有些转座子还可插入质粒中和质粒共转移或诱导质粒的转移。

一、耐高浓度氨基糖苷类抗生素肠球菌的耐药机制

肠球菌对氨基糖苷类抗生素的耐药机制主要体现在三方面:①药物作用靶位置的改变;②抗生素的转移受到干扰;③菌酶对抗生素的解毒作用。前两种类型的耐药是由于染色体的突变引起的,而第三种耐药是由质粒介导引起的。肠球菌对氨基糖苷类耐药性有两种:①中度耐药性(MIC为62~500mg/L),系细胞壁通透障碍所致,此种耐药菌对青霉素或糖肽类与氨基糖苷类抗生素合用敏感;②高度耐药性(庆大霉素MIC≥500mg/L、链霉素MIC≥2000mg/L),是细菌产生质粒介导的氨基糖苷类钝化酶所致,分为磷酸转移酶、乙酰基转移酶和核苷转移酶,三者分别使敏感的羟基磷酸化、氨基乙酰化和羟基核苷化,改变或破坏后的抗生素即不能再与细胞核糖体结合。某些抗生素可为一种以上钝化酶所破坏,一种酶又可破坏1个以上的化学结构相似的氨基糖苷类抗生素。另外,编码引起肠球菌对庆大霉素高水平耐药的氨基糖苷类调节酶的遗传决定簇被发现是由质粒介导的,并且在体外可转移给适合接收的菌株。

二、肠球菌对高浓度氨基糖苷类耐药基因

高水平的氨基糖苷类对肠球菌的耐药通常是由氨基糖苷类修饰酶来介导的,肠球菌已获得了编码各种氨基糖苷类修饰酶的氨基糖苷类耐药基因。编码形成的酶能导致对氨基糖苷类药物非常高的耐药性,从而大大减弱药物间的协同杀伤作用。这些基因中最重要的是双重功能基因 aac(6′)-Ⅰe-aph(2″)-Ⅰa,该基因编码6′-乙酰转移酶2″-磷酸转移酶[AAC(6′)-APH(2″)],该酶是一种融合蛋白,具有双重的酶活性。拥有该基因的肠球菌对除链霉素以外的所有用于临床的氨基糖苷类药物,包括庆大霉素、妥布霉素、阿米卡星和奈替米星等耐药。以前认为高水平庆大霉素耐药的肠球菌拥有 aac(6′)-Ⅰe-aph(2″)-Ⅰa,而拥有该基因

的菌株对除链霉素外的所有用于临床的氨基糖苷类药物耐药,而在该基因缺失的情况下,庆大霉素都能用于针对肠球菌的联合用药治疗。近年来研究发现,$aph(2')$-Ib、$aph(2'')$-Ic及$aph(2'')$-Id也介导肠球菌对庆大霉素耐药。此外,$aph(3')$-Ⅲa和$ant(4')$-Ia介导了肠球菌除庆大霉素外所有氨基糖苷类耐药。$aph(2'')$-Ib是编码针对庆大霉素高水平耐药的基因,该基因也介导肠球菌针对妥布霉素、卡那霉素、奈替米星和迪比卡星(dibekacin)的高水平耐药,含有$aph(2'')$-Ib基因的肠球菌理论上对氨苄西林和阿米卡星的联合协同作用应该是敏感的。$aph(2'')$-Ic最早在鹑鸡肠球菌(enterococcusgallinarum)中分离到,含有$aph(2'')$-Ic的肠球菌对庆大霉素的MIC虽仅为256~384µg/ml,但这些分离菌株对氨苄西林和庆大霉素的协同作用是耐受的。如果仍然以500µg/ml庆大霉素来筛选HLAR,就有可能因此忽略$aph(2'')$-Ic基因而错误地认为氨苄西林与庆大霉素具有协同作用。所有检测到$aph(2'')$-Id基因的肠球菌均为耐万古霉素屎肠球菌,$aph(2'')$-Id基因编码氨基糖苷类磷酸转移酶[APH(2'')-Id],该酶调节庆大霉素、妥布霉素、卡那霉素、奈替米星和迪比卡星,且5种药物的MICs全都≥2000µg/ml,拥有该基因的肠球菌对氨苄西林和阿米卡星具有协同作用。但是也有实验发现,6株拥有$aph(2'')$-Id基因的肠球菌也对阿米卡星耐药(MIC≥512µg/ml),产生耐药可能是由于存在独立的编码阿米卡星耐药的耐药基因。$aph(3')$-Ⅲa基因编码氨基糖苷类磷酸转移酶[APH(3')-Ⅲa],该酶可致对卡那霉素的高水平耐药;$ant(4')$-Ia基因编码氨基糖苷类核苷转移酶可致对妥布霉素、阿米卡星和卡那霉素的耐药。另外,所有屎肠球菌菌株拥有$aac(6')$-Ii基因,能产生一种染色体编码的氨基糖苷类乙酰基转移酶[AAC(6')-Ii],该酶能减弱作用于细胞壁药物与氨基糖苷类药物的联合协同作用,到目前为止,还未在其他种肠球菌中发现。

肠球菌对链霉素高水平的耐药可能是由来自于核糖核蛋白体的单一复制产物或者是来自ANT(6')-Ia或ANT(3'')-Ia酶的产物所引起。由于链霉素作用靶位30S核糖体蛋白单个氨基酸改变,消除了链霉素结合核糖体亚基的能力,因而不能抑制蛋白质合成。这类肠球菌对临床常用的其他氨基糖苷类敏感,因此很容易通过常规测定MIC来推测是否存在$ant(6')$-Ia或$ant(3'')$-Ia基因。

第五节 控制细菌耐药性的措施与对策

氨基糖苷类抗生素在治疗感染性疾病方面起着非常重要的作用,但是随着临床的广泛应用,细菌对此类抗生素的耐药性日趋严重,耐药菌的出现限制了此类抗生素的应用。因此如何控制细菌的耐药性已经成为开发此类抗生素首要解决的问题。目前人们主要采取以下几种措施来控制耐药性。

一、对原有氨基糖苷类抗生素进行改造

通过对原有氨基糖苷类抗生素进行改造或者合成新的抗生素,使新结构的抗生素(改造后的或者新合成的)能够抗修饰酶的作用,从而发挥效用。然而要成功合成一个新抗生素,使其既具有活性又能逃避修饰酶的修饰并不是很容易的事,而对原有抗生素进行修饰改造则相对比较简单,因此目前大量的研究主要集中在对原有抗生素进行修饰改造上。从理论

上讲,可以根据抗生素的作用原理,修饰酶的作用机制、作用位点及其药物化学方面的有关知识,对原有抗生素进行结构改造,使之在保持原有活性的情况下避免一种或多种修饰酶的修饰作用。对原有抗生素的修饰主要有：1-N-取代衍生物,1-N-烷基衍生物,手性衍生物,卤化衍生物,官能团删除修饰等。

虽然氨基糖苷类抗生素具有结构多样性,但是修饰酶种类很多,而且一个修饰酶往往能修饰多种不同的抗生素,使被修饰过的抗生素完全或者不同程度地失活。修饰酶具有这样的特性是由其本身的结构所决定的。此外,很多氨基糖苷类抗生素修饰酶的钝化机制还不明了,因此一种新的氨基糖苷类抗生素往往并不能逃避所有修饰酶的修饰,这方面的研究还有待于继续深入。

二、开发氨基糖苷类抗生素修饰酶抑制剂

1. 从已知蛋白激酶抑制剂中筛选修饰酶抑制剂是另一个思路　许多氨基糖苷类抗生素修饰酶的晶体结构都已经获得,虽然这些修饰酶与真核生物蛋白激酶之间几乎不存在氨基酸序列同源性,但是它们的三维结构却具有惊人的相似性,这揭示了APH可能属于真核生物蛋白激酶一族。根据传统的结构-活性关系,从已知的蛋白激酶抑制剂化合物库中去筛选氨基糖苷类抗生素修饰酶抑制剂将有可能获得成功。目前,已有报道证明了许多蛋白激酶抑制剂也是氨基糖苷磷酸转移酶的良好抑制剂。

2. 设计修饰酶双底物类似物　同时具有氨基糖苷磷酸转移酶和腺苷转移酶与氨基糖苷类抗生素结合和与ATP结合的结构域,如果一个修饰酶抑制剂能同时与这两个结合位点结合,那么它将会与氨基糖苷类抗生素竞争,将具有较强的抑制功能。这一方面的研究目前也已取得一定的成效。此外,如能设计出修饰酶底物类似物,使其与修饰酶不可逆结合,即开发出修饰酶自杀性底物,则此底物将会是良好的修饰酶抑制剂。

3. 开发广谱修饰酶抑制剂　氨基糖苷类抗生素修饰酶数量之多,基团转移位置的特异性,钝化机制的不同实际上保证了一种新的氨基糖苷类抗生素并不能使所有的修饰酶都不起作用。如此,开发广谱抑制剂尤为必要。氨基糖苷类抗生素修饰酶的活性中心是由大量带负电的残基组成的,而氨基糖苷类抗生素则带正电,因此,修饰酶的负电荷活性中心可把带正电荷的氨基糖苷牢牢吸引住。这一基本的电荷作用原理对各种修饰酶都是一样的。显然,氨基糖苷类抗生素修饰酶广谱抑制剂的一个共同特征应该是带正电荷。然而,由于修饰酶种类很多,且许多修饰酶的生化作用机制并没有完全了解,因此,目前还没有能成功运用于临床的修饰酶抑制剂。

三、设计双功能氨基糖苷类抗生素

所谓双功能氨基糖苷类抗生素就是指此类抗生素既能结合到细菌16S核糖体RNA上,抑制细菌蛋白质合成的正常功能；又能抵抗、抑制氨基糖苷类抗生素修饰酶的活性,这种双重作用能更加彻底地保证了氨基糖苷类抗生素的杀菌功能。一系列嵌合抗生素已被成功合成并被证明具有双功能,虽然这是一条很有希望的途径,但也要避免由此导致的抗菌活性的减弱或抗生素失活。

我们相信,随着氨基糖苷类抗生素结构的不断改进和新抗生素的不断合成,新的氨基糖

苷类抗生素修饰酶抑制剂的开发和应用,细菌对氨基糖苷类抗生素抗药性的问题一定能够较好地解决。此外,建立临床合理用药的机制对预防和避免细菌对氨基糖苷类抗生素产生抗药性也是十分重要的问题。

(孟　强)

参考文献

1. Llano-Sotelo B, Azucena EF Jr, Kotra LP, et al. Aminoglycosides modified by resistance enzymes display diminished binding to the bacterial ribosomal aminoacyl-tRNA site. Chem Biol,2002,9(4): 455-463

2. Shaw KJ, Rather PN, Hare RS, et al. Molecular genetics of aminoglycoside resistance genes and familial relationships of the aminoglycoside-modifying enzymes. Microbiol Rev,1993,57(1): 138-163

3. 徐艳,郭丽双,付英梅,等. 细菌对氨基糖苷类抗生素的耐药机制. 中国微生态学杂志,2008,20(2): 191-193

4. 周颖杰,王明贵. 质粒介导氨基糖苷类抗生素新药耐药机制: 16S rRNA甲基化酶. 中国感染与化疗杂志,2010,10(2): 155-159

5. 李玉红. 氨基糖苷类钝化酶耐药机制的研究进展. 国外医学药学分册,2005,32(3): 199-203

6. 谭艳,方治平. 抗菌药物的作用机制及细菌耐药性机制的研究进展. 国外医药抗生素分册,2003,24(2): 65-69

7. 陈代杰,李燕. 细菌对氨基糖苷类抗生素的耐药性与抗生素产生菌的推理选育. 中国医药工业杂志,2001,32(2): 85-89

8. 糜祖煌,陆亚华. 氨基糖苷类修饰酶及其基因检测. 现代实用医学,2004,16(1): 13-16

9. 林德荣,尹军霞. 细菌耐药的控制与预防. 河南医学研究,2005,14(1): 77-79

10. 周勤华,张毅. 细菌对氨基糖苷类抗生素产生抗性的机理及其控制策略. 中国生物工程杂志,2004,24(11): 9-12

11. 张永利,万献尧. 细菌耐药性研究进展. 中国医师杂志,2004,6(12): 1721-1722

12. Takashi IDA, Ryioichi Okamoto, Chieko Shimauchi, et al. Identification of Aminoglycoside-modifying Enzymes by Susceptibility Testing: Epidemiology of methicillin-Resistant Staphylococcus aureus in Japan. Journal of clinical Microbiology,2001,39(9): 3115-3121

13. Shaw KJ, Hasre RS, Sabatelli FJ, et al. Correlation between aminoglycoside resistance profiles and DNA hybridization of clinical isolates. Antimicrobial Agents and Chemotherapy,1991,35(11): 2253-2261

第十八章

细菌对四环素类抗生素的耐药性

本章首先对四环素类药物当前使用情况进行概述,进而介绍了细菌对四环素类抗生素的耐药机制,包括五个方面: ①外排泵作用; ②核糖体保护蛋白; ③酶降解作用; ④渗透性改变; ⑤靶位改变。同时,还进一步阐述了四环素类药物耐药基因的表达与调控,以及控制细菌耐药性的措施与对策。

第一节 概 述

一、四环素类抗生素的分类及作用机制

四环素类(Tetracyclines)是由链霉菌产生或经半合成制取的一类广谱抗生素。1948年,金霉素作为四环素家族中首个成员在链霉菌中被发现,随后一系列四环素类化合物被发现并应用于临床。四环素类可由链霉菌产生或经半合成制取。由链霉菌直接产生的有四环素(tetracycline,四环素碱)、土霉素(oxytetracycline,氧四环素)、金霉素(chlortetracycline,氯四环素)和去甲金霉素(demeclocycline,地美环素、去甲氯四环素),属第一代四环素类抗生素。半合成的有美他环素(metacycline,甲烯土霉素、去甲氯四环素)、多西环素(doxycycline,脱氧土霉素、强力霉素、长效土霉素)、米诺环素(minocycline,二甲胺四环素)等,属第二代四环素类抗生素。2005年FDA批准替加环素上市,以此为代表的甘氨酰环素类抗生素标志着第三代四环素的诞生。半合成四环素抗菌活性高于天然四环素类,耐药菌株少,不良反应轻。天然的四环素制剂如四环素肌内注射剂、小儿制剂、金霉素各种制剂因其不良反应多而严重,现已被淘汰。四环素类抗生素以并四苯母核的化学结构而得名,基本化学结构相同,但在4、5、6、7位上的基团不同,其结构式及取代基团如图18-1。四环素类为酸碱两性物质,在酸性溶液中较稳定,在碱性溶液中易被破坏,故临床一般用其盐酸盐。四环素类药物抗菌谱包括乙型溶血性链球菌和草绿色链球菌、肺炎链球菌、肠球菌、金黄色葡萄球菌、李斯特菌、梭状芽孢杆菌、炭疽杆菌、放线菌、大肠埃希菌、产气杆菌、痢疾志贺菌、沙门菌、流感嗜血杆菌、克雷伯菌、鼠疫耶尔森菌、布氏杆菌、霍乱弧菌、脑膜炎奈瑟菌、淋病奈瑟菌等,对立克次体、支原体、衣原体、螺旋体、某些原虫也有抑制作用。尽管四环素类药物具有不同的药代动力学

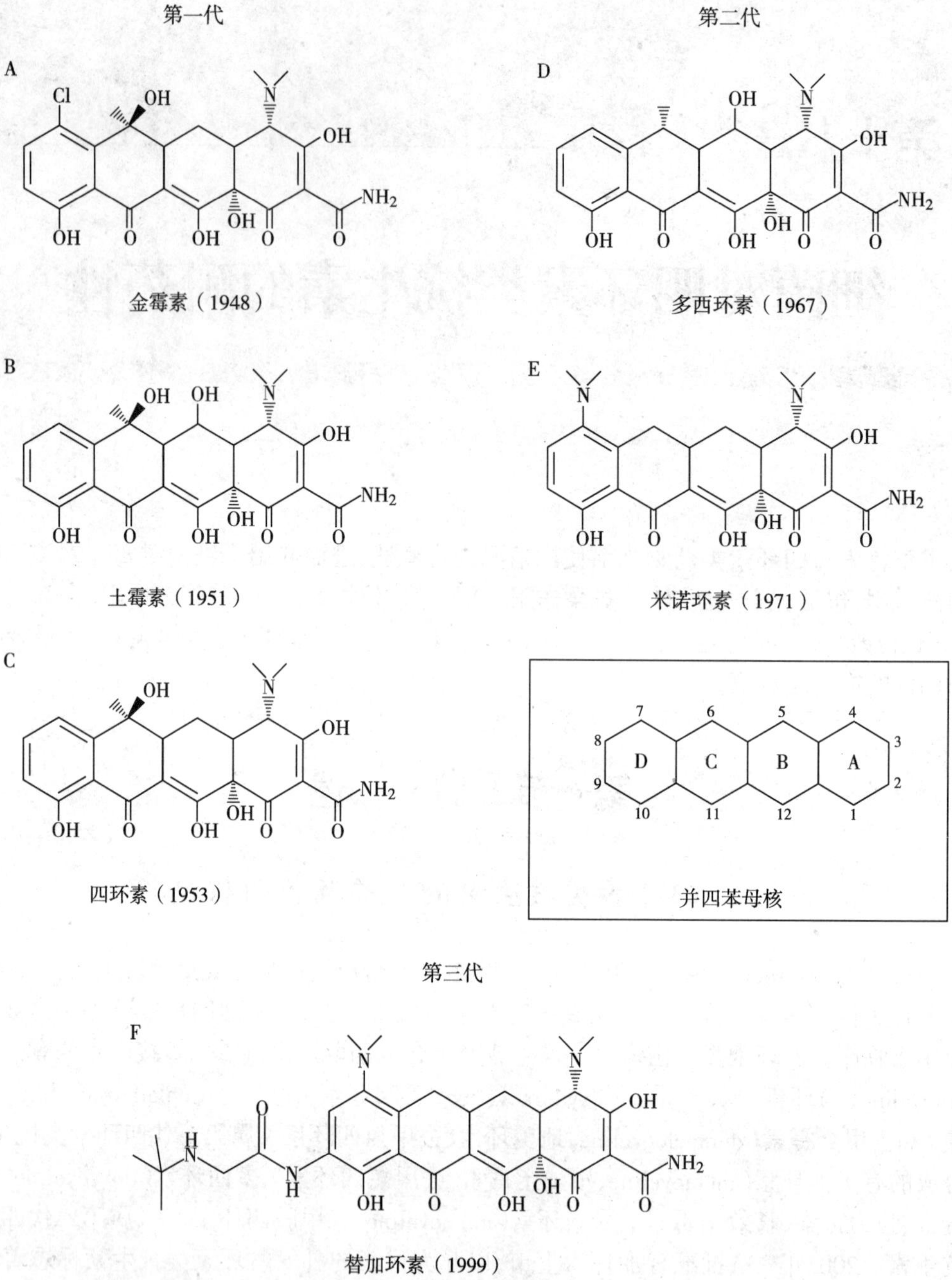

第一代

A

金霉素（1948）

第二代

D

多西环素（1967）

B

土霉素（1951）

E

米诺环素（1971）

C

四环素（1953）

并四苯母核

第三代

F

替加环素（1999）

图18-1 四环素类抗生素的基本结构

性质,但它们的抗菌活性差异不大。

四环素类抗生素主要抑制细菌生长,在较高浓度时也有杀菌作用。其作用机理是能特异地与核糖体30S亚基的A位置结合,阻止氨基酰-tRNA在该位置的结合,从而抑制肽链的延长和蛋白质的合成。在革兰阴性菌中,四环素类通过孔蛋白通道和聚集在细胞周质的间隙通过细胞膜,该过程需要质子动力泵 δ pH的能量驱动。进入细菌细胞后,药物分子与原核生物核糖体30S亚基形成可逆结合体,从而阻止蛋白质的合成。抗生素浓度较低时,这种可逆的竞争性结合也将失去作用,细菌的蛋白质合成将继续进行。四环素有6个细菌核糖体结合位点Tet-1、Tet-2、Tet-3、Tet-4、Tet-5、Tet-6。Tet-1被认为是四环素发挥作用最主要的位点，位于16S-rRNA的31和34螺旋（helix31 and 34，h31，h34）。而位于16S-rRNA h27的Tet-5也可能和四环素的作用有关，其余的4个位点可能对四环素作用无直接影响。Brodersen等认为四环素结合到Tet-1位点后，并不影响肽链延长因子-1（EF-Tu）-（AA-tRNA）-GTP复合物上的反密码子与mRNA上的密码子的相互作用，但AA-tRNA从该复合物释放进入细菌核糖体A位点则受到了阻抑。EF-Tu依赖的GTP的水解仍将进行。释放掉GTP的EF-Tu再结合下一个GTP和AA-tRNA生成又一个（EF-Tu）-（AA-tRNA）-GTP复合物，结果形成了一个不能使肽链得到延伸的循环，抑制细菌的生长和繁殖。四环素与核糖体结合具有高度的细菌专一性，即不与人或动物体内的真核细胞内核糖体结合，因此安全性较高。此外，也有研究报道该类药物可引起细菌细胞膜通透性的改变，使细胞内核苷酸和其他重要成分外漏，抑制了细菌的DNA复制而发挥抗菌作用。

四环素还可以与线粒体70S亚基和核糖体80S亚基结合，抑制蛋白合成。但四环素与80S亚基结合能力相对较弱，因此抑制真核细胞蛋白质合成的能力也较弱。研究人员推测这可能是四环素类对细菌作用能力强，而对人类副作用小的原因。四环素对寄生虫均有抑制作用，但对无线粒体的寄生虫的作用机制和目标位点目前还无从知晓。

四环素类药物另一抗菌机理是四环素类抗生素可与二价阳离子（以Mg^{2+}为主）缩合，破坏Mg^{2+}与核糖体的正常结合，四环素类抗生素可穿越革兰阴性菌的肠道菌外膜，以被动转运阳离子Mg^{2+}-四环素复合物的形式经OmpF、OmpC孔蛋白通道，在Donnan电位作用下穿过外膜进入细胞，并在胞外质中积累。在胞外质四环素分子被分解释放，并通过扩散作用穿过细胞质膜的脂质双层从而进入细胞内。

二、临床应用及不良反应

（一）四环素类作为首选或可选药物用于下列疾病的治疗

四环素属于快速抑菌剂，在浓度较高的条件下起到杀菌作用。四环素类药物是很多感染性疾病的首选药物，同时也是很多细菌感染的交替药物及多种感染性疾病综合征的治疗药物。四环素抗菌谱广泛，尤其适用于立克次体、支原体和衣原体引起的感染性疾病。但是，四环素对真菌、病毒、铜绿假单胞菌无效。

1. 立克次体病　包括流行性斑疹伤寒、地方性斑疹伤寒、洛矶山热、恙虫病、柯氏立克次体肺炎和Q热，四环素类抗生素均有很好疗效。四环素类治疗斑疹伤寒给药需持续到退烧后48小时。治疗Q热时虽反应较慢、疗程较长，但若退热后继续用药1周可防止复发。由于立克次体为细胞内寄生，原则上疗程需要2~4周，短疗程易导致疾病复发。

2. 衣原体感染　包括肺炎衣原体肺炎、鹦鹉热、性病淋巴肉芽肿及沙眼衣原体感染引起的非淋病性尿道炎、子宫颈炎、包涵体结膜炎和沙眼等；无论口服或局部应用均有非常突出的疗效。鹦鹉热的治疗一般需要3~4周，短程治疗易导致疾病复发。

3. 支原体感染　如支原体引起的原发性非典型肺炎、解脲脲原体所致的尿道炎等，四环素类具有良好的疗效，疗程为2~3周，但一般用药2~3天内体温可降至正常。

4. 螺旋体感染　四环素类是治疗伯氏疏螺旋体引起的慢性游走性红斑（莱姆病）和回归热螺旋体引起的回归热的最有效药物。也可作为次选药物治疗雅司螺旋体引起的雅司病、梅毒螺旋体引起的梅毒、钩端螺旋体引起的脑膜炎等。四环素类预防给药可杀灭潜伏的螺旋体,可作为青霉素过敏者的替代疗法。

5. 细菌性感染

四环素类在治疗肉芽肿鞘杆菌引起的腹股沟肉芽肿、霍乱弧菌引起的霍乱和布鲁菌引起的布鲁菌病(需与氨基糖苷类联合应用)均为首选药物。四环素对早期的霍乱有效,在此期主要是毒素调节的过程,因此四环素只能在本病的48小时内使用。四环素类药物也可作为衣氏放线菌引起的颈面部、腹腔、胸腔感染等。四环素对土拉弗朗西斯杆菌所致的兔热病及鼠疫耶尔森菌所致的鼠疫为可选药物。幽门螺杆菌感染是消化性溃疡发病与复发的重要原因之一,国际上将四环素类作为常规选择。而在我国因其具有较高的毒副作用,四环素类一般作为替补选择,用于其他抗生素耐药后的替补。

(二)四环素类可用于特殊情况下的治疗

1. 四环素类可用于对青霉素类抗菌药物过敏的患者,如破伤风、气性坏疽、雅司、梅毒、淋病和钩端螺旋体病的治疗。

2. 也可用于炎症反应显著的痤疮治疗。

3. 近年来,鲍曼不动杆菌对各类抗菌药的耐药性高,治疗困难,米诺环素可作为治疗多重耐药鲍曼不动杆菌感染的联合用药之一。

(三)寄生虫感染

四环素类对阿米巴原虫有间接抑制作用,可作为阿米巴痢疾的辅助用药,但是对全身性阿米巴病和肝阿米巴病无效。四环素类对恶性疟原虫变种等其他寄生虫也有效。

(四)四环素类用于治疗多种非感染性疾病

近些年发现四环素类药物具有非抗菌作用,在治疗骨代谢、关节炎、抗肿瘤等方面有很好的临床应用前景。无抗菌活性的四环素类药物是当今的研究趋势。对四环素构效关系研究发现,5~9位的基团改变对抗菌作用无显著影响,因此对环系的1~4位或10~12位基团进行结构改造,使得四环素类药物的抗菌活性大幅降低或失活。抗菌活性低或无抗菌活性的四环素类不存在二重感染的问题,故适合长期应用。常见的经特殊化学修饰的四环素类药物有:多西环素、美他环素、米诺环素等。

1. 牙周炎、骨关节炎、风湿关节炎　四环素类药物可抑制基质金属蛋白酶(MMPs),MMPs是锌离子依赖性的内肽酶,其激活后可增强损伤处的炎症反应细胞的浸润,同时产生的炎性趋化因子又可上调MMPs的表达,进而对组织产生破坏作用。四环素类药物通过抑制MMPs,从而使此类药物可用于治疗牙周炎、类风湿性关节炎和骨关节炎。如研究已发现四环素类药物米诺环素可有效的治疗类风湿性关节炎,而且耐受性良好,其抗风湿作用主要通过免疫调节和抗炎活性,与其抗菌作用无关。

2. 肿瘤诊断与治疗　四环素类药物对癌组织有强亲和力,当进入人体后,迅速被口腔黏膜、胃、肺及膀胱等部位的癌细胞摄取并蓄积,血液中浓度相对降低,且从尿中排泄较正常人延缓。因此,利用四环素在紫外线激发下能发生荧光的特点,可对上述部位的恶性肿瘤进行辅助诊断。同时,四环素类具有抑制胶原酶的活性,从而抑制血管生成。目前,实验已证实肿瘤血管生成可以被控释的四环素有效抑制,与其他常规癌症治疗手段合用,可能有助于延长实体瘤实验动物的存活时间。MMPs的表达与恶性肿瘤的侵袭与转移呈正相关,四环素能抑制MMPs活性,因此四环素对肿瘤细胞的侵袭与转移有一定作用。四环素也可通过消除氧自由基阻止酶原活化。最新研究发现,四环素类化合物可通过对肿瘤细胞线粒体生成抑制,减少ATP的提供,进而使细胞代谢紊乱以达到抑制肿瘤细胞增殖的目的。在所有的四环素类药物中,多西环素对MMP抑制作用最强。

3.其他应用　治疗各种囊肿、顽固性胸腔积气、积液、支气管胸膜瘘、腋臭、内痔、酒糟鼻、大疱性类天疱疮、急性痘疮样苔藓样糠疹、痤疮等。

(五)作为骨靶向治疗药物的载体

由于四环素类药物能够与钙离子络合,易于沉积于骨组织的活性部位,因此具有较好的骨靶向性。通过人工合成方法将四环素类药物与治疗骨骼疾病药物链接形成复合物,可以使得药物选择性地浓集在骨再建部位,提高骨的激活频率,起预防和治疗双重作用,同时可以减少药物用量,降低毒副作用。如氟布洛芬-四环素12α-酯,四环素与非甾体抗炎药偶联用于治疗类风湿性关节炎,效果优于单独使用四环素类药物。

(六)四环素类的不良反应

1.胃肠道反应　是该类抗生素的主要副作用。化学性刺激是引起胃肠道反应的主要原因,还可能由于长期应用导致肠道内菌群失调所致。四环素类抗生素可刺激胃黏膜引起上腹部不适,如恶心、呕吐、腹胀、腹痛等。症状与剂量有关,有时可引起消化道溃疡,如果在食道停留时间过长,会引起食管炎、食管溃疡。胃或十二指肠溃疡患者服用此类药物后可能会加重病情,甚至诱发溃疡出血或穿孔。减少用量或与食物同服,大量水服药,均可缓解此症状,有时在继续服药过程中,症状也能自动缓解,尽量避免睡前服药。

2.二重感染(superinfections)　长期使用广谱抗生素后,敏感菌株的生长受到抑制,不敏感菌株乘机大量繁殖,从而引起新的感染,此称为二重感染或菌群交替症。一般出现在用药20天内。抵抗力低下人群如老人、儿童、腹部手术者易发生二重感染。常见的二重感染一是真菌病,通常为念珠菌在阴道、口腔的感染,临床表现为口腔鹅口疮,可用抗真菌药进行治疗;二是耐药葡萄球菌在肠道、尿路及肺部过度繁殖所致感染。以肠道感染最为常见,特别是耐四环素的厌氧菌难辨梭菌引起的假膜性肠炎,因其产生的外毒素引起肠壁坏死,体液渗出,剧烈腹泻,导致脱水或休克,甚至危及生命。遇此情况必须停药,并口服万古霉素或甲硝唑治疗。当与抗代谢药物、抗肿瘤药物及肾上腺皮质激素类药物合用时,更易诱发二重感染。

3.影响牙齿和骨骼的发育　主要是对胎儿和婴幼儿的影响,四环素类抗生素能在胚胎和幼儿的骨骼和牙齿的钙质区内沉积与钙结合,并长期贮存于牙釉质及下层钙化区,从而可引起牙齿釉质变黄(俗称四环素牙)和发育不全或畸形和生长抑制等。损伤程度与四环素类药物用量呈正相关。妊娠期、哺乳期妇女及7岁以下儿童禁用。

4.肝毒性　大剂量口服或静脉注射可因药物沉积于肝细胞线粒体,干扰脂蛋白的合成和三酰甘油的输出,造成急性肝细胞脂肪变性、坏死,易发生于孕妇,特别是伴有肾盂肾炎的妊娠妇女,易出现致死性肝中毒。伴有胃功能不全的妊娠期妇女使用四环素除可能引起脂肪肝外,同时还易引发胰腺炎。

5.光毒性(phototoxicity)　患者长期服用四环素类抗生素,受到阳光和紫外线照射后,出现光毒性,表现为皮肤刺痛感、红肿、发热、瘙痒、小水泡、日光性皮炎等症状。主要是由于该类药物在皮肤聚积而导致紫外线吸收,激活药物发出低频率能量而损伤皮肤组织,出现红斑,或加重晒伤或引起类似晒伤的反应。去甲金霉素的光敏反应发生率较高,而多西环素较四环素和米诺环素多见。

6.肾毒性　四环素的排泄主要以原形药物经肾小球滤过排出,尿液内浓度较高。无肾功能损伤的患者服用后没有不良反应。如若肾功能受损患者应用四环素类抗生素,则会出现氮质血症,药物半衰期延长。由于四环素的抗合成代谢的功能将加重氮质血症,使得尿素氮、肌酐均升高,因此肾功能不良者禁用。多西环素的肾损伤比其他四环素类抗生素少见。

7. 脑假瘤(pseudotumor cerebri)　以良性颅内压升高为症状。婴儿表现为囟门隆起,成人表现为头晕、头痛、视盘水肿、脑膜刺激征。停药后反应即可消失。虽然是良性的,但一些患者会发展成不可逆性视野缺损,甚至偶尔造成失明。

8. 前庭反应(vestibular problems)　如头昏、眼花、恶心、呕吐等,这与四环素类聚积在内耳淋巴液并影响其功能有关。米诺环素相对易发生,常发生于最初几次用药,而停药24~48h后可恢复。

9. 过敏反应　过敏反应并不常见,多发生于皮肤,可引起荨麻疹、多形性红斑、湿疹样红斑、血管神经性水肿、药热、皮疹等过敏反应,可诱发光敏性皮炎,心包炎及系统性红斑狼疮皮疹加重。偶有发生过敏性休克、哮喘。

10. 周围血象改变　长期应用导致中性粒细胞、嗜酸性粒细胞和血小板减少,出现异常的淋巴细胞、粒细胞毒性颗粒,引起血小板减少性紫癜、溶血性贫血。

11. 免疫抑制　①对吞噬细胞作用:四环素类药物对多形核白细胞的趋化作用产生抑制,抑制吞噬细胞的吞噬能力、代谢能力和杀菌作用。②对淋巴细胞作用:抑制淋巴细胞的转化,多西环素的作用尤为突出。抑制迟发型超敏反应。③对补体作用:补体旁路可以被细菌及其内毒素活化,活化后能溶解细菌。四环素能抑制补体旁路活化,进而抑制对细菌的溶解。

12. 胎儿致畸　妊娠期妇女服用四环素类药物不仅对自身身体造成伤害,同时会对胎儿造成损伤,如胎儿畸形、白内障、移植骨髓生长。因此,孕妇禁用此类药物。

13. 局部刺激　此类药物的盐酸盐呈强酸性,对局部组织有较大的刺激性。肌内注射可引起剧烈疼痛,严重者可致组织坏死。偶有病例显示,在静脉注射或静脉滴注时引起疼痛与血栓性静脉炎。

第二节　四环素类抗生素的耐药机制

20世纪60年代以后,细菌对四环素的耐药率不断上升,一些常见的病原菌的耐药率非常高。因不同国家或地区对四环素类的使用情况不一样,选择性压力不同,导致其不同的耐药方式和耐药率;有时细菌对四环素类的耐药还预示着对喹诺酮类、链霉素、氯霉素类等药物的耐药。1981年国内就有报告称大肠埃希菌对四环素的耐药率为98.9%;痢疾杆菌的耐药率为83.8%;变形杆菌的耐药率为100%。本类抗生素之间存在广泛的交叉耐药,影响了它们的应用。一般来说对一种四环素耐药就意味着对所有四环素类耐药。但米诺环素是个例外,因为它能抗一些耐四环素类药物的菌株。

细菌对四环素类产生耐药性主要是由于获得了四环素耐药基因,且这些基因常与可移动成分如可传递性质粒、转座子、接合转座子和整合子结合,导致其在菌群间广泛传播。细菌对四环素耐药机制涉及五方面:①外排泵作用,将四环素从细胞内泵出细胞外,阻止其在细胞内发挥药效,在外排过程中需要进行质子交换或水解ATP提供能量;②四环素类药物结合的靶位发生改变,即核糖体发生变化,阻止药物与核糖体结合产生作用;③产生四环素类药物的灭活酶,使药物失活;④渗透性改变,降低细胞膜的通透性,导致药物减少或不能进入细胞内;⑤靶位修饰作用,靶位修饰可以使靶位点对药物亲和力降低。

一、外排泵蛋白

一般认为,四环素类药物的外排作用主要由外排泵介导,而外排泵在敏感菌和耐药菌均有表达,编码外排泵的基因位于染色体或可遗传质粒中,但是外排泵可通过作用底物诱导外排泵基因在耐药菌中过表达,甚至某些外排泵只在作用底物的诱导下才能表达。外排泵使四环素类药物摄入减少或外排增加,主要是基于质子主动转运作用降低了胞内四环素的浓度。在革兰阴性菌中,外排泵能将四环素及人工合成的四环素类(米诺环素及多西环素)泵出胞外,而在革兰阳性菌中,外排泵也能将四环素泵出胞外,但不能将人工合成的四环素类药物(包括甘氨酰四环素)泵出胞外。根据外排泵氨基酸序列的同源性将其分为ATP结合盒超家族(ABC)、多药及毒性化合物外排家族(MATE)、耐药结节化细胞分化家族(RND)、小多重耐药家族(SMR)和主要易化子超家族(MFS)等主要的超家族。从底物特异性角度将外排泵分为特异性外排泵和多药外排泵,只能外排一种或一类药物的外排泵为特异性外排泵,能外排许多不同种类药物或有毒物质的外排泵则为多药外排泵。同样,四环素类的主动外排系统也可根据外排底物的种类分为单一特异性外排系统和多重非特异性外排系统。前者只外排四环素类,后者除外排四环素类外,还可外排多种化合物和抗生素。

(一)单一特异性外排泵蛋白

在革兰阳性菌和革兰阴性菌中的26种不同种类的外排泵中,有18种为四环素类外排泵。四环素类外排泵大多属于MFS超家族,主要由耐药Tet膜蛋白介导,该蛋白能够保护核糖体(50S)免遭药物的作用,将四环素从核糖体释放出来,氨基酰-tRNA可以与核糖体A位结合,蛋白翻译得以正常进行。同时该蛋白可以在内膜外排载体和外膜通道之间起桥梁作用,形成膜载体-附加蛋白-外膜通道复合体,进而构成了一个从胞质到胞外基质的通道,通过改变药物通道,可以把药物直接排出到细胞外(图18-2)。根据氨基酸同源性将其分为7组,第1组为包括12个跨膜序列(TMS)的外排泵,依次为TetA、TetB、TetC、TetD、TetE、TetG(鳗弧菌)、TetH(多杀巴氏杆菌)、TetJ、TetY、TetZ、Tet30、Tet31、Tet33、Tet39、Tet41和Tet42,主要分布

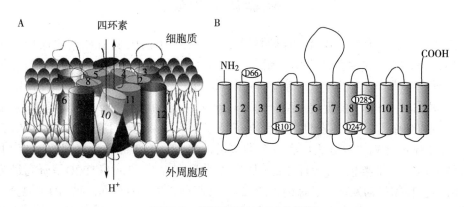

图18-2　外排泵TetA(B)的模型

A.介导四环素外排的跨膜螺旋;B.影响外排活性的主要氨基酸

于革兰阴性菌中,只有TetZ存在于革兰阳性菌中。它们多数存在于双分子脂膜中,以亲水氨基酸环凸出到周质空间,外排泵逆浓度梯度将四环素-阳离子复合物泵出胞外。第2组包括TetL和TetK,包含14个TMS,主要分布于革兰阳性菌中。第3组包括OtrB和Tcr3,同样有14个TMS,同时G+C含量较高。第4组包括TetA(P)和Tet40,包含12个TMS,氨基酸序列同源性为42%,但与第1组不同成员不同的是,它有一个疏水结构域并且缺乏保守的MFS族超二级结构,二者主要存在于革兰阳性菌种。第5组是一个非典型的MFS蛋白,主要是存在于分歧杆菌中的TetV,至少包含10个TMS。第6组包括两个成员,一个是Tet35,只有9个TMS,不属于MFS家族,现在发现其存在于水生细菌哈氏弧菌中;另一个是OtrC,来自产生土霉素的龟裂链霉素中,属于ABC家族。第7组为Tet38,具有14个TMS,与TetK的氨基酸序列同源性为29%。

MFS家族的外排泵蛋白主要介导四环素的外排。而在MFS家族中TetA研究最为广泛。*tet*A基因广泛分布于肠杆菌科、假单胞菌、气单胞菌和弧菌中。在链霉菌的抗生素合成基因中也发现类似基因。已知*tet*A转录受TetR的调控,四环素通过与TetR结合引起TetR构象改变,削弱了TetR与DNA的相互作用,导致TetR从操纵子区域解离,从而合成外排蛋白。当环境中不存在四环素时,TetR与操纵子结合抑制*tet*A的转录。当环境中存在四环素时,TetR与四环素结合,使操纵子得以释放,*tet*A的转录得以启动。

(二)多重非特异性外排系统

非特异性多药外排泵除可以外排四环素类药物,还可以外排其他药物,如红霉素、喹诺酮类、氨基糖苷类、溴化乙啶、利福平、罗丹明等。非特异性外排泵包括SMR家族的EmrE,SMR家族相对分子质量较小,仅由四个跨膜螺旋构成,无明显外膜区,以二聚物的形式向外泵出药物。RND家族(耐药结节化细胞分化家族)的AcrB和EnvD(大肠埃希菌)、MexB和MexD(铜绿假单胞菌)、MtrD(淋病奈瑟菌)以及SmeB和SmeE(嗜麦芽窄食单胞菌),已发现的四环素类药物外排泵中,属于RND家族的较多。MFS家族的MdfA(大肠埃希菌)、NorA和NorB(金黄色葡萄球菌)、Rv1410c(结核分枝杆菌)、Rv2333c(结核分枝杆菌)、MedA(变异链球菌)等。ABC家族的Rv1258c(结核分枝杆菌)、EfrAB(粪肠球菌)、VcaM(01型霍乱弧菌)等。这些多重外排系统以质子为动力外排四环素及其他抗生素和化合物。为防止细菌对四环素产生耐药性,进一步研发出了甘氨酰四环素,这种四环素不能被上述外排泵排出。

二、核糖体保护蛋白

核糖体保护作用作为一种耐药机制最早在链球菌中发现,具有核糖体保护基因的细菌对四环素、米诺环素、多西环素中度耐药。四环素的作用机制是与30S亚基结合,阻止了肽链的延伸,抑制了细菌的生长。而耐药细菌可以产生一种核糖体保护蛋白(Ribosomal protection proteins,RPPs),能促使已结合的四环素移位,缩短游离四环素的半衰期,从而弱化了四环素的抑制作用,导致耐药性。目前在革兰阳性菌和革兰阴性菌中已有12种RPPs被鉴别出来,按氨基酸序列主要分为四类。Ⅰ类包括TetM、TetO、TetS和新发现的TetW;Ⅱ类包括OtrA和TetB(P);Ⅲ类包括TetQ和TetT(Ⅲ);Ⅳ类只有TetU。TetM和TetO是研究最为广泛的两种RPPs。TetM最初发现于链球菌,并在24个细菌种属中均有分布;而TetO主要分布于弯曲杆菌的质粒中,同时在链球菌和葡萄球菌的染色体上也有一定程度分布,其他的RPPs可能来源于分枝杆菌病原体中的OtrA。可以确定上述基因与核糖体构象改变、抑制四环素类与核糖体结合或解离有关,但不影响蛋白质合成。RPPs的分布很广,在许多细菌的染色体或转座子上都可检出(表18-1)。RPP的分子量一般在72.5KD左右,其结构上的共同特点是在N末端具有一段与延长因子EF-Tu和EF-G相似的氨基酸序列。延长因子EF-Tu和EF-G与核糖体结合是竞争性的。TetM不能与四环素竞争结合在A位,而是促进被结合的四环素移位,使游离四环素在37℃条件下的半衰期从70s减少到5s。四环素的全部释放需要GTP的水解,GTP水解提供了核糖体构型变化所需的能量(图18-3)。当有GTP而不是GDP存在时,RPPs就会使四环素与核糖体的结合能力减弱。TetM和核糖体的相互作用消除了四环素特异结合于核糖体,这一作用主动参与了蛋白质合成或四环素存在时允许氨基酰-tRNA进入核糖体的氨基酸位点。TetM在促进四环素游离时是单独起作用或与EF-G一同起作用还不明确。EF-G在核糖体存在下能羟化GTP,而TetM也具有核糖体依赖的GTP活性。TetM和EF-G在核糖体上有共同的结合位点,因此TetM蛋白必须先从核糖体解离下来才能允许EF-G结合核糖体从而介导蛋白结合。

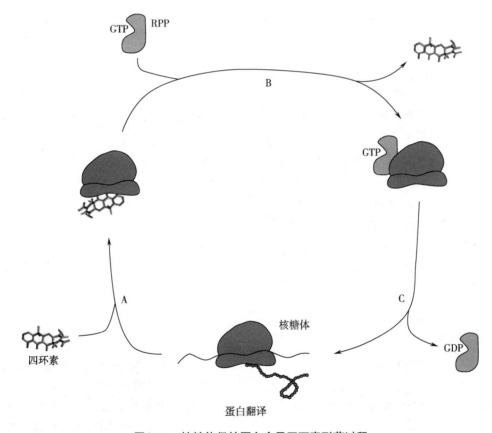

图18-3　核糖体保护蛋白介导四环素耐药过程

TetM介导的四环素耐药是可诱导的,并通过减弱转录和翻译进行调节。TetM上游是编码2个富含GC的RNA反向重复序列的开放阅读框,在反向重复序列的一侧是一系列U残基,从而形成了发卡状的二级结构,导致RNA聚合酶作用终止。U残基下游形成了一个不稳定的RNA/DNA杂合体,而该杂合体又可以使RNA聚合酶结合变得不稳定。当四环素存在时开放式阅读框的翻译会变得迟缓,因为最前面的8个密码子多数需要氨基酰-tRNA参与。如果翻译核糖体接近转录复合物,TetM的通读转录更有可能发生。模型中的四环素相当于诱导物,药物占据了核糖体的A位和P位。因此,转录和翻译过程延迟,氨基酰-tRNA的作用增强,促使核糖体接近正在转录的RNA聚合酶和随后的TetM的转录和翻译。最初认为,只有四环素类药物存在时四环素耐药延长因子才能合成蛋白,但是后期研究发现,当减弱了当四环素类与核糖体的相互作用后,四环素类药物仍可以产生耐药性。RPPs对第一代及第二代四环素耐药性较强,对第三代四环素耐药性较差。事实证明,替加环素与作用靶点具有较强的亲和力,从而TetM引起的耐药性对其作用较差,从而使其具有较好的杀菌作用。

表18-1 四环素耐药相关基因产物

基因产物	细菌分布	基因位置	作用底物
特异性外排蛋白			
TetA	肠杆菌科、假单胞菌属、气单胞菌属、弧菌	质粒	四环素
TetB	肠杆菌科、耶尔森菌、弧菌属、嗜血杆菌		四环素
TetC	肠杆菌科、弧菌属、假单胞菌属		四环素
TetD	肠杆菌科、气单胞菌、弧菌属、巴斯德菌属		四环素
TetE	埃希菌属、气单胞菌属		四环素
TetG	鳗弧菌		四环素
TetH	多杀巴斯德菌		四环素
TetK	葡萄球菌属		四环素
TetL	芽孢杆菌属、葡萄球菌、链球菌属、肠球菌属		四环素
Bstet	枯草芽孢杆菌		四环素
Tet347	龟裂链霉菌		四环素
非特异性外排蛋白			
EmrE（SMR族）	大肠埃希菌		四环素、溴乙啶、甲苯基䏽、甲基紫原、结晶紫、溴腙三甲胺、甲基紫精
AcrB（RND族）	大肠埃希菌、鼠伤寒、沙门菌	染色体	四环素、氯霉素、红霉素、新生霉素、SDS、氟喹诺酮类、β-内酰胺类、利福平、溴乙啶、丫啶黄、脱氧胆酸、夫西地酸、溴腙三甲胺、夫西地酸、丝裂霉素C
EnvD（RND族）	大肠埃希菌	染色体	四环素、红霉素、丝裂霉素C、SDS、夫西地酸、夫西地酸、碱性染料、丝裂霉素C
MexB（RND族）	铜绿假单胞菌	染色体	四环素、氯霉素、红霉素、氟喹诺酮类、新生霉素、利福平、β-内酰胺类、夫西地酸、铜绿假单胞菌荧光素

续表

基因产物	细菌分布	基因位置	作用底物
MexD（RND族）	铜绿假单胞菌		四环素、氯霉素、氟喹诺酮类、头孢烯类
MtrD（RND族）	淋球菌		四环素、氯霉素、红霉素、利福平、脱氧胆酸、氟喹诺酮类、溴乙啶、结晶紫、夫西地酸、β-内酰胺类
SmeB（RND族）	嗜麦芽糖寡氧单胞菌		四环素、氯霉素、红霉素、氟喹诺酮类、氨基糖苷类、β-内酰胺类
SmeE（RND族）	嗜麦芽糖寡氧假单胞菌		四环素、氯霉素、红霉素、氟喹诺酮类、溴乙啶
核糖体保护蛋白			
TetM	梭菌属、肠菌属、葡萄球菌属、链球菌属、金氏杆菌属、奈瑟菌属、支原体、韦荣菌属、消化链球菌属、加德纳菌		
TetO	弯曲菌属、链球菌属、肠球菌属		
TetS	产单核细胞李斯特菌、粪肠球菌		
OtrA	链霉菌属、分枝杆菌属	土霉素	
TetB	产气荚膜梭菌		
TetQ			
TetT			
TetU	屎肠球菌		
酶修饰作用			
TetX	拟杆菌	转座子	

　　革兰阳性菌中最主要的RPPs是TetM和TetO。二者的序列有75%相同,均为约71.43ku的可溶性蛋白。和其他核糖体保护蛋白一样,TetM、TetO引起的四环素类抗性谱比革兰阴性菌的四环素外排泵抗性谱都广(TetB除外),对多西环素和米诺环素也有耐药性。所有RPPs与核糖体转录延伸因子Ⅰ和Ⅱ(EF-Tu和EF-G)具有同源性,尤其表现在含有GTP结合域的N端(第1~150个氨基酸残基)。Burdett的研究表明,TetM不能代替EF在转录中发挥作用,其原因可能是EF进化为RPP的过程中失去了本来的功能。当TetM相对核糖体过剩的情况下,耐药性依旧产生,这说明TetM所起的是催化作用。尽管TetM和TetO是研究最广泛的两种RPPs,但是由于其他RPPs与TetM和TetO具有高度的氨基酸同源性,因此也可能具有GTP水解酶活性,以同样的方式作用于四环素和核糖体,产生耐药作用。目前认为RPP很可能来源于土霉素的天然产生菌。

　　四环素结合至细菌核糖体30S亚基后,会阻碍蛋白质合成中的肽链延伸。结合有GTP的核糖体保护蛋白TetM/TetO结合至核糖体,依赖GTP的水解将四环素从30S亚基上释放出来,TetM/TetO-GDP随即也从核糖体脱离,使核糖体重新进入正常的肽链延伸反应循环。有研究者用冷冻电镜研究了EF-G和TetO各自与核糖体相互作用的位点,结果见表18-2。可见二者主要的作用位点差别在于第Ⅳ域附近。这已经足够解释EF、RPP这两种同源蛋白在功能上的差异,因为EF-G的Ⅳ域与核糖体大亚基23S-rRNA相互作用,在tRNA的移位过程中作为移位酶;而TetO的Ⅳ域区与核糖体30S亚基16S-rRNA的h18/34相互作用,而h34正是四环素最主要的结合位点。

表18-2　EF-G、Tet(O)分别与核糖体的作用域

EF-G、Tet(O)各自的作用域	核糖体与二者的作用部位	
	EF-G	Tet(O)
G	H95	H95
Ⅱ	h5	h5
Ⅲ	S12	S12
Ⅳ	H69	h18/34
Ⅴ	H43/44	H43/44

H: 表示核糖体23SrRNA中的螺旋

h: 表示核糖体16SrRNA中的螺旋

三、灭活酶作用

对抗生素的修饰作用,即产生灭活或钝化四环素的酶,起作用的是一种44KD的NADPH依赖酶,被称为TetX。在有氧的条件下,它作为一种蛋白质合成抑制剂,对四环素类药物进行化学修饰使其失活。这种作用只存在于类杆菌(无芽孢厌氧菌)中,而在自然厌氧拟杆菌属中并不起作用。在肠杆菌的转座子中也发现了其基因,但未证明其功能。tetX基因是目前已知的通过产生灭活四环素活性的酶而产生耐药性的基因之一,序列分析结果表明了该种蛋白与NADPH的氧化还原酶具有氨基酸同源性。TetX可以通过NADPH和O_2使四环素发生羟化,从而使药物化学特性发生显著改变,改变了与Mg^{2+}的结合,降低了药物与核糖体结合的亲和力,甚至羟化后的药物可以被其他途径降解。由于O_2决定着TetX的活性,因此这种耐药机制只有在有氧条件生长的细菌中发生(图18-4)。晶体结构表明,TetX可以识别四环素母环的A位和B位,这也充分解释了为何TetX可以对四环素衍生物也有作用。但是TetX对新一代四环素类替加环素作用较差。除了TetX,有研究指出Tet34和Tet37也通过药物灭活产生耐药性,但报道较少,机制尚不明确。

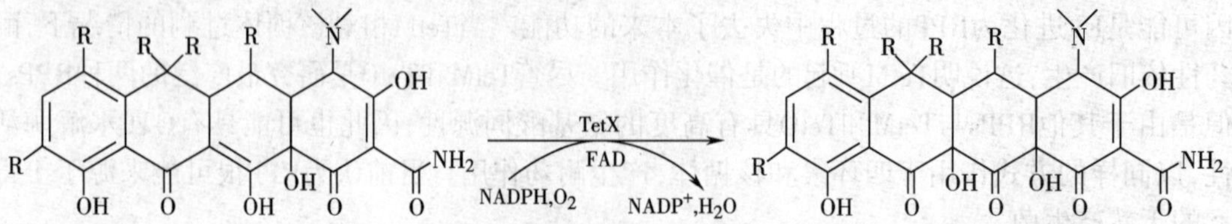

图18-4　TetX介导的四环素类灭活

四、渗透性改变

抗菌药物进入细菌细胞的能力通常是其抗菌功能的必要条件,若渗透穿过细胞外膜,必须穿过半透膜和聚合细胞壁结构。不同的抗生素,进入细胞的能力也是不一样的。当细菌细胞接触某种药物后,其渗透性可能会发生改变,常引起抗生素抗菌作用降低。渗透性降低对四环素耐药的产生也起到了一定作用。细菌的外膜结构因种属不同而差异很大,因此导致其对抗生素耐药也不同。*omp*F、*omp*C二者是EnvZ/OmpR二元信号转换调节系统中常见的膜孔蛋白。正常情况下较大的*omp*F表达量升高,或者在不良环境下较小的*omp*C表达量升高可降低膜的通透性,其中OmpF起主要作用。当细菌染色体基因突变使*omp*F改变时,细菌即对四环素产生耐药性。有些多重耐药机制也可引起OmpF减少,因而也可诱发细菌对四环素的耐药。

五、靶位修饰

药物靶标的改变是四环素类耐药的另一原因。1998年进行了关于靶位改变介导四环素类药物耐药的系统研究,研究指出16S-rRNA的1058位点突变(G→C)可引起药物耐药。幽门螺杆菌16S-rRNA突变位置不同,导致其耐药性存在差异。靶位修饰能使细菌对药物的敏感度显著降低,从而产生耐药性。细菌可通过改变靶位结构的修饰方式降低或消除药物与靶位连接。通过编码靶位蛋白基因的自发突变,改变靶位药物结合位点区域内一个或多个氨基酸,使靶位结构改变,达成对药物靶位的修饰。

尽管四环素类药物耐药存在多种机制,而真正起主要作用的耐药机制是外排泵作用和核糖体保护作用。这两种机制是由于细菌获得了外源性耐药基因的原故。其他机制虽可产生耐药性,但其发挥作用较小。

第三节　四环素耐药基因的传播与调控

细菌对四环素类药物的耐药性愈发严重。究其原因:一是对四环素类抗生素的广泛使用,甚至滥用;二是四环素类耐药基因在细菌间的传播和扩散。故临床加强细菌耐药性监测、合理使用四环素类药物和研究四环素类耐药机制、基因定位及传递,以及如何能从基因水平上控制细菌耐药基因的传播和表达,将是控制细菌耐药性发生与扩散的有效措施,对于减缓耐药性的产生和传播具有十分重要的意义。

一、革兰阳性菌的四环素耐药基因及其传播

革兰阳性菌中多数四环素耐药基因位于可移动的质粒和转座子上,这是四环素耐药性广泛传播的重要原因。1994年的一项研究显示,在当时已有90%的耐甲氧西林金黄色葡萄球菌、70%的粪肠球菌、60%的多重耐药肺炎链球菌对四环素耐药。革兰阳性菌的四环素耐药基因主要分为外排泵基因和核糖体保护蛋白基因两大类。

1. 外排泵基因*tet*K，*tet*L有58%~59%的序列同源性。它们一般位于可转移的小质粒上，这些小质粒可整合入染色体，也可整合入葡萄球菌的大质粒中。携带*tet*K的可转移小质粒是一个4.4~4.7kb的质粒家族，pTl81是该族的原型，其序列已被测定。不论是整合入金黄色葡萄球菌大质粒pJ3358还是整合入染色体的pTl81，其两侧均有正向重复插入序列IS257。该族质粒还可携带其他耐药基因使细菌表现多重耐药性。

2. 核糖体保护蛋白基因　革兰阳性菌中常见的RPPs基因有*tet*M、*tet*O、*tet*Q、*tet*S。*tet*M和*tet*Q通常位于染色体的接合转座子上；*tet*Q和*tet*S通常位于接合质粒或染色体上，在链球菌中也发现了位于接合转座子上的*tet*S。*tet*M一般被携载于Tn916-Tnl545家族转座子。Tn916的宿主范围很广，可将*tet*M转移到革兰阴性菌甚至无细胞壁的支原体上，这就是*tet*M基因最为常见的主要原因。在葡萄球菌、链球菌、肠球菌中，该族转座子通常同时含有*tet*M和*erm*B，后者编码rRNA甲基化酶，导致大环内酯类耐药。在链球菌中Tn1545中还有*aph*A-3和*cat*基因，分别编码钝化氨基糖苷类抗生素和氯霉素的氨基糖苷磷酸转移酶、氯霉素酰化酶。*tet*Q所在的转座子也常常含有*erm*F基因，这些构成了多重耐药的分子基础。另外，在一些球菌中还发现由一个完整转座子插入另一个转座子形成的多重接合转座子。这种转座子可作为一个独立单元进行转移，也可以是被插入的转座子单独转移。

二、耐药基因的表达调控

（一）外排泵基因

与革兰阴性菌不同，在革兰阳性菌的*tet*K、*tet*L的调控中尚未发现阻遏蛋白，并且发现质粒和染色体*tet*L表达调控方式并不相同。

1. 翻译弱化机制　质粒pSTEl、pTHTl5、pNSl981的*tet*L和pTl81的*tet*K的表达调控均为翻译弱化（translational attenuation）机制。*tet*L基因上游有一个含有20个氨基酸的开放阅读框的前导肽序列，该序列与一潜在的mRNA茎环（stem-loop）结构有部分重叠。mRNA的前导肽序列与*tet*L起始密码子之间还有另外一个茎环。在*tet*L mRNA的前导肽序列中有两个核糖体结合位点（RBS）即RBSl和RBS2，前者位于前导肽上游，用于起始前导肽的翻译；后者位于第2个茎环，用于起始*tet*L翻译。在四环素不存在的情况下，核糖体结合至RBSl，完成前导肽的翻译过程，mRNA的第2个茎环不受影响，构象也不发生改变，核糖体无法结合至RBS2以启动*tet*L的翻译；在有四环素诱导时，四环素与核糖体结合阻止了核糖体在mRNA上的前进，前导肽的翻译不能顺利完成，但可以改变第1个茎环的构象，使两个茎环形成了一个新的大茎环结构，结果释放了RBS2，使得核糖体顺利结合至RBS2进行TetL蛋白的翻译，导致细菌对四环素产生由TetL外排泵介导的抗药性（图18-5）。

2. 翻译重起始（翻译偶联机制）　与质粒*tet*L的翻译弱化机制不同，染色体*tet*L被四环素诱导表达的调控是一种被称为翻译重起始（reinitiation）或翻译偶联（coupling）的机制。研究发现染色体*tet*L mRNA的前导序列与质粒*tet*L mRNA的前导序列大部分相同，但二者的二级结构却不同。前者只能形成一个大茎环结构，该结构与后者在被四环素诱导时形成的大茎环结构基本相同，但该茎环与RBS2无重叠，而翻译弱化机制中，非四环素诱导状态下RBS2被第二个茎环所封闭。从前导肽起始密码子到*tet*L起始密码子的这一段前导序列，二者的同源性接近90%，但它们却是两种不同的翻译调控方式。

研究发现从RBS1开始的翻译效率是从RBS2开始的55倍，其原因尚不明确。在四环素不

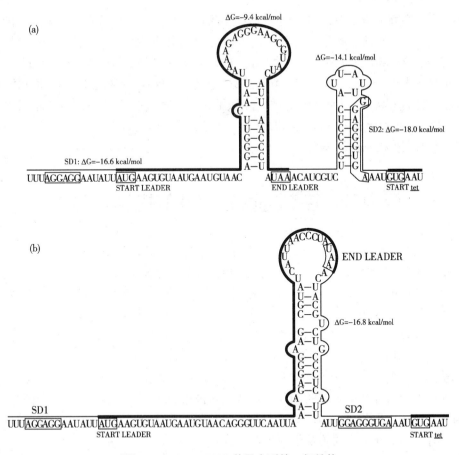

图18-5 TetL mRNA 前导序列的二级结构

（a）未开始翻译时的mRNA前导序列（SD: Shine-Dalgamo序列,即RBS）;

（b）四环素诱导的mRNA前导序列

存在时,由于RBS2未被封闭, mRNA的RBSl、RBS2都可结合核糖体,但翻译效率的巨大差异使得tetL表达水平极低。有四环素诱导时,被四环素结合的核糖体将在前导肽序列第2个密码子或稍微靠后一点的位置停止。可能是由于这种停止使RBS1处的许多核糖体移到了附近的RBS2,在这里起始翻译,使效率提高到无四环素时的12倍。目前认为, mRNA的茎环结构在该诱导过程中是不可或缺的,因为茎环一方面保持了RBS2特殊的空间构象,另一方面还有助于核糖体从RBSl向RBS2转移。

另外, Wei等发现亚抑制浓度（0.25μg/mL）的四环素可使tetL mRNA的稳定性加强（降解速度减慢）。进一步构建的突变体的研究表明该效果完全是由RBSl序列所决定,作者推测这是由四环素诱导下核糖体和RBS1相互作用的改变所致。

3. 其他 tetL的表达还受转录水平的调控,其影响程度小于翻译调控,具体调控机制目前尚不充分。此外, tetL基因的表达还受pH、Na^+、K^+浓度的影响。

（二）核糖体保护蛋白基因的转录弱化调控

Chopra等比较了8种不同来源的tetM基因,发现上游序列的同源性高达96%~100%,而下游序列却有较大差异,故认为上游序列对调控极为重要。Su等对Tn916的tetM进行测序后认为,其mRNA前导序列有4对反向重复序列,紧接着第3对反向重复序列之后是5个连续的

U。反向重复序列形成的茎环和紧随其后的多聚U构成了典型的不依赖于ρ因子的转录终止子,因此该段序列具有弱化子特征。用Northern blot分析发现*tet*M的转录物有2种,分别为0.25和2.5kb,0.25kb恰是*tet*M基因启动子到mRNA前导序列终止子的距离,2.5kb则是*tet*M启动子到*tet*M终止子的距离。将携带*tet*M基因的细菌在有四环素的环境中培养,检测发现2.5kb mRNA含量明显增高,说明四环素的诱导加强了转录过程,进一步证实了*tet*M的转录弱化机制。*tet*O和*tet*M的前导序列的高度同源性使得人们推测*tet*O也是由转录弱化机制进行调控,但*tet*Q、*tet*S的调控机制尚不清楚。

第四节 控制细菌耐药性的措施与对策

使用抗菌药物使细菌不是适应就是死亡,这种现象我们称之为"选择性压力"。当抗菌药物被不正确地长时间使用或者使用时间太短、使用剂量太小、用于非适应证时,病原微生物为了适应环境的改变而发生的自身变化,并代代相传下去。因此,很多致病菌将会变得"刀枪不入",感染将无法得以控制。细菌耐药这种现象能被多种因素加速,同时细菌耐药性的蔓延除了自身遗传传递外,还有许多人为因素,如某类或某种药物使用频率过度、临床上的用药监管模式不恰当等,都会不同程度地对细菌耐药产生影响。革兰阴性杆菌对四环素的耐药率从1965年的52.9%,上升至1981年的91.3%,沙门菌为65.6%,而柠檬酸杆菌几乎100%耐药。近年来国内外越来越多的四环素耐药菌株被检测到,在分离的多种耐药菌株中,大都存在四环素类药物耐药性。四环素类耐药性问题非常严重,涉及地理环境区域广泛。因此,采取行之有效的措施进行预防及干预势在必行。

一、合理使用四环素类药物

四环素类是广谱抑菌类抗生素,不合理、长期滥用不仅能造成二重感染,更易促使耐药菌的产生。因此,应加强普及基层医务人员的相关医疗知识,严格掌握药物的适应证、适当的剂量和疗程;严格掌握抗菌药物的局部用药、预防用药和联合用药,避免滥用。

发达国家,药物使用一般要经过执业医师的处方,因此药物使用得到了较好的控制。但是在许多发展中国家,非执业医师在医疗体系中扮演了重要角色,它们可能是抗菌药物使用不当的原因。因此对从医人员进行合理开具处方的培训是一项重要措施。为了避免耐药细菌产生甚至泛滥这种情况的发生,2015年公布了《抗菌药物临床应用指导原则》,我国对医院抗菌药的使用进行了严格的限制,将抗菌药物分三级管理,不同资历的医生拥有开不同等级抗菌药物的权利。具体分为"非限制使用、限制使用、特殊使用"三个等级。四环素类药物属于"限制使用级"。限制使用级别的药物应根据该类药物的适应证来使用,同时需要接受主治医师以上专业级别的医师进行监督与检查。

临床上选用抗菌药物应遵循《抗菌药物临床应用指导原则》,根据感染的部位与程度、致病菌种类以及细菌的耐药情况、患者病理生理特点等因素加以综合分析考虑,参照《各类细菌性感染的治疗原则及病原治疗》。患者相关因素也是耐药性产生的另一方面原因。在生活中,许多患者将抗菌药物当作常规的消炎药物使用,早年间医院治疗感冒、发热,80%的情况下会使用抗菌药物,事实证明是不需要的,这种错误的认识在人群中广为传播是抗菌药物滥用的根源之一。其次,抗菌药物作为处方药,但在药店里不需要处方也可买到,这也是抗菌药物滥用的重要原因。因此,不仅应当对公众认识加以提高,同时也应对医院、药店进行相关的监管。

二、研制开发新药

根据细菌耐药性的发生机制和构效关系,寻找和研制具有抗菌活性,尤其对耐药菌有活性的新药;还可针对某些耐药细菌产生的灭活酶,研制相应的酶抑制剂,与抗菌药物联合使用时,可保障药物不被灭活酶所破坏,进而保障药物疗效的发挥。近些年为了克服四环素耐药性,经多方位结构修饰,开发出了以替加环素为代表的第三代四环素。它对四环素类耐药的菌株也表现出很强的抗菌活性,目前还未发现替加环素耐药的菌株。

外排泵作用和核糖体保护作用是四环素类药物耐药的两大主要因素。因此,寻找有应用前景的外排泵抑制剂对于细菌性感染的治疗而言有着重要且深远的意义。外排泵抑制剂不仅可以提高具有外排泵介导耐药性的病原细菌的药物敏感性,恢复四环素类抗生素的抗菌活性,还有利于减少由外排作用促进的耐药突变株的产生。目前发现的外排泵抑制剂抑制细菌耐药机制包括:干扰外排泵组装、阻断外排泵能量来源、阻碍底物通过外排通道等,而且已经发现了一些多重耐药外排泵抑制剂,但目前还没有用于临床治疗的报道。许多在体外活性良好的外排泵抑制剂由于安全性、特异性、机制不明确性等诸多问题未能用于临床治疗。尽管外排泵抑制剂用于临床治疗还有很长的路要走,但外排泵抑制剂的研发还是有广阔应用前景的。

三、开发不用抗菌药物治疗感染的新策略

这些新策略包括:开发传统抗菌药以外的药物,这些药物的靶位可能是基因或细胞分裂、蛋白质合成、代谢物转运和毒性作用过程的基因产物。这些药物与传统药物相比较来说具有更窄的抗菌谱;研究使用基因工程DNA质粒的方法,该质粒可破坏耐药菌的耐药基因;开发人类天然抗感染防线的一部分——抗微生物肽(如爪蟾抗菌肽、防御素)等。

四、减少食用动物中抗菌药的使用

四环素类药物在促进畜禽生长、提高饲料利用率方面具有很好的作用而且已被广泛的应用为饲料添加剂。四环素类药物在畜禽等养殖过程中被大量使用。尤其是一些养殖户由于安全意识浅薄而滥用、超量使用四环素类药物必然导致其在畜禽产品中残留。目前已有研究发现,耐药基因可以从动物源细菌(如大肠埃希菌、沙门菌、肠球菌等)通过接触或者食物链传播给人类,对此也应当进行安全评估与建立监测系统。呼吁养殖场通过改善饲养的环境、营养组成、接种疫苗等措施预防动物的感染。在饲料的使用过程中,禁止将抗生素作为添加剂,因此,全球每年用于动物的抗生素用量将减少约50%。这样不仅可以

减少耐药细菌的发生,同时也可防止耐药基因从动物体内向人体内转移导致对人类健康的威胁。

五、耐药性检测

细菌耐药性的检测工作是系统地搜集、整体的分析、全面的评价,并向公众社会发布和解释监测数据结果及意义。相关监测机构定时搜集监测数据,并进行数据的结果分析,从而得出科学合理的解释和结论,为卫生部门制定决策提供科学可靠的数据材料。同时,还可以通过数据的分析制定针对特定感染的治疗方案,评价感染控制程序,干涉细菌耐药性的传播。

六、加强管理及立法

政府职能机构应严格监督管理市场抗菌药物的流通,严禁药店在没有处方的情况下发售抗菌药物,严禁药厂生产、流通劣质假冒的抗菌药,严禁在非正规市场上售卖抗菌药。严格控制抗菌药物的审批标准,加强抗菌药物的质量监督,控制抗菌药物的使用管理。现如今全球一体化,耐药细菌的出现也已成为全世界人所共同面临的问题。超级细菌泛滥必将对人类健康造成极大的威胁,值得引起所有人共同关注并采取措施防止其发生。我们需要多国各个部门的协同努力,共同遏制细菌耐药性的发展,为人类抗菌事业做出贡献。

(刘志浩)

参考文献

1. 刘忆霜.细菌多重耐药外排泵抑制剂研究进展.中国抗生素杂志,2007,32(4):211-216
2. 许瑞.耐四环素类基因在细菌中的传播扩散机制.兽医导刊,2012,1:47-50
3. 张彦.抗耐药四环素类药物的研究进展.中国药物与临床,2007,7(11):855-858
4. 何伟.革兰阳性菌对四环素耐药的生化和遗传机制.国外医药抗生素分册,2005,26(5):201-204
5. 冯新.细菌对四环素类抗生素的耐药机制研究进展.中国兽药杂志,2004,38(2):38-42
6. 裴立忠.四环素类抗生素生产状况与市场发展前景.中国兽药杂志,2015,49(1):64-68
7. 顾觉奋.抗生素的合理应用.上海:上海科学技术出版社,2004
8. R. G. Wax.细菌抗药性.刘玉庆,译.北京:北京工业出版社,2012
9. 倪语星,洪秀华.细菌耐药性检测与抗感染治疗.北京:人民军医出版社,2002
10. Fabian Nguyen, Agata L. Starosta. Tetracycline antibiotics and resistance mechanisms. Biological Chemistry,2014,395(5):559-575
11. Maulik Thaker, Peter Spanogiannopoulos. The tetracycline resistome. Cellular and Molecular Life Sciences,2010,67:419-431
12. Su ya, He p. Characterizion of the *tet*(*M*) determination of Tn916:evidence for regulation by transcription attenuation. Antimicrob Agents Chem other,1992,36:769

13. Chopra I, Roberts M. Tetracycline antibiotics mode of action, application, molecular biology, and epidemiology of bacterial resistance. Microbiol Mol Biol Rev, 2001, 65(2): 232

14. Wei Y, Bechhofer D. Tetracycline induces stabilization of mRNA *in Bacillus subtilis*. J Bacteriol, 2002, 184(4): 889

15. Levy. S B, Laura M M. Nomenclature for tetracycline resistance determinants. Antimicrobial Agents Chemotherapy, 1989, 33(8): 1373~1374

第十九章

细菌对氯霉素类抗生素的耐药性

自1947年Ehrich等首次从土壤菌*Streptomyces venezuelae*中提取出氯霉素后,该类抗生素就因其新颖的化学结构、广泛的抗菌谱,很快成为临床特效药,但由于其潜在的毒性、残留和耐药,包括中国在内的许多国家已陆续禁止或严格限制氯霉素及其衍生物甲砜霉素的使用,另一衍生物氟苯尼考仅限于养殖业。近年来,由于全球范围内细菌耐药现象日益严重,尤其多重耐药菌的出现,加之尚无新药问世,人们又开始重新评估氯霉素的应用价值。

第一节 概 述

氯霉素为广谱强效抗生素,不仅可有效地对抗各种需氧和厌氧菌感染,对革兰阴性菌的抗菌活性较革兰阳性菌为强,而且能有效地抑制立克次体、螺旋体、支原体等其他病原微生物。在低浓度时即对流感杆菌、脑膜炎奈瑟菌和淋病奈瑟菌有强大杀菌作用。对大多数肠杆菌科细菌和肺炎链球菌、白喉杆菌、炭疽杆菌等革兰阳性菌以及脆弱类杆菌、梭形杆菌、产气荚膜杆菌、破伤风杆菌等厌氧菌有相当强的抗菌活性。但对分枝杆菌、真菌、衣原体、病毒和原虫等无作用。

氯霉素的同类抗生素还有甲砜霉素和氟苯尼考,它们的主要抗菌机制是作用于细菌70S核糖体的50S亚基,通过与rRNA分子可逆性结合,抑制由rRNA直接介导的转肽酶反应而阻断肽链延长,从而抑制细菌蛋白质合成。

氯霉素有多种剂型,口服制剂有氯霉素和氯霉素棕榈酸酯,注射剂为氯霉素琥珀酸酯。后两者为前体药物,须经水解才能释放出有抗菌活性的氯霉素,其结构见第七章图7-8。氟苯尼考是氯霉素类第三代药物,结构的修饰及改造使氟苯尼考在安全性和有效性方面比氯霉素和甲砜霉素具有明显的优势,对许多耐氯霉素的细菌有较高敏感性。氟苯尼考分子中不含氯霉素中与抑制骨髓造血机能有关的-NO_2基团,大大降低了对动物和人体的毒性。

一、药物的体内过程

1. 吸收 口服后吸收迅速而完全;氯霉素棕榈酸酯口服后需在十二指肠水解成氯霉素才能吸收。氯霉素琥珀酸盐肌内注射吸收缓慢,也需经水解才能释放游离的氯霉素,但注射局部易结成硬块。

2. 分布　脂溶性较强,能广泛分布到全身组织和体液,能够透过血脑屏障。在炎症或化脓性腹腔或关节腔的浓度高于血药浓度。脑膜无炎症时,脑脊液药物浓度为血药浓度的21%~50%,脑膜有炎症时可达血药浓度的45%~89%,在新生儿和婴儿中则更高。能透过胎盘屏障进入胎儿体内,可分泌到乳汁中。还能透过血眼屏障进入眼组织。氯霉素尚可进入细胞内发挥作用,抑制胞内菌,故对伤寒沙门菌等细胞内的感染有效。

3. 代谢与排泄　90%的药物在肝内与葡萄糖醛酸结合或经还原反应生成无活性产物,经肾小管分泌排出;10%的原形药物从肾小球滤过由尿液排泄,可在尿中达有效治疗浓度。正常成人的半衰期为1.5~4h,新生儿服药时,可因葡萄糖醛酸转移酶活性较低,使氯霉素在体内的消除过程明显减慢,新生儿在出生后2周内的半衰期为24h,2~4周为12h,2个月内为9h,2个月以上为4h,接近成年人。肾功能损害者,半衰期为3~4h,肝硬化、腹水及黄疸患者的半衰期可延长至12h。因此,上述患者应避免使用氯霉素,必须应用时,应减少药量并监测血药浓度,以避免毒性反应。

二、临床应用

由于严重的不良反应、细菌耐药及效力更好、副作用更少的新抗菌剂的应用,目前氯霉素几乎不再用作全身治疗药。但由于其脂溶性高、较强的组织、血脑屏障和血眼屏障穿透力及对细胞内病菌有效等特性,仍可用于治疗某些严重感染。

1. 细菌性脑膜炎和脑脓肿　可替代β-内酰胺类用于对氨苄西林耐药菌株或对青霉素过敏患者的感染。氯霉素与青霉素合用是治疗脑脓肿的首选方案,适用于对需氧、厌氧菌混合感染引起的耳源性脑脓肿。

2. 伤寒沙门菌及其他沙门菌属感染　治疗伤寒和副伤寒常采用口服给药,由于非流行期的伤寒沙门菌一般对氯霉素敏感,故仅适用于敏感菌株所致感染的散发病例,一般于用药后6d左右体温下降,各种症状相继减轻,但复发率仍在10%~20%。复发病例再用氯霉素时仍然有效。氯霉素还可用于治疗沙门菌属肠炎合并败血症,但对伤寒带菌者无效。

3. 细菌性眼部感染　是治疗敏感菌引起的各种眼部感染的有效药物。但对衣原体感染无效。

4. 厌氧菌感染　氯霉素对脆弱类杆菌等厌氧菌有相当的抗菌活性,故可用于治疗腹腔脓肿、肠穿孔后腹膜炎及盆腔炎等膈肌以下部位的厌氧菌感染。但某些厌氧菌可产生灭活氯霉素的酶,造成治疗失败,而且有些厌氧菌常与革兰阴性菌形成混合感染,所以氯霉素一般不单独用于厌氧菌心内膜炎、败血症或脑膜炎等严重感染,常与氨基糖苷类抗生素合用进行治疗。

5. 立克次体感染　氯霉素对洛矶山斑疹热、Q热和斑疹伤寒等立克次体感染的疗效与四环素类相当,故可用于8岁以下禁用四环素类的儿童患者。

6. 其他　也用于鼠疫、布鲁菌病、鹦鹉热及气性坏疽等的治疗。近年来,有人发现氯霉素能控制TSST-1和凝固酶阳性的金黄色葡萄球菌诱导的炎症介质水平发生改变的脓毒关节的严重程度;氯霉素应用于非创伤性手术患者,降低了细菌性脑膜炎及多重耐药菌的感染;国外有人用甲砜霉素治愈了腹股沟肉芽肿。

三、不良反应与注意事项

1. 胃肠道反应 成人偶见恶心、呕吐和腹泻，儿童则罕见。也可因导致正常菌群改变而出现口腔或阴道念珠菌感染。

2. 灰婴综合征（gray baby syndrome） 主要发生在早产儿和新生儿，因为他们缺乏有效使氯霉素脱毒和降解的葡萄糖醛酸结合能力，且肾脏排泄功能尚未发育完善，二者均易导致氯霉素蓄积而干扰线粒体核糖体的功能，出现呕吐、低体温、呼吸抑制、心血管性虚脱、发绀（灰婴由此得名）和休克，40%的患者在症状出现后2~3d内死亡。较大的儿童和成人在用药剂量过大或肝功能不全时也可发生。

3. 骨髓功能障碍 常见可逆性红细胞生成抑制，在儿童多于成人，具有显著剂量相关性，一般当每日服药剂量超过50mg/kg时于1~2周后出现，停药2~3周后自行恢复。其原因在于血红蛋白合成时有两个步骤在骨髓细胞的线粒体内进行，而哺乳动物线粒体核糖体与细菌核糖体相似，氯霉素在抑制细菌蛋白合成的同时也抑制宿主骨髓细胞线粒体的血红蛋白合成，使早幼及中幼红细胞内出现空泡，呈现明显贫血。也可伴有白细胞和血小板减少，有时为外周全血细胞减少，少数可发展为粒细胞性白血病。

任何途径给予氯霉素均可引起再生障碍性贫血，一般由口服氯霉素引起，局部用药或注射给药时偶见，总体发生率较低，为2~4/10万。再生障碍性贫血为特异反应性，与服药剂量和疗程长短无关，通常有数周或数月的潜伏期，停药后仍可发生，且末次用药与症状出现相隔时间越长，预后越严重，一般是不可逆性的，死亡率可达到50%。可能是由于患者骨髓造血细胞存在某种遗传性代谢缺陷，因而对氯霉素结构中的硝基苯基团非常敏感所致。

4. 其他 在6-磷酸葡萄糖脱氢酶缺乏的患者则容易诱发溶血性贫血。可引起末梢神经炎、球后视神经炎、视力障碍、视神经萎缩及失明。也可引起失眠、幻视、幻听和中毒性精神病。偶见各种皮疹、药热、血管神经性水肿、及接触性皮炎、结膜炎等。长期口服氯霉素可因肠道菌群被抑制而使维生素K合成受阻，诱发出血倾向。

四、药物相互作用

1. 氯霉素能够抑制肝脏微粒体混合功能酶系统，因而可以阻断苯妥英钠、甲苯磺丁脲和氯磺丙脲的代谢，升高它们在体内的浓度并增强它们对机体的作用而引起毒性反应。

2. 利福平、苯妥英钠、苯巴比妥等可促进氯霉素的代谢，使其血药浓度降低而影响疗效。

3. 氯霉素与青霉素合用治疗细菌性脑膜炎时，二者不应同瓶滴注，应先用青霉素，后用氯霉素。因为前者为繁殖期杀菌药，后者为快速抑菌剂，二者同时给药时氯霉素可干扰青霉素的杀菌作用。

4. 氯霉素与林可霉素、红霉素等药物合用可因相互竞争与细菌核糖体50S亚基结合而产生拮抗作用。

第二节　氯霉素的耐药机制及耐药基因的检测

细菌对氯霉素耐药主要有酶的灭活作用、外膜渗透性降低和外排作用。其中酶的灭活作用是最常见的耐药机制。

一、酶的灭活机制

1964年首次发现了大肠埃希菌中存在氯霉素乙酰转移酶(chloramphenicol acetyltransferase,CAT)介导酶灭活机制,由此促进了临床病原菌耐药性机制的研究。CAT能作用于氯霉素C3羟基使之发生乙酰化,经过一次异构化作用转变成1-乙酰氯霉素,后者再次乙酰化成1,3-二乙酰氯霉素。乙酰化后的氯霉素不能与核糖体结合,从而形成耐药。但此种耐药性发展缓慢。cat基因多位于质粒上,也存在于转座子和染色体上,在革兰阴性菌和革兰阳性菌上均有分布。属于耐药基因盒的一种,表达上形成类似操纵子的结构。葡萄球菌、链球菌、肠球菌和梭菌属常能检出相同的cat基因,人们推测这些细菌基因在肠道发生了较多的水平转移。肠球菌的cat基因均位于质粒上,链球菌的质粒和染色体上均发现有cat基因,肺炎链球菌上发现了$cat\,p^{c194}$基因和与红霉素外排耐药基因mef(Ⅰ)形成复合结构的$catQ^{\triangledown}$基因。现已发现的cat基因有十几种。革兰阳菌中有13种cat基因的核苷酸序列已经确定,它们是源于短小芽孢杆菌的cat-86、源于葡萄球菌质粒的$cat\,p^{c194}$、cat_{pC221}、cat_{pSCS1}、cat_{pSCS5}、cat_{pSCS6}、cat_{pSCS7}、cat_{pUB112},源于链球菌质粒的cat_{pIP501}和梭菌属基因$catB$、$catD$、$catP$、$catQ$。革兰阴性菌中根据生化、免疫属性及对DTNB(5,5′-二硫-二-(2-硝基苯甲酸)),有人将cat分为3型:catⅠ、catⅡ、catⅢ。根据序列资料和DNA杂交结果,还有人将cat基因分为7类:即cat-86;$cat\,p^{c194}$;cat_{pIP501}、cat_{pC221}、cat_{pUB112}、cat_{pSCS1}、cat_{pSCS6};cat_{pC223}、cat_{pSCS5}、cat_{pSCS7};$catD$、$catP$;$catQ$;$catB$。同一类别内的cat基因同源性在95%以上。有人设计了一对引物,P1:5′-GIAARGARⅢTTYⅢCAYTA-3′;P2:5′-CCRTCRCAIACⅢRTGRTG-3′。

可以从革兰阳性菌中扩增出其中的5类cat基因(cat-86、$cat\,p^{c194}$、cat_{pC221}、cat_{pSCS7}、$catP$及$catS$)。虽然不同突变株cat基因不完全相同,但它们在一级结构上都有保守区域,酶活性谱是一致的。

20世纪末有人在抗生素生产菌$S.\ venezuelae$及海洋病原菌$Enterobacter\ sp.$ EM28-2P⁻中发现由磷酸转移酶介导的磷酸化灭活机制,该酶X-射线衍射结构已确定,可将有抗菌活性的氯霉素转化成为无抗菌活性的磷酸化氯霉素。揭示了模式生产菌株特有的自我保护机制,即缺乏乙酰转移酶时由磷酸转移酶补偿灭活。它在进入氯霉素合成代谢阶段之前,自身对氯霉素敏感不具备耐药性,但是进入氯霉素合成代谢高峰阶段,启动磷酸转移酶合成及磷酸化灭活机制来有效保护自己。

二、外膜渗透性降低

外膜是革兰阴性菌特有的结构,对药物进入细胞发挥着重要作用。某些染色体的突变可引起外膜渗透性降低、外膜特异性蛋白如OmpA和OmpC减少,致使外膜对氯霉素的通透性降低,进入细胞的氯霉素量下降,使细菌表现出耐药特征。这种通透性改变可能是其对多种药物产生耐药性的基础。

三、外 排 作 用

药物的外排作用在氯霉素的耐药中也起着一定作用。这种外排可分为特异性外排和非特异性外排,以后者为多见(表19-1)。大肠埃希菌、铜绿假单胞菌的细菌内膜有cmlA蛋白,可通过主动泵出氯霉素使其在菌体内的含量明显减少从而实现细菌耐药。

另外,有人发现删除了糖酵解相关酶磷酸甘露糖变位酶(ManB)后,氯霉素代谢物减少,氯霉素的外排泵cmlR1和cmlR2的表达降低,能使天蓝链霉菌对氯霉素敏感性大大增加。

表19-1　氯霉素的外排系统

外排蛋白	细菌分布	作用底物
MFS族		
Cml	浅青紫链霉菌	氯霉素
CmlA	铜绿假单胞菌	氯霉素
CmlB	藤黄红球菌	氯霉素
Cmbl1	鲍特杆菌	氯霉素、氟苯尼考
CmlR1	天蓝链霉菌	氯霉素
CmlR2	天蓝链霉菌	氯霉素
CraA	鲍曼不动杆菌	氯霉素
Flor	沙门氏菌、铜绿假单胞菌、鲍曼不动杆菌	苯丙醇
FexA	伪中间葡萄球菌、金小微橙黄菌	氯霉素、氟苯尼考
FexB	粪肠球菌、希氏肠球菌	氯霉素、氟苯尼考
Blt	枯草芽孢杆菌	氯霉素、丫啶黄、溴乙啶、四苯基䏲、溴腙三甲胺、氟喹诺酮类、rhodomine6G
Bmr.	枯草芽孢杆菌	同上
NorA	金黄色葡萄球菌、脆弱类杆菌	同上
Cfr	大肠埃希氏菌、葡萄球菌、粪肠球菌	苯丙醇、林肯酰胺、唑烷酮类、截短侧耳素、链霉杀阳菌素A
PexA	大肠埃希菌	氯霉素
RND族		
AcrB　MexB		
MexD　MtrD		
SmeB　SmeE		
MexF	铜绿假单胞菌	氯霉素、氟喹诺酮类、碳青霉烯类

氟苯尼考分子中以氟原子代替了氯霉素和甲砜霉素中都存在的丙烷链上C-3位上的羟基,这种结构的不同使细菌产生的乙酰化转移酶不能对氟苯尼考产生耐药性。但现在从沙门菌、大肠埃希菌等病原菌中克隆得到耐氟苯尼考的耐药基因floR、fexA和cfr。序列分析表明,floR和cmlA基因存在50%的同源性;fexA上游序列与cat基因有很高的同源性,和Tn1696

携带的*cml*A上游的翻译衰减子区也有很高的同源性；而*cfr*传递氟苯尼考和氯霉素的交叉耐药，显示这三者均属于泵出蛋白MF超家族，是氟苯尼考和氯霉素耐药外排系统。

四、耐药基因的检测

目前，用于氯霉素耐药基因表型的检测方法有纸片琼脂扩散法（K-B法）、琼脂或肉汤稀释法、E-test法和自动仪器法等，其中K-B法最为常用。氯霉素耐药基因的检测主要是应用分子生物学方法对特定的耐药基因进行检测，主要有PCR技术、核酸杂交技术、基因芯片技术、质粒指纹图谱、DNA的序列测定技术和脉冲凝胶电泳（PFGE）方法，以及应用免疫学原理的耐药基因抗血清检测技术等。常规PCR技术以及基于衍生出的其他技术的研究也在不断深入，应用也最为广泛，如RT-PCR、荧光定量PCR等。

（李　琳）

参考文献

1. Orna Nitzan MD, Yoram Kennes PHD, Raul Colodner PHD, et al. Chloramphenicol Use and Susceptibility Patterns in Israel: A National Surey. IMAJ, 2015, 17: 27-30

2. 陈新谦，金有豫，汤光. 新编药物学. 第16版. 北京：人民卫生出版社，2007

3. Rok Civljak, Maddalena Giannella, Stefano Di Bella, et al. Could chloramphenicol be used against ESKAPE pathogens? A review of in vitro data in the literature from the 21st century. Expert Rev. Anti Infect, Ther. 2014, 12(2): 249-264

4. Sayantani Majumdar, Kallo Dutta, Sunil K. Manna, et al. Possible Protective Role of Chloramphenicol in TSST-1 and Coagulase-positive Staphylococcus aureus-Induced Septic Arhritis with Altered Levels of Inflammatory Mediators. Inflammation, 2011, 34(4): 269-282

5. Rajesh, Thangamani, Eunjung Song, et al. Increased Sensitivity to Chloramphenicol by Inactivation of manB in Streptomyces coelicolor. Microbiol. Biotechnol, 2012, 22(10): 1324-1329

6. Kevin S. Lang, Janet M. Anderson, Stefan Schwarz, et al. Novel Florfenicol and Chloramphenicol Resistance Gene Discovered in Alaskan Soil by Using Functional Metagenomics. Applied and Environmental Microbiology, 2010, 8: 5321-5326

7. I. Roca, S. Marti, P. Espinal, et al. CarA, a Major Facilitator Superfamily Efflux Pump Associated with Chloramphenicol Resistance in Acinetobabter baumannii. Antimicrobial Agents and Chenotherapy, 2009, 9: 4013-4014

8. Elena Gomez-Sanz, Kristina Kadlec, Andrea T, et al. A Novel FexA Variant from a Canine Staphylococcus pseudintermedius Isolate That Does Not Confer Florfenicol Resistance. Antimicrobial Agents and Chemotherapy, 2013, 57(11): 5763-5766

9. Yang Liu, Yang Wang, Stefan Schwarz, et al. Investigation of a multiresistance gene cfr that fails to mediate resistance to phenicols and oxazolidinones in Enterococcus faecalis. J Antimicrob Chemother, 2014, 69: 892-898

10. Marcos Lopez-Perez, Salvador Mirete, Eduardo Jardon-Valadez, et al. Identification and modeling of a novel chloramphenicol resistance protein detected by functional metagenomics in a wetland of Lerma,

Mexico. Internation Microbiology, 2013, 16: 103-111

11. Kristina Kadlec, Corinna Kehrenberg, Stefan Schwarz. Efflux-mediated resistance to florfenicol and/or chloramphenicol in Bordetella bronchiseptica: identification of a novel chloramphenicol exporter. Jouranl of Antimicrobial Chemotherapy, 2007, 59: 191-196

12. James J. Vecchione, Blair Alexander, Jr., Jason K. Sello. Two Distinct Major Facilitator Superfamily Drug Efflux Pumps Mediate Chloramphenicol Resistance in Streptomyces coelicolor$^\nabla$. Antimicroblal agents and Chemotherapy, 2009, 11: 4673-4677

13. Marina Mingoia, Manuela Vecchi, Ileana Cochetti, et al. Composite Structure of Streptococcus pneumoniae Containing the Erythromycin Efflux Resistance Gene mef(Ⅱ) and the Chloramphenicol Resistance Gene catQ$^\nabla$. Antimicrobial agents and Chemotherapy, 2007, 11: 3983-3987

14. Hebing Liu, Yang Wang, Congming Wu, et al. A novel phenicol exporter gene, fexB, found in enterococci of animal origin. J Antimicrob Chemother, 2012, 67: 322-325

15. Mosher R H, Camp D J, Yang K, et al. Inactivation of chloramphenicol by O-phosphorylation: a novel resistance mechanism in Streptomyces venezuelar LSP5230, a chloramphenicol Producer. The Journal of Biological Chemistry, 1995, 270(45): 27000-27006

第二十章

细菌对糖肽类抗生素的耐药性及检测

第一节 概　述

糖肽类抗生素(glycopeptide antibiotics)对大多数的革兰阳性菌具有抗菌作用,临床上常用于耐药革兰阳性菌所致严重感染性疾病的治疗,尤其是对甲氧西林耐药金黄色葡萄球菌(methicillin-resistant staphylococcus aureus, MRSA)、甲氧西林耐药表皮葡萄球菌(methicillin-resistantstaphylococcus epidermidis, MRSE)、甲氧西林耐药凝固酶阴性葡萄球菌(methicillin-resistant coagulase-negative staphylococci, MRCNS)、耐药链球菌及肠球菌有较强的抗菌活性。革兰阴性菌及少数革兰阳性菌如乳杆菌、明串珠菌、片球菌和诺卡菌等一般对糖肽类抗生素不敏感。糖肽类抗生素在结构上具有高度修饰的七肽骨架(化学结构式见图20-1及图20-2),作用靶点在细菌细胞壁成分D-丙氨酰-D-丙氨酸(D-Ala-D-Ala)上,与β-内酰胺类抗生素相似,糖肽类抗生素也是通过干扰细菌细胞壁肽聚糖的交联,从而使细菌细胞发生溶解。目前临床上常用的经典糖肽类抗生素有万古霉素、去甲万古霉素以及后来上市的替考拉宁,后者在安全性及抗菌活性方面优于前两者。糖肽类抗生素的化学结构、作用机制、抗菌谱和临床应用基本相同,这类抗生素虽然抗菌谱窄,但因其独特的抗菌机制,用于敏感菌所致的感染,疗效确切,代表着治疗严重感染性疾病的最后防线。

一、万古霉素

万古霉素(vancomycin)是1956年从东方拟无枝酸菌的发酵液中分离得到的天然抗生素,并于1958年获得了美国FDA的许可,是第一个临床应用的糖肽类抗生素,在临床上应用数十年之久。在万古霉素问世初期,由于青霉素的广泛使用及其高效杀菌活性,基本上可以控制各种临床感染,万古霉素并未引起人们的重视,仅用于治疗少数金黄色葡萄球菌引起的严重感染性疾病。直至20世纪70年代以后, MRSA、MRSE、MRCNS等在全球的感染逐年递增, MRSA被认为是最顽固的耐药菌,1961年被首次发现之后就以惊人的速度在全球范围内蔓延,对甲氧西林产生耐药性的同时伴随着对几乎所有抗生素都有不同程度的耐药,因此被称为"超级细菌",该菌所致感染治疗困难,病死率高。万古霉素的优点因此显现出

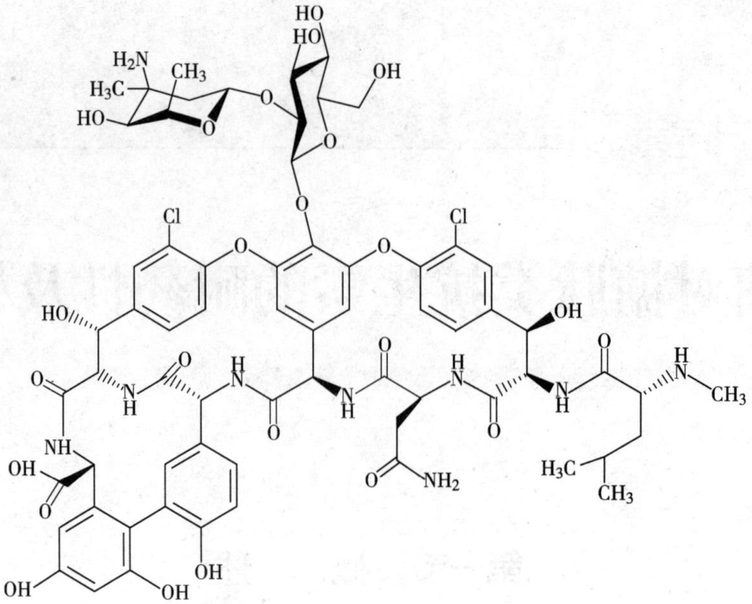

图20-1 万古霉素的化学结构式

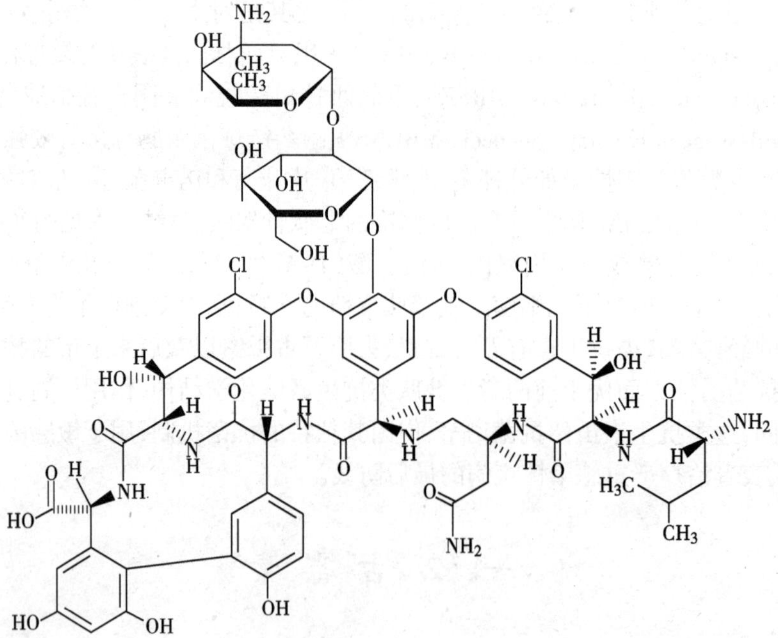

图20-2 去甲万古霉素的化学结构式

来:尽管在含万古霉素的培养基上经过多代的传代培养,葡萄球菌仍然未表现出明显的抗药性。

正常情况下,细菌细胞壁肽聚糖前体的合成过程如下:细胞质中的L-丙氨酸在丙氨酸消旋酶作用下形成D-丙氨酸,两分子的D-丙氨酸在连接酶催化下形成D-丙氨酰-D-丙氨酸二肽,并与尿苷二磷酸-N-乙酰胞壁酸三肽(UDP-NAM-三肽)连接成为UDP-NAM-五肽。通过细胞膜上的载体转运至细胞外,交联形成细胞壁。分子水平的研究表明万古霉素能与五肽末端的D-丙氨酸结合,抑制肽聚糖链的延伸和交联,即作用于肽聚糖生物合成的后期,药物通过与细胞壁肽聚糖前体和新生肽聚糖特异性结合,阻止糖基转移酶、转肽酶和羧肽酶参与催化的交联反应,影响细菌细胞壁合成,从而使失去刚性结构的菌体细胞产生渗透性溶解。万古霉素还可改变细菌细胞膜的渗透性,并选择性地抑制细菌RNA的合成。

万古霉素为针对革兰阳性菌的窄谱抗生素,在临床上通常被用作经β-内酰胺类抗生素或其他抗菌药物治疗失败后才使用的最后手段,主要用于治疗耐药革兰阳性菌所致的严重感染,如MRSA或MRCNS、氨苄西林耐药肠球菌属及青霉素耐药肺炎链球菌所致感染,包括败血症、心内膜炎、骨膜炎、化脓性关节炎、灼伤感染、肺炎、脑膜炎等,万古霉素尚可用于脑膜炎败血黄杆菌感染的治疗。可用于对青霉素类过敏患者的严重革兰阳性菌感染。也是作为导管相关感染经验性治疗的首选药物,以及粒细胞缺乏症并高度怀疑革兰阳性菌感染的患者。本药口服不吸收,口服仅用于治疗艰难梭菌引起的伪膜性肠炎;肌注可致剧烈疼痛,只能静脉滴注,按常规剂量缓慢滴注万古霉素很少发生毒副反应,滴注过快可能出现"红人综合征",药物的耳毒性及肾毒性较为强烈;同时抗β-内酰胺酶半合成青霉素类药物的大量出现,如甲氧苯青霉素、乙氧萘(胺)青霉素、邻氯青霉素等,可以有效抑制对青霉素产生耐药性的细菌,因此,这些因素使万古霉素没有成为治疗金黄色葡萄球菌感染的一线药物,而是抗菌药物的最后一道防线。

与其他药物联用可增强万古霉素的抗菌效果,头孢硫脒虽然对MRSA无明显的抗菌活性,但与万古霉素联合应用时对耐药金黄色葡萄球菌、表皮葡萄球菌、粪肠球菌的体外抗菌效应明显加强,最低抑菌浓度(MIC)明显降低;加替沙星单独应用对粪肠球菌较为敏感,与万古霉素联用治疗肠球菌性泌尿系统感染取得良好的临床效果,同时可减少万古霉素用量,降低不良反应的发生。另外,丹参酮与万古霉素联合使用增强对MRSA抑制作用;与亚胺培南、阿米卡星、奈替米星、利福平等联用可治疗重症感染。

二、去甲万古霉素

去甲万古霉素(norvancomycin)为国内自主开发产品,提取自放线菌,与万古霉素的分子结构相比,仅在末端氨基上少一个甲基,结构的高度相似使两种药物具有相同的抗菌谱及抗菌机制,药理,药代动力学也比较相似,但副作用要较万古霉素轻微,二者作用强度略有不同,0.4g去甲万古霉素相当于0.5g万古霉素。国产去甲万古霉素对于不能采用青霉素类或头孢菌素类的过敏患者,或经上述抗生素治疗无效的严重葡萄球菌感染患者,特别是对MRSA、MRSE及多重耐药的肠球菌属引起的严重感染病患,有很高的应用价值。对金黄色葡萄球菌败血症、骨髓炎及心内膜炎、肠球菌属心内膜炎等严重感染患者的治愈率可达60%~70%,其临床疗效良好,与进口万古霉素一致,而且价格相对低廉,对此国内的临床工作者已积累了一定的治疗经验。去甲万古霉素对革兰阴性菌、分枝杆菌属、类杆菌属、立克次体,衣原体或真菌均无治疗效果。

口服万古霉素或去甲万古霉素,可用于重症或经甲硝唑治疗无效的艰难梭菌肠炎患者。万古霉素或去甲万古霉素通常不用于手术前预防用药。但在MRSA感染发生率高的医疗单位及/或一旦发生感染后果严重的情况,如某些脑部手术、心脏手术、全关节置换术,也有主张(去甲)万古霉素单剂预防用药。

三、替考拉宁

替考拉宁(Teicoplanin)是1975年首次从游动放线菌发酵物中提取出来的一种糖肽类抗生素,化学结构与万古霉素相似,但其分子骨架外多了脂肪酸侧链,因此比万古霉素更具组织细胞亲和性及渗透性,肌注吸收良好。替考拉宁能阻断细菌细胞壁中肽聚糖的新生,导致细胞壁缺损而杀灭细菌。其抗菌谱除对MRSA、MRSE、MRCNS及肠球菌有活性,一些对万古霉素耐药的肠球菌也对之敏感。替考拉宁血浆蛋白结合率高,半衰期较长,一日给药一次即可。在临床上本药疗效与万古霉素相当,对革兰阳性菌抗菌活性强,患者耐受性较好,耳肾毒性等不良反应出现少,且不需常规血药浓度监测,因此也适用于门诊患者的治疗。但替考拉宁不用于中枢神经系统感染。

第二节 糖肽类抗生素的耐药性

一、糖肽类抗生素的耐药现状

作为治疗顽固耐药菌感染的最后一道防线,以万古霉素为代表的糖肽类抗生素长期以来在临床上的地位已得到充分肯定。然而,随着抗生素在临床各种感染性疾病治疗中的广泛应用,几乎每一种抗菌药物进入临床后随即产生细菌的耐药现象,不断出现新的耐药菌株,近年来临床上相继出现了耐万古霉素肠球菌(vancomycin-resistant *Enterococcus*,VRE,1987年)、中等耐万古霉素金黄色葡萄球菌(vancomycin-intermidiate *Staphylococcusaureus*,VISA,1996年)以及耐万古霉素金黄色葡萄球菌(vancomycin-resistant *Staphylococcusaureus*,VRSA,2002年),严重威胁了人类健康。

1987年在英国伦敦首次分离出第一株VRE,随后VRE感染在北美迅速传播并波及世界各地。肠球菌属本是人和动物肠道中的正常菌群,有18个种(species),其中以粪肠球菌(*E. faecalis*)最为常见,约占分离菌株的85%~90%,其次为屎肠球菌(*E. faecium*),约占10%~15%。屎肠球菌经常对氨苄西林等抗生素具有耐药性,是所有肠球菌中最难治疗的。肠球菌易在年老体弱、皮肤黏膜损伤、菌群失调的患者中发生感染。肠球菌引起的泌尿道感染非常普遍,特别是在接受抗生素治疗或是泌尿系统手术的病患。细菌性心内膜炎的患者中10%~20%是由肠球菌引起的。肠球菌也可从胆汁中培养出来,引起肝胆手术后的感染,另外肠球菌也会和其他细菌引起混合感染。肠球菌作为院内感染的主要致病菌已经引起医学界的广泛关注,近年来由于抗菌药物的广泛使用,使原本就对部分抗菌药物具有固有耐药性的肠球菌耐药性进一步扩大,对多种抗菌药物均具有较高的耐药率,特别是VRE危害性逐年增加,进展快速。VRE的出现似乎突破了人类抗感染治疗的最后防线,能引起危及生命的感染,甚至出现耐药性向其他细菌转移的严重现象,给临床治疗带来极大困难。我国VRE分离率一直较低,在2005年后临床分离株逐渐增多,药物选择严重受限,VRE成为了重要的院内感染病原体。VRE感染患者多具备以下特征:免疫功能低下,有肿瘤、尿毒症、脑梗死等重症原发病;60岁以上;ICU病房患者感染率高于普通病房;不合理使用抗生素等。感染性疾病治疗时间越长,越容易发生VRE感染,其致死率与基础疾病关系密切,最高可达73%,至今尚无理想的治疗方案,治疗原则是检测VRE对所有可能有效的抗菌药物的敏感性,从中选择药物。

MRSA、MRSE和MRCNS均具有多重耐药和高度耐药的特点,至20世纪90年代,MRSA已成为医院感染的重要致病菌。国内外报道表明,耐药金黄色葡萄球菌的临床检出率逐年递增,1996年日本首次检出了对万古霉素中度敏感的金葡菌感染患者,后经舒巴坦/氨苄西林与阿贝卡星联用临床治愈。按照2006年美国NCCLS(临床实验室标准化委员会)的规定,细菌对万古霉素敏感度的判断标准是MIC≤2mg/L为敏感,MIC≥16mg/L为耐药,MIC介于4~8mg/L之间为中度耐药,替考拉宁MIC≤4mg/L为敏感,MIC≥32mg/L为耐药。对万古霉素最低抑菌浓度在4~8mg/L的金黄色葡萄球菌称为VISA,目前VISA、糖肽类抗生素中度敏感的金葡菌(glycopeptide-intermediate *Staphylococcus*aureus, GISA)在世界各地均有发现。2002年7月美国疾病控制中心分离到了世界上第一株MIC高达1024mg/L的VRSA,之后又陆续分离到几株VRSA,引起了广泛关注,报道的VRSA病例均伴有万古霉素的治疗史且有VRE的感染和定植。我国已有异质性万古霉素中介耐药金黄色葡萄球菌(heterogeneous vancomycin-intermediate staphylococcus aureus, h-VISA)的报道,h-VISA的情况较为特殊,多数h-VISA的万古霉素MIC介于1~4mg/L之间,虽然药敏实验对万古霉素表现为敏感,但在敏感的原代细菌中存在着中介度耐药亚群,这些异质性万古霉素金葡菌可在含有2~6mg/L万古霉素的培养基上生长,并以10^{-6}的频率产生万古霉素MIC在中介范围内的亚克隆。在治疗过程中,对万古霉素敏感的原代菌被消除,而子代菌中的中介耐药亚群在万古霉素的选择压力下被富集,形成真正的中介耐药菌引起治疗失败,这为临床的抗感染治疗带来了巨大困难。因此近年对h-VISA的研究比较多,目前国内未出现耐万古霉素的金黄色葡萄球菌VRSA和凝固酶阴性葡萄球菌,但有0.4%~3.2%的肠球菌对万古霉素耐药,0.4%~2.4%的肠球菌对替考拉宁不敏感。

二、糖肽类抗生素的耐药机制

(一)抗生素的过度使用

抗生素自发现以来,广泛应用于传染病的治疗并取得很好的疗效,由病原菌引发的疾病曾经不再是人类的致命威胁。但是由于抗生素的过度及不合理使用,病菌迅速适应了抗生素的环境,各种超级耐药菌相继诞生,甚至不再是仅仅针对数种抗生素具有"多重耐药性",而是对绝大多数抗生素均不敏感,这被称为"泛耐药性"(pan-drug resistance, PDR)。每年感染性疾病的死亡率由20世纪五六十年代的700万上升到本世纪初的2000万,病死率升高的主要原因是耐药菌带来的用药困难。由于耐药菌引起的感染,抗生素无法控制,最终导致患者死亡。目前每年在全世界大约有50%的抗生素被滥用,而中国的不合理使用比例接近80%。

糖肽类抗生素的滥用情况也较为严重,作为饲料添加剂的阿伏霉素能改善饲料利用率,促进动物的生长因而在畜牧养殖中大量使用。由于家畜摄取了大量的抗生素,很自然地引起肠球菌的抗药性,而且不可避免地通过食物链传递给人,这些耐药菌株对其他糖肽类抗生素也可产生交叉耐药性,耐药肠球菌感染者在医院接受万古霉素的治疗时,对万古霉素的抗药性亦由此而被发现。而在临床上,世界范围内每年万古霉素的总用量可达20~25吨,美国每百万张病床使用万古霉素8吨左右,中国糖肽类抗生素的使用量也是逐年递增,主要用于感染性疾病的预防、经验性治疗及感染症治疗等。万古霉素的广泛使用使敏感菌不断出现

MIC值高漂移现象,在我国MIC≤0.5的群体不断下降,而MIC=1的群体不断上升,MIC≥2的群体有所上升,虽然大多数金黄色葡萄球菌对万古霉素仍然维持在一个敏感的范围,但MIC仍存在着不断增大的事实,对于发生感染的患者来说,MIC值越高,治疗的失败率越高。在自然情况下,发生自发突变的少数耐药菌在众多微生物的生存斗争中处于劣势地位,较易被淘汰。而抗生素的过度应用,打破了原有的平衡,耐药菌顺利地成长为优势菌种,从而得以大量繁衍播散。

糖肽类抗生素的滥用对耐药菌进行了定向选择,导致了超级细菌的盛行。例如金黄色葡萄球菌对糖肽类抗生素产生耐药性,主要是由于在抗生素选择性压力的作用下,细菌发生突变所致。而经常性的基因突变,将会对细菌细胞壁的结构和代谢产生影响,使抗生素的结合靶位发生改变。这种突变是涉及染色体上多个位点的一个逐步渐进的过程,不能稳定维持,当环境中抗生素缺失或细菌的突变碱基修复功能加强的时候,突变率就会降低,细菌又表现出对抗生素的敏感性增强。

(二)糖肽类耐药菌的遗传学特征

1. VRE的耐药基因 VRE的耐药性分为固有耐药和获得性耐药,是由位于染色体或质粒上的耐药基因簇引起的,目前已知主要有5种耐药基因,即*van*A、*van*B、*van*C、*van*D、*van*E,后来又陆续发现了*van*G、*van*L和*van*M等。*van*A是由7个基因组成的基因簇,存在于转座子Tn1546中,其编码产物之一VanS能探测到环境中万古霉素的存在,并通过另一编码产物VanR将信号向下传递并启动*van*A基因簇的转录,编码一系列耐药相关蛋白的合成,如VanA(D-ala与D-lac的连接酶)、VanH(D-lac脱氢酶)、VanX(D-ala-D-ala降解酶)、VanY(降解末端氨基酸如D-ala的羧肽酶,使细胞壁前体成为四肽)等,最终对糖肽类抗生素产生耐药性。*van*A为获得性耐药表型,可通过接合作用在细菌间转移,对万古霉素(MIC≥64mg/L)及替考拉宁(MIC≥16mg/L)高度耐药;携带*van*B基因的肠球菌和草绿色链球菌对万古霉素(MIC≥4mg/L)呈现出不同程度获得性耐药,对替考拉宁(MIC 0.5~1mg/L)敏感,*van*A和*van*B基因是粪肠球菌和屎肠球菌对糖肽类抗生素耐药的主要基因,近年来日本、韩国及中国台湾等地陆续发现了*van*A基因型耐万古霉素肠球菌,却对替考拉宁敏感,这种细菌被称之为VanB表型*van*A基因型VRE,这类细菌的形成主要与基因的缺失和插入有关,我国的VRE多呈现VanA表型,VanB表型*van*A基因型VRE极为罕见;*van*C型肠球菌具有染色体编码的固有耐药性,对万古霉素中低度耐药(MIC 2~32mg/L),对替考拉宁敏感(MIC 0.5~1mg/L),*van*C菌株多见于鹑鸡肠球菌,不具有传播性,属天然耐药株;*van*D型耐药株为屎肠球菌BM4339,是新的糖肽类耐药表型,对万古霉素固有耐药(MIC 16~64mg/L),并对替考拉宁低水平耐药(MIC 2~4mg/L);粪肠球菌BM4405为新的获得性糖肽类耐药表型-*van*E型,具有低水平万古霉素耐药性(MIC16mg/L),并对替考拉宁敏感(MIC 0.5mg/L)。头孢菌素、氨基糖苷类抗生素、万古霉素均可诱发*van*A、*van*B及*van*E型菌株,是医院感染控制的主要对象,*van*G与*van*E较为相似,为获得性耐药表型。

2. 糖肽耐药基因的转移传递 糖肽耐药基因可由转座子、质粒携带,通过细菌间的接合作用来传递,因此肠球菌中糖肽抗生素的耐药率不断增加,给万古霉素耐药肠球菌感染患者的临床治疗带来很大的困难。已有证据表明,肠球菌的*van*A基因也可以传递给金黄色葡萄球菌,2002-2008年在美国分离到了9例VRSA感染患者,多数患者体内同时分离到VRE、MRSA菌株,VRE可通过Tn1546将耐药基因传递给MRSA,证明金黄色葡萄球菌对万古霉素的耐药性来自于耐药基因传递,如果在一个患者体内同时分离到MRSA和VRE两种菌株,这类患者是形成VRSA感染的高危人群,必须引起关注。

3. *agr*基因的异常表达 对VISA、h-VISA进行基因分析并未发现有*van*族基因的表达,却有*agr*基因的异常,金黄色葡萄球菌的附属基因调节子*agr*是重要的毒力因子调节系统,负责对毒力因子生长阶段依赖性的调节,与致病密切相关。*agr*为复合式调节基因,分为四种类型。研究表明在VISA和h-VISA菌株中*agr*功能丧失,是万古霉素治疗的有效性逐步减弱的一个重要原因,因此推测*agr*基因和金黄色葡萄球菌其他位置的调节基因的突变或者异常表达,将导致耐万古霉素金黄色葡萄球菌的产生。

(三)糖肽类抗生素耐药的生化机制

1. 作用靶位改变 含有*van*族基因的耐药菌能够产生一种分子结构不同于敏感菌的肽聚糖前体末端二肽,即以D-丙氨酰-D-乳酸(D-Ala-D-Lac)或D-丙氨酰-D-丝氨酸(D-Ala-D-Ser),代替了原来的前体D-Ala-D-Ala,万古霉素分子作用的靶点发生了改变,不能与肽聚糖前体结合,细菌能够照样合成其细胞壁,因而对万古霉素产生了耐药性。

2. 细胞壁增厚 VISA、VRSA对糖肽类抗生素耐药,主要与细菌细胞壁增厚、肽聚糖链交联减少有关。肽聚糖单体五肽侧链上谷氨酸残基未被酰胺化而形成异常的肽聚糖单体,导致肽聚糖链不能在转肽酶催化下形成交联。交联减少直接导致金黄色葡萄球菌细胞壁上游离的D-丙氨酰-D-丙氨酸残基增多,这些游离的侧链可以捕获万古霉素,将其锚定在细胞壁中,同时这种结合能堵塞肽聚糖层网眼,阻止药物分子向细胞内渗透并到达作用靶位,细菌因而可以逃避万古霉素的作用,不能被有效杀灭。细胞壁增厚是VISA、VRSA的共同特性,其厚度与葡萄球菌对糖肽类抗生素的敏感性相关,细胞壁越厚,细菌的耐药程度越高。也有报道表明,当VISA、VRSA菌株在不含万古霉素的培养基上连续培养时,随着培养时间的延长,金黄色葡萄球菌对药物的敏感性逐步恢复,细胞壁的厚度也逐渐恢复到原来的水平,由此更进一步证明细胞壁增厚与金葡菌耐药性形成密切关联。

3. 青霉素结合蛋白(PBPs)含量的变化 临床分离到的VISA菌株中,PBPs的含量与MRSA菌株不同,PBPs是细菌细胞膜上的一种蛋白酶,具有转肽酶、羧肽酶和转糖基酶的活性,其中PBP2和PBP4与糖肽类抗生素耐药关系密切。有学者在实验室用万古霉素培养基筛选出对万古霉素耐药性越来越高的金黄色葡萄球菌菌落,发现有PBP2增加的现象,而PBP4却表现出含量下降的趋势,推测PBP2能够与万古霉素竞争结合肽聚糖前体的靶位,抑制万古霉素活性;PBP4有转肽酶和羧肽酶的活性,能分解细胞壁肽聚糖D-丙氨酸末端残基,PBP4的降低促进未酰化的肽聚糖前体增多,使细胞壁增厚,导致金黄色葡萄球菌对万古霉素的敏感性越来越低。

4. 水解酶和自溶酶活性的降低 葡萄球菌自溶酶和粘肽水解酶在细胞分裂、肽聚糖的合成过程起重要的生理作用。在GISA演化的早期可发现细菌自溶酶活性比糖肽敏感金黄色葡萄球菌要低,酶活性下降可以影响肽聚糖层数使细菌细胞壁增厚,葡萄球菌因而能逃避万古霉素的杀伤作用存活下来,并在之后众多因素的共同作用下(如抗生素的选择压力、基因突变等)演变为VRSA。

三、糖肽类抗生素耐药菌的预防

(一)合理使用糖肽类抗生素

万古霉素是治疗MRSA及其他多重耐药革兰阳性球菌感染的首选药物,但近年来由于万古霉素对MRSA的MIC值有逐渐上升的趋势,耐药菌株也相继出现,要求临床医生在使用万古霉素时一定要谨慎合理,用药需参考细菌培养及药敏试验结果,严格控制用药适应证、剂量及疗程。万古霉素MIC≥2mg/L时应改用其他有效抗生素;对于万古霉素MIC为1~2mg/L或以上的患者增加万古霉素的剂量并不能加强疗效,而副作用的发生率会显著增高,因此一些欧洲国家建议万古霉素应仅限用于严重MRSA感染的患者。

(二)糖肽类耐药菌的监测和预防措施

针对耐药菌的危害,我国从1986年开始对全国医院感染进行监测,也包括对MRSA和VRE的监测,2015年又重新颁布了《临床抗菌药物合理应用指导原则》,近年又建立全国病原体及病原体对抗菌药物敏感性的监测体系。为防止耐药菌的出现和扩散,应做到如下预防措施:

1. 合理使用抗生素,减少万古霉素的滥用 这是防止多重耐药菌株出现的最重要手段。公众应慎重使用抗生素,对抗生素的使用要坚持"四不"原则:不随意买药、不自行选药、不任意服药、不随便停药。并提出以下六项不宜使用:①外科手术前常规预防用药;中心或周围静脉导管留置术的预防用药;持续腹膜透析或血液透析的预防用药;低体重新生儿感染的预防。②MRSA带菌状态的清除和肠道清洁。③粒细胞缺乏伴发热患者的经验治疗。④单次血培养凝固酶阴性葡萄球菌生长而不能排除污染可能者。⑤不作为治疗假膜性肠炎的首选药物。⑥局部冲洗。

2. 医院内严格执行消毒制度和无菌操作 对各种医疗用品加强消毒措施,医护人员应注意手和白大衣的消毒,如果发现耐万古霉素细菌感染患者,应及时隔离,切断传播途径。

3. 注意卫生,提高免疫力 耐药菌感染者主要是抵抗力低的人群,对普通人群不会产生大的危害。预防的措施最主要的是注意个人卫生,尤其是正确洗手,加强身体锻炼,合理膳食,注意休息,提高机体的免疫力。自身免疫力是对抗感染的最好武器,由于目前还没有研制出对VRSA有确切疗效的药物,因此防治就是目前唯一的解决途径。

4. 尽量减少或缩短侵入性装置的应用 侵入性装置如导管留置和导尿管插管应尽量减少或缩短时间,以降低耐药菌株定植的风险。

5. 加强对耐药菌的监控 追踪和控制耐药性问题的扩散,尤其加强对易感人群耐药菌的监测,阻止耐药菌的出现和传播。

6. 隔离消毒措施 如果去医院探视VRE感染的患者,应严格遵守医院有关人员的指导,及时消毒隔离,避免交叉感染此种疾病。根据美国疾病管制中心医院感染管制实施建议委员会(HICPAC)的建议,具体的隔离措施为:VRE感染或是移生的患者应单独住一间病房,也可以与其他VRE的患者同住;进入VRE患者病房前要戴手套;如果VRE患者大小便失禁、有排泄物、暴露的伤口,或要与患者有相当程度的接触时,进入房间前要更换隔离衣;在离开房间前脱掉手套及隔离衣,并且马上用杀菌肥皂洗手;洗手后不要再碰触病患及房间内任何物品。

四、糖肽类抗生素耐药菌的治疗

随着具有中等敏感性或对替考拉宁和万古霉素耐药的金黄色葡萄球菌菌株的分离频率越来越高,寻找有效的治疗手段及新的糖肽类抗生素已成为临床治疗迫切的需要。目前能对抗万古霉素耐药菌的抗生素主要包括非糖肽类窄谱抗生素及新型半合成糖肽类抗生素等。

（一）非糖肽类窄谱抗生素

1. 利奈唑胺（linezolid）　利奈唑胺是一种全新的噁唑烷酮类合成抗菌药物,可与细菌50S亚基上核糖体RNA的23S位点结合,作用于翻译的早期阶段,阻止70S起始复合物的形成,从而抑制细菌蛋白质的合成。这种独特的作用方式和部位,使利奈唑胺不易与其他抗生素产生交叉耐药。利奈唑胺对金黄色葡萄球菌、MRSA、VISA、VRSA、VRE和部分厌氧菌均具有抗菌活性,可口服,组织穿透力强,生物利用度高,但是利奈唑胺容易造成菌群紊乱,甚至患者死亡率升高。目前主要用于万古霉素的替代治疗,如耐万古霉素的肠球菌引起的感染。

2. 达托霉素（daptomycin）　达托霉素为酸性环脂肽类抗生素,提取自玫瑰孢链霉菌发酵液,其化学结构复杂很难进行人工合成。达托霉素通过扰乱细胞膜对氨基酸的转运,阻碍细菌细胞壁肽聚糖的生物合成,还能改变细胞质膜的电位,破坏细菌的细胞膜,抑制细菌的生长并杀灭细菌。达托霉素具有抗革兰阳性菌的活性,主要用于耐药菌,如VRE、MRSA、GISA、MRCNS以及耐青霉素肺炎链球菌（PRSP）的治疗,且具较低的毒副作用及对其他抗菌药物无交叉耐药等特点。达托霉素对MRSA的MIC为0.25~2mg/L,对PRSP的MIC为0.03~1mg/L,具有极好的疗效。达托霉素是万古霉素的替代用药,目前国内已具备生产能力。

3. 辛内吉（synercid）　为半合成链阳性菌素复方制剂,是链霉菌产生的天然环肽类抗生素,含有两个普那霉素（Pristinamycin）的半合成衍生物达福普汀与喹努普丁,作用于细菌70s核糖体中50s亚基的肽基转移酶位点,通过抑制细菌蛋白质的合成杀灭细菌。辛内吉的两种组分对大多数敏感菌分离株具有协同杀菌作用,并降低了单一组分产生抗药性的可能。该药已获美国FDA批准,用于治疗多重耐药的革兰阳性菌引起的严重感染,尤其是医院内获得性感染,如万古霉素耐药性粪肠球菌引起的菌血症,以及甲氧西林敏感性金黄色酿脓葡萄球菌（MSSA）或酿脓链球菌引起的皮肤感染等。

（二）新型半合成糖肽类抗生素

1. 天然糖肽类抗生素关键基团的改造　对万古霉素、替考拉宁等进行基团改造和化学修饰,可以增强其抗菌活性,形成疗效更好的新一代抗菌药物。糖肽类抗生素的改造修饰主要分为以下几类:

（1）对糖肽类抗生素中的结合域进行改造:糖肽类耐药菌会产生一种特殊的肽聚糖前体末端二肽,通过对糖肽类抗生素的结合区域进行化学修饰,引入能增加与靶结构形成氢键的基团,可能恢复甚至提高糖肽抗生素的活性。

（2）功能基团的化学修饰:对糖肽类结构中的氨基进行选择性还原烷基化或者酰化修饰,有利于与细胞膜的锚定、延长半衰期以及增加抗菌活性;糖肽类羧基修饰产物可保持对敏感和耐药葡萄球菌的活性,增加对耐药肠球菌的活性;万古霉素肽骨架的2位芳香族氨基酸支链上的氯被去除或替换后能增加万古霉素二聚体的形成,增强与细菌肽聚糖的结合能力。

（3）糖基的改变:虽然糖肽类抗生素中的糖基位置远离万古霉素作用的结合位点,但是糖基对糖肽类抗生素的生物活性仍产生重要的影响,去除糖基后万古霉素和替考拉宁的抗菌活性明显降低。天然糖肽类化合物chloroeremomycin属于伊瑞霉素（eremomycin）类,其抗菌活性强于万古霉素,就是由于其肽骨架的6位上多了4-epi-vancosamine基团。

2. 新型半合成糖肽类抗生素　该种类与第一代糖肽类抗生素比较,半合成的第二代糖肽类抗生素具有一定的优势:作用机制不同于万古霉素,交叉耐药的情况会有所改善;体内半衰期均长于万古霉素,用药剂量、次数、间隔周期得到优化;具有显著的药物疗效及药动学特性,应用前景非常可观。目前半合成糖肽类抗生素主要有达巴万星、特拉万星及奥利万星等。

（1）达巴万星（dalbavancin）：达巴万星为替考拉宁类似物A40296的衍生物,是在A40926七肽骨架的C-末端加上了1个N,N-二甲基丙胺,这一化学修饰提高了达巴万星对葡萄球菌特别是凝固酶阴性葡萄球菌的抗菌活性;而亲脂支链和二聚体的形成增强了药物的组织穿透性和细菌细胞膜亲和力,在第二代糖肽类抗生素中,达巴万星的活性最强,已于2014年获FDA批准在美国上市。达巴万星作用机制与万古霉素和替考拉宁相同,通过抑制革兰阳性菌细胞壁肽聚糖的生物合成而发挥杀菌作用。实验表明,达巴万星对于G$^+$致病菌尤其对敏感和耐药肺炎链球菌和金黄色葡萄球菌有很强的活性,但对VanA型肠球菌活力不高。达巴万星的药代动力学较为独特,消除半衰期达149~198h,可每周间隔用药。目前,达巴万星在治疗导管相关的血源性感染以及皮肤和软组织感染已取得了良好的效果,是理想的第二代糖肽抗生素。

（2）特拉万星（telavancin）：特拉万星是万古霉素的半合成衍生物,在万古糖胺上联接疏水性侧链,在骨架上连接磷酸氨基,经过基团改造的特拉万星一方面影响细菌细胞壁的合成,另一方面能引起细胞膜电位快速去极化并增加细胞膜通透性,导致细菌死亡,而且亲脂性侧链的引入,提高了特拉万星对敏感菌和耐药菌的杀伤活性。其半衰期长于万古霉素,临床给药可每日一次。特拉万星于2009年通过美国FDA的审批上市,对MRSA、MRSE和VanA型肠球菌的活力均高于万古霉素和替考拉宁,但在第二代糖肽类抗生素中活力一般,在临床上用于治疗革兰阳性菌引起的并发性皮肤/皮肤结构感染（CSSI）以及医院获得性肺炎。

（3）奥利万星（oritavancin,LY333328）：奥利万星是不同于万古霉素的另一个天然糖肽类抗生素chloroeremomycin（LY264826）的4′-氯联苯基甲基衍生物,抗菌谱与万古霉素类似。2014年FDA批准抗生素Orbactiv注射液,用于由敏感革兰阳性菌（包括MRSA）导致的急性细菌性皮肤和皮肤结构感染（ABSSSIs）成人患者的治疗。本药的半衰期可达360h,患者仅接受一次奥利万星输液,整个治疗方案便已结束。体外试验表明,其对耐糖肽类抗生素的金黄色葡萄球菌、VanB型肠球菌和耐青霉素的肺炎链球菌均比达巴万星、特拉万星疗效更佳,抗VRE的活性比母体高80~1000倍。

第三节　耐万古霉素金黄色葡萄球菌的检测

由于目前VISA/VRSA的分子生物学研究尚未取得突破性进展,还不能从基因水平对VISA/VRSA进行检测,只能进行表型检测。而且至今尚未检测出同源性VRSA感染病例,因此VRSA的检测主要是针对h-VISA和VISA的检测。已经建立的VISA/h-VISA/VRSA表型检测方法包括K-B法、琼脂稀释法、肉汤稀释法、琼脂筛选法、万古霉素联合β-内酰胺抗生素快速筛选法、E-test及改良菌群分析策略-曲线下面积法等。

一、K-B法

将菌液调至0.5麦氏标准浓度接种于M-H培养基,采用30μg万古霉素纸片,按照美国

NCCLS的标准,抑菌环≥15mm为敏感,≤14mm时,应做MIC检测。葡萄球菌须培养24h后,经投射光检查万古霉素的抑菌环内有无耐药菌株的生长,抑菌环内有任何生长的表现即为可疑VRSA。本方法操作简单,成本低廉,适用于大批量检测,但是检测不出VISA。

二、琼脂稀释法和肉汤稀释法

这是NCCLS推荐的检测VRSA及其MIC的参考方法,也是美国CDC推荐的检测VISA的确认试验。琼脂稀释法将质控菌株及待检菌株接种于含万古霉素6mg/L的脑心浸汤琼脂平板(BHI)上,培养16~18h后,取菌落用无菌生理盐水配成0.5麦氏浊度菌悬液,用多点接种仪接种于含一系列药物浓度的BHI琼脂平板上,37℃培养24h。肉汤稀释法是将相当于0.5麦氏比浊标准的菌悬液接种于一系列倍比稀释后不同浓度的万古霉素溶液中,35℃培养24h观察结果。两种方法均以完全抑制细菌生长的最低药物浓度为MIC, MIC≤2mg/L为敏感。这两种方法其灵敏度和特异性优于K-B法,不仅可以检测出VRSA,而且可以快速筛选出VISA;但肉汤稀释法无法检测出h-VISA的存在。

三、琼脂筛选法

将0.5麦氏比浊标准的菌悬液10μl分别点种于含万古霉素2mg/L的BHI琼脂平皿(BHIV2)、含万古霉素4mg/L的BHI琼脂平皿(BHIV4)及含替考拉宁5mg/L的BHI琼脂平皿(BHIT5)上,使每块平板上葡萄球菌的接种量为10^{6}cfu/mL,35℃孵育24h和48h,观察细菌的生长并进行菌落计数。本法不仅适合于VRSA、VISA的检测,而且尤其适合于h-VISA的检测,是检测h-VISA的有效方法,灵敏度可以达到10^{-6}。

四、万古霉素联合β-内酰胺类抗生素快速筛选法

β-内酰胺类抗生素能够诱导h-VISA对万古霉素的耐药性加强,有利于h-VISA的检出,因此可用万古霉素联合β-内酰胺类抗生素快速筛选h-VISA。h-VISA在含有5mg/L的BHI选择性培养基上不能生长,在培养基中加入低浓度的头孢去甲噻肟及头孢美他醇(30μg)纸片后,可诱导h-VISA快速生长。

五、E-test法

采用内含连续的、呈指数梯度变化的万古霉素的长塑料条,平贴或嵌入涂布了金黄色葡萄球菌的M-H药敏平板上,35℃孵育48h获取MIC值。当万古霉素MIC≥8mg/L且替考拉宁MIC≥8mg/L;或替考拉宁MIC≥12mg/L,可以判定为h-VISA。这种方法可以同时检测出h-VISA、VISA、VRSA的MIC,而且原理先进、操作简单、结果易于观察,敏感性和特异性比较高,并且不需要仪器,可以作为对大批量标本进行VRSA筛选的科研手段。

六、改良菌群分析策略-曲线下面积法

改良菌群分析策略-曲线下面积法（modified population analysis profile-area under the curve, PAP-AUC）是国际上公认的检测h-VISA的最准确的方法,是将不同浓度的葡萄球菌悬液分别接种于一系列浓度的万古霉素BHI琼脂平板上,35℃培养48h,利用计数圆盘进行菌落计数,通过比对表进一步计算出该菌株在某一万古霉素浓度下的实际菌落数,利用Graphpad Prism软件绘制菌落数log对数值/万古霉素浓度的曲线并计算曲线下面积AUC,h-VISA的标准为: $0.9 \leqslant (AUC_{待测菌株}/AUC_{阳性对照}) < 1.3$。但本方法较昂贵和操作费时、费力,不适合常规实验室开展,可作为h-VISA最后的确认标准。

第四节　耐万古霉素肠球菌的检测

医院的临床微生物实验室是阻断VRE扩散传播的第一道防线,能准确快速地鉴定和检测出耐万古霉素的肠球菌,才能避免VRE传播和感染。

一、VRE表型检测

肠球菌的纸片法万古霉素药敏试验,平板必须孵育24h（而不是16~18h）,借投射光仔细检查抑菌环内有无小菌落或弥漫生长。纸片法结果为中介度时应测MIC。研究表明,用琼脂稀释法和肉汤稀释法检测VRE的万古霉素MIC,结果的准确性较高。有学者也用琼脂稀释法、E-test、琼脂筛选法等对VRE进行筛选,结果表明所有方法对VanA检出率为100%,而只有E-test和琼脂筛选法才能同时准确检测出VanA、VanB和VanC耐药菌株。

琼脂筛选试验,把待检菌制备成0.5麦氏浊度的菌液,取10μl（约10^5~10^6cfu/mL）点种在含万古霉素6mg/L的BHI琼脂平板上,35℃培养24h,有细菌生长为耐药,否则为敏感。该方法可以检测出中介度耐药或低水平耐药的菌株,如酪黄肠球菌和母鸡肠球菌。敏感对照株为ATCC29212,耐药对照株为ATCC51299。

二、VRE基因检测

检测肠球菌van基因可有效预报多重耐药肠球菌,而药物敏感试验是不能区分耐万古霉素肠球菌是VanA或VanB介导的。常用多重PCR检测肠球菌的万古霉素耐药基因,目前已经可以检测vanA、vanB、vanC1/C2/C3、vanD、vanE和vanG。现多采用各种van元件的引物联合肠球菌16SrDNA的通用靶引物,以及屎肠球菌和粪肠球菌ddl基因引物同时进行多重PCR。另外还可以用长PCR法扩增VRE的Tn1546转座子相关元件,本方法应用两种聚合酶（Tag酶及具有校正活性的3'-外切核酸酶）扩增在正常情况不能被Tag酶扩增的大于5kb的DNA片段,能使全长度的Tn1546转座子相关糖肽耐药性元件作为一个单一的扩增子进行扩增,这种方法可用以处理大量的分离菌株。

（周慧敏）

参考文献

1. 张卓然,夏梦岩,倪语星. 微生物耐药的基础与临床. 北京: 人民卫生出版社,2007

2. 殷凯生. 实用抗感染药物治疗学. 第2版. 北京: 人民卫生出版社,2011

3. Douglas L. Mayers. Antimicrobial Drug Resistance. New York: Humana Press,2009

4. Howden BP, Peleg AY, Stinear TP. The evolution of vancomycin intermediate Staphylococcus aureus(VISA) and heterogenous-VISA. Infect Genet Evol,2014,21: 575-582

5. Japoni A, Farshad S, Ziyaeyan M, et al. Detection of Van-positive and negative vancomycin resistant entrococci and their antibacterial susceptibility patterns to the newly introduced antibiotics. Pak J BiolSci, 2009,12(11): 844-851

6. Hsu CY, Lin MH, Chen CC, et al. Vancomycin promotes the bacterial autolysis, release ofextracellularDNA, and biofilm formation invancomycin-non- susceptible Staphylococcus aureus. FEMS Immunol Med Microbiol,2011,63(2): 236-247

7. Barber KE, King ST, Stover KR, et al. Therapeutic options for vancomycin-Resistant enterococcal bacteremia. Expert Rev Anti Infect Ther,2015,13(3): 363-377

8. 邵昌,周伟澄. 半合成糖肽类抗生素的研究进展. 中国医药工业杂志,2011,42(5): 378-387

9. 顾觉奋,李振国. 耐万古霉素金葡菌及抗VRSA感染药物的研究进展. 抗感染药学,2009,6(2): 73-76

10. 高灵宝,韩静,孙雅馨,等. 插入式E-test 监测脑外伤昏迷患者痰中分离的耐甲氧西林金黄色葡萄球菌对万古霉素的敏感性研究. 中华实验和临床感染病杂志,2014,8(6): 848-849

11. Jung Y, Song KH, Cho Je, et al. Area under the concentration-time curve to minimum inhibitory concentration ratio as a predictor ofvancomycin treatment outcome in methicillin-resistant Staphylococcus aureus bacteraemia. Int J Antimicrob Agents,2014,43(2): 179-183

12. 马均,张彭,褚美玲,等. 258株肠球菌耐药性分析及耐万古霉素基因检测. 国际检验医学杂志, 2012,33(20): 2507-2509

第二十一章

细菌对其他抗菌药物的耐药

第一节 磺胺类和甲氧苄啶耐药

一、磺胺类和甲氧苄啶的特点及应用

（一）磺胺类药物

1. 全身应用磺胺类

磺胺类药物的抗菌谱和抗菌活性基本相同，主要差别在于它们的药动学性质不同，根据他们的 $t_{1/2}$ 可分为三个类型：①短效磺胺类，如磺胺异噁唑和磺胺二甲嘧啶；②中效磺胺类，如磺胺嘧啶和磺胺甲噁唑；③长效磺胺类，如磺胺间甲氧嘧啶和磺胺多辛。

（1）磺胺异噁唑（sulfafurazole，SIZ，菌得清）：生物利用度为100%，血药浓度达峰时间为2~3h，半衰期为5~8h，属吸收快、排泄快的短效磺胺类。主要经肝乙酰化代谢，以原形或代谢物经肾排出，24h排泄率可达95%。血和尿中的乙酰化代谢物均为30%，本药的乙酰化代谢物在尿中溶解度比其他磺胺类高，故当从尿中高浓度排泄时，有利于泌尿道感染的治疗，不易形成结晶尿，对肾脏无损害。

（2）磺胺嘧啶（sulfadiazine，SD，磺胺达嗪）：口服易吸收，但吸收较缓慢，血药浓度达峰时间为3~6h，半衰期为17h，属中效磺胺类。是磺胺类中血浆蛋白结合率最低和血脑屏障透过率最高的药物，SD的脑脊液浓度可达血药浓度的50%~80%，因而对防治流行性脑脊髓膜炎具有很好疗效。也可用于奴卡菌病的治疗，或与乙胺嘧啶合用于急性弓形体病的治疗。但本药可在尿中形成结晶析出，故应同服等量碳酸氢钠碱化尿液，并多饮水，以减少结晶尿对肾脏的损伤。

（3）磺胺甲噁唑（sulfamethoxazole，SMZ，新诺明）：口服吸收与排泄均较慢，血药浓度达峰时间为2~4h，半衰期为10~12h，一次给药后有效浓度可维持10~24h，也属中效磺胺类。其脑脊液浓度虽低于SD，但也用于治疗流行性脑脊髓膜炎；其尿中浓度虽不及SIZ，但与SD相似，故也适用于泌尿道感染，尤其是大肠埃希菌所致的单纯性尿道炎。也用于治疗中耳炎、呼吸道感染、支原体感染和伤寒等。较少引起肾损伤。

（4）磺胺多辛（sulfadoxine，SDM，周效磺胺）：血药浓度达峰时间为4h，半衰期为

150~200h，肾功能减退时可延长到500~600h，属长效磺胺类。系当前临床所用磺胺类中血药浓度维持时间最长者，可7d给药一次，故称周效磺胺。可用于治疗溶血性链球菌、肺炎链球菌及志贺菌属等所致的感染，但本药的抗菌活性较弱，现已不单独使用，可与乙胺嘧啶合用预防疟疾和治疗耐氯喹的恶性疟疾。

2. 局部应用磺胺类

（1）柳氮磺吡啶（sulfasalazine，水杨酸偶氮磺胺吡啶）：口服难吸收，且本身无抗菌活性，在肠道分解释放出有活性的磺胺吡啶和5-氨基水杨酸，具有抗菌、抗炎和抑制免疫作用，适用于治疗节段性回肠炎、溃疡性结肠炎或肠道手术前预防感染。

（2）甲磺灭脓（mafenide，SML，磺胺米隆）：对铜绿假单胞菌和破伤风杆菌活性较强，且其抗菌活性不受脓液和坏死组织的影响，能迅速渗入创面和焦痂，适用于烧伤或大面积创伤后的感染。用药局部有疼痛及烧灼感，可见过敏反应。

（3）磺胺嘧啶银（sulfadiazine silver）：既具有SD和硝酸银的抗菌谱，又增强了对铜绿假单胞菌的抗菌活性，显著强于磺胺米隆，并有收敛、促进创面干燥、结痂及愈合作用。适用于预防烧伤创伤感染。

（4）磺胺醋酰（sulfacetamide，SA）：对引起眼科感染的细菌和沙眼衣原体有较高的抗菌活性，且穿透力强，主要用于治疗沙眼和眼部感染。

3. 复方磺胺类　复方新诺明（cotrimoxazole）是甲氧苄啶（trimethoprim，TMP）和磺胺甲噁唑（sulfamethoxazole，SMZ，新诺明）的复方制剂，选择此两药结合是因为它们的药代动力学特性相似，其抗菌作用比两药单独等量应用时强数十倍。复方新诺明具有比磺胺类更广的抗菌谱，对大多数革兰阳性和革兰阴性菌具有抗菌活性，包括链球菌、肺炎链球菌、葡萄球菌、克雷伯菌、流感嗜血杆菌、卡氏肺孢子菌（*Pneumocystis carinii*）、淋病奈瑟菌、脑膜炎奈瑟菌、痢疾志贺菌、伤寒沙门菌、奇异变形杆菌和大肠埃希菌等。TMP的抗菌谱与SMZ相似，但抗菌活性比SMZ强20~100倍。

复方新诺明的协同抗菌作用是由于它双重阻断四氢叶酸合成。四氢叶酸（FH_4）作为一碳基团载体的辅酶，参与细胞DNA前体物质—嘌呤和嘧啶的合成，因而，FH_4是细胞分裂增殖所必需的辅酶。哺乳动物细胞可将食物中现成的叶酸还原成所需的FH_4，但绝大多数细菌不能利用现有的叶酸及衍生物，必须自行合成四氢叶酸才能最终合成核酸（图21-1）。

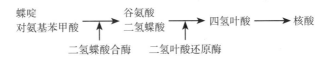

图21-1　核酸合成途径

其中SMZ可与对氨基苯甲酸（PABA）竞争性作用于细菌体内的二氢蝶酸合酶，阻止细菌二氢叶酸合成；而TMP是二氢叶酸还原酶抑制剂，可选择性抑制细菌的二氢叶酸还原酶活性，使二氢叶酸不能被还原成四氢叶酸，从而抑制细菌的生长繁殖。二者配伍后，可使细菌的叶酸代谢受到双重阻断，从而产生显著的协同抗菌效应，并使抑菌作用转为杀菌作用，减少耐药菌株产生。

（二）甲氧苄啶

甲氧苄啶（trimethoprim，TMP）是一个强大的细菌二氢叶酸还原酶抑制剂，通常与SMZ合用，很少单用。甲氧苄啶的抗菌谱与SMZ相似，抗菌作用比SMZ强20~100倍。大多数革兰阳性和革兰阴性菌对其敏感,但单用易产生耐药性。

二氢叶酸还原酶可催化二氢叶酸还原成其作为一碳基团载体的活化形式—四氢叶酸,甲氧苄啶抑制二氢叶酸还原酶,导致用于嘌呤、嘧啶合成的四氢叶酸生成减少,因而阻止细菌DNA合成。与哺乳动物二氢叶酸还原酶相比,细菌二氢叶酸还原酶对甲氧苄啶的亲和力要高得多,故药物的选择性强。

二、磺胺类耐药

细菌对磺胺类药物存在广泛的耐药,对一种磺胺类药物耐药就意味着对所有磺胺类耐药。对磺胺类耐药的机制包括:①外膜通透性降低。这是铜绿假单胞菌对磺胺类固有耐药的原因。②存在旁路途径。肠球菌可利用外源性胸苷或胸腺嘧啶,某些营养缺陷型还可利用外源性叶酸,对磺胺类表现出低度敏感性。③靶酶突变。这种突变已在大肠埃希菌、肺炎链球菌、脑膜炎奈瑟菌和空肠弯曲菌等多种细菌中发现。

(一)染色体介导的耐药

dhps(*folP*)基因位于染色体上一段高度保守的序列上,单个碱基对的突变会使第28位氨基酸发生Phe→Leu或iLeu突变,突变后产生低亲和力的二氢蝶酸合酶(DHPS),使大肠埃希菌对磺胺类表现出耐药性。临床分离的空肠弯曲菌对磺胺类耐药很常见,研究发现其*folP*基因有4处突变可引起二氢蝶酸合酶氨基酸序列的变化,使二氢蝶酸合酶对磺胺类的Ki值由敏感菌的$0.5\mu M$上升到耐药菌的$500\mu M$。肺炎链球菌耐药机制不同,耐药株染色体*folP*基因上常有氨基酸重复系列,而敏感株则缺乏这种重复序列。免疫抑制的患者感染卡氏肺孢子菌后常首选复方新诺明作为治疗药物,对HIV感染者也常预防性应用复方新诺明,卡氏肺孢子菌对磺胺类的耐药主要由*folP*基因的核苷酸165和171位置的突变引起,随之发生了氨基酸序列thr55ala和pro57ser型突变,二者可单独发生也可同时发生。金黄色葡萄球菌和溶血葡萄球菌的耐药与*folP*基因的突变有关,目前检测出4种类型突变,涉及14个氨基酸的变化,其详细机制仍需研究。氨苯砜很长时期内是治疗麻风病的首选药物,麻风分枝杆菌与耐药性有关的*folP*基因突变类型有thr53ile,thr53ala或pro55leu。化脓性链球菌的敏感菌株和高度耐药菌株之间有高达13.8%的核苷酸差异,很难用突变积累来解释,推测转导或转化机制参与了耐药的发生,序列分析表明化脓性链球菌至少含有1个诱导性前体噬菌体,提示噬菌体介导了遗传物质的水平转移,且不同耐药菌株上的外源DNA在*folP*基因上的区域并不相同。通过比较二氢蝶酸合酶的三维结构、已知氨基酸保守序列和底物结合位置,发现化脓性链球菌FolP基因产物的213位是耐药的关键位点,它位于一段保守序列Ser-Arg-Lys之后,213位Arg→Gly的转变能解释大部分耐药特性的变化,敏感菌株该位置多为Arg,耐药菌株多为Gly,定位突变(site-directed mutagenesis)试验也证实了这一点。有些耐磺胺类药物的化脓性链球菌的213位为Arg,但在67位之后插入了与耐药有关的Val-Ala两个氨基酸残基。

脑膜炎奈瑟菌对磺胺类的耐药与化脓性链球菌的机制相似,也与遗传物质的水平转移有关。磺胺类曾广泛用于脑膜炎的预防和治疗,但至今临床分离的脑膜炎奈瑟菌对磺胺类耐药已经很常见,甚至磺胺类耐药性与细菌的致病性和死亡率都有关系。脑膜炎奈瑟菌敏感株和耐药株的*folP*基因结构差异较大,可以分为2类,一类*folP*基因与敏感株约有10%的差异,推断耐药由DNA水平转移发生基因重组引起,其*folP*基因的中间部分与耐药有关,外侧部分与敏感株相同。这类耐药菌株*folP*基因的高度保守序列中插入了6个编码Ser-Gly的核苷酸,通过定位诱变技术去除这两个氨基酸后,耐药株转为敏感株。另一类耐药没有6bp插入序列,耐药株和敏感株的folP基因有小而明显的差异,氨基酸序列有19处不同,仍提示有基因的水平转移和基因重组,耐药基因首先在其他菌种形成,然后经过转化和重组进入脑膜炎奈瑟菌,但体外转化试验并未成功。在敏感株和耐药株的差异中研究较清楚的是二氢蝶酸合酶保守序列的Phe31Leu、Gly194Cys和Pro84Ser型突变,利用定位诱变技术证明前两种突变使MIC有非常明显的提高,Pro84Ser型突变对MIC没有影响,据认为这是后者对前两种突变的补偿性突变。

(二)质粒介导的耐药

在革兰阴性菌中鉴定出三种质粒介导的耐药基因sul1、sul2和sul3,它们编码产生耐药性DHPS。Sul1基因多位于Tn21型整合子(Ⅰ型整合子)上,并与其他耐药基因相连;sul2位于incQ家族质粒上,也见于其他小型质粒如pBP1上,少部分存在于染色体上;而sul3基因近些年才被发现,它似乎是毗邻IS15delta/26插入序列的复合转座子(composite transposon)的一部分。由sul1和sul2介导的磺胺类耐药在临床比较常见,二者的检出率相近,虽然近年来磺胺类药物的临床使用率较低,但sul2的检出率有上升趋势,这可能是因为sul2基因目前常存在于大的结合性多重耐药质粒上,其他抗菌药物的使用使带有多重耐药质粒的细菌被选择出来,sul2基因的检出率随之上升。在氨基酸水平上,Sul1,Sul2和Sul3的相似度在40%以上,由于磺胺类药物属于人工合成化合物,人们还不清楚这些耐药基因的最初来源。sul1,sul2和sul3的编码产物与正常细菌的二氢蝶酸合酶不同,它们能精确分辨出对氨基苯甲酸和高浓度的磺胺类药物,在对前者保持低水平Km值的同时,对后者表现出高水平耐药。

Sul1和sul2基因在肠杆菌科细菌中检出率很高,并使细菌表现出对磺胺类耐药,两种基因可以单独存在也可同时存在,sul3则是近年来在猪和人身上的大肠埃希菌中分离到的耐药基因。嗜麦芽寡氧单胞菌(SMA)是非发酵革兰阴性杆菌,自然界中分布广泛,为条件致病菌,长期以来对复方新诺明保持高度敏感,成为治疗SMA感染的首选药物,但近年来也出现了耐药株,研究发现sul1和sul2起了重要作用。国内李艳等检测的30株SMA中有5株对复方磺胺甲噁唑高水平耐药,5株耐药菌整合酶基因intI和sul1基因均阳性,其他低耐药株和敏感株均阴性;黄金伟等检测的102株SMA中有8株对复方新诺明耐药,其中4株sul1阳性,1株合并sul2阳性,说明SMA对磺胺类耐药与Ⅰ型整合子和sul1及sul2有关,并可能存在其他机制。

三、甲氧苄啶耐药

甲氧苄啶的耐药机制与磺胺类药物相似,主要包括:①外膜渗透性低。见于铜绿假单胞菌对甲氧苄啶的固有耐药和肺炎克雷伯菌、肠杆菌、黏质沙雷菌对甲氧嘧啶的获得性耐药,这种获得性耐药是由于染色体突变引起37~41KD的外膜孔蛋白缺失引起。②靶位改变。甲氧苄啶与类杆菌属、奈瑟菌属、莫拉菌属、布鲁菌属、诺卡菌属的DHFR亲和力低,使细菌先天耐药。染色体上dhfr基因突变可使大肠埃希菌、肺炎链球菌、流感嗜血杆菌呈现获得性耐药。③过量合成靶酶。质粒介导的甲氧苄啶耐药在革兰阴性菌特别是肠杆菌科细菌中很常见,经常出现于转位子和整合子中,其耐药机制是产生了过量的DHFR。现已发现17种合成靶酶,它们的氨基酸序列相似,被分为A、B、C、D、E五群。这些质粒介导的酶与染色体酶结构差异甚大,几乎无相似性。在革兰阳性菌中,人们还发现了两种DHFR—S₁型和S₂型。前者见于葡萄球菌(金黄色葡萄球菌、表皮葡萄球菌、溶血葡萄球菌、人型葡萄球菌等); 后者见于葡萄球菌和李斯特菌。④旁路途径。细菌染色体突变可引起胸苷合成酶失去活性,导致对磺胺类和甲氧苄啶高水平耐药。这些突变株必须依赖外源性胸腺嘧啶才能存活。此种耐药机制只见于个别菌株。

(一)染色体介导的耐药

甲氧苄啶为抗菌增效剂,能竞争性抑制细菌合成过程中的二氢叶酸还原酶,阻断二氢叶酸还原成四氢叶酸。二氢叶酸还原酶的染色体基因是folA,基因突变会使二氢叶酸合成酶过量表达,表现出对甲氧苄啶的耐药。对大肠埃希菌的研究发现酶的过量合成有多种原因,如—35区域启动子上调突变(promoter-up mutation)、—10区域与起始密码子之间碱基对增加,有些突变优化了核糖体结合位点,有些结构基因突变成较为常用的密码子; 另外,酶蛋白的Gly30Try型突变被认为与二氢叶酸还原酶对甲氧苄啶的Ki值增加有关,两方面的作用使细菌对甲氧苄啶表现出高水平耐药(MIC>1000mg/L)。流感嗜血杆菌的敏感株和耐药株之间也发现有启动子区域和结构基因的差异,结构基因的变化可能在二级结构上影响到二氢叶酸还原酶与甲氧苄啶的结合。肺炎链球菌对甲氧苄啶的耐药很常见,定位诱变技术证明Ile100Leu型一个氨基酸的变化就可使细菌对甲氧苄啶的耐药水平提高50倍。

(二)质粒介导的耐药

质粒可以介导细菌对甲氧苄啶的耐药,与此相关的耐药基因即变异的二氢叶酸还原酶基因(dfr:s)已发现30多种。质粒介导的甲氧苄啶耐药在肠道菌群中很常见,耐药基因一般位于Ⅰ类和Ⅱ类整合子上,最早发现的耐药基因dfr1位于转座子Tn7来源的Ⅱ类整合子上,而Tn7是肠道细菌染色体上的高频率插入序列,临床分离菌株中该转座子一般位于染色体上,较少位于质粒上。dfr2由dfr2a、dfr2b、dfr2c和dfr2d组成,四种基因的亲缘关系较近,构成了一个亚类; 根据氨基酸序列构建的进化树上,dfr1、dfr5、dfr6、dfr7和dfr14构成了一个群,其他dfr的亲缘关系较远,说明dfr基因来自不同的微生物。dfr13、dfr15、dfr17发现于共生的肠道菌群的Ⅰ类整合子上,猪来源的大肠埃希菌上发现了可移动质粒介导的dfr9基因,可能在猪的饲养过程中大量使用甲氧苄啶选择出了该基因。葡萄球菌对甲氧苄啶的高水平耐药由对药物不敏感的二氢叶酸还原酶S1引起,该基因位于广泛存在的Tn4003转座子上,其氨基酸序列与表皮葡萄球菌染色体介导的二氢叶酸还原酶只有3个氨基酸的差异,提示表皮葡萄球菌酶变异后发生了水平转移。随后人们在溶血性葡萄球菌和李斯特菌上发现了二氢叶酸还原酶S2,其来源于S1相似。

第二节 甲硝唑耐药

甲硝唑是硝基咪唑类药物的重要成员,是治疗厌氧菌、微需氧菌如拟杆菌属、梭状芽孢杆菌、幽门螺杆菌及阴道毛滴虫、贾第鞭毛虫和阿米巴原虫感染的首选药物。几乎所有的革兰阴性厌氧杆菌对甲硝唑均敏感,而许多革兰阳性厌氧菌如乳酸杆菌、痤疮丙酸杆菌等对甲硝唑固有耐药。

一、幽门螺杆菌耐药

目前在治疗幽门螺杆菌(*Helicobacterpylori*, Hp)的感染中,由于甲硝唑在胃内具有高稳定性和较强的抗Hp活性,成为抗Hp感染的主要药物之一。其作用机制是在厌氧环境和DNA存在条件下,甲硝唑为药物前体,在细胞中激活而起效。进入细胞的甲硝唑,在特有的低氧化还原电势和硝基还原酶的作用下,作为一种良好的电子受体被还原成亚硝基衍生物和羟胺衍生物。这些代谢产物具有细胞毒性,可作用于DNA、RNA、蛋白质和其他靶物质,导致DNA螺旋不稳定、解螺旋、线性断裂,从而杀死细菌。还原甲硝唑的硝基还原酶包括氧不敏感性和氧敏感性两种。前者的还原作用是以两个电子转移为基础,生成中间产物亚硝基和羟胺;后者的还原作用是以一个电子转移为基础,硝基基团被还原为硝基阴离子后,可再被氧化为药物前体和超氧阴离子,此过程称为"无效循环"。因此,在有氧条件下,甲硝唑的杀菌活性降低。

药物摄入量下降和还原速度减慢是耐药的主要原因。在治疗Hp的过程中,随着抗生素的广泛使用,Hp对甲硝唑的耐药率呈上升趋势,在发达国家耐药率为20%~30%,在发展中国家耐药率可达60%~80%。研究表明Hp对甲硝唑耐药与编码参与甲硝唑氧化还原反应的酶的基因(*rdxA*、*frxA*、*fdxB*)突变有关。由于这些基因突变,导致酶表达的缺失或者酶的活性降低,从而不能有效地将甲硝唑还原成有细胞毒性的还原产物,最终导致Hp对甲硝唑耐药。

Hp的*rdxA*基因:即Hp26695全基因组序列中的HP0954基因,全长851 bp,编码由210个氨基酸组成的氧不敏感的NADPH硝基还原酶(RdxA)。不相关的甲硝唑敏感株之间,*rdxA*基因序列约有5%的差异。*rdxA*突变的类型包括插入突变和碱基替换,插入突变的结果可导致在突变位置之后,合成数个氨基酸就遇到终止密码而形成截短的肽链;碱基替换突变可导致氨基酸的替代突变,也存在无意义的突变。

Hp的*frxA*基因:即Hp26695全基因组序列中的HP0642基因,编码NADPH黄素氧化还原酶,是经典的非氧敏感性NADPH硝基还原酶的同源物,与*rdxA*基因在蛋白质水平有25%的同一性,在高度保守系列中有63%的相似性。*frxA*突变的类型包括缺失突变和碱基替换,缺失突变的结果,可导致阅读框在突变位置后,继续合成两个氨基酸就发生改变,最终遇到终止密码而形成截短的肽链。*rdxA*基因插入突变和*frxA*基因的缺失突变,均使Hp不能表达出完整的有活性的蛋白。另外,*rdxA*、*frxA*基因碱基替换突变导致的氨基酸的替代突变,可能会影响蛋白的结构导致活性降低,从而影响甲硝唑对Hp的作用。Tanih和Liane两个实验组的研究均证实*rdxA*和*frxA*基因突变都可导致Hp对甲硝唑耐药,但前者的作用更重要。有些耐药株二者均未发生突变,说明有其他机制参与了甲硝唑耐药。

Hp的*fdxB*基因:即Hp26695全基因组序列中的HP1508基因,编码铁氧还蛋白类似物。*fdxB*基因的突变失活不足以引起Hp对甲硝唑耐药,但在其他耐药基因突变失活的前提下,*fdxB*基因的突变失活可成倍增加Hp对甲硝唑的耐药性。

Hp基因突变的类型不同,耐药程度也不同。*rdxA*和*frxA*同时突变的菌株往往表现出高水平耐药(MIC>128mg/L);单独*rdxA*基因突变与中等水平耐药有关(MIC=64~128mg/L),单独*frxA*基因突变一般只导致低水平耐药,单独*fdxB*基因突变可导致低水平耐药或不耐药,但*fdxB*和*rdxA*同时突变可引起高水平耐药。

根据甲硝唑的作用模式,除硝基还原酶基因的突变失活外,尚有其他耐药机制:如甲硝唑摄入减少和（或）排出增加所致甲硝唑在细胞内聚集减少；*RecA*基因的过度表达导致DNA修复的增强；无法获取足够低的氧化还原电势等。最近研究还发现，甲硝唑的还原产物具有诱变作用，可增加基因突变和基因重组的频率，导致耐药突变体的产生。当敏感菌株被甲硝唑杀灭后，耐药突变体就成为优势群体得以继续生长繁殖。

二、拟杆菌属细菌耐药

在拟杆菌属细菌中与甲硝唑耐药有关基因是*nim*基因（nitroimidazole-resistant genes），推测该基因能编码硝基咪唑还原酶，能将硝基咪唑转化成氨基咪唑，避免了有毒性的亚硝基的形成，使甲硝唑失去了抗菌活性。目前发现的nim基因有*nimA*、*nimB*、*nimC*、*nimD*、*nimE*、*nimF*、*nimG* 7种，最常见的基因是*nimA*，其次是*nimB*和*nimE*，它们可以位于染色体上，也可位于质粒上，耐药基因可通过接合样（conjugation-like process）过程转移到敏感菌。临床检测出耐药基因并不等于临床治疗上的耐药，但甲硝唑长期应用会选择出带有*nim*基因的细菌。研究发现耐药菌株的乳酸脱氢酶水平提高，黄素氧化还原蛋白（flavodoxin）及丙酮酸-铁氧还蛋白氧化还原酶（pyruvate-ferrodoxin oxidoreducatse，PFOR）水平下调，说明多种机制参与了拟杆菌属细菌对甲硝唑的耐药。

原虫对甲硝唑的耐药机制请参考相关章节。

第三节　细菌对多黏菌素耐药

多黏菌素系由多粘芽孢杆菌（bacilluspolymyxa）产生的一组多肽类抗生素，主要有多黏菌素A、B、C、D、E 5种。目前应用于临床的只有多黏菌素B和多黏菌素E，它们的结构基本相同，均是由疏水的脂肪酸结构和正电荷的七肽环组成，主要区别是多黏菌素B的七肽环上一个氨基酸是D-苯丙氨酸，而多黏菌素E为D-亮氨酸，二者的作用机制相似，但多黏菌素B的抗菌活性强于多黏菌素E。多黏菌素B和其他衍生物存在完全的交叉耐药性。

多黏菌素类药物具有表面活性，可溶于水，也可溶于脂类，主要作用于细菌细胞膜。当与细胞膜接触时，其亲水基团与细胞外膜磷脂上的磷酸基形成复合物，而亲脂链则可插入膜内脂肪链之间，破坏细胞膜结构而增加膜通透性，使细菌细胞内的磷酸盐和核苷酸等重要物质外漏而造成细胞死亡。另外，多黏菌素类抗生素进入细菌细胞后，也影响核质和核糖体的功能。多黏菌素对革兰阴性菌有强大杀灭作用，由于该类药物可能产生严重的肾毒性和神经毒性，在临床上的应用一度减少，近年来随着多重耐药菌的不断增多，多黏菌素的使用有增多趋势，对泛耐药的铜绿假单胞菌、鲍曼不动杆菌和产新德里金属β-内酰胺酶1（New Delhi metallo-β-lactamase-1，NDM-1）的肠杆菌科细菌引起的严重感染常推荐使用多黏菌素。但目前已经发现对多黏菌素耐药的细菌，国内刘立凡检测了30株泛耐药的铜绿假单胞菌，其中有46.7%的细菌对多黏菌素B耐药；Antoniadou A等从9位特护患者体内分离出16株耐多黏菌素E的肺炎克雷伯菌；从动物身上分离的肠道杆菌中对多黏菌素E耐药的细菌也占一定比例，这些耐药现象值得临床工作者高度关注。

多种机制参与了细菌对多黏菌素的耐药，人们研究较多的是二元调控系统和细胞外膜类脂A的结构改变。二元调控系统（two-signal transduction system或two-component regulatory system）是细菌和真菌中的一种信号转导机制，相对而言，细菌中存在更为广泛。典型的二元调控系统由横跨内膜的组氨酸激酶感受器和胞浆反应调控蛋白两部分组成，在功能上偶联的感受器激酶和反应调控蛋白在基因组中相邻，形成一个操纵子，这种安排便于细菌根据外界环境变化及时做出适应性反应。感受器激酶包含一个能检测细胞外刺激N末端的细胞膜外结构域，和一个能结合ATP并且具有组氨酸激酶活性的C末端胞浆传递结构域。反应调控蛋白包括一个保守的精氨酸接收器结构域和一个可变的天冬氨酸效应结构域，效应结构域通常能直接与螺旋-回旋-螺旋的DNA结合，调节基因表达。组氨酸激酶的传感器结构域感应到内外环境的变化时，催化ATP依赖的特定组氨酸残基自身磷酸化，之后将磷酰基转移到胞浆反应调控蛋白接受器结构域的精氨酸残基上，从而改变了效应结构域的活性，使其与螺旋-回旋-螺旋的DNA结合能力增强或使效应结构域具有酶催化活性引起一系列生物学效应。当感受器激酶脱磷酸化后二元调控系统恢复到原来状态。研究发现二元调控系统的突变和过度表达参与了多种革兰阳性和阴性菌的耐药过程。在革兰阴性菌中存在较多的二元调控系统是PmrA/PmrB和PhoP/PhoQ系统，两种调控系统的结构和功能在不同种属细菌有一定差异。PmrA/PmrB在高Fe^{3+}环境中可直接激活arnBCADTEF基因并使之表达，而PhoP/PhoQ对低Mg^{2+}环境敏感，PhoQ感受器探测到低Mg^{2+}信号后，会通过中间调节因子PhoD作用于PmrA/PmrB系统，间接上调arnBCA DTEF基因的表达。arnBCADTEF基因编码一个通路，将4-氨基-4-脱氧-L-阿拉伯糖（LAra4N）加到革兰阴性菌外膜类脂A的磷酸基结合，使外膜负电荷减少，与带正电荷的多黏菌素结合率降低，细菌对多黏菌素的摄入减少，产生耐药。McPhee J B等发现铜绿假单胞菌PhoP/PhoQ系统的phoP基因突变会引起PhoP过量表达，最终导致对多黏菌素B耐药性增强；铜绿假单胞菌中还存在ParR/ParS二元调节系统，该系统也通过arnBCADTEF基因的激活而对多黏菌素B耐药。鲍曼不动杆菌中的PmrA/PmrB系统由pmrCAB操纵子编码，该操纵子基因序列的改变与细菌对多黏菌素B耐药性提高有关。

　　多年来一直认为多黏菌素耐药由染色体突变引起，耐药性以垂直传播为主，直到2015年我国学者发现了可移动的黏菌素耐药基因（mobile colistin resistance-1，mcr-1），并报告了质粒介导的mcr-1基因的存在，证明多黏菌素的耐药可随质粒经接合方式转移到其他菌株，即耐药性可以在细菌之间水平传播。

　　外排泵机制是多种细菌的重要的多重耐药机制，这种耐药机制在多黏菌素耐药中也起了作用。淋病奈瑟菌、耶尔森菌的Mtr外排泵及沙门菌的AcrAB外排泵都可将多黏菌素排出细菌外，使细菌表现出多黏菌素耐药性。有些革兰阴性菌可分泌多黏菌素溶解蛋白裂解多黏菌素引起耐药。另外，细胞膜通透性的改变及细菌生物被膜的屏障作用可能在多黏菌素耐药中也起了作用。在应对革兰阴性泛耐药菌感染时，有时人们把多黏菌素看做最后的希望，而耐多黏菌素细菌的出现和传播为临床治疗增加了困难，加强相关的耐药研究非常必要。

第四节　细菌对利奈唑胺耐药

　　利奈唑胺（linezolid）属噁唑烷酮类抗菌药物，1999年美国食品和药物管理局（Food and Drug Administration，FDA）批准用于临床，其化学全称为（S）-N-[3-氟-4（4-吗啉）苯-2-氧-5-噁唑-甲基]-乙酰胺,国内译名为利奈唑胺(结构式见图21-2)。利奈唑胺主要作用于各种革兰阳性菌、诺卡菌和分枝杆菌,对耐甲氧西林金黄色葡萄球菌(MRSA)、耐万古霉素肠球菌(VRE)、中介度耐万古霉素金黄色葡萄球菌(VISA)及耐药结核分枝杆菌都具有较强的抑菌和杀菌作用,从而成为新世纪抗感染药物中的重要类型。但可能由于AcrAB外排泵的作用,利奈唑胺对革兰阴性杆菌无作用。利奈唑胺主要通过抑制mRNA与核糖体的结合,影响蛋白质的合成而发挥抗菌作用,作用为点在50S核糖体亚基23S rRNA的第5功能区,可阻止50S与30S亚基结合成70S核糖体。噁唑烷酮类药物是一类完全人工合成的制剂,在自然界不存在天然耐药现象。最初人们认为不会很快产生耐药性,但利奈唑胺用于临床后不久就发现了临床耐药株,尽管至今发现的数量并不多,但由于该类药物在当今临床上的重要性,其耐药问题值得关注。

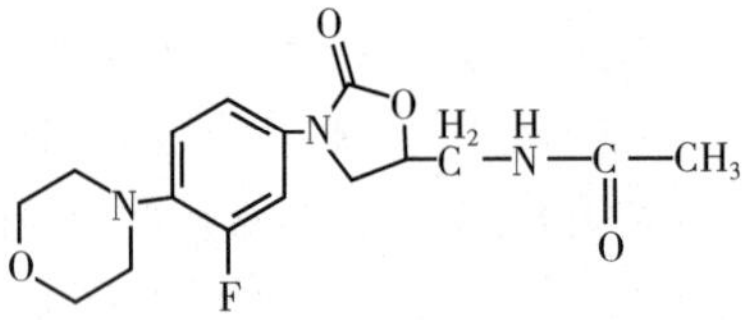

图21-2 利奈唑胺结构式

一、细菌对利奈唑胺耐药的基本状况

细菌对利奈唑胺耐药的自然发生率很小。以金黄色葡萄球菌为例,体外实验证明其对利奈唑胺耐药的自然发生率$<8 \times 10^{-11}$。至今临床发现的利奈唑胺耐药菌并不多,但足以引起重视。Flamm等2011年收集了33个国家79家医疗中心的8059株临床革兰阳性菌,结果凝固酶阴性葡萄球菌对利奈唑胺的耐药率为1.2%,肠球菌为0.39%,与2010年的0.13%和0.06%相比有上升趋势,但并没有发现金黄色葡萄球菌、肺炎链球菌、草绿色链球菌对利奈唑胺的耐药株。尽管在某些无用药史的患者中发现了耐药菌株,但一般认为耐药的发生与利奈唑胺的使用时间成正比,并且药物浓度低于最小抑制浓度(MIC)更易诱导靶位突变。动物实验证明,用药后2~5天即可发生耐药株。至今发现的耐药菌主要是肠球菌、葡萄球菌和结核分枝杆菌。与其他耐药菌一样,耐利奈唑胺细菌可在患者间传播,并引起院内感染。利奈唑胺与其他噁唑烷酮类药物有较强的交叉耐药性,但与其他类别的抗菌药物无交叉耐药。可能是由于靶位接近的缘故,利奈唑胺耐药性的产生常伴有大环内酯类耐药性的消失。

二、细菌对利奈唑胺耐药的机制

目前,细菌对利奈唑胺耐药的较明确机制主要涉及靶位突变,甲基转移酶的产生等,但有些细菌的耐药机制尚不明了。

(一)靶位突变

在实验室,人们发现在耐利奈唑胺的肠球菌和金黄色葡萄球菌的23S rRNA第5功能区中心环区域中,存在第2447和2576位碱基G-U突变,随后在肠球菌中又发现了G2512U、G2513U、C2610G和G2505A形式的突变。至今从葡萄球菌发现的利奈唑胺耐药相关突变有C2104T、C2192T、G2447T、T2500A、A2503G、T2504C、T2504A、G2505A、C2534T、T2537C、G2576T、G2603T、G2631T和G2766T等,国内发现的有G2576T和C2104T型突变;

从肠球菌发现的突变有G2576T、T2500A、C2192T、G2447T、C2461T、A2503G、T2504C、G2505A、G2766T、G2512U、G2513U和C2610G等。用利奈唑胺浓度递增的液体培养基筛选MRSA临床株,发现了G2447U和C2192U突变耐药株,并且这种耐药同时失去了对大环内酯类的耐药特性,但G2576T突变的耐药株仍保留对大环内酯类的耐药特性。人们用只有1个rRNA功能基因的耻垢分枝杆菌实验株进行诱导实验,发现所得到的耐利奈唑胺菌株分为两类,一类对利奈唑胺的MIC为64~128mg/L,耐药与核糖体突变有关;另一类MIC为4~8mg/L,耐药与核糖体的突变无关,说明耐利奈唑胺可能还有其他机制。用利奈唑胺敏感的结核分枝杆菌(MIC≤1mg/L)诱导产生的耐药菌株发现了G2061T和G2576T突变,对利奈唑胺的MIC为别为32mg/L和16mg/L,但MIC在4~8mg/L之间的耐药株耐药机制不明。

首先在临床发现的耐利奈唑胺菌株是屎肠球菌。人们用利奈唑胺治疗169名屎肠球菌感染者时发现两名患者出现耐药,分子生物学分析证明突变类型是G2576T,并发现耐药水平与发生突变基因的拷贝数相关。对临床耐药株进行研究发现,对利奈唑胺耐药水平与突变呈基因量效应(gene dosage effect)关系,6个23S rRNA基因中只有1个发生突变的屎肠球菌MIC为8mg/L,而有5个基因发生突变的菌株MIC为64mg/L。有些临床发现的耐药肠球菌并没有与利奈唑胺接触史,但存在G2576T突变,说明rRNA突变可能与其他因素诱发有关。

2001年Tsiodras等报道第1例耐利奈唑胺的MRSA临床株,分子生物学分析证明突变类型为G2576T,这种突变非常稳定,在无抗生素培养基中连续传代,其耐药性不变。2004年Meka等从MRSA菌血症患者的血液中分离出一系列MRSA耐药株,经耐药分析发现,突变类型为T2500A,其中2株丢失了1个拷贝的23srRNA,突变位点位于23rRNA第5功能区,最后1株在无利奈唑胺压力情况下7个月后恢复敏感性,并发现T2500A突变消失。这说明细菌在没有抗生素压力下,可以转换为野生表型。研究证明,无论是G2576T还是T2500A突变都存在与基因的量效关系。

(二)甲基转移酶的产生

细菌的另一个耐利奈唑胺的机制与氯霉素-氟甲砜霉素耐药(chloramphenicol-florfenical resistance, cfr)基因有关,该基因编码1种rRNA甲基转移酶,最初在分离自德国牛身上的1株松鼠葡萄球菌质粒中发现,其质粒可能在葡萄球菌之间转移。该基因的存在可使核糖体大亚基23rRNA的A2503位发生甲基化作用,导致细菌对利奈唑胺和氯霉素耐药。分析认为cfr的出现于氟甲砜霉素的使用有关。

2008年哥伦比亚的Arias等从1名患者的气管吸出物中分离出耐利奈唑胺的MRSA,该患者因慢性肾衰竭合并骨折住院,又因肺炎而静脉使用利奈唑胺,1天后即分离出该菌。分析表明,细菌的耐药由cfr基因介导,该基因位于染色体上,很可能是具有剪切和移动功能的整合质粒的一部分。cfr和erm(B)基因紧密连接,并形成1个转录单位mlr操纵子,该操纵子使MRSA对所有靶位为核糖体大亚基的抗生素(氟甲砜霉素、林可酰胺类抗生素、噁唑烷酮类抗菌药物、截短侧耳素、链霉素A)耐药,被称为PhLOPSA耐药表型。erm(B)编码另一种甲基化酶,介导细菌对大环内酯类、林可酰胺类和链霉素类耐药。因为在哥伦比亚的研究发现erm(B)基因只存在于肠球菌,推测cfr基因很可能源于肠球菌,经过水平转移在葡萄球菌上表现出来。

近年来研究发现cfr基因可以在染色体上,也可在质粒上,其基因环境非常相似,周围常发现插入序列,插入序列与 cfr 经常整合到转座子Tn558中,带有 cfr 基因的质粒和染色体常带有其他耐药基因。除牛外,目前在猪、马、家禽来源的葡萄球菌的质粒或染色体中均检出了 cfr 基因,人源表皮葡萄球菌的质粒p7LC上及MRSA的质粒和染色体上均检出了 cfr 基因。国内从头状葡萄球菌中发现了带 cfr 基因的质粒pMHZ,从科氏葡萄球菌中检出了带 cfr 基因的质粒pHK01、pRM01、pRA01,质粒pHK01中,IS21-558和 cfr 整合入转座子Tn558; pRM01、pRA01质粒中, cfr 接入2拷贝的IS256样插入序列。

（三）核糖体蛋白的基因突变

50S核糖体的L3、L4、L22核糖体蛋白与肽链转移酶中心PTC作用密切,为它们编码的 rplC、rplD、rplV 基因突变会影响23S rRNA的构型和稳定性,从而导致细菌对利奈唑胺的敏感性,相关的突变主要在临近PTC的中央区。目前发现与利奈唑胺耐药相关的 rplC 突变已有十几种, rplD 突变有近10种, rplV 基因突变还未出现,不过总起来说核糖体蛋白突变引起的利奈唑胺耐药占的比例较低。

（四）其他耐药机制

除上述机制外,23S rRNA的修饰改变、LmrS外排泵的外排作用和ABC转运体的表达增强都可能与利奈唑胺的耐药有关,需要进一步研究。另外还有一些利奈唑胺耐药机制至今不明。

2007年德国E Elvria等报道,从210株多重耐药结核分枝杆菌中分离出4株利奈唑胺耐药株,其中1株对利奈唑胺的MIC为4mg/L,另外3株为8mg/L。分子生物学分析没有发现靶位突变,耐药机制不明,这是临床首次发现耐利奈唑胺的结核分枝杆菌。国内王立朋等对10株利奈唑胺耐药肠球菌的相关基因进行扩增后序列分析,未检测到23S rRNA的V583区域有G2576T及L3、L4基因突变引起的氨基酸序列改变,也未检测到 cfr 基因,说明可能还有其他机制参与细菌的耐药过程。

三、利奈唑胺耐药性细菌的实验室检测

（一）根据美国临床实验室标准化协会(CLSI)的规定:

肠球菌对利奈唑胺的MIC≤2mg/L为敏感,≥8mg/L为耐药,=4mg/L为中介;纸片法(30μg/片)抑菌环直径≥23mm为敏感,≤20mm为耐药,21~22mm为中介。但是对于葡萄球菌,该协会只制订了MIC≤4mg/L为敏感,并没有制定耐药折点。根据这些规定,实验室可用肉汤稀释法、纸片扩散法、E-test方法及自动化方法检测利奈唑胺的耐药性。但这些方法测定耐药肠球菌的效果比较可靠,对非敏感的葡萄球菌效果并不理想。有人以肉汤稀释法为标准,对比了实验室常用几种方法的准确性,结果15株耐药肠球菌中,纸片扩散法和E-test法将1株测定为敏感菌,而MicroScan、Phoenix、VITEK2耐药测定系统的结果完全符合;15株非敏感葡萄球菌中,纸片扩散法和E-test法分别将8株和6株测定为敏感,Phoenix系统则将4株测定为敏感,MicroScan、VITEK2耐药测定系统较好,只将1株测定为敏感。这些结果说明,在测定葡萄球菌对利奈唑胺的耐药性时,最好使用肉汤稀释法。无论葡萄球菌还是肠球菌,用上述方法测定时将敏感菌鉴定为耐药菌的比例不足3%,所以各种方法一旦发现耐药菌或非敏感菌应高度怀疑。

（二）分子生物学方法

除了上述常规方法外,人们针对靶位突变引起的耐药,设计了多种分子生物学方法。对于同质敏感株和所有23S rRNA等位基因都发生突变的同质耐药株,可采用聚合酶链反应产物DNA测序法,但用这种方法分析只得到部分等位基因发生突变的菌株,且试验非常烦琐。肠球菌发生G2576T突变后会出现新的限制性内切酶位点,为利用PCR产物酶切分析技术提供了条件,用MaeI或NheI内切酶消化PCR产物后,同质耐药株会出现2个片段,异质耐药株出现3个片段,而野生株只有一条未消化的片段。针对肠球菌G2576T突变,Wemer等设计了2个DNA探针,一个针对敏感基因,另一个针对耐药基因,两者只有1个核苷酸的差异。不同的荧光染料标记后,在玻片上对细菌培养物进行荧光原位杂交,结果敏感性达100%,只有1个等位基因发生变异的菌株也可被检出。无论是PCR产物酶切分析技术,还是荧光原位杂交技术,只能证明细菌是否发生了基因突变,并不能分析出在数个拷贝的等位基因中发生突变的基因数目。为此,Wemer等又设计了5′-核酸酶实时PCR技术。他们利用2个标记的Taqman探针分别检测敏感等位基因和耐药等位基因,可对扩增的PCR产物进行实时检测和定量,结合芯片实验室技术(LabChip technology)可分析出突变等位基因的数目。上述这些分子生物学方法主要用于检测肠球菌G2576T突变引起的利奈唑胺耐药,对其他位点突变引起的利奈唑胺耐药并不完全合适。另外,由于存在突变与基因量效关系,检测出突变未必就意味着耐药,在解释试验结果时务必注意。

利奈唑胺具有较强的抗菌作用,表现出良好的临床疗效。虽然目前耐利奈唑胺的细菌并不常见,但值得密切关注。基因突变和质粒转移为利奈唑胺耐药菌的产生和传播奠定了生物学基础,而目前耐药细菌广泛产生、传播和流行的社会因素仍没有彻底改变。临床细菌工作者一方面注意发现耐利奈唑胺的细菌,另一方面还要注意改进现有方法,特别要注意研究非敏感葡萄球菌的检测方法,使之更敏感、简便和准确。

第五节 其他药物耐药

一、新生霉素耐药

新生霉素能抑制ATP酶,具有多种细胞内作用,最明显的是抑制DNA回旋酶。该药与其他药物合用能有效杀灭多种耐药菌,但单独使用易产生耐药性,其机制不详。

二、呋喃妥因耐药

呋喃妥因又称呋喃坦啶,属于硝基呋喃类药物,对革兰阳性菌和部分革兰阴性菌具有较强的杀灭活性,主要用于肠道、尿路感染和外用消毒,目前这类药物在临床应用逐渐减少。该类药物在细菌细胞内发生还原反应,能与多种蛋白质结合,通过阻止翻译过程、抑制多种诱导酶的合成,影响细菌代谢、破坏细菌DNA、诱发SOS样反应,细菌硝基呋喃还原酶活性降低,从而减少活性衍生物的产生,出现耐药性。

三、磷霉素耐药

磷霉素是一种小分子化合物,结构和磷酸烯醇式丙酮酸类似,能抑制细菌细胞壁合成的第一步反应,因而抗菌谱较广。对磷霉素耐药的细菌具有一种灭活酶,其活性类似谷胱甘肽-S-转移酶。该基因由质粒介导,最初可能来源于链霉菌。

四、杆菌肽耐药

杆菌肽是一种多肽类抗生素,由杆菌肽A、B、C组成。杆菌肽能抑制细菌细胞壁的合成,并能分解细菌胞浆膜,使胞浆内容物外漏导致细菌死亡。细菌对其耐药性产生缓慢,对杆菌肽耐药偶见于金黄色葡萄球菌,其机制不明。与其他抗生素无交叉耐药性发生。

（郭学青）

参考文献

1. 杨世杰. 药理学. 北京: 人民卫生出版社, 2005, 453-455

2. Goodwin A, Kersulyte D, Sisson G, et al. Metronidazole resistance in Helicobacter pylori is due to null mutations in agene(rdxA)that encodes an oxygen-insensitive NADPH nitroreductase. Mol Microbiol, 1998, 28(2): 383-393

3. Debets-Ossenkopp YJ, Pot RG, van Westerloo DJ, et al. Insertion of miniIS605 and deletion of adjacent sequences in the nitroreductase(rdxA)gene cause metronidazole resistance in Helicobacter pylori NCTC11637. Antimicrob Agents Chemother, 1999, 43(11): 2657-2662

4. Kwon DH, Osato MS, Graham DY, et al. Quantitative RT-PCR analysis of multiple genes encoding putative metronidazole nitroreductases from Helicobacter pylori. Int J Antimicrob Agents, 2000, 15(1): 31-36

5. Jeong JY, Berg DE. Mouse-colonizing Helicobacter pylori SS1 is unusually susceptible to metronidazole due to two complementary reductase activities. Antimicrob Agents Chemother, 2000, 44(11): 3127-3132

6. Jeong JY, Mukhopadhyay AK, Akada JK, et al. Roles of FrxA and RdxA nitroreductases of Helicobacter pylori in susceptibility and resistance to metronidazole. J Bacteriol, 2001, 183(17): 5155-5162

7. Bereswill S, Krainick C, Stahler F, et al. Analysis of the rdxA gene in high level metronidazole-resistant clinical isolates confirms a limited use of rdxA mutations as a marker for prediction of metronidazole resistance in Helicobacter pylori. FEMS Immunol Med Microbio, 2003, 36(3): 193-198

8. 李艳, 刘长庭, 王德龙, 等. 嗜麦芽寡氧单胞菌分离株对复方磺胺甲噁唑耐药机制探讨. 中国抗生素杂志, 2008, 33(1)37-39

9. 黄金伟, 陈苏伟, 黄建胜, 等. 嗜麦芽寡氧单胞菌sul1、sul2基因与复方新诺明耐药关系. 中华医院感染学杂志, 2009, 19(6): 618-620

10. 魏蕊蕊, 张纯萍, 邹明, 等. 革兰阴性菌对多黏菌素的耐药性及其机制研究进展. 动物医学进展, 2013, 34(2): 79-82

11. Flamm RK, Mendes RE, Ross JE, et al. An international activity and spectrum analysis of linezolid: ZAAPS Program results for 2011, Diagn Microbiol Infect Dis, 2013, 76(2): 206-213

12. Chen H, Wu W, Ni M, et al. Linezolid-resistant clinical isolates of enterococci and Staphylococcus cohnii from a multicenter study in China: molecular epideminology and resistance mechanisms. Int J Amtimicrob Agents, 2013, 42(4): 317-321

13. Yang XJ, Chen Y, Yang Q, et al. Emergence of cfr-harboring coagulase-negative Staphylococci among patients received linezolid therapy in two hospitals of China. Jmed Microbiol, 2013, 62(Pt6): 845-850

14. 王立朋, 何云燕, 严立, 等. 利奈唑胺耐药肠球菌耐药机制分析. 临床检验杂志, 2013, 31(8): 625-628

15. Liu YY, Wang Y, Walsh TR, et al. Emergence of plasmid-mediated colistin resistance mechanism MCR-1 in animals and human beings in China: a microbiological and molecular study. Lancet infect. Dis. 2016, 16: 161-168

第二十二章

分枝杆菌的耐药性与检测

分枝杆菌属隶属于放线菌目,棒杆菌亚目,分枝杆菌科,目前该菌属有150个种和亚种,临床上一般把分枝杆菌属细菌分为结核分枝杆菌复合群、非结核分枝杆菌和麻风分枝杆菌。结核分枝杆菌复合群由结核分枝杆菌、牛分枝杆菌、非洲分枝杆菌、田鼠分枝杆菌BCG、减毒牛分枝杆菌和肯尼迪分枝杆菌组成。引起人类结核病的病原体主要是结核分枝杆菌,少数是牛结核分枝杆菌,所以人们又将除结核分枝杆菌、牛分枝杆菌和麻风分枝杆菌以外的分枝杆菌定义为非结核分枝杆菌(nontuberculosis mycobacteria)。当前麻风病已经在世界范围内得到有效控制,结核病仍是重要的公共卫生问题,非结核分枝杆菌引起的机会性感染也引起医学界关注。

结核病是一种古老的疾病,其病原体是结核分枝杆菌,该菌与人类共同进化有上万年的历史。在20世纪中叶以前,人们对结核病没有特效治疗方法。直到链霉素、异烟肼等药物问世以后,人们才看到了消灭这种顽疾的曙光。随后几十年中,人们对化学药物的作用深信不疑,以致放松了对治疗的管理,全球结核病出现了反弹现象,1993年WHO宣布全世界已处于结核紧急状态,随后国际社会做了大量卓有成效的工作,使上升趋势有所扭转。尽管如此,每年全球仍有近900万新发病例,约有140万人死于结核病,并且耐药结核病、特别是耐多药结核病和泛耐药结核病逐渐增多,严重影响了结核病的防治工作,国际社会必须予以高度重视。本章主要介绍结核分枝杆菌和非结核分枝杆菌耐药相关的概念、机制、流行情况和检测方法。

第一节　结核分枝杆菌及其与耐药相关的概念

一、结核分枝杆菌的基本特征

结核分枝杆菌为细长稍弯曲、两端钝圆的杆菌,大小为0.4μm ×(1μm~4μm),呈单个或分枝状排列,抗酸染色阳性,无鞭毛、无芽孢,有微荚膜。在陈旧的病灶和培养物种可呈颗粒状、串珠状短棒状、索状、长丝形等。结核分枝杆菌为需氧菌,对营养要求较高,需在特殊的培养基中才能生长。该菌生长缓慢,约10~18h分裂一代。在营养匮乏的环境中结核分枝杆菌可呈颗粒型、球形和滤过型。颗粒型细菌在条件适宜的情况下可重新获得增殖能力；球形菌即L型菌，当机体免疫力低下时可返祖为亲代结核分枝杆菌，使病情复发或恶化；滤过型是小于典型杆菌20倍的球状微粒小体，可通过细菌滤膜。

结核分枝杆菌的细胞壁有丰富的类脂质（约占干重的60%），特别是大量的分枝菌酸（mycolil acid）包围在肽聚糖的表面，还有阿拉伯聚糖、半乳聚糖和葡聚糖等，它们构成了厚而坚固的屏障，影响染料和药物等的穿入。上述特点使结核分枝杆菌不易着色，对理化环境有较强的抵抗力；生长缓慢也为结核病的研究、诊断、治疗和预防带来了困难。

结核分枝杆菌无内毒素，也不产生外毒素和侵袭性酶类，其细胞壁中的脂质含量与细菌毒力密切相关，含量越高毒力越强。这些脂质成分主要有磷脂、分枝菌酸、蜡质D以及硫酸脑苷脂和硫酸多酰化海藻糖。虽然结核分枝杆菌代谢缓慢，其形态、毒力、免疫原性和耐药性等特征仍会发生变异，譬如耐药结核分枝杆菌的形态、毒力和生物学性状与典型结核分枝杆菌会有所差异，有些细菌会缩短或伸长、颗粒增多呈串珠状，有些会出现抗酸性减弱的改变，某些耐异烟肼的菌株毒力也会下降。

二、与结核分枝杆菌耐药相关的几个概念

1. 天然耐药（natural drug resistance，NDR）指细菌从未与某种药物接触而发生了基因突变，对药物产生了耐药性。

2. 原发性耐药（primary drug resistance，PDR）指一个过去从未接受过抗结核治疗的患者对一种或一种以上的抗结核药耐药。包括患者一开始感染的就是耐药结核分枝杆菌和感染敏感菌后在治疗之前又发生了基因突变产生的耐药（天然耐药）两种情况。

3. 获得性耐药（acquired drug resistance，ADR），又称继发性耐药（secondary drug resistance，SDR），指在治疗过程中发生的对一种或一种以上药物的耐药。其原因主要是治疗不当使敏感菌群被杀灭后，少数耐药突变株成为优势菌群形成的。

4. 初始耐药（initial drug resistance，IDR）包括原发性耐药和未被发现的获得性耐药。在使用上述概念时应注意下列问题：为方便调查，WHO将原发耐药组定义为从未因结核病而接受过治疗，或者因结核病接受过治疗但治疗期少于一个月的患者。而根据研究观察，即使在用药一个月内，耐药率随着时间的延长也逐渐上升。为提高资料的可比性，有人主张在调查报告中仍采用原发性耐药的本来定义进行分组。阅读和使用资料时应注意区别。

5. 结核分枝杆菌野生菌株指未接触过任何抗结核药的结核分枝杆菌菌株。

6. 耐药结核病（drug resistance-tuberculosis，DR-TB）指由耐药结核分枝杆菌引起的结核病。

7. 单耐药结核病（monoresistance-tuberculosis，MR-TB）指结核病患者感染的分枝杆菌经体外药物敏感性试验（drug-susceptibility testing，DST）证实对一种一线抗结核药物耐药的结核病。

8. 利福平耐药结核病（rifampicin resistance-tuberculosis，RR-TB）指体外DST证实患者感染的结核分枝杆菌对利福平耐药的结核病。这个定义包括了所有对利福平耐药的结核病，无论是利福平单耐药结核病还是利福平多耐药结核病（rifampicin poly-drug resistant tuberculosis，RPR-TB）以及下述的MDR-TB、XDR-TB。

9. 多耐药结核病（polyresistance-tuberculosis，PR-TB）指经体外DST证实患者感染的结

核分枝杆菌对一种以上一线药物耐药的结核病,但不包括同时对异烟肼和利福平耐药的情况。

10. 耐多药结核病(multidrug resistance-tuberculosis,MDR-TB)指患者感染的结核分枝杆菌体外试验证实至少同时对异烟肼和利福平耐药。结核分枝杆菌对异烟肼和利福平以外的任何一种抗结核药耐药一般不会影响疗效;即使对二者以外的两种抗结核药耐药对疗效的影响也较小。因此WHO和中华医学会结核病分会对耐多药结核病定义为至少同时对异烟肼和利福平耐药的结核病。把相应的结核分枝杆菌称为耐多药结核分枝杆菌。从"耐多药"的字面意义上来说,对2种以上的抗结核药耐药就是耐多药。但结核病分会的定义便于指导临床工作。该分会规定把耐两种或两种以上的其他抗结核药的结核病单独列出,如耐HS指对异烟肼和链霉素耐受。耐多药结核分枝杆菌的特定含义要与其他细菌的多重耐药性相区别。

11. 广泛耐药结核病(extensive drug resistance-tuberculosis,XDR-TB)指经体外DST证实患者感染的结核分枝杆菌除至少同时对异烟肼和利福平耐药外,还对任何氟喹诺酮类药物耐药,并且至少对3种二线注射类药物卷曲霉素、卡那霉素和阿米卡星中的一种耐药。

第二节 耐药结核菌和耐药结核病产生的原因

一、耐药结核分枝杆菌产生的原因

结核分枝杆菌的耐药机制可从细胞水平和分子水平两个方面来考虑。从细胞水平上,人们提出了自然变异选择学说和诱导变异学说。前者认为耐药突变和其他突变一样是一种自发现象,只是耐药突变发生于药物作用相关位点,最终使细菌呈现出耐药现象。结核菌的自发突变率为$10^{-2} \sim 10^{-10}$,结核菌对不同抗痨药的突变率不同,利福平(rifampicin,RFP)等属于低概率类;异烟肼(Isoniazid, Isonicotinic acid hydrazide, INH)、链霉素、乙胺丁醇(ethambutol,EMB)、对氨基水杨酸钠(sodium para-aminosalicylate,PAS)、卡那霉素(kanamycin,KM)等属于中概率类;丙硫异烟胺(prothionamidam,1321Th)、卷曲霉素(capreomycin,CPM)、VM、CS、TB_1等为高概率类。这说明细菌对疗效最差的药物最易耐药。诱导变异学说认为结核菌在药物环境中产生耐药表型的变异,在诱导条件改变后可恢复其敏感性。这种诱导变异变异率在10^{-7}以上。耐药菌的耐药因子可移入敏感菌内,产生新的耐药菌。无论耐药菌最初是如何产生的,临床产生耐药结核菌都是不规范化疗的结果。病灶中敏感菌被杀死,耐药菌仍然存活繁殖,最后代替了敏感菌成为优势菌群。就目前观察,结核菌耐药是一种稳定的表型特征,还没有见到耐药菌变为敏感菌的报告。

根据自然变异选择学说,自发突变对各种药物之间的耐药没有联系。结核菌同时对多种药物耐药的概率是耐各种药物的概率乘积。譬如,如果结核菌对三种抗痨药的耐药概率分别是10^{-5}、10^{-6}、10^{-7},则细菌同时耐三种药物的概率为10^{-18}。这种关系可用公式$P=1-(1-r)^n$推算,其中P为耐药发生率,r为耐药菌发生率,n为病灶中的细菌数。许多情况下病灶中的细菌达不到上述数量,观察到的耐药率高于理论推算值,因而又有人提出了顺次选择学说。该学说认为对一种药物耐药的患者,在原用药物中又加一种新药时,会选择出耐两种药物的细菌,再加第三种药物治疗时,又会选择出同时耐三种药物的细菌,依次类推,形成了对多种药物的耐药。顺次选择造成了MDR-TB的出现和传播。联合用药的原理就是耐某种药物的结核菌因对另一种药物敏感而被消灭,从而防止了耐药菌的发展。

结核分枝杆菌特有的含分枝菌酸的细胞壁能降低多数药物通透性,结核分枝杆菌产生β-内酰胺酶、23SrRNA甲基转移酶与结核分枝杆菌对β-内酰胺类各大环内酯类药物的固有耐药有关;近20年来的研究发现外排泵机制与结核分枝杆菌对氟喹诺酮类、氨基糖苷类、四环素、异烟肼、利福平、乙胺丁醇的耐药性都有关系。结核分枝杆菌与其他人类致病菌最显著差别在于结核分枝杆菌不存在质粒,即无法通过质粒的介导从其他细菌或分枝杆菌获得耐药性。因此,染色体介导的耐药性是结核分枝杆菌产生耐药性的主要形式,MDR-TB的研究揭示染色体多个相互独立基因自发突变的逐步累加是多重耐药结核病的分子基础。一线抗结核药物及其相关耐药基因见表22-1。

表22-1 一线抗结核药物及主要相关耐药基因

抗结核药物	相关耐药基因
异烟肼(isoniazid)	Enyl acp reductase(*inh*A)
	Catalase-peroxidase(*kat*G)
	Alkyl hydroperoxide reductase(*ahp*C)
	Oxidative stress regulator(*oxy*R)
利福平(rifampicin)	RNA polymerase subunit B(*rpo*B)
链霉素(streptomycin)	Ribosomal protein subunit 12(*rps*L)
	16s ribosomal RNA(*rrs*)
	Aminoglycoside phosphotransferase gene(*str*A)
乙胺丁醇(ethambutol)	Arabinosyl transferase(*emb* A , B and C)
吡嗪酰胺(pyrazinamide)	Prazinamidase(*pnc*A)

二、耐药结核病产生的原因

耐药结核菌是耐药结核病发生的基础,为防止耐药结核菌的产生,人们把针对不同靶位的药物联合使用,并提出"早期、联合、适量、规律、全程"的化疗原则。按照这样的原则治疗,只要患者不是原发性耐药结核病患者应该均能治愈,患者体内的细菌不会发生获得性耐药。但事实上往往由于不规范的治疗,许多患者经历了好转、恶化反复交替,长期不愈的诊疗过程,最终发展成耐药结核病,甚至发展为难治愈的耐多药结核病和广泛耐药结核病。WHO报告2012年全球共发现耐多药结核患者45万例,其中9.6%为广泛耐药结核病,新发和复发的结核病患者中耐多药结核病分别占3.6%和20.2%,耐多药结核患者和广泛耐药结核病患者的死亡率分别达到15%和26%,问题仍比较严重。概括其原因是社会人为因素导致了耐药结核病的发生。政府管理不力、投资不足、医务人员素质差、未能执行化疗方案、患者不能坚持长期规律服药、药品质量低、供应不足等都严重影响着结核病的正规治疗,导致病程延长、死亡危险增大,感染数量增多,耐药性增强。引起耐药结核病的常见原因如下:

1. 医疗因素 医疗机构或医务人员对结核病患者未给予合理规范的治疗是导致耐药结核病的重要原因。其中各种类型的单药治疗是引起耐药结核病的主要因素。单药治疗可以是处方单药治疗,也可以是不合理联合造成实际上的单药治疗。前者发生在试验性抗结核治疗过程中,也可能医生缺乏相关知识引起。而治疗方案不合理,不当的联合治疗是当前引起耐药结核病的常见原因,如仅异烟肼和吡嗪酰胺联合用药,异烟肼对快速繁殖生长的菌群有效,而吡嗪酰胺在酸性条件下对缓慢生长的细菌有效,在治疗的早期相当于单用异烟肼。在联合治疗失败的基础上没有更换方案而是更换或增加一种药物的顺次选择药物,貌似联合治疗,实际上也是单药治疗。为了减少药物副作用或为了降低患者的医疗费用而人为降低用药剂量,联合治疗中有些药物可能达不到有效治疗浓度,仅是能够达到有效杀菌浓度的某种药物在起作用,同样属于单药治疗。对复治患者没有询问用药史、没有参考药敏试验结果,将规范的处方给予同样疾病的所有患者也会造成耐药结核病的发生。一般来说未接触过药物的结核分枝杆菌引起的结核病,患者体内的结核分枝杆菌优势菌群对抗结核药物的是敏感的,抗结核药物可以将其有效杀灭,而发生耐药突变的菌株会继续繁殖生长,最终耐药菌株成为优势菌群,发生了耐药结核病。

2. 患者因素 疗程不足、中断治疗、擅自用药和停药以及服用方法不当均会引起耐药结核病。由于缺乏相关知识,有些患者对结核病治疗的长期性认识不足,将症状改善误认为彻底治愈而停药、减量;有些患者由于经济困难、不良反应等原因而反复间断停药和服药,诸此种种都为耐药结核菌的产生埋下了伏笔。

3. 社会政府因素 结核病是一个公共卫生问题,社会和政府在结核病的治疗、管理和阻止疾病传播方面有不可推卸的责任。政府投入不足、管理不力、对医务人员的培训不够、对药品质量监管不严、药品供应不充足均与耐药结核病的产生有关。譬如从WHO的报告中可以看出有些地区由于经济落后,尚无条件做结核菌的药敏试验,难以提供准确的结核病耐药和流行数据,这直接影响着用药方案的选择,而不合理用药恰是耐药菌产生的重要原因。实际上,医生、患者和社会与政府等各种因素往往相互交叉促使耐药结核病的发生。

第三节 抗分枝杆菌药物的作用机制及耐药性

据WHO估算,全球约有1/3的人口感染了结核分枝杆菌,每年有约300万人死于结核病。结核分枝杆菌的重要特点是能引起患者长期持续性的感染,需要长时间的治疗才能治愈。为有效治疗杀灭感染菌、防止耐药的产生和疾病的复发并缩短疗程,目前主张联合用药。在耐药菌流行地区应该常规测定感染菌对一线药物的耐药性,以有效指导临床治疗。所谓一线抗结核药物是指异烟肼、利福平、乙胺丁醇、吡嗪酰胺和利福布汀,利福霉素药物之间的交叉耐药相当强,细菌对利福平耐药时,建议不再使用利福布汀和利福喷汀,因而本节主要介绍前4种药物和链霉素的作用机制和分子耐药机制。

一、异 烟 肼

异烟肼(Isoniazid, INH)又称雷米封(Rimifon),它由一个吡啶环和一个酰肼基组成(图22-1),结构上与乙胺丁醇和吡嗪酰胺类似。1912年人类就能合成这种药物,直到1952年才发现其具有高效的抗结核分枝杆菌活性,它对细胞内外的生长繁殖代谢旺盛的细菌以及近于静止的结核分枝杆菌均有杀菌作用。至今异烟肼仍是抗结核标准的一线药物。异烟肼有良好的抗菌作用,疗效好,用量小,毒性低,易为患者接受,但在过去20年中,对异烟肼的原发性耐药由3%上升到25%,耐药最高的地区在东南亚和俄罗斯地区。

尽管异烟肼在临床上已经使用了近60年,其作用机制尚不完全清楚。该药物是一种药物前体,很易进入宿主细胞,透过结核分枝杆菌细胞膜,被细菌katG基因编码的过氧化氢-过氧化物酶氧化激活,激活后与NAD^+结合形成多种NAD结合物。异烟肼的活性代谢产物能够抑制细菌磷脂、核酸合成以及NAD的代谢,但主要的作用似乎还是抑制分枝菌酸的合成。

分枝菌酸是一种高分子量的α-烷基,β-羟基脂肪酸,为分枝杆菌和其他放线菌特有的细胞壁成分,它和阿拉伯半乳糖共价结合,与其他脂类成分共同构成了疏水屏障以阻止一些药物的进入,疏水屏障的破坏会使细菌失去细胞的完整性。异烟肼能够抑制分枝菌酸的合成,使结核分枝杆菌失去疏水性和增殖能力而死亡。异烟肼能够与NADH依赖的烯酰基载脂蛋白还原酶(inhA编码)紧密结合,并抑制该酶的活性,从而抑制脂肪酸合成Ⅱ系统中长链脂肪酸的延伸,最终抑制了细菌分枝菌酸的合成,使分枝杆菌抵抗氧化和侵袭的屏障受到损害,抗酸能力降低,达到杀菌的目的。遗传学、生物化学和分枝杆菌结构的研究结果均支持InhA酶是异烟肼抑制分枝菌酸合成通路的主要靶位。有试验证明inhA基因的错义突变(S94A)可使结核分枝杆菌的对异烟肼的耐药水平提高5倍,并使耻垢分枝杆菌和牛结核分枝杆菌对异烟肼耐药。inhA基因突变可使分枝杆菌对异烟肼耐药,inhA基因的过表达或突变还能引起细菌对二线药物乙硫异烟胺耐药,说明InhA酶是异烟肼和乙硫异烟胺的共同靶位。与结核分枝杆菌对异烟肼耐药有关的基因主要有katG基因、烯酰基载脂蛋白还原酶(inhA)、β-酮酰基酰基运载蛋白合成酶(kasA)、烷基过氧化氢还原酶(ahpC)和还原型辅酶I脱氢酶(ndh)等基因。

1. katG基因　katG基因编码一个含有744个氨基酸、具有过氧化氢酶-过氧化物酶活性的80KDa蛋白,其N端编码作用范围很广的过氧化物酶,C端编码过氧化氢酶。此酶广泛存在于细菌中,在细菌的氧化应激反应中起作用,参与细菌分枝菌酸的合成。很多细菌含有katG基因,分枝杆菌中katG基因有较高的同源性,该基因编码的酶能转化异烟肼成为毒性形式。katG编码的过氧化氢酶-过氧化物酶是唯一能激活异烟肼的酶,异烟肼被KatG氧化成异烟酸后发挥抗菌活性。katG基因突变后,酶构型改变,与异烟肼结合能力下降,导致耐药性表型。katG基因的完全缺失、点突变、碱基的插入和缺失均可造成结核分枝杆菌对异烟肼的耐药。

(1)katG基因部分突变:近几年研究发现,katG基因突变是结核分枝杆菌对异烟肼耐药的主要成因。在对异烟肼耐药的结核分枝杆菌中,katG基因的突变占47%~58%,其中部分缺失或碱基对插入是导致异烟肼耐药的最主要原因。这可能是该基因结构遭到破坏,使编码产物失去活性所致。虽然katG基因完全缺失导致的耐药仅占7%~24%,但基因突变并不一定导致表型突变,如katG基因C末端的最常见的突变并不影响过氧化氢酶的活性,细菌仍对异烟肼敏感。katG基因常见的点突变发生于138位和328位密码子之间,以315位AGC→ACC类型(丝氨酸→苏氨酸)的突变最常见,此位点的突变导致KatG活性位点甲基化,无法氧化异烟肼导致耐药发生。有研究发现临床分离株的异烟肼耐药株中44%~64%发生315为AGC→ACC的氨基酸置换。315位点也可发生丝氨酸→天冬酰胺、丝氨酸→异亮酰胺类型的突变,同样与耐药有关。不同地区katG315位点突变发生率不同,如俄罗斯西北地区高达

93%,中国为38.6%,芬兰仅为7%。在*kat*G基因突变中还可检测到88、104、108、138、148、155、329、463等位点突变,研究发现329位点基因突变导致发生天冬酰胺→缬氨酸的氨基酸置换,使重组KatG过氧化氢酶活性完全丧失导致异烟肼耐药而463位CGG→CTG突变与异烟肼耐药的意义需要进一步研究。

（2）*kat*G基因缺失:*kat*G基因缺失会使菌株对异烟肼高度耐药,但这种耐药类型在临床上并不常见。1992年Zhang等发现3株异烟肼高水平耐药株,过氧化氢酶阴性,其中2株完全缺失*kat*G基因。由于过氧化氢酶-过氧化物酶活性的丧失,使异烟肼不能被有效活化,失去了杀菌功能,表现出细菌对异烟肼的耐药。

2. *inh*A基因 *inh*A基因也是一种与异烟肼耐药有关的基因,其编码产物是32KDa的依赖NADH的烯酰基载脂蛋白还原酶。该酶是异烟肼的作用靶位,异烟肼进入细菌体内后,在KatG的作用下转变成活性形式,通过干扰InhA与NADH的结合抑制InhA酶的活性,进而影响分枝菌酸的合成。*inh*A突变后阻止了其对异烟肼-NADH复合物的活化作用,使细菌对异烟肼发生耐药。*inh*A基因突变一般发生在16~805碱基范围内,且多为点突变和缺失突变。比较常见的突变为94位密码子丝氨酸→丙氨酸的突变,其次还可见到16,21,47位密码子异亮氨酸→苏氨酸、21位密码子异亮氨酸→缬氨酸、78位密码子缬氨酸→丙氨酸、95位密码子异亮氨酸→脯氨酸的突变。*kat*G基因和(或)*inh*A基因突变约占异烟肼临床耐药株的70%~80%。一般认为*inh*A基因与异烟肼的低水平耐药有关,而*kat*G基因与高水平耐药有关。

3. *oxy*R-*ahp*C基因 *ahp*C基因产物为烷基过氧化氢还原酶C,与细菌对氧化压力的反应有关。该基因的突变很少见,对细菌对异烟肼的耐药未发现有直接影响,但KatG活性缺失时,*ahp*C基因突变可使烷基过氧化氢还原酶C表达上调,使细菌对异烟肼耐药。*ahp*C基因启动子的突变可提示细菌对异烟肼高水平耐药,并存在*kat*G基因突变,但两者的确切关系尚在研究中。*oxy*R基因调节分枝杆菌的氧化-应激反应,与异烟肼耐药无关,但它对细菌解毒酶基因*kat*G和*ahp*C有调控作用。

4. *kas*A基因 *kas*A基因全长1251bp,为471个氨基酸编码,编码产物为β-酮酰基载体蛋白合成酶,该酶属于Ⅱ型脂肪酸合成酶系统(FASⅡ),和InhA共同参与分枝菌酸的合成。研究表明*inh*A表达水平的改变影响KasA的表达,二者共同过表达与异烟肼耐药有关,已发现*kas*A基因有多种突变,如R121K、G269S、G312S和G378D等,其中最常见的是312位点突变,这些突变与异烟肼耐药的关系还不清楚。

5. *ndh*基因 *ndh*基因为NADH脱氢酶编码,该基因突变使NADH氧化受抑制,导致NADH增多,NAD$^+$减少,NADH/NAD$^+$比值升高。NADH是过氧化物酶AhpC和KatG的底物,高浓度的NADH能竞争性抑制KatG对异烟肼的活化,还能竞争性抑制INH-NAD$^+$结合到InhA活性位点,最终抑制了异烟肼的活化,导致对异烟肼和乙硫异烟肼的耐药。

6. *sig*I基因 *sig*I基因是一个调节基因,可直接作用于*kat*G启动子区域调节*kat*G的转录表达。*sig*I基因突变会抑制*kat*G的转录表达引起细菌对异烟肼耐药,而SigI过表达又使细菌对异烟肼耐药性降低。

至今人们利用分子生物学方法对异烟肼耐药做了多方面的研究,*kat*G基因和(或)*inh*A基因突变可以解释多数的结核分枝杆菌耐药,但仍有约15%左右的异烟肼耐药的机制尚不明确。

二、利　福　平

利福平（Rifampicin，RFP）为利福霉素类半合成广谱抗菌药（图22-1），于1965年合成，1972年首次用于抗结核病的治疗，对多种病原微生物均有抗菌活性。对结核分枝杆菌和其他分枝杆菌在宿主细胞内外均有明显的杀菌作用，对静止期和繁殖期的结核分枝杆菌均有活性，能提高异烟肼和链霉素的抗菌活性，人们称利福平为短程化疗的基石。除此之外利福平对金黄色葡萄球菌、流感嗜血杆菌、脑膜炎奈瑟菌等也有一定的抗菌作用。目前认为利福平与细菌DNA依赖的RNA聚合酶结合后强烈抑制该酶活性，细菌不能有效地进行RNA转录，从而起抗菌作用。利福平的主要副作用是胃肠道症状、肝损害、白细胞和血小板减少等。利福平与异烟肼联用对结核分枝杆菌有协同作用，同时肝毒性也加强。

细菌RNA的转录合成依赖RNA聚合酶，后者由α、β、γ和δ四种亚单位组成。其中β亚单位是催化磷酸二酯键的活性中心。利福平能专一性地与β亚单位结合，使转录链的延长中断。体外实验证明在转录开始后加入利福平仍能发挥抑制作用，导致细菌死亡。β亚单位由 rpoB 基因编码，全长3543bp，编码1178个氨基酸，核心区域发生突变后，利福平不能与RNA聚合酶β亚单位结合，导致细菌对利福平耐药。利用PCR-SSCP分析技术证明该基因突变与利福平耐药密切相关。只对异烟肼的耐药株非常多，但很少存在只对利福平的耐药株，而对利福平耐药常发生于对异烟肼的耐药株中。所以对利福平的耐药常作为多重耐药的指标。

目前为止的研究表明，90%以上的临床分离利福平耐药株是因 rpoB 基因突变，使利福平与RNA多聚酶的亲和力明显减少导致耐药。1993年Telent等证明耐利福平的结核分枝杆菌中 rpoB 基因突变频率为96%~98%；国内的报告也在90%以上。对利福平的耐药性突变常发生在编码RNA多聚酶β亚单位基因的81bp（507~533位密码子，为27个氨基酸编码）的中心区域，在中心区域尚未发现无意义的突变，约95%的突变发生在507~533位密码子之间。rpoB 基因突变涉及点突变、基因插入和缺失。其中以点突变最多，偶尔可见多个位点突变、基因缺失和插入。突变率最高的是丝氨酸531→亮氨酸的突变，其次为组氨酸526→酪氨酸的突变，两种突变占总突变的65%以上。但是并不是全部81bp的中心区域突变株表现相同程度的耐药性，531、526和513位点突变常引起高水平耐药，在511、514、516、518、522和533位置的突变显示对利福平低度耐药。研究表明个别利福平耐药株突变发生在 rpoB 基因氨基酸末端。许多实验室用分子生物学的方法只测定81bp区域，建议在此区域未发现突变的可疑耐药突变株，应进行 rpoB 基因氨基酸末端的检测。至今发现的 rpoB 基因突变达35种。耐多药结核病中75%同时有 rpoB 和 katG 基因突变。有人提出 rpoB 基因的突变可作为耐多药结核病的诊断标志。至今为止约有4%的耐利福平的结核病并未检测到 rpoB 基因突变，同属的鸟分枝杆菌、胞内分枝杆菌、耻垢分枝杆菌的利福平耐药株与 rpoB 基因突变也没关系，因此利福平耐药的机制仍需进一步研究。

三、乙 胺 丁 醇

乙胺丁醇（ethambutol，EMB）是一种人工合成的抗结核药（图22-1），有左旋、右旋和消旋三种异构体，其中右旋异构体抗结核作用最强，故临床上只用右旋异构体。乙胺丁醇对结核分枝杆菌和其他分枝杆菌繁殖体有较强的抑制作用,对不生长的结核分枝杆菌不表现活性,非常适合治疗HIV感染的结核病患者,并且与其他药物无交叉耐药现象。该药口服吸收率达80%以上,主要经肾脏排泄,为一线抗结核药。其主要副作用是球后视神经炎和胃肠道反应等。

乙胺丁醇的抑菌作用仅限于分枝杆菌,说明其靶位是分枝杆菌的特有结构。研究表明它能影响葡萄糖、真菌烷和海藻糖二真菌烷(TDM)的代谢以及亚精胺和阿拉伯半乳聚糖的生物合成,关键的作用靶点是阿拉伯糖基转移酶。阿拉伯半乳聚糖(AG)和脂阿拉伯甘露聚糖(LAM)是主要的细胞壁多糖,对保持细胞壁完整性非常重要,阿拉伯聚糖是构成它们的重要组分,乙胺丁醇通过抑制阿拉伯糖基转移酶阻断阿拉伯聚糖的合成,进而影响细菌细胞壁酸-阿拉伯半乳聚糖-肽聚糖复合物的形成,引起分枝杆菌细胞壁断裂而使细菌受到抑制。

与乙胺丁醇耐药相关的基因是embABC,它是由embC、embA和embB基因组成的操纵子,EmbC参与LAM的合成,EmbA和EmbB参与AG的合成。研究表明许多结核分枝杆菌对乙胺丁醇的耐药与embABC操纵子或阿拉伯糖基转移酶过度表达和基因突变有关,过度表达可导致低水平耐药,突变常与高水平耐药有关。embB基因约3246bp,编码阿拉伯糖基转移酶,embB突变引起糖基转移酶的结构改变,影响EMB与糖基转移酶的相互作用,与分枝杆菌对乙胺丁醇的耐药密切相关。据Sreevastsan研究69%的耐乙胺丁醇结核分枝杆菌有embB基因突变,其中89%发生在306位氨基酸密码子,该处甲氨酸→异亮氨酸、亮氨酸或缬氨酸的突变均可导致对乙胺丁醇的耐药。除306位以外,285位苯丙氨酸→亮氨酸、330位苯丙氨酸→缬氨酸和630位苏氨酸→异亮氨酸的置换等也与乙胺丁醇的耐药有关。由于306位突变占的比例较高,可以作为乙胺丁醇耐药的常规测定。

约有31%的乙胺丁醇耐药株没有检测到embB基因的突变,说明有其他耐药机制存在。已经发现距离embB上游2kb的地方有一个embR基因,其产物可能与调节阿拉伯糖基转移酶活性有关,embR第379为密码子(Gln→Arg)突变以及embR启动子上游第137位的腺嘌呤插入突变与乙胺丁醇耐药有关。少数乙胺丁醇耐药菌可见embA基因的第5、462、913位点突变以及embC基因394、738、981位点突变,这些位点与乙胺丁醇耐药的关系尚需进一步研究。另外,Rv3124、iniA、iniB、iniC、rmlD和rmlA2基因,可能也参与了结核分枝杆菌对乙胺丁醇的耐药。

四、吡嗪酰胺

吡嗪酰胺(pyrazinamide, PZA)是烟碱胺衍生物(图22-1),最初由Dalmer和Walter于1936年合成,1952年才发现其抗结核作用,其抑菌作用不及链霉素,主要作用于人型结核分枝杆菌,对牛型结核分枝杆菌和非典型分枝杆菌一般无作用。吡嗪酰胺对缓慢生长的结核分枝杆菌有效,常与其他药物联用,属于一线抗痨药。其主要副作用是肝脏损害。

尽管在体内吡嗪酰胺具有较强的抗菌作用,其作用机制人们了解得不多。目前学者们大多认同张颖提出的作用机制。吡嗪酰胺是一种药物前体,以被动扩散的方式进入结核菌细胞内,在结核分枝杆菌产生的PAZ酶(PZase)的作用下转变为有活性的POA,POA最初在中性的细胞浆环境中以阴离子形式存在(POA⁻),没有抗菌活性,然后被分泌到细胞外,在酸性环境中被部分转化为不带电荷的吡嗪酸(HPOA),吡嗪酸随后又进入细胞,在细胞内积累并杀死细菌细胞。HPOA的进入比POA⁻外排要多，HPOA进入细菌细胞内时带入质子，导致细胞质的酸化、质子动力的破坏和能量的降低，质子动力的破坏抑制了细胞膜对营养物质的转运功能，使细菌由于缺乏营养死亡。

　　研究发现吡嗪酰胺临床耐药株通常缺乏吡嗪酰胺酶活性，耐药与酶活性之间有良好相关性。随后的研究证明吡嗪酰胺酶基因*pncA*突变是吡嗪酰胺耐药主要机制，偶见于*pncA*基因的调节基因。引起耐药的*pncA*突变主要是的错义突变，也有发生在结构基因和启动子区域的插入突变、缺失突变和无义突变。*pncA*基因只有561bp，编码的产物即吡嗪酰胺酶只有186个氨基酸，这样小的蛋白酶任何一个氨基酸的改变都可能改变分子的空间构象，影响酶与底物的结合，使吡嗪酰胺不能转变为有抗菌活性的吡嗪酸，细菌表现出吡嗪酰胺耐药性。*pncA*基因突变的显著特点是突变位点繁多而分散，至今报告的至少有175种，相对集中的发生在PncA酶的3~17、61~85、132~142等3个区域，而这3个区域与该酶活性中心的4个环状结构中的3个相对应，其他位点如C138、D8、K96、D49、H51、H71的突变能改变酶的活性位点，F13、L19、H57、W68、G97、Y103、I113、A134、H137位点突变可引起酶活性的损失，Q10、D12、S104、T142等位点突变可破坏侧链与主链之间氢键的作用，以上突变均可引起细菌对吡嗪酰胺的耐药。

　　*pncA*基因突变是吡嗪酰胺主要的耐药机制，但确有小部分耐吡嗪酰胺菌株没有发生*pncA*基因突变。其中一类耐药菌株显示PZase阴性，说明启动子区域或尚未知的调节基因参与了PZA耐药，另有一类耐药菌株没有*pncA*基因突变而PZase酶阳性，提示吡嗪酰胺耐药还有其他机制，这些罕见的耐药机制一般引起低水平耐药。

五、链　霉　素

　　链霉素（streptomycin）是由灰色链霉菌产生一种氨基糖苷类抗生素（图22-1），临床上主要用于结核病的治疗，也可用于布氏菌病和鼠疫等感染性疾病。虽然某些沙门菌、志贺菌、

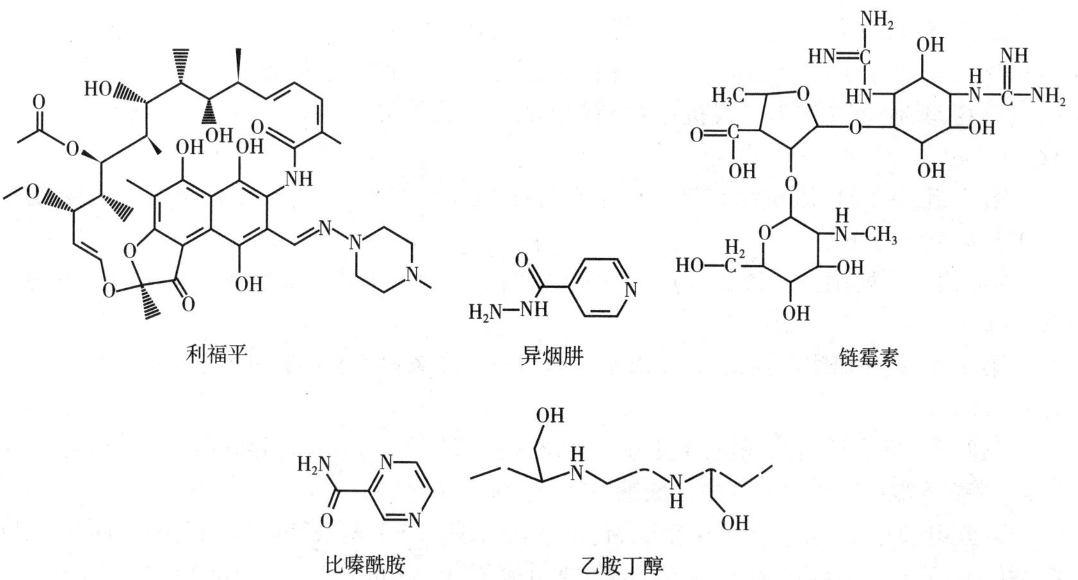

图22-1　异烟肼、利福平、乙胺丁醇、链霉素、吡嗪酰胺的结构模式图

克雷伯菌、大肠埃希菌等对链霉素也敏感,但在这些菌群中广泛存在耐药菌株,目前临床已很少选用。链霉素口服不吸收,系统治疗时需肌注。主要副作用为耳肾毒性、口麻、四肢麻和过敏等。蛋白质生物合成的场所是核糖体。核糖体由大小两个亚单位组成。分布在大亚单位上的核糖体蛋白简称为rpl;分布在小亚单位上的称为rps。原核生物的核糖体小亚单位由16S rRNA和20多种rps构成。链霉素能与结核分枝杆菌16S rRNA结合,干扰翻译的准确性,以致合成错误的蛋白质。目前认为链霉素耐药与rrs和$rpsl$基因突变有关。rrs基因为16S rRNA编码,$rpsl$基因为核糖体蛋白S_{12}编码。16S rRNA的结构改变破坏了16S rRNA与链霉素的相互作用,导致了耐药。而S_{12}氨基酸的改变可能影响16S rRNA的高级结构而致耐药。目前发现16S rRNA的突变多发生在491、513、516、903核苷酸位点上。临床分离的链霉素耐药株中52%~59%由$rpsl$基因突变所致,8%~21%由rrs基因突变引起。有约1/4的链霉素耐药株没有上述两基因的改变,显然是还有其他的耐药机制存在。

第四节　结核分枝杆菌耐药试验的指征与方法

当前结核分枝杆菌的耐药形势非常严峻,耐药试验越显重要,耐药试验不仅为个体化治疗方案提供有效的试验基础,也为流行病学调查和标准化治疗方案提供可靠的依据。结核分枝杆菌的耐药检测分为表型检测法和基因型检测法两类,本节主要介绍表型耐药检测方法。表型耐药检测试验主要包括比例法、绝对浓度法、抗性比率法、快速培养仪检测法、氧化还原指示法、荧光素酶测定法等。WHO建议国家级和地方级的实验室都应开展表型耐药试验的检测,许多情况下待测的结核分枝杆菌对利福平耐药常预示着该菌是MDR-TB,对发现的MDR-TB,应该检测其对二线药物的耐药情况,以确证或排除XDR-TB。

一、结核分枝杆菌耐药试验的药物与指征

抗分枝杆菌药物种类较多,包括抗生素类、合成和半合成的化学制剂等,传统上,将相对疗效好、副作用小的异烟肼、利福平、乙胺丁醇、吡嗪酰胺、链霉素等抗结核药物称作一线药物,其他药物称为二线抗结核药物;WHO在传统分类基础上将抗结核药分为以下5组:

第一组:一线口服抗结核药,包括异烟肼(H)、利福平(R)、乙胺丁醇(E)、吡嗪酰胺(Z)、利福布汀(Rfb)。

第二组:注射用抗结核药,包括卡那霉素(Km)、阿米卡星(Am)、卷曲霉素(Cm)、链霉素(S)。

第三组:氟喹诺酮类药物,包括氧氟沙星(Ofx)、左氧氟沙星(Lfx)、加替沙星(Gfx)、莫西沙星(Mfx)。

第四组:口服抑菌二线抗结核药,包括乙硫异烟胺(Eto)、丙硫异烟胺(Pto)、环丝氨酸(Cs)、特立齐酮(Trd)、对氨基水杨酸钠(PAS)。

第五组:疗效不确切的抗结核药,包括氯法齐明(Cfz)、利奈唑胺(Lzd)、阿莫西林/克拉维酸(Amx/Clv)、氨硫脲(Thz)、亚胺培南/西司他丁(Ipm/Cln)、大剂量异烟肼(大剂量H)、克拉霉素(Clr)。

　　结核分枝杆菌是一种慢生长细菌,给临床检测和耐药试验带来诸多不便,也给试验的质量控制增加了困难,实际工作中往往难以对所有患者都进行耐药状况检查,一般建议对符合下列指征的患者做药物耐药试验:①慢性结核病人、涂阳复治的结核病人。②初治失败的结核病人及治疗3个月末痰菌仍呈阳性的初治结核病人。③分枝杆菌感染的严重患者,如播散性结核病。④来自高耐药结核分枝杆菌流行区的患者。⑤结核复发、痰菌转阴后复发转阳或痰菌减少后又持续增加者。⑥结核病的流行病学调查和耐药监测。⑦非结核分枝杆菌病。

二、比　例　法

　　比例法是WHO推荐的结核分枝杆菌耐药试验方法,也是我国近年来结核病调查中统一使用的方法,其原理是在含药培养基和非含药培养基中接种不同药物的等量菌悬液,37℃培养4周后,根据含药培养基和非含药培养基上的菌落比值判断细菌的耐药情况,若该比值大于1%即可认为检测的菌株对该抗结核药耐药。该法特点是结果较准确,因为可适当调整接种量对检测结果的影响,且具有可比性,但操作较烦琐,耐药性结果略高于绝对浓度法。

(一)基础培养基:无淀粉改良罗氏培养基

　1. 基础培养基成分:

KH_2PO_4	2.4g
$MgSO_4 \cdot 7H_2O$	0.24g
枸橼酸镁	0.6g
天门冬素	3.6g(或谷氨酸钠7.2g)
丙三醇	12ml
蒸馏水	600ml
新鲜鸡蛋液	1000ml
2%孔雀绿	20ml

　2. 培养基的制备

　　(1)基础液:将精确称取的各种固体成分加入600ml蒸馏水中加热溶解,冷却后加入12ml丙三醇,121℃ 20min高压灭菌。冷却至室温后,4℃冰箱保存。

　　(2)将不超过7天的新鲜鸡蛋(约30个)流水洗涤干净后,用75%酒精纱布擦拭消毒后打碎并搅拌均匀,经消毒纱布过滤后定量至1000ml。

　　(3)在无菌条件下将600ml基础液、20ml孔雀绿溶液和1000ml鸡蛋液在无菌容器中混合均匀,静置30~60min后分装在带螺盖的无菌试管中,每管7ml,制备斜面培养基,以斜面占2/3高度为宜,然后将培养基放至85℃凝固器中凝固50min,最后将凝固好的培养管4℃冰箱保存,1个月内有效。

(二)抗结核药物的配制与稀释

　　用作耐药试验的药物,原液浓度至少不低于1000μg/ml,在有效期内使用,一般10g/L的储存液可在4℃保存1个月。不同的药物要用适当的溶剂溶解后,再稀释到合适的浓度,最后每100ml基础培养基中加1ml药液使培养基中的药物终浓度达到规定的临界浓度值,混匀后,每管分装7ml,85℃凝固50min即制备成含药培养基。

在计算异烟肼、利福平、氨硫脲和环丝氨酸的用药量时只需考虑其纯度,计算链霉素硫酸盐、乙胺丁醇盐酸盐、卡那霉素硫酸盐、卷曲霉素硫酸盐、紫霉素硫酸盐、对氨基水杨酸盐等药物的用量时,既要考虑盐型药物的纯度,又要考虑厂家标注的药物效价,以排除药物中辅剂和盐类对计量的影响。比例法推荐的抗结核药物临界浓度见表22-2。培养基中实际加入药物量的计算公式如下:

实际药量=(培养基内药物终浓度×需制备培养基体积)/(药物纯度×药物效价×1000)

实际药量: mg; 效价: %(μg/mg); 培养基内药物终浓度: μg/ml; 纯度: %; 需制备培养基的体积: ml。

表22-2　比例法中推荐的抗结核药物临界浓度

抗结核药物	药物终浓度(μg/ml)	溶剂	稀释液
异烟肼	0.2	蒸馏水	蒸馏水
利福平	40	二甲基二酰胺	蒸馏水
乙胺丁醇	2	蒸馏水	蒸馏水
吡嗪酰胺	100	蒸馏水	蒸馏水
链霉素	4	蒸馏水	蒸馏水
卷曲霉素	20	蒸馏水	蒸馏水
乙硫异烟胺	20	二甲基二酰胺	蒸馏水
卡那霉素	20	蒸馏水	蒸馏水
对氨基水杨酸钠	0.5	蒸馏水	蒸馏水
氨硫脲	2	三酰甘油	三酰甘油
丙硫异烟胺	20	二甲基二酰胺	蒸馏水
环丝氨酸	30	蒸馏水	蒸馏水
紫霉素	30	蒸馏水	蒸馏水
氧氟沙星	2	NaOH(10g/L)	蒸馏水

(三)耐药试验的操作

1. 菌液的制备　取L-J培养基上旺盛生长的新鲜培养物(初生长2周、初生长2周以后和贮存培养物2次传代后的2~3周培养物),以0.5% Tween-80生理盐水磨菌配制成1mg/ml的菌悬液。菌液的研磨方法有多种,常用的是玻璃珠研磨法和玻棒研磨法。前者是在20mm×180mm的厚壁试管中放入10个左右直径6mm的玻璃珠,加棉塞后高压灭菌备用,以接种环刮取菌落约20mg,加塞后轻轻摇动3min,当菌落均匀附着在玻璃珠和管壁上后,加入含0.5% Tween-80的无菌生理盐水0.5ml,在旋转摇动试管1min,加入无菌生理盐水调节浓度与标准比浊管相同。玻璃棒研磨法是用铲型玻棒取菌落约20mg,置含有0.5ml含0.5% Tween-80的无菌生理盐水的试管中,先在管壁上研磨,待菌落乳化后再使液体淹没研磨处,摇匀后调节浓度与标准管相同。标准比浊管是由0.4ml 0.25%的$BaCL_2$和9.6ml 1%的H_2SO_4配制而成,2种试剂混匀后封口,用前摇匀其浊度相当于1mg/ml的菌液浊度。

2. 细菌接种与培养　用无菌生理盐水将上述菌液进行10倍系列稀释配制成10^{-2}mg/ml和

10^{-4}mg/ml，2个浓度的菌液各取0.01ml均匀接种于对照培养基和含药培养基上，每个培养基斜面接种量为10^{-4}mg和10^{-6}mg。接种后的培养基置37℃培养4周后观察结果。

（四）结果报告和解释

1. 按下列方式记录菌落生长情况

少于50个菌落	报实际菌落数
50~100个菌落	1+
100~200个菌落	2+
大部分融合（200~500个菌落）	3+
融合（大于500个菌落）	4+

2. 计算耐药百分比

耐药百分比＝含药培养基上生长的菌落数/对照培养基上生长的菌落数×100%

若耐药百分比大于1%，则认为受试菌对该抗结核药物耐药。

（五）注意事项

1. 若10^{-4}mg/ml稀释度的菌液在对照培养基上的菌落数少于20个，则应从对照管传代培养重复试验。

2. 每批试验均以$H_{37}Rv$参考菌株10^{-3}mg检测含药培养基的质量。

3. 正确配制培养基，所用药物要用分析天平精确称量，含药培养基的制备、待测菌液的配制、接种时菌液的均匀性等对结果至关重要。

三、绝对浓度法

绝对浓度法是德国G.Meissner于1964年提出的方法，长期以来我国一直沿用该方法做结核分枝杆菌的药物耐药试验，该方法对异烟肼、利福平、乙胺丁醇和链霉素的试验结果与比例法的一致性在96%以上，也是一个比较好的表型耐药检测方法。本方法分为直接法和间接法，直接法适宜抗酸杆菌较多的样本，本节仅介绍间接法。绝对浓度法所使用培养基同比例法相同，操作与比例法大体相似，所不同的是每种药物需制备两种不同浓度的含药培养基（表22-3），每管接种量为10^{-3}mg（1mg/ml的菌悬液稀释100倍后取0.1ml接种于含药培养基上），同时接种不含药培养基作对照，37℃培养4周后观察结果。

结果报告方式：

分枝杆菌培养阴性：无菌生长

分枝杆菌培养阳性（＋）：菌落生长占斜面面积的1/4

分枝杆菌培养阳性（2+）：菌落生长占斜面面积1/2

分枝杆菌培养阳性（3+）：菌落生长占斜面面积的3/4

分枝杆菌培养阳性（4+）：菌落生长布满整个斜面

培养基上的菌落数少于20个时，报告实际生长数。

对照培养基上细菌生长旺盛的前提下，低浓度含药培养基上的菌落在1+以上提示耐药。该方法主要存在两个方面的问题，一是各国临界药物浓度不同，结果无可比性，二是接种菌量要求严格，既要避免由于过量接种产生自然突变株大量生长，又要保证对照管菌落生长旺盛。

表22-3　各抗结核药加入培养基后的终浓度浓度

药物名称	培养基内药物终浓度（μg/ml）	
	药量（μg）	容积（ml）
异烟肼	1	10
链霉素	10	100
对氨基水杨酸钠	1	10
乙胺丁醇	5	50
利福平	50	250
氨硫脲	10	100
乙硫异烟胺	25	100
卡那霉素	10	100
卷曲霉素	10	100
紫霉素	10	100

四、E-test法

（一）原理

E-test法是耐药试验的扩散法和稀释法相结合形成的一种新方法,该方法所用的测试条从一端到另一端含有浓度呈指数函数连续变化的抗菌药物,测试条的背面标注着药物浓度梯度对应的MIC值,单位为μg/ml,将测试条贴在平板培养基上后药物会扩散成一个连续变化的浓度梯度,随着细菌的生长会形成一个椭圆形抑菌圈,抑菌圈与测试条的交界处对应的数值即该抗菌药物对该菌株的MIC。

（二）方法

1. 培养基Middlebrook7H11琼脂+10%油酸-白蛋白-葡萄糖聚合物(OADC),PH值为6.4~6.8。

2. 细菌接种及培养　取新鲜传代培养物,调整接种物浓度后取0.1mg分枝杆菌菌液用棉棒蘸涂布于90mm平皿内,从三个方向涂布整个琼脂平面,干燥后置于37℃、5%~10%CO_2环境中培养24h,然后于平皿贴放一条E-test试条,用封口膜或透气性胶带密封平皿,于CO_2环境中继续培养5~10天。

3. 结果判读　培养皿经5~10天孵育后,当菌苔及椭圆环清晰可辨时则可读取结果,可用100倍放大镜提高判读能力。选择显著生长抑制终点处作为MIC值,忽略少量零星菌落或轻微薄雾生长。此法由于使用了15个连续倍比稀释浓度的药物,故能准确测出该药的MIC,且最大限度地降低了接种菌量对试验结果的影响,操作简便、快速,易于标准化,缺点就是价格昂贵。

五、快速培养仪检测方法

比例法和绝对浓度法是以细菌在固体培养基上生长为基础的方法,在液体培养基中,细菌能得到充分的营养支持,与特殊的检测方法结合后,其阳性检出率比固体培养基提高了15%~20%,缩短了检出时间,液体培养基的缺点是易于污染,WHO批准中低收入国家可以使用液体培养方法做耐药试验。国内常用的培养系统有BACTEC-460和Bactec MGIT-960培养系统,在此做一简介。

(一)BACTEC-460培养系统

1. Bactec-460培养系统 应用的是放射性同位素法,该法的基本原理是将标本接种于^{14}C标记棕榈酸的7H$_{12}$B培养基中,一管加入抗结核药物,一管不加作为对照,37℃培养;该系统自动检测分枝杆菌生长分解^{14}C-棕榈酸产生CO$_2$的量,并换算成生长指数(GI)。比较含药和对照培养基的GI值即可获得对药物敏感和耐药的资料。对照培养管的GI值如果大于含药管,则对该药物敏感,如果小于则为耐药,相等则为临界。该方法比较快速,5~7天可得结果,操作简便,缺点是仪器、试剂昂贵,且^{14}C半衰期长,有放射性污染,故不易普及。

2. 操作步骤

(1)菌液制备:如用固体培养基上的菌落作药敏试验时,可将其制成1.0麦氏单位;如用Bactec-460 7H$_{12}$B培养瓶内培养液时,要求GI达300以上,当GI达800以上时应1∶2稀释培养液后再取0.1ml作为接种液。若用无周末测定程序应配制0.5麦氏比浊管浓度。

(2)接种:药敏系列包括两部分,一部分为含抗结核药物的测试瓶,另一部分为不含药物的对照瓶。每种药物测试瓶中接种配制好的菌液0.1ml,生长对照瓶接种菌悬液为测试瓶的1/100。

(3)孵育和测试:要求置37±1℃需氧环境中培养,分"每日测试程序"和"无周末测试程序"两种程序。

(4)结果判读: GI(对照瓶)>GI(含药物瓶) 敏感S

GI(对照瓶)<GI(含药物瓶) 耐药R

GI(对照瓶)=GI(含药物瓶) 临界I

(二)Bactec MGIT-960培养系统

MGIT(Mycobacteria Grouth Indicator Tube)是美国BD公司研究开发的一种分枝杆菌培养管。管内为Middlebrook7H$_9$培养基,试管底部有包被于树脂上的荧光显示剂硅氧烷。该显示剂对氧浓度极为敏感,可被氧所抑制。当有分枝杆菌生长代谢掉培养基中的氧时,荧光显示剂可被激活而发出荧光。如在MGIT中加入某种药物,培养一段时间后再与无药对照相比即可判断细菌对药物的敏感性。该方法3~5天可出结果,操作比BACTEC-460更简便,培养、检测和报告结果可在同一系统内完成,全部自动化,且无放射性污染。Morcillo等用MGIT法测定了148株MTB临床分离株对INH、RFP、SM、EMB等药物的敏感性,结果平均报告时间为5.3天,而且与比例法的药敏结果完全相符。

六、噬菌体检测技术

(一)噬菌体生物扩增法(phage amplified biologically assay, PhaB)

该法的原理是某种抗结核药物能阻断对其敏感的分枝杆菌菌体内噬菌体的增殖和裂解,而对其耐药的菌株中噬菌体的增殖和裂解则不受影响。例如链霉素、利福平可以抑制噬菌体D29在敏感的分枝杆菌体内的增殖,因此可通过检测噬菌体是否增殖来检测分枝杆菌的药物敏感性。PhaB可以检测少于100条菌/ml的菌量,其敏感性可与PCR法相媲美,而且与培养法符合率高，快杀菌药物如利福平、链霉素、喹诺酮类2日内可得药敏结果，与培养符合率超过95%；慢杀菌药物需要增加一个孵育过程使药物的杀菌效果能充分体现，所需时间约为3~4天，与培养符合率约90%左右。由于噬菌体的裂解作用，实验过程中能将结核分枝杆菌杀死，对实验人员起保护作用，而且无需特殊仪器，成本低廉，易于向低收入国家的实验室推广。

（二）荧光素酶法（Luciferase）

原理是含有荧光素酶编码基因的分枝杆菌噬菌体在分枝杆菌体内繁殖，并产生荧光素酶，加入荧光素底物后，在三磷酸腺苷（ATP）存在的情况下，就会产生荧光，这种荧光可被对磷酸敏感的膜或荧光计检测到。其基本步骤是将待检的结核分枝杆菌在含药培养基中短暂培养后，加入带有荧光素酶编码基因的噬菌体和荧光素，24小时后测定发光量。敏感：无荧光产生；耐药：产生荧光。本方法可以迅速检测利福平、链霉素对结核分枝杆菌的作用，对异烟肼、乙胺丁醇的检测需要2~3天。检测可于96孔板上进行，并且可以自动化，因而能快速进行大批量的样本检测。

七、质 量 控 制

结核分枝杆菌复合菌群的耐药试验种类较多，各有优缺点，并且实验室耐药和临床耐药仍然有一定差距，只有加强室间和室内质量控制才能保证结果的准确性和可比性。室内质量控制涉及试验前、后和试验中各环节，需要对试验方法、仪器状态、试剂质量、培养基配制程序、试验操作规程及结果判断标准等进行评价和规范，以确保试验结果的重复性和准确性。在室内质量控制的基础上，实验室应积极参加室间质量评价，以期对本实验室出具结果的准确性有一个客观的认知，通过持续改进，不断提高实验室的检测能力和水平。

在做耐药试验时首先要保证所取得菌落是纯培养物，否则就失去了检测意义。绝对浓度法要求对照培养基上的菌落数不低于200，且无融合，若低于50个菌落就要重新检测；比例法高稀释度的对照培养基上的菌落数低于20个时需要重新试验；其他方法也有各自的具体要求，需要工作人员在选择使用前全面掌握。

在对试验条件进行规范，操作人员进行培训的基础上，临床实验室要用已知耐药水平的参考菌株对本实验室的试验结果进行评价，如果参考菌株的生长状况、耐药结果和测定的MIC值在预期的范围内，就可推测本实验室的结果基本可靠。常用的结核分枝杆菌参考菌株是H_{37}Rv敏感株（ATCC27294），该菌株可从菌种保藏中心购买；实验室也可保留一些稳定的低水平耐药株、以及参加室间质量评价时检验中心颁发的菌株，需要注意这些菌株在传代过程中有变异的可能。一般每新进一批药物、新配制一批培养基，在测定患者标本前都要用参考菌株进行质控观察，以便了解所配制的培养基是否被污染、是否适宜细菌生长；处于储藏状态的培养基每周检测1次，及时发现培养基在储藏过程中的变化。采用不同的方法对不同耐药水平的菌株进行检测时，需要根据方法要求配制不同浓度的药物，如用BACTEC方法以H_{37}Rv为参考菌株时，每种药物应作4个浓度，要涵盖MIC值上下一定的浓度范围，以便准确判断结果是否失控。结核分枝杆菌耐药试验的质控范围见表22-4。

表22-4　结核分枝杆菌对一些常用药物的初步质控范围

菌株	药物	MIC范围（μg/ml）
ATCC27294	乙硫异烟肼	0.016~0.064
（H37RV）	乙胺丁醇	0.064~0.25
	异烟肼	0.016~0.064
	利福平	0.064~0.25
	链霉素	0.25~1
AW386	乙胺丁醇	0.25~1
	异烟肼	0.064~0.25
	利福平	0.064~0.25
AW387	乙胺丁醇	0.125~0.5
	异烟肼	0.064~0.25
	利福平	0.064~0.25
	链霉素	0.25~1
AW388	乙胺丁醇	0.5~4
	异烟肼	4~16
	利福平	0.064~0.25

第五节　结核病耐药基因型的检测

结核分枝杆菌是一种慢生长细菌,用常规的方法进行细菌培养和耐药试验往往需要30~60天的时间,且操作烦琐、敏感性较低、影响因素较多,增加了无效治疗、耐药谱扩大和耐药菌传播的机会。分子生物学技术进行基因型检测方法敏感、快速,弥补了表型耐药检测方法的不足,为耐药检测提供了新的手段。结核病的耐药基因型检测主要有线性探针方法、Xpert MTB/RIF方法、基因芯片法等,前2种方法是WHO推荐的方法,本节重点做一介绍。

一、Xpert MTB/RIF方法

在结核分枝杆菌的检测和耐药检测方面,人们已经设计了多种分子生物学方法,其中Xpert MTB/RIF方法是当前WHO极力推荐的方法,该技术有下列特点:①同时完成结核病诊断和利福平耐药诊断。②试验时间短,在不足2小时时间里给出结果,使患者就诊当天即可获得正确诊断和治疗。③操作过程完全自动化,操作难度和生物危险度低,实验室感染的机会减少,适用于各级实验室。④具有较高的敏感性、特异性和准确性,其中检测结核分枝杆菌敏感性比显微镜方法提高了40%。

（一）实验原理

Xpert MTB/RIF方法是半巢式实时荧光定量PCR技术和分子信标(molecular beacon, MB)技术相结合的产物,仪器和试剂由美国Cepheid公司生产,根据工作量的大小可选择不同型

号的仪器。PCR技术的原理已为大家熟知,分子信标技术属于较新的一种分子生物技术,该技术由Tyagi发明于1996年。分子信标技术操作简单,敏感性和特异性高,在核酸检测、基因

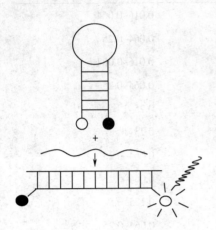

图22-2 分子信标技术原理示意图

突变、生物芯片、生物传感器、活细胞实时成像等方面得到了广泛应用。所谓分子信标实际上是一段呈发夹结构的寡核苷酸探针,其茎部环状区是一段15~30个碱基序列,可特异性结合靶分子,发夹的两臂是5~8个互补的碱基对,构成发夹结构的茎干区,在核酸序列的一端连接一个荧光分子,另一端连接一个淬灭分子,就构成了分子信标。分子信标在与靶分子结合之前,由于互补序列的存在使荧光分子和淬灭分子的距离非常接近(7~10nm),分子信标不发荧光;当靶序列存在时,分子信标的环状序列与靶分子特异性结合发生分子杂交,形成稳定的双链体结构,迫使发夹结构的臂状互补序列分开,荧光分子发出的荧光不被淬灭分子吸收,可检测到荧光(图22-2)。

结核分枝杆菌的rpoB基因是一段高度保守的基因序列,可用于菌种鉴定,同时95%左右的利福平耐药由rpoB基因突变所致。利福平耐药强烈提示结核分枝杆菌是MDR-TB菌株,且突变一般发生在一段81个碱基的利福平耐药决定区,利用这些特点,Xpert MTB/RIF技术首先以半巢式实时荧光定量PCR扩增rpoB基因的192bp片段,然后针对野生型菌株序列设计了5个相互之间部分重叠的分子信标,覆盖了整个81pb的耐药决定区,5个分子信标用不同颜色的荧光团标记,以A、B、C、D、E命名(图22-3)。试验设计了球芽孢杆菌(B.globigii)特异性内对照分子信标探针,内对照阳性的前提下,5个分子信标探针中至少有2个探针阳性即可判断结核分枝杆菌阳性,5个分子信标探针均阳性说明细菌为敏感结核分枝杆菌,一个或多个阴性提示为利福平耐药菌株。该方法依据探针的循环阈值(Ct)判断是否存在结核分枝杆菌,Ct≤38为阳性。根据Ct值的大小还可对样本中的荷菌量进行半定量分析,Ct<16为高荷菌量,16~22之间为中等荷菌量,22~28为低荷菌量,Ct>28提示极低荷菌量。耐药的判断依据分子信标最早期Ct值和最后的Ct值之差,差值>3.5提示对利福平耐药,差值<3.5提示对利福平敏感。

（二）方法

标本在放入仪器前需要进行适当的处理,以痰液为例,留取痰液要用带盖的容器,痰液的量以3~4ml为宜,不能低于1ml,留取后加入2倍体积的样本处理液,旋紧螺盖后剧烈振荡10~20次,室温静置10min,然后再次振荡和静置,确保痰液完全液化。取完全液化的处理后样本2ml至专用的样品匣(MTB/RIF cartridge)中后,将样品匣放入Xpert MTB/RIF仪器的实验平台上,按规程启动仪器,仪器自动完成样本的过滤洗涤、超声破碎细胞释放细菌DNA及扩增和检测过程,约2h即可读取结果。样本处理液与痰液混合时避免产生气溶胶,加入专用样

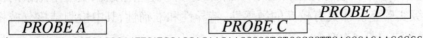

图22-3 Xpert MTB/RIF分子信标核酸序列示意图

品匣的处理样本不能含有痰颗粒。该方法也适宜脑脊液、淋巴结组织、培养物的检查,样本处理方法类似,可参照说明书处理。

(三)临床应用

Xpert MTB/RIF方法问世以来,受到专业人员的欢迎,研究人员对该方法进行了多中心评价。研究表明Xpert MTB/RIF方法诊断结核病的特异性达97%~100%;痰标本的最低检测下线为131cfu/ml,与自动液体培养方法接近;痰涂阳性结核患者一次检出率达98%~100%,高度疑似而痰涂阴性患者的结核分枝杆菌检出率为57%~83%;与表型耐药检测方法相比,Xpert MTB/RIF方法检测利福平耐药的敏感性为95%,特异性为98%。

WHO提示如果Xpert MTB/RIF方法结果为利福平耐药而表型检测结果为敏感,应该进行序列分析,利福平耐药决定区有一个氨基酸的突变就应认定为临床耐药;没有耐药结核感染风险的患者出现耐药结果,应重新试验,以防样本标签贴错等操作错误。对于怀疑MDR-TB或HIV相关结核的成人和儿童患者,WHO强烈推荐将Xpert MTB/RIF方法作为初始诊断试验,对于怀疑患有结核病又没有MDR-TB或HIV相关结核风险的患者,可根据当地的筛查诊治规范及试验条件选择诊断方法,可以将Xpert MTB/RIF方法作为初始诊断方法,也可以作为显微镜检查的后续检查,特别是痰涂阴性的疑似患者,经过多次检查能提高实验的敏感性。怀疑结核病的儿童患者,单次Xpert MTB/RIF阴性,应进一步检测,高度怀疑肺结核的儿童患者即使Xpert MTB/RIF检测阴性也应进行治疗。在不断推广Xpert MTB/RIF技术的前提下,常规的显微镜检查、细菌培养和表型耐药试验对临床治疗仍非常必要,以便结果互相补充和印证。现有的资料表明有些表型检测为利福平敏感,而Xpert MTB/RIF结果为耐药的菌株,测序验证确有变异,一线药物的治疗效果也不佳,均支持Xpert MTB/RIF的结果。

对于怀疑结核性脑膜炎患者的脑脊液标本,WHO建议Xpert MTB/RIF方法应作为初始诊断试验快速诊断,对于淋巴结核和其他组织可作为显微镜、细菌培养和表型耐药试验的替代试验。同样,肺外结核疑似病例单次Xpert MTB/RIF检测阴性应进一步检查,高度疑似患者即使Xpert MTB/RIF结果阴性也应进行抗结核治疗。由于缺乏相关资料,上述建议不适合粪便、尿液和血液标本。

Xpert MTB/RIF检测结核分枝杆菌阳性、利福平敏感的患者应启动或继续按标准治疗方案治疗;如果检测结果阴性,按照国家制定的诊断程序进一步诊断和治疗;结果错误、无效或无结果,应另取标本重新试验;结核分枝杆菌阳性、利福平耐药,就应启动MDR-TB诊断、治疗和管理程序,另送标本做表型耐药试验,明确其耐药谱制定治疗方案。如果结果与临床不符,患者没有MDR-TB感染风险,应另取标本重新试验以排除人为错误。

二、线性探针检测法

分子线性探针(line probe assay, LPA)技术由WHO于2008年批准用于耐多药结核病的快速检测,推荐用于痰涂阳性的样本和阳性培养物的检测,不推荐用于涂阴样本的检查。目前德国Hainlifescience公司生产两款试剂盒,一种为GenoType®MTBDRplus,用于检测异烟肼的katG与inhA及利福平的rpoB耐药基因,另一种为GenoType®MTBDRsl,用于检测氟喹诺酮类、氨基糖苷类、环肽类和乙胺丁醇的耐药基因gyrA、rrs和embB。

LPA的试验原理是针对靶基因设计引物,并用生物素标记,然后进行基因扩增,将扩增的产物加热变性后使单链DNA与固相载体上的探针进行分子杂交,完全匹配的扩增产物不能被后续的漂洗过程洗脱,加入底物后显色呈阳性,否则不显色呈阴性反应。该试验需要二级生物安全柜、扩增仪、温浴箱、杂交仪等设备,试剂盒从厂家购买。试剂盒中含有包被有特异性探针的膜条(membrane strips coated with specific probes, STRIPS)、扩增体系混合液、变性液、杂交液、漂洗液、封闭剂、链霉亲和素结合的碱性磷酸酶及底物等。试验过程分为DNA提取、PCR扩增、杂交和结果判读几个步骤。结果的判读可参考试剂盒提供的模板(图22-4),也可从Hain Lifescience公司的网站上下载。

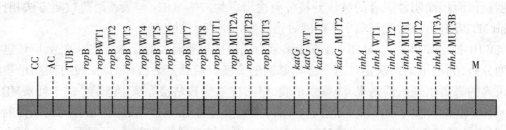

图22-4 GenoType®MTBDRplus结果判读模板示意图

GenoType®MTBDRplus试剂盒判读结果时要注意下列几点:

1. 每个标本的标记物质控带(conjugate control, CC)和扩增质控带(amplification control, AC)都显现说明结果有效。在此前提下,出现TUB带说明样本中含有结核分枝杆菌复合群细菌,TUB阴性说明细菌不是本群细菌,不能以此系统判读耐药结果。

2. 缺乏野生型基因条带或出现变异条带提示相关基因发生了突变。

3. rpoB、katG和inhA基因都有对照条带,只有各自对照条带出现时才能判读相应条带的结果。

4. rpoB阳性预示对利福平耐药, katG阳性预示对INH高水平耐药, inhA阳性预示对INH低水平耐药。

5. 试验条带必须高于或等于AC条带的显色强度时才能判读结果阳性。

6. 阴性对照膜条(negative control strip)的CC和AC对照条带均显示而其他条带均不显示时,该组试验结果才可信,如果阴性对照显示阳性结果,则该组试验必须重新测试。

第六节 耐药结核病的流行情况

结核病是一个全球性疾病,估计全球有二十多亿人感染了结核分枝杆菌,虽然只有一小部分人会发展成结核病,结核病对人类的伤害仍十分严重。患者中成年男性比女性患病率要高,免疫力低下的患者如HIV感染者更易患结核病。结核病的死亡率很高,未经治疗痰涂阳性、HIV阴性的肺结核患者70%会在10年内死亡; 痰涂阴性而细菌培养阳性的患者中有20%会在10年内死亡。对于新发现的病例,经过系统规范的治疗,治愈率在85%以上,但如果细菌发生耐药,特别是发展成耐多药结核病或广泛耐药结核病死亡率会明显提高。当前全球的感染者中,有约5000万人至少耐一种抗结核药。目前全球每年新发病例约900万,新发病例中约390万为痰涂阳性病例,具有高度传染性,是结核病传播的主要传染源,是国际社会重点关注和控制的对象。20世纪80年代以来,结核患病率出现回升趋势,其中耐药结核分枝杆菌、特别是耐多药结核分枝杆菌的出现是重要原因之一,据估算全球每年新增耐多药结核病例(即至少同时对异烟肼和利福平耐药的患者)约50万人。耐多药结核病治愈率低,死亡率高,严重影响着结核病的控制。近些年来,各国政府加大了对结核病防治工作的投入,结核病的患病率有所下降,但耐多药结核病仍十分严重,对结核病的防控增加了难度,本节主要就耐药结核病的流行情况做一介绍。

一、国际流行情况

为摸清耐药结核菌的流行情况,WHO和国际防痨与肺部疾病组织(IUATLD)实施了全球结核病耐药监测项目,为耐药结核病的防控提供了参考资料。调查表明耐药结核病和耐多药结核病分布于世界各地,并且具有明显的地区差异,目前有22个国家和地区被WHO定义为结核病高负担国家,27个国家和地区被定义为耐多药结核病高负担地区(每年新增耐多药结核病例达到或超过4000例或新增结核病例中耐多药率超过10%),共涉及36个国家,结核病高负担国家要有印度、中国、柬埔寨、越南、菲律宾、阿富汗、孟加拉共和国、巴西、刚果、埃塞俄比亚、印度尼西亚、肯尼亚、缅甸、尼日利亚、巴基斯坦、秘鲁、俄罗斯联邦、南非、泰国、乌干达、坦桑尼亚联邦共和国、津巴布韦。2007年27个耐多药结核病高负担国家中耐多药结核病例总数排名第一至第五的国家是印度(13.1万)、中国(11.2万)、俄罗斯联邦(4.3万)、南非(1.6万)和孟加拉国(1.5万)。

2014年WHO的报告显示,2013年估计全球新增结核病例数为900万人,死亡150万人,死亡人群中有36万人合并HIV感染,新增病例中60%是男性,56%的患者在东南亚和西太平洋地区,非洲的患者占1/4,印度和中国的患者数分别占24%和11%,相对于人口数量来说,非洲的患病率和死亡率最高。2013年女性患者死亡数为51万,其中1/3为HIV感染者,有8万HIV阴性的儿童因结核病死亡。全球2013年新增结核患者中有110万是HIV阳性患者,其中非洲占了4/5。从2000年到2013年全球结核病发生率以每年平均1.5%的速度下降,从1990年到2013年结核病死亡率下降了45%。新发病例中对利福平敏感而对异烟肼耐药的占8.1%,复治病例占14.0%,平均为9.5%,其中非洲、美洲、中东地区对异烟肼的耐药率在5%左右,欧洲东南亚和西太平洋地区的耐药率在10%左右。

耐多药结核病和广泛耐药结核病对人类的健康危害极大,国际社会对其流行状况非常关注,如果不采取切实措施遏制耐多药结核病和广泛耐药结核病的产生和传播,很可能使几十年来人类抗击结核病的成果功亏一篑。2014年的报告显示2013年新增病例中有3.5%的新发病例为耐多药结核病,复治病例中耐多药结核占20.5%,耐多药结核患者中有约9.0%为广泛耐药结核病,据此推算2013年有新增耐多药结核患者48万。东欧和中亚国家的耐多药发生率最高,新发病例中耐多药比例最高的是白俄罗斯(35.2%)、哈萨克斯坦(25.2%)、吉尔吉斯斯坦(26.4%)、摩尔多瓦(23.7%)、俄罗斯联邦(19.3%)和乌兹别克斯坦(23.2%),上述几个国家复治病例中耐多药的比例依次为54.5%、55.0%、55.1%、62.3%、49%和62.0%,而世界许多地区包括美洲所有国家的耐药率保持在3%以下。

至2013年底全球有100个国家和地区报告有广泛耐药结核病,在耐多药结核病中占比最高的国家是立陶宛(24.8%)、哈萨克斯坦(22.7%)、拉脱维亚(21.7%)、塔吉克斯坦的杜尚别市和Rudaki地区(21.0%)以及格鲁吉亚(20.0%)。对氟喹诺酮类(氧氟沙星、左氧氟沙星和莫西沙星)耐药的耐多药结核病例占17%,总共有29.8%的耐多药结核患者对氟喹诺酮类、二线注射用制剂或同时对二者耐药。

二、国内流行情况

  我国于1979年、1984/1985年、1990年、2000年和2010年共进行了5次全国结核病流行病学抽样调查，为结核病的流行病学分析提供了资料。1990年与1984/1985年的调查比较，虽然涂阳肺结核年递减率为2.7%，但涂阳患者复治比例仍高达38.9%，初始耐药率为28.1%，79.3%的患者未获得正规治疗，结核病的管理工作发展很不平衡，北京、上海涂阳患者年递减率在20%以上，而多数省区的管理工作有待改善，结核病疫情依然严重，1993年WHO把中国列为"特别引起警示的国家和地区"之一。随后我国进一步加强了管理，增加了结核病控制的资金投入，实施了"世界银行贷款中国结核病控制项目"和"卫生部加强与促进结核病控制项目"，推广实行了现代结核病控制策略，到2000年第四次抽样调查中，总耐药率、初始耐药率及获得性耐药率较1984/1985年有显著性降低（表22-5），涂阳肺结核患病率较1990年下降了21.3%，取得了初步成效。尽管如此，分析第四次调查结果我国结核病流行趋势仍存在"五多一高"特点，五多是结核菌感染人数多、现患病人数多、结核患者死亡人数多、耐药结核患者多及农村患者多；一高是指传染性肺结核疫情仍居高不下。当时全国涂阳肺结核患病率为121.6/10万，传染性肺结核患病率为157.8/10万，西部12省区为197/10万，明显高于全国平均水平，疫情呈蔓延趋势。

  2001年开始我国实施了《全国结核病防治规划（2001~2010年）》，全面实施了现代结核病防治策略，到2010年结核病疫情有明显下降，取得显著成效，但疫情依然严重。第五次全国调查显示，涂阳肺结核患者由2000年的169/10万下降到2010年的66/10万，菌阳肺结核患者由216/10万下降为119/10万，下降幅度分别为60.9%和44.9%，但活动性肺结核患者由466/10万下降为459/10万，下降幅度仅为1.5%，估计全国15岁（含）以上人口中活动性肺结核患者有499万。从耐药情况看，2010年结核分枝杆菌分离株对四种一线抗结核药物的任一耐药率（对1种或1种以上的抗结核药耐药）为36.8%，初治患者为36.4%，复治患者为35.9%，总耐多药率为6.8%，广泛耐药率为2.1%，推算全国15岁以上的耐多药患者有33.9万，广泛耐药患者10.5万，虽然耐多药率比2000年降低了3.9个百分点，但仍高于全球的平均水平。10年间结核分枝杆菌对四种一线抗结核药的耐药变化情况见表22-6。调查结果分析依然显示出肺结核患病率乡村高于城镇，西部高于中东部，部分地区疫情严重，无症状肺结核患者数增多的特点。

  全国结核病流行病学抽样调查主要为了解全国结核病流行总体情况而设计，为了解我国结核病耐药性流行现状，分析耐药性产生的影响因素，进一步完善耐药结核病防治控制策略，2007~2008年我国开展了全国结核病耐药性基线调查，比较准确地反映了当前我国结核病的耐药状况。本次调查收集到可供分析的结核分枝杆菌分离株3929株，其中来自初治涂阳肺结核患者的菌株3037株，复治涂阳肺结核患者的菌株892株，对分离株进行了异烟肼（H）、利福平（R）、乙胺丁醇（E）、链霉素（S）、氧氟沙星（OFX）和卡那霉素（KM）的耐药性检测，结果对6种药物全部敏感的菌株占60.88%，任一耐药菌株占39.12%，估算全国每年新发耐药肺结核患者56.0万，其中初治患者45.9万，复治患者10.1万。所有菌株对链霉素的耐药率最高（28.93%），其次是异烟肼（18.96%），耐药率最低的是卡那霉素（2.34%）；初治和复治患者来源的菌株对抗结核药物耐药情况明显不同，初治患者任一耐药率最高的是链霉素（27.69%），其次异烟肼（16.01%），复治患者耐药率最高的是异烟肼（38.51%）其次是链霉素（37.20%）。3929株结核分枝杆菌中仅对一种抗结核药耐药的有807株，多耐药菌株329株，耐多药菌株401株，相应的单耐药率为21.10%，多耐药率为8.36%，耐多药率为8.32%。多耐药谱中分为22种不同的耐药组合形式,以INH+SM占比最高(60.79%),其次是INH+SM+EMB(7.6%)。初治涂阳肺结核患者的耐多药率为5.71%,复治涂阳肺结核患者的耐多药率高达25.64%,据此推算我国每年新发耐多药肺结核患者12.1万例;401株耐多药菌株中有29株广泛耐药菌株(7.23%),总广泛耐药率为0.68%,估算全国每年新发广泛耐药患者近万例。耐多药菌株的耐药谱中以INH+RFP+S组合最多,占23.94%;INH+RFP+EMB+S耐药组合占21.95%,INH+RFP组合占12.97%,INH+RFP+EMB+SM+OFX占12.47%,对6种药物全部耐药的菌株有24株,占了5.99%。调查结果显示我国耐药结核病疫情严重,任一耐药率、异烟肼耐药率和耐多药率及4种主要抗结核药物的耐药率均高于全球平均水平(表22-7和表22-8),广泛耐药率与全球相当,耐药结核病分布广泛。由于初治涂阳患者的任一耐药率高达35.16%,并且不同地区、年龄和性别之间差别不大,说明耐药菌的传播比较严重。耐药结核病患者分布以农村为主,青壮年占比最高,治疗管理不规范及患者依从性差是耐药结核病发生的主要危险因素。

表22-5 五次全国结核病流行病学抽样调查初始耐药率和获得性耐药率(%)

年份	初始耐药率(%)	获得性耐药率(%)
1979	26.6	61.8
1984/1985	47.8	64.1
1990	28.1	41.1
2000	18.6	46.5
2010	36.9	35.9

表22-6 10年间结核分枝杆菌分离株对4种一线抗结核药的耐药变化(%)

药物	2000年			2010年		
	初治患者	复治患者	合计	初治患者	复治患者	合计
INH	11.0	31.0	17.6	28.2	30.8	28.6
RFP	10.3	29.5	16.6	7.5	17.9	8.9
EMB	1.5	1.6	1.5	6.2	10.3	6.8
S	12.2	27.9	17.3	20.7	12.8	19.6

表22-7 我国与全球耐药率(%)比较

地区	任一耐药			异烟肼耐药			MDR-TB率		
	初治	复治	合计	初治	复治	合计	初治	复治	合计
我国	35.16	55.17	37.79	16.01	38.51	18.96	5.71	25.6	8.32
全球	17	35	20	10.3	27.7	13.3	2.9	15.3	5.3

表22-8 我国与全球对不同抗结核药耐药率(%)比较

地区	耐异烟肼	耐利福平	耐乙胺丁醇	耐链霉素
我国	18.96	9.63	6.52	28.93
全球	13.3	6.3	3.9	12.6

第七节 耐药结核病的控制策略

结核病是国际社会关注的重大传染病,在有效的化学药物出现之前,其5年病死率在50%左右,随着利福平、异烟肼等一批有效抗结核药物的问世,人类看到了战胜结核病的曙光。但20世纪80年代末和90年代初结核病又有死灰复燃的迹象,给人类敲响了警钟,其中一个重要原因是耐药结核病出现和传播。目前常用的抗结核药物有异烟肼、利福平、乙胺丁醇、吡嗪酰胺、链霉素和氟喹诺酮类,结核分枝杆菌对这些药物的自然突变率在10^{-2}~10^{-10}之间,如结核分枝杆菌对异烟肼的突变率为3.5×10^{-6},对利福平的耐药率为3.1×10^{-8},对二者同时耐药的频率约为9×10^{-14}。一般病灶中结核分枝杆菌数量在10^{4}~10^{9}之间,如果患者感染的是野生株细菌,从开始就进行有效的联合治疗,理论上来说不应该产生耐药菌,耐药结核菌的产生主要是人为造成的。耐药结核菌的产生和传播给结核病的控制带来了困难,虽然近20多年来国际社会为此做出了巨大努力,但耐药形势仍不容乐观,以我国为例,从2000年到2010年,初治患者对异烟肼、乙胺丁醇和链霉素的耐药率均有提高,只是对利福平的耐药率略有降低,一定程度上反映出耐药菌的流行情况。10年间复治患者对乙胺丁醇的耐药率有明显上升,对异烟肼耐药率基本未变,对利福平和链霉素的耐药率明显下降,一定程度上反映出治疗过程中耐药结核分枝杆菌的发生发展趋势。耐药结核病中人们最为关注的是耐多药结核病和广泛耐药结核病,前者指患者感染的结核菌至少对利福平和异烟肼耐药,后者感染的结核菌除了对利福平和异烟肼耐药外,还对任何氟喹诺酮类药物以及3种注射药物卷曲霉素、卡那霉素和阿米卡星中至少一种耐药。在推行直接面视下短程督导化疗(directly oberserved treatment short-course,DOTS)策略的地区,肺结核患者的治疗成功率已达85%以上,我国已达90%以上,但耐多药结核病不同,由于对2种最强有力的药物利福平和异烟肼耐药,不得不使用疗效较低、毒性更强、价格昂贵的药物长期治疗(培养转阴后18~24个月),其治愈率却很低,初治耐多药患者的治愈率约为40%,复治耐多药患者的治愈率只有20%,广泛耐药结核病的治愈率更低,有些菌株用现有的药物根本无法根除,如果不进行有效的管理干预,耐多药结核病和广泛耐药结核病会引起严重的公共卫生危机。治疗耐多药结核病所需的费用为治疗敏感菌结核病的50~200倍,患者长期不能痊愈增加了结核病传播机会,给家庭和社会带来了沉重负担。2013年全球新增耐多药结核患者48万,因耐多药结核病死亡的约21万;2010年推算我国现有耐多药结核患者33.9万,广泛耐药患者10.5万,这些数字足以引起我们的重视,加强结核病的防治,防止耐药菌的产生和传播需要科学有效的策略。

一、加强结核病的健康教育

健康教育是预防各类疾病的基本方法,耐药结核病的防治也不例外。应该让普通公众、特别是特殊群体如密切接触者、学生、军人及流动人口掌握结核病的传染源、传播途径、基本症状等知识,让大家知道结核病是可防、可控、可以治愈的严重传染病,在我国怀疑有结核病的人应该到县(区)级结核病防治机构接受检查,肺结核患者还可得到免费治疗。对结核病患者要特别强调长期规律治疗是该病治愈的关键,否则后果非常严重,必须千方百计地提高患者对治疗管理的依从性。让肺结核患者明白,在痰菌转阴前自己就是传染源,要注意改善自身的卫生习惯。尽管相关部门在结核病的健康教育方面做了不少工作,但从2010年结核病调查结果看,公众对结核病核心信息的知晓率只达到了57.0%,与80%的目标值还有很大距离。

二、加强耐药结核病的预防与治疗工作

(一)加强技术培训,确保患者规范就医

建立健全完善的防治体系是结核病防治顺利进行的最有力的基础和保障,至今我国已经建立了省、市、县三级结核病防治网络,构建了分工明确、协调配合的防治体系,制定了一系列的政策、措施和管理规划,给予了大量的资金支持,落实预防治疗责任,强化管理监督是当前重要的工作。要加强对结防机构专业人员、医疗卫生机构相关工作人员,及社区、乡镇、农村一线工作人员的政策培训和技术培训,使大家充分认识耐药结核病的危险和后果,确保患者自始至终都能在专业机构接受到规范合理的治疗,防止耐药菌的产生与传播。

(二)严格执行现代结核病控制(DOTS)策略,预防耐药结核病的发生

对确诊患者严格按照"早期、规律、全程、联合、适量"的五项治疗原则,认真落实DOTS策略是结核病控制和防止耐药结核菌产生的有效措施。1994年WHO提出了诊断、治疗和管理相结合的DOTS策略,即现代结核病控制策略,该策略是全球应对结核病威胁的综合性措施,包含了5个基本要素:①政府承诺对结核病控制的领导责任,并提供足够的经费;②对所有可疑结核病患者进行痰涂片镜检;③对涂阳肺结核患者进行6~8个月医务人员直接面视下的标准化督导治疗管理;④建立持续不断的免费抗结核药物供应系统;⑤建立统一的结核病督导、监测、评估系统。至2007年,世界上180多个国家和地区实施了DOTS策略,提高了结核病的治愈率,并降低了耐药结核病的发生率,已在多个国家和地区的实践中得到证实。1990~2013年全球结核病死亡率估计减少了45%,同期内结核病患病率减少了41%,这一成果与DOTS策略的实施密切相关。2008年WHO在修订版的《耐药结核病规划管理指南》强调DOTS策略仍然是结核病控制的基石,是预防耐药发生和传播的有力武器。在政府、社会的有力支持下,结防机构和医疗卫生机构人员要认真落实各种规范和督导职责,合理制定诊疗方案,最大限度地减少治疗过程中耐药菌的产生。

(三)及时发现耐药结核病患者

在诊疗过程中及时发现耐药结核病是治疗、管理耐药结核病患者和阻断耐药结核病传播的前提。医务人员要特别注意识别耐药结核病的高危人群,对复发患者、治疗3个月后痰涂片仍呈阳性的初治涂阳患者、来自耐药高发地区的患者、耐药结核病密切接触者应该高度关注,对复治失败患者和慢性患者要高度警惕。复治失败患者是指对复治患者应用国家结防规划中的复治方案治疗5个月后,痰涂片或培养仍为阳性的患者;慢性患者指多次不规则治疗后痰菌呈阳性的患者,这两类患者中耐多药结核病检出率最高。随着国家资金投入的增加、管理和技术水平的提高,应逐渐扩大耐药结核病患者的筛查范围,尽可能降低耐药结核病的漏检率。

(四)提高实验室耐药结核病检测能力

耐药结核病的确诊的唯一标准是结核分枝杆菌的耐药试验(DST),耐药试验结果也是耐药结核病个体化治疗方案的依据,因此加强结核病实验室的能力建设非常重要。目前常

用的表型耐药试验是浓度法、比例法和抗性比率法,是诊断耐药结核病的金标准。由于结核分枝杆菌是一种慢生长的微生物,人们在应用分子生物技术测定耐药相关基因,快速预测诊断耐药结核病方面做了大量工作,相关的方法有DNA测序、探针杂交、PCR-RFLP、单链构象多态性分析(SSCP)等技术,应用分子线性探针测定法(molecular line probe assays)直接快速测定利福平的*rpo*B耐药基因以诊断MDR-TB,受到WHO的推荐。

(五)在DOTS基础上贯彻DOTS-PLUS策略

为应对MDR-TB的产生和传播及TB/HIV患者的增多,1998年WHO提出了DOTS-PLUS策略,该策略是在严格执行DOTS策略基础上的综合性策略,除了DOTS策略的5项要素外,强调对MDR-TB患者进行药敏试验基础上的个体化治疗,试图利用二线抗结核药物为主的标准化和个体化方案治愈MDR-TB,阻止耐多药结核病的传播。DOTS-PLUS策略需要良好的DOTS基础,否则难以控制MDR-TB的产生,甚至会降低结核病的治愈率。经过多年的实践,耐药结核病的化疗已经形成了一些基本原则,如化疗方案要充分参考患者的用药史、耐药菌株的流行情况及药敏结果,方案中至少含有4种确定有效或几乎确定有效的核心药物,尽可能从WHO抗结核药5组分类法中的1~4组中选择药物组成化疗方案,提倡全疗程每日用药法等。

(六)阻断耐药结核病的传播

耐药结核病的传播与非耐药结核病完全相同,也是经呼吸道传播,活动性肺结核患者是传染源,耐药结核分枝杆菌主要经飞沫和气溶胶传播给易感人群,引起新的感染,患者咳嗽、打喷嚏甚至大声说话时都可向周围环境排出大量的飞沫,直径大于100μm的飞沫随即落地,较小的飞沫水分蒸发后形成直径不足5μm的微滴核,每个微滴核含有1~3个细菌,在空气中可悬浮数小时,被他人吸入后会直达肺部引起感染。感染后是否会发病与暴露时间长短、强度及感染者免疫能力有关。易感人群主要包括糖尿病、肝硬化、肾功能不全、AIDS、免疫抑制剂使用者等免疫力低下患者,及儿童、老人、密切接触者和贫困人口等。提高生活水平,改善居住环境和医疗环境,及早发现、及时治疗患者,对活动性耐多药与广泛耐药患者采取必要的隔离措施,是阻断耐药结核病传播的基本手段。

三、加强耐药结核病的管理控制

结核病是一种全球性疾病,耐药结核病的流行是各国人民共同面对的挑战,需要协调一致的努力才能减少其产生,阻断其传播,最终实现消灭结核病的目标。20世纪90年代,WHO先后提出了DOTS和DOTS-PLUS策略,在2006年又提出了遏制结核病战略(The Stop TB Strategy),旨在大幅度降低结核病的全球负担,该战略主要包括6方面的内容:①加强和拓展高质量的DOTS策略;②积极应对HIV/TB、MDR患者及其他弱势群体的需求;③加强基本卫生服务工作;④吸纳所有卫生人员参与结核病的控制;⑤充分发挥结核病患者和社区的作用;⑥促进结核病的研究。2008年WHO出台了《耐药结核病规划管理指南》紧急修订版,强调DOTS策略仍是控制结核病的基石,是预防耐药结核病产生和传播的有力武器,对耐多药结核病患者要及早发现、合理治疗、加强管理,防止传播。WHO提出的一系列结核病和耐药结核病控制策略的实施,有赖于各国政府的强有力支持,各国政府在管理和控制结核病方面起着核心作用,由于政治经济文化的不同,各国政府要根据本国的实际情况,制定详细的耐药结核病防治指南、规划、制度和规范,建立完善的防治体系,保证充足的人员队伍,提供良好的防治设施,不断提高公共卫生水平,普及耐药结核病的健康知识,保障充足的资金供应,强化各项规范制度的监督和落实,逐步降低耐药结核感染水平。

我国以WHO推荐的耐多药结核病控制策略为基础,结合本国实际情况制定了《耐多药肺结核防治管理工作方案》,内容涵盖了WHO推荐策略的各项要素,明确了国家、省、市、县各级疾控机构和医疗机构及社区卫生服务中心/乡镇卫生院与社区卫生站/村卫生室的职责,制定了机构设置、验收、培训标准和患者筛查、发现、诊断程序及确诊前的治疗原则,阐述了实验室的技术规程、质量保证和生物安全方法,详细介绍了患者的治疗原则,标准化治疗方案,治疗方案的调整原则,停止治疗的指征等内容,强调要加强对患者的治疗管理和医务人员的个人防护,避免医源性感染,对患者、家属要加强健康教育,防止耐多药结核病的传播,要做好耐多药结核病治疗药物的供应与管理,做好登记、统计等监控和评价工作。该方案是在前期试点的基础上形成的,符合我国的实际情况,目前主要的任务是推广实施该方案。首选要使全民认识到耐多药和广泛耐药结核病对公共卫生造成的威胁,各级政府要切实担当起领导责任,保证必要的资金支持,做好方案的落实监督。

第八节　非结核分枝杆菌耐药

非结核分枝杆菌(NTM)广泛分布于自然环境,大多属于腐生菌,主要见于水、土壤和气溶胶中。在生活环境中,自来水、水龙头、供热管道、室内灰尘和阴沟中均曾分离出非结核分枝杆菌,有人甚至从商品蒸馏水中分离出了偶发分枝杆菌和龟分枝杆菌。NTM污染医用物品和医疗器械,以及医院的自来水、饮用水和蒸馏水可造成医院内感染。NTM比结核分枝杆菌的致病性低,除引起动物感染外,还可引起免疫力低下人群的感染。近年来随着艾滋病的流行,鸟分枝杆菌复合群(MAC)引起的感染逐渐增多,HIV感染者从环境中获得的MAC多定植在肠道和呼吸道,在随后的感染中可能累及肺部、胃肠道,偶尔可侵犯周围淋巴结。多数的NTM和结核分枝杆菌类似,属于慢生长菌,其基因组成分、细胞生理学、致病机制、耐药机制以及治疗方法,与结核分枝杆菌相似而又不同,特别是鸟分枝杆菌引起的感染更是如此。本节重点对非结核分枝杆菌感染的临床致病与耐药情况做一介绍。

一、致　病　性

非结核分枝杆菌主要引起肺炎、淋巴结炎、皮肤病、播散型疾病及院内感染特别是医源性感染等5类疾病,感染类型与治疗密切相关。

(一)皮肤与软组织感染

海分枝杆菌(*M.marinum*)在水中通过小的创口可进入皮肤引起皮肤病,最初感染可呈红色丘疹,随后会发展成紫色斑块,偶尔感染沿着淋巴通道向周围扩展,类似孢子丝菌病。堪萨斯分枝杆菌(*M. Kansasii*)、瘰疬分枝杆菌(*M. scrofulaceum*,)和鸟-胞内分枝杆菌(*M. avium*)偶尔可引起皮肤损害,溃疡分枝杆菌(*M. ulcerans*)能产生毒素,可引起人类皮肤无痛性坏死性溃疡被称为布鲁里溃疡(Buruli ulcer),主要发生在非洲和澳大利亚。快速生长的分枝杆菌如龟分枝杆菌(*M. chelonae*)、偶发分枝杆菌(*M. fortuitum*)和脓肿分枝杆菌(*M.*

abscessus)可引起皮肤、软组织和骨的感染。与海分枝杆菌相似,快速生长分枝杆菌能通过小的创伤进入人体引起蜂窝组织炎和皮下脓肿。

(二)淋巴结炎

淋巴结炎主要发生在1~5岁的儿童,主要侵犯颈部、耳部、腋下淋巴结核腹股沟淋巴结,多为单侧无痛性粗糙的淋巴结肿大,常有窦道形成,患儿常常没有结核病接触史,但TST结核菌素皮肤试验阳性。在北美洲鸟分枝杆菌复合菌群(MAC)是最常见的非结核分枝杆菌淋巴结炎的病原菌,其次是瘰疬分枝杆菌。

(三)医源性感染和院内感染

1983年就发现接受持续性移动性腹膜透析(CAPD)的患者的腹膜炎和透析管口的感染与非结核分枝杆菌有关,最常见的相关分枝杆菌是偶发分枝杆菌,如果CAPD相关的腹膜炎综合征患者腹水48h内培养阴性,就应考虑是NTM感染。分枝杆菌能在医用材料上产生生物被膜,治疗感染一般需要取出生物材料。NTM可以引起院内感染,在多个国家暴发过NTM引起的注射后脓肿,还有各种术后NTM感染的报道。这些感染大多与医疗器械没有严格消毒或注射制剂污染有关。

(四)肺部疾病

慢性肺部疾患如肺结核、肺癌、矽肺、肺囊性纤维化、原发性肺病和支气管扩张的患者身上常能分离到NTM,但确诊非结核分枝杆菌肺病必须满足两条标准,即①有肺部症状,胸片上有结节或空洞阴影,或CT显示多病灶支气管扩张伴多个小结节;②适当排除其他诊断。病原学上至少有2次独立的咳痰标本培养结果阳性,或至少有一次支气管刷检或灌洗液培养阳性才能确认NTM感染。引起肺部疾患的NTM有脓肿分枝杆菌、偶发分枝杆菌、鸟分枝杆菌复合群和戈登分枝杆菌,但各地检出情况不同,美国以MAC最多,其次是堪萨斯分枝杆菌,英国堪萨斯分枝杆菌,*M. malmoense*, MAC, and *M. xenopi*具有地域特征。

(五)弥散性疾病

当患者免疫力低下时,NTM可引起机会性感染,常见于应用免疫抑制剂的疾病如艾滋病、干细胞移植、器官移植、T细胞缺乏病、γ-IFN受体异常、巨噬细胞蛋白1多态性(NRAMP1 polymorphisms)、IL-12受体缺陷等。艾滋病患者的CD4细胞数低于100/μl,慢生长的鸟分枝杆菌复合群和堪萨斯分枝杆菌就可能引起播散性感染,当CD4细胞数低于50/μl时,40%的艾滋病人会发生NTM感染。弥散性MAC感染常有发热、体重减轻、腹泻、肝脾淋巴结肿大等症状,由MAC引起的肺部感染通过常规的临床表现和X-检查难以与结核分枝杆菌感染区别。

二、NTM病的治疗

(一)治疗方案

NTM属于分枝杆菌,与结核分枝杆菌有许多相似之处,在临床治疗上一般主张联合用药。2007年美国胸科委员会(ATS)和感染性疾病学会(IDSA)总结过去的治疗经验和研究成果,出台了非结核分枝杆菌的诊断、治疗和预防指导原则。该文件建议对多数NTM感染推荐用大环内酯类和一线抗结核药物联合用药。对有纤维空洞、结节和支气管扩张症的MAC肺病推荐克拉霉素(或阿奇霉素)与利福平(或利福布汀)及乙胺丁醇联合治疗,直到痰培养阴性持续一年才能停药;播散性MAC病的治疗方案与此类似,但只有当症状缓解,且细胞免疫功能恢复重建时才可停药,当艾滋病患者的CD4细胞数低于50/μl应予患者阿奇霉素或克拉霉素预防治疗;MAC引起颈部淋巴腺炎以手术切除为主,对反应差的患者应考虑大环内酯类为基础的方案;堪萨斯分枝杆菌肺病推荐使用异烟肼、利福平和乙胺丁醇联合治疗,直至阴性痰培养持续一年;脓肿分枝杆菌肺病的治疗尚无肯定的方案,一般主张外科手术切除病灶联合以克拉霉素为基础的多药治疗;对快速生长的分枝杆菌(偶发分枝杆菌、脓肿分枝杆菌和龟分枝杆菌)感染,一般可根据药敏试验,采用大环内酯类为基础的方案并配合外科清创治疗。

(二)药敏试验

当前NTM感染日益增多,其药物敏感试验愈发重要,但人们对NTM药敏试验的有效性仍有不少争议,一方面由于相关研究不足,另一方面与NTM的特性有关。NTM细菌与结核分枝杆菌不同,许多细菌对抗结核药物的敏感性较低,并且株间差异较大,譬如结核分枝杆菌不同野生株对抗结核药物的MIC一般相差2~4倍,而鸟分枝杆菌野生株之间常相差十数倍甚至更多;另外许多NTM患者往往感染两种以上的NTM或同一菌种的不同菌株同时感染,致使单一菌株的药敏结果难以有效指导临床治疗。因而AST和IDSA认为用目前的方法检测MAC对一线抗结核药的敏感性没有价值。药敏试验结果较为可靠的情形有3种:新的MAC肺部感染时对大环内酯类的敏感性;堪萨斯分枝杆菌对利福平的敏感性以及快生长分枝杆菌的药敏试验。大环内酯类的敏感性是治疗MAC感染的关键因素,当对大环内酯类的MIC从≤4mg/L上升到≥32mg/L,预示着感染复发。大环内酯类药物之间常见交叉耐药,有用药史的患者耐药率较无用药史的耐药率高,单独使用大环内酯类药物产生耐药的概率高于联合用药,所以临床主张大环内酯类与抗结核药联合治疗非结核分枝杆菌感染。对于复发和新确诊的MAC感染病例应检测细菌对克拉霉素的敏感性。堪萨斯分枝杆菌肺病推荐使用异烟肼、利福平和乙胺丁醇联合治疗,其中利福平在治疗中起较大作用,对利福平耐药常预示着治疗失败,所以新发和复发堪萨斯分枝杆菌感染病例均应检测细菌对利福平的耐药性,耐药病例应检测其他药物的敏感性。由于种间和种内敏感性差异较大,一般主张快速生长的NTM均应做耐药试验。

三、NTM的耐药机制

NTM与结核分枝杆菌在耐药机制方面既有相似又有不同。长期进化的结果,分枝杆菌属细菌对多种抗生素固有耐药,譬如许多分枝杆菌属细菌对青霉素类和糖肽类抗生素固有耐药,还发现几乎所有的分枝杆菌都有一个调节基因产物WhiB7,它对多种固有耐药机制有调节作用,包括导致对大环内酯类高水平耐药的erm基因的表达控制。但不同菌种之间的耐药机制并不相同,利用生物模拟技术根据基因组对比分析,结核分枝杆菌和MAC对青霉素类和大环内酯类的固有耐药机制应该有所差异;结核分枝杆菌对青霉素类的固有耐药与β-内酰胺酶BlaC以及青霉素结合蛋白的改变有关,在MAC菌株的基因系列也发现有青霉素结合蛋白和大环内酯类外排泵的类似结构,但尚未发现ermMT和blaC的类似结构。

除了固有耐药机制外,分枝杆菌感染患者后可能发生原发性耐药和获得性耐药。原发性耐药指一开始感染的就是耐药细菌,当然严格来说也包括感染敏感菌后,在治疗之前发生了耐药突变;获得性耐药是在治疗过程中发生了耐药。结核分枝杆菌的获得性耐药大多与基因突变有关,如与异烟肼耐药有关的katG基因突变和inhA基因突变,与利福平耐药有关的*rpoB*基因突变等,多种耐药机制在一个菌株的累积会使该菌株转变为多重耐药菌株。NTM菌株与结核分枝杆菌的情况类似,堪萨斯分枝杆菌、鸟分枝杆菌和溃疡分枝杆菌均发现有*rpoB*基因突变相关的利福平耐药。23S rRNA基因的肽酰转移酶区域(petidyltransferase region)的错义突变与堪萨斯分枝杆菌、鸟分枝杆菌、龟分枝杆菌,脓肿分枝杆菌对大环内酯类耐药有关。大环内酯类在NTM感染治疗中起重要作用,慢生长的分枝杆菌只有一套reran操纵子,经过单步突变就可能导致细菌对大环内酯类耐药。

一般来说大环内酯类、氟喹诺酮类、利福布汀、乙胺丁醇、阿米卡星和氨苯吩嗪(clofazamine)对MAC感染均是有效的的药物,但是如果不联合用药,常常很快发生耐药。MAC菌群耐药有一个非常有趣的现象,细菌的耐药与菌落的形态类型有关,这种现象被称为MAC的菌落形态型耐药(morphotypic antibiotic resistance of MAC)。几乎所有MAC细菌都能在培养基上形成多种菌落类型,不同菌落类型之间可以互相转换,各菌落类型的细菌传染性和敏感性不同。透明菌落型细菌在患者样本中占优势,在动物和巨噬细胞疾病模型中.生长良好,实验室培养的细菌以及体外传代后细菌,以不透明菌落型细菌为主,当菌落类型由不透明型转变为透明型菌落时,细菌对多种抗生素的耐药性增强。至今人们尚不清楚这种转变的分子基础。另外一种形态型转换称为红-白型转换,这种转换发生在含有刚果红的培养基中。红-白型转换和浑浊-透明型转换互不干扰,利用刚果红染色可以分为红色不透明、红色透明、白色不透明和白色透明四种菌落类型,患者样本中白色类型较红色类型常见,白色菌落型细菌在动物和巨噬细胞疾病模型中生长良好,与疾病和治疗后果相关,体外对多种抗生素如大环内酯类、利福霉素类、青霉素类和喹诺酮类的耐药性比红色菌落型细菌强。当然红色菌落型的细菌从患者样本中也可发现。目前人们认为菌落形态型耐药与细菌细胞壁有关,细胞壁完整性的破坏会增加MAC对多种药物的敏感性。白色透明、白色不透明和红色透明菌落型细菌排斥染料、通透性弱、多重耐药,红色不透明菌落型细菌较易着色、通透性强且对药物敏感。红-白菌落型和不透明-透明菌落型细菌之间的转换是可逆的,不需药物的选择作用,这种转换本身就触发了通透-不通透、广泛敏感(pan-sensitive)-多重耐药(multiresistant)之间的转换。菌落形态型转化可能是细菌对生存环境的反应,使细菌获得适应各种环境的生存能力,通透障碍并不一定是耐药性变化的唯一机制,可能通透障碍诱发其他耐药机制发挥作用,使细菌表现为多重耐药,详细的调控机制还在研究中。

（夏梦岩）

参考文献

1. 国家卫生和计划生育委员会. 全国结核病耐药性基线调查报告(2007~2008年). 北京: 人民卫生出版社, 2014, 24~57

2. Griffith DE, Aksamit T, Brown-Elliott BA, et al. An official ATS/IDSA statement diagnosis, treatmengt and prevention of nontuberculous mycobacterial diseases. Am J Respir Crit Care Med, 2007, 175: 367-416

3. 全国第五次结核病流行病学抽样调查技术指导组, 全国第五次结核病流行病学抽样调查办公室. 2010年全国第五次结核病流行病学抽样调查报告. 中国防痨杂志, 2012, 34(8): 485-508

4. World Health Organization. Global tuberculosis report 2014. http://www. who. int/tb/publications/global_report/en/

5. 宋文虎. 有关结核病耐药性监测的几点看法. 中华结核和呼吸杂志,2000,23(2): 73-74

6. 李拯民. 耐药结核病的流行趋势. 中华结核和呼吸杂志,2000,23(2): 71-72

7. 张文康. 在全国结核病防治工作电视电话会议上的讲话. 中国防痨杂志,2001,Vol 23(2): 71-77

8. 王宇. 耐多药肺结核防治管理工作方案. 北京: 军事医学科学出版社,2012

9. World Health Organization. . Rapid implementation of the Xpert MTB/RIF diagnostic test. WHO/HTM/TB/2012,2

10. CAI Chuang, ZHONG Nan-shan. Xpert MTB/RIF test for rapid diagnosis of Mycobacterrium tuberculosis and simultaneous detection of multidrug-resistant tuberculous bacillus. 解放军医学杂志,2012,37(10): 998-1002

11. http: //www. finddiagnostics. org//programs/scaling_up/lab-strength/resources/index. html

12. 唐神结,许绍发,李亮. 耐药结核病学. 北京: 人民卫生出版社,2014

13. World Health Organization. the stop TB strategy. http: //www. who. int/tb/strategy/en/

第二十三章

微生物对消毒剂的耐药性及其检测

本章主要介绍微生物对消毒剂的耐药机制,包括三个方面:①微生物本身生化结构的固有性耐药;②微生物受到环境影响的非生理性耐药;③微生物通过基因突变等途径的获得性耐药。此外,本章还着重介绍了消毒剂的作用机制、消毒剂耐药的危害、对策以及检测。

第一节 消毒剂概述

一、消毒剂的概念

消毒剂是指用于杀灭传播媒介上病原微生物,使其达到无害化要求的制剂,与抗生素不同,它在防病中的主要作用是将病原微生物消灭于人体之外,切断传染病的传播途径,达到控制传染病的目的。消毒剂作用无显著选择性,无严格抗菌谱,在杀灭或抑制病原体的浓度下,往往也能损害人体,通常不作全身用药,主要用于体表(皮肤、黏膜、伤口等),器械,排泄物和周围环境的消毒,或黏膜,创面,腔道的冲洗,以预防或治疗病原体所致的感染。

二、消毒剂的作用机制及分类

消毒剂能抑制微生物的生长繁殖,或者杀灭病原体。消毒剂的种类很多,它们的杀菌或抑菌机理也各有不同。有的消毒剂使菌体蛋白变性或凝固,如大多数重金属盐类(高浓度)、酚类、醇类、醛类、酸和碱类、氧化剂等;有的消毒剂能干扰酶系统和代谢,如某些氧化剂、重金属盐类(低浓度),消毒剂能与细菌代谢酶分子上的-SH基结合而使其失去活性;有的消毒剂能损伤细菌细胞膜或病毒包膜,如阳离子表面活性剂(苯扎溴铵)、脂溶剂、酚类(低浓度)等,能降低细菌细胞膜和病毒包膜的表面张力,增加膜通透性,使胞质内容物溢出,胞外液体内渗,致细菌细胞破裂和病毒裂解。在2014年《中国消毒学杂志》收录的一篇论著中诠释了消毒剂的部分杀菌机制,证明了表面活性剂对二氧化氯有协同杀菌作用,且随表面活性剂浓度的加大而增强,二氧化氯的作用可以造成大肠埃希菌细胞壁、细胞膜某种程度的改变,致使细胞通透性改变,细胞内容物泄漏。表面活性剂与二氧化氯合用后对细胞超微结构的破坏程度大于单独使用二氧化氯。在透射电子显微镜下,直观地显示了消毒剂对大肠埃希菌超微结构的影响。正常的大肠埃希菌形态完整,呈杆状或近似椭圆形,细胞壁结构致密,外缘光滑,内缘与细胞膜间无空隙,细胞内容物分布均匀(图23-1A)。二氧化氯处理后的大肠埃希菌细胞壁出现褶皱,个别菌体出现胞膜分离的空泡,胞质有轻微凝集。合用表面活性剂的复方二氧化氯处理过的大肠埃希菌的细胞壁与细胞膜之间出现很大的空隙,个别细胞壁破裂,细胞质凝集现象比较严重,甚至出现低电子密度的空白区(图23-1B、图23-1C)。

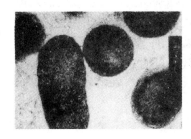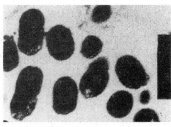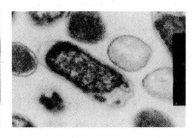

图23-1　消毒剂对大肠埃希菌超微结构的影响

(一)按照其作用的水平可分为灭菌剂、高效消毒剂、中效消毒剂、低效消毒剂。

1. 灭菌剂　指可杀灭一切微生物使其达到灭菌要求的制剂。包括甲醛、戊二醛、环氧乙烷、过氧乙酸、过氧化氢、二氧化氯等。

2. 高效消毒剂　指可杀灭一切细菌繁殖体(包括分枝杆菌)、病毒、真菌及其孢子等,对细菌芽孢也有一定杀灭作用,达到高水平消毒要求的制剂。包括含氯消毒剂、臭氧、甲基乙内酰脲类化合物、双链季铵盐等。

3. 中效消毒剂　指仅可杀灭分枝杆菌、真菌、病毒及细菌繁殖体等微生物,达到消毒要求的制剂。包括含碘消毒剂、醇类消毒剂、酚类消毒剂等。

4. 低效消毒剂　指仅可杀灭细菌繁殖体和亲脂病毒,达到消毒剂要求的制剂。包括苯扎溴铵等季铵盐类消毒剂、氯己定(洗必泰)等二胍类消毒剂,汞、银、铜等金属离子类消毒剂及中草药消毒剂。

(二)按化学性质的不同,现在较常用的化学消毒剂包括以下8种:

1. 酚类　如:苯酚(石炭酸),甲酚(煤酚)。该类消毒剂使蛋白质变性、凝固而具有抗菌作用。酚类对细菌和真菌有效,对芽胞和病毒无效。此类消毒剂因其具有特别的药臭味,又具原浆毒,吸入皮肤有致癌性,常用于消毒池和排泄物的消毒,很少用于空室消毒。具体消毒时须先把环境冲洗得干干净净,浓度要达到0.5%~1%以上,禁止在碱性环境或同碱性溶液及其他消毒液混合使用。

2. 醇类　如:乙醇、苯氧乙醇和异丙醇。该类消毒剂可凝固蛋白质,导致微生物死亡,属于中效水平消毒剂,可杀灭细菌繁殖体,破坏多数亲脂性病毒,如单纯疱疹病毒、乙肝病毒、人类免疫缺陷病毒等。醇类杀微生物作用也可受有机物影响,而且由于容易挥发,应采用浸泡消毒,或反复擦拭以保证作用时间。醇类常作为某些消毒剂的溶剂,而且有增效作用。常用浓度为75%,据国外报道:80%乙醇对病毒具有良好的灭活作用。近年来,国内外有许多复合醇消毒剂,这些产品多用于手部皮肤消毒。

3. 醛类　如:甲醛、戊二醛等。甲醛能与蛋白质的氨基结合,引起蛋白质沉淀变性,杀灭细菌、真菌、芽孢和病毒。该类消毒剂对人体皮肤、黏膜有刺激和固化作用,并可使人致敏,因此不可用于空气、食具等消毒,一般仅使用于医院中医疗器械的消毒或灭菌,且经消毒或灭菌的物品必须用灭菌水将残留的消毒液冲洗干净才可使用。

4.酸类　如:过氧乙酸(过醋酸),苯甲酸(安息香酸)。酸类消毒剂通过解离出氢离子与微生物体蛋白质中的氨基结合,生成蛋白质盐类化合物,导致蛋白质变性沉淀或者通过改变细菌周围环境的酸碱度而发挥作用。

5.卤素类　如:含碘消毒剂中的碘伏、碘酊(碘酒);含氯消毒剂中的含氯石灰(漂白粉),消洗净和氯胺(氯亚明)。本类消毒剂可使菌体原浆蛋白活性基团卤化或者氧化而发挥杀菌作用。该类消毒剂的杀微生物作用明显受使用浓度和作用时间的影响,一般说来,有效氯浓度越高、作用时间越长,消毒效果越好;pH越低,消毒效果越好;温度越高,杀微生物作用越强;但是当有机物(如血液、唾液和排泄物)存在时,消毒效果可明显下降。此时应加大消毒剂使用浓度或延长作用时间。但是高浓度含氯消毒剂对人呼吸道黏膜和皮肤有明显刺激作用,对物品有腐蚀和漂白作用,大量使用还可污染环境。

6.氧化剂　如:高锰酸钾、过氧化氢(双氧水)等。通过释放新生态氧氧化微生物体内的活性基团而杀菌。该类消毒剂的优点是消毒后在物品上不留残余毒性,但由于化学性质不稳定需现用现配,使用不方便,且因其氧化能力强,高浓度时可刺激、损害皮肤黏膜、腐蚀物品。

7.表面活性剂　如:苯扎溴铵(新洁尔灭)、氯己定(洗必泰)等。常用者为阳离子表面活性剂,其抗菌抗病毒谱广,作用快,渗透力强,通过改变细菌胞浆膜通透性而使菌体成分外渗而杀菌。低浓度不但能杀灭革兰阳性菌、革兰阴性菌,还对病毒、真菌有效。

8.染料类　如:甲紫(龙胆紫)、依沙吖啶(利凡诺、雷佛奴尔)等。有酸碱两性染料,其中的阳离子或阴离子分别与细菌蛋白质羧基或氨基结合,抑制细菌的生长繁殖。常用消毒剂的使用浓度、作用范围和用途(表23-1)。

表23-1　常用消毒剂的种类、作用范围和用途

种类	常用消毒剂及使用浓度	作用范围				用途
		细菌繁殖体	细菌芽胞	真菌	病毒	
重金属盐类	1%硝酸银	+	+	+	+	新生儿滴眼,防治淋病奈氏菌感染
	0.05%~01%升汞	+	+	+	+	非金属器皿的消毒
	2%红汞	+	+/-	+	+	皮肤黏膜小创伤感染
	0.01%~0.1%硫柳汞	+	+/-	+	+	生物制品防腐
酚类	3%~5%碳酸	+	-	+	+	器具表面消毒
	2%煤酚(来苏)	+	-	+	+	器具表面消毒
醛类	10%甲醛	+	+	+	+	室内空气熏蒸,物体表面消毒
	2%戊二醛	+	+	+	+	内窥镜、手术缝合线消毒
醇类	70%~75%乙醇	+	-	+	+/-	皮肤、体温计消毒
卤素	100~1000ppm 氯（余氯0.3~0.5mg/L）	+	+/-	+/-	+	饮水、游泳池

续表

种类	常用消毒剂及使用浓度	作用范围				用途
		细菌繁殖体	细菌芽胞	真菌	病毒	
烷化剂	4ppm二氯异氰尿酸钠(余氯0.3~4.0mg/L)	+	+/-	+/-	+	水消毒、游泳池
	30~50ppm碘化物	+	-	-	+/-	皮肤消毒
	50mg/L环氧乙烷	+	+	+	+	手术器械,一次性灭菌用品
	0.05%~4%双氯苯双胍己烷(洗必泰)	+	-	+/-	+	皮肤黏膜消毒,腹腔、膀胱、阴道冲洗
氧化剂	0.1%~0.5%高锰酸钾	+	-	+	+	皮肤黏膜消毒
	3%~25%过氧化氢	+	+	+	+	创口、皮肤黏膜消毒
	0.1%~2%过氧乙酸	+	+	+	+	塑料、人造纤维、玻璃器材消毒
表面活性剂	0.05%~0.1%苯扎溴铵	+	-	-	+	皮肤黏膜消毒,浸泡手术器械
	0.05%~0.1%杜灭芬	+	-	-	+	创口冲洗,金属塑料器材和橡皮类消毒
酸碱类	5~10ml/m³醋酸加等量水蒸发	+	-	-	+	空气消毒
	12.5%~25%生石灰水	+	+	+	+	地面、排泄物消毒

第二节　消毒剂耐药性机制

一、消毒剂耐药性概述

利用消毒剂消毒灭菌是控制医院感染和家庭消毒的重要方法之一,消毒剂的广泛应用和不合理应用不可避免地导致细菌对消毒剂逐渐产生耐药性。首先发现消毒剂耐药性是在20世纪50年代,当时人们发现细菌对季铵盐类消毒剂产生耐药性,之后越来越多的消毒剂对多种细菌不再发挥其曾经强大的杀菌效能。耐消毒剂菌株的出现可能导致消毒失败。其严重程度虽然尚不及抗生素耐药性,但也应引起人们高度重视和注意。

(一)消毒剂耐药性概念

目前,消毒学界对消毒剂抗性并没有统一确切的定义。国内外公认的描述为:细菌的消毒剂耐药性是指对消毒剂的常用浓度不再敏感的菌株出现,也指那些在能杀灭或抑制绝大部分该种细菌的消毒剂浓度下不能被杀灭或抑制的菌株的出现。定量概念即指细菌与消毒剂多次接触后,使该类消毒剂的最小抑菌浓度(MIC)或最小杀菌浓度(MBC)升高的现象。

(二)消毒剂耐药性判定方法

有作者提出用最小抑菌浓度(MIC)或最小杀菌浓度(MBC)与标准菌株的MIC或MBC对比来判定有无耐药性。在实际应用中是可行的,已被许多人引用。但也有人认为细菌对消毒剂产生的耐药性与最小抑菌浓度(MIC)关系不大,而与致死效果关系密切。

（三）消毒剂耐药性的影响因素

消毒剂的效能本身受作用时间和浓度等因素影响,耐药性自然也受其影响。除此之外可能与很多因素有关,但有关这方面的报道很少。目前一般认为微生物对消毒剂的耐药性主要受到微生物营养状况的影响,此外还有其他因素影响微生物的耐药性。

1. 微生物营养状况 当营养限制时,微生物对消毒剂的敏感性下降。有观点认为营养限制或缺失影响了微生物表面特性和膜的功能,如质子移动力,而质子移动力可能与耐药性机制有关。为此,对消毒剂耐药性受营养限制影响进行了专门研究,发现碘耐药洋葱假单胞菌随营养不同其耐药性也在改变,该菌株在含碘培养基中培养能保持其耐药性特征,但在营养丰富的培养基中培养时,其耐药性会降低。营养限制影响因素只有与卤素耐药性有关,是由特殊蛋白介导的,cAMP能促进其耐药性的产生。

2. 消毒剂浓度 对消毒剂的抗性实验研究发现,随着消毒剂浓度的改变(如碘伏的用量增加),细菌耐药性下降,敏感性增加。这给我们提供了一个启示,如何调整消毒剂的浓度,以降低微生物对消毒剂的抵抗力。

二、消毒剂耐药性产生的原因和机制

消毒和灭菌是预防控制医院感染的主要方法和有效手段,在临床得到日益广泛的应用。医院是消毒剂应用最频繁、使用量最大的场所。消毒剂的广泛而不尽合理地使用对微生物形成选择性压力,使微生物逐渐对消毒剂不敏感或常规消毒剂浓度不能有效杀灭的微生物。同抗菌药物对微生物的作用一样,微生物对消毒剂产生耐药性是不可避免的。不当的使用消毒剂,是指病原体长期接触亚抑制浓度的消毒剂,会导致病原体耐药性的出现。目前普遍认为,消毒剂的滥用、处理方法不当及用量不足是消毒剂抗性产生的主要原因。

（一）固有性耐药

消毒剂固有耐药性,即细菌的生化结构形成的耐药性。某些细菌菌株具有特殊的结构,如外膜蛋白、脂多糖等,这些结构对消毒剂产生屏障作用,使消毒剂不能在目标位点达到足够的细菌致死浓度。产芽孢细菌、分枝杆菌以及铜绿假单胞菌、变形杆菌等革兰阴性杆菌对消毒剂有天然耐药性。通过电子显微镜观察发现,细菌外膜脂多糖及外膜蛋白存在着明显的差异,该差异是各菌株对消毒剂敏感与否的原因之一,十二烷基硫酸钠则易使外膜脂多糖及外膜蛋白发生裂解。研究者观察了铜绿假单胞菌对苯扎溴铵的耐药性,结果表明,耐药菌株细菌壁中脂类含量明显高于敏感菌。这些结果表明,细菌的表层结构不同程度地加强了细菌对一些非化学抑制剂的耐药性。

1. 产芽孢菌的固有耐药性 具有多层厚膜结构是细菌芽孢的典型特征,芽孢原生质体是芽孢的核心,含有细菌原有的核质和蛋白质。核心外层依次由内膜、芽孢壁、皮质、外膜、芽孢壳和芽孢外衣等组成。芽孢的这种多层厚膜结构使其对消毒剂产生强大的抵抗性。其中芽孢壳和皮质是消毒剂进入细胞内的屏障,将其去除后可明显增加芽孢对消毒剂的敏感性。将枯草杆菌的产芽孢株和不产芽孢的基因突变株对消毒剂的耐药性进行研究比较,发现与不产芽孢的突变菌株相比,产芽孢株的耐药性具有不同的时间特点,表现为早期对甲醛耐药,中期对氯己定和四价铵复合物耐药,晚期则对戊二醛耐药。实验还发现,当芽孢发芽和分枝时其对消毒剂的敏感性又恢复正常,例如,发芽的枯草杆菌对消毒剂的摄取量明显多于成熟的芽孢。目前已发现并非所有的芽孢都对消毒剂耐药,例如,临床分离的一株艰难杆菌芽孢对戊二醛类消毒剂高度敏感,其原因还不清楚。AOAC(association of official analytical chemists)芽孢实验发现,枯草杆菌ATCC19659对戊二醛敏感,而梭状芽孢杆菌ATCC3584则呈现明显的耐药性。

2. 分枝杆菌的固有耐药性　与非产芽孢细菌相比,分枝杆菌对消毒剂的敏感性更低,这与分枝杆菌细胞壁对消毒剂的渗透性较差有关。分枝杆菌细胞壁中的分枝菌酸和阿拉伯半乳聚糖可能构成屏障,阻碍消毒剂经被动扩散方式进入分枝杆菌体内。分枝杆菌属不同种的分枝杆菌对消毒剂的敏感性各不相同,其中鸟-胞内分枝杆菌(M. avium-intracellulare)对消毒剂最不敏感。有研究者发现从内镜刷上分离的龟分枝杆菌(M. chelonei)对戊二醛的耐药性增加,某些菌株对过氧乙酸的耐药性也呈现增加的趋势。其机制目前尚不清楚。

3. 革兰阴性菌的固有耐药性　与革兰阳性菌相比,以铜绿假单胞菌、变形杆菌和斯氏普罗威斯登菌为代表的革兰阴性菌对消毒剂的敏感性较低。研究发现,革兰阴性杆菌中的铜绿假单胞菌外膜具有高浓度Mg^{2+},有利于脂多糖(LPS)建立牢固的连接,使得铜绿假单胞菌对四价铵复合物和氯己定表现出最强的耐药性,用EDTA除去Mg^{2+},则可显著增强其对化学抑制剂的敏感性。大多数变形杆菌属的细菌对氯己定具有耐药性,临床分离的某些菌株也对四价铵复合物有耐药性,可能与细菌外膜脂多糖产酸少有关。奇异变形杆菌脂多糖中的4-树胶醛糖磷酸盐使多粘杆菌素及阳离子对外膜的黏附性降低。从患有尿道感染的截瘫患者尿道曾分离出对各种阳离子消毒剂均有耐药性的斯氏普罗威斯登菌。由于该菌耐药菌株的细胞外膜结构发生细微改变,使其对消毒剂的摄入障碍,该斯氏耐药株已成为普罗威斯登菌属中最难对付的细菌。而细菌胞质膜与细菌的这种耐药性无关。

（二）非生理性耐药

细菌对消毒剂产生非生理性耐药性是由于其受到周围环境的保护而免于被消毒剂杀灭,并不是由于自身变化所致,故不是真正意义上的耐药性。利用经导尿管氯己定膀胱冲洗的模型观察到膀胱壁上的细菌埋在保护性多糖蛋白复合物中,患者尿沉淀也发现了埋植在多糖基质中的细菌。正是由于这种环境保护作用使消毒剂不能直接接触细菌,从而产生了类似于耐药菌株存活,引起尿道感染的现象。黏附在聚乙烯容器壁上微生物的耐药性也与容器壁上沉淀物的保护作用有关。

（三）获得性耐药

1. 质粒介导的获得耐药性　通过获得质粒、转座子或发生基因突变等途径,细菌可产生对消毒剂的耐药性。耐药性的获得主要为质粒介导。已有很多研究报道了关于质粒介导产生的包括对阴离子和阳离子(包括汞和银的复合物)消毒剂的耐药性。其中质粒介导的耐药性为主要途径。证明金黄色葡萄球菌对汞离子的耐药性与大肠埃希菌对甲醛的耐药性均由各自的基因编码介导,同时质粒介导了细菌对金属离子、六氯双酚、甲醛、苯扎氯铵和氯己定的耐药性。更深入的研究显示质粒qac基因家族与细菌对消毒剂的耐药性密切相关。其中携带质粒编码的耐庆大霉素基因的金黄色葡萄球菌的消毒剂多重耐药性在不断增长,这种耐药性是由多重耐药基因qacA/qacB、qacC/qacD两大家族编码。qacA、qacB基因合成质粒依赖的输出蛋白,与其他的能量依赖的转移蛋白如耐四环素菌产生的四环素输出因子有同源性。绝大多数对消毒剂有耐药性的菌株都含有qacA基因,而在对消毒剂敏感菌株中未发现qacA基因。但也有研究者认为耐消毒剂的葡萄球菌的耐药机制以泵出机制为主。有的质粒可以转移,有的则不能。有关质粒与细菌对消毒剂耐药性的研究有以下4个方面。

（1）质粒介导的葡萄球菌的获得耐药性：英国的Jevons于1961年首次报道了第1例耐甲氧西林金黄色葡萄球菌（MRSA）感染，随后世界各地报告均报道了MRSA菌株导致的感染。据统计，20世纪80年代以来，国内外临床分离的MRSA，约占金黄色葡萄球菌的20%~50%，近年呈现上升趋势，某些综合性大医院上升超过80%。MRSA可在院内传播流行，该菌除对万古霉素敏感外，对其他抗生素几乎全部耐药，治疗困难病死率高，其对消毒剂的耐药可能是流行传播的重要原因之一。

Sutton最早提出质粒介导了细菌对消毒剂耐药性，Gturray发现葡萄球菌质粒既携有对庆大霉素的耐药基因又有对季胺盐类消毒剂的耐药基因。Karmanora等对耐氯胺伤寒沙门菌进行的研究发现，耐药株携带的R质粒的数量是敏感株的3倍，并且R质粒和氯胺耐药性可同时传递给受体株，提示伤寒沙门菌对氯胺的耐药性与R质粒有关。蜡样芽孢杆菌5株对汞的耐药性也是由质粒传递的。除上述对氯胺和汞的耐药性与质粒有关外，细菌对重金属、六氯酚、甲醛、氯己定等消毒剂的耐药性可能也与质粒有关。

1）MRSA对氯己定、碘伏的敏感性：用氯己定洗手剂对甲氧西林敏感的金黄色葡萄球菌（MSSA）、MRSA进行洗手杀菌率试验，结果表明MRSA的MIC高于MSSA。在高精确的MIC研究中发现，MRSA菌株对洗必泰的耐药性比MSSA菌株高3倍，对季铵盐的耐药性比MSSA菌株高4倍。另有研究显示，0.1%聚维酮碘（聚乙烯吡咯烷酮碘，povidone iodine，碘伏的一种）可在1.5min杀灭敏感菌株，而杀死MRSA需要0.8%聚维酮碘作用4.5min。利用聚维酮碘进行院内消毒并不能减少MRSA流行，提示MRSA已经对碘伏产生耐药。

2）MRSA对乙醇、含乙醇氯己定敏感性：近几年国外的相关研究结果显示，MRSA对70%乙醇和0.5%氯己定醇敏感。Suzuki等观察了不同皮肤消毒剂对MRSA、MSSA的杀灭作用，其中70%的乙醇在不超过3min的时间内即可杀灭MRSA和MSSA，是最有效的消毒剂，而0.1%氯己定效果最弱。进一步的研究证明含有氯己定的手消毒剂对MRSA的杀菌作用弱于MSSA，但醇氯己定手部消毒剂对MRSA的杀灭作用比仅含氯己定消毒剂更强而有效，该研究成果已经应用于临床。比较10%聚维酮碘、0.5%葡萄糖酸氯己定和0.5%氯己定醇（0.5%氯己定加入80%乙醇）对MRSA和M SSA的杀菌作用试验显示，分别将MRSA和MSSA与上述各种消毒剂作用15、30、60、120s，其中，0.5%氯己定醇能杀灭所有菌株；而与10%碘伏、0.5%氯己定各自作用15、30、60s的MSSA细菌存活数高于MRSA。

3）MRSA对三氯生（triclosan）的敏感性：Triclosan是常用的消毒剂，主要用于外科治疗中的清洁、擦洗和除臭。对triclosan敏感的菌株为葡萄球菌，而大多数革兰阴性菌，尤其是铜绿假单胞菌对其不敏感。有报告显示MRSA菌株对triclosan表现出低水平的耐药性，triclosan对敏感的和耐药性金黄色葡萄球菌的MIC分别为100μg/ml和＞6400μg/ml。MSSA和MRSA菌株对triclosan的MIC增加，但MBC相同，其原因可能与该消毒剂有多重细胞作用位点有关。

4）MRSA对消毒剂耐药性机制：关于MRSA对消毒剂的耐药性机制研究并不全面完善。目前认为，MRSA的耐药性可能与其生物化学结构、酶学及遗传学等方面有关。近几年研究报道显示，质粒qac基因家族与MRSA对消毒剂的耐药相关。qac基因系存在于金黄色葡萄球菌中的各种质粒所携带的消毒剂耐药性决定因子，根据DNA同源性及耐药性差异，qac基因家族分为qacA、qacB和qacC、qacD两大家族。qac基因编码的蛋白质为Qac，都是膜结合型蛋白。qacA、qacB基因合成质子依赖性输出蛋白，该蛋白与其他能量依赖性转移蛋白，如耐四环素菌产生的四环素输出因子有同源性。绝大多数耐消毒剂的菌株都有qacA基因表达,而在对消毒剂敏感菌株中则未发现*qacA*基因表达。*qacA*在多重耐药质粒PSK1家族中作用突出,能以完整的家族质粒整合到致病性的金黄色葡萄球菌的染色体中。*qacB*基因则在耐重金属质粒中有表达。*qacC*和*qacD*基因表型相同并具有严格的位点同源性,其中*qacC*基因可能是由*qacD*基因进化而来。两基因家族均编码细菌对染料及季铵盐类消毒剂的耐药性,其中*qacA*、*qacB*对溴化啶耐药水平更高,对氯己定也有耐药性。对临床分离的凝固酶阴性葡萄球菌(CNS)对十六烷基三甲基溴铵的耐药性进行相关的DNA杂交分析以及耐药表型的研究发现,50%的耐药CNS质粒中有*qacA*表达、10%有*qacC*表达,而两者均有表达的占40%。

国外学者利用脉冲场凝胶电泳(pulsed-field gel electrophoresis, PFGE)技术对从住院患者分离得到的65株MRSA菌株进行了基因组DNA限制片段长度多态性(restriction fragment length polymorphism, RFLP)分析,从而进一步验证,分离得到的MRSA是否携带*qacA*, *qacB*和*qacC*基因。研究者设计不同引物(引物序列见表23-2),采用多重聚合酶链反应-限制片段长度多态分析技术(multiplex PCR-RFLP)同时扩增、检测*qacA*, *qacB*和*qacC*基因。根据PFGE类型、质粒类型、多重PCR-RFLP、Southern blotting和MICs结果,将分离所得MRSA分为42种谱型(表23-3)。其中65株MRSA均对AEG敏感(MIC为12.5~25.0g/ml),而与QacA蛋白表达阴性的菌株相比,所有表达*qacA*基因的菌株均对AF、BKC和BTC耐药(MIC: 12.5~25.0g/ml,1.56g/ml,1.56g/ml *vs* 200g/ml,6.25g/ml,6.25g/ml),详见表23-3。在65株MRSA菌株中有34株(52%)对AF、BKC和BTC表现出较高的耐药性,这些菌株均携带50bp和35bp的编码质粒*qacA*基因。结果表明,对AF耐药的菌株也表现出对BKC和BTC的交叉耐药。未携带*qacA*, *qacB*和*qacC*基因的MRSA均表现出对AEG、AF、BKC和BTC敏感。共有7个携带*qacC*质粒基因的菌株对AF、BKC和BTC敏感,其各自对BKC和BTC的MIC略高于*qacC*质粒基因阴性菌株(3.13g/ml vs 1.56g/ml)。利用Southern blotting技术进行的研究结果显示,34株MRSA菌株中的*qacA*, *qacB*和*qacC*基因均来自质粒而不是细菌基因组DNA(图23-2)。

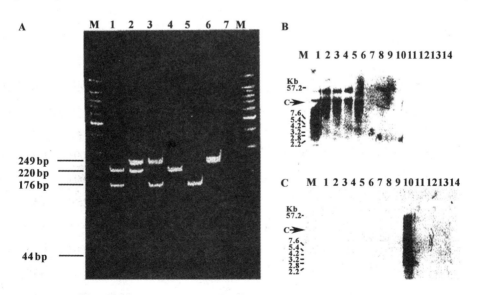

图23-2　MRSA菌株质粒*qacA*, *qacB*和*qacC*基因多重PCR-RFLP分析及Southern blotting杂交结果

表23-2　*qac*基因家族引物序列

目的基因（基因号）		引物序列[a]	产物大小（bp）
qacA/qacB	*qac*A/B-F	5′-TCCTTTTAATGCTGGCTTATACC-3	220
X56628/U22531	*qac*A/B-R	5′-AGCCKATACCTGCTCCAACTA-3′	
qacC M37889	*qac*C-F	5′-GGCTTTTCAAAATTTATACCATCCT-3′	249
	*qac*C-R	5′-ATGCGATGTTCCGAAAATGT-3′	

[a]下划线表示扩增产物中无AluI酶切位点序列

表23-3　临床分离的65株MRSA的基因型和表型特征

类型	菌株数目	PFGE类型	质粒类型	PCR-RFLP	质粒southern blot（kbp）*qacA/B qacC*	MICs（μg/ml）			
						AEG	AF	BKC	BTC
1	9	A1		*qac*A	35,50	25.0	200.0	6.25	6.25
2	1	A1		*qac*A	35,50	25.0	200.0	6.25	6.25
3	1	A1				25.0	25.0	1.56	1.56
4	1	A28		*qac*A	35,50	25.0	200.0	6.25	6.25
5	3	A29		*qac*A	35,50	25.0	200.0	6.25	6.25
6	1	A9		*qac*A	35,50	25.0	400.0	6.25	12.50
7	1	A21（Y2）		*qac*A	35,50	25.0	200.0	6.25	6.25
8	1	A30				25.0	12.5	1.56	1.56
9	1	A2（M1）	θ			25.0	12.5	1.56	1.56
10	2	A18（M2）		*qac*A	35,50	25.0	200.0	6.25	6.25
11	1	A31		*qac*A	35,50	25.0	200.0	6.25	6.25
12	1	A32				25.0	12.5	1.56	1.56
13	3	A3		*qac*A	35,50	25.0	200.0	6.25	6.25
14	2	A3		*qac*A	35,50	25.0	200.0	6.25	6.25
15	1	A3				25.0	12.5	1.56	1.56
16	3	A4		qacA	35,50	25.0	200.0	6.25	6.25
17	1	A20		qacA	35,50	25.0	200.0	6.25	6.25
18	1	AT				25.0	25.0	1.56	1.56
19	1	Y5				25.0	12.5	1.56	1.56
20	2	Y4（A6）		qacA	35,50	25.0	100.0	6.25	6.25
21	1	Y1（Y）		qacA	35,50	25.0	200.0	6.25	6.25
22	1	AU1				25.0	25.0	1.56	1.56
23	1	AU2				25.0	12.5	1.56	1.56
24	1	AU3				25.0	12.5	1.56	1.56

续表

类型	菌株数目	PFGE类型	质粒类型	PCR-RFLP	质粒southern blot (kbp) qacA/B qacC		MICs(μg/ml)			
							AEG	AF	BKC	BTC
25	1	AU4					25.0	12.5	1.56	1.56
26	1	AU5		qacA	35,50		25.0·	100.0	12.50	12.50
27	1	AV1					25.0	12.5	1.56	1.56
28	1	AV2					25.0	12.5	0.78	1.56
29	1	AV3					25.0	12.5	0.78	1.56
30	2	AB		qacA	35,50		25.0	100.0	6.25	6.25
31	1	AW		qacB	10,45		25.0	50.0	3.13	3.13
32	1	AE1(AE)					25.0	12.5	0.78	1.56
33	1	AE2					25.0	1.56	1.56	1.56
34	1	AX					25.0	25.0	1.56	1.56
35	1	J8		qacC		3.0	25.0	6.3	3.13	3.13
36	6	J7(R2)		qacC		3.0	25.0	12.5	3.13	3.13
37	1	J5	θ				25.0	25.0	1.56	1.56
38	1	AY					25.0	6.3	1.56	1.56
39	1	AZ					12.5	6.3	1.56	1.56
40	1	BA	ξ				12.5	12.5	1.56	1.56
41	1	BB					25.0	12.5	1.56	1.56
42	1	BC	θ				12.5	12.5	1.56	1.56

5）MRSA感染的防治：当疑似MRSA感染或确诊MRSA感染时,应选用快速有效的消毒剂如70%乙醇、0.5%氯己定醇进行手消毒或物体表面的消毒,进行单间隔离,以防止MRSA感染的传播和流行,可选择敏感的抗菌药物万古霉素进行治疗。

（2）质粒介导的革兰阴性菌对消毒剂的耐药性：有关质粒与革兰阴性菌对消毒剂和防腐剂的耐药性的相关研究很少。质粒介导的细菌细胞表面某些蛋白和甲醛脱氢酶的变化可能使细菌对甲醛和一些工业抑菌剂产生耐药性。质粒R124使大肠埃希菌的OmpF外膜蛋白变异,携带该质粒的细菌对某些季铵盐和其他一些消毒剂表现出更强的耐药性。而TOM质粒则编码了blcepacia菌中降解苯酚和甲苯的耐药性,从而使细菌产生了对苯酚和甲苯的耐药性。

Sutton和Jacoby报道,RP1质粒使铜绿假单胞菌对六氯苯的耐药性增加,但并未观察到细菌对季铵盐类、碘类、洗必泰或含氯消毒剂耐药性的显著改变。将携带某些耐药基因的质粒转移到大肠埃希菌或铜绿假单胞菌,也未观察到这些细菌对某些消毒剂耐药性增加。虽然某些细菌和假单胞菌对阳离子消毒剂（如洗必泰和季铵盐类）以及汞离子有较高水平的耐药性,但并未见到同一质粒中既携带抗生素耐药性基因又有编码消毒剂耐药性基因的报道,质粒在上述耐药性中扮演的角色并不十分清楚,有人认为对洗必泰和季铵盐的高水平耐药性可能是内源性的或者是由细菌突变造成的。

综上所述,研究结果表明在正常条件下很难转移洗必泰或季铵盐的耐药性。对于革兰阴性菌而言,细菌对消毒剂固有耐药性比质粒介导的耐药性意义更大。

(3)质粒介导的质子泵:细菌对消毒剂的耐药性也与细菌的外膜改变和输出机制有关。质粒介导的流出泵是许多细菌对消毒剂产生耐药性的重要原因之一。将大肠埃希菌暴露于非致死浓度的松油中,可选择染色体编码的耐药菌株,从而证明了输出耐药机制,而且发现携带acrAB基因的菌株对四价铵复合物(QACs)和氯二甲苯酚的敏感性比携带mar基因的菌株高10倍以上,说明arcAB与这两种消毒剂的输出有关。

将金黄色葡萄球菌中由质粒编码的对季铵盐类的耐药基因克隆到大肠埃希菌中后,大肠埃希菌中产生了1个类似的排出系统,其对阳离子抑菌剂的MIC显著增加,双重ebr基因(qacCD)编码某些细菌对消毒剂的耐药性。进一步的研究发现ebr基因起源于金黄色葡萄球菌,从其敏感菌株和耐药菌株中扩增的DNA片段具有相同的核苷酸序列。基于对DNA同源分析的结果,研究者推测,qacA基因及相关耐药基因是从正常细胞转运系统基因进化产生的,细菌的消毒剂耐药基因在使用这些典型的消毒剂以前就已经发生了进化。

(4)质粒介导的其他革兰阳性菌对消毒剂的耐药性:对抗生素耐受的棒状杆菌可能引起人体感染,特别是复合感染。研究发现J K′组棒状杆菌比其他棒状杆菌对六氯酚等阳离子消毒剂更加耐受,但质粒消除试验未证实其耐药性与质粒有关。肠球菌对万古霉素与庆大霉素有较高水平的耐药,而对洗必泰无显著耐药。洗必泰常用于口腔器械消毒,链球菌对其较为敏感。目前几乎没有关于质粒介导的除了葡萄球菌以外的革兰阳性菌对消毒防腐剂耐药性的报道。

虽然硝酸银和磺胺嘧啶银是目前广泛应用的外用抗菌剂,但对银化合物的耐药性产生机制仍不太清楚。

1)细菌非质粒编码获得的耐药性:细菌暴露于浓度渐增的消毒剂中,逐渐获得对消毒剂的非质粒编码耐药性,但这种耐药性并不稳定。细菌对酒精可产生短暂的耐药性,但他认为这种非基因型改变的耐药性对细菌在消毒剂中的长期存活的影响并不显著。细菌中绝大多数均可获得对氯己定的耐药性,但也有研究显示,即使反复用氯己定筛选,也不能增加金黄色葡萄球菌(无论是敏感株还是耐药株)对氯己定的耐药性。近期将司徒茨假单胞菌属在浓度递增的氯己定和四价铵复合物(QACs)中反复筛选培养后,获得了对这类消毒剂的稳定耐药性,耐氯己定的菌株对三氯生、QACs和一些抗生素的耐药性更强。这种耐药性均不可传递。另外,还有文献报道铜绿假单胞菌也可逐渐获得对氯己定的耐药性,说明这种耐药性的获得机制是非特异性的。

2)诱导消毒剂降解酶生成而获得的耐药性:该途径是基因途径的延续,即细菌的耐药基因可产生某些酶,使消毒剂降解而表现出耐药性,与产酶细菌对抗生素的酶降解有相似之处。对甲醛耐药的大肠埃希菌和对汞耐药的金黄色葡萄球菌即通过此途径产生耐药。此类研究尚在进行之中。

三、抗生素耐药与消毒剂耐药的关系

这个问题的探讨是有其现实意义的。因为如果医院病房环境中存在同时对抗生素和消毒剂均耐药的致病菌,那么常规消毒不能清除该菌株,就会通过各种可能的途径传播给患者,使得抗生素耐药性也呈现出来,并继续传播,将造成比单纯耐药菌株更大的危害。研究发现确实存在这类微生物,例如前面提到的MRSA等临床分离的多重耐药菌株,其消毒剂耐药基因携带率非常高。有些学者认为抗生素耐药性与消毒剂耐药性存在某种内在的联系;也有人认为两种耐药性之间是非共轭的,无遗传学上的必然联系,各自有相对独立的耐药机制,不过两种抗性都是在长期接触的过程中不断产生的。但能够发现这类微生物,采取适当的消毒剂杀灭,使之不再传播,仍是非常有意义的。

消毒剂的耐药性和抗生素的耐药性可能存在联系,但是相关研究较少,关于抗菌药物和消毒剂交叉耐药性产生的因果关系是目前关注的问题。有研究发现,多药耐药菌对消毒剂的抗性较标准菌强。美国学者研究结果发现,MRSA对CPC和氯己定的MIC是MSSA的5~10倍,预示着金黄色葡萄球菌菌株对这些药物杀菌作用有相对的易感性,并提出了抗菌剂和消毒剂促成多耐药菌MRSA的选择和维持的可能性。在金黄色葡萄球菌家族中,不同的金黄色葡萄球菌质粒有着不同的qac基因,这些质粒中存在多重耐药质粒,qac基因所在的质粒常同时携有对多种抗生素的抗性,如pSK1质粒既有qacA编码对溴乙啶、季胺类的抗性,又有抗生素耐药基因gmc、tmc、kc、trc等。也有发现革兰阴性菌中抗氯己定菌株数随抗生素耐药的大量增加而增加。铜绿假单胞菌、奇异变形杆菌等至少对5种抗生素有耐受的同时又耐受氯己定。徐燕等的研究发现铜绿假单胞菌qacEΔ1-sulI基因携带的与其对消毒剂的抗性有一定的相关性。临床分离的对亚胺培南耐药的铜绿假单胞菌多重耐药严重,其qacEΔ1-sulI基因携带率很高。国内研究亦发现临床连续分离的大肠埃希菌耐药株中qacEΔ1-sulI基因检出率较高,提示临床抗药菌株可能同时对消毒剂存在耐药性。

但对消毒剂与抗生素抗力的相联关系方面亦存在不同看法。Joynson等发现氨基糖苷类抗生素(如阿米卡星和妥布霉素)可以诱导铜绿假单胞菌对苯扎氯胺敏感性轻度下降,但苯扎氯胺反复诱导铜绿假单胞菌反而降低了氨基糖苷类抗生素的MIC值。

Lamber等连续几年对临床分离的金黄色葡萄球菌和铜绿假单胞菌的消毒剂和抗菌药物的MIC值进行比较分析,结果不支持消毒剂和抗菌药物存在交叉耐药,甚至发现某些消毒剂和抗菌药物之间存在负相关性。有欧洲研究者从重症监护病房分离到9株鲍曼不动杆菌,其抗生素耐药性与消毒剂敏感性之间无相关性。近年又有人对MRSA和MSSA对消毒剂的敏感性进行比较,发现二者没有明显的区别。有研究比较了某医院临床标本中分离到的耐药性很强的7种耐药菌株对临床常用消毒剂的耐药性,发现其对常用消毒剂的耐受性没有增加。分析认为消毒剂不像抗生素那样广泛长期地直接作用于人体内的病原菌,因而病原菌对临床常用消毒剂的耐受性没有想象的那么严重。目前金黄色葡萄球菌对消毒剂和抗生素的耐药性资料较多,研究较为深入,其他菌株报道较少,相关联系报道也存在不同看法。

第三节　微生物对消毒剂耐药的危害及对策

抗消毒剂菌株的存在是医院消毒失败的潜在隐患,特别是同时具有抗消毒剂和耐抗生素特性的菌株成为优势时,则把医院感染的控制推向更为严峻的境地。微生物对消毒剂耐药性的产生威胁人民生命安全,并不局限在医院,也会给全社会人民身体健康及经济带来重大影响。为防止消毒剂耐药出现象抗生素耐药性泛滥一样的情况,学者们提出了不同的防控措施。

一、制定标准，加强监测

建议目前应当参照美国临床实验室标准化委员会（NCCLS）文件内容，建立全球统一的消毒剂耐药检测标准，实现国际间的标准化。同时建立消毒剂耐药性监测网，定期监测和报告耐药情况。医院在检测抗生素药敏时，可加测"消毒剂药敏"项目，明确耐药情况，为消除耐药菌株和消毒剂的选择和使用提供依据。

二、制定规范，合理使用

建立健全的消毒剂使用规范，谨慎和合理使用消毒剂，减少盲目使用。应改变消毒越多越"干净"的观念，减少不必要的消毒剂使用，同时采用恰当的处理方法。使用足量（考虑浓度和时间等因素）的消毒剂，在尽量保护环境的情况下，以超过MBC的剂量一次将致病菌全部杀死为宜。建立消毒剂轮换使用制度，避免微生物对同一种消毒剂的长期耐受，同时要考虑交叉耐药的情况。在临床应用中可交叉选用消毒剂，避免耐药性菌株的产生。

三、加强研究

目前对消毒剂耐药检测没有常规开展的可行方法，亦没有明确的判定标准，临床实验室不能进行常规检测；基因检测应用虽然比较广泛，但不适合微生物常规工作开展，故不能作为消毒剂耐药的有效检测途径，对消毒剂耐药基因的常规检测有待于进一步研发。应积极加强实验室力量，使检测鉴定工作及时和准确。此外还应加强消毒剂耐药机制的研究，针对不同机制提出相对应的措施。

第四节 消毒剂耐药性的检测

一、常用化学消毒剂对细菌的作用效果评价

（一）原理

常用化学消毒剂因种类不同，杀菌作用机制也不同。长期使用某种化学消毒剂，易使细菌产生耐药性。通过测定，比较升汞、石炭酸、乙醇、碘酒、龙胆紫在常用浓度下对细菌抑菌圈直径的大小，了解它们的杀菌性能及细菌的耐药情况，为临床及实验工作提供一定的参考依据。

（二）材料

1. 菌种　培养24小时的大肠埃希菌（*E. coli*）和金黄色葡萄球菌（*S. aureus*）。

2. 培养基　牛肉膏蛋白胨固体培养基。

3. 消毒剂　5%石炭酸，75%酒精，2.5%碘酒，2%龙胆紫。

4. 器材　无菌平皿及试管、吸管、镊子、圆滤纸片（直径6mm）。

（三）方法

1. 配制牛肉膏蛋白胨固体培养基,消毒后备用。

2. 准备20个无菌平皿,用无菌吸管分别吸取培养24小时的E.coli、S. aureus菌液0.2ml注入无菌平皿内。

3. 向上述各平皿内分别倒入已溶化并冷至45℃左右的牛肉膏蛋白胨培养基15ml,摇匀,待凝。

4. 用记号笔将上述已凝固的平皿底划分成4等份,每一等份标明一种消毒剂的名称。

5. 用无菌镊子将小圆形滤纸片分别浸入装有不同消毒剂的试剂瓶中,取出前,使其在试剂瓶内壁上稍停留片刻,以除去多余药液。无菌操作,将滤纸对号放入上述平皿的相应小分区中。

6. 将上述平皿倒置于37℃培养箱中培养24h,测定抑菌圈大小。

7. 结果判定 测定并比较各消毒剂抑菌圈的大小,判断上述消毒剂对大肠埃希菌和金黄色葡萄球菌的杀伤灭作用和耐药性。

（四）临床意义

通过测定升汞、石炭酸、乙醇、碘酒、龙胆紫在常用浓度下对细菌的作用,可以了解其杀菌性能及细菌是否产生耐药,为临床及实验工作提供一定的参考依据。

二、使用中消毒剂污染及耐药性研究

（一）原理

以无菌技术随机抽取一定数量使用中消毒剂,按《伯杰氏系统细菌学手册》对消毒剂中球菌进行分离和鉴定,并采用WHO推荐的Kirby Bauer法对球菌进行药敏试验。

（二）材料与方法

1. 使用中消毒剂 以无菌技术采集医院正在使用的消毒剂,其中包括乙醇、碘酊、苯扎溴铵、金星消毒液、碘伏、器械浸泡液、"84"消毒液等。

2. 污染菌株的分离与鉴定 在分离污染菌株的营养琼脂平板上挑取不同菌落形态的单个菌落,穿刺半固体琼脂保存。鉴定时,连续转种肉汤3~4代后,划线接种普通平板和血平板,经37℃、24h培养,再挑取典型的单个菌落涂片、染色镜检,根据形态、染色性和溶血情况初步分类,获得纯培养后,进行鉴定。

3. 药敏试验 采用WHO推荐的Kirby Bauer,即KB法。12种抗生素药敏纸片规格分别为:青霉素G（P）10IU、氨苄西林（AM）10Lg、羧苄西林（CB）100Lg、链霉素（S）10Lg、复方新诺明（SXT）23.75Lg 1.25Lg、万古霉素（VA）30Lg、新霉素（NB）30Lg、庆大霉素（GM）10Lg、阿米卡星（AN）30Lg、红霉素（E）15Lg、氯霉素（C）30Lg、诺氟沙星（NOR）10Lg。质控菌株为S. au reus（ATCC25923）。

（三）结果判定

1. 使用中消毒剂污染球菌的分布 自使用中消毒剂分离得到的球菌（54株）,其中葡萄球菌、微球菌和链球菌分别有32株、21株和1株,分别占总数的为59.26%、38.89%和1.85%。葡萄球菌中包括头状葡萄球菌21株、木糖葡萄球菌6株、孔氏葡萄球菌2株和模仿葡萄球菌、华纳葡萄球菌、人型葡萄球菌各1株;微球菌中包括藤黄微球菌15株、易变微球菌5株、玫瑰微球菌1株;链球菌1株为肺炎链球菌。

2. 药敏试验结果分析

（1）对各种抗生素的耐药性分析：结果见表23-4。

表23-4 自使用中消毒剂分离得到细菌对抗生素的耐药性

抗生素名称	葡萄球菌		微球菌	
	株数	耐药率（%）	株数	耐药率（%）
诺氟沙星	3	9	0	0
阿米卡星	4	13	1	5
新霉素	5	16	3	14
庆大霉素	5	16	3	14
万古霉素	5	16	1	5
羧苄西林	10	31	8	38
链霉素	13	41	9	43
氯霉素	13	41	12	57
复方新诺明	21	66	11	52
红霉素	22	69	12	57
氨苄西林	23	72	15	71
青霉素	26	81	18	86

（2）多重耐药性分布：91%的葡萄球菌具有三重以上的多重耐药性。微球菌的86%表现为多重耐药性。其中2株葡萄球菌和1株微球菌具有七重耐药性。1株链球菌具有二重耐药性。

（3）耐药谱分析：结果显示，有51种谱型。其中多重耐药谱中，葡萄球菌以氨苄西林-青霉素-复方新诺明、氨苄西林-青霉素-氯霉素-复方新诺明和氨苄西林-青霉素-复方新诺明-羧苄西林居多。微球菌则以氨苄西林-青霉素-氯霉素-复方新诺明和氨苄西林-青霉素-氯霉素-羧苄西林较多。

3. 临床意义 存活在使用中消毒剂的球菌，既有可能因消毒剂本身的有效成分浓度降低或完全丧失而存活，也可能因细菌自身对消毒剂产生耐药性而生存，如果同时进行消毒剂浓度监测，则可进一步区分原因，为控制医院感染提供新依据。

三、3种致病菌对常用消毒剂耐药性的调查

（一）原理

分别测定自患者体内分离的金黄色葡萄球菌，大肠埃希菌和铜绿假单胞菌，预测其对常用消毒剂的耐药性，为合理使用消毒剂提供一定的依据。

（二）材料与方法

1. 菌种 试验菌株由住院患者和门诊患者的各种标本（包括痰、尿、脓、胸腹水等）培养所得，分别为金黄色葡萄球菌、大肠埃希菌和铜绿假单胞菌（各500株）。

2. 消毒剂　2.5%碘酊；75%酒精；"84"消毒液（原液有效含氯量为6%，试验时用无菌蒸馏水稀释200倍使用）。

3. 准备细菌悬液　分别从血营养琼脂平皿内将上述菌株转种于营养琼脂斜面上，培养20h左右，用PBS洗下，用1%蛋白胨PBS将菌液稀释为含菌浓度为$10^6\sim10^7$cfu/ml备用。

4. 选择中和剂　2.5%碘酊的中和剂为1.0%硫代硫酸钠；75%酒精为5.0%吐温280；"84"消毒液为1.0%硫代硫酸钠。

5. 细菌培养和结果判定　将2.5%碘酊分装3ml/管，分别加金黄色葡萄球菌液0.1ml/管，混匀，作用1、2、4、8min，各取0.5ml，加入1.5ml中和剂，混匀10min后再取0.5ml加入4.5ml营养肉汤内，置35℃培养48h，混浊者转种营养琼脂，取菌进行再鉴定，判断生长的是否为试验菌，以排除污染；培养7d不混浊者视为无菌生长。

在常规的消毒时间内，金黄色葡萄球菌对2.5%碘酊、75%酒精、"84"消毒液的耐受率分别为0.4%、0.2%和5.0%；大肠埃希菌对"84"消毒液的耐受率为16.8%，尚未发现对2.5%碘酊和75%酒精的耐受菌株。铜绿假单胞菌对2.5%碘酊和"84"消毒液的耐受率分别为0.8%和1.2%，未发现对75%酒精的耐受菌株。

（三）临床意义

临床上常见的致病菌（金黄色葡萄球菌、大肠埃希菌、铜绿假单胞菌）对常用消毒剂具有不同程度的耐受性，其中以对"84"液的耐受性最为明显。但适当延长消毒剂作用时间，可杀灭上述三种常见致病菌。

四、耐甲氧西林金黄色葡萄球菌对碘伏和氯己定耐药性的研究

（一）原理

分别测定自患者体内分离得到的MRSR和MSSA对碘伏和氯己定的MIC，预测其对消毒剂的耐药性，为合理使用消毒剂提供一定的依据。

（二）材料与方法

由医院和门诊患者病灶中分离，并经形态学和生化反应鉴定为金黄色葡萄球菌，作12种抗菌药敏感试验，并以E-test作耐甲氧西林敏感试验筛选出MRSA和MSSA菌株。金黄色葡萄球菌（ATCC6538）作为本试验的质量控制菌株。培养基为LB营养肉汤，稀释液用1%蛋白胨0.03mol/L PBS。

1. 细菌悬液的配制　试验前一天分别取出保存于-80℃冰箱中的MRSA、MSSA菌株和金黄色葡萄球菌（ATCC6538）菌株，接种于营养琼脂斜面，置37℃孵箱孵育24h后，取出用1%蛋白胨0.03mol/LPBS洗下菌苔，并稀释成$5\times10^5\sim5\times10^6$cfu/ml菌悬液。

2. 最小抑菌浓度试验　取0.1ml试验菌悬液加于2.5ml双倍LB营养肉汤试管中，摇匀后各加入2.5ml双倍浓度系列碘伏或氯己定，二者的终浓度分别为25、50、100、150、200、250、300mg/L（碘伏），1.25、2.5、5.0、7.5和10.0mg/L（氯己定）。阳性对照和阴性对照分别为接种同一菌株的肉汤管和不接种菌株的肉汤管。同上法，配制金黄色葡萄球菌（ATCC6538）菌悬液，与其作用的碘伏和氯己定终浓度同上。

（三）结果判定

上述肉汤管于37℃孵箱孵育48h后观察结果，肉汤管呈浑浊者提示细菌生长，肉汤管呈清亮者提示无细菌，以不生长细菌试管消毒剂的最低浓度为MIC。

（四）临床意义

部分MRSA菌株对碘伏耐药性增高，对氯己定的耐药性无明显增强，当出现耐药性菌株时应提高碘伏的浓度。

（王长远）

参考文献

1. 贾宁，陈世平. 细菌对消毒剂耐药性机制的研究进展. 中华医院感染学杂志，2001，11（2）: 158-160

2. 张兴华，孟庆慧. 耐甲氧西林葡萄球菌对消毒剂抗性研究. 中华医院感染学杂志，2003，13（7）: 699-700

3. 高金龙，牛佳静，谷娜，等. 一种复方二氧化氯消毒剂杀菌效果及其杀菌机理的研究. 中国消毒学杂志，2014，31（6）: 565-567

4. 邢玉斌，吴晓东，陈世平. 细菌的耐药性. 中华医院感染学杂志，2002，12（9）: 718-720

5. 魏秋华. 消毒剂耐药性研究技术及其发展. 中国消毒学杂志，2013，30（1）: 47-50

6. 张本，刘衡川，张朝武，等. 质粒与细菌对消毒剂抗性关系的研究进展. 预防医学情报杂志，2003，19（6）: 530-533

7. Mcdonnel G and Russell AD. Antiseptics and disinfectants: activity, action, and resistance. Clin Microbiol. Rev，1999，12: 147-179

8. Suzuki J，Komasuzawa H，Kozai K，et al. In vitro susceptibility of Staphylococcus aureus including MRSA to four disinfectants. ASDC J Dent Child，1997，64（4）: 260-263

9. Irizarry L，Merlin T，Rupp J. Reduced susceptibility of methicillin resistant Stapylococcus aureus to cetylpyridium chloride and chlorhexidine. Chemtherapy，1996，42（4）: 248-252

10. Leelaporn A，Parlsen IT，Tennent JM. Multidrug resistances to antiseptics and disinfectants in coagulase negative staphylococci. J Med Microbiol，1994，40（3）: 214

11. Sekiguchi JI，Hama T，and Kirikae T，et al. Detection of the antiseptic- and disinfectant-resistance genes qacA，qacB，and qacC in methicillin-resistant staphylococcus aureus isolated in a Tokyo hospital. Jpn J Infect Dis，2004，57: 288-291

12. 王兆慧. 常用化学消毒剂对细菌的作用效果评价. 哈尔滨学院学报，2001，21（5）: 41-42

13. 黄忠强，谭魏应. 3种致病菌对常用消毒剂耐药性的调查. 中华医院感染学杂志，2002，12（12）: 911-912

14. 常帅. 医院感染病原菌对消毒剂耐药性的研究进展. 中国消毒学杂志，2013，30（5）: 450-455

15. 陈昭斌，张朝武，叶梅君，等. 使用中消毒剂污染及耐药性研究. 中华医院感染学杂志，2001，11（6）: 446-447

16. 张艳红，刘秀岩，朱莉莉，等. 耐甲氧西林金黄色葡萄球菌对碘伏和氯己定抗性研究. 中华流行病学杂志，2004，25（6）: 248-250

17. 贾文祥. 医学微生物学. 北京: 人民卫生出版社，2005: 143-158

第四篇 病毒、真菌等微生物的耐药机制及检测方法

　　与细菌的耐药现象相似,诸如病毒、真菌、其他原核细胞微生物以及寄生虫等病原体都可以形成耐药,但由于这些病原体的生物学性状、感染与致病形式以及所用抗病原体药物的不同,它们所形成的耐药性特征、相关的耐药机制以及耐药监测策略等,与细菌耐药相比具有一定的差异。本篇重点介绍抗病毒药物及其作用机制、病毒耐药性的产生机制及耐药性检测;同时介绍抗真菌、抗其他微生物和抗原虫药物的作用机制,以及真菌、其他微生物和原虫等对这些抗微生物药物产生耐药的机制和检测方法等。

　　病毒感染在临床微生物感染症中占重要位置,病毒性疾病给人类带来很大危害,但治疗病毒感染的有效药物却较少。近年来在抗病毒药物及病毒耐药性的研发方面有了迅速和可喜进步。病毒是一种非细胞型微生物,在相应的宿主细胞中完成生活周期,导致细胞损伤或引起疾病,主要以逃避或阻断抗病毒药物对其生活周期的干扰而形成耐药性;真菌是真核细胞型微生物,通过直接侵袭或产生毒素致病,主要以改变药物作用靶点和自身代谢途径,或增加药物外排等形成对抗真菌药物的作用而形成耐药;而支原体、衣原体、立克次体和螺旋体等其他原核细胞型微生物,具有与细菌相似的生物学性状与致病形式,可以通过改变药物作用靶点,增加药物外排等形成耐药;原虫是常见的具有单细胞结构的寄生虫,在细胞内形成独特的生活史进行繁殖并引起疾病,以改变药物靶点、生物合成途径等形式形成耐药。目前,这些病原体的耐药性主要通过特定的耐药性检测实验,以及病原体耐药相关基因变异与表达、特定代谢途径以及产物的检测等进行评价。

第二十四章

抗病毒药物及其抗病毒机制

病毒是一类严格细胞内寄生的非细胞型微生物,需要依赖宿主细胞的生物合成系统才能存活。这类微生物对人类健康危害很大,人类传染病中的70%~90%由病毒引起,至今被国际病毒分类委员会(ICTV)确认的、对人类致病的病毒有1200多种。病毒的基因组一旦发生变异,产生新的突变病毒株,能对已有的抗病毒药物产生抗药性,甚至引起局部或全球性的传染病蔓延,增加了疾病防治的难度。目前,全世界批准临床使用的抗病毒药物仅有60余个品种,而这些药物只能预防和治疗少数几种病毒所致的疾病。而且,某些抗病毒药物在杀灭病毒和破坏病毒体的同时,也可能造成宿主细胞的损伤。在病毒侵入人体后,机体的免疫系统将对病毒感染产生免疫应答,若病毒增殖的数量及其引起的组织细胞损伤超过某一限度,将发生病毒性疾病。抗病毒药主要通过作用于病毒复制周期来抑制病毒的增殖,或者通过调动宿主免疫系统来抵御病毒侵袭、修复被破坏的组织,或者缓解病情使之不出现临床症状;病毒感染引起的疾病应尽可能在发病早期治疗,才能取得较好的疗效。至今,多种病毒性传染疾病如脊髓灰质炎、狂犬病、肾综合征出血热、埃博拉出血热和小RNA病毒科肠道病毒引发的手足口病等尚无有效的抗病毒药物,必须事先用相应的病毒疫苗或抗病毒血清进行预防,一旦错过防疫期,将会发生相应的病毒性疾病,造成严重的后果。近年来,国外加快新药研制的步伐,推出几种新作用机制的抗病毒药物,这些药物已被批准或即将投入临床使用。我国也增加了对新药研制的支持力度,在创制和仿制抗病毒药物方面均取得可喜的进展。

第一节 抗病毒药物的种类

一、化学类药物

(一)核苷类药物

核苷类似物被细胞磷酸激酶作用后,掺入子代病毒DNA中造成病毒基因组缺陷,导致病毒不能正常进行复制和转录,而发挥抗病毒作用。这类药物主要有①碘苷(idoxuridine,IDU)又称疱疹净,用于治疗疱疹病毒性角膜炎;②无环鸟苷(acyclovir, ACV)是目前最有效的抗疱疹病毒药物之一；③阿糖腺苷（vidarabine，adenine arabinoside，Ara-A）为嘌呤核苷类似物，能竞争阻止DNA的合成，抑制DNA聚合酶，故用于疱疹病毒和乙肝病毒感染；④齐多夫定（azidothymidine，AZT）为胸腺嘧啶核苷类似物，通过阻断前病毒DNA的合成而抑制HIV的复制，抑制病毒反转录酶活性，有效降低AIDS的发病率与病死率，但此药易形成病毒的耐药及抑制骨髓等副作用；⑤2′-3′双脱氧-3-硫代胞嘧啶核苷（lamivudine），商品名拉米夫定，简称3TC，是一种脱氧胞嘧啶核苷类似物，能抑制病毒复制，并可作为底物类似物竞争抑制病毒反转录酶活性，是目前治疗AIDS和慢性乙型肝炎等比较有效的抗病毒药物。另外还有双脱氧肌苷（dideoxyinosine，didanosine，DDI）、双脱氧胞苷（dideoxyinosune，dideoxycytosine，DDC）、双脱氢双脱氧胸苷（stavudine，d4T或dTC）等可以抑制病毒的反转录酶活性；⑥3′-氮唑核苷（ribavirin，RBV），商品名利巴韦林，即病毒唑，能抑制多种DNA病毒与RNA病毒的复制，主要用于RNA病毒感染的治疗，如流感病毒、呼吸道合胞病毒和出血热病毒的感染。但该药对细胞的核酸也有抑制作用。

（二）非核苷类似药

该药能抑制病毒DNA聚合酶或RNA反转录酶的活性。包括①甲酸磷霉素（phosphonoformic acid，PFA，foscamet）是焦磷酸化合物，可抑制疱疹病毒科各种病毒的DNA聚合酶，也可对HIV反转录酶的活性有抑制作用。②奈韦拉平（nevirapine）、吡啶酮（pyridone）、苔拉韦定（delavirdine）等都是非核苷类反转录酶抑制剂（non-nucleoside reverse transcriptase inhibitor，NNRTI）。这些药物结合于反转录酶的活性部位附近，导致酶蛋白变构，干扰酶活性，现已用于AIDS的治疗。由于HIV易对NNRTI类药物产生耐药性，而且如果出现对上述其中一种药物的耐药，则对其他的NNRTI药物也交叉耐药。因此NNRTI类必须与核苷类药物等联合使用。

（三）蛋白酶抑制剂

由于病毒的基因组较小，病毒在复制过程中必须高效、充分地利用其基因组的遗传信息，在病毒蛋白质合成过程中通常先编码较大的前体蛋白，然后再经蛋白酶切割、裂解为病毒的多个结构蛋白和功能蛋白。这些功能蛋白包括某些病毒含有的复制酶、反转录酶或后剪接加工修饰酶等，并进一步促进病毒的生物合成与病毒复制过程。蛋白酶抑制剂可与上述相应的蛋白酶结合而抑制其活性，阻止病毒复制。蛋白酶抑制剂包括：①沙奎那韦（saquinavir）能抑制HIV复制周期中、晚期蛋白酶活性，阻止病毒前体结构蛋白裂解、减少形成成熟病毒体的核心成分。蛋白酶抑制剂与反转录酶抑制剂联合应用，可十分有效地减少血液中HIV含量，但对细胞内的HIV作用差。由于HIV的反转录酶转录的保真性低，导致基因突变较频繁，其蛋白酶也易变异，故蛋白酶抑制剂不能单独用于HIV感染的治疗，否则很快出现耐药毒株。建议蛋白酶抑制剂要与核苷类似物或非核苷类似物等药物联合应用，即采用所谓"鸡尾酒疗法"（cocktail therapy）；②茚地那韦（indinavir）、瑞托那韦（ritonavir）、奈非那韦（nelfinavir）等药物通过肽键与HIV的蛋白酶结合，抑制病毒的蛋白酶活性，用于HIV感染的治疗。

（四）其他化学类抗病毒药物

如金刚烷胺（amantadine）和甲基金刚烷胺（rimantadine）是合成的胺类及其衍生物，能通过提高细胞溶酶体的pH，即金刚烷胺能结合H^+，抑制吞饮体的酸化及其与细胞膜的融合，阻断病毒包膜与溶酶体的融合，并阻止病毒脱壳。主要用于甲型流感的治疗，对乙型流感病毒和其他病毒则无效。

二、细胞因子类药物

（一）干扰素（interferon，IFN）

IFN具有广谱抗病毒作用，是由病毒或干扰素诱生剂作用于中性粒细胞、成纤维细胞或免疫细胞（T和Mφ）产生的一种糖蛋白。根据其产生细胞不同依次称α、β和γ-干扰素，前两种（α和β）又称Ⅰ型干扰素，是用于防治病毒性感染的重要生物治疗药物，后者（γ）称Ⅱ型干扰素，又称免疫干扰素，主要具有免疫调节和抗肿瘤作用。目前采用基因工程技术可生产高效价的重组人的干扰素（rhIFN），对多种病毒感染起作用，主要用于HAV、HBV、HCV、HSV、HPV和鼻病毒等感染的治疗，毒性小。使用同种干扰素无抗原性，但目前临床已有反复应用致耐受的报告。

（二）干扰素诱生剂（IFN inducer）

除了病毒感染能刺激机体产生干扰素，许多免疫调节剂作用机体后都可诱生干扰素，如多聚肌苷酸和多聚胞啶酸（poly I: C）、细菌脂多糖、甘草酸、灵芝多糖等都是良好的IFN诱生剂。

三、其他类型抗病毒药物

（一）基因治疗剂

抗病毒基因治疗（antiviral gene therapy）目前还处于研究阶段，但展现出美好的前景。

1. 反义寡核苷酸（antisense oligonucleoticle，asON） 根据已知的病毒基因组序列设计与其某段序列互补的寡核苷酸，称为反义寡核苷酸。一般设计的反义寡核苷酸都是针对病毒基因中的某关键序列，将其导入感染病毒的细胞中，通过与病毒基因的靶序列的互补结合，从而抑制病毒的复制。asON可在病毒基因的复制、转录和翻译阶段起抑制病毒复制的作用，其中反义RNA抑制病毒靶基因的mRNA与核糖体的结合，从而抑制病毒功能蛋白或结构蛋白的翻译；反义DNA可与病毒基因的关键序列结合，阻抑病毒DNA的复制和RNA的转录等。

2. 小干扰RNA（short interfering RNA，siRNA） 根据已知病毒的mRNA序列设计短小（长度小于26个核苷酸）双链RNA，导入感染病毒的细胞内导致相同序列的病毒基因的静止，同源mRNA降解。siRNA能在细胞内复制并可在细胞内传代，故所引起的病毒基因静止作用，不仅在注射部位的细胞内发生，还可转移到其他部位的组织和细胞，因此这种干扰现象具有放大效应。

3. 核酶（ribozyme） 核酶是既能与病毒靶基因序列结合又具有酶活性的一类RNA分子。核酶一方面具有如同反义核酸的特性，能识别特异的RNA靶序列并与之互补结合；另一方面又具有酶活性，能通过结合的特异位点切割降解靶RNA，即切割病毒的基因组或mRNA，减少或消除病毒的转录物，从而抑制病毒的复制。

（二）新型抗生素类

抗生素（antibiotics）曾被称为抗菌素，说明抗生素仅具有抑菌和杀菌作用。过去一直以病毒对抗生素不敏感而区别于其他微生物，近年来随着分子生物学技术的发展，为寻找新的抗HIV药物，以抗生素作为一大类天然产物提供了丰富的资源，发现了一大批具有抗HIV活性的抗生素，同时也动摇了有关病毒对抗生素不敏感的固有认识。

1. 真菌产物 ①Isochromophilones Ⅰ和Ⅱ及其衍生物，是由青霉菌所产生的活性物质，能抑制HIV包膜表面gp120与T细胞表面CD4分子结合,阻止病毒吸附、穿入宿主细胞,而发挥抗病毒作用;②植胞霉素(cytochalasin A和L-696等)是HIV-1蛋白酶的竞争性抑制剂,其抑制作用迅速且具选择性,通过与HIV-1蛋白酶二聚体结合而发挥作用。

2. 放线菌产物　①chloropeptins Ⅰ和Ⅱ,是由链霉菌中分离的含氯多肽,能有效抑制gp120和细胞CD4的结合;②Siamycin Ⅰ和Ⅱ、Feglymycin等是链霉菌的合成产物,这些抗生素均能影响病毒和细胞的融合过程,阻止病毒的穿入;③Mer-N5075、Boromycin等是影响病毒颗粒的装配和成熟的抗生素,产生于链霉菌;Mer-N5075能抑制HIV-1和HTLV-1蛋白酶活性,而Boromycin则能抑制HIV在感染细胞中的复制,其主要靶点是HIV复制周期的成熟阶段,并阻止HIV成熟颗粒的释放;④放线菌素D(actinomycin D, ActD)是临床上广泛应用的抗癌药,目前发现ActD能影响HIV的复制和整合。

3. 新霉素B(neomycin B)　是一种氨基糖苷类抗生素,作用于病毒复制中的调控因子,阻断RNA和蛋白的结合,从而干扰病毒RNA的复制。

另外还有从大量植物、微生物中筛选到的抗生素,如EM2487也是一种作用病毒调控因子的抗HIV抗生素。

(三)中草药

据记载具有抗病毒作用的中草药有200余种,如黄芪、板蓝根、甘草、大青叶、苍术、蟛蜞菊等对肠道病毒、呼吸道病毒、虫媒病毒、肝炎病毒等具有抑制作用。

第二节　干扰素及其抗病毒作用机制

干扰素(interferon, IFN)是1957年英国和瑞士科学家在利用鸡胚绒毛尿囊膜研究流感干扰现象时发现的一种细胞因子,并根据其可干扰病毒的复制而命名。自1976年Greenberg报道用人白细胞IFN治疗4例慢性活动性乙型肝炎,使2例HBeAg转阴后,其抗病毒作用一直备受关注。为解决来源有限、价格昂贵的问题,各种类型的基因工程IFN不断问世,并相继获得批准用于相关病毒感染性疾病的治疗。目前,IFN已经成为了临床中治疗乙型肝炎病毒(HBV)和丙型肝炎病毒(HCV)感染的主要用药。而且,某些类型的IFN能有效减少曾一度威胁人类健康的严重急性呼吸综合征冠状病毒新种类在人类呼吸道上皮细胞环境中的复制,从而可以为严重急性呼吸综合征的疑似感染者提供可能的治疗选择。

一、IFN的诱导产生及进入胞内的主要信号通路

IFN主要通过与细胞膜上的相应受体结合,来激活细胞内的酪氨酸激酶JAK家族,这些被激活的激酶反过来再使IFN受体酪氨酸残基发生磷酸化,进而与信号转导和转录激活因子(signal transducer and activator of transcription, STAT)黏附,使其活化并形成二聚体,进入细胞核与目标DNA片段结合调节靶基因转录。然而,不同种类IFN的诱导因素不同,所结合的受体种类及其详细的信号转导途径也不尽相同。I型IFN-α/β主要在病毒、双链RNA、多肽、细菌脂多糖以及细胞因子的诱导下,由成纤维细胞、淋巴细胞及浆细胞样树突状细胞产生;Ⅱ型IFN-γ则主要在葡萄球菌内毒素A、T细胞特异性抗原、植物血凝素等诱导下由活化的T细胞、NK细胞、NK T细胞产生。IFN-α/β黏附于STAT1-STAT2二聚体和干扰素调节因子9,形

成干扰素刺激基因因子3(ISGF3),并转位进入细胞核与存在于IFN-α/β诱导基因启动子或增强子中的干扰素刺激应答元件(interferon-stimulated response element)顺式作用元件结合,调控相关基因的表达。Ⅱ型IFN-γ则黏附于STAT-1同源二聚体后转移至细胞核内,结合顺式活化元件活化序列后调控下游信号分子活性,进而发挥相关效应。而Ⅲ型IFN-λ在与对应受体结合后可以按照Ⅰ型IFN的信号通路完成自身的信号转导,还可以活化STAT3、STAT4等从其他的途径发挥作用。同时,每种类型IFN的表达还受到细胞种类、是否病毒感染、病毒感染剂量以及病毒宿主自身的状态等多方面的影响。

二、诱导机体产生干扰素刺激基因产物

IFN可诱导机体产生数百种干扰素刺激基因(interferon-stimulated gene, ISG)产物来抑制许多不同家族的RNA和DNA病毒。而这些产物中有部分直接具有抗病毒活性,还有部分则参与对其他有抗病毒活性部分ISG的调节。常见ISG产物如下。

(一)Mx蛋白

Mx蛋白为ISG产物中主要成员之一,属于GTP酶发动蛋白超家族成员,具有非常广谱的抗病毒作用,能抑制包括流感病毒、布尼亚病毒等多种病毒的复制。Mx蛋白在人类的同系物称为MxA,其编码基因mx1位于21号染色体上,正常情况下不表达,在病毒进入宿主细胞不久,就会诱导产生微量、高度生物学活性的IFN,进而在IFN的刺激下才被激活、高效表达。表达产物结合到大多数RNA病毒的核衣壳,干扰病毒聚合酶的活性,在病毒基因组复制前发挥抑制病毒复制的作用,将病毒扼杀在生命周期的早期阶段,从而实现强大的抗病毒作用,但对不同种属、不同类型病毒的抗病毒作用的具体机制不同。人MxA蛋白GTP酶在细胞质中积累,部分结合到内质网中COP-Ⅰ阳性膜室结构上,该膜室结构以互动平台的身份易化了病毒目标识别。针对布尼亚病毒,MxA可以识别病毒的核衣壳蛋白,进而干扰它在病毒基因组复制中的作用;而针对Thogoto病毒,MxA则识别病毒的核蛋白,进而阻止即将形成的核衣壳,被转运到胞核中病毒转录和复制的地方。但与GTP结合及MxA本身的羧基末端,效应元件的功能是其识别目标的必需条件。简言之,Mx GTP酶通过检测核衣壳样结构来感知病毒感染后,可以将这些病毒组件分类限制于一定的位置,使其不可用于新病毒颗粒的产生。

(二)寡腺苷酸合成酶(oligoadenylate synthetase, OAS)-核糖核酸酶L(RNase L)系统

OAS-RNase L系统在IFN抗病毒过程中发挥着举足轻重的作用,主要针对RNA病毒或DNA病毒感染过程中产生的双链RNA作出反应,是诱导病毒和细胞RNA降解,从而阻断病毒感染过程的天然免疫通路。当病毒入侵宿主细胞,在其复制过程中就会生成双链结构的RNA,而此刻如果被病毒感染的细胞暴露于IFN,IFN就会通过作用于OAS基因启动子上的干扰素刺激应答元件诱导OAS的转录,从而激活许多人类OAS,产生特异性的$2',5'$寡核苷酸,进一步激活潜在核酸核酶L,两者结合后使原本无活性的单体RNase L二聚体化形成内切核糖核酸酶,获取生物活性,切断单链RNA $3'$端二核苷酸去UpUp和UpAp,抑制丙型肝炎病毒、柯萨奇病毒B4、脑心肌炎病毒及部分逆转录病毒的复制。此外,RNase L本身还可以降解宿主细胞mRNA和rRNA,破坏病毒复制所需的宿主细胞元件。

(三)蛋白激酶(protein kinase, PKR)

PKR蛋白系统在所有ISG中尤为突出,多为丝氨酸/苏氨酸激酶,部分位于细胞核,而多数位于细胞质中。当病毒感染细胞裂解死亡,释放出大量新生病毒侵袭周围细胞的同时,也会

释放IFN来警示周围的细胞,而这种警示作用或生成的双链RNA及其他信号的刺激则会引起大量PKR转录翻译,进而使信使RNA翻译成蛋白过程所必需的翻译起始因子发生磷酸化,失去应有的生物活性,从而抑制蛋白质的合成,抑制病毒的增殖及对宿主细胞的破坏。相关研究表明,在生理状态下,体内存在的低水平内源性IFN能通过PKR抑制HBV的复制。

三、直接与病毒基因启动子结合对病毒转录翻译过程进行调节

某些病毒,如HIV、HBV等病毒增殖时需要先完成反转录生成信使RNA,然后由信使RNA作为逆转录模板产生新的DNA。该过程又受到许多因素的共同调节,如HBV的增强子/启动子区域IRSE序列与宿主细胞基因组的IRSE序列相似,且在不同HBV亚型中高度保守。通过相应报告基因和转染实验证实,IFN激活JAK-STAT信号通路后,可能通过干扰素调节因子9与IRsE结合,来抑制HBV EhnI/Xp的活性,实现对病毒增殖的抑制。

四、提高机体的免疫效应活性

IFN的免疫调节作用主要体现在其可增强免疫球蛋白IgG的受体表达,激活并加强巨噬细胞的吞噬作用,以及T细胞、B细胞的激活作用,也可增殖NK细胞,提高机体的天然免疫系统的免疫作用,这也是IFN抗病毒作用机制中重要的组成部分。IFN-λ是主要的免疫调节因子,可以直接激活巨噬细胞、NK细胞等不同的免疫细胞。IFN-α则可通过提升体液免疫反应活性来实现一定程度的抗病毒作用,它可以增强NK细胞的活性,促进B细胞的增生;此外,IFN-α可以上调MHC-Ⅰ和MHC-Ⅱ类分子及Th细胞上白细胞介素受体的表达,增强CD8+细胞毒性T细胞反应,从而通过多种途径与病毒相互作用来调节免疫活性的强度和效果。

五、诱导抗病毒功能分子细胞间转运

IFN可以诱导外来体的细胞间转运,使细胞的抗病毒性能从已受病毒感染细胞向非病毒感染细胞播散,从而使病毒感染病灶周围的未感染细胞提前获得抗病毒能力,抵御各种病毒的侵袭。这种外来体是一种直径为40~100nm的膜囊泡,起源于胞内多泡体的核内体膜内折。当多泡体与细胞膜融合后外来体便释放到胞外并被邻近细胞重新摄取,完成功能蛋白、mRNA和miRNA的细胞间转移,充当细胞间对话调节员的角色,使病毒感染细胞绕过病毒抑制ISG的表达,从而放大其抗病毒效应。实验证明,IFN-α诱导的抗病毒效应,能通过外来体完成从非实质细胞转运到HBV感染的肝实质细胞,使原本IFN-α诱导信号途径受抑制,或病毒蛋白诱导STAT1和STAT2失活的人类肝细胞派生细胞系重获抗病毒性能;体外共培养研究证实,丙型肝炎病毒RNA可以借助外来体从病毒感染的肝实质细胞向树突状细胞浆中转移,从而倍增IFN的诱导产物,且树突状细胞对IFN的诱导取决于其与病毒感染的肝实质细胞的直接接触;将HBV在其中可以复制的细胞与巨噬细胞或者人肝窦内皮细胞共培养时发现,经过IFN-α的刺激后可以抑制HBV的复制性能,而这种现象取决于外来体而非细胞间的直接

接触,表明邻近受感染细胞周围的非感染细胞,可以通过外来体有效地获取IFN-α的抗病毒作用。除了针对受病毒感染的细胞直接限制病毒的复制,IFN-α也可通过外来体介导作用于对病毒抵抗或未感染病毒的细胞,从而间接地抑制病毒复制。

总之,IFN可以通过诱导ISG产物、提高机体的免疫反应强度及效果、直接作用于感染病毒的增强子/启动子序列或借助外来体将抗病毒活性在细胞间传递等方式来实现其强大的抗病毒作用。ISG产物介导其抗病毒作用,外来体的抗病毒分子胞间转运在其总的抗病毒性能中所占比重还有待进一步的实验加以证实或量化。但这些机制研究已经为IFN的临床应用提供了相当重要的理论指导,也为将来更深入的研究提供了一定的理论基础。为IFN治疗的不良反应多等缺陷提供了新的解决思路。

第三节　核苷类似物及其抗病毒作用机制

核苷是一类十分重要的生物大分子,作为核酸的水解产物而被分离得到,在细胞的结构、代谢、能量和功能的调节等方面起着十分重要作用。作为核酸的基本构成单元,核苷参与生物体中基因信息的保留、复制和转录的分子机制。许多核苷类似物是病毒复制过程中酶的抑制剂,可以抑制病毒DNA多聚酶和逆转录酶的活性并与核苷酸竞争性掺入病毒DNA链,从而终止或抑制病毒DNA链的延长和合成,使病毒的复制受到抑制而发挥抗病毒作用。由于核苷在细胞生命中占有极为重要的地位,可以用核苷类似物和衍生物干扰肿瘤细胞的生长和病毒的增殖,这成为治疗癌症和各种病毒性疾病的一个新途径。经过修饰和改造的核苷类化合物,结构与天然核苷十分相似。这些非天然核苷无法被病毒识别,但是可以参与病毒的代谢,从而干扰病毒基因的表达。因此,对天然核苷的结构进行修饰或改造就可能获得新的抗病毒药物。目前临床上用于治疗病毒性肝炎,艾滋病,疱疹等病毒性疾病的药物有很大一部分都是核苷类化合物。它们一般都是作为病毒复制过程中酶的抑制剂,阻断病毒对靶细胞的侵染。

一、抗人类免疫缺陷病毒（HIV）核苷类药物及其抗病毒机制

HIV是一种感染人类免疫系统细胞的慢病毒（Lentivirus）,属反转录病毒的一种。它把人体免疫系统中最重要的CD4$^+$T淋巴细胞作为攻击目标,大量破坏CD4$^+$T淋巴细胞,产生高致命性的内衰竭,最终使人体成为各种疾病的载体。根据基因差异,HIV可分为HIV-1型和HIV-2型。目前世界各地主要流行的是HIV-1型。

HIV-1病毒的复制周期包括:吸附、融合、HIV-RNA逆转录、HIV-DNA复制和与宿主细胞DNA整合、HIV-RNA转录、HIV装配和释放过程。阻断病毒复制周期的任何一个环节,都可以实现抗病毒的目的。随着对HIV-1病毒分子生物学的深入研究,HIV-1病毒的复制周期的各个阶段的生物学过程不断被探明,新的药物干预靶点不断被发现。目前已发现的作用靶点有HIV-1侵入过程、HIV-1核壳体蛋白NCp7锌接受体、逆转录酶（RT）、多聚酶、RNaseH、整合酶、转录过程和蛋白酶等。

由于逆转录酶（RT）在HIV-1复制周期中的重要作用，一直是抗HIV/AIDS药物研发中首要的研究靶点。目前临床一线的抗艾滋病药物绝大部分属于HIV逆转录酶抑制剂。作为临床抗病毒高效治疗鸡尾酒疗法（HAART）的重要组成部分，该类药物在有效地控制HIV感染的病程，延长患者的生命及改善生存质量方面发挥了重要作用。HIV逆转录酶抑制剂按照化学结构和作用机制可分为核苷（酸）类抑制剂（N(t)RTIs）和非核苷类抑制剂（NNRTIs）两大类，分别作用于底物结合位点和聚合酶活性位点附近的疏水性结合口袋（NNIBP），前者作为RT的竞争性抑制剂和DNA链合成的终止剂，而后者通过干扰RT的活性构象发挥抗HIV作用。其中核苷（酸）类HIV逆转录酶抑制剂作为逆转录酶的特异性抑制剂，是临床最早应用的一类抗HIV药物，至今仍发挥着重要的作用。

核苷（酸）类HIV逆转录酶抑制剂包括核苷类和核苷酸类两大类。目前应用于临床的HIV-1核苷类逆转录酶抑制剂（NRTIs）有7种：即齐多夫（AZT），地达诺新（ddI），扎西他滨（ddC），司坦夫定（d4T），拉米夫定（3TC），阿巴卡韦（ABC），恩曲他滨（FTC）；而核苷酸类逆转录酶抑制剂（NtRTIs）有1种，即替诺福韦酯（Bis(POC)-PMPA, TDF）（图24-1）。另外还有3种核苷类逆转录酶抑制剂的复合制剂：combivir（AZT+3TC），Epzicom（3TC+ABC）及Trizivir（AZT+3TC+ABC）。

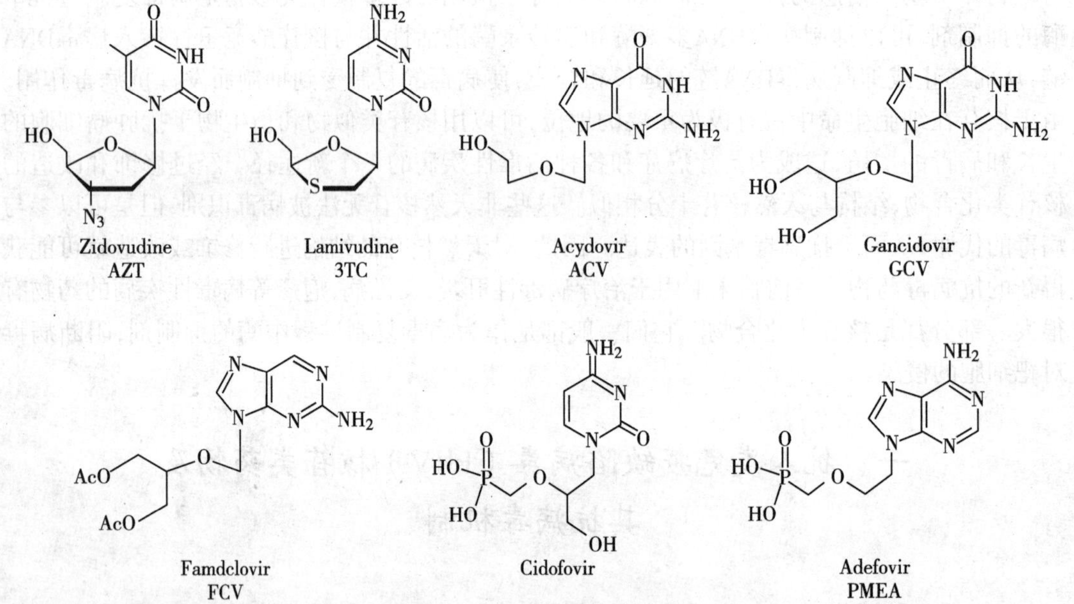

图24-1　目前应用于临床的HIV-1型核苷类逆转录酶抑制剂

NRTIs本身没有抗HIV活性，进入被感染的细胞后，必须在宿主酶的作用下，经过多步磷酸化反应成为活性分子三磷酸化核苷（NRTI-ppp）后才有抗HIV-1活性。它们与内源性的dNTP竞争性地作用于RT的底物活性部位，由于NRTI的结构与dNTP底物极为相似，RT把NRTI误作为底物将其融合到正在延长的DNA链中。由于NRTI结构中没有可与下一个dNTP进行3′-5′相连的3′-羟基，一旦融合到DNA链中，就会阻断链的延长，进而抑制HIV的复制。因此，NRTIs都是作为RT的竞争性抑制剂或链终止剂发挥抗HIV作用。一般认为，NRTIs的单磷酸化是其代谢途径的限速步骤。这是阻碍药效发挥的瓶颈。与NRTIs不同的是，NtRTIs的结构中含有一个磷酸（NRTI-p），越过了体内的首次单磷酸化过程。只需两步磷酸化就可转变为活性代谢物,不需要胸苷激酶(thymidine kinase, TK)的初始磷酸化作用,因此即使胞内缺乏TK,对病毒仍然具有活性,而且将NtRTIs做成某种前药的形式会增加药物的体内吸收,这是一种提高药物生物利用度的有效途径。

二、抗乙型肝炎病毒(HBV)核苷类药物及其抗病毒机制

乙型肝炎是由HBV引起的一种严重的危害人类健康的疾病,全世界大约有20亿人感染过HBV,我国是乙型肝炎的高流行区,人群HBV携带率约为8%~9%,有1.2亿多人是乙型肝炎表面抗原(HBsAg)携带者。HBV持续感染会导致肝硬化和原发性肝细胞肝癌等肝脏疾病,病死率很高,降低HBV感染率、有效治疗慢性乙型肝炎(CHB)是首要任务。

HBV感染是病毒、肝细胞和机体免疫系统之间相互作用的动态过程。大量的研究表明,HBV的持续存在和不断复制是导致病情进展的关键因素。因此,抗病毒是治疗慢性乙型肝炎的主要手段,即通过清除或持久性抑制HBV的复制,从而减轻或终止肝脏炎症、坏死和纤维化病变,阻止病变和向肝功能失代偿、肝硬化、肝功能衰竭和肝癌发展。目前国内外医学界公认的抗乙型肝炎药物主要有干扰素、核苷类似物、免疫调节剂和中药。近年来,国外开发出几种有代表性的抗乙肝病毒的核苷类似物,包括拉米夫定(lamivudine, 3TC)、阿德福韦酯(adefovir dipivoxil, ADV)、恩替卡韦(entecavir, ETV)、恩曲他滨(emtricitabine, FTC)、替比夫定(telbivudine, LdT)、克拉夫定(clevudine, L-FMAU)、替诺福韦酯(tenofovir disoproxil fumarate, TDF)、泛昔洛韦(famciclovir, FCV)等。

(一)拉米夫定(lamivudine, 3TC)

拉米夫定是由BioChem公司开发并转让给葛兰素史克公司的新一代核苷类抗病毒药物,用于艾滋病和乙型病毒性肝炎的治疗。本品于1996年在美国首次上市,现已在全球100多个国家上市。1999年拉米夫定顺利通过中国药品监督管理局(SDA)的审批,进入中国市场,商品名为贺普丁。并且在2000年列入国家医保用药,当年的销售收入高达4亿元。拉米夫定对HBV有特异的抗病毒作用,通过抑制病毒DNA合成,强有力抑制HBV的复制,是目前研究最多的抗病毒药物。3TC可以明显抑制HBV的复制从而减少病毒的总负荷量。其抗HBV机制在于:通过降低HBV依赖RNA的DNA多聚酶的生物活性,抑制HBV-DNA的合成,减少受累肝细胞cccDNA的拷贝数;通过逆转机体内T细胞的低反应状态,恢复T细胞活性,保护正常肝细胞,并促使受累肝细胞的正常翻转。虽然拉米夫定在抗HBV方面的效果可嘉,但是由于其并不能清除细胞内HBV cccDNA的复制,因此停药后容易反弹。并且,拉米夫定的长期应用存在耐药性问题。部分患者在长期接受治疗中可能出现HBV反跳,即患者的血清HBV-DNA重新变成阳性。大量研究证明,长期使用拉米夫定可诱发HBV多聚酶编码基因区的点突变。针对拉米夫定的这些不足之处,国外大型制药公司在不断寻找开发出一些新型核苷类似物,但是它仍然是目前治疗慢性乙肝(CHB)的一线药物。

(二)阿德福韦酯(adefovir dipivoxil, ADV)

阿德福韦酯为腺嘌呤磷酸酯化合物阿德福韦(PMEA)的前体药物,由美国Gilead Sciences公司研制,该药于2002年9月被FDA批准在美国上市,用于慢性乙型肝炎的治疗。其抗HBV机制在于:阿德福韦酯口服后经过人体体内非特异性酯酶水解,迅速转化为阿德福韦。阿德福韦是一种无环单磷酸脱氧腺苷类似物,可被人体细胞内普遍存在的激酶磷酸化生成二磷酸阿德福韦。二磷酸阿德福韦和脱氧腺苷三磷酸(dATP)与多聚酶结合位点竞争

性结合,从而抑制HBV-DNA多聚酶、HIV逆转录酶,以及对拉米夫定耐药的HBV-DNA多聚酶活性。并且可与腺苷酸竞争性掺入乙肝病毒DNA链,终止其DNA链合成,从而抑制病毒复制。ADV对HBV有显著抑制作用,毒性低,耐药性低,安全性好。大量研究表明,阿德福韦酯不仅对野生HBV有效,对拉米夫定耐药的HBV病毒株也具有显著的抑制作用,从而其能够作为对拉米夫定耐药病毒感染的补充、替代办法,成为解决乙型肝炎病毒核苷类似物耐药问题的有效办法,因此阿德福韦酯已成为联合治疗乙型肝炎的药物之一。

(三)恩替卡韦(entecavir, ETV)

恩替卡韦是一种碳环核苷类似物,具有极强的抗HBV能力。该药由百时美施贵宝公司研发,于2004年10月完成Ⅲ期临床试验,并且于2005年3月获得美国FDA批准上市,2006年在中国上市。大量体外试验表明,ETV只对HBV具有抗病毒活性,而对其他DNA病毒和HIV无效,因而具有高度的特异性。对比ETV与3TC,ETV的抗HBV效力是3TC的30倍以上。并且,无论是在肝组织学、HBeAg转阴还是病毒DNA数量转阴方面,ETV都优于3TC。ETV抑制HBV的速度快且不反弹,口服吸收度良好,生物利用度高,半衰期长,作用持久。并且,ETV的耐药性远比3TC低。因此,ETV作为新上市的抗HBV药物,为CHB的抗病毒治疗提供了一种全新的选择。

(四)恩曲他滨(emtricitabine, FTC)

FTC是3TC的结构类似物,由美国吉莱德科学公司研制开发。其化学结构与目前临床上广泛使用的其他核苷类似物不同之处在于其5-碳位置上的氟基,其作用机制与3TC相同,但比拉米夫定半衰期更长,抗病毒活性更好。其前身作为HIV逆转录酶抑制剂,于2003年7月在美国上市,临床上用于治疗艾滋病。目前用于抗HBV治疗,大量的体外研究表明FTC的抗病毒活性是3TC的4~10倍,但其细胞毒性明显小于3TC。FTC口服后吸收迅速,但在治疗过程中出现耐药性变异株的比例较高。尽管如此,FTC在临床抗HBV研究中,已经显示出良好的效果,其安全性明显优于3TC,已成为新的治疗慢性HBV感染的药物。

(五)替比夫定(telbivudine, LDT)

LDT系核苷类似物类药物,是一种人工合成的具有抗HBV-DNA聚合酶活性的天然脱氧胸腺嘧啶核苷L-对映体。LDT由Idenix公司和诺华公司合作开发,于2006年10月获美国FDA批准上市,用于治疗CHB,并且在2007年2月14日也得到了中国SFDA的批准。研究表明,LDT对抑制HBV脱氧核糖核酸聚合酶的活性具有很强的选择性,可被人体细胞激酶磷酸化,转化为具有活性的三磷酸盐,从而与HBV-DNA聚合酶的天然底物胸腺嘧啶-5'-三磷酸盐竞争,抑制该酶活性,导致DNA链合成终止,最终抑制HBV复制。另外,LDT同时是HBV第一条链与第二条链合成的抑制剂,而且对第二条链的抑制作用更明显。LDT是一种新型有效的核苷类抗病毒药物,也是目前唯一的经美国FDA批准的妊娠B级核苷类似物。大量临床试验表明,其抑制病毒迅速强劲,能有效改善肝脏组织学,使患者获得高的HBeAg转阴率和HBeAg血清转换率。但是其与拉米夫定存在的交叉耐药性有可能影响其临床使用价值。

(六)克拉夫定(clevudine, L-FMAU)

克拉夫定是韩国Bukwang公司和美国Tringl公司开发的尿嘧啶核苷衍生物,该药于2007年在韩国上市用于乙型肝炎的治疗。研究表明,其作用机制不同于3TC和ADV。在大量临床前实验中,该药对各种动物模型及其细胞株模型均无明显毒性作用。另外,克拉夫定和恩曲他滨的联合用药治疗慢性乙型肝炎的临床研究也已经完成。因此,该药有望成为新的治疗慢性HBV感染的药物。

（七）替诺福韦酯（tenofovir disoproxil fumarate，TDF）

替诺福韦酯（TDF）是一种新型的无环核苷类似物，于2001年被美国FDA批准治疗人免疫缺陷病毒（HIV）的感染。有临床研究显示，TDF对同时感染HIV及HBV的患者具有较好的疗效。TDF口服后很快就被水解为替诺福韦（tenofovir），而替诺福韦被人体内细胞激酶磷酸化生成具有药理活性的代谢产物替诺福韦二磷酸，后者与5'-三磷酸脱氧腺苷酸竞争性参与HBV-DNA的合成，进入病毒DNA后，由于缺乏3'-OH导致乙肝病毒DNA延长受阻，从而达到治疗HBV的效果。大量研究表明，TDF对HBV野毒株和YMDD变异株均有很好的抑制作用，目前已被批准用于治疗合并HIV感染的CHB，但是尚未获准用于单一CHB的治疗。

（八）泛昔洛韦（famciclovir，FCV）

FCV为新一代鸟嘌呤核苷类似物，由英国Smithkline Beecham公司在1994年开发上市，是在喷昔洛韦（penciclovir，PCV）基础上开发出来的前体药物。FCV具有广谱抗病毒作用，对疱疹病毒、巨细胞病毒、EB病毒、HBV等均有活性，目前临床上主要用于治疗单纯性疱疹、带状疱疹、生殖器疱疹、乙型肝炎等。研究表明，其抗HBV的作用机制在于：FCV在人体内代谢产生泛昔洛韦三磷酸盐与dGTP竞争掺入HBV-DNA链，从而导致未成熟链的合成终止和DNA链的失稳定。另外，它能够抑制共价闭合环状形成和转录，而这一特性是目前核苷类药物中所独有的。但是由于FCV的抗病毒活性比3TC、ETV弱，因此停药后病毒迅速出现反跳，长期治疗并不能明显提高血清转换率，并且耐药突变株的出现大大降低了其抗病毒效应。因此，目前主张和其他抗HBV药物及免疫调节剂联合治疗。

三、其他病毒类疾病及相应的核苷类药物

巨细胞病毒（cytomegalovirus，CMV）亦称细胞包涵体病毒，感染这种病毒的细胞肿大，并具有巨大的核内包涵体。抗CMV药物（图24-2）中更昔洛韦（ganciclovir）是FDA批准的第一个治疗巨细胞病毒感染的药物。西多福韦（cidofovir）是开环核苷类似物；福米韦生（fominvirsen）是世界上第一个被批准的反义寡核苷酸药物；缬更昔洛韦（valganciclovir）是更昔洛韦的前体药物。

疱疹病毒（herpesviruses）是一类双股DNA病毒。分为单纯疱疹（HSV）和水痘-带状疱疹（VZV），其中Ⅰ型HSV主要导致口唇疱疹，Ⅱ型HSV主要导致生殖器疱疹。目前抗疱疹病毒药物主要是核苷类药物（图24-3）。阿昔洛韦（aciclovir，ACV）是治疗疱疹病毒感染的首选药；伐昔洛韦（valacilovir）是阿昔洛韦的前药；喷昔洛韦（pencivlovir，PCV）用于治疗成人口唇单纯疱疹。

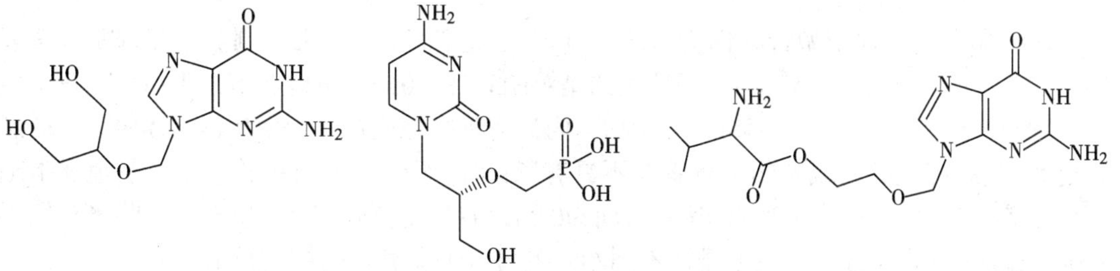

Ganciclovir GCV   Cidofovir   Valacyclovir VcV

图24-2 抗CMV核苷类药物

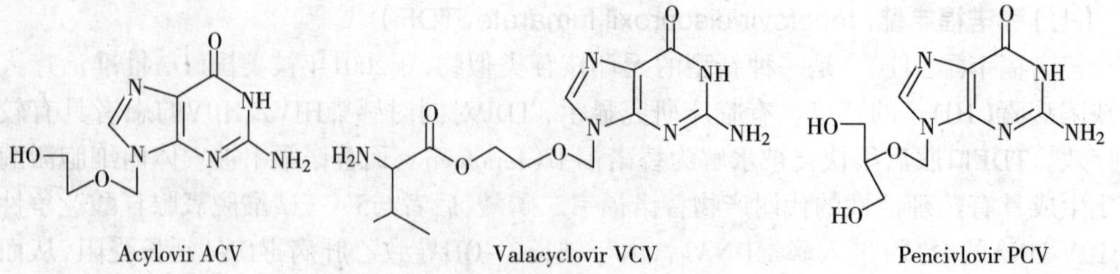

图24-3 抗VZV核苷类药物

第四节 蛋白酶抑制剂及其抗病毒作用机制

一、人免疫缺陷病毒（HIV）蛋白酶抑制剂

HIV蛋白酶抑制剂是治疗艾滋病的另一类药物。有两种HIV蛋白产物是裂解成熟蛋白的前体，裂解过程受HIV蛋白酶的催化，所释放出的蛋白质对病毒的复制起决定性作用，这些蛋白质包括蛋白酶本身及逆转录酶、整合酶和结构蛋白。其中蛋白酶系门冬氨酸蛋白酶（aspartic proteinase），其特点之一是能水解断裂苯丙氨酸-脯氨酸和酪氨酸-脯氨酸的肽键。而哺乳类动物的蛋白酶难以水解它们。此类药物有沙奎那韦、利托那韦、茚地那韦和奈非那韦。

（一）沙奎那韦（saquinavir）

是一多肽衍生物，为高效、高选择性的HIV蛋白酶抑制剂，能抑制HIV蛋白酶，从而阻断了病毒蛋白酶转录后的修饰，是此类药物第一个用于治疗HIV感染的药物。沙奎那韦作用于HIV繁殖的后期，该品与HIV蛋白酶的激活点结合，使之失去结合和水解断裂多肽的功能。沙奎那韦抑制HIV蛋白酶与其他抗HIV病毒药如齐多夫定，抑制HIV逆转录酶的作用靶酶系不同，无交叉耐药病毒产生。沙奎那韦的作用是竞争性和可逆性的，选择性较高，在高于对HIV-1和HIV-2产生抑制作用浓度近万倍的浓度下，对人体胃蛋白酶，组织蛋白酶D、E及人白细胞弹性硬蛋白酶等均无抑制作用，对二肽酶和脯肽酶无作用。沙奎那韦口服吸收不完全，生物利用度较低，食物能显著增加该品生物利用度，空腹服用该品血中药物浓度极低，须餐后2h内服用。临床上，沙奎那韦与其他药物合用治疗严重的HIV感染，能增加CD4计数，降低血中HIV总量。

（二）茚地那韦（indinavir）

茚地那韦是一种新型特异性蛋白酶抑制剂，通过破坏HIV病毒复制顺序而抑制病毒复制，抑制率约为99%，对HIV-1的选择性大约是对HIV-2的10倍。茚地那韦是蛋白酶的竞争性抑制剂，它能与蛋白酶的活性部位直接结合，阻碍病毒颗粒成熟过程中病毒前体多蛋白的裂解过程，由此产生的不成熟的病毒颗粒不具有感染性，无法启动新一轮感染。茚地那韦临床使用硫酸盐，口服被快速吸收，达峰时间为0.8h，相对生物利用度约为65%，消除半衰期为1.8h。硫酸茚地那韦经肾脏原型排泄不到20%，由于半衰期短，很快从体内清除。

茚地那韦主要用于成人HIV-1感染，单独使用适用于治疗临床中不适宜使用核苷类或非核苷类逆转录酶抑制剂治疗的成年患者。茚地那韦合用齐多夫定治疗组患者CD4$^+$细胞水平有显著增长,病毒载量减少,延长进展至艾滋病期的患者的存活期,故临床中茚地那韦与齐多夫定联合使用治疗HIV-1型感染患者。该品不得与特非那定、阿司咪唑、三唑仑、咪达唑仑等药物合用,此外细胞色素P450酶3A4(CYP3A4)强诱导剂利福平由于可降低该品血药浓度也不可与该品合用。

(三)奈非那韦(nelfinavir)

奈非那韦为非肽类蛋白酶抑制剂,通过与HIV蛋白酶的活性位点可逆性键合而起作用,能打乱病毒的成熟过程,继而释放出未成熟的不具有传染性的病毒分子。奈非那韦与抗病毒核苷类似物合用治疗晚期或进展性免疫缺陷患者的HIV-1感染。奈非那韦能抑制细胞色素P450,主要经由此途径代谢的药物与奈非那韦同时使用会增加副作用的出现;不能同时应用的药物包括阿司咪唑、特非那定、利福平、咪达唑仑、三唑仑和西沙必利。

二、丙型肝炎病毒(HCV)蛋白酶抑制剂

全球大约有1.7亿~2亿人感染HCV,它是导致肝硬化和肝癌的主要原因之一。HCV的根除可明显减少肝脏相关疾病的发病率和病死率。HCV属于人类黄病毒科,是一单股正链RNA病毒,全长9.6Kb,编码一前体多聚蛋白,包括N端非编码区、C端非编码区和中间的开放阅读框(ORF)。ORF从5′端依次为核心蛋白区(C)、包膜蛋白区(E1、E2/NSl)和非结构蛋白区(NS2、NS3、NS4、NS5)。与其他蛋白区相比,NS3具有螺旋酶和蛋白酶活性,是HCV最重要的多功能蛋白区,在HCV生命周期中对病毒复制起关键作用。同时NS3还可以使双链RNA中间体解螺旋,是目前HCV研究的热点之一,同时也是抗HCV药物研制的重要靶点。

NS4A作为辅助因子,与NS3丝氨酸蛋白酶形成非共价二聚体发挥作用。NS3蛋白酶被NS4A激活后,导致HCV前体多聚蛋白分裂成NS4A、NS4B、NS5A和NS5B,对HCV的折叠起关键作用。已发现NS3蛋白酶能够增加解螺旋酶的活性,并且通过解螺旋酶提高自身的活性。NS3/4A蛋白酶能水解两种人类蛋白TRIF和MAVS,它们均属于先天性免疫系统的一部分,因此,NS3/4A蛋白酶能够扰乱人类对HCV感染的先天性免疫应答。有研究表明,NS3/4A蛋白酶可通过调控IFN调控因子-3(IRF-3)的表达水平,破坏细胞内免疫通路,诱导宿主产生免疫逃逸。

基于NS3/4A蛋白酶在HCV多聚蛋白加工成熟和RNA复制中所起的重要作用,抑制NS3/4A的活性既可阻断HCV复制、翻译和翻译后多聚蛋白的加工成熟,又可使IFN更好发挥其抗病毒疗效,故NS3/4A蛋白酶抑制剂是迄今研究最为广泛和最成功的直接抗病毒药物。目前主要的研究方向包括:(1)阻断NS3蛋白酶和其辅酶NS4A相互作用;(2)干扰Zn^{2+}结构域的形成;(3)直接抑制底物与酶活性位点的结合。NS3/4A蛋白酶抑制剂可分为两类,一类为蛋白酶共价抑制剂(第1代),又称线性仪酮酰胺类衍生物,包括已上市的telaprevir和boceprevir;另一类为线性或大环类蛋白酶非共价抑制剂(第2代),包括simeprevir(TMC435)等。2014年欧洲肝脏研究协会(EASL)发表的HCV临床实践指南指出,基因型为1型的丙型肝炎患者,应用聚乙二醇IFN(PEG-IFN)/利巴韦林(RBV)治疗后未能完全根除HCV时,应考虑应用PEG-IFN/RBV+蛋白酶抑制剂三联疗法进行治疗。但目前没有确切的证据表明可以在非HCV-1型的患者中应用第1、2代蛋白酶抑制剂。2013年11月,美国食品药口监督管理局(FDA)批准simeprevir(商品名为Olysio)上市,联合PEG-IFN和RBV,用于HCV-1型的患者的治疗。NS3/4A蛋白酶抑制剂的具体分类见表24-1。

表24-1　HCV NS3/4A蛋白酶抑制剂分类

名称	有效覆盖基因型	状态
共价抑制剂（第1代）		
telaprevir（VX-950）	1	批准上市
boceprevir（SCH503034）	1	批准上市
非共价抑制剂（第2代）		
ABT-450	1	Ⅲ期
simeprevir（TMC435）	1,2,4,5,6	批准上市
faldprevir（BI201335）	1,2	Ⅲ期
danoprevir（RG7227）	1,2,4	Ⅱ期
vaniprevir（MK-7009）	1,2	Ⅱ期
MK-5172	1,2	Ⅱ期
asunaprevir（BMS-650032）	1,4	Ⅱ期
ACH-1625	1	Ⅱ期
GS-9256	1	Ⅱ期
ACH-2684	1,3	Ⅱ期
GS-9451	1a,1b	Ⅱ期
Narlaprevir	1	Ⅱ期
IDX320	1,3a,4a	Ⅱ期

（一）第1代蛋白酶抑制剂（telaprevir和boceprevir）

是2011年欧美最早批准上市的两种第1代：telaprevir和boceprevir均为NS3/4A蛋白酶抑制剂，它们的问世是HCV抗病毒治疗发展过程中的里程碑。这两种药物联合PEG-IFN和RBV，已经在全球数个国家批准应用于HCV-1型的患者的治疗，被称为新的标准化治疗（NSOC）。与应用PEG-IFN联合RBV的标准化治疗相比，这种三联疗法使HCV-1型的初治患者的持续病毒应答率（SVR）提高了25%~31%，复发患者SVR提高了40%~64%，而部分应答患者SVR提高33%~45%，无应答者提高了24%~28%。在目前所有HCV药物分类中，NS3蛋白酶抑制剂呈现了良好的抗HCV能力，可使HCV RNA水平下降（3~4）lg IU/mL。

在HCV治疗中，耐药变异是一个严重的问题。由于HCV复制速度高，且其聚合酶的复制精度差，导致出现大量的病毒基因变异，称之为准种。而那些对蛋白酶抑制剂耐药的准种在未经治疗前即存在于患者体内，只是其浓度较低。而第1代蛋白酶抑制剂最大的缺点就是其低耐药屏障。在第1代蛋白酶抑制剂boceprevir和telaprevir单独应用2周以上，患者很快出现耐药突变，耐药准种迅速被选择为优势准种，导致患者出现病毒学突破或无应答。例如，应用telaprevir两周并出现病毒学突破的患者，其野生型HCV几乎完全被耐药变异株取代，在治疗期间病毒载量持续下降的患者，治疗结束数周至数月病毒变异株仍占大部分。已知R155和A156位点突变对所有的蛋白酶抑制剂均高度耐药。各基因型的耐药位点也不尽相同。基因1a型患者主要出现V36M、R155K/T和T54A/S变异，基因1b型患者主要变异点为

A156T、D168V和V170A。

telaprevir和boceprevir新疗法所带来的不良反应也是不容忽视的。贫血是这两种蛋白酶抑制剂最常见的可逆的不良反应,此外,它们对一种重要的药物代谢酶-细胞色素P4503A4具有强烈的抑制作用,会增加药物间交叉作用。另一个不容忽视的问题是其半衰期较短,给药频繁。三联治疗的不良反应发生率明显高于二联治疗,因此,需严密监测其应用过程中可能发生的不良反应并及时处理。

(二)第2代蛋白酶抑制剂

迄今为止,两代蛋白酶抑制剂均有较高的NS3/4A蛋白酶抑制活性。但是第1代抑制剂的药代动力学特性较差,口服生物利用度低。与第1代相比,第2代蛋白酶抑制剂优势在于其可与活性位点紧密结合,从而提高药代动力学特性,此外还可明显改善不良反应的发生。它们的主要区别见表24-2。simeprevir(TMC435)属于环状抑制剂,目前已经批准上市。标准口服剂量为每日1次,有效地针对基因型覆盖1、2、5和6型。临床数据显示TMC435联合标准化治疗方案能有效地增加持续病毒学应答(SVR)。不幸的是,第2代蛋白酶抑制剂与第1代有相同的耐药变异基础。由于线性抑制剂和环状抑制剂均结合于NS3活性中心,因此,两类抑制剂之间存在交叉耐药。

表24-2　第1代与第2代蛋白酶抑制剂的主要区别

蛋白酶抑制剂分类	基因型	耐药
第1代	特异性有效抑制基因1型HCV	低基因屏障耐药;不同类之间存在较大的交叉耐药;与CYP药物之间相互作用
第2代	多基因型抗病毒活性	高基因屏障的耐药;对第1代蛋白酶抑制剂置换耐药有效

目前已上市的3种蛋白酶抑制剂只批准用于1型慢性丙型肝炎患者的治疗,且在临床试验中其较高的耐药发生率也不容忽视,除此之外,高昂的费用也限制了新药的广泛应用,因此其他新型蛋白酶抑制剂的研究应侧重于使HCV治疗更为简单化、安全化和有效化。

三、小RNA病毒蛋白酶抑制剂

小RNA病毒科病毒是一组颗粒直径为22~30nm大小,无包膜,单股正链RNA病毒,其基因组长度为7500~8000个核苷酸,能在宿主细胞中复制繁殖。它是目前已知的最大的病毒家族之一,基于遗传组成和病毒翻译机制的不同,小RNA病毒科目前被分为九个属,它们分别是口疮病毒属、心病毒属、肠道病毒属、马鼻炎B病毒属、肝病毒属、关节样病毒属、双埃柯病毒属、鼻病毒属和特斯秦病病毒属,其成员中有些是人和动物的重要病原体。它们引起的临床症状都是轻微的、有自限性的,但是有时候严重感染病例也会威胁到生命。小RNA病毒中重要的病原体包括肠道病毒属的PV和CVB、口蹄疫病毒属的FMDV、心病毒属的脑心肌炎病毒、肝病毒属的HAV和鼻病毒属的HRV,可引发的医学重要疾病有普通感冒、无菌性脑膜炎、结膜炎、脑炎和呼吸道疾病等。小RNA病毒科病毒存在200多种血清型,仅鼻病毒属就超过100多种,除PV外目前还无有效的预防疫苗和治疗方法,治疗还主要集中在针对临床症状方面和一些广谱的抗小RNA病毒治疗方面。3C蛋白酶是小RNA病毒科病毒共有的唯一一个蛋白酶,在人体内没有与其相似的蛋白酶,它在病毒的生命周期中起着举足轻重的作用,抑制其催化功能可有效抑制病毒前体蛋白的切割,阻断病毒复制,是小RNA病毒药物治疗研究的靶点之一。

人们已经通过大肠埃希菌原核表达系统成功地获得了有活性的重组3C蛋白,这使得人们可以通过实验探索这个重要的蛋白酶的生物化学特征和结构特征。在掌握了3C蛋白酶底物特异性的基础上,人们建立了检测不同形式3C蛋白酶生物化学反应特征的方法。有活性重组3C蛋白酶的获得,对蛋白酶的各种生物学监测以及相近的生物化学和结构特质的研究使3C蛋白酶抑制剂得到了快速的发展。以3C蛋白酶活性位点构象和酶切特异性为基础,经过理性设计和高通量筛选,人们已经鉴定出来一些以3C蛋白酶催化活性为靶标的抑制剂。第一个以3C蛋白酶为靶标的抑制剂就是以酶的底物特异性为基础的,此后对3C蛋白酶结构抑制剂的改良都是为了获得更高的酶活抑制性和抗病毒活性。

(一)肽类抑制剂

1. 肽醛类 肽醛类已经被作为蛋白酶抑制剂进行了广泛研究。第一个被作为3C蛋白酶抑制剂进行研究的肽醛类化合物是一个含有四个氨基酸的短肽醛。这个化合物的设计主要是基于以往研究发现的HRV 3C蛋白酶对P1-Gln/P1′-Gly键酶解的选择性以及被3C蛋白酶酶解的底物在P1-Gln/P1′-Gly键上游至少还存在四个氨基酸。该化合物能够抑制HRV-14 3C蛋白酶,而且还显示有中等的抗病毒活性。然而由于该化合物在P1位携带有一个未受保护的G1u侧链,因此该Glu醛基易于环化形成在热力学上更为稳定,但是丧失活性的α-氨基醇,使该化合物对蛋白酶的抑制作用减弱。为了避免合成过程中Glu侧链环化,人们合成了一种二肽醛化合物作为HRV-14 3C蛋白酶的竞争性抑制剂,其结构中在P1位引进了一个模拟Gln的甲硫氨酸砜,但该化合物的抗病毒活性降低。此外,一系列三肽醛化合物作为一种潜在的HRV-14 3C蛋白酶抑制剂被开发出来,在其结构中都对P1位甲酰胺侧链采用了不同的等比替代,该化合物能可逆性的抑制3C蛋白酶活性。

2. 米氏受体型 考虑到可逆性肽醛类蛋白酶抑制剂具有的较低抗病毒活性,因此人们开发了一些更高效的3C蛋白酶抑制剂,它们能与蛋白酶形成稳定的不可逆性共价键结合而发挥抑制作用,主要是通过在这些抑制剂的结构中引进了电子抽离基团(米氏受体)。

目前,通过将各种不同的米氏受体引入3C蛋白酶抑制剂,已经合成了一系列三肽米氏受体抑制剂。同时,为了增强抑制剂与病毒蛋白酶之间的相互作用,又根据最优的3C蛋白酶底物选择特异性,在抑制剂的结构中引入了各种不同大小的肽,最终合成的化合物显示极强的酶抑制活性和抗病毒活性。人们将反式α,β不饱和乙酯引入到一个苄氧羰基保护性的三肽抑制剂中,该类化合物在体外对三种血清型HRV都具有抗病毒活性。

为了提高三肽米氏受体抑制剂的代谢稳定性和生物利用性,对其主链骨架酰胺部分进行了改良,据此一系列在P2、P3位含有酮亚甲基的多肽模拟物被合成出来,该化合物中的丙酸乙酯米氏受体,起子弹头作用。与相应的肽衍生化合物比较,这类抑制剂的蛋白酶抑制活性降低了,但是抗病毒活性增强了,但同时也伴随了细胞渗透性的增加。为了增强该类抑制剂对蛋白酶的抑制活性,人们通过在其结构中采用内酰胺来替代P1位的Gln对这类化合物进行了进一步改良,其中最具有代表性的化合物为AG7088。

3. AG7088/Rupintrivir 由Pfizer团队引进和改良了的N端保护性三肽抑制剂,最终导致了AG7088/Rupintrivir的产生,它是一种非常好的不可逆性3C蛋白酶抑制剂,且具有强大的广谱抗小RNA病毒活性及较低的细胞毒性。该化合物的组成包括一个米氏受体,P1位的一个内酰胺环,P2位的一个亚甲基集团以及P4位的一个异咪唑集团。研究表明AG7088在细胞内对小RNA 3C蛋白酶抑制有较高的选择性,它对丝氨酸及其他的半胱氨酸蛋白酶没有抑制作用。Rupintrivir在体外对经鼻腔灌洗方式分离的23种HRV临床分离株均显示出抗病毒活性,此外,它对四种HEV株也显示出抗病毒活性。它还对其他小RNA病毒也显示出抗病毒活性,如CVA-21,CVB-3,EV-11和EV-70。总的说来,AG7088对几乎所有受试的HRV和HEV分离株都显示出较好的抗病毒活性。某些细胞因子,尤其是IL-6和IL-8与感冒症状有关,体外用AG7088处理受感染的人呼吸道细胞株Beas2B证明AG7088能通过抗HRV作用而降低细胞中由感染病毒所释放的IL-6和IL-8,从而缓解感冒症状。

(二)非肽类抑制剂

在发展AG7088作为抗HRV滴鼻剂进行临床试验的同时,科学家们也正积极致力于抗HRV口服药物的开发。理想的抗HRV口服药物被认为是具有抗HRV 3C蛋白酶活性的小肽或者非肽类化合物。Dragovieh团队合成了一系列非肽类化合物,其结构中在化合物的P3位引进了2-吡啶酮部分,该类化合物显示出了抗3C蛋白酶酶活性和可接受范围内的细胞毒性以及对几种血清型HRV的抗病毒活性。

第五节　中药制剂的抗病毒作用机制

病毒性疾病是感染性疾病中最重要的一类,SARS及禽流感的出现,使人们认识到已有的病毒虽被征服,但还会出现新的病毒。与病毒的较量,与各种病毒性传染病的抗争,将是一项长期的任务。中药在病毒感染所致疾病的治疗中,疗效肯定、毒副作用小、药源丰富、价格低廉,具有抑制病毒复制、阻止病毒致细胞病变,调节免疫,改善症状等综合作用。

一、中药抗病毒作用

中药的抗病毒作用非常广泛,从其分布来看,几乎涉及目前常见的病毒,如流感病毒、副流感病毒、鼻病毒、腺病毒、腮腺炎病毒、乙型肝炎病毒、埃可病毒、柯萨奇病毒、乙型脑炎病毒、出血热病毒、脊髓灰质炎病毒、疱疹病毒等。

(一)乙型肝炎病毒(HBV)

中药治疗乙肝进行了大量的体外及体内的试验研究,体外用反向被动血凝抑制(RPHI)试验、酶联免疫吸附试验(ELISA)、HepG2.2.15细胞株(人体肝癌细胞株)体外培养法等;体内采用灵长类动物乙肝病毒感染法、鸭乙肝病毒试验、小鼠乙肝病毒及其他动物乙肝病毒体内试验;对中药进行筛选,尤其是中草药对乙肝病毒血清标志物,如HBsAg、HBeAg、HBV-DNA转阴作用进行了大量的实验研究和临床实践,筛选出了上百种对乙肝病毒有抑制作用、对肝细胞有保护作用的药物。如苦参、岩黄连、枸杞子、叶下珠、珠子草、女贞子、赤芍、丹皮、半枝莲、青叶胆、夏枯草、山豆根、葛根、甘草、绵茵陈、大黄、郁金、丹参、五味子、黄芪、黄芩、金钱草、猪苓多糖、香菇多糖、冬虫夏草等。

(二)人免疫缺陷病毒(HIV)

艾滋病作为一种新的病毒性传染疾病,目前尚无特效的治疗药物。近年来,国内外在中医药治疗艾滋病方面进行了大量试验和临床研究,发现了一些有抗HIV作用的中药,如甘草、大蒜、紫花地丁、穿心莲、金银花、巴豆、淫羊藿、野菊花、白花蛇舌草、黄柏、鸦胆子、蒲公英、牡丹皮、黄连、菊花、单芽狗脊蕨、鸡血藤、朱砂七、夏枯草、牛蒡子、紫草、苦参、牡丹、女贞子等。中药的提取物如洋栖菜、鼠尾藻、海带、褐藻、紫菜和裙带菜等藻类植物中提取的多糖类物质均有抗HIV的能力；姜黄中的姜黄素已成为国外许多学者公认的对HIV有抑制作用的有效成分；紫草素是紫草的活性成分，有望成为治疗HIV的新药。

(三)单纯疱疹病毒(HSV)

单纯疱疹病毒(HSV)感染是一种常见的传染病，其感染部位广泛，常发于应用各种免疫抑制剂的癌症患者或其他慢性患者中。采用组织培养法对497种中草药抗单纯疱疹病毒进行了研究，实验发现海藻、四季菜、商陆、夏枯草、野鸦春、灵芝、贯众、油桐、辣蓼、泡桐、百两金、虎耳草、过路黄、酢浆草、铁角厥、茶叶、冷水丹、青蒿等18种药物对1型单纯疱疹病毒均有抑制作用。其中又以海藻、四季菜、商陆、夏枯草、野鸦春等药效最强。

(四)柯萨奇病毒(CV)

柯萨奇病毒感染可造成广泛的疾病，从较轻的呼吸道感染症状到比较严重的心肌炎、心包炎及神经系统的一些疾病，尤其柯萨奇病毒B组(CVB)是病毒性心肌炎、慢性扩张性心肌病、原发性心肌性疾病、慢性胰腺炎、脑膜炎、胸膜痛、肋间痛的主要原因。黄芪不仅具有直接灭活CVB作用，而且在细胞被感染后仍具有抑制病毒繁殖作用，对病毒感染细胞有明显的保护作用。灵芝的常见品种薄芝的醇提取物具有明显抑制CVB3繁殖和保护病毒感染细胞的作用。对CVB有抑制作用的中药还有乌药、木香、苦参、高山红景天、贯众、虎杖等。

(五)呼吸道病毒(流感病毒、麻疹病毒、流行性腮腺炎病毒)

人们对抗病毒中药的研究，最先就是从抗流感病毒开始的，目前中药中抗病毒的药物以抗流感病毒的药物为最多。常用的中药有大青叶、金银花、黄苏、连翘、板蓝根、贯众、紫草、甘草、菊花、桑叶、黄芩、刀豆、穿心莲、黄芪、香薷、苍术、升麻、柴胡、含羞草等。

(六)其他病毒

据报道抗肠道病毒(脊髓灰质炎病毒、轮状病毒)的中药有大青叶、金银花、黄苏、连翘、板蓝根、浮萍、五加皮、桑寄生、淫羊藿、山茱萸等。抗虫媒病毒(流行性乙脑病毒、脑炎病毒)的有大青叶、板蓝根、空心苋、接骨木、水仙等。

二、中药抗病毒的临床应用

中药的抗病毒作用已广泛应用于临床，如病毒性肝炎、病毒性心肌炎、病毒性肺炎、轮状病毒性肠炎、单疱病毒性角膜炎等；对流感病毒、副流感病毒、呼吸道合胞病毒、腺病毒、鼻病毒、肝炎病毒、人类免疫缺陷病毒等均有抑制作用。

(一)对肝炎的治疗

苦参的有效成分苦参碱可减轻肝细胞的变性、坏死，促进肝细胞的再生和修复，具有明显的保肝作用，能迅速降低谷丙转氨酶，提高血清白蛋白，降低球蛋白，对乙型肝炎病毒复制有一定的抑制作用，用于慢性乙型肝炎抗病毒治疗，适应证同干扰素，治疗效果与干扰素无显著性差异，且无干扰素的副作用。甘草酸是甘草的活性成分，被广泛用于病毒性肝炎的治疗。小柴胡汤是中药方剂中治疗病毒性肝炎利用率最高的方剂之一。黄芪口服液对慢性乙型肝炎疗效确切，改善临床症状，降低血清ALT。六味地黄汤(由泽泻、萸肉、丹皮、山药、茯苓等组成)结合小剂量肾上腺皮质激素治疗自身免疫性肝炎疗效较好，且无不良反应。

（二）对艾滋病的治疗

我国用中草药治疗艾滋病已取得突破性进展，如纯中药静脉注射剂"黄参苓"的研制，在治疗艾滋病的药研领域中居有一定的地位。金生宝胶囊的成分为蘑菇菌多糖蛋白和锌、硒、锰、铁、钙等微量元素，经实验研究表明，具有调节免疫功能、抗人类免疫缺陷病毒的作用。艾灵颗粒是经多年临床实践研制而成的具有益气活血、养阴解毒作用的中药制剂，用于治疗艾滋病感染取得较好临床疗效。目前应用的抗人类免疫缺陷病毒感染的中药复方制剂还有：中研Ⅰ号（紫花地丁、黄芪等）、艾滋病Ⅰ号方（冬虫夏草菌丝等）、克艾可（甘草提取物等）、生命泉方等。

（三）对呼吸道疾病的治疗

金银花在细胞外抑制柯萨奇病毒及埃可病毒作用很强，其水煎剂（1∶20）在人胚肾原代单层上皮细胞组织培养上对流感病毒、埃可病毒、疱疹病毒均有抑制作用；黄芩水煎液对亚洲甲型流感病毒有较好的抗病毒作用，其所含药效成分黄酮类化合物对流感病毒唾液酸酶有很强的抑制作用。临床上常用的中成药银黄片，为金银花的提取物与黄芩的提取物组成，适用于上呼吸道感染疾病。穿琥宁注射液有明显的抗病毒作用，常用于病毒性肺炎、上呼吸道感染等疾病，对婴幼儿肺炎效果尤佳。抗病毒胶囊是由金银花、连翘、板蓝根、甘草精制而成的中药制剂，主要用于急慢性咽炎、扁桃体炎、肺炎等。鼻咽清毒颗粒由龙胆草、野菊花、苍耳子、重楼、两面针、夏枯草、党参等中药组成，具有清热解毒、化痰散结的功用，临床主要用于热毒蕴结鼻咽、鼻咽肿痛以及鼻咽部慢性炎症、鼻咽癌放射治疗后分泌物增多等症。卫益颗粒是由玉屏风散加工而成，通过抑制IL-1、TNF-α的过量产生而减轻病毒感染引起的免疫病理损害，并通过促进IL-2的产生，提高机体抗病毒感染的细胞免疫功能。

（四）对流行性感冒的治疗

抗病毒颗粒由鱼腥草、板蓝根、青蒿、白芷、忍冬藤、山豆根等组成，对病毒性感冒有良好的疗效。治疗病毒性感冒疗效确切，应用广泛的还有由金银花、连翘、桔梗、薄荷、淡竹叶、甘草、荆芥、淡豆豉、牛蒡子9味中药组成的银翘散、双黄连粉针剂（由金银花、连翘、黄芩3味中药组成）、抗病毒口服液。清热解毒复方（由金银花、牛蒡子、连翘、薄荷4味中药组成）被临床实验证明是治疗流行性感冒、麻疹、流脑等的有效方剂。

（五）对病毒性心肌炎的治疗

中药注射液通过抗病毒、增强机体免疫功能、保护心肌细胞、扩张冠状动脉、对抗血管痉挛、降低心肌氧耗量、调节心律、降低血清脂质过氧化物、稳定生物膜、提高超氧化物歧化酶及谷胱甘肽过氧化物酶活性等多种途径治疗病毒性心肌炎，取得满意疗效。清开灵注射液可使病毒性心肌炎患者的胸闷、心悸、气短、乏力明显好转，用复方丹参注射液治疗病毒性心肌炎，能使胸闷头昏缓解、心功能不全缓解、心律失常缓解，黄芪注射液具有抗病毒、调节免疫和减轻心肌损伤的作用。人参皂苷对急性病毒性心肌炎的疗效较好，心肌尔康颗粒由人参、黄芪、苦参、冰片、麦冬、三七等组成对病毒性心肌炎疗效确切。

（六）对其他病毒感染性疾病的治疗

苍苓止泻口服液治疗婴幼儿轮状病毒感染性腹泻病有较好的效果。瞿麦、茯苓皮、猪苓、茵陈、金钱草、淡竹叶、防己、泽泻、木通、扁蓄、通草、薏苡仁等12味利水中药都具有不同程度的体外抗泌尿生殖道沙眼衣原体的作用。清毒栓可逆转宫颈人乳头瘤病毒（HPV）感染的细胞学、病理学改变；能有效治疗宫颈HPV感染。

中药在治疗病毒感染性疾病方面具有不同于西药的一些特点和优势，在抗病毒同时，许多药物兼有解热、抗炎作用；有增强机体免疫功能，能阻止病毒进入细胞组织；毒副作用较小，很少伤害正常组织细胞；辨证施治，对病情更具有针对性，因此研究和开发新的防治病毒性疾病的药物有着广阔的前景。

（滕　旭　张凤民）

参考文献

1. Haller O, Staeheli P, Kochs G. Interferon-induced Mx proteins in antiviral host defense. Biochimie, 2007, 89,(6-7): 812-818

2. Zhu R, Zhang Y B, Zhang Q Y, et al. Functional domains and the antiviral effect of the double-stranded RNA-dependent protein kinase PKR from Paralichthys olivaceus. J Virol, 2008, 82,(14): 6889-6901

3. Langevin C, van der Aa L M, Houel A, et al. Zebrafish ISG15 exerts a strong antiviral activity against RNA and DNA viruses and regulates the interferon response. J Virol, 2013, 87,(18): 10025-10036

4. Li J, Liu K, Liu Y, et al. Exosomes mediate the cell-to-cell transmission of IFN-alpha-induced antiviral activity. Nat Immunol, 2013, 14,(8): 793-803

5. McColl D J, Chappey C, Parkin N T, et al. Prevalence, genotypic associations and phenotypic characterization of K65R, L74V and other HIV-1 RT resistance mutations in a commercial database. Antivir Ther, 2008, 13,(2): 189-197

6. Kim K H, Kim N D, Seong B L. Discovery and development of anti-HBV agents and their resistance. Molecules, 2010, 15,(9): 5878-5908

7. Cheinquer H. Treatment of chronic hepatitis C virus infection in the near future. Ann Hepatol, 2013, 12,(6): 854-859

8. Kanda T, Yokosuka O, Omata M. Treatment of hepatitis C virus infection in the future. Clin Transl Med, 2013, 2,(1): 9

9. Witherell G. AG-7088 Pfizer. Curr Opin Investig Drugs, 2000, 1,(3): 297-302

10. Patick A K, Brothers M A, Maldonado F, et al. In vitro antiviral activity and single-dose pharmacokinetics in humans of a novel, orally bioavailable inhibitor of human rhinovirus 3C protease. Antimicrob Agents Chemother, 2005, 49,(6): 2267-2275

11. Kuo C J, Shie J J, Fang J M, et al, synthesis, and evaluation of 3C protease inhibitors as anti-enterovirus 71 agents. Bioorg Med Chem, 2008, 16,(15): 7388-7398

12. 张凤民,肖纯凌. 医学微生物学. 第3版. 北京: 北京大学医学出版社,2013

13. Douglas L. Mayers. Antimicrobial Drug Resistance. New York: Springer Dordrecht Heidelberg,2009

第二十五章

病毒的耐药机制与检测

病毒性传染病严重危害人类健康,在人类传染病中70%以上是由病毒引起的。尽管现代药物的发展已经使许多感染性疾病得到了治疗,但病毒性疾病的治疗仍是一个难题,特别是病毒耐药性的出现,使抗病毒药物的临床应用和新的抗病毒药物的开发面临着巨大的挑战。病毒对化学药物的耐药机制主要包括两方面,即基因突变和外排机制。病毒耐药性的机制主要包括病毒基因的变异、病毒蛋白与酶的变异等。

第一节 病毒耐药性的产生机制

目前已知病毒耐药的发生机制主要是病毒的基因变异造成的,其中最常见的是编码病毒专有酶的基因发生变异。病毒的专有酶是指病毒基因组表达的与自身复制或性状表达直接相关的为病毒所特有的酶,如HIV的逆转录酶(HIV RT),HBV的DNA聚合酶,HSV的胸苷激酶。目前开发核苷类抗病毒药物的靶点多是针对病毒的专有酶,或是针对病毒增殖的特点和它们与宿主细胞在代谢上的差异性。而病毒的基因变异使药物与靶酶或其他靶点的亲和力下降而造成酶抑作用或链终止作用的消除。这种变异是病毒自发突变的结果,在有些未使用药物治疗的感染者中也存在。在抗病毒药物的自然选择下,野生株被抑制,变异的耐药毒株逐渐累积成为优势毒株,导致耐药性的产生。有报道显示在某些未用拉米夫定治疗的慢性HBV感染者体内也检出了酪氨酸-蛋氨酸-天门冬氨酸-天门冬氨酸(tyrosine-methionine-asparticacid-asparticacid, YMDD)区域变异毒株充分证明了这一观点。

一、病毒对干扰素的耐药性机制

干扰素(Interferon, IFN)是有核细胞在对病毒等刺激机体产生免疫应答过程中分泌的一组宿主蛋白,慢性乙型肝炎患者体内常缺少IFN。IFN可与病毒感染细胞上的受体结合,诱导2,5-寡腺苷酸合成酶的表达,促进寡腺苷酸合成而激活核酸酶L使之降解新合成的HBV-DNA,从而阻断HBV-DNA的复制。通过IFN治疗可以清除HBV患者的HBeAg,出现抗-HBe,同时也能使HBV-DNA转阴。另外IFN通过免疫调节机制,调节机体对HBV的免疫应答,以协助抗病毒效应。前C区变异的HBV能耐受IFN所介导的免疫清除作用,这是HBV变异株感染的患者IFN治疗近期效果好,而停药后容易复发的主要原因。通过对HBV前C区基因变异、IFN中和抗体、治疗前血清ALT水平、肝脏病变活动性和病程等5个因素多因素分析,结果表明,IFN中和抗体和HBV前C区基因变异是影响IFN疗效的主要因素。多位点变异引起IFN耐药性的可能性更大,因为外源性IFN是通过诱导蛋白酶和提高免疫反应而达到抗病毒的目的,如果出现变异的部位越多,抗病毒能力就越差。这可能就是多位点变异患者对IFN没有应答的原因,尤其是C区的多位点变异更易导致对IFN耐受。

丙型肝炎是临床常见疾病,因其易于慢性化和缺乏有效治疗药物而迁延不愈。IFN是主要的药物,但仅对少数型别和患者有效,其耐药机理尚不完全清楚。研究发现丙型肝炎病毒(hepatitis C virus, HCV)膜蛋白E含有一个12氨基酸序列与蛋白激酶(PKR)的磷酸化位点以及eIF2a磷酸化位点具有同源性,简称为PKR-eIF2a磷酸化同源结构域(PePHD),这一结构多见于HCV la、lb型等IFN耐药株。日本学者发现HCV 5A非结构蛋白(NS 5A)2209~2248位点的40个氨基酸与IFN抗性有关,被称为IFN敏感性决定区(interfeorn sensibility determining region ISDR),即具有HCV lb原型的ISDR结构者对IFN不敏感,反之则敏感。此外,在HCV外膜蛋白E2 N端第384到411位氨基酸存在一个高变区(HVR1),HVR1约有51个nt,占HCV基因组的0.8%,而变异nt占HCV全部变异nt的4%,占氨基酸变异的5%。在IFN治疗中有应答的患者,体内HCV HVR的序列治疗前后没有变异或变异率极低,而治疗无应答的患者体内HVR则明显变异。一方面,HVR在IFN压力下发生变异产生耐药;另一方面,也说明不同HCV毒株对IFN的敏感性也有所不同。可见HVR的异质性也是影响IFN疗效的主要因素,HVR变异小、变异率低或体内HCV类似株少者,对IFN治疗反应较好,反之则治疗效果不佳。

近年研究显示,在应用IFN治疗病毒感染过程中,病毒蛋白可通过影响细胞内IFN的众多信号转导级联反应,而改变正常的应答途径导致IFN抵抗。以HCV为例,其E2蛋白影响双链RNA激活蛋白激酶K(the double stranded RNA activated RNase, PKR)的抗病毒作用,PKR是经典的IFN诱导抗病毒基因产物(interferon stimulated genes, ISGs),它与dsRNA结合后,形成二聚体,随后进入自主磷酸化及不依赖dsRNA的底物磷酸化,从而激活其他因子,参与抗病毒反应。有研究对接受IFN治疗的HCV1a/b、2a/b基因型患者的E2区测序发现,HCV1a/b亚型E2蛋白的羧基末端有一含12个氨基酸的序列,可以对抗PKR和PePHD,而PePHD与PKR的结合抑制了后者的激酶活性,并且在体外可以解除其对病毒蛋白合成的抑制效应。此外,HCV核心蛋白Core参与IFN抵抗,Core的表达能抑制STAT3的磷酸化与DNA结合活性,进而抑制JAK/STAT信号转导通路活化,这可能是HCV对IFN治疗无效的原因之一。

二、病毒对核苷类药物的耐药性机制

研究病毒耐药性的目的是弄清病毒产生耐药性的特点和机制,以及如何防止产生耐药性。对病毒产生耐药性的研究也是探究药物作用机制的重要途径之一。如HBV的研究,病毒酶基因突变后使病毒在敏感药物存在的情况下仍可复制,反向证明该药对某种病毒酶确有特效。

(一)病毒胸苷激酶的缺失与失活

核苷类抗病毒药物须在病毒及感染细胞内的某些特异性酶的作用下方可转化为病毒复制的有效抑制物。常用的核苷类或类核苷抗病毒药无环鸟苷(ACV)、丙氧尿苷(DHPG)、溴夫定(BVDU)及氟阿糖碘胞苷(FIAC)等都是病毒胸苷激酶(thymidine kinase, TK)的适宜底物。以HSV的TK酶对ACV的转化为例,TK酶可促进ACV的磷酸化,首先使其转变为ACV-AMP,然后再经感染细胞中的特异性酶促反应最终形成ACV-ATP。后者是作用HSV的DNA多聚酶的竞争性抑制底物,可终止HSV的DNA链延长。另一些与ACV相似的、含有一个CH_2OH附加的鸟嘌呤衍生物(如DHPG、BW_{759})具有活化病毒TK酶的作用。而TK酶的缺失与失活,则是病毒产生耐药性的原因。

由此可以推测,HSV对常用核苷类抗病毒药物产生抗药性的机制可能有3种:一是病毒TK酶缺陷突变体(TK^-)的产生;二是酶基因突变,TK酶对底物的特异性酶促反应发生变化;三是病毒DNA多聚酶突变体的产生。就前两种机制而言,当通过组织培养,HSV敏感株在ACV存在时,经药物诱导可选择出病毒TK^-突变体或丢失TK酶特异性功能的突变体,使敏感株成为抗药株。应当强调指出,这类突变体可存在于HSV野生型群体中。TK^-突变体的出现是HSV对ACV产生抗药性的最普遍方式,也是临床使用ACV产生抗药性的最重要原因。Darby等在不含血清的培养基中进行细胞培养,使细胞停止分裂,同时在培养基中加入ACV及野生型HSV-1,病毒在这种休止期活细胞中复制,可以选择出虽有TK酶,但缺乏特异性酶活性、不能使ACV转化成ACV-AMP的HSV-1突变体。该突变体的TK酶之所以不能有效地使ACV磷酸化,与TK酶和核苷酸的结合点上发生个别氨基酸的改变有关。水痘-带状疱疹病毒(VZV)在有ACV存在的条件下传代,也能选择出缺乏TK酶活性的抗ACV的突变株。MorfinF等报道了4株从AIDS及移植受体患者中分离到的耐ACV的VZV的表型及基因型,其中3株是(TK)缺陷株,1株是TK(+)和TK(-)的混合型毒株。在3个TK缺陷株中,1株是在第215个密码子上缺失了2个核苷酸,使终止信号提前出现在第217个密码子上;1株是在第167个密码子上插入了一个核苷酸,使终止信号提前出现在第206个密码子上。现有的资料表明,71%的变异定位于TK基因的3个区域,这3个区域是公认的导致ACV耐药性的区域。SahliR及AndreiG等已经建立了一种快速检测耐ACV的VZV毒株TK的ORF突变表型分析的方法,可以在3天内测出VZV的TK表型,为鉴定耐药株及确定耐药机制提供了方便、快速和有效的手段。

(二)抑制病毒DNA多聚酶或DNA酶基因变异

核苷类或类核苷药物抗病毒作用的环节之一是抑制病毒DNA多聚酶的活性,使病毒DNA合成受阻。为阐明药物的作用机制,深入研究病毒DNA多聚酶,并测定其基因序列等至关重要。目前在这方面的研究已取得比较满意的进展,例如已完成测定HSV-1 KOS株DNA多聚酶基因的完整核苷酸序列,确定了其碱基对的组成和位置。病毒DNA多聚酶活性的改变能导致病毒对ACV等药物的耐药性。现已描绘出HSV对常用有效核苷类似药物的抗药基因位点图谱。已证明,抗磷乙酸(PAA)的病毒突变体能克服PAA对该药毒株DNA多聚酶的抑制作用,ara-A的耐药性变异发生在编码HSV-DNA多聚酶基因内。迄今尚未证实病毒DNA多聚酶突变体的出现,是由于临床使用ACV或其他类似药物治疗HSV感染所致。

由于临床上应用于治疗HSV感染的所有药物大都属于作用于DNA多聚酶的药物,研究药物对病毒DNA多聚酶的作用有助于揭示该酶的结构。事实上,病毒因DNA多聚酶变构而产生耐药性,正是该酶的一种功能标志。应用温度敏感性变异株标记补救技术(technique of marker rescue)进行HSV-1/HSV-2型间重组,绘制了HSV-DNA多聚酶对PAA产生耐药性的基因图。从HSV-1/HSV-2型间重组体抗ACV和抗ara-A绘制的物理图像表明,对这两种药物产生的抗药性均由抗PAA的DNA序列的同一区域所决定,而且PAA、ACV及ara-A这3种结构不同的药物也都作用于病毒多聚酶的同一部位。

核苷类似物是新近发展起来的抗乙型肝炎病毒药物,其抑制HBV复制作用迅速但不持久,故需长期用药以保持疗效。在长期用药过程中部分患者出现耐药性,研究表明此耐药性的产生与多聚酶基因(polymerasegene, P gene)变异有关。目前发现P基因变异主要见于拉米夫定(lamivudine)和泛昔洛韦(famciclovir)治疗的患者,变异是多位点的,但相对集中于P基因YMDD区域。目前体内外实验均证明该耐药性的产生与P基因变异有关,但为何P基因变异会导致HBV耐药仍不清楚。大多数核苷类似物要先磷酸化为三磷酸形式,然后才能发挥抗病毒作用,其抑制HBV复制的机制主要是三磷酸化形式的核苷类似物可与正常核苷酸发生竞争性结合至延长中的DNA链,由于其缺乏3′-OH,不能形成正常的3′,5′-磷酸二酯键,导致HBV复制的终止。HBV多聚酶是由P基因编码的,从HIV的P蛋白结构模型研究中发现,P基因特定部位的突变会直接或间接影响多聚酶活性部分,影响酶催化活性部分与模板链的结合,降低复制效率。由于HIV与HBV P蛋白结构的相似性,推测HBV P基因突变,会导致复制过程中核苷类似物掺入新生链功能下降,链终止作用减弱使药效降低,故产生耐药。但其确切机制仍有待阐明。P基因变异主要见于长期应用拉米夫定和泛昔洛韦的患者中,目前已发现的耐药株中P基因变异是多位点的,但相对集中于P基因YMDD区域,突变为YI(异亮氨酸)DD或YV(缬氨酸)DD。已经报道的核苷类似物耐药株中的P基因变异总结如表25-1。从表中可以看出不同的核苷类似物耐药株的变异位点不一致。Bartholomew等将P基因分为5个区(A~E),拉米夫定耐药株的P基因变异多位于B区和C区,其中以C区YMDD变异最为常见;而泛昔洛韦耐药株的P基因变异多位于B区,两者较少重叠,这对于设计使用不同的核苷类似物有重要的指导意义。

表25-1 核苷类似物耐药株中P基因变异

患者类型	变异氨基酸位点	原型氨基酸	变异氨基酸
拉米夫定治疗患者	399位	异亮氨酸	丝氨酸
	512位	缬氨酸	亮氨酸
	526位	苯丙氨酸	亮氨酸
		亮氨酸	蛋氨酸
	530位	缬氨酸	蛋氨酸
	546位	苏氨酸	丝氨酸
	550位	丙氨酸	缬氨酸
		蛋氨酸	异亮氨酸
	553位	蛋氨酸	缬氨酸
	559位	缬氨酸	异亮氨酸
	565位	丝氨酸	苏氨酸
	575位	丝氨酸	脯氨酸
		亮氨酸	缬氨酸
泛昔洛韦治疗患者	519位	缬氨酸	亮氨酸
	526位	亮氨酸	蛋氨酸
		亮氨酸	缬氨酸
	523位	脯氨酸	亮氨酸
	530位	苏氨酸	丝氨酸

核苷类似物能强烈抑制HBV的复制作用达80%~90%,甚至在部分患者中DNA完全消失,但由于其抑制作用不能持久,故需长期用药。应用核苷类似物后一般1~2周HBV DNA下降超过50%,4~5周后大部分患者DNA转阴,但长期应用(>6个月)过程中部分患者出现对药物耐受,其表现有两种:一种是HBV DNA由阴性转为阳性,并重新上升至治疗前水平称为复发;另一种是HBV DNA始终维持在可检测水平以上,表现为对药物不完全应答。加大剂量对疗效无明显影响,此时即认为产生了HBV耐药株,研究表明是由于HBV的P基因变异所致。有研究报道2例慢性乙型肝炎患者拉米夫定耐药与变异,乙肝患者行肝移植术,应用拉米夫定防治HBV感染,口服100mg/d药物治疗,治疗过程中HBV DNA滴度始终维持在0.01pg/ml,伴随着乙型肝炎病毒e抗原(HBeAg)转阴,乙型肝炎病毒表面抗原(HBsAg)滴度下降,但治疗后约10个月均出现HBV DNA滴度上升至治疗前水平,伴随着HBeAg转阳,HBsAg滴度上升,延长治疗无效。取患者治疗前血清和复发后血清对比,P基因测序发现2例患者均在P基因YMDD区域有突变,由YMDD变为YVDD或YIDD,此外,还有其他位点的变异,分别由第526位亮氨酸→蛋氨酸和512位苯丙氨酸→亮氨酸。也有类似报道显示3例肝移植术后HBV再感染的患者,应用拉米夫定100mg/d治疗,平均治疗2~3个月后,HBV DNA水平降至可检测水平以下,但9~10个月后出现HBV DNA复升,取治疗前和复发后血清对比,P基因测序发现3例患者全部发生YMDD区域变异,2例由M→V,1例由M→I,此外还有第519位缬氨酸→亮氨酸、526位亮氨酸→蛋氨酸、530位苏氨酸→丝氨酸、546位丙氨酸→缬氨酸、559位丝氨酸→苏氨酸,由于这些变异仅见于个别患者,缺乏共性,其意义还有待进一步研究。某研究报道了14例慢性乙型肝炎患者接受拉米夫定100mg/d治疗>26周,治疗后2个月HBV DNA滴度明显下降,但只有9例HBV DNA持续阴性,有3例仍HBV DNA阳性,2例在治疗第48周时HBV DNA由阴性转为阳性,对后5例患者检测P基因序列发现有3例在YMDD区域由M→I,1例由M→V,另外1例HBV DNA阳性与患者服药依从性低有关。几乎所有拉米夫定耐药株均有YMDD区域的变异,伴或不伴有其他位点的变异。在HBV体外实验中也证实P基因变异可导致耐药性的产生。还有研究通过定点诱突技术构造了鸭肝炎病毒(duck hepatitis B virus, DHBV)YMDD区域第512位氨基酸M→V的点突变,突变后的DHBV在40μg/ml拉米夫定作用下抑制病毒复制作用才80%,而2μg/ml拉米夫定对野生株复制的抑制率达92%。另一研究报道了335例接受拉米夫定治疗的慢性乙型肝炎患者,随机分为3组,分别接受100mg/d、25mg/d和安慰剂治疗,时间为12个月,发现治疗36周时拉米夫定治疗组变异株发生率为4%,治疗第52周时变异株发生率为14%,其中YIDD和YVDD变异各占一半。且25mg和100mg治疗组变异株发生率无差别,而安慰剂组无变异株产生,可见拉米夫定治疗剂量对变异株的发生无明显影响,变异株的总体发生率较低。此外研究报道了1例肝移植患者术后发生HBV再感染,应用泛昔洛韦250~500mg/d治疗后5个月出现复发,HBV DNA滴度上升,继续治疗2年,无明显效果。P基因测序发现第519位缬氨酸→亮氨酸,同时第526位亮氨酸→蛋氨酸,体外实验还证实此突变导致三磷酸化贲昔洛韦(penciclovir triphosphate)抑制HBV DNA多聚酶的效率由30%降为0。某研究显示5例对泛昔洛韦部分应答和治疗后复发的患者,均在泛昔洛韦治疗后6~18月时复发,HBV DNA上升,测序时发现HBV P基因YMDD上游B区发生突变,未见C区突变。某研究报道了15例接受泛昔洛韦治疗的慢性乙型肝炎患者,剂量为500mg、250mg、125mg,每日3次,治疗持续16周,出现5例耐药株,均在P基因B区有突变。而另10例患者无P基因变异,转染Huh7肿瘤细胞表明P基因变异株复制能力明显减弱。某研究报道了8例泛昔洛韦耐药患者用拉米夫定治疗,用药后4周内

HBV DNA水平平均下降99%,但12~37周后3例患者出现对拉米夫定耐药。测序发现原来的泛昔洛韦耐药株的变异位点较分散,但有第528位亮氨酸→蛋氨酸(L528M)共同点突变的2例患者都发展成双重耐药。拉米夫定耐药的3例患者全部发生YMDD→YVDD变异。此项研究表明拉米夫定对泛昔洛韦耐药株仍有效,拉米夫定和泛昔洛韦无交叉耐药,泛昔洛韦耐药株点突变L528M是否也导致对拉米夫定耐药,或者是产生拉米夫定耐药的一个危险因素还有待进一步研究。但至少表明,联合前后用药并不能防止耐药株的产生,提示应采用联合同时用药。研究表明,不同的核苷类似物耐药性的产生的分子机制不同,如泛昔洛韦和拉米夫定耐药株变异位点较少重叠,泛昔洛韦耐药株多发生HBV P基因B区突变,而拉米夫定耐药株绝大多数都发生C区YMDD的突变,伴或不伴有B区的突变,故泛昔洛韦耐药株多数对拉米夫定敏感,而拉米夫定耐药株用泛昔洛韦不一定有效。从HIV研究中发现,HIV密码子第184位蛋氨酸→缬氨酸突变(Val 184)可使HIV-1抵抗拉米夫定,但Val 184的突变使得HIV-1对齐多夫定更为敏感,这已经在临床试验中得到证实,齐多夫定和拉米夫定可产生协同作用。体外实验也已经证实拉米夫定和贲昔洛韦(penciclovir)在抑制DHBV方面可产生协同作用,并提示此两种药物合用可在体内协同抑制HBV复制,但其确切的分子机制还未阐明。

因此从耐药株产生的分子机制出发,应该选择那些无交叉变异位点,最好是能产生协同作用的药物。避免单一用药,采用联合同时用药。从上述的双重耐药的报道中发现,单一前后用药仍不能防止耐药株的产生,联合同时用药有望能防止耐药株的产生。因为这样一来需要多个位点同时突变才能产生耐药,而有些变异位点不能共存,否则会导致HBV复制障碍,病毒无法生存。但这需要在以后的研究中证实。发展新的核苷类似物,选用需多位点变异才能导致耐药的药物已陆续出现一些新的核苷类似物,对拉米夫定和泛昔洛韦双重耐药株仍有效。阐明其耐药机制与变异的关系,选用那些需多位点变异才能导致耐药的新药,这样就不易产生耐药株。联合其他药物,提高抗病毒效果,核苷类似物加免疫调节剂或干扰素有望提高抗病毒效果。目前已有研究通过体外实验证明核苷类似物与免疫抑制剂联用可提高抗病毒效果,但能否防止耐药株的产生还有待进一步阐明。

三、病毒对非核苷类药物的耐药性机制

由细胞跨膜蛋白导致的病毒耐药性由于病毒是严格细胞内寄生的,病毒和细胞的生物功能相互影响,所以病毒耐药性的发生,既有病毒本身的基因突变等造成对化学药物的耐药性,也可通过细胞泵出系统的作用导致病毒耐药性的发生。细胞的泵出系统是细胞的一种自我保护机制或排泄机制,这种机制会排斥一切非细胞自身成分如药物。铜绿假单胞菌通过细胞的泵出机制产生耐药性,其泵出系统的作用是连接内外蛋白与其一起形成连续的通道,并开口于外膜蛋白,将药物排除菌体之外。这一点使人们联想到细胞对抗病毒药物的排出作用,细胞的跨膜蛋白中有一个家族叫做多重耐药性蛋白亚家族(multi-drug resistance protein subfamily,MDRF)。MDRF至少由6个成员组成,分别称为多重耐药相关蛋白(multi-drug resistance protein,MRP)MRP1~MRP6。其中的MRP1是一种糖蛋白,能把药物从正常的细胞及癌细胞中泵出;MRP4、MRP5也有类似的作用;MRP5能导致HIV对核苷类似物的耐药性,如PMEA[9-(2-phosphomyl-methoxyethyl)adenine]的耐药性,在急性淋巴细胞白血病患者中出现的对Thiopurines的耐药性也可能是由MRP5引起的。MRP4的mRNA或蛋白的过

度表达,减弱了PMEA及齐多夫定(azidothymidine,AZT)等其他核苷类似物的抗病毒作用。MDRF发生的功能性突变同时也可能造成对药物的耐药性,如RuthA等报道的MRP1的药物结合位点发生的突变,导致对某些药物的转运功能的增加及药物结合位点的改变而导致耐药性的发生。病毒也可通过编码某些泵出蛋白而具有耐药性,如杆状病毒的cDNA可以编码MRP2及Bse蛋白而导致耐药性的发生。肝细胞可以通过多重耐药相关蛋白2(MRP2)和胆盐泵出系统Bsep排除胆汁成分牛磺胆酸盐和牛磺石胆酸盐,这两种泵出系统是肝细胞排斥药物(包括抗肝炎病毒药物和抗癌药物)的耐药机制之一。在成人T淋巴细胞白血病(ATL)患者中,HTLV-1可以激活MRP和LRP(lung-resistance protein,LRP)基因使之表达,而使ATL细胞获得对抗癌药物及抗病毒药物的多重耐药性。

第二节　临床常见病毒的耐药性

一、人类免疫缺陷病毒耐药性

HIV是艾滋病的病原体,这种病毒呈球形,最外层是脂蛋白胞膜,含gp120和gp41糖蛋白,其内是一层内膜蛋白p17。病毒内部为20面体球形对称的核衣壳,病毒核心有RNA、逆转录酶和核衣壳蛋白。HIV有三种结构基因gag、env和pol,分别为病毒核心蛋白、外膜蛋白和逆转录酶、蛋白水解酶、整合酶编码,这些基因的变异率较高,依次为6%、30%和3%。高度的变异性是HIV逃逸免疫反应的主要机制,并使艾滋病至今没有彻底治愈的方法。

目前,治疗艾滋病的药物有三类,即核苷类逆转录酶抑制剂、非核苷类逆转录酶抑制剂和蛋白酶抑制剂。核苷类逆转录酶抑制剂包括齐多夫定(AZT)、拉米夫定(3TC)、去羟肌苷(ddI)、扎西他滨(ddC)、司坦夫定(d4T)等;非核苷类逆转录酶抑制剂包括奈韦拉平(NVP)等;蛋白酶抑制剂包括印地那韦(Idv)、利托那韦(RTV)和沙奎那韦(SQV)、奈非那韦(NFV)等。核苷类逆转录酶抑制剂属于核苷类似物,进入细胞后回磷酸化成三磷酸形式,并与正常核苷酸竞争性地与HIV逆转录酶结合,从而抑制病毒复制过程。非核苷类逆转录酶抑制剂可直接抑制HIV逆转录酶,但易产生耐药性,一般须与其他药物联用。蛋白酶抑制剂作用原理是与蛋白酶活性位置直接结合抑制酶活性,阻止病毒的成熟过程。

HIV对三类药物都出现了耐药性,HIV的耐药性可由于其逆转录酶抑制剂及蛋白酶抑制剂的基因突变而引起。在西班牙有学者调查了601例HIV感染者中突变对逆转录酶抑制剂及蛋白酶抑制剂的耐药性发生率,发现两者的耐药率分别是17%和6%,而且耐药性多发生于齐多夫定、拉米夫定、印地那韦及利托那韦。对核蛋白酶抑制剂的耐药性多发生下列突变: Leu10→Ile、Lys20→Arg、Leu24→Ile、Met36→Ile、Asn37→Asp、Gly48→Val、Ile54→Val、Leu63→Pro、Ile64→Val、Ala71→Val、Val77→Ile、Val84→Ala、Ile84→Val、Leu90→Met。外膜蛋白env区域的C2~V3序列的变异也可导致对印地那韦的耐药性。另外蛋白酶无活性位点的变异也可导致HIV-1对蛋白酶抑制剂的交叉耐药性。鉴于HIV具有较高的突变率,目前推广使用“鸡尾酒疗法”,即将抗HIV的药物组成二联、三联、四联或五联进行治疗,这种疗法能显著降低患者体内的病毒数量,延长患者生命,但长期用药并不能完全抑制病毒,并可导致严重的毒性反应和耐药现象。

二、流感病毒耐药性

流感病毒属于RNA病毒,病毒颗粒呈球形或丝状,由核衣壳和胞膜组成。核蛋白和RNA构成的核糖核蛋白(RNP)即核衣壳,呈螺旋对称状;胞膜位于核衣壳外围,具有保护病毒核心和维持病毒形态的作用。胞膜分两层,内膜由M_1蛋白构成,外膜含有血凝素HA、神经氨酸酶NA和M_2蛋白,血凝素和神经氨酸酶的变异性较大,而M蛋白相对稳定。根据RNP和M蛋白的抗原性将流感病毒分为甲、乙、丙三型,根据NA、HA的抗原性将甲型流感分为若干亚型。

由于抗原变异能力较强且频繁,加之个体免疫力的不同,疫苗的预防效果不理想,疫苗只对已知的流感病毒亚型有预防作用,而对于由抗原性漂移或抗原性转换所产生的新型流感病毒无效。所以,抗流感病毒药物研究显得更加重要。目前离子通道阻断剂和神经氨酸酶抑制剂正式应用于临床,但有耐药性和部分不良反应,流感病毒吸附抑制剂、细胞-病毒膜融合抑制剂和反义寡核苷酸正处于实验室研究阶段,在体内外实验中有良好的抗病毒活性;RNA干扰在抗流感病毒方面具有诸多优势,已有实验证实干扰RNA具有抑制流感病毒作用,可能成为新一代抗流感病毒药物。至1999年美国共批准了4种化学药物用于抗流感病毒感染,即金刚烷胺及其类似物甲基金刚烷胺、扎那米韦和奥斯他韦。目前用于治疗甲型流感病毒感染的药物主要有金刚烷胺和甲基金刚烷胺,金刚烷胺是合成胺类,甲基金刚烷胺具有与其相似的抗病毒作用,属于离子通道阻断剂,它们的作用靶位是M_2蛋白,能够阻断M_2蛋白的离子通道的活性,进而阻碍M_1蛋白与核糖核蛋白的解离,抑制病毒的脱壳过程,起到抗病毒作用。同时金刚烷胺对HA也有间接的抑制作用。M_2蛋白的变异会影响蛋白质结构,导致对金刚烷胺和甲基金刚烷胺的耐药。近年来耐金刚烷胺和甲基金刚烷胺的毒株不断出现,给临床治疗及新疫苗的开发带来了很大的压力。人们发现M_2蛋白的变异主要发生在27、30和31位氨基酸,将变异耐药株基因导入敏感毒株后,会引起后者耐药。流感病毒可以通过增大离子通道口径的办法,使药物虽然能够与M_2结合却不能完全封闭离子转运,从而产生耐药性。有研究提出了两种克服甲型流感病毒对金刚烷胺衍生物耐药性的方法:①通过将金刚烷胺和其衍生物混合应用,干扰变异了的M_2蛋白的离子通道功能来消除耐药性;②由于金刚烷胺在低浓度作用于M_2蛋白,而在高于此浓度100倍以上对HA有间接的抑制作用,所以选择一种在同一浓度能同时发挥上述两种作用的金刚烷胺衍生物会减少耐药性的出现。在这种情况下,M_2蛋白和HA的变异必须同时存在才能导致耐药性的发生,而两种变异同时发生的概率却极小。扎那米韦和奥司他韦是神经氨酸酶抑制剂,对甲、乙两型流感都有效,目前还少有耐药的报告,但它们的应用受到限制,扎那米韦只被批准用于12岁以上的患者。这两种药物只在患者被确诊为流感病毒感染,且只能在症状发生的24~48h内应用。尽管这两个药物对减轻流感症状很有效,却不能预防肺炎及院内继发的流感病毒感染。与离子通道阻断剂相类似,由于NA抑制剂在人群中的广泛应用,使得流感病毒产生了一定程度的耐药性。体外实验结果表明,NA和HA均能影响病毒对此类药物的易感性。病毒NA主要通过其活性位点中单个氨基酸残基的改变产生耐药性,而HA则通过其受体结合位点处氨基酸的组成、寡糖链的位置和数量等因素的改变来影响病毒的易感性。由于病毒耐药机制的复杂性和实验条件的限制,对于这方面的研究还有待深入。对这两种药物的耐药性报道的资料还很有限。

目前,开发新型有效的疫苗仍是预防和治疗流感病毒感染的首选方法。流感作为严重危害公众健康的病毒性传染病,始终伴随着人们的生活。虽然已知的流感病毒已经得到控制,但由于流感病毒的抗原变异能力极强,且相当频繁,疫苗的研制和生产相对滞后,对于易感人群的保护率不高。因此,新的流感大流行随时都有可能暴发。在这种情况下,寻找具有预防和治疗作用的抗流感药物就显得尤为重要和紧迫。目前,抗流感病毒的药物研究已取得初步成果,已有离子通道阻断剂和NA抑制剂两大类四种药物在国外正式上市,某些药物正处于临床试验阶段,有望在未来几年内获准在临床上使用。但是,由于现有药物在临床上的广泛应用,使得流感病毒发生变异,对这些药物产生了不同程度的耐药性,离子通道阻断剂更是存在对B型流感病毒无效和神经毒性等缺陷。因此,对现有药物进行结构改造并寻找新的药物作用靶点是今后的主要发展方向。流感病毒吸附抑制剂、细胞病毒膜融合抑制剂和ODN在这方面做出了有益的尝试,并且在体内和体外实验中均表现出了一定的抗病毒活性,能否进入临床应用,还有待于进一步的研究。RNAi是近几年新兴起的研究热点,由于其特异性高、安全性好,在抗病毒研究领域具有良好的应用前景,并已有实验证实siRNA具有抑制流感病毒作用,如果在理论和技术上加以完善,可能成为新一代的抗流感病毒药物。

三、乙型肝炎病毒耐药性

乙型肝炎病毒HBV是乙型肝炎的病原体,典型的病毒颗粒为Dane颗粒,直径42nm,呈圆形,由胞膜和核衣壳组成。胞膜由脂质双层和乙肝表面抗原(HBsAg)构成。核衣壳直径27nm,呈20面体对称结构,内含核心抗原(HBcAg)、DNA及依赖DNA的DNA聚合酶。病毒DNA含有4个开放阅读框,分别为乙肝表面抗原、核心抗原、P蛋白和X蛋白编码,其中P蛋白具有DNA合成的引物酶、依赖RNA的聚合酶、依赖DNA的聚合酶以及RNA酶H活性,人们将P基因分为A~E五个区域,其中C区具有逆转录酶活性,含有于其他逆转录酶共同的保守区域YMDD(酪氨酸-蛋氨酸-天门冬氨酸-天门冬氨酸)。

乙型肝炎流行范围很广,患者人数众多,临床治疗很困难,至今没有一种药物能将病毒从患者体内彻底清除。在各种抗HBV药物中,α干扰素(IFN-α)、拉米夫定(lamivudine)、泛昔洛韦(famciclovir)和阿德福韦(adefvir dipivoxil)疗效肯定,受到临床的欢迎。目前由美国FDA批准可长期用于临床治疗乙型肝炎的化学药物只有拉米夫定,其简称是3TC,属胞嘧啶核苷类似物,通过抑制HBVDNA的复制量及复制中间体的产量来抗HBV的感染。HBV在慢性感染的过程中可自然变异,也可在人体免疫应答或疫苗接种等的压力下发生变异,此外各种抗HBV治疗也可诱发HBV的变异,这些变异可以改变病毒生物学特性,某些变异可直接导致HBV对抗病毒药物的耐药性。抗HBV化学药物,属于核苷类似物,在体内首先活化成三磷酸形式,然后与正常的核苷酸竞争性地结合到延长中的DNA链,由于它们缺乏3′-OH,不能形成正常地3′,5′-磷酸二酯键,导致DNA链合成终止,达到抗病毒作用。临床应用这类药物后患者体内的病毒含量会迅速降低;而一旦停药,HBV-DNA水平又会快速反弹,故需要长期用药。长期用药过程中,部分患者会出现耐药现象,随着用药时间延长,耐药率逐渐上升。来自不同研究小组的报告显示,应用拉米夫定36周后,耐药率为4%,应用1、2、3、4年后耐药率依次为14%、38%、49%、66%。有人研究泛昔洛韦的耐药情况,15例患者用药16周后有5例发生耐药;还有报告指出,应用拉米夫定或泛昔洛韦过程中会出现双重耐药,即单用一种药物后,对两种药物出现了耐药现象,这种耐药是否属于交叉耐药还不清楚。阿德福韦和拉米夫定的作用位点和作用机制相似,停药后亦复发,但对拉米夫定耐药株有效,关于它的耐药情况还不清楚。

拉米夫定耐药毒株变异部位多发生在P基因C区的YMDD区域,常见的变异形式是YMDD→YVDD和YMDD→YIDD,即552位蛋氨酸被缬氨酸或异亮氨酸代替。几乎所有的拉米夫定耐药株都有YMDD区域的变异,同时伴有或不伴有其他位点的变异(表25-2)。这个变异使HBV具有了对拉米夫定的耐药性,有研究还证实,这个变异也使HBV对其他胞嘧啶类似物如FTC、ddC的敏感性降低,也使HBV对胸腺嘧啶类似物AZT的敏感性下降。单独应用泛昔洛韦后,变异位点多发生在YMDD区域的上游,P基因的B区,多发生519位缬氨酸→亮氨酸和526位亮氨酸→蛋氨酸的突变。P基因突变导致拉米夫定和泛昔洛韦耐药的机制还不清楚,人们推测P蛋白结构的变异导致核苷类似物掺入新生DNA链的能力下降,竞争作用减弱,产生了耐药。拉米夫定和泛昔洛韦耐药有关的突变位点较少重叠,人们提出核苷类似物联合应用可望取得较好的疗效。总之,核苷类似物的发现是治疗乙型肝炎的一大突破,有望成为彻底治愈慢性乙型肝炎的手段,但长期用药过程中耐药性的产生妨碍了其临床应用,研究耐药性的产生有重要的临床意义,有助于明确HBV逃避抗病毒药物的机制,监测临床药效,对于发展更为有效的抗病毒药物有一定的指导意义,这将成为乙型病毒性肝炎治疗研究的热点之一。

表25-2　耐药HBV毒株P基因的变异

拉米夫定	泛昔洛韦
512位苯丙氨酸→亮氨酸	513位异亮氨酸→亮氨酸
519位缬氨酸→亮氨酸	519位缬氨酸→亮氨酸
528位亮氨酸→蛋氨酸	526位亮氨酸→蛋氨酸
530位苏氨酸→丝氨酸	528位亮氨酸→蛋氨酸
546位丙氨酸→缬氨酸	
552位蛋氨酸→缬氨酸	
552位蛋氨酸→异亮氨酸	
559位丝氨酸→苏氨酸	

四、疱疹病毒耐药性

疱疹病毒科病毒属于双链DNA病毒,在自然界中分布很广,与人类有关的病毒有单纯疱疹病毒1型和2型(HSV-1和HSV-2)、水痘-带状疱疹病毒(VZV)、EB病毒、人巨细胞病毒(HCMV)、人疱疹病毒6、7、8型(HHV-6、7、8)。临床上治疗疱疹病毒感染的化学药物主要有无环鸟苷(acyclovir, ACV,阿昔洛韦)、更昔洛韦(ganciclovir, GCV,羟甲基无环鸟苷)、伐昔洛韦(valaciclovir, VCV)、阿糖腺苷(ara-A)、磷甲酸(foscarnet)等,其中ACV、GCV、VCV较为常用,它们都是鸟苷类似物,在病毒胸腺嘧啶激酶(TK)的作用下磷酸化后,与病毒DNA聚合酶结合达到抑制病毒复制的目的。抗病毒药物主要适用于病毒的原发性和复发性感染,对HSV的潜伏感染则很难起效。在过去的10年中,阿昔洛韦、更昔洛韦、磷甲酸日渐增多的临床应用,是与HSV耐药株的增多相关的。阿昔洛韦、更昔洛韦的耐药性与细胞内不能进行充分地磷酸化而不能使药物具有抗病毒活性有关；而磷甲酸的耐药性则是与病毒DNA多聚酶有效区段的氨基酸替换有关，即某些DNA多聚酶突变可导致更昔洛韦（ganciclovir，GCV）、磷甲酸钠（foscarnet sodium, phosphonoformic acid, PFA）及西多福韦（cidofovir, CDV）的交叉耐药，由于病毒的DNA多聚酶的变异使药物失去了对病毒复制的抑制作用。免疫功能正常的患者，HSV的耐药性出现比较少。而且，一般与临床治疗结果不相关；而在免疫功能有缺陷的患者，对疱疹病毒的耐药性检出率增加，而且耐药性与疾病对抗病毒治疗的不感受性有关。研究发现，免疫功能正常的人感染单纯疱疹病毒时，发生对无环鸟苷的耐药率不足1%，而接受骨髓移植的患者的感染HSV时，耐药率可达到30%。可见，疱疹病毒耐药多发生在免疫功能缺陷的患者。无环鸟苷和更昔洛韦的耐药性与药物在细胞内不能充分磷酸化有关，主要原因是TK基因发生了变异。有人从接受移植的患者中分离出4株耐无环鸟苷的水痘-带状疱疹病毒，分析发现其中3株是TK缺陷株（TK⁻），另一株是TK（＋）和TK（－）混合型毒株，这些毒株的TK基因中插入或缺失了核苷酸，引起终止信号提前出现，合成了异常的TK，导致病毒耐药。人们也发现有些耐无环鸟苷的水痘-带状疱疹病毒有48位Glu→Gly或143位Arg→Gly的变异。磷甲酸是非核苷类似物，属于焦磷酸化合物，可直接作用于病毒DNA多聚酶焦磷酸结合部位，抑制酶活性，病毒DNA多聚酶的变异可导致对磷甲酸的耐药，由于作用机制不同，对核苷类似物耐药的病毒株对磷甲酸多为敏感。

第三节　常见病毒耐药性的检测

一、人类免疫缺陷病毒耐药性检测

艾滋病病毒HIV-1耐药性检测类似于细菌的药敏试验，即在体外用实验方法测定HIV-1对抗病毒药物的敏感性。目前发展较为成熟并且国际上已应用于临床的有基因型分析和表型分析两种。

（一）基因型分析

基因型分析是检测患者体内病毒基因组是否存在耐药相关突变位点。所有基因型分析的初始步骤都是相同的：经RT-PCR技术扩增HIV-1的蛋白酶和逆转录酶基因序列。后续的检测手段存在差异，总的说来可分为两类：测序和杂交。直接对RT-PCR产物进行基因测序能提供较为全面的耐药突变信息。目前已有商品化的试剂盒：TRUEGENE HIV-1Genotyping Kit和ViroSeq Kit。两者都已获得美国FDA批准成为应用于临床常规检测的试剂盒。

核酸杂交技术也可以用来确定RT-PCR产物的基因突变情况。与直接测序相比耗时短，较简便，局限之处在于检测范围限于所设计的固相探针上的突变位点，因此只能提供部分突变信息，不能用来发现新出现的突变位点。常见的有线性探针阵列技术（line probe assay），也有商品化的试剂盒LiPA。作为一种高通量的检测方法，基因芯片技术很快被用于HIV-1耐药性分析，已经有公司生产的基因芯片可以用来检测全部蛋白酶基因序列和逆转录酶基因的前1200个碱基。

（二）表型分析

表型分析直接测定HIV-1在不同浓度抗病毒药物存在时的复制增殖能力，根据其剂量反应曲线得到50%抑制浓度（50% inhibitory concentration，IC50），与标准参比毒株的IC50相比以确定对药物的敏感性。第一个表型分析的标准方法是：首先从患者体内分离病毒，与待检药物共同培养，然后测定不同药物浓度下外周血单个核细（PBMC）所产生的p24抗原量，据此得到IC50。该法步骤复杂，对操作技术要求高，整个过程至少需6周时间，病毒分离培养过程还有可能发生变异。

随着分子生物学技术的发展及临床上对耐药性快速检测的需要，以重组病毒技术为基础的表型分析方法取代了上述的病毒分离培养。将患者体内HIV-1的蛋白酶和逆转录酶基因序列进行RT-PCR扩增，扩增产物继而插入pol基因缺失型HIV-1载体以形成重组病毒，因此重组病毒保持了患者体内病毒对药物的敏感性，然后在不同药物，同一药物不同浓度下对重组病毒进行培养，即可测定出对药物的敏感性。

二、流感病毒耐药性检测

目前，简便快速的RT-PCR技术已在流感病毒耐药株的检测中得到应用。此外还建立了一种RT-PCR/RFLP方法，也成功检测出季节性H1N1流感NA上的H274Y存在耐药性突变。RT-PCR方法的缺点是敏感性较低，且仍需对扩增产物进行序列测定。而实时荧光定量PCR法则可直接得到检测结果，更为方便快捷，具有敏感性高、特异性强和线性检测范围广等特点，适用于对流感病毒进行大规模筛选。在检测流感病毒突变株时，针对不同的突变位点可设计相对应的探针和引物，该方法已成功应用于H1N1（NA）的H275Y突变株检测。此外，美国研究者已成功建立了检测流感病毒M2蛋白V27A、S31N突变位点的核酸芯片技术。基因芯片应用于检测基因突变，不仅可准确鉴定突变位点和突变类型，而且可同时检测多个基因乃至整个病毒基因组的所有突变，是突变检测未来的发展方向。目前，应用的耐药性突变检测方法虽然很多，但绝大多数只能进行耐药株单个位点的检测，无法为临床提供快速的指导数据与信息，因此在依赖流感病毒耐药性突变检测的同时，应积极发展流感耐药性及突变的快速诊断方法。

三、乙型肝炎病毒耐药性检测

鉴定耐药突变的可用方法包括PCR产物的直接测序、PCR扩增产物的多克隆序列分析、特异性探针实时PCR法（包括等位基因特异性PCR）、杂交法如线性探针测定法、限制性片段长度多态性（RFLP）及最近应用趋于广泛的基质辅助激光解吸电离飞行时间质谱测定法（MALDI-TOF-MS）。此法基于限制性酶切片段质量多态性（RFMP），而RFMP能检出在病毒准种中含量<1%的突变株。灵敏的检测方法能测出在整个病毒准种中仅占5%~10%的编码耐药突变株的HBV DNA，从而能在患者病毒学突破发生或更早时段确定基因型耐药的出现。然而，超敏测定法虽能检出在病毒总体中含量<1%的突变株，但其对预测耐药发生的实际意义还不确定。直接PCR测序对于少量耐药突变株的检测最不灵敏，只有当耐药突变株达到病毒准种的20%以上时才能被检测到。此法也不适用于大规模筛选，但其适用于各种突变的测定，包括潜在的代偿性突变和新发现的未确定突变。RFLP分析能检出占病毒总体>5%的突变株，但对于每一个感兴趣的突变，必须特别设计单独的核酸内切酶。有些突变能产生一个新的限制性内切酶位点，这种情况下RFLP分析非常有用。而对于那些破坏原有的限制性位点的突变,RFLP分析则需要谨慎使用,因为酶切的不足既可能是因为限制性位点的消失,也可能缘于此种方法的技术问题。由于针对某些突变的特异性内切酶可能并不存在,RFLP分析并不适用于所有的突变。对于已获准用于治疗乙型肝炎及数种正在开发中的药物而言,设计一种检测法,使之能检测到所有与这些药物耐药有关的已知突变正显得越来越难。以上所提到的检测方法中,只要报道该方法有效,都能在研究中应用。而在临床实践中,最常用的方法包括直接PCR测序法和线性探针杂交法。

第四节 病毒耐药性的临床意义及防治

随着抗病毒药物的广泛应用,病毒耐药情况也变得越来越严重。正确选择抗病毒药物治疗的适应证,做好病毒耐药的监测工作有助于减少耐药病毒的发生。目前仍须进一步研究明确耐药性突变位点,以助于建立快速、有效的检验耐药病毒的方法,对用药时间较长的患者进行监测,以便及时发现耐药病毒、改进治疗方案。抗病毒药物的应用可以降低病毒在体内的复制水平,增加机体的免疫应答能力,并且可以明显延长某些目前无法治愈的病毒感染性疾病,如艾滋病患者的生存期。但是,随着抗病毒药物的广泛应用,病毒耐药的情况也越来越严重。

一、病毒耐药的现状

病毒出现耐药非常迅速,第一个抗人类免疫缺陷病毒(HIV)的药物齐多夫定(AZT)1987年被美国FDA批准上市,1989年就分离到HIV耐药变异株。1995年上市的拉米夫定(3TC)1996年在临床应用中首次发现乙型肝炎病毒(HBV)耐药株的存在。据报道,拉米夫定使用3~6个月就开始出现HBV耐药株,持续使用3年50%左右的患者会检出耐药株。病毒耐药相当普遍,不仅HIV、HBV有耐药现象,其他常见的人类病毒如单纯疱疹病毒(HSV)、水痘-带状疱疹病毒(VZV)、巨细胞病毒(CMV)也不断有耐药株出现的报道。同一种病毒对化学结构类型或作用机制不同的药物都会产生耐药性,如目前治疗HIV感染的3类药物:核苷类逆转录酶抑制剂(NRTIS)、非核苷类逆转录酶抑制剂(NNRTIS)、蛋白酶抑制剂(PIS)都有HIV耐药株出现,有些耐药株甚至同时对几类药物耐药。已知的病毒耐药机制是病毒的基因变异造成的,其中最常见的是编码病毒专有酶的基因发生变异。病毒的专有酶是指病毒基因组表达的与自身复制或性状表达直接相关的为病毒所特有的酶,如HIV的逆转录酶(HIVRT),HBV的DNA聚合酶,HSV的胸苷激酶。目前开发核苷类抗病毒药物的靶点多是针对病毒的专有酶,或是针对病毒增殖的特点和它们与宿主细胞在代谢上的差异性。而病毒的基因变异使药物与靶酶或其他靶点的亲和力下降,造成酶抑作用或链终止作用的消除。这种变异是病毒自发突变的结果,在有些未使用药物治疗的感染者中也存在。在抗病毒药物的自然选择下,野生株被抑制,变异的耐药毒株逐渐累积成为优势毒株,导致耐药性的产生。体外实验表明,对AZT耐药的HIV若单个密码子被取代,对AZT的敏感性下降为原有的1/4~1/10;多个密码子被取代,则对AZT敏感性可下降为原有的1/400。Met184Val变异可使HIV对3TC的敏感性下降100倍以上。令人感兴趣的是某些已经耐药的变异株在产生了新的变异位点后会重新恢复对药物的敏感性,如3TC诱导的M184V变异可使对AZT耐药的HIV毒株恢复对AZT的敏感性,确切相关性须进一步观察与研究。

二、临床应对策略

临床实践证明,目前使用的抗病毒药物只能抑制病毒的体内复制水平,使之处于相对潜伏状态而不能将病毒彻底清除。一旦停药,病毒复制水平反跳,往往难以估计后果。拉米夫定"撤药后肝炎"屡有报道,甚至造成患者急性肝衰竭死亡,但也有观点认为这与撤药后病毒复制急剧增加,诱发免疫反应有关,而与病毒变异无明显关系。因此,一旦用药患者一般需要长期、甚至终身用药。长期用药容易出现病毒耐药,药物疗效下降,成为临床治疗中一个棘手的课题。从目前收集的资料来看,合理地选择抗病毒治疗的适应证和疗程,适当地采用联合用药,可有效地延缓或减少病毒耐药现象和撤药反应的出现。

(一)病毒治疗的适应证和疗程选择

从当前研究的成果来看,公认的观点是抗病毒药物用药的适应证以及治疗开始的时间,应根据患者的症状、组织病理学状况和病毒在体内的复制水平而定,一般应尽可能延迟用药开始的时间。2001年美国健康和人类服务组织(DHHS)HIV治疗临床实验小组编写的治疗指南,对以前的治疗方案进行了修订,在选择治疗开始的时间上有重大修改。过去的指南建议在CD4细胞<500/ml或病毒载量HIV RNA>2000拷贝/ml(RT-PCR法)即开始治疗。新的推荐方案建议,对于无症状HIV感染者在CD4细胞<350/ml或病毒载量HIV RNA>550000拷贝/ml(RT-PCR法)才开始治疗。拉米夫定治疗HBV感染的效果与治疗前ALT和机体免疫反应水平相关,治疗前ALT水平越高,提示机体抗HBV免疫反应越强,用拉米夫定的治疗效果越好。因此,慢性乙型肝炎患者(CHB)病毒复制指标(HBV RNA)阳性伴ALT升高者,是应用3TC治疗的合适指标。无症状携带者如病毒复制活跃,肝组织学显示明显炎症坏死者,也可试用3TC治疗。HCV感染者的治疗情况类似,对于无症状的病毒携带者一般不需要抗病毒治疗,但血清学指标、肝脏超声检查应经常进行,以发现潜在的肝损害。其他类型病毒感染的核苷类药物抗病毒治疗,一般只适用于出现症状的患者。抗病毒药物使用的疗程目前还是一个有争议的问题,应具体问题具体考虑。疱疹病毒、巨细胞病毒的感染一般在人体免疫功能低下时才出现症状,因此抗病毒治疗的疗程以症状缓解为限;HIV感染者需终身服药,巨额的花费患者难以负担,且经过一段时间的抗病毒治疗后,病毒低水平复制,抗病毒治疗意义不大,还容易诱导选择耐药株的产生。因此有专家提出间隙治疗的方案,即用HAART疗法使病毒载量降到检测水平以下或低水平半年以上,暂停治疗1周至3个月,然后再重复,一方面使病毒水平反跳,另一方面可刺激免疫恢复,治疗费用可降为原来的1/2~1/4。抗HBV治疗更为复杂,因为HBV感染者的撤药反应往往更加剧烈,且后果严重,目前尚无统一的标准。一般的认识是:对于有效或显效病例(HBeAg血清和HBV DNA转阴伴随ALT复常),延长用药3个月至1年可巩固疗效;对于用药3个月后的急性发作,应视病情的严重程度考虑继续用药或停药。目前一般观点认为,当ALT在正常参考值5倍以上、血清胆红素>50μmol/L或出现肝功能失代偿者应及时停药。

(二)药物的联合治疗方案

将几种不同作用特点的药物联合应用,既可以克服单药治疗效果不理想的问题,又可推迟或减少病毒耐药现象的出现。

1. 作用于病毒不同复制周期的联合用药　HIV治疗药物AZT与司坦夫定（d4T）属于在活化的细胞内抗病毒活性强的抗HIV药物，而去羟肌苷（ddI）、扎西他滨（ddc）、3TC属于在静止细胞内活性强的抗HIV药物，这两类药物联合用药时一般有协同作用，临床联合用药时需将在活化细胞内活性强的药物与在静止细胞内活性强的药物联合应用。

2. 作用于病毒不同靶点的联合用药　HIV治疗中提出的鸡尾酒疗法和HAART（ highly active anti-retroviral therapy ）都属于联合用药法，即采用3种药或3种药以上的联合用药，常用组合为一个蛋白酶抑制剂（ PIS ）、或非核苷类逆转录酶抑制剂（ NNRTIS ）、再加用2个作用于病毒不同复制周期的逆转录酶抑制剂（ NRTIS ）。根据2001年美国健康和人类服务组织（ DHHS ）HIV治疗临床实验小组编写的治疗指南推荐，对于未经治疗或经短期治疗的HIV患者，由下列A、B两列中任选一组联合用药。A: refavirenz（ NNRTIS ）、茚地那韦，奈非那韦，利托那韦+茚地那韦，利托那韦+lopinavir，沙奎那韦+利托那韦（均为PIs ）。B: d4T+ddI, d4T+3TC, AZT+ddI, AZT+3TC。HAART疗法可在2~3月后使病毒载量下降到检测水平以下，还可明显减少机会感染率，效果非常明显。将IFN与核苷类抗HBV药物联合应用，干扰素抑制病毒蛋白质的合成，核苷类药物抑制病毒DNA的复制，也属于此类联合用药。

3. 根据不同药物诱导的病毒耐药株变异位点的差异选择联合用药　研究发现，HIV对3TC产生的耐药株主要为Met184Ile/Val变异，而M184V的突变使HIV对AZT更加敏感，AZT与3TC两者可产生协同作用，这一点在临床研究中得到了证实。此外，阿巴卡韦（ ABC ）可作用于AZT耐药的HIV-1，而某些耐受ABC的HIV-1对AZT敏感，因此ABC与AZT的联合用药效果较好。第一个含有3种抗HIV药物的复方产品，Trizivir就是由ABC、AZT和3TC三种成分组成的。Bartholomeusz等将HBV P基因分为5个区（ A~E ），拉米夫定耐药株P基因变异多位于B区和C区，其中以C区的YMDD变异最为常见，而泛昔洛韦耐药株的P基因变异多只位于B区，很少与拉米夫定耐药株变异位点重叠，故泛昔洛韦耐药株多数对拉米夫定敏感，而拉米夫定耐药株用泛昔洛韦治疗不一定有效。因此，从耐药株产生的分子机制出发，选择那些无交叉变异位点的药物联合用药能够产生一定的协同作用。

4. 目前有关病毒耐药性机制的研究　主要集中于两个方面，并为开发及研制抗病毒药物提供了参考。其一，可以参考病毒基因突变的情况，修改化学药物的作用靶点，避免耐药性的发生；其二，可以通过控制或阻断细胞泵出系统的某些蛋白的作用，来阻止耐药性的发生。但是大多数学者认为，对病毒耐药性的发生应进行长期系统的监测，尤其对于接受抗病毒治疗患者更有意义。回顾与展望如同细菌的耐药现象一样，病毒耐药同样是一种自然现象，不能因此而否定了抗病毒药物的作用。正确地选择抗病毒药物治疗的适应证，做好病毒耐药的监测工作。根据耐药株的药敏情况选择适当的抗病毒药物，有助于减少耐药病毒的发生机率；适当地联合用药可推迟或减少病毒耐药现象的出现，配合免疫调节剂等其他治疗措施有助于提高抗病毒效果，尤其是不断推出新的化学结构或作用机制的抗病毒药物，反义技术等新技术的出现等，为人类与病毒之间的斗争提供了新的有力武器。

（房　勇　张凤民）

参考文献

1. 张凤民,肖纯凌. 医学微生物学. 北京: 北京大学医学出版社,2013

2. 邵一鸣. HIV耐药监测策略和检测技术. 北京: 人民卫生出版社,2010

3. 谢静,李太生. HIV-1耐药性产生机制及检测方法中国艾滋病性病,2005,11(4): 150-152.

4. 张欣欣. 乙型肝炎病毒耐药相关定义、检测及临床处理,诊断学理论与实践,2009,8(2): 117-120

5. 刘娟,秦成峰,秦鄂德. 流感病毒耐药机制研究进展,解放军医学杂志2010,35(8): 1029-1031

第二十六章

抗真菌药物及真菌耐药性检测

侵袭性真菌感染是导致愈来愈多免疫功能低下患者死亡的重要原因之一。研究抗真菌药物的作用机制和病原真菌的耐药机制,有利于研发更安全、有效的药物和控制耐药性的发生。

20世纪30年代,研究者从微生物发酵代谢产物中分离出灰黄霉素,发现其具有抗真菌活性,并最早被用于临床治疗。1944年、1956年唑类化合物和两性霉素B(amphotericin B, AmB)先后被报道具有抗真菌作用。1988年棘白菌素类药物被用于试验。直到20世纪80年代,尽管AmB的神经毒性较大,但由于尚无更好的治疗药物,该药一直作为临床真菌感染的主要药物。90年代前后,随着咪唑类、三唑类抗真菌药物的研发和应用,在临床上有效地控制了局部和系统性真菌感染,特别是氟康唑具有安全、有效、低毒的优点而被广泛应用。

随着唑类药物的大量应用,耐药真菌的报道也不断出现。与细菌耐药性研究相比,真菌耐药性研究非常有限。本章将介绍已上市的抗真菌药物和具有临床应用前景的新型药物的作用机制及真菌对已上市药物的耐药机制。

第一节 抗真菌药及其作用机制

目前,根据药物的作用机制,抗真菌药物可以分为四类: ①作用于真菌细胞壁; ②作用于真菌细胞膜; ③抑制蛋白质和氨基酸合成; ④抑制核酸合成。

一、作用于真菌细胞壁

真菌的细胞壁作为真菌与周围环境的分界面,起着保护和定型的作用。其主要成分包括β-(1,3)-D-葡聚糖、几丁质及甘露糖蛋白。抑制细胞壁成分的合成或破坏其结构,可以达到抑制、杀灭真菌的目的。由于哺乳动物细胞中不存在这些成分,因此真菌细胞壁抑制剂具有选择毒性的优势。根据作用靶位的不同,真菌细胞壁抑制剂又可分为β-(1,3)-D-葡聚糖合酶抑制剂、几丁质合酶抑制剂及甘露糖蛋白抑制剂。

（一）β-（1,3）-D-葡聚糖合酶抑制剂

β-（1,3）-D-葡聚糖是真菌细胞壁的重要组成部分，可赋予细胞壁刚性和完整性。β-（1,3）-D-葡聚糖可由β-（1,3）-D-葡聚糖合酶（glucansynthase, GS）催化合成。GS以UDP-葡萄糖为底物，在细胞膜靠近细胞质侧催化合成葡聚糖，分泌至细胞膜周围的细胞质中并嵌入细胞壁内。GS的实质是定位在真菌细胞膜上的UDP-葡糖基转移酶，包含2个亚基，分别为由*fsk1*和*fsk2*编码的催化亚基（分子质量215ku）和由*rho1*编码的调节亚基（分子质量20ku），具有激活催化亚基的作用。该类抑制剂的代表药物为棘白菌素（pneumocandin）。该药物可促进真菌细胞壁增厚形成假菌丝，导致母细胞出芽后不能分离产生子细胞，同时可使细胞对渗透压调节能力下降，导致细胞溶解死亡。

（二）几丁质合酶抑制剂

几丁质是酿酒酵母（*Saccharomyces cerevisiae*）、烟曲霉（*Aspergillus fumigatus*）等多种真菌细胞壁中的主要成分，是由几丁质合酶（chitinsynthase, Chs）作用于N-乙酰葡萄糖胺（N-GlcNAc）聚合而成的，由β-（1,4）键连接的N-GlcNAc的同质多聚体。其中，酿酒酵母的几丁质合成机制研究最为深入。研究发现，虽然该菌细胞壁中几丁质含量相对较少，但却是参与母细胞裂殖和子细胞初生隔膜及芽痕形成的主要成分。几丁质的合成受到细胞周期的调控，从菌丝生长到形态转换，乃至孢子的萌发，细胞壁中几丁质的含量及分布一直在发生变化。基因阻断实验结果表明，几丁质的合成是由多个催化亚基和调节亚基参与调控的复杂的生物学过程。关于几丁质合酶Chs1、Chs2、Chs3的功能研究较多，认为Chs1参与修复细胞分裂时造成的初生隔膜及芽痕损伤；Chs2参与子细胞初生隔膜中几丁质的合成；Chs3参与合成孢子壁中的脱乙酰几丁质及芽痕和两侧胞壁中90%的几丁质。其他真菌的几丁质合酶相关研究正处于起步阶段。目前几丁质合酶抑制剂的代表药物为尼可霉素（nikkomycin）和多氧霉素（polyoxins）。其可通过抑制Chs2和Chs3，干扰几丁质的合成，导致细胞壁的缺失，从而达到抑菌的目的。

（三）甘露糖蛋白抑制剂

甘露糖蛋白是真菌细胞壁中仅次于β-（1,3）-D-葡聚糖和几丁质的重要组分，含有50%的碳水化合物，在真菌细胞周期中发挥着重要作用。该糖蛋白可通过糖基磷脂酰肌醇（G-PI）附着在细胞膜上或由β-（1,6）键连接到葡聚糖或几丁质的网状结构中。该类抑制剂的代表药物是由马杜拉放线菌（*Actinomadura madurae*）产生的贝那诺米星（benamomicin）和普那米星（pradimicin）。其可与真菌细胞壁上的甘露聚糖和甘露聚糖复合物连接，使甘露聚糖发生空间结构的改变，从而导致细胞壁破裂、细胞膜通透性增加、细胞质渗漏，细胞最终裂解死亡。

二、作用于真菌细胞膜

真菌细胞膜与哺乳动物细胞膜比较相似，含有磷脂、鞘脂、固醇及蛋白质。其中，脂类含量、固醇含量及蛋白质组成分别决定了细胞膜的流动性、刚性及转运能力。作用于细胞膜的抗真菌药物可影响其结构和功能。

（一）作用于麦角固醇

麦角固醇是真菌细胞质膜的重要成分，与哺乳动物细胞的胆固醇类似，具有稳定细胞膜结构、减小流动性的功能。

1. 唑类 在真菌细胞膜麦角固醇的生物合成过程中,羊毛固醇的C14位去甲基化反应是关键步骤,由14α-去甲基酶(14α-demethylase,14-DM)催化完成。14-DM是一种细胞色素P450酶。细胞色素P450酶是内质网和线粒体内膜的固有成分,存在于细菌、真菌、原生动物及脊椎动物等多数生物中,在代谢过程和脱毒反应中起着关键性作用。14-DM的活性位点含有一个血红素基团,该基团卟啉基上的Fe与咪唑和三唑环上的氮原子发生络合,从而抑制14-DM活性,影响细胞膜麦角固醇的合成。根据五元唑环中含有2或3个氮原子的结构不同,将唑类药物分为咪唑类和三唑类。其中,咪唑类包括咪康唑(miconazole)、酮康唑(ketoconazole)等;三唑类包括氟康唑(fluconazole)、伊曲康唑(itraconazole)、伏立康唑(voriconazole)等。临床上最常用于抗真菌治疗的药物是氟康唑,可抑制假丝酵母(*Candida* spp.)、新生隐球菌(*Cryptococcus neoformans*)及除曲霉(*Aspergillus* spp.)或镰刀菌(*Fusarium* spp.)外的一些丝状真菌的感染。该类药物通过抑制14-DM的活性,造成固醇前体的积累和麦角固醇的耗尽,导致细胞膜结构和功能发生改变,进而达到抑制真菌的目的。

2. 多烯类 多烯类药物由一个内酯键成环形成,包含两部分结构:由3~7个共轭双键形成的刚性亲脂性结构;由1个海藻糖胺和多个羟基构成的极性部分。该类药物分子的疏水部分,即大环内酯的多烯结构,可与细胞膜麦角固醇结合,形成中空的圆柱状固醇-多烯复合体,破坏细胞膜的渗透性。由于麦角固醇C22存在的双键对亲和力的影响较大,使整个分子的构象比哺乳动物细胞膜中的胆固醇更加平坦,有利于与多烯大环内酯的结合,使其亲和力更高。而该类药物分子的亲水部分,即大环内酯的多醇结构,则可在细胞膜上形成孔道,导致细胞因电解质和基质的外泄而死亡。多数具有抗真菌活性的多烯类药物均来源于链霉菌(*Streptomycete* spp.),包括制霉菌素(nystatin)、AmB、那他霉素(natamycin)、美帕曲星(mepartricin)等。其中,AmB是一种重要的一线抗真菌药物,在临床治疗中,对假丝酵母、曲霉等多种侵袭性真菌引起的感染均有较好的疗效。

3. 烯丙胺类 烯丙胺类药物是另一类麦角固醇合成抑制剂。*erg1*基因编码的角鲨烯环氧化酶(squa-lene epoxidase,SE)可催化麦角固醇合成的早期步骤,使角鲨烯(squalene)转变为羊毛固醇。SE不属于细胞色素P450酶超家族,是可同时存在于真菌和哺乳动物细胞中的微粒体酶。该类药物包括萘替芬(naftifine)、特比萘芬(terbinafine)、布替萘芬(butenafine)等。特比萘芬是在萘替芬的结构基础上衍生而来,既可口服又可外用,对皮肤癣菌(dermatophytes)和双相型真菌(dimorphic fungi)等丝状真菌具有较好的抑制活性。萘替芬、特比萘芬是真菌SE的可逆性、非竞争性抑制剂,也是哺乳动物SE的竞争性抑制剂。真菌与哺乳动物中SE氨基酸序列的差异可能是萘替芬、特比萘芬选择性抗真菌的分子基础。

(二)作用于鞘脂

鞘脂在真菌细胞膜中的所占比例较少,但对细胞功能也起着必不可少的作用。虽然真菌鞘脂生物合成途径与人类有很多相似之处,但该途径中涉及的某些酶是真菌所特有的,如IPC合酶。该类药物包括天然化合物金担子素(aureobasidins)、鲁司米星(rustmicin)及Khafrefungin。它们可抑制IPC合酶的活性,导致生长期真菌细胞内的神经酰胺积累,最终破坏细胞膜和微管结构,达到抑制真菌的目的。

三、抑制蛋白质和氨基酸合成

（一）粪壳菌素类

真菌蛋白质合成的起始过程完成后，随后的密码子翻译将由3个重复的反应完成1个氨基酸的掺入，其中2个反应需要非核糖体蛋白的延伸因子（elongation factor，EF）的参与。该类药物的代表药物粪壳菌素（sordarin）可抑制由EF2催化的蛋白质翻译延伸的最终步骤，从而影响真菌蛋白质的生物合成。

（二）Cispentacin类

Cispentacin及其衍生物是较少见的环状β-氨基酸，具有双重作用机制。Cispentacin可通过主动转运，在真菌细胞内迅速积累，干扰氨基酸转运和代谢；同时，该药物还是异亮氨酸tRNA合成酶的低亲和抑制剂，可干扰真菌蛋白质合成。

（三）Azoxybacilin

Azoxybacilin由蜡状芽孢杆菌（*Bacillus cereus*）产生，是含有氮化偶氮基侧链的脂肪族氨基酸。该药物不直接影响蛋白质的生物合成，但会影响SO_4^{2-}同化途径中真菌特有的酶的活性。该途径是真菌自身合成含硫氨基酸所必需的，而且还包含SO_4^{2-}至H_2S的转化过程，而H_2S是合成半胱氨酸和蛋氨酸所必需的。Azoxybacilin通过影响氨基酸的合成，抑制真菌的生长，具有广谱抗真菌活性。

四、抑制核酸合成

（一）干扰嘌呤代谢

代表药物灰黄霉素（griseofulvin）是早期研制的抗真菌药物。其结构与鸟嘌呤类似，可竞争性地抑制鸟嘌呤，阻碍核酸的生物合成。该药物作用于真菌，可导致细胞壁完整性受损、细胞膜几乎消失、菌丝肿胀，特别是对生长期的菌丝作用更明显。

（二）干扰嘧啶代谢

代表药物是5-氟胞嘧啶（5-flucytosine，5-FC）。该药可在渗透酶的辅助下进入真菌细胞内，由胞嘧啶脱氨基酶转化为5-氟尿嘧啶（5-fluorouracil，5-FU）。后者在尿嘧啶磷酸核糖基转移酶（URTase）的作用下转化为氟尿苷酸（FUMP），磷酸化后结合到RNA上，进而破坏蛋白质的生物合成。该药对假丝酵母、新生隐球菌等多种酵母菌均具有较好的抑制活性，早期作为抗假丝酵母的首选药物被用于临床治疗。但因其极易引起继发性耐药，且毒副作用较大，目前常与其他抗真菌药物联合使用，极少单独使用。

第二节　真菌耐药机制

近年来，随着广谱抗生素、免疫抑制剂、细胞毒药物等的大量应用，器官移植、导管介入、静脉营养等诊治技术的广泛开展，恶性肿瘤、艾滋病、血液病、糖尿病等严重疾病的发生率不断上升，及人口老龄化，导致真菌感染日益增多，已成为免疫受损人群死亡的主要原因之一。由于临床上安全、有效的抗真菌药物有效，同时唑类药物长期使用或反复治疗导致真菌耐药现象越来越严重,给临床抗真菌治疗带来了极大的挑战。真菌耐药机制的研究吸引了国内外许多研究者的关注。

近年来研究发现,真菌耐药性产生与细胞内药物浓度降低、药物作用靶酶改变、细胞膜固醇合成发生变化、细胞壁组成成分变化、热休克蛋白高表达及生物膜形成等因素关系密切。

一、细胞内药物浓度降低

真菌产生耐药性的一个重要机制是细胞内有效药物浓度的降低。导致细胞内药物减少的原因包括细胞膜通透性下降和细胞内药物外排作用增加。其中,细胞内药物外排增加是导致细胞内药物浓度降低的主要原因。药物外排主要由MDR(multi-drug resistance)蛋白介导。MDR蛋白包括ATP结合盒转运蛋白(ATP binding cassette transporters, ABCT)和易化扩散载体超家族(major facilitator superfamily, MFS)。ABCT是ATP能量依赖型的多药转运载体,是细胞膜上的药物外排泵。其编码的基因簇主要包括PDR、MDR、CFTR及YEF四大类。研究者已从假丝酵母和曲霉中分离出8个属于ABCT的基因,即PDR簇的 *cdr1~cdr5* 基因,MDR簇的 *hst6* 基因,CFTR簇的 *yef1* 基因及YEF簇的 *elf1* 基因。研究表明该类基因的过度表达,与唑类药物耐药密切相关。

二、药物作用靶酶改变

唑类药物的作用靶点是细胞色素P450固醇合成酶系统,主要是抑制羊毛固醇14α-去甲基化酶(14-DM)。药物作用靶酶的编码基因 *erg11* 发生基因突变会导致该酶结构的改变,或该基因调控发生变化导致该酶基因的过度表达,均可影响真菌对药物的敏感性。有研究发现,耐药菌株的靶酶 *erg11* 基因的序列出现12个碱基的点突变,从而导致产物中4个氨基酸发生变化; *erg11* 基因突变体的催化活性虽未见改变,但对唑类药物的亲和力有所下降,均提示该靶酶基因突变与真菌耐药性存在一定的相关性。此外,当靶酶基因过度表达时,可产生大量的靶酶,导致细胞内药物的浓度达不到完全抑制靶酶活性的需要,也促使真菌产生耐药性。

三、细胞膜固醇合成发生变化

真菌细胞膜固醇参与多种细胞功能,对细胞膜的完整性、流动性及维护多种细胞膜结合酶的功能具有重要作用。唑类药物与假丝酵母作用后,会阻滞去甲基反应,导致麦角固醇合成受阻,被具有细胞毒性的固醇替代,从而干扰真菌固醇与磷酯的结合,致使细胞膜通透性发生改变,抑制真菌细胞的生长,最终导致死亡。相关研究结果发现,当真菌细胞内缺乏 *erg3* 基因编码的C5-固醇脱氢酶时,会降低有毒固醇的聚集,导致细胞膜结构改变,引起菌株对唑类药物的耐药; *erg6* 基因编码的C24-甲基固醇转移酶可限制细胞膜内外的药物扩散速度,该基因缺失可提高真菌对多种亲脂性药物的敏感性;还有一些 *erg* 基因,如 *erg2* (编码C8-固醇异构酶)、 *erg5* (编码C22-固醇脱氢酶)、 *erg25* (编码C4-甲基固醇氧化酶)等发生变异,均可不同程度地影响细胞膜固醇的生物合成,从而导致真菌耐药性的产生。

四、细胞壁组成成分变化

真菌对药物的敏感性不仅与细胞膜的变化有关,还与细胞壁的组成成分的变化有关。研究表明,白假丝酵母(Candida albicans)葡聚糖合成酶FKS1基因突变,影响细胞壁葡聚糖合成,可对棘白菌素类抗真菌药物产生耐药性。黄曲霉(Aspergillus flavus)等曲霉细胞壁的葡聚糖发生改变,可导致其对多烯类药物产生耐药性。另外假丝酵母等酵母菌细胞壁几丁质合成受到抑制时,可诱导AmB耐药性的产生。

五、热休克蛋白高表达

研究发现热休克蛋白90(heat shock protein 90, Hsp90)与真菌耐药存在一定关系。研究者利用分子生物学技术获得了3种Hsp90表达量不同的酿酒酵母(Saccharomyces cerevisiae)菌株,分别为高表达Hi90株、低表达Lo90株、及重组获得的Re9菌株(其Hsp90表达量介于Hi90株和Lo90株之间)。结果发现,Hi90株对高浓度的氟康唑(16~128g/ml)明显耐药,而Lo90株则不能产生对氟康唑的耐药性,说明Hsp90对酿酒酵母耐药性的产生具有重要作用。进一步研究表明,Hsp90是通过快速选择机制介导的酿酒酵母对氟康唑产生耐药性的。该蛋白通过转录因子Pdrl作用,使外排泵如Pdr5的表达增多,从而导致菌株产生对氟康唑耐药性。另外,白假丝酵母Hsps调控途径相关研究表明,Hsp90是该途径的关键调控中心,其高表达可影响其他细胞内蛋白质的表达,进而影响菌株的耐药性。

六、生物膜形成

生物膜是附着于无活力或活组织表面的、由微生物自身产生的细胞外基质(extracellular matrix, ECM)包裹的有结构的微生物细胞群体,是相对于单个分散的游离状态的微生物细胞的另一种微生物独特的生存形式。生物膜内微生物细胞的形态常与分散、游离的单细胞不同,且对药物的敏感性较差。真菌生长繁殖时可自身产生富含多糖成分的ECM,包裹在菌体外形成生物膜。临床上常常会因真菌在留置导管、植入人工心脏瓣膜等材料上形成生物膜而引起感染。有研究发现,真菌生物膜形成可导致其耐药性产生,其机制可能与下列因素有关:①生物膜内真菌细胞的生长速度缓慢;②包裹真菌细胞的ECM具有膜屏障保护作用:白假丝酵母等假丝酵母可产生较多的ECM,在材料表面形成生物膜屏障,使其对AmB和氟康唑的耐药性增强,这可能是影响假丝酵母生物膜耐药性产生的主要原因;③诱导性耐药基因的过表达:研究发现白假丝酵母生物膜在氟康唑诱导下,麦角固醇合成途径相关酶的编码基因erg1、erg3、erg11等的表达上调;在AmB诱导下,β-1,6-葡聚糖生物合成途径中的蛋白编码基因kre1和skn1表达上调;白假丝酵母有丝分裂原激活蛋白激酶(mitogen activated protein kinase, MAPK)MkclP突变株可正常产生生物膜,游离的细胞对氟康唑的敏感性不变,但生物膜对氟康唑的敏感性明显提高;④通过多种方式对抗机体的免疫防御机制,从而逃脱免疫系统的清除作用;⑤生物膜内耐药亚群的存在导致抗真菌药物无法完全清除生物膜;⑥麦角固醇水平在白假丝酵母生物膜形成的中期和成熟期与早期相比有明显下降,说明麦角固醇可能参与了中期和成熟期生物膜对AmB的耐药;⑦假丝酵母生物膜耐药性可能与微环境的改变(如缺氧、pH)等因素有关,还可与植入物的表面粗糙程度有关。

尽管十几年来在真菌耐药性方面取得了许多研究进展,但是不同真菌对不同药物的耐药机制不同,且耐药性的产生过程较为复杂,常常为多因素、多水平调控的结果。目前的研究尚未能揭示真菌耐药性产生的全貌。

第三节　抗真菌药物敏感性试验

近年来,由于各种原因导致真菌感染不断增多,而真菌对抗真菌药物的耐药现象也日益严重。因此,抗真菌药物敏感性试验(以下简称为药敏试验)对临床真菌感染的治疗具有重要的指导意义。随着对真菌耐药机制的认知,药效学和药代动力学理论的应用,抗真菌药敏试验从技术方案、操作规范化及对检测结果的临床意义的解释上逐渐发展完善。新的技术不断出现,新的思路和方法不断提出,极大地丰富了抗真菌药敏试验。一些药敏试验已被临床应用于合理选择药物、耐药菌株检测筛选等方面。抗真菌药物体外敏感性试验的常用方法包括肉汤常量稀释法、微量稀释法、药敏纸片法及商品化药敏试验等。

一、肉汤常量稀释法和微量稀释法

由于不同的临床实验室所采取的试验方案不同,或者是同一方案的操作者不同,导致抗真菌药敏试验结果的可重复性和一致性均较差,严重影响了临床合理选择抗真菌药物进行治疗。

美国临床实验室标准化协会(Clinical and Laboratory Standards Institute, CLSI,前身是美国临床实验室标准化委员会, National Committee for Clinical Laboratory, NCCLS)从1992年开始陆续制定了一系列针对抗真菌药敏试验的指导性文件。经过数年的临床实践,于2002年公布了致病性酵母(包括假丝酵母属和新生隐球菌)的抗真菌药敏试验方案M27-A2和产孢丝状真菌(如曲霉等)的抗真菌药敏试验方案M38-A。这些方案对培养基的成分和pH值、接种菌细胞或孢子浓度、孵育温度、孵育时间、终点判读标准及最低抑菌浓度(minimum inhibitory concentration, MIC)折点的意义等做了十分明确的规定。

2008年CLSI又分别推出了修订的抗真菌药敏试验新方案,即M27-A3和M38-A2。M27-A3方案根据临床应用抗真菌药物的情况,在受试抗真菌药物中增添了棘白菌素类药物(包括卡泊芬净、米卡芬净及阿尼芬净)。同时还规范了接种菌细胞浓度、孵育时间、结果判读、判读标准及质控菌株的MIC值范围等。该方案指出由于棘白菌素对假丝酵母属具有较高的抗菌活性,仅设定MIC≤2mg/L为敏感,首次提出MIC>2mg/L为非敏感(nonsusceptible, NS)概念。M38-A2方案也作了一些调整:①系统性丝状真菌的受试抗真菌药物增添了棘白菌素类药物(包括卡泊芬净、米卡芬净及阿尼芬净);②增添了新的受试真菌皮肤癣菌(包括发癣菌属、小孢子菌属及表皮癣菌属)及其相应的抗真菌药物(包括环吡酮、灰黄霉素、特比萘芬、氟康唑、伊曲康唑及伏立康唑);③增添了新的参考菌株,并且规范了MIC值和最低有效浓度(minimum effect concentration, MEC)值的判读结果(包括棘白菌素类、环吡酮、灰黄霉素及特比萘芬)。

二、其他抗真菌药敏试验

鉴于CLSI推荐的肉汤常量稀释法和微量稀释法的操作较烦琐，成本较高，不易在临床常规实验室推广使用。随着新实验技术的涌现，新思路和新方法的提出，极大地丰富了抗真菌药敏试验技术。

（一）NCCLS药敏纸片法

2004年CLSI批准了酵母菌的药敏纸片扩散法M44-A，仅涉及2种抗真菌药物（氟康唑和伏立康唑）；2006年CLSI推出的M44-S1又增添了伏立康唑的判定标准；同年在CLSI年度会议上又提出了泊沙康唑、卡泊芬净的质控菌株的数值范围。近年来，国外一些研究者还将该方案应用于丝状真菌的抗真菌药敏试验检测中。多所研究中心利用该方法检测了500余株丝状真菌对伏立康唑、泊沙康唑、伊曲康唑、AmB及卡泊芬净药敏试验。与M38-A肉汤稀释法比较发现：①普通琼脂（MH）培养基更有利于丝状真菌的生长，抑菌圈比美兰葡萄糖琼脂（MGM）培养基更清晰，易于观察；②曲霉属（如烟曲霉、黄曲霉、黑曲霉等），在MH培养基上生长的重复性可达91%~100%，而接合菌属（如毛霉、根霉、横梗霉等），在MGM培养基上生长效果更佳；③与M38-A肉汤稀释法相比，除天然耐药接合菌（如多育赛多孢霉、镰刀菌属）外，伏立康唑、泊沙康唑及卡泊芬净的符合率较高，可达81%~96%；伊曲康唑和AmB的符合率为65%~88%，AmB对曲霉属符合率较低，对接合菌符合率较高，而伊曲康唑不适用于接合菌。

（二）商品化药敏试验

目前，在国内外临床实验室使用较为广泛的商品化药敏试验方法包括酵母样真菌比色法（sensititre YeastOne colorimetric antifungal panel，以下简称为YeastOne法）、E试验（Etest）、自动微生物分析仪ATBFUNGUS系列及ROSCO法。前3种方法可同时报告MIC值，并判断敏感（S）、剂量依赖性敏感（SDD）及耐药（R）。

大量研究表明YeastOne法和Etest均可用于酵母菌和丝状真菌的药敏试验，具有较好的准确性和重复性。有研究者利用YeastOne法和Etest测定了氟康唑、伊曲康唑、伏立康唑、泊沙康唑、AmB、5-氟胞嘧啶及卡泊芬净对200余株临床分离假丝酵母的MIC值，结果与CLSI M27-A2肉汤稀释法较一致：2种方法的各种抗真菌药物的总一致率（EA）＞92%；YeastOne法的24h聚类一致率（CA）为88%，Etest可达90%。另有学者利用YeastOne法、Etest及CLSI M38-A检测了烟曲霉临床分离株对AmB、伊曲康唑及伏立康唑的体外敏感试验，结果发现48h的符合率均＞90%。

ROSCO法和ATBFUNGUS系列目前仅被应用于酵母菌的药敏试验检测。随着CLSI M44-A标准方案的颁布，Rosco公司对ROSCO法进行了相应改进：氟康唑药物浓度从原来的15μg更改为25μg，新推出了伏立康唑（1μg）；制定了新的判读标准，包括MGM和Shadomy2种培养基，及其判读标准。有研究者利于ROSCO法检测了酵母菌在3种培养基（MGM、RPMI1640含2%葡萄糖及Shadomy）上对5种抗真菌药物（氟康唑25μg、伏立康唑1μg、伊曲康唑8μg、AmB10μg及卡泊芬净5μg）敏感性情况。结果发现在MGM培养基上与CLSI M27-A2符合率可达92.7%~98.2%，比另外2个培养基上结果要好。但ROSCO法对AmB耐药菌株的检测能力有限，故该方法不适用于临床实验室的药敏试验检测。ATBFUNGUS系列也推出了新的ATBFUNGUS3，增添了伏立康唑。但目前尚无与CLSI M27-A2肉汤稀释法符合率的大型临床试验资料。

(三)新型药敏试验

随着技术的进步,出现了一些新型的药敏试验,如流式细胞仪测定法(FCD)、葡萄糖消耗试验(glucose consumption testing)。FCD是由于不同数量的活菌会产生不等量的代谢产物,可用特殊试剂对其进行荧光染色,然后根据颜色改变判断活菌量。该方法利用荧光探针来检测标本染色情况,以判断标本中存活的菌量,根据不同药物浓度下的荧光强度来判读MIC值。葡萄糖消耗试验则是基于真菌被抗真菌药物抑制时,其摄取营养成分葡萄糖的能力下降,通过比较各药物浓度孔的葡萄糖含量,可获得MIC值。这2种方法的共同特点是避免了终点判读的主观性,提高了准确性和重复性,且大大缩短了检测时间。

目前这些新型抗真菌药敏试验在临床研究尚处于起步阶段。一些研究资料表明其具有一定的应用前景。研究者利用膜通透性探针DiOC6和细胞质酯酶探针CFDA结合FCD检测了假丝酵母属和曲霉属对AmB和卡泊芬净的MIC值,结果发现与CLSI肉汤稀释法的符合率分别为83%~100%和79%~100%,两者之间无显著差异。有研究者利用葡萄糖消耗试验检测了100余株白假丝酵母、光滑假丝酵母、克柔假丝酵母、热带假丝酵母及近平滑假丝酵母对AmB、氟康唑、伊曲康唑及5-氟胞嘧啶MIC值,发现AmB和5-氟胞嘧啶与CLSI M27-A2的符合率分别为100%和98%,氟康唑和伊曲康唑的符合率分别为63%和61%。另有研究者将RPMI1640培养基改为含0.12g葡萄糖的YNB培养基,葡萄糖消耗试验结果显示氟康唑和伊曲康唑的MIC值与M27-A2的符合率提高,分别为72.9%~88.1%和82.2%~89.8%。

这些抗真菌药敏试验在临床实验室的推广应用,将对临床真菌感染的有效治疗具有重要意义。

第四节 耐药真菌的检测

随着三唑类抗真菌药物的问世,以其良好的生物利用度和较好的安全性,成为临床治疗侵袭性真菌感染的首选药物,在一定程度上缓解了临床预防和治疗真菌感染的压力,降低了常见真菌感染的发病率和死亡率。但由于抗真菌药物的长期、大量、反复使用,导致病原真菌的耐药现象日益严重,使得抗真菌治疗效果受到了严重影响。检测耐药真菌,分析其耐药性产生的原因和机制,掌握耐药性的变异规律,可为临床耐药菌株的早期诊断、合理使用抗真菌药物治疗、减缓耐药性的发生发展提供参考;也为寻找新的抗真菌药物作用靶点,研发高效、低毒、选择性更强的新型抗真菌药物奠定基础。

一、药物作用靶酶基因突变或过表达

编码CYP51的ERG11基因是念珠菌细胞膜麦角固醇合成通路中的关键酶。研究发现,在唑类药物耐药菌株中该基因常发生点突变或过度表达。由于ERG11不同位点的核苷酸突变,会引起相应氨基酸的替换,从而改变CYP51蛋白的空间构型,影响唑类药物与其作用位点结合,导致耐药性产生。研究证实ERG11基因Y132H、S405F、R467K、L98H、T289A等突变与白假丝酵母、烟曲霉(Prevalence and molecular characterization of azole resistance in *Aspergillus spp.* isolates from German cystic fibrosis patients)等的耐药性有关,且多点同时突变较单点突变时MIC值增高。当*ergll*基因过度表达时,可引起CYP51水平升高,临床治疗时需要更高的药物浓度以抑制该酶的活性,导致耐药性的发生。研究发现光滑假丝酵母唑类药物耐药株的ERG11拷贝数比敏感株增加了3.7倍,而其mRNA转录量是敏感株的8倍。

二、药物外排泵蛋白表达上调

药物外排泵的过度表达可引起病原真菌对药物的外排能力增强,导致细胞内药物浓度降低,使药物的作用减弱,产生耐药性。有研究表明,假丝酵母编码细胞膜外排泵的ABCT基因cdr1、cdr2和(或)MFS基因mdr1的过度表达,与其抗唑类药物有关,不同的是Cdr1p和Cdr2p蛋白泵出氟康唑时需要ATP提供能量,而Mdr1p仅需要跨膜质子梯度的存在。另有研究发现利用氟康唑耐药蛋白Fcr1p可以消除氟康唑对cdr1基因的诱导表达,从而抑制氟康唑耐药性的产生。

三、细胞膜和细胞壁成分变化

真菌细胞膜中的固醇类成分,参与多种细胞功能,对细胞膜的流动性、完整性及维护多种膜结合酶功能具有至关重要的作用。研究表明,白假丝酵母细胞膜麦角固醇合成相关基因erg1、erg3、erg5及erg11等发生突变或缺失,可引起麦角固醇合成途径中相应酶的缺陷,影响麦角固醇合成,导致该菌对氟康唑、伊曲康唑、伏立康唑等唑类抗真菌药物产生耐药性;由于AmB是通过结合细胞膜上的麦角固醇,引起膜通透性改变,从而发挥抗真菌作用,因此细胞膜麦角固醇合成途径改变的真菌也会对AmB产生耐药性。

真菌的药物敏感性不仅与细胞膜变化有关,还与细胞壁组分变化有关。研究发现,黄曲霉细胞壁1,3-α-葡聚糖改变,导致其对AmB产生耐药性;假丝酵母、克鲁维酵母及裂殖酵母细胞壁几丁质合成受到抑制时,对AmB耐药;白假丝酵母葡聚糖合成酶fks1基因突变后,影响细胞壁葡聚糖合成,对棘白菌素类抗真菌药物产生耐药性。

四、生物膜形成

病原真菌耐药性的产生还与生物被膜形成有关。研究表明白假丝酵母和热带假丝酵母可产生较多的细胞外基质,在材料表面形成生物膜屏障,使其对AmB和氟康唑的耐药性增强。还有研究发现生物膜在氟康唑诱导下,麦角固醇合成通路相关酶的编码基因erg1、erg3、erg11及erg25表达上调;在AmB诱导下,β-1,6-葡聚糖生物合成通路中的蛋白编码基因kre1和skn1表达上调,导致耐药性产生。研究发现茄病镰刀菌和尖孢镰刀菌生物膜的形成与其耐药性有关,并影响其对角膜的感染性。

第五节　真菌耐药的流行病学

近年来,由于唑类、棘白菌素类药物的长期、广泛使用,特别是免疫低下患者的长期预防用药和慢性感染患者的反复治疗用药,导致临床上常见病原真菌,特别是白假丝酵母和烟曲霉的耐药现象日益严重,而由耐药导致的抗真菌治疗失败也已成为不容忽视的问题。

准确地检测耐药菌株,掌握其流行趋势,对于避免临床不适当的治疗,控制耐药性的发生发展至关重要。有学者分析800余株白假丝酵母的耐药性发现,有37.2%对氟康唑耐药、47.6%对伊曲康唑耐药。在某医院白假丝酵母对氟康唑的耐药率为3.4%~13.3%,3年间增高了近4倍。另有研究检测1000余株假丝酵母对抗真菌药物的耐药性时发现,唑类药物的耐药率高于其他抗真菌药物,伊曲康唑、酮康唑及氟康唑的耐药率依次为26.5%、22.5%及10.7%,并存在氟康唑和伊曲康唑交叉耐药现象。一项白血病患者继发假丝酵母血症的研究表明,94%的患者接受了抗真菌药物治疗,卡泊芬净不敏感现象与氟康唑耐药显著性相关,且由于卡泊芬净不敏感或多药耐药现象导致患者预后较差。研究发现,氟康唑耐药菌株所占比例较高且越来越多,且氟康唑耐药的光滑假丝酵母、克柔假丝酵母及酿酒酵母常见于预防性抗真菌治疗(主要是氟康唑)7天以上的患者。另有研究发现,分离自AIDS患者的白假丝酵母有近10%为氟康唑耐药,其中45%的患者曾接受过抗真菌治疗,并存在与伊曲康唑交叉耐药的现象。研究者对分离自HIV感染者的耐药白假丝酵母进行分子流行病学调查时发现有85%的耐药株为编码外排泵基因过度表达,65%和35%的耐药株为药物靶酶基因氨基酸替换或过度表达,且有75%的耐药株为多种因素联合产生耐药。在发展中国家AmB仍是临床常用抗真菌药物,但有8%土曲霉对AmB耐药。近来研究发现,氟康唑耐药率与之前监测的情况相比无明显变化,但棘白菌素类耐药率有所增高,其中大多数(74%)为光滑假丝酵母,且少数存在多药耐药现象。

耐药性问题给真菌感染的防治带来了严峻的挑战。真菌耐药的流行病学调查有利于掌握真菌耐药的流行趋势,可为控制耐药性的发生发展、临床合理选择药物治疗及探寻控制耐药性产生的策略提供参考依据,对于提高临床抗真菌治疗质量和改善预后具有重要意义。

（王　丽）

参考文献

1. Adams DJ. Fungal cell wall chitinases and glucanases. Microbiology,2004,150(Pt 7): 2029-2035

2. Alexander BD,Byrne TC,Smith KL,et al. Comparative evaluation of Etest and sensititre yeastone panels against the Clinical and Laboratory Standards Institute M27-A2 reference broth microdilution method for testing *Candida* susceptibility to seven antifungal agents. J Clin Microbiol,2007,45(3): 698-706

3. Al-Fattani MA,Douglas LJ. Biofilm matrix of *Candida albicans* and *Candida tropicalis*: chemical composition and role in drug resistance. J Med Microbiol,2006,55: 999-1008

4. Arendrup MC. *Candida* and candidaemia. Susceptibility and epidemiology. Dan Med J,2013,60(11): B4698

5. Basso LR Jr,Gast CE,Mao Y,et al. Fluconazole transport into *Candida albicans* secretory vesicles by the membrane proteins Cdr1p,Cdr2p,and Mdr1p. Eukaryot Cell,2010,9(6): 960-970

6. Bahmed K,Bonaly R,Coulon J. Relation between cell wall chitin content and susceptibility to amphotericin B in *Kluyveromyces*,*Candida* and *Schizosaccharomyces* species. Res Microbiol,2003,154: 215-222

7. Candoni A,Aversa F,Busca A,et al. Combination antifungal therapy for invasive mould diseases in haematologic patients. An update on clinical data. J Chemother,2015,27(1): 1-12

8. Chen J,Wan Z,Li R. Modified Colorimetric assay for susceptibility testing of azole antifungal drugs against

Candida species. J clin Microbiol,2004,42(4): 1790-1793

9. Cleveland AA, Harrison LH, Farley MM, et al. Declining incidence of candidemia and the shifting epidemiology of Candida resistance in two US metropolitan areas,2008-2013: results from population-based surveillance. PLoS One,2015,10(3): e0120452

10. Clinical and Laboratory Standards Institute. Reference method for broth dilutionan tifungal susceptibility testing of yeasts-thirdedition: Approved standard M27-A3. CLSI, Wayne, PA,2008

11. Clinical and Laboratory Standards Institute. Reference method for broth dilution antifungal susceptibility testing of filamentous fungi-secondedition: Approved standard M38-A2. CLSI, Wayne, PA,2008

12. Clinical and Laboratory Standards Institute. Annual meeting minutes, January 2006

13. Clinical and Laboratory Standards Institute. Zonediameter interpretive standards and corresponding minimal inhibitory concentration(MIC)interpretive breakpoints. Supplement M44-S1, CLSI, Wayne, PA,2006

14. Espinel-Ingroff A. Comparis. on of three commercial assays and a modified disk diffusion assay with two broth microdilution reference assays for testing zygomycetes, *Aspergillus* spp. , *Candida* spp. , and *Cryptococcus neoformans* with posaconazole and amphotericin B. J Clin Microbiol,2006,44(10): 3616-3622

15. Espinel-Ingroff A, Arthington-Skaggs B, Iqbal N, et al. Multi-center evaluation of an ewdiskagar diffusion method for susceptibility testing of filamentous fungi with voriconazole, posaconazole, itraconazole, amphotericinB, and caspofungin. J Clin Microbiol,2007,45(6): 1811-1820

16. Espinel-lngroff A, Cuenca-Estrella M, Fothergill A, et al. Wild-type MIC distributions and epidemiological cutoff values for amphotericin B and *Aspergillus* spp. for the CLSI broth microdilution method(M38-A2 document). Antimicrob Agents Chemother,2011,55(11): 5150-5154

17. Fischer J, van Koningsbruggen-Rietschel S, Rietschel E, et al. Prevalence and molecular characterization of azole resistance in Aspergillus spp. isolates from German cystic fibrosis patients. J Antimicrob Chemother,2014,69(6): 1533-1536

18. Guinea J, Pelaez T, Alcala L, et al. Comparison of Sensititre Yeastone with NCCLS M-38A microdilution method to determine the activity of amphotericin B, voriconazole, and itraconazole against clinical isolates of *Aspergillus fumigatus*. Diagn Microbiol Infect Dis,2006,56(1): 53-55

19. Imtiaz T, Lee KK, Munro CA, et al. Echinocandin resistance due to simultaneous FKS mutation and increased cell wall chitin in a *Candida albicans* bloodstream isolate following brief exposure to caspofungin. J Med Microbiol,2012,61: 1330-1334

20. Isham N, Ghannoum MA. Antifungal activity of miconazole against recent *Candida* strains. Mycoses, 2010,53(5): 434-437

21. Kathuria S, Sharma C, Singh PK, et al. Molecular epidemiology and in-vitro antifungal susceptibility of *Aspergillus terreus* species complex isolates in Delhi, India: evidence of genetic diversity by amplified fragment length polymorphism and microsatellite typing. PLoS One,2015,10(3): e0118997

22. Magaldi S, Mata S, Hartung C, et al. In vitro susceptibility of 137 *Candida* sp. isolates from HIV positive patients to several antifungal drugs. Mycopathologia,2001,149(2): 63-68

23. Martel CM, Parker JE, Bader O, et al. A clinical isolate of *Candida albicans* with mutations in ERG11 (encoding sterol 14alpha-demethylase)and ERG5(encoding C22 desaturase)is cross resistant to azoles

and amphotericin B. Antimicrob Agents Chemother, 2010, 54: 3578-3583

24. Martel CM, Parker JE, Bader O, et al. Identification and characterization of four azole-resistant erg3 mutants of *Candida albicans*. Antimicrob Agents Chemother, 2010, 54: 4527-4533

25. Mishra NN, Prasad T, Sharma N, et al. Pathogenicity and drug resistance in *Candida albicans* and other yeast species. A review. Acta Microbiol Immunol Hung, 2007, 54(3): 201-235

26. Mukherjee PK, Chandra J. *Candida* biofilm resistance. Drug ResistUpdat, 2004, 7(4-5): 301-309

27. Mukherjee PK, Chandra J, Yu C, et al. Characterization of *fusarium* keratitis outbreak isolates: contribution of biofilms to antimicrobial resistance and pathogenesis. Invest Ophthalmol Vis Sci, 2012, 53: 4450-4457

28. Nailis H, Vandenbosch D, Deforce D, et al. Transcriptional response to fluconazole and amphotericin B in *Candida albicans* biofilms. Res Microbiol, 2010, 161(4): 284-292

29. National Committeefor Clinical Laboratory Standards. Refer-Ence method for broth dilution antifungal susceptibility testing of yeasts. Approved standard NCCLS document M27-A2, Villanova, PA, 2002

30. National Committee for Clinical Laboratory Standards. Refer-Ence method for broth dilution antifungal susceptibility testing of filamentous fungi. Approved standard NCCLS document M38-A, Villanova, PA, 2002

31. Peter J, Armstrong D, Lyman CA, et al. Use of fluorescent probes to determine MICs of amphotericin B and caspofungin against *Candida* spp. and *Aspergillus* spp. J Clin Microbiol, 2005, 43(8): 3788-3792

32. Ramage G, Bachmann S, Patterson TF, et al. Investigation of multidrug efflux pumps in relation to fluconazole resistance in *Candida albicans* biofilms. J Antimicrob Chemother, 2002, 49(6): 973-980

33. Sanguinetti M, Posteraro B, Lass-Flörl C. Antifungal drug resistance among *Candida* species: mechanisms and clinical impact. Mycoses, 2015, 58 Suppl 2: 2-13

34. Sangster TA, Lindquist S, Queitsch C. Under cover: causes, effects and implications of Hsp90-mediated genetic capacitance. Bioessays, 2004, 26(4): 348-362

35. Shen H, An MM, de JW, et al. Fcr1p inhibits development of fluconazole resistance in *Candida albicans* by abolishing CDR1 induction. Biol Pharm Bull, 2007, 30(1): 68-73

36. Vandeputte P, Ferrari S, Coste AT. Antifungal resistance and new strategies to control fungal infections. Int J Microbiol, 2012, 2012: 713687

37. Wang E, Farmakiotis D, Yang D, et al. The ever-evolving landscape of candidaemia in patients with acute leukaemia: non-susceptibility to caspofungin and multidrug resistance are associated with increased mortality. J Antimicrob Chemother, 2015, 70(8): 2362-2368

38. Wroblewska MM, Swoboda-Kopec E, Rokosz A, et al. Epidemiology of clinical isolates of *Candida albicans* and their susceptibility to triazoles. Int J Antimicrob Agents, 2002, 20(6): 472-475

第二十七章

其他微生物的耐药性及其检测

第一节 抗支原体、抗衣原体药物及其作用机制

一、支原体及衣原体概述

支原体(*Mycoplasma*)是一类缺乏细胞壁,形态上呈高度多形性,能通过除菌滤器,并能在无生命培养基中生长繁殖的最小原核细胞型微生物。因其能形成有分支的长丝,故称之为支原体。支原体属柔膜体纲,支原体目,支原体科。支原体科下设支原体属和脲原体属。支原体属对人致病的主要为肺炎支原体、人型支原体、生殖支原体、穿透支原体、发酵支原体等。其中,肺炎支原体主要引起原发型非典型肺炎和支气管炎等;人型支原体和生殖器支原体主要引起泌尿生殖道感染。脲原体属中的溶脲脲原体(*ureaplasma urealyticum*, UU),与人类泌尿生殖道感染、流产及不孕密切相关。溶脲脲原体分为两个生物群:生物群1和生物群2。研究表明,溶脲脲原体生物群2和非淋菌性尿道炎(*nongonococcal urethritis*, NGU)、盆腔炎有一定关系。而穿透支原体、发酵支原体、梨支原体则是加速艾滋病进程的协同因子。

衣原体(*Chlamydia*)是一类严格细胞内寄生、有独特发育周期、能通过细菌滤器的原核细胞型微生物。1907年捷克学者Halberstaeder和von Prowazek在沙眼患者及实验感染的猩猩结膜刮片中第一次观察到沙眼包涵体;1956年我国学者汤飞凡教授等率先用鸡胚培养成功分离到沙眼衣原体,引起全世界对沙眼衣原体广泛深入的研究。根据衣原体的抗原构造和DNA同源性,衣原体目可分为8个科,第1科为衣原体科。衣原体科分为衣原体、嗜衣原体2个属。其中,衣原体属包括沙眼衣原体(*C. trachomatist*)、鼠衣原体(*C. muridarum*)、猪衣原体(*C. suis*)3个菌种;嗜衣原体属包括肺炎嗜衣原体(*Chlamydophila pneumoniae*)、鹦鹉热嗜衣原体(*Chlamydophila psittaci*)、流产嗜衣原体(*Chlamydophila abortus*)、豚鼠嗜衣原体(*Chlamydophila caviae*)、猫嗜衣原体(*Chlamydophila felis*)、兽类嗜衣原体(*Chlamydophila pecorum*)共6种。沙眼衣原体、肺炎衣原体、鹦鹉热衣原体对人致病,以沙眼衣原体最多见,主要引起人沙眼、泌尿生殖道感染、呼吸道感染等疾病。

二、抗支原体及抗衣原体药物

支原体和衣原体对多种抗菌药物敏感,故临床上治疗支原体及衣原体感染主要依赖抗菌药物的使用。但由于缺乏细胞壁,支原体对影响细胞壁生物合成的药物,如β-内酰胺类、万古霉素等不敏感;对利福霉素类药物也天然耐受;对干扰细菌蛋白合成的药物敏感,目前临床上用于治疗支原体感染的药物主要包括大环内酯-林可霉素-链阳霉素-酮内脂(MLSK)类、四环素类、喹诺酮类、氨基糖苷类等,其中又以大环内酯类、四环素类、喹诺酮类为首选药。衣原体具特殊的生活周期,既有胞内又有胞外生长阶段,故抗菌药物应能作用到细胞内衣原体,即需具有细胞穿透性。四环素类、大环内酯类、喹诺酮类、利福霉素类等药物也常用于临床衣原体感染的治疗。但由于不同药物对衣原体或宿主细胞穿透能力的不同,即使作用方式相同,药物对抗衣原体感染的效果也可能存在明显差异。

(一)大环内酯类药物(macrolides)

大环内酯类药物为一类弱碱性抗菌药物,因分子中含有一个14~16元环的大环内酯母核而得名。根据其内酯环结构含碳母核的不同,分为14、15、16元环大环内酯。14元环大环内酯的代表药物有红霉素、克拉霉素、罗红霉素等;酮内酯为14元环大环内酯的衍生物,代表药物为泰利霉素;15元环代表药物为阿奇霉素;16元环代表药物有吉他霉素、螺旋霉素、卡波霉素、交沙霉素等。大环内酯类药物属抑菌剂,通过作用于核糖体50S大亚基转肽酶中心,抑制转肽酶活性,影响核糖核蛋白体的移位,妨碍肽链延伸,抑制细菌蛋白质的合成从而发挥其抗菌作用。同时,大环内酯类抗菌药物还能抑制核糖体50S亚基的组装,导致有功能的核糖体数量下降,细菌蛋白合成能力下降,抑制细菌生长。目前,临床上治疗支原体及衣原体感染常用的大环内酯类药物主要有红霉素、罗红霉素、阿奇霉素、克拉霉素及交沙霉素等,其中红霉素因胃肠道副反应发生率较高且易耐药使得应用受限。

1. 阿奇霉素　阿奇霉素(9-脱氧-9A-甲基-9A-偶氮-9A-高红霉素)是将红霉素A9-酮基脂化后经Becklman重排、N-甲基化等一系列反应后得到的15元氮杂化合物,是一种氮环内酯类药物。结构上的改变使阿奇霉素较红霉素具有更强的酸稳定性,还能显著提高其组织穿透力,降低血浆浓度,延长其半衰期。阿奇霉素半衰期可长达68~76h;用药后2~3h血药浓度达高峰,生物利用度为37%,且不受摄食影响;与血浆蛋白结合率低,组织浓度远高于血药浓度(可高出血中浓度数十倍);该药具有广泛的细胞渗透性,用药后广泛分布于人体各组织,尤其在扁桃腺、肺、前列腺和生殖道浓度较高;给药后,阿奇霉素迅速集中到多形核白细胞及巨噬细胞中,随细胞迁移转运至感染部位,细胞活化并释放出高浓度的阿奇霉素,在感染部位达到高浓度,并维持较长时间。由于其组织浓度高而持久,即使是单剂1g阿奇霉素疗法,仍然对沙眼衣原体有效,为此美国疾病控制中心将阿奇霉素列为生殖道沙眼衣原体感染首选治疗药物之一。

2. 克拉霉素　克拉霉素是14元环大环内酯类药物,也是红霉素的衍生物,其第6位被甲氧基取代,对酸的稳定性比红霉素高100倍。克拉霉素的抗菌谱与红霉素、阿奇霉素相同,在体内的抗菌活性明显高于体外,且其在体内代谢产生的14羟产物也具有生物活性。克拉霉素口服吸收后,迅速分布到机体各组织和体液中,在泌尿生殖系统及皮肤软组织中均有较高的浓度,经尿路排出的活性物质相当于用量的35%,大大高于其他大环内酯类药物的平均水平(约6%),尿中浓度为红霉素的10倍,故对沙眼衣原体所致的泌尿生殖道感染有较好的疗效,其体外抗沙眼衣原体活性是红霉素的7~10倍,为多西环素的4倍。

3. 罗红霉素 罗红霉素为半合成的14元环大环内酯类药物,其抗菌谱及体外抗菌作用均与红霉素相似,但体内抗菌作用比红霉素强1~4倍。罗红霉素耐酸,吸收好,血药浓度高,口服150mg罗红霉素的血药浓度比口服红霉素300mg高12.8倍,血药峰浓度较红霉素高2倍,且吸收率不受年龄的影响,半衰期长,副作用较轻。该药体内分布广,在扁桃体、肺、前列腺、泌尿生殖道等重要组织和体液中的药物浓度均可达有效治疗水平;且亲脂性强,渗透性好,可在细胞内达到较高浓度,是最有效的拮抗胞内寄生微生物的大环内酯类药物之一,具有很高的抗沙眼衣原体活性。

4. 交沙霉素 交沙霉素为16元环大环内酯类药物,抗菌谱广,对衣原体有较强的抗菌活性,口服吸收效果显著,组织中药物浓度高,在泌尿道和前列腺中的浓度远比血液中高,且具有毒性低,副作用小的特点。

(二)喹诺酮类药物(fluoroquinolones)

喹诺酮类药物主要作用于Ⅱ型DNA螺旋酶,即DNA回旋酶和拓扑异构酶Ⅳ,抑制其活性;也能与DNA回旋酶A亚单位作用,形成酶-DNA-喹诺酮复合物,抑制酶促反应的进行,从而影响细菌DNA的合成和复制,导致细菌死亡,发挥抗菌作用。喹诺酮类药物对细胞壁有很强的渗透作用,杀菌作用强,副作用少而轻,半衰期较长,可每日两次服药且用药依从性较好,口服制剂生物利用度高,在组织可达沙眼衣原体致死浓度。但该类药物经动物试验证实可能有致畸作用,禁用于妊娠、哺乳期妇女和婴幼儿。目前,临床上常用的喹诺酮类药物主要有环丙沙星、氧氟沙星、司帕沙星、左氧氟沙星、莫西沙星等。

不同的喹诺酮类药物抗菌活性不尽相同。氧氟沙星是最早被证实有确实临床疗效的喹诺酮类药物;司帕沙星的抗沙眼衣原体活性的MIC值为0.06mg/L,氧氟沙星的MIC值为1mg/L,环丙沙星和洛美沙星的MIC值为2mg/L;曲伐沙星具有很强的体外抗沙眼衣原体活性,大多数沙眼衣原体菌株均对曲伐沙星敏感,抑制90%包涵体形成的最小浓度为0.05 ± 0.07mg/L。

(三)四环素类药物(Tetracyclines)

四环素类药物由于其相对低廉的价格、广谱的抗菌活性、良好的组织吸收性和广泛的组织分布能力被广泛用于各种感染性疾病的治疗,对支原体和衣原体都有较高抗菌活性,是临床上治疗沙眼衣原体感染的首选药物。四环素类药物通过与细菌核糖体30S亚基上的A位特异性结合,阻止氨酰-tRNA进入该位,阻断细菌蛋白质的合成;其次,该类还可引起细菌细胞膜通透性的改变,使胞内核苷酸和其他重要成分外漏,迅速抑制细菌的DNA复制。临床上常用的四环素类抗菌药物包括四环素、多西环素、米诺环素等。

四环素类药物的体外活性与大环内酯类的红霉素很相近,二者对衣原体的抑菌活性见表27-1所示。

表27-1　大环内酯类和四环素类对衣原体的抑菌活性

大环内酯类最低抑菌浓度（mg/L）		四环素类的最低抑菌浓度	
红霉素（MIC）	0.5~1.0	四环素（MIC）	0.008μg/ml~0.06μg/ml
阿奇霉素（MIC）	0.125~2.0	四环素（MIC$_{90}$）	0.06mg/L
克拉霉素（MIC）	0.25~2.0	多西环素（MIC）	0.03~1.0μg/ml
罗红霉素（MIC）	0.03	多西环素（MIC$_{90}$）	0.2mg/L
交沙霉素（MIC	0.03	米诺环素（MIC）	0.016μg/ml~0.03μg/ml
		米诺环素（MBC）	0.03~0.25mg/L

（四）利福霉素类药物（rifamycins）

利福霉素类药物是一类杀菌性药物，通过特异性结合细菌RNA多聚酶的β亚单位，阻碍细菌mRNA的转录及蛋白质的合成，但对人和动物细胞内的RNA多聚酶无影响。目前在临床应用的有利福霉素B二乙酰胺、利福平、利福喷汀及利福拉奇等。利福平是其中药效最好的一种，对沙眼衣原体有很强的抑制作用，作用效果优于红霉素和四环素，但由于该药单独使用极易产生耐药性，且有较大的副作用，目前临床上不常使用。

第二节　支原体、衣原体的耐药性及耐药机制

虽然支原体和衣原体对抗菌药物比较敏感，但随着抗菌药物的广泛应用及不规范使用，近年来不断有临床治疗失败的病例报道，菌株耐药相关报道亦日益增多，耐药性尤其是多重耐药性菌株的治疗已成为临床棘手难题，引起了广大学者的关注。目前，对于支原体及衣原体耐药机制的研究也已从细胞生物学进展到分子生物学水平，就二者对常用抗菌药物的耐药现状及耐药机制有了一定的认识。

一、支原体的耐药性及耐药机制

（一）支原体对大环内酯类药物的耐药性及耐药机制

大环内酯类药物是治疗支原体感染的首选药物，但随着药物的使用，支原体对大环内酯类药物的耐药性日益严重。以肺炎支原体（*M. pneumoniae*，Mp）为例，自1968年首次分离到第一例耐红霉素Mp菌株以来，国内外不断出现Mp耐药菌株的报道。Mp对大环内酯类药物的耐受在世界范围内已呈现严重态势：日本为50%~93%（2008~2012年），法国约为8.3%（2010~2011年）；意大利为26%（2010年）；美国为27%（2008年）。我国于2005年首次发现耐红霉素肺炎支原体菌株。近年来，国内检测显示Mp对大环内酯类药物的耐药率呈逐年上升趋势：刘杨等报道上海地区2005~2008年儿童Mp对大环内酯类的耐药率依次为16.7%（2005年），76.5%（2006年），100%（2007年），81.8%（2008年），这与2009年报道的北京地区儿童Mp 92.0%的耐药率甚为相近。同时，Zhao等分析北京地区2008~2012年耐大环内酯类Mp流行情况显示，五年的耐药率分别为68.9%、90.0%、98.4%、95.4%和97.0%；2010年完成的一项调查显示成人Mp对大环内酯类的耐药率为69.0%。以上数据均提示Mp临床分离株对大环

内酯类药物的耐受已演变成一个严重的世界性卫生问题。

细菌或支原体对大环内酯类药物耐药主要包括药物作用靶位改变(基因突变或甲基化)、药物主动外排及药物灭活三种机制。

1. 药物作用靶位改变

(1)基因突变:基因点突变导致靶点改变是肺炎支原体对大环内酯类耐药的最重要原因。大环内酯类药物结合位点是核糖体50S亚单位,靶位点的碱基突变可导致药物与核糖体亲和力下降从而引起耐药,而50S大亚基23S rRNA结构域的V区、Ⅱ区及核糖体蛋白L22、L4是目前的研究热点。其中,23S rRNA V区是最主要的基因突变区域,突变涉及2063、2064、2067和2617位点,Yang及Morozumi等统计显示2063位点突变占耐药性支原体相关位点突变率的77%~80%,2064位点突变率占10%左右。常见的突变类型包括A2063G、A2063C、A2063T、A2064G、C2617G等,其中,A2063G突变最为多见,是Mp对大环内酯类药物耐药的主要原因。此外,还存在A1290G、A2062G、A2064T、A2067G、C2611A等位点突变。并且,不同位点突变对大环内酯类药物耐药性的影响也不同。叶芸等对18株大环内脂类药物耐受菌株的研究结果揭示:2063位点突变株多表现出14元大环内酯类抗菌药物耐药;2064位点突变与14元、16元大环内酯类耐药相关;2067位点突变株表现出交沙霉素耐药;Cao等的研究显示A2063G和A2064G突变株常表现为高水平耐药(MIC≥32mg/L),而2617位点突变可能与低水平耐药相关。

关于23S rRNA结构域Ⅱ区基因位点突变报道甚少。2005年,Morozumi等在对12株分离于日本青少年呼吸道感染患者的红霉素耐药性肺炎支原体的研究中发现这12株耐药性支原体均含有23S rRNA Ⅱ区785位点C→T的突变。但更多研究均未检测出Ⅱ区突变的存在。因此,23S rRNA Ⅱ区基因位点突变是否参与了支原体对大环内酯类药物的耐受尚不清楚。

核糖体蛋白L4、L2参与核糖体50S大亚基的早期组装,形成大亚基肽输出通道的内壁,在组装过程中起"脚手架"作用。二者的突变均可改变肽输出通道,影响核糖体与大环内酯类药物的结合,从而使Mp对大环内酯类药物产生耐药性。Pereyre等采用克林霉素和泰利霉素对Mp进行体外耐药诱导,分析发现耐药株L4蛋白存在A209G或A209T位点突变,导致H70R或H70L的单个氨基酸残基改变;L22蛋白突变则表现为蛋白质序列60位点处1~3个氨基酸残基的插入。刘禧杰、潘明安等曾报道临床分离的Mp耐药菌株的L4蛋白出现C58A、T66G、G81T、C162A及A430G的点突变;L22蛋白发现C62A、T65A、T279C、T580C等点突变;但这些耐药菌株同时还存在23S rRNA V区2063、2064位点的突变。故而L4和L22的基因点突变是否与临床大环内酯类药物耐药性有关仍需进一步验证。

(2)甲基化:核糖体甲基化酶由红霉素甲基化基因erm基因编码,可使23S rRNA结构域V区的腺嘌呤残基甲基化,导致大环内酯类药物的结合位点发生空间变构,降低大环内酯类药物与核糖体作用位点的亲和力,引起耐药。但目前针对Mp临床分离耐药株及药物体外诱导耐药株的研究尚未发现甲基化酶erm编码基因的存在。

2. 药物主动外排机制　位于菌细胞膜上的药物主动外排系统能借助耗能过程将药物排出体外,阻止药物作用于靶部位,从而使细菌对药物耐受。已知的针对大环内酯类药物的主动外排系统包括链球菌的mef系统及葡萄球菌、粪肠球菌含有的msr系统。但在分析经大环内酯类药物体外诱导产生的支原体耐药菌株时,Pereyre等未发现mef及msr基因的存在。

3. 药物失活　细菌产生的某些酶类,如大环内酯酯酶、磷酸转移酶或糖基转移酶等,可对大环内酯进行水解、磷酸化或糖基化,使之失去活性。但针对Mp,尚未有相关的研究报道。曾有报道表明溶脲脲原体对红霉素耐受,但由于溶脲脲原体生长需要较低的pH,在酸性环境中红霉素不稳定,因此关于溶脲脲原体、人型支原体等菌株对红霉素的耐药性仍有待进一步确定。

(二)支原体对四环素类药物的耐药性及耐药机制

四环素曾是治疗支原体感染(尤其是溶脲脲原体感染)的首选药物。1974年Ford等首先发现第一株四环素耐药的溶脲脲原体菌株,而后不断有耐受四环素类药物的支原体菌株被分离。Magathaes等报道约30%的溶脲脲原体对四环素耐药。我国周红霞等在对204对不孕夫妇的支原体感染情况分析时发现:1996年溶脲脲原体对四环素平均耐药率仅为8.6%,2000年上升至46.4%,2006年竟达到68.3%。通常,细菌对四环素耐药主要因耐药决定基因(*tetM*)的获得导致,而对溶脲脲原体临床分离株的分析结果,则显示*tetM*基因与溶脲脲原体四环素耐药性之间并不存在必然联系,曾有结果提示在42株四环素耐受的支原体临床分离株中,有30株检测出*tetM*基因存在。其中,MIC≥8μg/ml的12株支原体中,11株*tetM*基因阳性;但也有研究在某些四环素类药物敏感的临床分离株中检测到了*tetM*基因。因而,是否是由于获得了四环素的耐药相关*tetM*基因而导致溶脲脲原体对四环素类药物的耐受,尚需要进一步的实验验证。另外,迄今尚未发现对四环素类药物耐药的肺炎支原体临床分离株。

(三)支原体对氟喹诺酮类药物的耐药性及耐药机制

喹诺酮类是治疗支原体感染的常用药物,但目前支原体对于此类药物的敏感性普遍不高,泌尿生殖道支原体对喹诺酮类药物的耐药率甚至达70%以上。细菌耐受喹诺酮类药物的耐药机制主要包括:①靶位点(DNA回旋酶或拓扑异构酶Ⅳ)的突变;②药物主动排出系统活性增强或药物无法进入细菌;③靶点保护。DNA回旋酶由GyrA、GyrB两个亚基组成,分别由*gyrA*、*gyrB*基因编码;拓扑异构酶Ⅳ由ParC、ParE两个亚基组成,由*parC*、*parE*基因编码。当基因发生突变,导致所编码蛋白甚至全酶发生改变,可阻止喹诺酮类药物进入作用区,引起耐药或交叉耐药现象。在实验室用亚抑菌浓度的喹诺酮类药物筛选支原体耐药菌株并进行耐药机制研究,结果提示GyrA、ParC、ParE蛋白亚基的多个氨基酸残基的突变与支原体对喹诺酮类药物的耐药相关。其中,GyrA亚基的热点突变位点为Ser83→Leu,非热点突变包括Ser83→Trp、Ser84→Trp、Glu87→Lys、Ala119→Glu和Ser56→Ile;GyrB亚基目前尚未发现耐药相关突变;ParC蛋白的热点突变位点是Glu84→Lys和Ser80→Ile,非热点突变有Asp69→Tyr和Arg73→His;ParE亚基的热点突变是Asp426→Asn和Ser80→Ile,非热点突变有Leu440等。另外,氟喹诺酮类药物之间存在交叉耐药性,若一种氟喹诺酮类药物治疗无效,不建议再使用另一种同类药物。如无其他类药物选择,可考虑选用新一代喹诺酮类,如加替沙星、莫西沙星等。

(四)支原体的多重药耐药性

曾丽英等在对广州市越秀区妇幼保健院2011年1月至11月分离的550株支原体临床菌株进行耐药性分析时,发现部分支原体菌株表现出多重耐药现象。其中,对喹诺酮类和氨基糖苷类药物双重耐药的菌株113株,联合耐药率为21%;对大环内酯类和喹诺酮类的双重耐药的菌株122株,联合耐药率为22.1%;对3种药物联合耐药者16.3%(90/550),甚至有30株支原体对四种抗生素联合耐药,耐药率约5.4%(30/550)。部分支原体临床分离株表现出的多重耐药性给支原体感染的临床治疗提出了严峻考验。

二、衣原体耐药性及耐药机制

（一）衣原体对四环素类药物耐药的分子机制

在衣原体耐药株菌中，对四环素类药物的耐受最为普遍。早在1990年Jones等就发现了对四环素耐药的沙眼衣原体的存在。以色列2001年报道，44%的衣原体临床分离株对多西环素或四环素的敏感性有不同程度的下降。衣原体对四环素耐药的分子机制多源于外源性耐药基因的水平转移，获得四环素耐药决定因子、改变细菌细胞壁或细胞膜的通透性，阻断药物到达靶位等机制产生耐药性。邵丽丽等在对2006~2008年天津市性传播疾病研究所门诊收集的42株沙眼衣原体临床分离株进行四环素耐药基因（*tetM*）检测时发现：25例样本检测到*tetM*基因，阳性率为59.2%。2003年，Connell等发现核糖体保护可提高衣原体菌株对四环素的耐药能力。核糖体保护蛋白（*ribosomal protection proteins*, RPPs）成员包括TetO、TetM等。其中，TetO能使核糖体微细结构再整理，阻止四环素重新结合，增强氨酰-tRNA与核糖体30S亚基A位点的结合能力，提高衣原体对四环素的耐药能力。1998年，Andersen等报道在一株分离于美国中西部的四环素耐受的猪衣原体菌株的染色体上发现有外源性基因组岛的插入，携带了与四环素类药物耐受相关的基因，包括四环素外排泵编码基因、四环素耐受基因*tetC*、四环素转录抑制子*tetR*、一个特有插入序列（IScs605）以及数个与质粒复制、转移相关的基因。其中，*tetC*基因可能来自于鲑产气单胞菌（*aeromonas salmonicida*）的耐受性质粒pRAS3.2，而IScs605插入序列则与水生G⁻菌*Laribacter hongkongensis*带有的四环素耐受元件（TET-resistant element）在核苷酸组成上100%同源。IScs605能介导异源系统之间的位点特异性转座与整合。2007年，Dugan等研究显示IScs605的易位酶能将四环素耐药基因整合到*C. suis*的染色体中。

（二）衣原体对大环内酯类药物耐药的分子机制

微生物对大环内酯类药物耐受的主要机制包括基因突变引起药物作用靶位的改变（包括L4、L22核糖体蛋白基因突变，23S rRNA的转肽酶编码基因突变等）、药物的主动外排、钝化酶产生等。Binet等对大环内酯类药物耐受的沙眼衣原体L2菌株的研究，发现其L4区66位氨基酸残基由谷氨酰胺突变为赖氨酸（Q64K），使得沙眼衣原体对阿奇霉素和红霉素的敏感性降低8倍，对交沙霉素及螺旋霉素的敏感性降低4倍。另外，23S rRNA基因区域转肽酶基因的变异也与沙眼衣原体耐受大环内酯类药物相关。常见突变位点包括23S rRNA基因的2057、2058、2059、2452、2611位点，其中2058、2059位点突变与高水平耐药有关；2057、2452、2611位点突变产生低水平耐药。另外，细菌还可产生钝化酶，破坏大环内酯类抗菌药物从而使其失去抗菌活性。但对于沙眼衣原体，尚无有关钝化酶参与大环内酯类药物耐受的报道，可能是一个潜在的耐药机制，有待进一步研究。

（三）衣原体对喹诺酮类药物的耐药机制

同支原体一样，衣原体对喹诺酮类药物耐受主要由于DNA回旋酶的A、B亚单位（分别由*gyrA*和*gyrB*基因编码）和拓扑异构酶Ⅳ基因的C、E亚单位（由*parC*、*parE*基因编码）变异所致，主要发生在*gyrA*及*parC*基因的耐喹诺酮类药物决定区（quinolone-resistance determining region, QRDR）。最常见的氨基酸残基突变位点为Ser-83，其次是Asp-87。2002年Morrisey等发现对2株喹诺酮类药物耐药性沙眼衣原体的*gyrA* QRDR测序分析显示Ser-83替换成Ile（S83I），导致氨基酸残基极性转变。在*parC*基因序列中也发现类似QRDR，同样的点突变导致衣原体对喹诺酮类药物的耐受。2004年，Misturina等人就14株衣原体临床分离株对氟喹诺酮的药物敏感性进行检测，发现3例耐药株，对这3例耐药株进行*gyrA*、*parC*和*ygeD*基因的测序分析显示：*parA*、*parC*基因与公布沙眼衣原体基因组序列相同，而*ygeD*基因3′-端则发生了静默突变和氨基酸替换。另外，GyrB第426、447、463位氨基酸残基及ParE的第420、445、458位残基的替换也与耐药的发生有关。研究还表明外膜蛋白*ompF*基因的失活，可使膜通道关闭，导致衣原体对药物渗透性发生改变，喹诺酮类药物无法进入菌细胞内也是耐药的原因之一。

（四）衣原体对利福霉素类药物耐药的分子机制

由于RNA多聚酶β亚基的氨基酸变异，致使药物与RNA多聚酶的亲和力降低，是细菌耐受利福霉素类药物杀菌作用的分子机制。同样，利福平耐受的衣原体在RNA多聚酶β亚基编码基因（*rpoB*）的核心区域也存在一系列特异而保守的氨基酸变异。例如，A522V、L456I、H571Y等氨基酸残基替换均与衣原体对利福平的耐药相关，D461E、V136F、H571Y变异出现在耐利福拉齐的衣原体菌株的耐药基因中；而526位点His替换为Tyr可使衣原体对利福平及利福拉齐同时产生高水平耐药。衣原体*rpoB*基因的Ⅰ-Ⅲ基因簇分别对应大肠埃希菌相应基因的507-533、560-572、687位点，这3个基因簇易发生变异，其中超过90%的突变发生在基因簇Ⅰ区域。通常情况下，单一的氨基酸替换常导致低水平耐受，而多个氨基酸残基的改变则可能引起MIC值的数倍增加。例如，就沙眼衣原体D、K血清型菌株而言，*rpoB*基因第471位核苷酸是最为常见的突变位点；D型沙眼衣原体菌株*rpoB*基因区域的单个核苷酸突变，可使其对利福霉素类抗菌药物的MIC由0.008μg/ml增加至0.5μg/ml~64μg/ml，使K型菌株的MIC增加至4μg/ml~64μg/ml；但若第471位核苷酸突变再联合另外一个位点的突变，则可使D型沙眼衣原体的MIC增加至64μg/ml~512μg/ml，使K型菌株增加至64μg/ml~256μg/ml。

除上述四种抗菌药物外，氨基糖苷类（如春日霉素、壮观霉素）、林可胺类（如林可霉素）、氨苯磺胺、甲氧苄啶等药物也可用于衣原体的临床治疗，相应的耐药菌株也陆续被报道。研究显示：位于16S rRNA基因区域春日霉素结合位点处的突变，可使鹦鹉热衣原体获得针对近乎所有氨基糖苷类抗菌药物的耐受能力；鹦鹉衣原体对大观霉素耐受也是由16S rRNA基因突变引起。氨苯磺胺（Sulfonamide，SFM）和甲氧苄啶（trimethoprim）干扰细菌的叶酸合成，影响DNA的合成、修复及甲基化，从而发挥其抗菌功能。细菌对SFM的耐受得益于可移动遗传元件的水平转移，也可能由于叶酸合成相关基因的突变，如*folP*基因（编码二氢蝶酸合酶）区域内的特异性插入、重复及点突变可导致衣原体对磺胺类药物的稳定性耐受；而*folA*基因（编码二氢叶酸还原酶）突变则参与了衣原体对甲氧苄啶的耐受。沙眼衣原体对林可霉素的耐受则与发生在23S rRNA的基因突变相关。

第三节　支原体的药物敏感试验

一、支原体的培养与鉴定

（一）标本采集

肺炎支原体感染一般可取患者痰液、咽拭子、鼻咽洗液、支气管肺泡灌洗液、胸膜腔液、脑脊液及活检的肺部组织等作为标本；溶脲脲原体感染按患者性别和病变部位的不同，分别在无菌条件下采取不同的标本(精液、分泌物、尿沉渣、羊水或血液);穿通支原体感染对象多为AIDS患者或HIV感染者,标本取材可为咽拭子、血清、尿液标本、尿道分泌物、尿道组织等。标本的选取对培养阳性率有一定的影响。黄庆华等曾报道选用经胰蛋白酶处理后的痰液样品和未处理的痰液样品及咽拭子进行肺炎支原体培养,阳性分离率分别为28%、14%和12%。标本采集后应及时保存在运输液中并尽快接种,如当天不接种,需放入4℃冰箱内,否则支原体易因干燥死亡。4℃保存的标本也应在24h内接种,存放不宜超过3d;–70℃或液氮中可长期保存。

(二)分离培养

关于肺炎支原体的培养,目前国际上尚无统一方法。常用的培养基包括富含血清及新鲜酵母浸液的牛心消化液培养基、Hayflick、SP-4及PPLO培养基。其中,SP-4培养基是目前应用最广泛、最成功者,用于临床Mp标本的分离可提高阳性率30%~40%。培养Mp进行MIC检测时,琼脂培养基较肉汤有一个稳定的终点时间,而肉汤培养基易随着时间改变出现颜色变化。Mp对美蓝、醋酸铊、青霉素不敏感,在培养基中加入适当浓度此类药物可防止分离培养时的杂菌污染。Mp初次分离生长缓慢,通常先将标本接种于加有葡萄糖及酚红、亚甲蓝等指示剂的液体培养基中增菌,培养过程中每天观察颜色改变。当培养2~3周,培养基出现颜色改变,且培养基无混浊时,可考虑肺炎支原体生长,此时,可转种固体培养基,在含5%CO_2、60%~80%湿度环境、37℃条件下培养。初分离时,一般10天左右长出直径约100μm的致密球形菌落,经数次传代后,可观察典型油煎蛋状菌落。肺炎支原体的分离培养阳性率不高,灵敏性一般不超过60%,对临床快速诊断意义不大,故一般实验室不作为常规开展项目。但支原体培养实验特异性为100%;从口咽拭子或下呼吸道标本中分离培养出Mp,具重要临床意义,对流行病学调查有重要意义,但要注意结合临床表现排除携带的可能性。

溶脲脲原体人工培养要求高。采集的感染标本应立即接种于pH 5.5~6.5含胆固醇、酵母浸液、血清并添加酚红、尿素的液体培养基中,37℃孵育,观察培养基颜色变化,由黄变红者判为阳性(溶脲脲原体生长过程中可产生尿素酶,分解尿素为自身代谢提供能量,但因尿素分解产NH_3,使pH上升而易死亡,故当培养基中酚红指示剂转为红色时,应迅速转种)。阳性者转种于新的液体培养基和相应的固体培养基上,琼脂培养基中含有尿素、0.05mol HEPES缓冲液和$MgSO_4$,后者是NH_3敏感的指示剂,使菌落呈黑褐色易辨认。置95%N_2、5%CO_2或微厌氧环境中作次代培养,溶脲脲原体在固体培养基上培养24h~48h后长出直径仅15μm~60μm的"油煎蛋"状微小菌落,故也称为支原体微小株(Tiny strain, T株),需在低倍镜观察菌落形态。

人型支原体能在人工培养基上生长,但营养要求较高,需供给胆固醇和核酸前体。一般采用牛心浸液或PPLO肉汤作为基础培养基,再添加10%~20%马血清或小牛血清(提供胆固醇)、酵母浸液(提供核酸前体)及精氨酸。人型支原体能使精氨酸水解成瓜氨酸、鸟氨酸产生ATP、CO_2及NH_3,使pH上升,培养基中指示剂变色(如酚红由黄变红)。人型支原体的最适生长温度为36℃~37℃;最适pH为7.0,但在pH 5.5~8.0均可生长;对氧气要求不高,有无氧气均能迅速生长。在液体培养基中生长呈轻微的雾状混浊,从底部开始变色,pH上升,能加速其死亡,故应及时转种固体培养基。在含5%CO_2和95%N_2的气体环境中固体培养基上,培养1~4d,形成直径200μm~300μm大菌落,低倍镜下观察菌落中心区较小且隆起,周边围绕以淡薄透明的边缘区,宽大呈网状,呈典型的"油煎蛋"状。半固体培养基中培养呈彗星状。大多数人型支原体在普通血琼脂平板上也能生长,形成非溶血针尖大小菌落,但菌落涂片,镜下观察不到菌体。

生殖支原体培养条件苛刻,在普通支原体培养基中不生长,须在富含氨基酸、核苷酸、葡萄糖、维生素、胆固醇等成分且不含醋酸铊的SP-4培养基中培养。最佳生长温度37℃。生殖支原体不能分解精氨酸和尿素,但能水解葡萄糖,故在液体培养基中可因分解葡萄糖产酸,使指示剂变色,从而判断是否有支原体生长,变色的培养基仍清澈透明。在固相SP-4培养基,在含5%CO_2和95%N_2的气体环境中,菌落呈油煎蛋或桑椹状,菌落大小相差很大,直径20μm~200μm不等,埋进琼脂里,表面少有生长。生殖支原体生长很缓慢,采集标本立即接种SP-4液体培养基(无醋酸铊),在含5%CO_2和95%N_2的气体环境中,37℃培养,一般需2周~2月发生颜色改变,临床分离株初代培养则需4~5个月,但经反复传代可缩短生长周期。待初代培养呈变色反应后,应尽早用0.45μm微孔滤膜过滤传代,并多次传代致培养时间逐渐缩短,而后转种SP-4固体培养基(无醋酸铊)培养,观察菌落形成。

穿通支原体选SP-4培养基培养。每份标本液,用改良的SP-4培养基稀释成不同浓度(如1:10、1:50、1:100),置37℃温箱培养,每天观察颜色变化,若培养液由红变黄且透明无沉淀,视"培养可疑阳性";再用滤膜过滤,滤液转种传代,当培养基颜色再度由红变黄,则认为"初代培养阳性"。培养时最好设培养基阴性对照,以便比较。每份标本观察30天仍不变色判为"培养阴性"。AIDS相关支原体一般在10~14天后变色,阳性培养物应进一步鉴定。分离培养AIDS相关穿通支原体难度很大,如有条件最好将细胞培养与培养基培养相结合进行分离。

（三）支原体的鉴定

1. 生化反应　大多数支原体可利用葡萄糖或精氨酸作为能量主要来源,但一种支原体通常只能利用其中一种成分。故根据葡萄糖、精氨酸和尿素分解能力的不同,可对支原体不同菌种进行初步鉴别(表27-2)。

表27-2　人类主要支原体的生化反应

支原体	葡萄糖	精氨酸	尿素	醋酸铊敏感性	还原四氮唑	pH	吸附细胞
肺炎支原体	+	−	−	−	+	7.5	红细胞
人型支原体	−	+	−	−	−	7.0	−
生殖支原体	+	−	−	+	+	7.5	红细胞
发酵支原体	+	−	−	−	−	7.5	
穿透支原体	+	−	−	−	+	7.5	红细胞,CD_4细胞
溶脲脲原体	−	−	+	+	−	6.0	+

2. 核酸检测　采用PCR、DNA探针技术等方法从患者标本中检测各类支原体的特异性基因,如溶脲脲原体的尿素酶基因、多带抗原(MB-Ag)编码基因;生殖支原体Mg-Pa黏附蛋白编码基因、16S rRNA基因等,可用于各种支原体的鉴别分类。此法快速、敏感、特异,适宜于大批量标本检测。

3. 血清学试验　必要时可用一种或几种血清学试验辅助支原体的鉴定,如GIT、MIT、ELISA、溶脲脲原体的冷凝集试验等。

（四）支原体的数量测定

1. 菌落形成单位(colony forming unit, CFU)计算法　将待测支原体用液体培养基做10

倍递减稀释,取$10^{-10} \sim 10^{-12}$三个稀释度菌液接种到直径5cm平皿固体培养基上,每个稀释度接种3个平皿(约0.1ml/平皿),轻轻摇动平皿,使菌液均匀铺开,置5%CO_2下37℃培育5~8天,在低倍镜或倒置显微镜下计数生长菌落,计算每毫升内生长的菌落数(cfu/ml)。

2. 颜色改变单位(colour change unit,CCU)测定法 根据被测支原体的不同特性在培养基中分别添加葡萄糖(0.5%),或精氨酸(0.2%)或尿素(0.05%~0.1%),同时加0.002%酚红指示剂,对分解葡萄糖的支原体,培养基pH应调整到7.8;分解精氨酸的pH调到7.0;分解尿素者pH调至6.0。

试验方法:将上述培养基分装于无菌小试管中,每管1.8ml,于第一管加入被检菌液0.2ml,混匀后吸取0.2ml至第二管,如此倍比稀释使管内支原体浓度范围为$10^{-1} \sim 10^{-12}$,置37℃培养14天,观察培养基颜色改变。以培养基颜色不再发生改变为终点判定结果,发生颜色改变的最高稀释度即为颜色改变单位,例如$10^{-1} \sim 10^{-11}$发生颜色改变,而10^{-12}无变化,即试验结果为CCU=10^{11}。

二、支原体的药物敏感试验

支原体对药物的敏感性常用最低抑制浓度(MIC)表示。目前支原体MIC测定方法包括微量稀释法和试管法。二者的原理和操作相同,都是在一定量的液体培养基中加入按一定浓度比例倍比稀释的药物,并加入等量菌液,在适宜的温度(37℃)和5%CO_2气体环境中培养,待阳性对照孔中支原体正常生长后(一般需培养7~10天)读取MIC。MIC测定是目前检测肺炎支原体是否耐药的主要方法,但此方法精确度不高,培养困难,花费时间长,影响因素多,且无法分析耐药株耐药的分子机制,因此只能作为粗略判断支原体是否耐药的依据。

1. 微量稀释法

(1)取无菌96孔细胞培养板,在每排2~12孔加入100µl液体培养基。

(2)在每排的1~2孔加含2倍待测药物浓度的液体培养基100µl。

(3)混匀第2孔中液体,而后吸出100µl加入第3孔;再次混匀,吸出100µl加入第4孔……以此类推,使待测药物浓度从第2孔至第12孔依次倍比稀释。

(4)每孔加新鲜支原体液体培养物,使最终支原体浓度范围为$10^4 \sim 10^5$cfu/ml。

(5)实验需设三个对照:阴性对照(液体培养基200µl),药物对照(100µl液体培养基+100µl含药物的液体培养基),阳性对照(100µl液体培养基+100µl支原体培养物)。

(6)加样完毕,盖上板盖并封口,在适宜温度和气体环境中孵育,直到阳性对照孔支原体正常生长时读取MIC(通常溶脲脲原体、人型支原体在37℃中分别需孵育16~24h和36~48h,其他支原体需要更长一点时间)。

2. 试管法 支原体繁殖一代的时间较长(如肺炎支原体分裂一代需1h~6h),液体的蒸发会使药物浓度发生改变,选用大体积的试管法操作可减小影响。试管法的原理及操作同微量稀释法,只是用试管代替96孔板进行培养。

3. 直接肉汤药盘法 直接肉汤药盘法是将抗菌药物按中介(I)、耐药(R)两个浓度标准,分别接种一定量的支原体培养物,37℃培养24h~48h观察结果,根据在中介浓度和耐药浓度下生长与否,将支原体分为抗菌药物敏感、中度敏感及耐药三大类。

4. 以固相为基础的试验 对于在液相中生长不好但能在固体培养基上形成菌落的支原

体(如火鸡支原体),可以在固相进行MIC的测定,由于支原体生长相对较慢,所以需将药物直接加入琼脂培养基中,而不采用药片扩散法。采用微量移液器或校正环将支原体接种固体平板,使每一个接种点获得30~300个菌落。37℃孵育一段时间后,用低倍镜检查每一个接种点,最小抑制浓度(MIC)就是能完全抑制菌落形成的药物最低浓度。一般人型支原体约2天,溶脲脲原体约2~4天可得出MIC结果。

5. 商品化试剂盒测定　商品化试剂盒集支原体分离培养、计数、药敏实验于一体,已在临床实验室广泛应用。具体操作参见试剂盒说明书。

6. 药物敏感试验注意事项

(1)用于药敏试验的药物应是纯品,对于药物的贮存条件、溶解特性、最佳活性pH以及药品的半衰期都应掌握。如果药物的稳定性不知道,最好新鲜配制,药物浓度应包括临床治疗所用浓度。

(2)MIC的测定时应选择恰当的支原体培养物浓度,以免支原体代谢产物的累积影响测定的准确性。一般而言,溶脲脲原体在最大生长时每毫升能存活的支原体数目估计约10^7/ml;大菌落支原体约10^8~10^9/ml。如果培养物的支原体数目不好估计时,最好先进行CCU和CFU计数[在液相以颜色改变单位(CCU),固相时以菌落形成单位(CFU)来表示]。且采用处于对数生长期的支原体做药敏试验最适宜。

(3)试验方法的选择主要取决于以下几个方面: 待测菌株的数目;支原体在液相或固相培养基上的生化反应特性;菌种繁殖一代所需要的时间及药物的半衰期等。待测菌株少或者需要测出最小抑菌浓度者,选用液相法既经济又方便。支原体繁殖一代的时间较长者(如肺炎支原体),液体的蒸发会使药物的浓度发生改变,应选用大体积的试管法。试验孔和对照管均需做复孔,按支原体所需培养条件进行孵育。

(4)结果判断: 孵育支原体至对照管液相培养基颜色改变或固相培养基长出菌落,记录MIC。MIC要在规定的时间判读,通常在24h后。当复孔结果相差小于一个对倍稀释度时,取较低稀释度作MIC;当复孔试验结果相差超过一个对倍稀释度时,应重复试验。

近年来,随着分子生物学技术的发展,针对支原体耐药基因的检测方法也得到了迅速发展和广泛运用。如采用PCR或巢式PCR技术扩增支原体的23S rRNA V区易发生突变的基因片段,对扩增产物进行测序分析及序列比对,以判断菌株23S rRNA是否发生了耐药相关性点突变。这是目前国内外大部分学者依靠MIC测定初步得到支原体耐药菌株后,进一步检测其耐药机制的最主要方法。但PCR技术和设备要求条件高,限制了其在基层的使用,而且基因测序费用昂贵,不适宜大规模临床标本的检测。限制性内切酶长度多态性(RFLP)分析也可用于支原体耐药基因检测,结合基因组酶切及凝胶电泳判断菌株基因组是否发生了位点突变,并判定碱基突变类型。该法特异性高,可确定突变的部位和性质,重复性好,操作相对简单,能同时对多个样本进行检测,且不需要特殊昂贵仪器设备,但费时、费力,操作不易实行自动化。实时荧光定量PCR结合熔解曲线分析法已被广泛应用于基础科学研究、临床诊断、疾病研究及药物研发等领域,该法快速、方便,且能进行定量分析,可很好地区分临床标本对药物是否敏感,但操作易污染,易出现假阳性结果。

第四节 衣原体的药物敏感试验

一、标 本 采 集

沙眼和包涵体结膜炎患者,可用拭子在结膜上穹隆或下穹隆用力涂擦,或取眼结膜刮片。采样前需将脓性分泌物擦净,以保证采得足够的上皮细胞。沙眼衣原体阴道炎采样因其仅感染柱状及鳞柱状上皮细胞,所以必须选择在宫颈的移行部位,深入阴道3~4cm处采样。输卵管炎患者需用注射器针头自输卵管吸取。性病淋巴肉芽肿患者采淋巴结脓汁,如果脓汁黏稠应将其研磨,用肉汤或组织培养液制成20%稀释液以供分离;如肿大淋巴结扪及时尚无波动,可注入灭菌盐水后,抽取液体进行分离。也可取直肠拭子或活检材料送检。

肺炎衣原体感染通常取咽拭标本或支气管肺泡灌洗液较好。采样拭子经鼻前庭插入鼻咽部,旋转后取出,置转运培养基冷藏送检,24h内接种分离或置−70℃保存。亦可由气管镜采集气管内痰液或肺泡灌洗液。接种细胞培养的标本最好用膜式滤菌器除去杂菌,培养时不加抗生素。

鹦鹉热衣原体感染采取患者血液、痰或咽喉含漱液。如为血块,加肉汤或组织培养营养液制成10%悬液。痰标本一般加2~10倍体积的灭菌肉汤(pH 7.2~7.4)或组织培养营养液用力振摇制成乳悬液,室温1~2h后,低速离心取上清接种。尸检材料取肺、肝和脾等组织,也可采腹腔和心包渗出液。

二、衣原体的培养与鉴定

(一)分离培养

对于感染性疾病而言,分离到相关病原体是疾病诊断的金标准。作为一种专性胞内寄生菌,衣原体的分离培养常借助于鸡胚及动物细胞体系来完成。

1. 标本预处理 在接种鸡胚或细胞前,需破碎感染细胞释放出衣原体,可将运送培养基中的拭子标本,在试管壁反复摩擦挤压;或置于装有灭菌玻璃珠的试管内,用力振摇;也可将标本经超声处理。组织标本需切碎研磨,用含药物的稀释液制成10%~20%悬液。精液标本的液体部分富含酶类物质,对细胞有毒,可将其稀释成1∶10或1∶100后接种,或将精液用微型离心机在>750g离心15~30min(或10,000g离心5min),弃去上清,沉淀用2ml Hanks液重悬后用于接种。性病淋巴肉芽肿吸出的淋巴结脓汁也需稀释1∶10或1∶100后培养。另外,临床标本需加适当的药物(如链霉素、庆大霉素、万古霉素、两性霉素B、制霉菌素等)抑制污染细菌生长。

2. 细胞培养分离 细胞培养检测衣原体感染的敏感性可达80%~90%。常用细胞包括McCoy、HeLa$_{229}$、BHK21、BGMK等(肺炎衣原体多选用HEP-2和H-292细胞系)。常采用EMEM(Eagles Minimal Essential Medium)培养液进行培养,并需额外补充必需氨基酸、维生素、5%~10%胎牛血清、葡萄糖和2-谷氨酰胺。可采取以下措施以促进衣原体在细胞培养中的生长:①接种物离心吸附(性病淋巴肉芽肿标本不需离心);②细胞用DEAE葡聚糖预处理,除性病淋巴肉芽肿病原体外可增加分离率;③加细胞生长抑制剂如放线菌酮、细胞松弛素B等抑制宿主细胞生长代谢。

培养方法有盖片小瓶和细胞培养板两种。前者使细胞生长在培养瓶内的盖片上,后者用96孔(或24、48孔内置盖片)细胞培养板培养,常在大量标本分离时应用。一般情况下,培养板法不如小瓶培养敏感。细胞培养步骤如下:①胰蛋白酶消化细胞,用含10%小牛血清的EMEM培养液重悬制成细胞悬液(约10^5个细胞/ml),分装细胞培养瓶或细胞培养板,5% CO_2条件下培养24~48h,制备单层细胞。②倾去营养液,接种标本,37℃孵育1~2h。③室温下1500g离心20min~30min,去上清液,换入衣原体培养液,于5% CO_2,37℃下培养48h~72h;④感染细胞固定后,采用Giemsa染色、碘染色或免疫荧光染色,检测并计算胞内包涵体数目。若第一代培养包涵体检测为阴性需进行盲传,将细胞单层用玻璃珠摇碎,低速离心去除细胞碎片,收集上清转种细胞,标本接种和培养条件同上。盲传三代后再进行包涵体检查,并根据包涵体的有无最终作出结论性诊断报告。通常,有症状患者90%标本第1代培养即可见沙眼衣原体包涵体;无症状患者则常(约30%~40%)需传代后才得到阳性。

3. 鸡胚培养　取7~8日龄的鸡胚用于培养。临床标本加适当抗生素抑制污染细菌生长。用8号针头吸取标本,接种鸡胚卵黄囊,每只0.25ml,35℃孵育,每日观察至13天,接种后前3天死亡者弃去。无菌操作解剖死亡鸡胚,收获卵黄囊涂片,Giemsa染色后镜下检测原体。如接种后孵育13天的鸡胚仍然活存,则冷冻后解剖,加培养液研磨制成50%悬液,低速离心,用上清传代。一般盲传3代仍未死亡者为阴性;若卵黄囊膜涂片发现原体,连续传代鸡胚死亡,并经血清学鉴定为阳性者,为阳性分离结果。

细胞培养及鸡胚培养检测衣原体感染特异性为100%,是目前确诊沙眼衣原体感染最可靠的方法,也是评价其他实验室诊断方法的参照标准。但由于操作烦琐、技术要求高、工作量大且费用较高,目前难以作为常规性检测方法用于临床诊断。

(二)鉴定

将细胞培养盖片用Giemsa或碘染色后镜检观察典型胞质内包涵体。由于沙眼衣原体含糖原,用Lugol碘液染色后以高倍镜观察,在黄色背景上观察到红褐色包涵体,可作为鉴别沙眼衣原体与其他衣原体(不含糖原)的参考指标。Giemsa染色比碘染色敏感,但最好在暗视野下检查。荧光抗体染色为特异性血清学鉴定,根据细胞培养片上出现特异性荧光的包涵体作出判定:抗MOMP单克隆抗体适用于生殖道标本培养的沙眼衣原体;呼吸道标本培养物应用抗LPS单抗以鉴定鹦鹉热和肺炎衣原体;沙眼衣原体可用型特异性荧光血清或单克隆抗体作微量免疫荧光以鉴定其型别;对于卵黄囊和小鼠分离的材料可用免疫荧光法鉴定原体,也可待衣原体繁殖丰盛后制成补体结合抗原,进一步鉴定衣原体存在。

三、衣原体的药敏试验

虽然早在1956年沙眼衣原体被我国著名学者汤飞凡教授分离成功,但它的抗生素敏感实验始于20世纪70年代。最早采用的是染色法,采用单层细胞分离培养沙眼衣原体增殖后,将一定浓度的衣原体接种在含有不同浓度药物的培养基中,生长48~72小时后,碘染色或Giemsa染色检查包涵体,从而确定对药物的敏感性。80年代单克隆抗体介入,药物敏感性可用酶联免疫法(ELISA)和荧光免疫法(IF)检测,根据光密度或荧光强度进行沙眼衣原体计数,进而分析衣原体对药物的敏感性,实验敏感度和客观性都有很大提高。90年代分子生物学技术涉入沙眼衣原体的药敏试验,可采用分子生物学方法检测菌株基因组中是否存在与药物耐受相关联的位点突变,以推断沙眼衣原体菌株对各种药物耐受的可能性。由于核酸技术有着卓越的敏感性和特异性,使得沙眼衣原体的药敏试验达到了新的平台。近年来,流式细胞仪技术用于测定沙眼衣原体的药物敏感性:以荧光抗体染衣原体,用流式细胞仪测定平均荧光强度,测定IC50(即荧光强度下降至最大值一半时所需药物的浓度),即为沙眼衣原体对药物的敏感浓度。该法比单纯的荧光抗体法更为客观、定量化、重复性好。下面介绍用组织培养法测定沙眼衣原体的药物敏感度及耐药相关基因检测方法的具体操作。

1. 组织培养法 采用McCoy细胞,以含10%胎牛血清、谷氨酸盐和葡萄糖的Eagle液培养。McCoy细胞用5000rad的X射线照射后,用胰岛素悬浮,置24孔细胞培养板(内置玻璃盖片)、37℃、5%CO_2条件下培养,使细胞在盖片上长成单层。用培养基稀释衣原体标本使其浓度为100~300个包涵体/盖片,感染细胞单层,37℃下2700g离心1h,使衣原体附着在细胞上。而后,将培养基换成含不同浓度药物的生长液,孵育60h,磷酸盐缓冲液冲洗、甲醛固定后用碘染色。400×镜下计数每张盖片的包涵体数量。以无包涵体的最小药物浓度为MIC值。

2. 耐药相关基因的检测

(1)四环素耐药质粒*tetM*基因的检测:

1)引物设计(参照Genbank淋球菌*tetM*基因序列:AF116348设计):

上游引物: 5′-TGCCGAAATTGTAATCAAACAGA-3′

下游引物: 5′-CGCAAAGTTCAGACGGACCT-3′

2)PCR扩增条件: 95℃预变性5min; 95℃变性40s、60℃退火40s、72℃延伸60s、扩增35个循环后; 72℃延伸10min。

3)目的片段长305bp(134bp~438bp)

(2)大环内酯类药物的点突变:

1)RT-PCR方法扩增23S rRNA的转肽酶环编码基因,引物设计:

上游引物: 5′-AAGTTCCGACCTGCACGAATGG-3′

下游引物: 5′-TCCATTCCGGTCCTCTCGTAC-3′

PCR扩增条件同四环素耐药质粒检测。

目的片段长725bp,产物直接测序与GenBank公布的序列NC010280.1比较,检测是否存在与大环内酯类药物耐受相关的突变位点。

2)PCR方法扩增L4核糖体蛋白基因:

引物设计: 上游引物: 5′-AAGCGTTCTTGCGGAGTAG

下游引物: 5′-GCCTTCTCGGTCACATAATGTC

PCR扩增条件: 96℃预变性10min; 96℃变性30s、56℃退火30s、72℃延伸60s、扩增30个循环后; 72℃延伸10min。

目的片段长769bp,产物直接测序后与GenBank公布序列NC000117.1比较,检测突变位点存在与否。

(3)喹诺酮类*gyrA*基因突变的检测:

1)引物设计: 上游引物: 5′-TTAAAACCTTCTCAGCGACG-3′

下游引物: 5′-GAAGGAAAAACTACAGGTTC-3′

2)PCR扩增条件同四环素耐药质粒检测

3)预期目的片段362bp, PCR产物用*Tsp*509Ⅰ限制性核酸内切酶酶切。若*gyrA*基因QRDR

区存在与喹诺酮类药物耐受相关的Ser83→Ile氨基酸残基位点突变,其对应PCR产物会出现AGT128→ATT变异,导致该PCR扩增片段增加了一个限制性内切酶Tsp509 I酶切位点AATT,酶切产物会由原来的四个片段(分别长161,118,43,40bp)变为五个片段(161,76,43,42,40bp)。

目前,还可采用DNA芯片结合多重PCR的方法快速检测泌尿生殖道炎症沙眼衣原体及其对大观霉素、四环素、喹诺酮类药物的耐药类型,具有快速、高特异性和高灵敏度的特点,但尚未用于临床检验。目前,很多实验室都在进行衣原体的药敏试验,也对衣原体的药敏试验进行了大量探索与改进,但迄今衣原体的药敏试验没有标准化。

第五节　抗立克次体药物及立克次体耐药机制

一、立克次体概述

立克次体(Rickettsia)是引起斑疹伤寒、恙虫病、Q热等传染性疾病的病原体。立克次体在形态结构、化学组成及代谢方式等方面均与细菌相类似,属于原核细胞内微生物,但由于酶系统不完善,除少数外,均需严格的细胞内寄生。

根据2004版Bergey系统细菌学手册,立克次体目(Rickettsiales)下设立克次体科(Rickettsiaceae)和无形体科(Anaplasmataceae),其中对人致病的立克次体主要包括4个属:立克次体科的立克次体属(Rickettsia)和东方体属(Orientia)、无形体科的无形体属(Anaplasma)和埃利希体属(Ehrlichia)。立克次体多引起自然疫源性疾病,人畜共患,呈世界性或地区性流行。节肢动物和立克次体病的传播密切相关,或为储存宿主,或同时为传播媒介。人类多因节肢动物吸血而感染。我国发现的立克次体病主要有斑疹伤寒、恙虫病、Q热、埃利希体病等。

二、抗立克次体药物及立克次体耐药机制

Rolain和Raoult将立克次体分为斑疹伤寒群(typhus group)和斑点热群(spotted fever group, SFG group),并就这两类立克次体菌株对多种临床常用抗菌药物的敏感性进行分析,结果显示多西霉素、氯霉素、氟喹诺酮对各种立克次体菌株有效,可用于所有立克次体感染性疾病的治疗,临床应用也证明氯霉素、四环素类抗菌药物可明显缩短病程,使病死率大幅下降;而β-内酰胺类、氨基糖苷类、大环内酯类、利福霉素类、磺胺类仅对部分立克次体菌株有效(表27-3)。

表27-3　立克次体菌株对多种药物的敏感性

Organism	Blm	Dox	Chm	Sxt	Rif	Ery	Cla	Amg	Qui
Spotted Fever Group									
R. conorii subgroup	R	S	S	R	S	R	S	R	S
R. massiliae subgroup	R	S	S	R	R	R	S	R	S
Typhus Group									
R. typhi and R. prowazekii	R	S	S	R	S	S	S	R	S

1. 缩写 Blm: beta-lactams beta-内酰胺类; Dox: doxycycline 多西环素; Chm: chloramphenicol 氯霉素; Sxt: sulfamethoxazole 磺胺甲基异噁唑; Rif: rifampin 利福平; Ery: erythromycin 红霉素; Cla: clarithromycin 克拉霉素; Amg: aminoglycosides 氨基糖苷类; Qui: quinolones 喹诺酮类; R: resistant, 耐药; S: susceptible, 敏感。

2. 隶属于Spotted Fever Group的*R. conorii* subgroup立克次体菌株包括*R. conorii*、*R. caspia*、*R. israelensis*、*R. rickettsii*、*R. sibirica*、*R. australis*、*R. akari*、*R. japonica*、*R. honeï*、*R. africae*; *R. sibirica mongolotimonae*、*R. bellii*、*R. canada*、*R. helvetica*、*R parkeri*、*R. felis*等; 而隶属于Spotted Fever Group的*R. massiliae* subgroup立克次体菌株包括*R. massiliae*、*R. aeschlimanii*、*R. montanensis*、*R. rhipicephali*等。

目前关于立克次体耐药机制的研究相对较少, 依据其他细菌对各类抗菌药物耐药分子机制的研究结果, Rolain和Raoult对*R. prowazekii* Madrid E、*R. conorii* Malish 7、*R. typhi* Wilmington、*R. felis*等立克次体菌株的基因组序列进行了详细的分析比对, 指出立克次体耐受各类抗菌药物的可能分子机制, 当然这些分析结果还需要进一步的实验研究予以验证。

（一）针对β-内酰胺类药物的可能耐受机制

β-内酰胺类药物通过抑制青霉素结合蛋白（PBP）的转肽酶活性, 抑制细菌细胞壁的合成从而发挥抗菌活性。β-内酰胺类药物耐受常源于β-内酰胺酶的产生、PBP的突变或新型PBP使药物亲和力降低、药物泵出增加、细菌细胞壁的改变等。另外, *ampG*基因的缺失或突变也能增强β-内酰胺酶活性。就胞内寄生菌而言, 药物的胞内渗透能力较弱也是细菌对其耐受的重要原因之一。

通过对立克次体*R. felis*菌株基因组序列的分析, Rolain和Raoult发现了4个与β-内酰胺类药物耐受相关的ORF, 分别编码: C族β-内酰胺酶、D族β-内酰胺酶、青霉素酰基转移酶及ABC多药转运系统; 在*R. conorii*、*R. prowazekii*及*R. typhi*基因组中均发现了PBPs蛋白编码基因及*ampG*基因, 并且*R. conorii*基因组中还存在2个β-内酰胺酶编码基因但其编码产物缺乏酶学活性。这些基因产物或许即是立克次体耐受β-内酰胺类药物的分子基础。

（二）针对氨基糖苷类药物的可能耐受机制

氨基糖苷类药物通过作用于核糖体从而干扰细菌蛋白质的合成。多种酶类物质对药物的修饰或灭活是细菌耐受该类药物的重要原因, 目前已经发现约50多种氨基糖苷钝化酶类（aminoglycoside-modifying enzymes）, 如氨基糖苷乙酰转移酶（aminoglycoside acetyltransferases, AAC）、氨基糖苷核苷酸基转移酶（aminoglycoside nucleotidyltransferases, ANT）、氨基糖苷磷酸转移酶（aminoglycoside phosphotransferases, APH）等; 此外, 药物外排、16S rRNA基因及S12核糖体蛋白编码基因（*rpsL*）的突变均被发现与氨基糖苷类药物耐受有关。Rolain等在立克次体*R. conorii*菌株基因组序列中发现了一个氨基糖苷3'2-磷酸转移酶类似蛋白的编码基因, 在*R. felis*基因组序列发现一个链霉素耐受蛋白同源物编码基因, 但*R. typhi*及*R. prowazekii*未发现类似基因的存在。核糖体S12蛋白均未发现任何氨基酸残基替换; 同样, 16S rRNA基因也未发现碱基突变, 尤其是与氨基糖苷类药物耐受相关的530及915碱基位点。因此, 除*R. felis*和*R. conorii*外, 其他立克次体菌株对氨基糖苷类药物的耐受机制仍不清楚。

（三）针对大环内酯类药物的可能耐受机制

大环内酯类药物通过促使肽酰-tRNA从核蛋白体上解离, 干扰mRNA的翻译及肽链的延伸以抑制蛋白质的合成。通过腺嘌呤-N^6-甲基转移酶的作用, 对23S rRNA V区的肽基转移酶进行转录后修饰(如A2058位点的甲基化),使得药物作用靶点发生变异,药物亲和力降低,是细菌耐受大环内酯类药物的主要分子机制。但Rolain等未能在立克次体菌株的基因组序列中发现甲基化酶编码基因*erm*(erythromycin ribosome methylation)的存在。其次,药物结合位点序列(尤其是23S rRNA V区的G2057、A2058及A2059位点以及L4、L22核糖体蛋白编码基因*rplD*、*rplV*)的突变,也是导致大环内酯类药物耐受的原因。对斑疹伤寒群(对大环内酯类药物敏感)和斑点热群(对大环内酯类药物耐受)立克次体菌株基因组的比较分析显示二者在23S rRNA Ⅱ区、V区及L4核糖体蛋白编码区域不存在序列差异,但在L22核蛋白体C-末端的高度保守区域发现了3个氨基酸残基的差异(图27-1),或许这即是两群立克次体菌株对大环内酯类药物敏感性不同的原因之一。此外,立克次体还能编码多个与大环内酯类药物外排相关的蛋白,通过这些外排蛋白将药物泵出细胞,使胞内药物水平降低从而耐药。

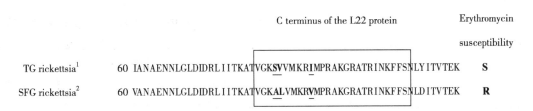

图27-1 立克次体菌株L22核蛋白体C-末端的氨基酸残基序列比对

(四)针对利福霉素类药物的可能耐受机制

利福霉素类药物(如利福平)通过抑制DNA依赖RNA多聚酶的活性,导致转录抑制及蛋白质合成障碍。细菌对利福平耐受主要源于*rpoB*基因的错义突变或缺失突变,导致RNA多聚酶β亚基的氨基酸残基替换和活性改变。除*R. massiliae* subgroup外,立克次体菌株对利福平敏感,但体外随机诱变可筛选出斑疹伤寒群立克次体*R. typhi*、*R. prowazekii*的利福平耐受菌株。Troyer等分析发现*R. typhi*利福平耐药菌株的*rpoB*基因存在3个碱基突变,导致RNA多聚酶β亚基151、201、271位点变异;Rachek等则报道RNA多聚酶β亚基546位点的精氨酸突变为赖氨酸(R546K)可导致*R. prowazekii*出现利福平耐药。Rolain等的实验研究结果显示,斑点热群立克次体中一些利福平天然耐受菌株的*rpoB*基因编码产物973位苯丙氨酸突变为亮氨酸(F943L)是其耐受利福平的分子基础。当然,发生在*rpoB*基因区域的其他突变也可能利福平耐药相关,Rachek等就发现RNA多聚酶β亚基533位的天冬氨酸转变为酪氨酸可导致立克次体对利福平耐受。

(五)针对甲氧苄啶及磺胺甲基异噁唑的可能耐受机制

磺胺甲基异噁唑(sulfamethoxazole)与*p*-对氨苯甲酸(aminobenzoic acid, PABA)结构类似,可结合于二氢蝶酸合酶(dihydropteroate synthase, DHPS),竞争性抑制PABA参与的二氢蝶酸及二氢叶酸的生物合成。细菌对磺胺甲基异噁唑的耐受主要源于DHPS编码基因(*folP*)的突变,同时细菌还可通过转座子或质粒介导的水平基因转移获得两个外源性*sul1*、*sul2*基因,编码对磺胺甲基异噁唑高度耐受的DHPS。甲氧苄啶是二氢叶酸的类似物,可竞争性抑制二氢叶酸还原酶(dihydrofolate reductase, DHFR)的活性。宿主细胞DHFR的过度表达、DHFR编码基因(*folA*)的突变、外源耐受性DHFR编码基因(*dfr*)的获得均与细菌对甲氧苄啶的耐药相关。由于缺乏*folA*和(或)*folP*基因,不能编码DHPS及DHFR,立克次体对甲氧苄啶及磺胺甲基异噁唑天然耐受。

第六节 抗螺旋体药物及螺旋体耐药机制

一、螺旋体概述

螺旋体(*Spirochete*)是一类细长、柔软、弯曲呈螺旋状、运动活泼的原核细胞型微生物。螺旋体具有与细菌相似的基本结构:有细胞壁,内含脂多糖和胞壁酸;有原始核质,以二分裂方式繁殖;对抗菌药物敏感,因而在分类学上归属于广义细菌范畴。螺旋体无鞭毛,依靠位于细胞壁与细胞膜之间的轴丝结构(也称内鞭毛或周浆鞭毛)使之能自由活泼运动。

螺旋体广泛分布于自然界,水、土壤以及腐败的有机物中,人体口腔及动物体内均可有螺旋体寄生。螺旋体隶属于螺旋体门,螺旋体纲,螺旋体目。根据螺旋的数目、大小、规则程度及两螺旋间距离等特点,螺旋体目(*Spirochaetales*)可分为3个科13个属,其中螺旋体科(*Spirochaetaceae*)分9个属,钩端螺旋体科(*Leptospiraceae*)分2个属,蛇形螺旋体科(*Sprpulinaceae*)分2个属,而对人体致病的有钩端螺旋体、密螺旋体、疏螺旋体3个属。

自20世纪40年代青霉素用于螺旋体病的临床治疗以来,一直是治疗螺旋体感染的首选药物。但因为青霉素过敏、深部肌内注射带来痛苦与不适以及口服青霉素疗效不稳定等问题使得青霉素在临床上的使用受到一定限制。针对青霉素治疗的局限性,大环内酯类、四环素类、第三代头孢菌素类药物因疗效良好、使用简便、患者依从性好作为替代药物用于青霉素过敏患者等的螺旋体感染治疗,只是随着临床应用的推广,耐药问题使得这些药物的临床应用面临严峻挑战。下面即以梅毒密螺旋体(*T. pallidum*, Tp)为例介绍螺旋体感染性疾病的药物治疗、耐药机制及耐药性检测方法。

二、抗螺旋体药物及螺旋体耐药机制

(一)青霉素

青霉素属β-内酰胺类药物,通过抑制青霉素结合蛋白的转肽酶活性,干扰细菌细胞壁交联从而发挥杀菌作用。由于疗效肯定、价格低廉,青霉素是目前CDC唯一推荐用于治疗各阶段梅毒的药物,且临床运用70余年,迄今尚无Tp对青霉素耐药的报道。与大环内酯类或四环素类药物通过单一点突变即可导致稳定的高度耐药不同,青霉素耐药常借助于基因水平转移获取新的遗传信息,如产生β-内酰胺酶、产生对青霉素亲和力低的新型青霉素结合蛋白(PBP)、通过同源重组改变PBPs、依赖排出泵降低胞内青霉素浓度等。而Tp缺乏噬菌体、质粒或转座子等可移动遗传元件,难以通过基因水平转移获得针对青霉素的耐药基因及相应的耐药能力;或许青霉素耐药的发生需要多级突变叠加,导致Tp出现青霉素耐药的可能性大幅降低,但不能保证永远不会发生青霉素耐药,不能因此放松警惕。

(二)大环内酯类药物

大环内酯类药物通过结合于细菌核糖体50S亚单位的23S rRNA,抑制依赖于RNA的细菌蛋白质合成。大环内酯类药物中,红霉素最早应用于临床螺旋体感染的治疗,但是很快在1964年就报道出红霉素治疗梅毒失败的病例,并于1977年从美国一个长期用红霉素治疗失败的二期梅毒患者体内分离出第一例耐红霉素的梅毒螺旋体菌株(ssl4)。体外研究显示:ss14菌株除对红霉素耐药外,对阿奇霉素也交叉耐药。阿奇霉素属大环内酯类第二代半合成衍生物,通过在红霉素内酯环的9α位点插入一个甲基取代氮,从而产生一个15元的大环内酯。阿奇霉素具有给药方便、半衰期长、血药浓度高、组织穿透性好、疗效良好等特点,在20世纪90年代中期即作为替代药物用于梅毒预防和早期梅毒的治疗。但随着阿奇霉素的广泛应用,梅毒螺旋体的耐药问题渐趋突出。2002年,Klausne等首先从在美国旧金山的一名男-男性行为者体内分离的梅毒螺旋体发现了对阿奇霉素的耐药现象。目前,大环内酯类药物耐受螺旋体菌株在美国、加拿大、中国等地流行。

分子生物学研究表明,基因突变是螺旋体耐受大环内酯类药物的主要机制,通过23S rRNA基因第V结构域中转肽酶编码序列的甲基化或碱基突变,改变药物作用靶位,使药物不能与细菌结合,从而干扰其对细菌蛋白质合成的抑制作用,破坏药物抗菌作用,使细菌对大环内酯类药物的耐受。2004年,Lukehart等发现对大环内酯类药物耐受的螺旋体菌株在23S rRNA基因2058位点由腺嘌呤A突变为鸟嘌呤G(A2058G),并进一步通过动物实验证实了2058位点突变与大环内酯类药物耐受密切相关。2009年Matejkova等又从分离于捷克的一株耐药菌株发现了23S rRNA基因新的突变方式(A2059G)。研究显示A2058G突变使螺旋体能耐受14、15元环的大环内酯类药物,而对16元环的药物无耐受能力;而拥有A2059G突变的螺旋体则能同时对14、15、16元环的大环内酯类药物耐受。

两种突变型耐药株在世界上一些发达国家和发展中国家有着不同程度的流行。旧金山2004年报道A2058G突变率为56%,A2059G突变率为13.2%,2005年A2058G突变率就已增长到76.5%;加拿大2009年报道A2058G突变率为28.6%;伦敦2011年报道A2058G突变率为66.6%,A2059G突变率为5.6%;2012年都柏林报道A2058G突变率为93.1%;而陈祥生等2012年对分离于中国8个城市的391份梅毒螺旋体标本分析显示中国A2058G突变率为88.6%~95.2%,未发现A2059G突变。这些流行病学调查结果说明A2058G突变型菌株是耐受大环内酯类螺旋体最主要的流行类型。只是,A2059G突变型出现时间相对较晚,或许随着大环内酯类药物的广泛使用,其突变率会随时间推移逐渐增高。但至今为止尚未发现在2058及2059位点同时发生双位点突变的螺旋体菌株。

克林霉素是林可霉素的半合成衍生物,虽然在化学组成上与大环内酯类药物无关,但因其也作用于23S rRNA结合位点被归入大环内酯类药物。梅毒螺旋体对克林霉素固有耐药,A2058G变异可增强菌株对克林霉素的耐受能力,导致高水平耐药,但具体机制尚不清楚。

(三)四环素类药物

四环素类药物主要通过可逆性的结合于核糖体30S亚基的16S rRNA区域,阻止氨基酰tRNA进入A位,抑制细菌蛋白质合成从而杀菌。目前常用的药物包括四环素、多西环素和米诺环素等。

采用四环素、多西环素对青霉素过敏梅毒患者进行治疗,可取得堪比青霉素的良好临床疗效。但由于四环素严重的副作用,目前临床上较多使用多西环素。盐酸多西环素是四环素的衍生物,其抗菌活性比四环素强2~10倍,具有半衰期长、组织穿透能力强、口服吸收利用度高、胃肠道副作用小等特点,并能长时间维持有效血药浓度,治疗早期梅毒疗效肯定,是四环素类药物中治疗梅毒的首选药物。此外,该药在常规剂量下能透入脑脊液,特别适合有神经损害的梅毒患者。但四环素类药物(包括多西环素)会导致牙齿黄染、损害胎儿发育等严重副作用,故不能用于孕妇、胎传婴儿和儿童梅毒的治疗。

迄今为止,尚未见有梅毒螺旋体对四环素类药物耐药的报道。但随着螺旋体对大环内酯类药物耐药性的增加,四环素类药物的使用会更加广泛。在药物选择压力下,螺旋体不可避免会通过自身变异以适应新的生长环境,在不久的将来可能会出现四环素类药物耐受菌株。Pringle等认为发生在16S rRNA基因区域的点突变(如965-967位点或1058位点),可能会导致螺旋体对多西环素的敏感性降低,成为螺旋体耐受四环素类药物的可能分子机制,如同在 *B. hyodysenteriae* 观察到的G1058C突变参与四环素耐药一样,只是仍需更多的研究予以证实。

(四)第三代头孢菌素

头孢菌素类药物是β-内酰胺类药物的7-氨基头孢烷酸(7-ACA)衍生物。和青霉素一样,头孢菌素类药物也是通过作用于青霉素结合蛋白破坏细菌细胞壁合成而杀菌。头孢曲松为第三代半合成头孢菌素的典型代表,具有血浆有效浓度高、半衰期长、生物利用度高(可达100%)、组织穿透力强、能通过胎盘屏障和血脑屏障、对孕妇及胎儿危害小、抗菌效果好等特点,是青霉素的良好替代药物。头孢曲松用于治疗梅毒的探索始于20世纪80年代,美国学者Johnson发现头孢曲松可治愈实验性兔梅毒,效果仅稍逊于青霉素。之后,头孢曲松被运用于临床并证实对梅毒治疗有效。美国疾病控制中心(US CDC)2010年梅毒治疗指南中推荐头孢曲松治疗对青霉素过敏的早期梅毒、潜伏梅毒和神经梅毒患者;对青霉素过敏且合并HIV感染的梅毒患者,也建议应用头孢曲松和阿奇霉素联合治疗,目前已被证实有效;虽然CDC没有推荐使用头孢曲松治疗妊娠梅毒,但已有学者采用头孢曲松治疗妊娠早期梅毒,并取得较好疗效。头孢曲松治疗梅毒具有与青霉素相近的疗效,且副作用较大环内酯类药物及四环素类少,是青霉素过敏患者最具潜力的替代治疗药物,但头孢菌素和青霉素之间存在约10%的交叉过敏反应,因此在对青霉素过敏的梅毒患者使用头孢曲松也应谨慎。由于头孢曲松目前在临床上还未被广泛应用,至今尚未出现对其耐药的Tp菌株。

(五)利福平

利福平通过结合于依赖DNA的RNA聚合酶(RpoB)的β-亚基,阻止细菌RNA合成,从而发挥抗菌功能。通常,由 *rpoB* 基因突变引起RpoB聚合酶氨基酸序列改变及其与利福平结合力的降低是细菌对利福平耐药的主要机制。研究显示:包括Tp在内的绝大多数螺旋体对利福平天然耐药。Alekshun等提出伯氏疏螺旋体等对利福平耐药是由于在RpoB蛋白的531位丝氨酸残基被天冬酰胺替代(S531N)所致。Lee、Stamm等的研究提示N531替代物出现在Tp ssl4菌株、伯氏螺旋体和其他密螺旋体(如齿垢密螺旋体)菌株的RpoB氨基酸序列中;对Tp Nichols株的基因组序列分析也证实了N531替代物的存在。并且,细菌学研究显示N531替代物与隐藏分枝杆菌(*Mycobacterium celatum*)对利福平高水平固有耐药密切有关。因此,RpoB聚合酶的N531替代可能是Tp及其他螺旋体对利福平固有耐药的主要原因。

三、梅毒螺旋体耐药基因的检测

由于难以在体外进行培养,梅毒螺旋体不能像其他可培养微生物一样采用常规药敏实验检测其对药物的敏感性,常采用分子生物学方法(如PCR、测序、酶切反应等)对其耐药基因进行分析。

(一)巢式PCR+限制性酶切分析

以大环内酯类药物为例,23S rRNA基因上的A2058G或A2059G位点突变导致了梅毒螺旋体对大环内酯类药物耐受,我们可以通过PCR方法扩增含A2058G或A2059G突变位点的基因片段,借助PCR产物序列测定检测基因突变的存在。另外,由于位点突变使螺旋体23S rRNA基因序列新增加了*Mbo*Ⅱ(A2058G)或*Bsa*I(A2059G)限制性酶切位点,于是通过PCR扩增结合限制性内切酶消化及测序,也可鉴定出大环内酯类药物耐受基因。具体操作如下:

1. 临床标本取材　用无菌生理盐水浸湿的棉拭子清洁溃疡表面,稍用力挤压皮损周围皮肤使组织液渗出,再转动棉拭子擦拭溃疡基底部蘸取组织渗出液,然后用1ml生理盐水中充分洗涤棉拭子,洗脱液-80℃保存,试验前半小时取出,恢复至室温备用。

2. 基因组DNA提取　采用商品化试剂盒(如QIAamp DNA mini Kit)抽提洗脱液中螺旋体基因组DNA,操作参考说明书进行。

3. 套式PCR(参照文献:Matejková P, *et al*. J. Med. Microbiol. 2009; 58: 832-836.进行)

(1)引物设计:根据梅毒螺旋体23S rRNA基因序列设计内、外两对特异性PCR引物,扩增区域需囊括2058、2059位点。例如:

引物名称	引物序列	产物大小
外侧上游引物	5-GTACCGCAAACCGACACAG-3	1602bp
外侧下游引物	5-GCGCGAACACCTCTTTTTAC-3	
内侧上游引物	5-GTACCGCAAACCGACACAG-3	629bp
内侧下游引物	5-AGTCAAACCGCCCACCTAC-3	

(2)PCR反应体系(25μl体系):包括1×PCR buffer,dNTP(四种成分各50μM),引物对(每条引物各1μM),0.3units Taq DNA多聚酶,5μl DNA模板。

(3)PCR反应条件:第一轮PCR进行外侧引物对的扩增,以待测样本基因组DNA提取物为模板,扩增产物长约1602bp。

94℃(1min);94℃(30s),56℃(30s),72℃(1min 45s),扩增40个循环;72℃(7min)。

第二轮PCR以1μl第一次扩增的PCR产物为模板,采用内侧引物对进行扩增,扩增产物长约629bp。

94℃(1min);94℃(30s),48℃(30s),72℃(1min 15s),扩增40个循环;72℃(7min)

4. 酶切反应及电泳观察　回收629bp大小的PCR扩增产物,采用限制性内切酶*Mbo*Ⅱ或*Bsa*I进行酶切鉴定。酶切产物经琼脂糖凝胶电泳分析:发生A2058G突变的大环内酯类药物耐受菌株的629bp基因组扩增片段经*Mbo*Ⅱ酶切后,产生180bp和449bp两个片段;发生A2059G突变的耐受菌株基因组629bp扩增片段经*Bsa*I酶切后,产生197bp和432bp两个片段;

而不耐药菌株没有相应酶切位点形成,依然保持629bp片段长度。

5. PCR产物测序鉴定　回收629bp大小的PCR扩增产物,送测序公司进行序列测定,分析在基因组2058或2059位点是否存在A→G突变。

(二)以Taqman为基础的实时三重荧光PCR实验

巢式PCR结合限制性酶切反应的方法需要进行巢式PCR反应及两个酶切消化方能鉴定,耗时费力,难以用于大规模临床标本的分析与鉴定。而Chen等科学家于2013年设计出以Taqman为基础的实时三重荧光PCR实验,以溶解曲线为基础分析鉴别螺旋体的A2058G及A2059G突变,该法具有与巢式PCR结合限制性酶切实验相同的检测灵敏度和特异性,但更快捷,且不需要借助琼脂糖凝胶电泳进行酶切片段大小的比较,避免了分析过程的主观性,可用于梅毒螺旋体对大环内酯类药物敏感性及突变类型的鉴定。具体操作如下:

1. 临床标本采集及螺旋体基因组DNA抽提同前。

2. 实时三重荧光PCR实验　参照文献进行。

(1)引物设计: 根据梅毒螺旋体23S rRNA基因序列设计特异性PCR引物及探针,扩增囊括2058、2059突变位点在内的185bp大小的基因组序列。具体如下:

引物或探针	序列(5'→3')
正义链引物	GACTCTGGACACTGTCTCG
反义链引物	Biotin-TTGACTCCGCCTAACCTGACG
荧光染料标记探针-野生株(Probe-WT)	FAM-TGAAGGTTCACGGGGTCTTTCCGT-BHQ
荧光染料标记探针-2058突变(Probe-2058)	CalRed610-TGAAGGTTCACGGGGTCTTCCCGT-BHQ
荧光染料标记探针-2059突变(Probe-2059)	Quasar670-AAGGTTCACGGGGTCTCTCCGTCT-BHQ

注: BHQ(black hole quencher)为荧光淬灭基团

(2)PCR反应体系(25μl体系): 包括1×PCR buffer,4mM MgCl$_2$,400μM dNTP(四种成分各100μM),引物及探针(各200nM),5 units荧光定量PCR DNA多聚酶(如AmpliTaq Gold polymerase),10μl基因组DNA模板。

(3)PCR反应条件: 95℃(10min); 95℃(20s),65℃(1min),扩增50个循环; 65℃(10min)荧光信号在5个PCR循环之后即可被检测到。

(4)结果分析: 依据荧光定量PCR的溶解曲线来进行分析。由于6-羧基二乙酸荧光素(FAM)标记的探针能与野生株、A2058G突变株及A2059G突变株的相应DNA序列匹配,但与三者的亲和力依次减弱; 荧光染料CalRed610标记的Probe-2058探针只与A2058G突变株的相应DNA序列具有较高亲和力; 同样,荧光染料Quasar670标记的Probe-2059探针也只与A2059G突变株的相应DNA序列具有较高亲和力。因此,在FAM探针反应通道,野生株、A2058G突变株及A2059G突变株均可出现阳性荧光信号,但荧光信号强度依次降低; 而CalRed610和Quasar670反应通道只有相对应的突变株基因组提取物才能在PCR反应中出现阳性荧光信号(图27-2)。

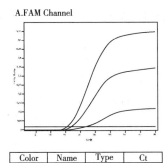 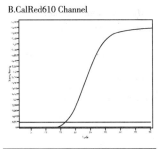 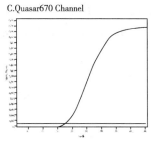

Color	Name	Type	Ct
	NTC	NTC	
	A2058G	PC	16.89
	A2059G	PC	22.23
	WT	PC	15.57

Color	Name	Type	Ct
	NTC	NTC	
	A2058G	PC	16.18
	A2059G	PC	
	WT	PC	

Color	Name	Type	Ct
	NTC	NTC	
	A2058G	PC	
	A2059G	PC	17.52
	WT	PC	

D.Interpretation of real-time PCR results

Genotype	Real-time PCR Channel		
	FAM	CalRed610	Quasar670
WT	Positive	Negative	Negative
A2058G mutation	Positive	Positive	Negative
A2059G mutation	Positive	Negative	Positive

FIG 2 Representative amplification curves and real-time triplex PCR assay results for simultaneous detection of the A2058G and A2059G mutations.NTC, no-template control;A2058G,plasmid containing the A2058G mutation;A2059G,plasmid containing the A2059G mutation;WT.plasmid with no mutation; PC,positive control; Ct,cycle threshold

图27-2　野生株、A2058G及A2059G突变株的实时三重荧光PCR实验结果

（黎　庶）

参考文献

1. 吴移谋. 支原体学. 第2版. 北京: 人民卫生出版社, 2008

2. 汪正清. 医学微生物学. 北京: 人民卫生出版社, 2013

3. 牛淑会. 梅毒螺旋体耐药性的研究进展. 微生物学免疫学进展, 2012, 40(1): 64-68

4. 吕亚萍, 冯文莉. 沙眼衣原体耐药机制. 中国药物与临床, 2014, 14(7): 927-929

5. Rolain JM, Raoult D. Genome comparison analysis of molecular mechanisms of resistance to antibiotics in the Rickettsia genus. Ann N Y Acad Sci, 2005, 1063: 222-230

6. Rolain JM, Raoult D. Prediction of resistance to erythromycin in the genus Rickettsia by mutations in L22 ribosomal protein. J. Antimicrob Chemother. , 2005, 56(2): 396-398

7. Matejková P, Flasarova M, Zakoucká H, et al. Macrolide treatment failure in a case of secondary syphilis: a novel A2059G mutation in 23S rRNA gene of *Treponema pallidum* subsp. Pallidum. J Med Microbiol, 2009, 58: 832-836

8. Centers for Disease Control and Prevention(CDC). Sexually transmitted diseases treatment guidelines, 2010. MMWR, 2010, 59(RR12): 26-38

9. Stamm LV. Global challenge of antibiotic-resistant *Treponema pallidum*. Antimicrob Agents Chemother, 2010, 54(2): 583-589

10. Chen CY, Chi KH, Pillay A, et al. Antibiotic resistance in Chlamydiae. Future Microbiol, 2010, 5(9): 1427-1442

11. Bébéar C, Pereyre S, Peuchant O. *Mycoplasma pneumoniae*: susceptibility and resistance to antibiotics. Future Microbiol, 2011, 6(4): 423-431

12. Kohlhoff SA, Hammerschlag MR. Treatment of Chlamydial infections: 2014 update. Expert Opin Pharmacother, 2015, 16(2): 205-212

13. Stamm LV. Syphilis: antibiotic treatment and resistance. Epidemiol Infect, 2015, 143(8): 1567-1574

第二十八章

原虫的耐药机制及耐药性检测

原虫(protozoa)是具有完整生理功能的单细胞真核动物。原虫分布广泛,种类很多,迄今已发现6.5万余种,其中寄生于人体管腔、体液、组织或细胞内的致病及非致病原虫称为医学原虫(medical protozoa)。原虫引起疾病的严重程度与虫种、寄生部位、虫株毒力等相关,寄生在组织、细胞的原虫所导致机体的损害较大。虽然引起人类致病的原虫只占小部分,但由于原虫在免疫功能低下的患者能够引起机会性感染而日益受到重视。由于药物的不合理应用和原虫变异等原因,原虫耐药的情况越来越多,许多抗原虫一线药面临淘汰的危险。

第一节　原虫的结构与生活史

原虫的大小差别较大,只有在显微镜下才能看见。直径小者2~3μm,大者可达100~200μm或以上,其形态因虫种不同及生活史的不同阶段而异。原虫的生活史是指从一个宿主到另一个宿主的传播过程,形式多样,有的比较简单,有的相当复杂,在医学上有着重要的流行病学意义。

一、原虫的结构

虫体的基本结构主要由胞膜、胞质和胞核三部分组成。

(一)胞膜

也称表膜,由单位膜构成,包被于原虫体表,对于保持虫体的自身稳定和参与宿主的相互作用起着重要的作用。胞膜带有多种受体、蛋白和酶类等抗原成分,具有很强的抗原性,可诱导宿主产生较强的免疫作用。原虫胞膜的功能除具有分隔与沟通作用外,还参与摄食、排泄、感觉和运动等多种生理活动。

(二)胞质

主要由基质、细胞器和内含物构成。

1. 基质　主要成分是蛋白质,大多数原虫的基质可分为外质和内质。外质较透明,凝胶状,具有运动、摄食、营养、排泄、呼吸、感觉及保护等功能;内质呈溶胶状,其内除有胞核外,还含有细胞器和内含物,是原虫新陈代谢和营养贮存的主要场所。

2. 细胞器 按其功能主要分三种:①膜质细胞器:由胞膜分化而成,如内质网、高尔基复合体、线粒体和溶酶体等,大多参与能量及合成代谢。②运动细胞器:是原虫分类的重要特征,按其性状分为伪足、鞭毛和纤毛三种。③营养细胞器:如胞口、胞咽和胞肛等,具有摄食、消化及排泄等功能。

3. 内含物 如食物泡、糖原泡、拟染色体以及原虫代谢产物和共生物(病毒颗粒)等。特殊的内含物可作为虫种鉴别的标志。

(三)胞核

原虫生存和繁殖的主要构造。胞核是由核膜、核质、核仁和染色质组成。胞核形态特征是病原学诊断的重要依据。

二、原虫的生活史

原虫的生活史按传播特点可分为三型:

1. 人际传播型 在生活史完成过程中只需一个宿主,通过直接或间接接触或中间媒介在人群中传播。

(1)有的原虫生活史中只有滋养体阶段,如阴道毛滴虫。

(2)有的原虫生活史中有滋养体和包囊两个阶段,如多数肠道寄生阿米巴、鞭毛虫和纤毛虫等。

2. 循环传播型 完成生活史需一种以上的脊椎动物,分别进行有性和无性生殖形成世代交替现象,如刚地弓形虫在终宿主猫体内进行裂体增殖和配子生殖,而在中间宿主人或鼠体内营内芽增殖。

3. 虫媒传播型 完成生活史需经吸血昆虫体内的无性或有性生殖,再经吸血感染人或其他动物,如利什曼原虫和疟原虫的生活史。

简述几种常见的原虫,如溶组织内阿米巴、蓝氏贾第鞭毛虫、阴道毛滴虫和疟原虫的生活史如下。

溶组织内阿米巴生活史的基本过程是包囊-滋养体-包囊。成熟的四核包囊是感染阶段,人若食入被四核包囊污染的水或食物后,因囊壁有抗胃酸的作用,能顺利通过胃和小肠上段,在小肠下段碱性消化液的作用下,囊壁变薄,具有四核的阿米巴脱囊而出,形成囊后滋养体,随即分裂成八个单核的滋养体。滋养体寄生在回盲部的结肠黏膜和肠腺窝内,以肠黏液、细菌及已消化的食物为营养,以二分裂法增殖。当滋养体随肠内容物运动到横结肠时,由于肠内环境的改变,滋养体逐渐停止活动,排出内容物,虫体团缩变圆,进入囊前期,随后胞质分泌囊壁,形成包囊。当宿主肠功能紊乱或肠壁受损,抵抗力下降时,滋养体可借伪足运动及分泌的酶或毒素的作用侵入肠壁,吞噬红细胞和组织细胞,变为具有致病能力的滋养体,并以二分裂法大量繁殖,破坏肠壁组织,致使肠黏膜坏死,形成溃疡,临床上出现阿米巴痢疾。滋养体可随坏死组织落入肠腔,随粪便排出体外死亡,或在肠腔中变为不致病的滋养体,再形成包囊排出体外。具有致病作用的滋养体还可侵入血管,顺血流进入肝、肺和脑等处引起肠外阿米巴病(图28-1)。

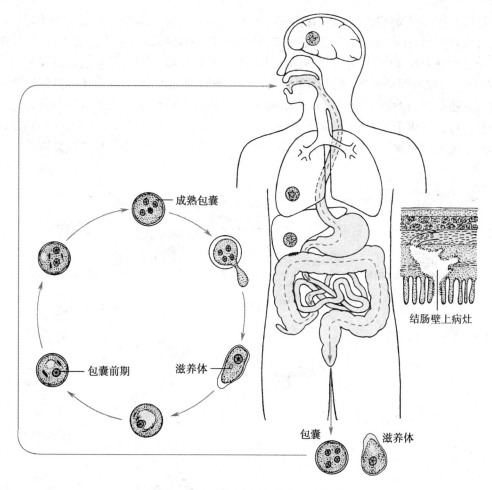

图28-1　溶组织内阿米巴生活史示意图

　　蓝氏贾第鞭毛虫的滋养体主要寄生于人体十二指肠,虫体借吸器吸附于肠黏膜上,通过体表摄取营养,以二分裂法繁殖。当周围环境不利时,滋养体落入肠腔随肠内容物下移,在回肠下段或结肠内形成包囊,并随粪便排出体外。四核包囊为感染阶段,随被污染的食物或水经口进入人体,经胃酸的作用,在十二指肠脱囊形成两个滋养体。

　　阴道毛滴虫的生活史比较简单,滋养体主要寄生于女性阴道,尤以阴道后穹隆部多见。男性感染者多寄生于尿道和前列腺。虫体以渗透、吞噬或吞饮方式摄取营养,以二分裂法进行繁殖。滋养体对外界抵抗力较强,通过直接或间接接触而传播。

　　疟原虫在人体内进行裂体增殖和开始配子生殖；在蚊体内完成配子生殖和孢子增殖。当感染疟原虫的雌性按蚊叮人吸血时,蚊唾液腺内的子孢子随蚊的唾液进入人体。约30min后,子孢子陆续侵入肝细胞。在肝细胞内,发育为红细胞外期的裂殖体。核经反复分裂至一定数量,胞质即分裂,形成数以万计的裂殖子,当裂殖体成熟后,被寄生的肝细胞破裂,裂殖子散出进入血窦。一部分裂殖子被吞噬细胞消灭,另一部分进入血流侵入红细胞,开始红细胞内期的发育。裂殖子侵入红细胞后,经过滋养体、未成熟裂殖体和成熟裂殖体的发育。随后,红细胞破裂,裂殖子逸出进入血流。一部分被吞噬细胞吞噬,其余裂殖子又侵入健康红细胞,重复进行红内期裂体增殖。疟原虫在红细胞内经过几次裂体增殖后,部分裂殖子侵入红细胞后不再进行裂体增殖,而发育为雌配子体或雄配子体。成熟的雌、雄配子体如被雌性按蚊吸入胃内后,在蚊体内继续发育,完成配子生殖。当雌按蚊吸疟疾患者血液时,各期疟原虫随血液进入蚊胃内,只有配子体能存活并继续发育。雌(雄)配子体进入蚊胃后发育为雌(雄)配子,雌雄配子相遇,形成圆形合子,此后,发育成为动合子,动合子穿过蚊胃壁上皮细胞或细胞间隙,在弹性纤维膜下,形成卵囊。卵囊形成后即进入孢子增殖阶段。一个成熟卵囊内可含有成千上万个子孢子。子孢子成熟后可主动从囊壁钻出或卵囊破裂后散出,随血淋巴进入蚊唾腺内。当含有子孢子的雌按蚊再吸入血时,子孢子便随蚊唾液进入人体(图28-2)。

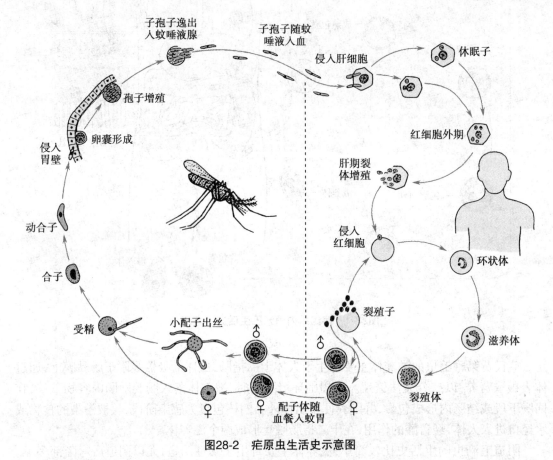

图28-2　疟原虫生活史示意图

第二节　抗原虫药物及作用机制

　　由于甲硝唑是溶组织内阿米巴、阴道毛滴虫和蓝氏贾第鞭毛虫共同的的首选治疗药物,因此将这几种原虫的治疗药物和作用机制归纳叙述。

一、阿米巴病、滴虫病及贾第虫病的主要治疗药物及作用机制

　　1.甲硝唑(metronidazole)　是治疗各型阿米巴病的首选药,可杀灭组织及肠腔内原虫,

口服吸收良好,副作用少,但结肠内浓度偏低,单独用来治疗带虫者的效果不理想。对各型阿米巴滋养体有杀灭作用,适用于治疗阿米巴痢疾和肠外急性阿米巴病,尤其适用于妇女、儿童及体弱患者。治疗有症状的阿米巴病:成人400mg/次,每日3次,连服5~10日;治疗肝脏等肠外阿米巴病:成人500~800mg/次,每日3次,连服10~20日。在原虫和厌氧菌细胞内甲硝唑被铁硫蛋白还原,产生对细菌有害的复合物,抑制细菌DNA的合成,还原产物可与各细胞内大分子起作用而将微生物杀死。滋养体可通过酵解作用产生ATP,其中包括丙酮酸通过铁氧还蛋白氧化还原酶(Pyruvate ferredoxin oxidoreductase, PFOR)脱羧形成乙酰辅酶A。溶组织内阿米巴有一种2-酮酸还原酶,生化试验鉴定了细胞质中的PFOR的活性,但抗体对抗PFOR的重组体将其定位在细胞膜和EhkO细胞器上。伴随着丙酮酸脱羧作用,Fd减少,电子从Fd转移到甲硝唑,通过电子传递参与抗滴虫药物甲硝唑在体内的活化,从而杀死寄生虫。

该药有强大的杀灭滴虫作用,为治疗滴虫性阴道炎的首选药物,适用于局部用药不能根治的患者和泌尿道感染者。成人治疗剂量为200mg,每日3次,7日为一疗程,连用2~3个疗程,治愈率达95%。大剂量疗法可采用2g顿服,服药后4日虫体转阴,治愈率为100%,部分患者有胃肠道反应。其治疗作用的分子机制大致为:甲硝唑以简单扩散方式进入细胞后会呈现电子受体的特性,能和氢化酶体竞争PFOR产生的电子,并使药物硝基活化,引起细胞的破坏。

甲硝唑目前为治疗贾第虫病的首选药物。该药可以对贾第虫的形态结构造成损伤,光镜、电镜观察显示,正常对照组虫体呈梨形,双核,质膜下囊泡大小均一,排列整齐胞质致密度高;甲硝唑药物作用后,光镜形态变化为作用后2h虫体稍肿大,4h胞质致密度降低,胞质内出现空泡,当药物作用时间延长至8h出现终止分裂,畸形,胞质内空泡增多,12h胞质内含物减少或耗空。电镜形态变化为作用后2h,胞质致密度降低,4h虫体肿胀,变圆,8h胞质内含物稀疏,致密度降低,空泡增多,呈现锯齿状核畸形,当药物作用时间延长至12h,胞质内含物溶解破坏,进一步耗空虫体死亡。成人每次5mg/kg,每日3次,连服7~10日。

2. 替硝唑(tinidazole)　是继甲硝唑之后的新一代硝基咪唑类抗厌氧菌药物,其疗效是甲硝唑的4~5倍,对于90%的厌氧菌其最低抑菌浓度(MIC)为2μg/ml,抗菌谱包括所有厌氧菌,它能透过厌氧菌的细胞体,破坏DNA链而抑制DNA的合成。替硝唑对阿米巴肝脓肿的治疗较甲硝唑好,对阿米巴痢疾的疗效与甲硝唑相似。治疗急性阿米巴痢疾:成人600mg/次,每日2次,连服5日;也可2g/次,每日1次,连服2~3日。治疗阿米巴肝脓肿,每日2g,一次服用,连服3~6日。它的副反应少,每天只需服药一次,效果良好。阴道毛滴虫在替硝唑浓度在10~20μg/ml的培养基中培养6h,100%的虫体死亡。国外采用替硝唑单剂量2g顿服治疗滴虫性阴道炎,疗效高,副反应少,有取代甲硝唑的趋势。治疗贾第虫病成人口服150mg/次,每日2次,共7日;或2g,一次顿服。

3. 依米丁(emetine,又称吐根碱)　对组织内阿米巴滋养体有直接杀灭作用,对肠腔内的滋养体和包囊无效。作用机制为抑制蛋白质合成,影响核糖体沿着mRNA移动。治疗急性阿米巴痢疾和肠外阿米巴病能迅速控制症状,但不能根治。成人经深部皮下注射或肌内注射,每日0.6~1.0mg/kg,分2次注射,6~10日为一个疗程。主要经肾脏缓慢排泄,连续应用易致蓄积中毒。

4. 氯喹(chloroquine)　对阿米巴滋养体有很强的杀灭作用,口服后在肠壁组织含量很低,在肝脏浓度较高,适用于治疗阿米巴肝脓肿。成人第1、2日500mg/次,每日2次,以后250mg/次,每日2次,连服14~20日。

5. 卡巴肿(carbarsone)　对阿米巴滋养体和包囊都有作用,但对滋养体的作用不及依米丁作用强,主要对轻症肠内阿米巴病有效,常用于急性症状控制后的根治治疗。

6. 阿苯达唑(albendazole) 本药具有广谱驱肠道内寄生虫的作用,治疗贾第虫病成人每次250mg,每日2次,连服3日。贾第虫生活史分为两个阶段:滋养体和包囊。包囊具有传染性而滋养体无传染性,两者相互转化的过程称为脱包囊和成囊。阿苯咪唑对两个过程均有一定的抑制作用,对成囊的抑制更显著,其抑制率在33%且无剂量相关性。如果能阻断两个阶段的相互转化,具有传染性的包囊将会避免被排放到外界环境中,从而阻断贾第虫的潜在感染。

二、疟疾的主要治疗药物及作用机制

1. 氯喹(chloroquine) 氯喹抗疟的详细作用机制不是十分明确,可能有蛋白质合成受阻和肽链代谢抑制机制;血红蛋白分解和血红素多聚酶抑制机制或凋亡机制等。氯喹是通过其喹啉环与疟原虫DNA中的鸟嘌呤、胞嘧啶结合,插入到DNA双螺旋结构之间,从而抑制DNA的复制和RNA的转录;氯喹能够抑制磷酸掺入疟原虫的DNA和RNA,由于核酸合成减少,从而干扰疟原虫的繁殖;氯喹在疟原虫的食物泡中聚集,食物泡中的pH值升高,抑制了疟原虫血红蛋白酶的活性,使疟原虫不能消化所摄取的血红蛋白,致其生长发育缺乏所需的氨基酸,并造成核酸的崩解。

该药对间日疟、三日疟和对氯喹敏感的恶性疟的急性发作期能够快速控制临床症状,是控制疟疾发作的首选药物。成人用量为第1日口服1g,第2日、第3日各服0.75g;治疗恶性疟可采用静脉给药,成人第1日1.5g,第2日、第3日分别为0.5g。

2. 磷酸哌喹(piperaquine phosphas) 磷酸哌喹可造成疟原虫红内期滋养体食物泡和线粒体肿胀,疟色素形态变异,线粒体数量增多,腔内出现较多的层膜小体,线粒体和食物泡内出现螺纹膜,作用机制可能是通过影响膜上的有关酶系而改变膜的功能。哌喹对各种疟原虫的红内期均有杀灭作用,且药效持续时间长,可用于预防疟疾。用于预防用药时,成人常用量为每月口服0.6g,一次顿服,可连续4~6月,但不宜超过6个月。治疗疟疾,成人第1日0.6g,第2日、第3日分别为0.45g,总量为1.5g。

3. 咯萘啶(pyronaridine) 咯萘啶与氯喹对疟原虫具有相同的作用点,即食物泡;咯萘啶还能作用于复合膜,通过破坏复合膜的结构、功能和食物泡的代谢活力迅速起到杀虫作用。咯萘啶对各种疟原虫红内期均有杀灭作用,对耐氯喹的恶性疟原虫有较强的作用。该药不仅可用于一般疟疾的治疗,而且可用于抗氯喹的恶性疟原虫,或多重抗性的病例治疗。口服第1日服2次,每次0.3g,第2、3日各服用0.3g。静脉滴注为每次6mg/kg,加入5%的葡萄糖注射液200~500ml,2~3h滴完,间隔6~8h重复一次。肌内注射每次2~3mg/kg,间隔1~6h重复一次。

4. 奎宁(quinine) 奎宁的化学结构与氯喹有相似之处,抗疟机理也相似,都是与疟原虫的DNA结合形成复合物,抑制DNA的复制和RNA的转录,从而抑制疟原虫蛋白质的合成,但这种作用较氯喹弱;奎宁还能降低疟原虫的氧耗量,抑制疟原虫的磷酸化酶,干扰糖代谢;还能引起疟色素的聚集;奎宁可导致被疟原虫寄生的红细胞早熟破裂,阻止裂殖体的成熟。

奎宁对各期疟原虫红内期均有效,可有效控制疟疾的临床发作,但不能根治疟疾,主要用于耐氯喹的恶性疟和脑型疟的治疗。治疗一般疟疾时,奎宁不作为首选用药,必要时为控制症状,可口服硫酸奎宁,0.3~0.6g,每日3次,连服7日。在治疗耐氯喹的恶性疟时,可采用硫酸奎宁0.6g,每日3次,连服14日。对于脑性疟或其他严重恶性疟病例,可采用二硫酸奎宁5~10mg/kg(最高500mg)加入生理盐水或葡萄糖注射液中稀释后静脉滴注,滴注过程中应密切注意血压的变化。

5. 甲氟喹(mefloquine)该药是针对恶性疟原虫多元抗药株的增多而筛选出的一种抗疟药。其抗疟机制可能与奎宁相似,但并不嵌入疟原虫的DNA,可能是直接影响疟原虫的表膜而发挥抗疟作用。甲氟喹对疟原虫红内期,特别是裂殖体具有明显而持久的杀灭作用,主要用于治疗抗氯喹恶性疟的急性发作及初次进入耐氯喹的恶性疟流行区人群的预防用药。每日口服2.5~5mg/kg,连服7日,能治愈耐乙胺嘧啶、氯喹和奎宁的恶性疟原虫和间日疟原虫感染。预防用量为:成人及体重大于45kg的儿童为250mg(1片),每周1次;体重为30~45kg的儿童为3/4片,每周1次;体重为20~30kg的儿童为1/2片,每周1次;体重为15-20kg的儿童为1/4片,每周1次。应注意的是,东南亚已出现抗甲氟喹的恶性疟原虫虫株。

6. 青蒿素(artemisinine)及其衍生物　青蒿素是我国学者屠呦呦于1971年10月从草药黄花蒿中发现了抗疟效果为100%的青蒿提取物,2015年诺贝尔奖生理学或医学奖授予了这位中国女科学家,以表彰她发现青蒿素,显著降低了疟疾患者的死亡率,这是中国科学家首次获得诺贝尔科学类奖项。青蒿素对各种疟原虫的红内期均有显著的作用,首先作用于原虫的食物泡、表膜和线粒体,其次是核膜和内质网,对核内的染色体也有一定影响。其作用机制是干扰疟原虫表膜及线粒体功能,使其膜系结构发生变化;也可能作用于食物胞膜,阻断了疟原虫营养摄取的最早阶段,使疟原虫不能摄取宿主的血红蛋白;青蒿素对线粒体酶系中的细胞色素氧化酶和琥珀酸脱氢酶有较强的抑制作用,其起始作用方式可能是抑制原虫的蛋白质合成和糖代谢。青蒿素具有高度杀恶性疟原虫、间日疟原虫红内期裂殖体的作用,可用于控制症状及用于抗氯喹恶性疟的治疗,尤其是脑性疟的治疗。控制间日疟和耐氯喹的恶性疟,服用片剂首次为1g,6~8h后0.5g,第2、3日各0.5g。采用栓剂,成人总剂量2.8g,每日2次,第1日,每次0.6g,隔4h一次,第2、3日每次为0.4g,隔8h一次,能控制各种疟疾的临床症状。青蒿素的衍生物有双氢青蒿素、青蒿琥酯和蒿甲醚等。

7. 乙胺嘧啶(pyrimethamine)　乙胺嘧啶又称为息疟定,为二氢叶酸还原酶抑制剂。作用机制主要是抑制疟原虫的二氢叶酸还原酶,使二氢叶酸不能还原为四氢叶酸,从而影响嘌呤和嘧啶的合成,核酸形成减少,使原虫细胞核的分裂和裂体增殖受抑制。疟原虫的DNA合成主要发生在滋养体阶段,乙胺嘧啶对各种疟原虫红内期有抑制作用,但对已成熟的裂殖体无作用,因此乙胺嘧啶对临床症状的控制缓慢,是主要的疟疾预防用药。乙胺嘧啶也可抑制配子体在蚊体内的发育,使卵囊形成减少,不能发育为子孢子。作为预防用药,应在进入疫区前1~2周开始服用,宜服至离开疫区后6~8周,每周25mg。用于治疗抗氯喹的恶性疟,每日50mg,分2次服用,疗程3日。服药后经胃肠道可以完全吸收,排泄较为缓慢,一次服药后,其预防作用可维持在一周以上。长期或大量服用可引起骨髓抑制和消化道症状等毒副作用。

8. 磺胺类抗疟疾药　主要有磺胺林和磺胺多辛,它们和乙胺嘧啶一样均是通过抑制叶酸生成来发挥抗疟原虫的作用。疟原虫能够利用二氢蝶酸合成酶将对氨基苯甲酸与蝶呤衍生物转变为叶酸前体二氢蝶啶,随后合成叶酸,进而合成疟原虫的核酸。磺胺类药物和对氨基苯甲酸结构相似,能竞争性的抑制二氢蝶酸合成酶和合成二氢蝶呤,从而达到抑制疟原虫生长繁殖的目的。

三、利什曼病的主要治疗药物及作用机制

1. 葡萄糖酸锑钠（pyrimethamine）　五价葡萄糖酸锑钠仍是目前治疗黑热病的首选药物。杀虫作用可能是通过调节免疫功能，改善机体的内在状态，激活吞噬细胞吞噬并消灭利什曼原虫。斯锑黑克六日疗法，成人总量120~150mg锑/kg，分为6次，每日肌内或静脉注射1次，6天为一疗程。斯锑黑克三周疗法，成人总量135mg锑/kg，分为6次，每周肌内或静脉注射2次，3周为一疗程。WHO推荐的治疗方法为，初治病例用20mg锑/(kg·d)，疗程30d，药物用5%的葡萄糖液稀释成50~100ml溶液，作静脉注射，10min左右注射完毕。斯锑黑克三个疗程以上仍未治愈者，临床上称为抗锑性病例，可采用戊烷脒、羟脒替等药物治疗。

2. 戊烷脒（pentamidine）　戊烷脒可切断动基体DNA的复制以及抑制虫体RNA、磷脂类和蛋白质的合成。每次4mg/kg，每日或隔日肌内注射1次，总剂量为60~70mg/kg。WHO推荐的方案为，戊烷脒4.0mg/kg，隔日注射1次，11周为一疗程。

第三节　阴道毛滴虫的耐药及检测

阴道毛滴虫（*Trichomonas Vaginalis*）（Donne，1837）简称阴道滴虫，主要寄生于女性阴道、尿道及男性尿道、前列腺内，引起滴虫性阴道炎、尿道炎或前列腺炎。是一种全球性分布、以性传播为主的寄生虫病。人体感染阴道毛滴虫可增加对其他性传播疾病病原体的易感性，感染免疫缺陷病毒HIV的机率增加2~4倍，促进HIV在人群中广泛流行。

一、阴道毛滴虫的耐药性及耐药机制

阴道毛滴虫缺乏线粒体和过氧化物酶体，但具特有的氢化酶体（hydrogenosome），通过碳水化合物的酵解获取能量，适宜在厌氧或微需氧环境生活。氢化酶体是一个具有双层膜的细胞器，主要功能是使丙酮酸盐氧化脱羧，产生ATP，为阴道毛滴虫的生长提供能量，同时伴有电子的传递，产生H_2O、H_2、CO_2和乙酸等代谢产物。这个氧化脱羧过程中的关键酶是丙酮酸：铁氧化还原蛋白（ferredoxin，Fd）：氧化还原酶（PFOR），产生的电子由铁氧化还原蛋白和铁-氢化酶转运。氢化酶体很可能来源于线粒体或者是线粒体的衍化产物。

1962年临床首次报道阴道毛滴虫对甲硝唑具抗药性。最初在实验室中选择出的耐药毛滴虫株只在厌氧条件下才呈现出甲硝唑耐药，直到1992年才首次在体外培育出需氧条件下对甲硝唑耐药的虫株。耐药虫株根据其生长培养条件，分为厌氧耐药株和需氧耐药株，多数临床上发现的耐药株属于需氧耐药株。需氧耐药虫株和厌氧耐药虫株的生化特征不同。厌氧条件下的耐药虫株，PFOR活性降低导致氢化酶体形态改变、活性降低，因此PFOR活性降低是阴道毛滴虫厌氧性耐药的基础；而有氧条件下生长的耐药株和临床分离的耐药株相同，只在有氧的药敏实验中出现耐药，PFOR活性不降低，而在厌氧实验中表现为甲硝唑敏感。推测其可能的机制是耐药株末端氧化酶（terminal oxidases）对氧的亲和力下降，或氧清除系统（oxygen scavenging system）功能降低，从而产生相对较高的氧浓度，进而和甲硝唑竞争电子或引起甲硝唑的再次氧化，进而导致了甲硝唑药效降低和有氧耐药。

阴道毛滴虫的耐药机制非常复杂,并非单纯的PFOR活性降低或缺乏就会引起完全的厌氧耐药。铁氧化还原蛋白的改变也与阴道毛滴虫耐药机制相关。铁氧化还原蛋白是低分子量的铁硫蛋白,在自然界广泛分布。常见的为[2Fe-2S]Fd,是阴道毛滴虫氢化酶体电子传递链中的主要成分,参与PFOR介导的丙酮酸盐氧化脱羧,形成乙酰辅酶A和ATP反应,在此过程中为电子供体,通过电子传递参与抗滴虫药物甲硝唑在体内的活化,是活化抗滴虫药甲硝唑的必要成分,活化后的药物不仅能抑制毛滴虫体内的DNA合成,而且能降解现有的DNA。1992年Johnson等发现耐甲硝唑阴道毛滴虫株中,铁氧化还原蛋白基因转录水平降低50%~65%,而铁氧化还原蛋白的浓度降幅超过50%,并且还检测到了两个基因突变位点。近年来研究发现,在试管中药物能和还原型[2Fe-2S]Fd快速反应而活化,而且反应主要是受药物自身接触铁硫([2Fe-2S]的)中心的影响。因此甲硝唑在抗性株体内活化减少。对Fd基因及蛋白质的研究将有助于阐明阴道毛滴虫耐药株耐药机制,并为进一步研究有效药物打下基础。另外,在耐药虫株中还发现了一些酶的变化,例如只有在PFOR和辅酶Ⅰ(NAD):铁氧化还原蛋白氧化还原酶同时缺陷才能出现完全厌氧耐药。耐药虫株中还可发现乳酸脱氢酶的活性增高,精氨酸代谢增强,核糖体保守序列的基因内转录间隔区ITS突变等。

二、阴道毛滴虫耐药的检测

临床上判断耐药的标准是应用甲硝唑一个疗程后治疗无效。对阴道毛滴虫的耐药检测试验多参照美国国家临检实验室标准化委员会(NCCLS)制定的琼脂稀释法和培养液稀释法。现以培养液稀释法为例,具体操作如下:

1. 虫株的培养与准备　将受试虫株在血平板培养基上传种3次以保证其纯度和活力,得到72h菌龄的虫株,制备盐水滴虫悬液,浓度相当于2.0号麦氏标注比浊管(相当于包含10^7~10^8cfu/ml菌)。

2. 药物配制　取一定量的替硝唑(tinidazole)和甲硝唑注射液用培养液,分别配制成含药量为2mg/ml的原药液,然后用培养液倍比稀释成5个浓度的药液,一般药物浓度为20.00μg/ml、10.00μg/ml、5.00μg/ml、2.50μg/ml、1.25μg/ml,再加入0.2ml配制好的盐水滴虫悬液。各管均设3复管,置于37℃微需氧环境中培养。

3. 结果观察和判定　当含药液和不含药液的培养管在培养2h、4h、6h、8h、24h、48h后,用滴管混匀培养液,取1滴悬液置于载玻片上,覆上盖玻片于室温(25℃)显微镜(1000×)观察虫体生长情况。虫体变圆,结构模糊,体内含有大量颗粒,失去原有透明度。鞭毛和波动膜不运动或缺失者判定死虫,同时对活虫进行相对计数判定相应浓度的耐药程度:+为全片1~2个活虫,2+为每个视野1~2个活虫,3+为每个视野2~10个活虫,4+为每个视野10个活虫以上。如无活虫则将该管转种于不含药液的培养液中,培养48h,再镜检,如无活动虫体则判定待检虫株对该浓度敏感。

第四节　疟原虫耐药及检测

疟原虫(malaria parasite)是疟疾病的病原体,寄生于人和多种哺乳动物,少数寄生于鸟类及爬行动物。疟疾分布全球,在我国流行区俗称"打摆子""发疟子"和"冷热病"等。我国流行的主要是间日疟原虫和恶性疟原虫。

根据WHO1975~1995年估计，全世界有1/3人口受疟疾威胁，每年感染疟疾人口为3亿~5亿，每年死亡人数为270万；其中90%是非洲儿童。疟疾是一种严重危害人体健康的寄生虫病，在我国已有几千年的历史，建国前疟疾在我国流行猖獗，建国初为我国五大寄生虫病之一。建国后，随着政府的重视和经济、卫生条件的改善，大部分地区疫情被控制或明显下降，但由于引起流行的因素未能完全消除，消灭疟疾的任务仍很艰巨。我国目前的主要流行区在云南、海南的热带雨林及边境地区、安徽、湖北、河南、江苏和广西壮族自治区的部分地区。

一、疟原虫的耐药性及耐药机制

（一）疟原虫的耐药性

疟疾的耐药性是一直受关注的热点问题。疟原虫对氯喹及乙胺嘧啶的耐药性较易发生。疟原虫的耐药性常有明显的地域性。疟疾耐药最初发现于20世纪50年代，在泰国和柬埔寨边境地区首次发现了抗氯喹耐药的疟原虫，在南美洲和印度次大陆均发现了耐氯喹的恶性疟原虫。在过去几十年间，抗疟疾药物的耐药性迅速扩散，并由单一耐药，演变为多重耐药。抗疟新药阿托伐醌自1997年上市后，仅仅只过了1年就产生了耐药性。2009年2月25日世界卫生组织宣布，在泰国和柬埔寨边境地区出现了耐青蒿素的疟原虫，这可能会严重影响全球疟疾防治成果。研究显示，使用单一药物尤其是青蒿素及其衍生物的单一药物治疗可能是疟疾耐药性增加的主要原因。耐药的疟原虫主要是恶性疟原虫和间日疟原虫。

疟原虫耐药是指疟原虫株在通常足以杀死或阻止其繁殖的药物浓度下，仍有繁殖或存活能力，耐药株能够抵抗机体所能耐受的最大药物浓度。抗药虫株的产生一般认为是由于药物的选择作用使得疟原虫某一个种群的抗药突变株能够过度生长繁殖所致。在大规模人群服药时，少部分人因给药剂量偏低，或是由于药物吸收不良，血药浓度偏低，使得对药物不敏感的虫株占了优势，从而改变了虫株的特性。疟原虫虫株一旦对某种药物产生抗药性后，对其他药物也可能产生交叉耐药性。

对恶性疟原虫感染者或带虫者给予标准剂量的氯喹治疗。服药后每天取血滴片镜检，观察100个视野，如果未发现疟原虫即为阴性。也可计算每立方毫米血液内的疟原虫数及测定服药后3天内尿液中的氯喹含量以了解其吸收排泄情况。疟原虫耐药的判断标准如下：

敏感株：服药后第6天检测结果为阴性，第7天仍为阴性，继续观察3周，在28天内未复燃的疟原虫为敏感株；

RⅠ级耐药株：28天内复燃的疟原虫为RⅠ级耐药株。对复燃的患者要排除新的感染，服药后至少2天转阴，但在7天内复燃的也属于RⅠ级耐药株；

RⅡ级耐药株：服药后48h疟原虫无性体数减少到服药前的25%以下，但7天内没有转阴的属于RⅡ级耐药株；

RⅢ级耐药株：服药后48h疟原虫无性体数未减少到服药前的25%以下，或原虫数反而增加者为RⅢ级耐药株。

（二）疟原虫的耐药机制

1. 针对二氢叶酸还原酶（DHFR）抑制剂的耐药　　二氢叶酸还原酶（dihydrofolate reductase，DHFR）能催化二氢叶酸还原成四氢叶酸，后者在胸腺嘧啶的合成过程中提供甲基嘧啶。乙胺嘧啶、氯胍、环氯胍和甲氧苄胺嘧啶相似，都是二氢叶酸还原酶抑制剂。

疟原虫对DHFR抑制剂耐药的可能机制之一,是由于DHFR活性区单一位点突变引起的,可导致DHFR抑制剂与DHFR的结合力明显降低。将乙胺嘧啶耐药株和敏感株进行杂交后,再对杂交株进行遗传分析,发现丝氨酸108→天冬氨酸的突变与耐药关系密切;自然形成的耐药株也存在这种突变;另外发现在天冬氨酸108存在时,天冬酰胺51→异亮氨酸、半胱氨酸59→精氨酸的突变也能增强疟原虫对乙胺嘧啶的耐药性。对环氯胍耐药株的疟原虫DHFR测序发现存在着丝氨酸108→苏氨酸、丙氨酸16→缬氨酸的突变。对乙胺嘧啶和氯胍同时耐药的疟原虫的虫株一般都有三种突变,即丝氨酸108→天冬氨酸、异亮氨酸164→亮氨酸、半胱氨酸59→精氨酸。

疟原虫对DHFR抑制剂耐药的另一种可能机制是基因异常表达。对乙胺嘧啶耐药的恶性疟原虫实验诱导株的DHFR基因水平检测发现,这种虫株体内的DHFR基因表达水平是正常株的5~10倍,但未见基因突变。

2. 针对喹啉抗疟药的耐药　喹啉抗疟药以氯喹为代表,主要作用于疟原虫的红内期,属于一线抗疟药,用于控制疟疾症状。其他喹啉类抗疟药还有甲氟喹、阿莫地喹和卤泛曲林等。1982年泰国首次报告了耐药株,目前甲氟喹的耐药主要分别在以泰国为中心的亚洲、南美洲和非洲三大地区,我国海南省也有甲氟喹耐药的报告。

对氯喹耐药的疟原虫相当广泛,这些耐药疟原虫都有一个共同的特征就是在治疗过程中虫体内的氯喹浓度明显降低。目前认为有两种可能的原因,一是耐药疟原虫氯喹摄入减少,二是耐药疟原虫外排药物增多,或两者共同发挥作用。对氯喹耐药虫株和敏感虫株进行氯喹摄入和氯喹外排速度测定发现,二者在摄入氯喹上无明显的差异,而在氯喹外排方面,耐药虫株外排氯喹速度是敏感株的40~50倍,因此认为外排增多是氯喹耐药的主要机制。此外,疟原虫在分解、利用宿主血红蛋白,最终转变成疟色素的过程中,耐药虫株使正铁血红素酸转化为疟色素的速度变慢,造成正铁血红素酸过多,正铁血红素酸与氯喹形成络合物,使得疟原虫产生了对氯喹的耐药性。氯喹耐药的分子水平机制也取得了较大的进展,疟原虫体内可能有多个基因参与了抗氯喹过程。先后发现*pfmdr1*、*pfmdr2*、*cg2*、*cg1*等基因与氯喹耐药相关。

(1)恶性疟原虫多耐药基因(plasmodium falciparum multidrug resistance gene, *pfmdr1*、*pfmdr2*基因)变异:*pfmdr1*基因位于恶性疟原虫第5号染色体,其表达的蛋白Pgh1属于ABC家族,位于红内期恶性疟原虫虫体食物泡,可能参与细胞内药物跨膜转运,即具有能量依赖的跨膜药物外输泵的功能。恶性疟原虫耐氯喹株(chloroquine resistance, CQR)存在特异密码子突变的情况,存在两种基因型:K1型,源于亚洲、非洲,发生Asn86→Tyr86;7G8型,源于南美,发生Tyr184→Phe184或Ser1,034→Cys1,034; Asn1,042→Asp1,042; Asp1,246→Tyr1,246。*pfmdr1*突变点的检测亦可作为预测CQR分布的流行病学检验方法。

疟原虫耐药株中还有*pfmdr2*基因的过度表达,该基因位于14号染色体上,其表达产物也属于ABC家族。该基因与耐药性的关系尚需研究。

(2)*cg2*基因变异:通过恶性疟原虫耐氯喹株CQR与恶性疟原虫氯喹敏感株CQS的杂交实验及BamHI限制性酶切片段长度多态性(RFLP)的分析表明,"*cg2*"是位于疟原虫第7号染色体上,约400kb的DNA片段,与氯喹抗性相关。其编码产物是一种氯喹转运蛋白,与CQR氯喹快速外排表型有密切相关。进一步研究将其定位于一段36kb长的片段上,12个有意义的含有特征性的突变位点和3个多态重复区,其中4~8个的微小变异就足以使疟原虫具备抗氯喹的能力。*cg2*基因、*cg1*基因在CQS与CQR的不同地理株之间呈现多态性,可能与CQR有关。*cg1*基因在CQR与CQS之间存在多态性，即两者在α重复序列数目上有差异，且另有4个密码子的不同。

3. 针对磺胺类药物的耐药 目前疟区存在针对磺胺类药物的耐药，耐药的恶性疟原虫对磺胺类药物的摄入减少，转化药物的代谢率低。耐药机制可能与DHPS的改变相关，也可能是由于DHPS发生了点突变。

二、疟原虫耐药的检测

对疟原虫耐药的检测主要是通过测定疟原虫对甲氟喹、奎宁、阿莫地喹、氯喹、磺胺多辛/乙胺嘧啶及咯萘啶的敏感性来判定的。具体操作如下：

取96孔培养板即每板12行，每行8孔（A#~H#）。A#为对照孔，甲氟喹板B#药量分别为2pmol，C#~H#依次倍增。奎宁、阿莫地喹及氯喹板B#药量分别为4、0.25及1pmol，C#~H#依次倍增。乙胺嘧啶在B#~H#中的药量依次为1.25、3.75、12.5、37.5、125、375及1250pmol。含虫样本采自3周内未用过奎宁及青蒿素类药、4周内未用过甲氟喹、阿莫地喹、氯喹、乙胺嘧啶及其他抗疟药，单一感染恶性疟原虫，无性体密度为2 000~80 000个/ml血的现症患者。测定成功与否及抗性和敏感按WHO标准判定：即疟原虫在甲氟喹、奎宁、阿莫地喹、氯喹及咯萘啶板中发育3个或3个以上核、在使用其他药物的板中发育至8个或8个以上核者记为裂殖体。对照孔形成裂殖体率≥20%为测定成功。原虫能在≥64pmol甲氟喹#、256pmol奎宁#、4pmol阿莫地喹#、8pmol氯喹#及4pmol咯萘啶#中发育至裂殖体为分别对各药物有抗性，反之为敏感。

用荧光物Pico Green插入原虫DNA为基础的微量荧光分析法是一种新的抗疟药活性检测技术。恶性疟原虫的两株氯喹敏感株（塞拉利昂D6克隆株和坦桑尼亚F32克隆株）和一株氯喹抗性株（印度支那W2克隆株）被用于该项研究。具体如下：将3株虫株用改进的Trager和Jensen法进行体外培养，培养液由标准的RPMI1640加10%灭活的"O"型人血清和25mmol/l NaHCO₃以及2mmol/l谷氨酸盐和25mmol/l HEPES组成。用2%当地志愿者"O"型血细胞，原虫密度在2%以下，用96孔培养板在37℃含有5%CO₂，5%O₂和90%N₂混合气体培养箱里培养48h。然后，将150μl培养物移入一新的96孔平底培养板，加入50μl含有Pico Green，TE buffer和用去DNA酶的双蒸水稀释的2%trition X2100的荧光混合物，以标记原虫DNA。培养板在暗处放置5~30min，用荧光微盘读数器在485/20nm激发光和528/20nm发射光下测定RFU（相关荧光单位）。同时测定、储存和分析阳性和阴性对照样本。按照标准方案准备植物样本，冻干的粗提物以每瓶3mg储存于-20℃冰箱中，粗提物和部分纯化的样本溶于50mg/ml二甲亚砜，已知的抗疟药复合物按已发表的方法溶于蒸馏水或甲醇。样本一式两份，于96孔培养板以终浓度为50、10和2μg/ml进行实验，并根据需要调整浓度重新评估，DMSO终浓度小于0.1%对疟原虫培养无影响，因此选择DMSO终浓度为0.1%的RPMI1640为阴性对照，用1.0、0.1和0.01μg/ml浓度氯喹为阳性对照。通过用各种浓度的提取物进行无原虫培养，所获取的荧光信号减去有提取物和疟原虫共同培养的测定荧光信号来评价各植物抽提物的效果。所得数据用Excel 2000软件上的预排程序微积分表来分析。

第五节 其他原虫耐药及检测

一、阿米巴原虫耐药

溶组织内阿米巴（entamoeba histolytica，E. h）是阿米巴病的病原体。在原虫引起的疾病中，其重要性仅次于疟疾，在世界各地均有发现。目前看来该原虫的耐药性还未成为临床治疗的主要障碍。

甲硝唑是治疗阿米巴病的首选药物，在临床应用已有40年的历史。在体外，随着药物剂量的增加，甲硝唑的耐药性逐步被诱导出来。突变体株能够在40μM的甲硝唑中生长，这几乎是阿米巴可容忍的敏感药物浓度的4倍。含铁超氧化物歧化酶（SOD）过氧化物还原酶过表达，Fd1和黄素还原酶低表达，但没有显现PFOR的低表达和涉及多重耐药的P-糖蛋白（PGPs）的过表达。此外，转染试验证实，SOD和过氧化物还原酶的过表达能够使细胞对甲硝唑的耐药性增加。与治疗阴道毛滴虫一样，甲硝唑的毒性依赖于低氧化还原电位的电子供体的存在，甲硝唑活化中的电子主要由PFOR产生。这个通路活性降低是野生株甲硝唑耐药的主要机制。但该通路活性降低的原因还不十分清楚。

过去一直用依米丁（Emetine）作为治疗阿米巴病的一线药物，现在仍有时这样使用。对依米丁耐药的阿米巴原虫的自然突变率为2.5×10^{-7}/细胞一代。这种突变赋予阿米巴对依米丁的耐药性。现在学者们已从耐药的E.h中分离出6种pgp基因，其中两个是伪基因，另四个是ehpgp1、ehpgp2、ehpgp5、ehpgp6。实验诱导的对依米丁耐药虫株表达Ehpgp1和Ehpgp5水平增高。其他尚待研究。

二、蓝氏贾第鞭毛虫耐药

贾第虫病的治疗失败常常发生于以下情况：药物的依从性低、免疫抑制、感染再次蔓延和寄生虫产生耐药性等。临床上甲硝唑的耐药率高达20%，复发率高达90%，阿苯达唑的平均治愈率是62%~95%。

在甲硝唑的耐药突变株BRIS/83/HEPU/106-2ID10，2-酮酸还原酶的活性仅为甲硝唑敏感株BRIS/83/HEPU/106的一半。甲硝唑的耐药性还伴有染色体的重组。贾第虫的基因组具有高度多样性，基因的变异性高达30%，基因间调控区域的变异性高达50%，该区域可抑制药物抵抗产生的DNA的变化。

同溶组织内阿米巴、阴道毛滴虫一样，甲硝唑的毒性依赖于贾第虫具有能够激活其活性的独特生化特性。该虫具有两种2-酮酸还原酶，PFOR和BOR。贾第虫PFOR能抵抗-70℃，并向FdI传递电子，研究发现贾第虫由PFOR向FdI的电子传递是在纺锤体完成的。长期的临床应用，对阿苯咪唑耐药的虫株不断出现，尽管机制尚未完全清楚，但β-giardin基因的突变起着重要作用。对阿苯达唑的敏感株、耐药株、再次感染敏感株和再次感染耐药株这四种虫株的β-giardin基因分别进行巢式PCR，进行基因序列比对，发现氨基酸发生突变，且突变均发生在β-giardin 基因的ROD区域，这对进一步研究阿苯咪唑耐药性的产生机制提供了理论依据。

三、利什曼原虫耐药

利什曼原虫(Leishmania)是黑热病的病原体。目前全世界约有黑热病约1200万,每年新增患者40万,3.5亿人处于被感染的威胁中。黑热病在我国已被基本消灭,但每年仍有新发病例,并有少数复发病例和对锑剂发生耐药的患者。常用的抗黑热病药物是锑剂如葡萄糖酸锑钠、锑酸葡胺和戊烷脒。早在20世纪40年代就发现了对锑剂无反应的利什曼原虫,但其详细机制一直不清楚。

印度高流行区出现了五价锑化合物的耐药情况,大约60%的患者对该药无反应,有学者发现即使延长30天治疗也只有64%的患者可以治愈。此外,药物敏感性分析实验表明,从昏迷的临床患者分离的耐药菌株需要3~5倍浓度的五价锑化合物才能达到有效的活性。在东非,尤其是苏丹也出现了同样的耐药情况。艾滋病/杜氏利什曼原虫共同感染的患者也是该药耐药的的来源,这样的患者对五价锑化合物反应迟钝。

(张晓丽　韩　甦)

参考文献

1. 杨维平,吴中兴. 人体寄生虫病化学药物防治. 南京: 东南大学出版社,2004

2. 吕吉云,曲芬. 多重耐药微生物及防治对策. 北京: 人民军医出版社,2011

3. 诸欣平. 人体寄生虫学. 第8版. 北京: 人民卫生出版社,2013

4. chwebke JR, Burgess D. Trichomoniasis. Clin MicrobiolRev. 2004,17(4): 794-803

5. 单志新,余新炳,马长玲. 恶性疟原虫pmdr1基因的克隆和测序. 热带医学杂志,2004,4(6): 657-681

6. Doggrell SA. Recent pharmacological advances in the treatment of preterm membrane rupture, labour and delivery. Expert Opin Pharmacother. 2004,5(9): 1917-1928

7. 张维维,李雅杰. 蓝氏贾第鞭毛虫病研究的进展. 热带医学杂志,2010,10(11): 1356-1360

第五篇 耐药微生物感染的临床对策

随着器官移植、恶性肿瘤、侵入性检查治疗的增多,广谱抗菌药物和糖皮质激素广泛应用,耐药微生物感染在全球范围内呈增长的趋势,并逐渐成为医院感染的重要病原体;然而,抗菌药物的研发步伐却在逐渐放缓,导致耐药微生物感染发病率不断增高,感染程度更严重,病死率更高,临床治疗极为困难。为此,本篇将介绍抗菌药物临床应用的基本原则,抗菌药物与菌群失调,并重点阐述耐药微生物感染的临床治疗策略,举例常见的革兰阳性及阴性菌、分枝杆菌、病毒,真菌、寄生虫等微生物的临床耐药性状况,以及这些耐药性微生物感染的诊断与治疗;微生物耐药性已成为全球都要面临的公共卫生问题,这有别与临床医学所关注的个体疾病的治疗,公共卫生的关注点在于如何确保人群的健康;为此本篇也介绍了微生物耐药性的流行现状及趋势。

为提高微生物感染的治疗水平,保障患者用药安全及减少微生物耐药性,国家卫生计生委、中华医学会、国家中医药管理局等相关部门先后发布了抗细菌、抗病毒、抗寄生虫感染治疗的指导原则和方案。近几年随着微生物耐药性的新变化和临床工作的进步,对上述一些指导原则和方案又做出了一些修订和更正;本篇在这样的背景下也做了相应的修订和更正,以提高医师的抗感染治疗水平和规范医疗机构的用药行为,从而进一步提高抗感染药物的治疗效果,减少微生物耐药,提升临床药物治疗水平,保证医疗质量和医疗安全。

第二十九章

抗微生物药物临床应用的基本原则

　　抗菌药物的不合理使用和滥用问题日益严重,这对我国人民的身体健康构成极大危害。因此,合理使用抗菌药物已迫在眉睫。据统计,我国门诊感冒患者约有75%使用抗菌药物,外科手术高达95%。另据世界卫生组织调查显示,中国住院患者抗菌药物的使用率高达80%,其中广谱抗菌药物和联合使用两种以上抗菌药物者占58%,远远高于30%的国际水平。另一组统计表明,在中国医药市场中,抗菌药物已连续多年位居销售额第一位,占全国药品销售总额的30%。据国家药品不良反应监测中心统计,抗菌药物不良反应报告数约占报告总数的50%,其数量和严重程度都远居各类药物之首。

　　由于大量地、不合理地应用抗菌药物,使得细菌的耐药率迅速上升。有资料显示,金黄色葡萄球菌对青霉素 G 的耐药率在20世纪40年代仅为1%,而目前已超过90%。20世纪80年代喹诺酮类抗菌药物刚刚上市时,致病菌对这类新型抗菌药物十分敏感,耐药率几乎为零。但经过20多年的不合理使用,临床致病菌对这类抗菌药物的耐药率迅速上升,大肠埃希菌对它的耐药率已高达70%,幽门螺杆菌的耐药率则上升至82%。由于细菌的不断耐药,人类只好不断地寻求新型抗菌药物。但新型抗菌药物的研发已日趋困难,开发一种新的抗菌药物一般需要10年以上时间,而不合理使用和滥用抗菌药物造成的耐药菌的产生只要 2 年左右。新型抗菌药物的研发远不及耐药菌的产生速度,如果不采取有效措施遏制抗菌药物的不合理使用和滥用,在不久的将来,人类在遭受病原微生物感染时,将面临无药可用的危险。

　　抗菌药物的滥用主要表现在两个方面,一是没有感染的指征,特别是没有细菌感染的指征而使用抗菌药物;二是使用的不正确,如抗菌药物的品种选择错误,剂量、给药途径、给药次数、疗程的不规范等。造成我国抗菌药物不合理使用甚至滥用的原因是多方面的,缺乏供医师遵循的、明确的抗菌药物的临床应用指导原则是主要原因之一;另外很多患者对抗菌药物的使用缺少正确的认识,往往他们有一点发热就要求医生给开抗菌药物,如果医生按照用药原则,不顺应患者的要求,反而会惹恼患者,也只好给他开抗菌药物;还有些患者自己到药店去买抗菌药物服用,这些情况就造成了抗菌药物的不合理使用和滥用。

　　抗菌药物的应用涉及临床各科,合理应用抗菌药物是提高疗效、降低不良反应发生率以及减少或延缓细菌耐药发生的关键。为提高细菌性感染的抗菌治疗水平,保障患者用药安全及减少细菌耐药性,国家卫生部、国家中医药管理局、总后卫生部于2015年公布了《抗菌药物临床应用指导原则》(以下简称《指导原则》)。

第一节　抗菌药物治疗性应用的基本原则

抗菌药物的应用涉及临床各科,合理应用抗菌药物是提高疗效、降低不良反应发生率以及减少或延缓细菌耐药发生的关键。抗菌药物临床应用是否合理,基于以下两方面:有无抗菌药物应用指征;选用的品种及给药方案是否适宜。

一、诊断为细菌性感染者,方有指征应用抗菌药物

根据患者的症状、体征及血、尿常规等实验室检查结果,诊断为细菌、真菌感染者方有指征应用抗菌药物;由结核分枝杆菌、非结核分枝杆菌、支原体、衣原体、螺旋体、立克次体及部分原虫等病原微生物所致的感染亦有指征应用抗菌药物。缺乏细菌及上述病原微生物感染的临床或实验室证据,诊断不能成立者,以及病毒性感染者,均无指征应用抗菌药物。

二、尽早查明感染病原、根据病原种类及
药物敏感试验结果选用抗菌药物

抗菌药物品种的选用,原则上应根据病原菌种类及病原菌对抗菌药物敏感性,即细菌药物敏感试验(以下简称药敏)的结果而定。因此有条件的医疗机构,对临床诊断为细菌性感染的患者应在开始抗菌治疗前,及时留取相应合格标本(尤其血液等无菌部位标本)送病原学检测,以尽早明确病原菌和药敏结果,并据此调整抗菌药物治疗方案。

三、抗菌药物的经验治疗

对于临床诊断为细菌性感染的患者,在未获知细菌培养及药敏结果前,或无法获取培养标本时,可根据患者的感染部位、基础疾病、发病情况、发病场所、既往抗菌药物用药史及其治疗反应等推测可能的病原体,并结合当地细菌耐药性监测数据,先给予抗菌药物经验治疗。待获知病原学检测及药敏结果后,结合先前的治疗反应调整用药方案;对培养结果阴性的患者,应根据经验治疗的效果和患者情况采取进一步诊疗措施。

四、按照药物的抗菌作用及其体内过程特点选择用药

各种抗菌药物的药效学和人体药动学特点不同,因此各有不同的临床适应证。临床医师应根据各种抗菌药物的药学特点,按临床适应证(参见"各类抗菌药物适应证和注意事项")正确选用抗菌药物。

五、综合患者病情、病原菌种类及抗菌药物特点
制订抗菌治疗方案

根据病原菌、感染部位、感染严重程度和患者的生理、病理情况及抗菌药物药效学和药动学证据制订抗菌治疗方案,包括抗菌药物的选用品种、剂量、给药次数、给药途径、疗程及联合用药等。在制订治疗方案时应遵循下列原则。

1. 品种选择　根据病原菌种类及药敏试验结果尽可能选择针对性强、窄谱、安全、价格适当的抗菌药物。进行经验治疗者可根据可能的病原菌及当地耐药状况选用抗菌药物。

2. 给药剂量　一般按各种抗菌药物的治疗剂量范围给药。治疗重症感染(如血流感染、感染性心内膜炎等)和抗菌药物不易达到的部位的感染(如中枢神经系统感染等),抗菌药物剂量宜较大(治疗剂量范围高限);而治疗单纯性下尿路感染时,由于多数药物尿药浓度远高于血药浓度,则可应用较小剂量(治疗剂量范围低限)。

3. 给药途径　对于轻、中度感染的大多数患者,应予口服治疗,选取口服吸收良好的抗菌药物品种,不必采用静脉或肌内注射给药。仅在下列情况下可先予以注射给药:①不能口服或不能耐受口服给药的患者(如吞咽困难者);②患者存在明显可能影响口服药物吸收的情况(如呕吐、严重腹泻、胃肠道病变或肠道吸收功能障碍等);③所选药物有合适抗菌谱,但无口服剂型;④需在感染组织或体液中迅速达到高药物浓度以达杀菌作用者(如感染性心内膜炎、化脓性脑膜炎等);⑤感染严重、病情进展迅速,需给予紧急治疗的情况(如血流感染、重症肺炎患者等);⑥患者对口服治疗的依从性差。肌内注射给药时难以使用较大剂量,其吸收也受药动学等众多因素影响,因此只适用于不能口服给药的轻、中度感染者,不宜用于重症感染者。

接受注射用药的感染患者经初始注射治疗病情好转并能口服时,应及早转为口服给药。抗菌药物的局部应用宜尽量避免:皮肤黏膜局部应用抗菌药物后,很少被吸收,在感染部位不能达到有效浓度,反而易导致耐药菌产生,因此治疗全身性感染或脏器感染时应避免局部应用抗菌药物。抗菌药物的局部应用只限于少数情况:①全身给药后在感染部位难以达到有效治疗浓度时加用局部给药作为辅助治疗(如治疗中枢神经系统感染时某些药物可同时鞘内给药,包裹性厚壁脓肿脓腔内注入抗菌药物等);②眼部及耳部感染的局部用药等;③某些皮肤表层及口腔、阴道等黏膜表面的感染可采用抗菌药物局部应用或外用,但应避免将主要供全身应用的品种作局部用药。局部用药宜采用刺激性小、不易吸收、不易导致耐药性和过敏反应的抗菌药物。青霉素类、头孢菌素类等较易产生过敏反应的药物不可局部应用。氨基糖苷类等耳毒性药不可局部滴耳。

4. 给药次数　为保证药物在体内能发挥最大药效,杀灭感染灶病原菌,应根据药动学和药效学相结合的原则给药。青霉素类、头孢菌素类和其他β-内酰胺类、红霉素、克林霉素等时间依赖性抗菌药,应一日多次给药。氟喹诺酮类和氨基糖苷类等浓度依赖性抗菌药可一日给药一次。

5. 疗程　抗菌药物疗程因感染不同而异,一般宜用至体温正常、症状消退后72~96h,有局部病灶者需用药至感染灶控制或完全消散。但血流感染、感染性心内膜炎、化脓性脑膜炎、伤寒、布鲁菌病、骨髓炎、B组链球菌咽炎和扁桃体炎、侵袭性真菌病、结核病等需较长的疗

程方能彻底治愈,并减少或防止复发。

6. 抗菌药物的联合应用 单一药物可有效治疗的感染不需联合用药,仅在下列情况时有指征联合用药。①病原菌尚未查明的严重感染,包括免疫缺陷者的严重感染。②单一抗菌药物不能控制的严重感染,需氧菌及厌氧菌混合感染,2种及2种以上复数菌感染,以及多重耐药菌或泛耐药菌感染。③需长疗程治疗,但病原菌易对某些抗菌药物产生耐药性的感染,如某些侵袭性真菌病;或病原菌含有不同生长特点的菌群,需要应用不同抗菌机制的药物联合使用,如结核和非结核分枝杆菌。④毒性较大的抗菌药物,联合用药时剂量可适当减少,但需有临床资料证明其同样有效。如两性霉素B与氟胞嘧啶联合治疗隐球菌脑膜炎时,前者的剂量可适当减少,以减少其毒性反应。

联合用药时宜选用具有协同或相加作用的药物联合,如青霉素类、头孢菌素类或其他β-内酰胺类与氨基糖苷类联合。联合用药通常采用2种药物联合,3种及3种以上药物联合仅适用于个别情况,如结核病的治疗。此外必须注意联合用药后药物不良反应亦可能增多。

第二节 抗菌药物预防性应用的基本原则

一、非手术患者抗菌药物的预防性应用

1. 预防用药目的 预防特定病原菌所致的或特定人群可能发生的感染。

2. 预防用药基本原则

(1)用于尚无细菌感染征象,但暴露于致病菌感染的高危人群。

(2)预防用药适应证和抗菌药物选择,应基于循证医学证据。

(3)应针对一种或两种最可能细菌的感染进行预防用药,不宜盲目地选用广谱抗菌药或多药联合预防多种细菌多部位感染。

(4)应限于针对某一段特定时间内可能发生的感染,而非任何时间可能发生的感染。

(5)应积极纠正导致感染风险增加的原发疾病或基础状况。可以治愈或纠正者,预防用药价值较大;原发疾病不能治愈或纠正者,药物预防效果有限,应权衡利弊决定是否预防用药。

(6)以下情况原则上不应预防使用抗菌药物:普通感冒、麻疹、水痘等病毒性疾病;昏迷、休克、中毒、心力衰竭、肿瘤、应用肾上腺皮质激素等患者;留置导尿管、留置深静脉导管以及建立人工气道(包括气管插管或气管切口)患者。

3. 对某些细菌性感染的预防用药指征与方案 在某些细菌性感染的高危人群中,有指征的预防性使用抗菌药物,预防对象和推荐预防方案,抗菌药物在预防非手术患者某些特定感染中的应用见表29-1。此外,严重中性粒细胞缺乏(ANC≤0.1×10^9/L)持续时间超过7天的高危患者和实体器官移植及造血干细胞移植的患者,在某些情况下也有预防用抗菌药物的指征,但由于涉及患者基础疾病、免疫功能状态、免疫抑制剂等药物治疗史等诸多复杂因素,其预防用药指征及方案需参阅相关专题文献。

表29-1 抗菌药物在预防非手术患者某些特定感染中的应用

预防感染种类	预防用药对象	抗菌药物选择
风湿热复发	①风湿性心脏病儿童患者 ②经常发生链球菌咽峡炎或风湿热的儿童及成人	苄星青霉素 青霉素V
感染性心内膜炎	心内膜炎高危患者,在接受牙科或口腔操作前	阿莫西林或氨苄西林; 青霉素过敏者用克林霉素
流行性脑脊髓膜炎	流脑流行时①托儿所、部队、学校中的密切接触者,②患者家庭中的儿童	利福平(孕妇不用)环丙沙星(限成人)头孢曲松
流感嗜血杆菌脑膜炎	①患者家庭中未经免疫接种的≤4岁儿童 ②有发病者的幼托机构中≤2岁未经免疫的儿童;③幼托机构在60天内发生2例以上患者,且入托对象未接种疫苗时,应对入托对象和全部工作人员预防用药	利福平(孕妇不用)
脾切除后/功能无脾者菌血症	①脾切除后儿童 ②患镰状细胞贫血和地中海贫血的儿童(属于功能无脾)	定期接种肺炎链球菌、B型流感嗜血杆菌疫苗和四价脑膜炎奈瑟菌疫苗5岁以下儿童: 每日阿莫西林或青霉素V口服,直到满5岁5岁以上儿童: 每日青霉素口服,至少1年,根据年龄定期接种上述疫苗5岁以下儿童: 每日青霉素V口服,直到满5岁,5岁以上儿童: 每日青霉素口服,有人建议至少用药至18岁。 出现发热时可予阿莫西林/克拉维酸或头孢呋辛青霉素过敏者可予磺胺甲噁唑/甲氧苄啶(SMZ/TMP)或克拉霉素
新生儿淋病奈瑟菌或衣原体眼炎	每例新生儿	四环素或红霉素眼药水滴眼
肺孢菌病	①艾滋病患者CD细胞计数<200/mm^{3}者 ②造血干细胞移植及实体器官移植受者	SMZ/TMP
百日咳	主要为与百日咳患者密切接触的幼儿和年老体弱者	红霉素
新生儿B组溶血性链球菌(GBS)感染	孕妇有GBS菌尿症 妊娠35~37周阴道和肛拭培养筛查有GBS寄殖 孕妇有以下情况之一者: <37周早产;羊膜早破≥18小时;围产期发热,体温38℃以上者;以往出生的新生儿有该菌感染史者	青霉素G 氨苄西林 青霉素过敏但发生过敏性休克危险性小者: 头孢唑啉青霉素过敏,有发生过敏性休克危险性者: 克林霉素或红霉素

续表

预防感染种类	预防用药对象	抗菌药物选择
实验室相关 感染	实验室工作者不慎暴露于布鲁菌	多西环素+利福平
	高危者(接触量多)	每周2次血清试验,转阳时开始药,
	低危者(接触量少)	方案同上
	妊娠妇女	SMZ/TMP ± 利福平
	实验室工作者暴露于鼠疫耶尔森菌	多西环素或SMZ/TMP

二、围手术期抗菌药物的预防性应用

1. 预防用药目的　主要是预防手术部位感染,包括浅表切口感染、深部切口感染和手术所涉及的器官/腔隙感染,但不包括与手术无直接关系的、术后可能发生的其他部位感染。

2. 预防用药原则　围手术期抗菌药物预防用药,应根据手术切口类别(表29-2)、手术创伤程度、可能的污染细菌种类、手术持续时间、感染发生机会和后果严重程度、抗菌药物预防效果的循证医学证据、对细菌耐药性的影响和经济学评估等因素,综合考虑决定是否预防用抗菌药物。但抗菌药物的预防性应用并不能代替严格的消毒、灭菌技术和精细的无菌操作,也不能代替术中保温和血糖控制等其他预防措施。

(1)清洁手术(Ⅰ类切口):手术脏器为人体无菌部位,局部无炎症、无损伤,也不涉及呼吸道、消化道、泌尿生殖道等人体与外界相通的器官。手术部位无污染,通常不需预防用抗菌药物。但在下列情况时可考虑预防用药:①手术范围大、手术时间长、污染机会增加;②手术涉及重要脏器,一旦发生感染将造成严重后果者,如头颅手术、心脏手术等;③异物植入手术,如人工心瓣膜植入、永久性心脏起搏器放置、人工关节置换等;④有感染高危因素如高龄、糖尿病、免疫功能低下(尤其是接受器官移植者)、营养不良等患者。

(2)清洁-污染手术(Ⅱ类切口):手术部位存在大量人体寄殖菌群,手术时可能污染手术部位引致感染,故此类手术通常需预防用抗菌药物。

(3)污染手术(Ⅲ类切口):已造成手术部位严重污染的手术。此类手术需预防用抗菌药物。

(4)污秽-感染手术(Ⅳ类切口):在手术前即已开始治疗性应用抗菌药物,术中、术后继续,此不属预防应用范畴。

表29-2　手术切口类别

切口类别	定义
Ⅰ类切口(清洁手术)	手术不涉及炎症区,不涉及呼吸道、消化道、泌尿生殖道等人体与外界相通的器官
Ⅱ类切口(清洁-污染手术)	上、下呼吸道,上、下消化道,泌尿生殖道手术,或经以上器官的手术,如经口咽部手术、胆道手术、子宫全切除术、经直肠前列腺手术,以及开放性骨折或创伤手术等
Ⅲ类切口(污染手术)	造成手术部位严重污染的手术,包括:手术涉及急性炎症但未化脓区域;胃肠道内容物有明显溢出污染;新鲜开放性创伤但未经及时扩创;无菌技术有明显缺陷如开胸、心脏按压者
Ⅳ类切口(污秽-感染手术)	有失活组织的陈旧创伤手术;已有临床感染或脏器穿孔的手术

3. 抗菌药物品种选择　①根据手术切口类别、可能的污染菌种类及其对抗菌药物敏感性、药物能否在手术部位达到有效浓度等综合考虑。②选用对可能的污染菌针对性强、有充分的预防有效的循证医学证据、安全、使用方便及价格适当的品种。③应尽量选择单一抗菌药物预防用药，避免不必要的联合使用。预防用药应针对手术路径中可能存在的污染菌。如心血管、头颈、胸腹壁、四肢软组织手术和骨科手术等经皮肤的手术，通常选择针对金黄色葡萄球菌的抗菌药物。结肠、直肠和盆腔手术，应选用针对肠道革兰阴性菌和脆弱拟杆菌等厌氧菌的抗菌药物。④头孢菌素过敏者，针对革兰阳性菌可用万古霉素、去甲万古霉素、克林霉素；针对革兰阴性杆菌可用氨曲南、磷霉素或氨基糖苷类。⑤对某些手术部位感染会引起严重后果者，如心脏人工瓣膜置换术、人工关节置换术等，若术前发现有耐甲氧西林金黄色葡萄球菌（MRSA）定植的可能或者该机构MRSA发生率高，可选用万古霉素、去甲万古霉素预防感染，但应严格控制用药持续时间。⑥不应随意选用广谱抗菌药物作为围手术期预防用药。鉴于国内大肠埃希菌对氟喹诺酮类药物耐药率高，应严格控制氟喹诺酮类药物作为外科围手术期预防用药。⑦常见围手术期预防用抗菌药物的品种选择，抗菌药物在围手术期预防应用的品种选择见表29-3。

表29-3　抗菌药物在围手术期预防应用的品种选择

手术名称[1][2]	切口类别	可能的污染菌	抗菌药物选择
脑外科手术（清洁，无植入物）	I	金黄色葡萄球菌,凝固酶阴性葡萄球菌	第一、二代头孢菌素[3]，MRSA感染高发医疗机构的高危患者可用（去甲）万古霉素
脑外科手术（经鼻窦、鼻腔、口咽部手术）	II	金黄色葡萄球菌,链球菌属,口咽部厌氧菌（如消化链球菌）	第一、二代头孢菌素[3]±[5]甲硝唑,或克林霉素+庆大霉素
脑脊液分流术	I	金黄色葡萄球菌,凝固酶阴性葡萄球菌	第一、二代头孢菌素[3]，MRSA感染高发医疗机构的高危患者可用（去甲）万古霉素
脊髓手术	I	金黄色葡萄球菌,凝固酶阴性葡萄球菌	第一、二代头孢菌素[3]
眼科手术（如白内障、青光眼或角膜移植、泪囊手术、眼穿通伤）	I、II	金黄色葡萄球菌,凝固酶阴性葡萄球菌	局部应用妥布霉素或左氧氟沙星等
头颈部手术（恶性肿瘤,不经口咽部黏膜）	I	金黄色葡萄球菌,凝固酶阴性葡萄球菌	第一、二代头孢菌素[3]
头颈部手术（经口咽部黏膜）	II	金黄色葡萄球菌,凝固酶阴性葡萄球菌	第一、二代头孢菌素[3]±[5]甲硝唑,或克林霉素+庆大霉素
颌面外科（下颌骨折切开复位或内固定,面部整形术有移植物手术,正颌手术）	I	金黄色葡萄球菌,链球菌属,口咽部厌氧菌（如消化链球菌）	第一、二代头孢菌素[3]

续表

手术名称[1][2]	切口类别	可能的污染菌	抗菌药物选择
耳鼻喉科(复杂性鼻中隔鼻成形术,包括移植)	Ⅱ	金黄色葡萄球菌,凝固酶阴性葡萄球菌	第一、二代头孢菌素[3]
乳腺手术(乳腺癌、乳房成形术,有植入物如乳房重建术)	Ⅰ	金黄色葡萄球菌,凝固酶阴性葡萄球菌链球菌属	第一、二代头孢菌素[3]
胸外科手术(食管、肺)	Ⅱ	金黄色葡萄球菌,凝固酶阴性葡萄球菌,肺炎链球菌,革兰阴性杆菌	第一、二代头孢菌素[3]
心血管手术(腹主动脉重建、下肢手术切口涉及腹股沟、任何血管手术植入人工假体或异物,心脏手术、安装永久性心脏起搏器)	Ⅰ	金黄色葡萄球菌,凝固酶阴性葡萄球菌	第一、二代头孢菌素[3],MRSA感染高发医疗机构的高危患者可用(去甲)万古霉素
肝、胆系统及胰腺手术	Ⅱ、Ⅲ	革兰阴性杆菌,厌氧菌(如脆弱拟杆菌)	第一、二代头孢菌素或头孢曲松[3]±[5]甲硝唑,或头霉素类
胃、十二指肠、小肠手术	Ⅱ、Ⅲ	革兰阴性杆菌,链球菌属,口咽部厌氧菌(如消化链球菌)	第一、二代头孢菌素[3],或头霉素类
结肠、直肠、阑尾手术	Ⅱ、Ⅲ	革兰阴性杆菌,厌氧菌(如脆弱拟杆菌)	第一、二代头孢菌素[3]±[5]甲硝唑,或头霉素类,或头孢曲松±[5]甲硝唑
经直肠前列腺活检	Ⅱ	革兰阴性杆菌	氟喹诺酮类[4]
泌尿外科手术:进入泌尿道或经阴道的手术(经尿道膀胱肿瘤或前列腺切除术、异体植入及取出,切开造口、支架的植入及取出)及经皮肾镜手术	Ⅱ	革兰阴性杆菌	第一、二代头孢菌素[3],或氟喹诺酮类[4]
泌尿外科手术:涉及肠道的手术	Ⅱ	革兰阴性杆菌,厌氧菌	第一、二代头孢菌素[3],或氨基糖苷类+甲硝唑
有假体植入的泌尿系统手术	Ⅱ	葡萄球菌属,革兰阴性杆菌	第一、二代头孢菌素[3]+氨基糖苷类,或万古霉素
经阴道或经腹腔子宫切除术	Ⅱ	革兰阴性杆菌,肠球菌属,B组链球菌,厌氧菌	第一、二代头孢菌素(经阴道手术加用甲硝唑)[3],或头霉素类
腹腔镜子宫肌瘤剔除术(使用举宫器)	Ⅱ	革兰阴性杆菌,肠球菌属,B组链球菌,厌氧菌	第一、二代头孢菌素[3]±[5]甲硝唑,或头霉素类
羊膜早破或剖宫产术	Ⅱ	革兰阴性杆菌,肠球菌属,B组链球菌,厌氧菌	第一、二代头孢菌素[3]±[5]甲硝唑

续表

手术名称[1][2]	切口类别	可能的污染菌	抗菌药物选择
人工流产-刮宫术引产术	II	革兰阴性杆菌,肠球菌属,链球菌,厌氧菌(如脆弱拟杆菌)	第一、二代头孢菌素[3]±[5]甲硝唑,或多西环素
会阴撕裂修补术	II III	革兰阴性杆菌,肠球菌属,链球菌属,厌氧菌(如脆弱拟杆菌)	第一、二代头孢菌素[3]±[5]甲硝唑
皮瓣转移术(游离或带蒂)或植皮术	II	金黄色葡萄球菌,凝固酶阴性葡萄球菌,链球菌属,革兰阴性菌	第一、二代头孢菌素[3]
关节置换成形术、截骨、骨内固定术、腔隙植骨术、脊柱术(应用或不用植入物、内固定物)	I	金黄色葡萄球菌,凝固酶阴性葡萄球菌,链球菌属	第一、二代头孢菌素[3],MRSA感染高发医疗机构的高危患者可用(去甲)万古霉素
外固定架植入术	II	金黄色葡萄球菌,凝固酶阴性葡萄球菌,链球菌属	第一、二代头孢菌素[3]
截肢术	I	金黄色葡萄球菌,凝固酶阴性葡萄球菌,链球菌属,革兰阴性菌,厌氧菌	第一、二代头孢菌素[3]
开放骨折内固定术	II	金黄色葡萄球菌,凝固酶阴性葡萄球菌,链球菌属,革兰阴性菌,厌氧菌	第一、二代头孢菌素[3]±[5]甲硝唑

注: [1]所有清洁手术通常不需要预防用药,仅在有前述特定指征时使用。

[2] 胃十二指肠手术、肝胆系统手术、结肠和直肠手术、阑尾手术、II或III类切口的妇产科手术,如果患者对β-内酰胺类抗菌药物过敏,可用克林素霉+氨基糖苷类,或氨基糖苷类+甲硝唑。

[3]有循证医学证据的第一代头孢菌素主要为头孢唑啉,第二代头孢菌素主要为头孢呋辛。

[4]我国大肠埃希菌对氟喹诺酮类耐药率高,预防应用需严加限制。

[5]表中"±"是指两种及两种以上药物可联合应用,或可不联合应用。

4. 给药方案

(1)给药方法: 给药途径大部分为静脉输注,仅有少数为口服给药。

静脉输注应在皮肤、黏膜切开前0.5~1小时内或麻醉开始时给药,在输注完毕后开始手术,保证手术部位暴露时局部组织中抗菌药物已达到足以杀灭手术过程中沾染细菌的药物浓度。万古霉素或氟喹诺酮类等由于需输注较长时间,应在手术前1~2小时开始给药。

(2)预防用药维持时间: 抗菌药物的有效覆盖时间应包括整个手术过程。手术时间较短(<2小时)的清洁手术术前给药一次即可。如手术时间超过3小时或超过所用药物半衰期的2倍以上,或成人出血量超过1500ml,术中应追加一次。清洁手术的预防用药时间不超过24小时,心脏手术可视情况延长至48小时。清洁-污染手术和污染手术的预防用药时间亦为

24小时,污染手术必要时延长至48小时。过度延长用药时间并不能进一步提高预防效果,且预防用药时间超过48小时,耐药菌感染机会增加。

三、侵入性诊疗操作患者的抗菌药物的预防应用

随着放射介入和内镜诊疗等微创技术的快速发展和普及,我国亟待规范诊疗操作患者的抗菌药物预防应用。根据现有的循证医学证据、国际有关指南推荐和国内专家的意见,对部分常见特殊诊疗操作的预防用药提出了建议。特殊诊疗操作抗菌药物预防应用的建议见表29-4。

表29-4 特殊诊疗操作抗菌药物预防应用的建议

诊疗操作名称	预防用药建议	推荐药物
血管(包括冠状动脉)造影术、成形术、支架植入术及导管内溶栓术	不推荐常规预防用药。对于7天内再次行血管介入手术者、需要留置导管或导管鞘超过24小时者,则应预防用药	第一代头孢菌素
主动脉内支架植入术	高危患者建议使用1次	第一代头孢菌素
下腔静脉滤器植入术	不推荐预防用药	第一代头孢菌素
先天性心脏病封堵术	建议使用1次	第一代头孢菌素
心脏射频消融术	建议使用1次	第一代头孢菌素
血管畸形、动脉瘤、血管栓塞术	通常不推荐,除非存在皮肤坏死	第一代头孢菌素
脾动脉、肾动脉栓塞术	建议使用,用药时间不超过24小时	第一代头孢菌素
肝动脉化疗栓塞(TACE)	建议使用,用药时间不超过24小时	第一、二代头孢菌素 ± 甲硝唑
肾、肺或其他(除肝外)肿瘤化疗栓塞		
子宫肌瘤-子宫动脉栓塞术	不推荐预防用药	
食管静脉曲张硬化治疗	建议使用,用药时间不超过24小时	第一、二代头孢菌素头孢菌素过敏患者可考虑氟喹诺酮类
经颈静脉肝内门腔静脉分流术(TIPS)	建议使用,用药时间不超过24小时	氨苄西林/舒巴坦或阿莫西林/克拉维酸
肿瘤的物理消融术(包括射频、微波和冷冻等)	不推荐预防用药	
经皮椎间盘摘除术及臭氧、激光消融术	建议使用	第一、二代头孢菌素
经内镜逆行胰胆管造影(ERCP)	建议使用1次	第二代头孢菌素或头孢曲松

诊疗操作名称	预防用药建议	推荐药物
经皮肝穿刺胆道引流或支架植入术	建议使用	第一、二代头孢菌素,或头霉素类
内镜黏膜下剥离术(ESD)	一般不推荐预防用药;如为感染高危切除(大面积切除、术中穿孔等)建议用药时间不超过24小时	第一、二代头孢菌素
经皮内镜胃造瘘置管	建议使用,用药时间不超过24小时	第一、二代头孢菌素
管镜和膀胱镜检查,尿动力学检查震波碎石术	术前尿液检查无菌者,通常不需预防用药。但对于高龄、免疫缺陷状态、存在解剖异常等高危因素者,可予预防用药,建议使用1次	
腹膜透析管植入术	不推荐预防用药	
隧道式血管导管或药盒置入术	建议使用1次	第一代头孢菌素
淋巴管造影术		

注: 1. 操作前半小时静脉给药。

2. 手术部位感染预防用药有循证医学证据的第一代头孢菌素主要为头孢唑啉,第二代头孢菌素主要为头孢呋辛。

3. 我国大肠埃希菌对氟喹诺酮类耐药率高,预防应用应严加限制。

第三节　抗菌药物在特殊病理、生理状况患者中应用的基本原则

一、肾功能减退患者抗菌药物的应用

1. 基本原则　许多抗菌药物在人体内主要经肾排出,某些抗菌药物具有肾毒性,肾功能减退的感染患者应用抗菌药物的原则如下(表29-5):

(1)尽量避免使用肾毒性抗菌药物,确有应用指征时,严密监测肾功能情况。

(2)根据感染的严重程度、病原菌种类及药敏试验结果等选用无肾毒性或肾毒性较低的抗菌药物。

(3)使用主要经肾排泄的药物,须根据患者肾功能减退程度以及抗菌药物在人体内清除途径调整给药剂量及方法。

2. 抗菌药物的选用及给药方案调整　根据抗菌药物体内过程特点及其肾毒性,肾功能减退时抗菌药物的选用有以下几种情况。

(1)主要由肝胆系统排泄,或经肾脏和肝胆系统同时排出的抗菌药物用于肾功能减退者,维持原治疗量或剂量略减。

(2)主要经肾排泄,药物本身并无肾毒性,或仅有轻度肾毒性的抗菌药物,肾功能减退者可应用,可按照肾功能减退程度(以内生肌酐清除率为准)调整给药方案。

(3)肾毒性抗菌药物避免用于肾功能减退者,如确有指征使用该类药物时,宜进行血药

浓度监测,据以调整给药方案,达到个体化给药,疗程中需严密监测患者肾功能。

（4）接受肾脏替代治疗患者应根据腹膜透析、血液透析和血液滤过对药物的清除情况调整给药方案。

表29-5 肾功能减退患者抗菌药物的应用

肾功能减退时的应用	抗菌药物				
按原治疗剂量应用	阿奇霉素 多西环素 米诺环素 克林霉素 氯霉素 萘夫西林	头孢哌酮 头孢曲松 莫西沙星 利奈唑胺 替加环素	利福喷汀 利福布汀 利福昔明	卡泊芬净 米卡芬净 伏立康唑口服制剂 伊曲康唑口服液 酮康唑	替硝唑 乙胺嘧啶
轻、中度肾功能减退时按原治疗剂量,重度肾功能减退时减量应用	红霉素 克拉霉素 苯唑西林 氨苄西林 阿莫西林	美洛西林 哌拉西林	氨苄西林/舒巴坦[1] 阿莫西林/克拉维酸[1] 哌拉西林/他唑巴坦[1] 头孢哌酮/舒巴坦[1]	环丙沙星 甲硝唑 达托霉素[1] 氟康唑[1]	利福平 乙胺丁醇 吡嗪酰胺 氟胞嘧啶[1]
轻、中、重度肾功能减退时均需减量应用	青霉素 羧苄西林 替卡西林 阿洛西林 头孢噻吩 头孢唑啉	头孢氨苄 头孢拉定 头孢呋辛 头孢孟多 头孢西丁 头孢他啶	头孢唑肟 头孢噻肟 头孢吡肟 拉氧头孢 替卡西林/ 克拉维酸	亚胺培南 美罗培南 厄他培南 氧氟沙星 左氧氟沙星 加替沙星	磺胺甲噁唑 甲氧苄啶
避免应用,确有指征应用时需在治疗药物浓度监测下或按内生肌酐清除率调整给药剂量	庆大霉素 妥布霉素 奈替米星 阿米卡星 卡那霉素	链霉素 其他氨基糖苷类	氨曲南 万古霉素去甲万古霉素 替考拉宁 多黏菌素B 多黏菌素E	两性霉素B 去氧胆酸盐[2] 伊曲康唑静脉注射液[2,3] 伏立康唑静脉注射液[4]	
不宜应用	四环素	呋喃妥因	萘啶酸		

注:[1] 轻度肾功能减退时按原治疗量,只有严重肾功能减退者需减量。

[2]该药有明显肾毒性,虽肾功能减退者不需调整剂量,但可加重肾损害。

[3]非肾毒性药,因静脉制剂中赋形剂(环糊精)蓄积,当内生肌酐清除率(Ccr)<30ml/min时避免应用或改口服。

[4]非肾毒性药,因静脉制剂中赋形剂(环糊精)蓄积,当内生肌酐清除率(Ccr)<50ml/min时避免应用或改口服。

二、肝功能减退患者抗菌药物的应用

肝功能减退时,抗菌药物的选用及剂量调整需要考虑肝功能减退对该类药物体内过程的影响程度,以及肝功能减退时该类药物及其代谢物发生毒性反应的可能性。由于药物在肝脏代谢过程复杂,不少药物的体内代谢过程尚未完全阐明,根据现有资料,肝功能减退时抗菌药物的应用有以下几种情况(表29-6)。

1. 药物主要经肝脏或有相当量经肝脏清除或代谢　肝功能减退时清除减少,并可导致毒性反应的发生,肝功能减退患者应避免使用此类药物,如氯霉素、利福平、红霉素酯化物等。

2. 药物主要由肝脏清除　肝功能减退时清除明显减少,但并无明显毒性反应发生,肝病时仍可正常应用,但需谨慎,必要时减量给药,治疗过程中需严密监测肝功能。红霉素等大环内酯类(不包括酯化物)、克林霉素、林可霉素等属于此类。

3. 药物经肝、肾两途径清除　肝功能减退者药物清除减少,血药浓度升高,同时伴有肾功能减退的患者血药浓度升高尤为明显,但药物本身的毒性不大。严重肝病患者,尤其肝、肾功能同时减退的患者在使用此类药物时需减量应用。经肾、肝两途径排出的青霉素类、头孢菌素类等均属此种情况。

4. 药物主要由肾排泄　肝功能减退者不需调整剂量。氨基糖苷类、糖肽类抗菌药物等属此类。

表29-6　肝功能减退患者抗菌药物的应用

肝功能减退时的应用	抗菌药物			
按原治疗量应用	青霉素G	庆大霉素	万古霉素	氧氟沙星	米卡芬净
	头孢唑啉	妥布霉素	去甲万古霉素	左氧氟沙星	
	头孢他啶	阿米卡星	多黏菌素类	诺氟沙星	
	其他氨基糖苷类	达托霉素[1]	利奈唑胺[1]		
严重肝病时减量慎用	哌拉西林	头孢噻吩	替加环素	环丙沙星	伊曲康唑
	阿洛西林	头孢噻肟	甲硝唑	氟罗沙星	伏立康唑[1]
	美洛西林	头孢曲松			卡泊芬净[1]
	羧苄西林	头孢哌酮			
肝病时减量慎用	红霉素	培氟沙星	异烟肼[2]	克林霉素	林可霉素
肝病时避免应用	红霉素酯化物	磺胺药	四环素	氯霉素	两性霉素B
	利福平	酮康唑	咪康唑		

注: [1] 在严重肝功能不全者中的应用目前尚无资料。

[2] 活动性肝病时避免应用。

三、老年患者抗菌药物的应用

由于老年人组织器官呈生理性退行性变,免疫功能下降,一旦罹患感染,在应用抗菌药物时需注意以下事项。

1. 老年人肾功能呈生理性减退,按一般常用量接受主要经肾排出的抗菌药物时,由于药物自肾排出减少,可导致药物在体内积蓄,血药浓度增高,易发生药物不良反应。因此老年患者,尤其是高龄患者接受主要自肾排出的抗菌药物时,可按轻度肾功能减退减量给药。青霉素类、头孢菌素类和其他β-内酰胺类的大多数品种即属此类情况。

2. 老年患者宜选用毒性低并具杀菌作用的抗菌药物,无用药禁忌者可首选青霉素类、头孢菌素类等β-内酰胺类抗菌药物。氨基糖苷类具有肾、耳毒性,应尽可能避免应用。万古霉素、去甲万古霉素、替考拉宁等药物应在有明确应用指征时慎用,必要时进行血药浓度监测,并据此调整剂量,使给药方案个体化,以达到用药安全、有效的目的。

四、新生儿患者抗菌药物的应用

新生儿期一些重要器官尚未完全发育成熟,在此期间其生长发育随日龄增加而迅速变化,因此新生儿感染使用抗菌药物时需注意以下事项。

1. 新生儿期肝、肾均未发育成熟,肝代谢酶的产生不足或缺乏,肾清除功能较差,因此新生儿感染时应避免应用毒性大的抗菌药物,包括主要经肾排泄的氨基糖苷类、万古霉素、去甲万古霉素等,以及主要经肝代谢的氯霉素等。确有应用指征时,需进行血药浓度监测,据此调整给药方案,个体化给药,以使治疗安全有效。

2. 新生儿期避免应用可能发生严重不良反应的抗菌药物(表29-7)。可影响新生儿生长发育的四环素类、喹诺酮类应避免应用,可导致脑性核黄疸及溶血性贫血的磺胺类药和呋喃类药应避免应用。

3. 新生儿期由于肾功能尚不完善,主要经肾排出的青霉素类、头孢菌素类等β-内酰胺类药物需减量应用,以防止药物在体内蓄积导致严重中枢神经系统毒性反应的发生。

4. 新生儿的组织器官日益成熟,抗菌药物在新生儿的药动学亦随日龄增长而变化,因此使用抗菌药物时应按日龄调整给药方案。

表29-7 新生儿应用抗菌药物后可能发生的不良反应

抗菌药物	不良反应	发生机制
氯霉素	灰婴综合征	肝酶不足,氯霉素与其结合减少,肾排泄功能差,使血游离氯霉素浓度升高
磺胺药	脑性核黄疸	磺胺药替代胆红素与蛋白的结合位置
喹诺酮类	软骨损害(动物)	不明
四环素类	齿及骨骼发育不良,牙齿黄染	药物与钙络合沉积在牙齿和骨骼中
氨基糖苷类	肾、耳毒性	肾清除能力差,有遗传因素、药物浓度等个体差异大
万古霉素	肾、耳毒性	同氨基糖苷类
磺胺药及呋喃类	溶血性贫血	新生儿红细胞中缺乏葡萄糖-6-磷酸脱氢酶

五、小儿患者抗菌药物的应用

1. 氨基糖苷类 该类药物有明显耳、肾毒性,小儿患者应避免应用。临床有明确应用指征且又无其他毒性低的抗菌药物可供选用时,方可选用该类药物,并在治疗过程中严密观察不良反应。有条件者应进行血药浓度监测,根据结果个体化给药。

2. 糖肽类 该类药有一定肾、耳毒性,小儿患者仅在有明确指征时方可选用。在治疗过程中应严密观察不良反应,有条件者应进行血药浓度监测,个体化给药。

3. 四环素类　可导致牙齿黄染及牙釉质发育不良,不可用于8岁以下小儿。

4. 喹诺酮类　由于对骨骼发育可能产生不良影响,该类药物避免用于18岁以下未成年人。

六、妊娠期和哺乳期患者抗菌药物的应用

1. 妊娠期患者抗菌药物的应用　妊娠期抗菌药物的应用需考虑药物对母体和胎儿两方面的影响。

（1）对胎儿有致畸或明显毒性作用者,如利巴韦林,妊娠期禁用。

（2）对母体和胎儿均有毒性作用者,如氨基糖苷类、四环素类等,妊娠期避免应用;但在有明确应用指征,经权衡利弊,用药时患者的受益大于可能的风险时,也可在严密观察下慎用。氨基糖苷类等抗菌药物有条件时应进行血药浓度监测。

（3）药物毒性低,对胎儿及母体均无明显影响,也无致畸作用者,妊娠期感染时可选用。如青霉素类、头孢菌素类等β-内酰胺类抗菌药物。

美国食品和药物管理局（FDA）按照药物在妊娠期应用时的危险性分为A、B、C、D及X可供药物选用时参考（表29-8）。

表29-8　抗微生物药在妊娠期应用时的危险性分类

FDA分类	抗微生物药					
A. 在孕妇中研究证实无危险性						
B. 动物中研究无危险性,但人类研究资料不充分,或对动物有毒性,但人类研究无危险性	青霉素类 头孢菌素类 青霉素类/ β内酰胺酶抑制剂 氨曲南 美罗培南 厄他培南	红霉素 阿奇霉素 克林霉素 磷霉素 达托霉素	两性霉素B 特比萘芬 利福布汀	甲硝唑 呋喃妥因 吡喹酮	扎那米韦 阿昔洛韦 泛昔洛韦 去羟肌苷 奈非那韦 替比夫定 替诺福韦	
C. 动物研究显示毒性,人体研究资料不充分,但用药时可能患者的受益大于危险性	亚胺培南/ 西司他丁 氯霉素 克拉霉素 万古霉素 特拉万星 多黏菌素E	氟康唑 伊曲康唑 酮康唑 泊沙康唑 氟胞嘧啶 卡泊芬净 阿尼芬净 米卡芬净	SMZ/TMP 替硝唑 氟喹诺酮类 利奈唑胺 利福平 利福昔明 异烟肼 吡嗪酰胺 卷曲霉素 氨苯砜	乙胺嘧啶 阿苯达唑 甲苯达唑 氯喹 甲氟喹 喷他脒 伊维菌素 蒿甲醚/ 本芴醇 阿托伐醌 氯胍	金刚烷胺 金刚乙胺 奥塞米韦 更昔洛韦 膦甲酸 西多福韦 拉米夫定 阿德福韦	恩替卡韦 齐多夫定 扎西他滨 司坦夫定 阿巴卡韦 奈韦拉平 地拉韦定 茚地那韦

续表

FDA分类		抗微生物药	
D. 已证实对人类有危险性,但仍可能受益多	氨基糖类 四环素类 替加环素	伏立康唑	
X. 对人类致畸,危险性大于受益	奎宁 利巴韦林	沙利度胺	

注: 1. 妊娠期感染时用药可参考表中分类,权衡用药后患者的受益程度及可能的风险决定。

A类: 妊娠期患者可安全使用;

B类: 有明确指征时慎用;

C类: 在确有应用指征时,充分权衡利弊决定是否选用;

D类: 避免应用,但在确有应用指征且患者受益大于可能的风险时严密观察下慎用;

X类: 禁用。

2. 妊娠期患者接受氨基糖苷类、万古霉素、氯霉素、磺胺药、氟胞嘧啶时必须进行血药浓度监测,据此调整给药方案。

3. 下列药物未分类,注明为: 夫西地酸无发生问题的报道,乙胺丁醇"安全",氯法齐明/环丝氨酸"避免用",乙硫异烟胺"不使用"。

2. 哺乳期患者抗菌药物的应用　哺乳期患者接受抗菌药物后,某些药物可自乳汁分泌,通常母乳中药物含量不高,不超过哺乳期患者每日用药量的1%; 少数药物乳汁中分泌量较高,如氟喹诺酮类、四环素类、大环内酯类、氯霉素、磺胺甲噁唑、甲氧苄啶、甲硝唑等。青霉素类、头孢菌素类等β-内酰胺类和氨基糖苷类等在乳汁中含量低。然而无论乳汁中药物浓度如何,均存在对乳儿潜在的影响,并可能出现不良反应,如氨基糖苷类可导致乳儿听力减退,氯霉素可致乳儿骨髓抑制,磺胺甲噁唑等可致核黄疸和溶血性贫血,四环素类可致乳齿黄染,青霉素类可致过敏反应等。因此治疗哺乳期患者时应避免用氨基糖苷类、喹诺酮类、四环素类、氯霉素、磺胺药等。哺乳期患者应用任何抗菌药物时,均宜暂停哺乳。

（陈　莹　王镇山）

参考文献

1. 中华医学会. 抗菌药物临床应用指导原则. 中国抗感染化疗杂志,2004,5(10)特刊: 5-56

2. 顾觉奋. 抗生素的合理应用. 上海科学技术出版社,2004

3. 张石革,孙路路. 抗感染药物临床应用指南. 北京: 化学工业出版社,2003

第三十章

抗菌药物与菌群失调

抗生素的出现治疗了大量由于细菌导致的感染的患者,使人类免于受致病微生物对机体的致病影响。但是,大量抗生素的滥用也给人类带来了重大的影响--干扰人类的正常菌群,这又常常被医学界遗忘和忽视。其实,人类正常菌群的平衡对于人类的健康具有十分重要的营养、代谢和免疫功能。

2010年《Nature》和《Science》相继报道了人体肠道微生物研究的最新进展,引起广泛关注。人体与肠道微生物的关系正在逐渐揭示,肠道菌群帮助维持人体健康的机制也将越来越清晰。2012年《Cell》以系统的观点论述了肠道微生物群(microbiota)通过个体间及与宿主免疫系统的相互作用进而影响疾病的发生、发展,并在此基础上提出了基于整体观念的对肠道菌群进行研究的新思路: 即要将肠道菌群、宿主及环境三方面作为一个整体进行连续动态监测,以明确其间的相互作用关系。

人类在与微生物感染的斗争中对微生物的认识经历了三个时代。第一个是"恐菌"时代,在这个时代,导致死亡最主要的原因是由致病菌引起的感染,人们谈菌色变,认为所有的细菌都是致病菌,因此,大量对人类致病的微生物被发现。第二个是"抗菌"时代,这个时代发现了各类抗生素并广泛应用抗感染。这使得感染性疾病的死亡大幅度减少。但是,抗感染的同时却发现破坏了不致病甚至是有益的人类正常微生物群。这又导致了人们对细菌致病过程的新认识,人类的许多微生物在其"原籍"并不致病,只有转移到"外籍"才能够致病。这是人类第一次用生态学观点审视内源性感染的发生本质。第三个是"保菌"时代,这个时代认识了在人体的体表和体内存在大量的不致病的微生物,由于抗生素的广泛应用,在抗感染的过程中被同时杀灭,影响了机体维持健康的菌群功能的发挥。此外,现代人类的生活方式发生了巨大的变化,多种因素导致人体的正常菌群丢失,如,各类食品的保藏都添加了影响人体正常菌群的防腐剂,因此,大规模的益生菌的补充成为了这个时代新认识,即人体需要保菌或补菌。但是,我们对正常菌群的认识还是肤浅的,在临床上,多种预防感染发生的处置都是"宁可全部杀灭,也绝不漏一个"的观念做指导,造成了机体正常菌群的严重破坏,又没有提出切实可行的办法,因此,深入研究抗菌药物既杀灭致病菌又保护正常菌群及其如何及时补充正常菌群,同时如何合理使用抗生素在医疗实践中显得尤为重要。

本篇从抗菌药物与肠道菌群、菌群失调、抗菌药物对正常菌群的影响、抗生素对肠道菌群影响的临床表现与防治等四个方面阐述抗菌药物与菌群失调,希望能够作为临床使用抗生素的参考。

第一节 抗菌药物与肠道菌群

在人体表面以及与外界相通的腔道(包括鼻腔、上呼吸道、消化道、尿道、生殖道、眼与外耳道等)表面寄生很多的细菌,这些细菌与人体构成了微生态系统,其中肠道微生物是人体最为重要的微生态系统,相当于机体一个重要的代谢"器官"。通过基因测序技术解析了人类肠道系统包含了目前人类发现的18个属1100种的微生物序列。人体肠道微生态系统参与机体的新陈代谢、药物及异物代谢、免疫屏障的发育成熟,并抵御有害微生物的侵袭,防止感染。部分正常菌群的菌株被应用到多种代谢性疾病的治疗。随着系统生物学,包括基因组学、转录组学、蛋白质组学、代谢组学技术的发展和人类元基因组计划的开展,肠道微生态有望得到深入、系统的研究。

抗生素的出现治疗了大量由于细菌导致的感染的患者,使人类免于受致病微生物对机体的致病影响。但是,大量抗生素的滥用也给人类的正常菌群带来了重大的影响。这一影响长期以来被人们所忽视。其实,人类正常菌群对机体的稳态具有重要作用,是一个被人们遗忘的"器官"。现代研究表明,人类的正常菌群在对预防和治疗微生物所带来的感染、维持机体免疫、药物的代谢、营养的吸收等方面具有重要的影响。人体和其正常菌群构成微生态系,两者相互依存、相互作用以维持机体的正常生理功能。在正常情况下微生态系处于动态平衡状态,如果打破这个平衡状态,将导致人类疾病甚至死亡。但是,抗生素的使用在控制感染的同时也对肠道正常菌群产生巨大影响。比如,肠道正常菌群种类与数量的变化对由于其引起的肠内感染和其他部位的感染的发生发展具有重大影响。引起肠内感染的细菌既可能是革兰阳性细菌也可能是革兰阴性细菌。抗生素治疗不但会筛选出一些耐药菌株,而且也可能会引起肠道菌群耐药性的产生。肠道固有菌群参与了机体的生理和病理生理反应及药物的代谢。这些作用都可以通过抗生素治疗引起菌群改变而实现。所以,关于肠道正常菌群与抗生素关系的深入研究对帮助指导临床医生治疗肠道感染类型的判别具有十分重要意义。

第二节 菌群失调

肠道菌群也叫消化道菌群,是指口腔、食管、胃、小肠和大肠中所寄居的菌群。常常指胃肠道的菌群。肠道菌群往往是通过粪便中的生物量来描述的。肠道菌群失调是指肠道正常菌群与其宿主之间的微生态平衡,在自然与社会环境的影响下,由生理性组合变为病理性组合的状态。它包括了微生物与微生物,微生物与宿主,微生物和其宿主与外环境等方面。

肠道菌群失调分为三度,即一度失调、二度失调和三度失调。

一度失调:人体在自然与社会因素的影响下,微生态系中正常菌群的种类与数量上的异常变化,当影响因素消除,微生态系正常菌群的种类与数量的异常变化可以自然恢复。因此,一度失调是可逆的。如小量的抗生素使用后停止,肠道菌群可自然恢复,不需要调整。

二度失调:人体在自然与社会因素的影响下,微生态系中正常菌群的种类与数量上的异常变化,当影响因素消除,微生态系正常菌群的种类与数量的异常变化也不能自然恢复。因此,二度失调是不可逆的。如慢性肠炎、慢性口腔炎、慢性肾盂肾炎即使疾病治愈肠道菌群也不能自然恢复。

三度失调:人体在自然与社会因素的影响下,微生态系中正常菌群大部分被抑制,仅少数的正常菌群占优势状态,微生态系崩溃。三度失调宿主表现为急性状态,病情凶险。当影响因素消除,微生态系正常菌群的种类与数量的异常变化不可能自然恢复,需要菌群的重建。如,艰难梭菌引起的伪膜性肠炎,必须采用健康粪便的移植或优势菌群的移植才能恢复。其他能引起三度失调的细菌还有变形杆菌、假单胞菌、白假丝酵母菌、肺炎杆菌及大肠埃希菌等,都可以引起三度失调。

第三节 抗菌药物对正常菌群的影响

一、抗生素对肠道菌群的直接影响

抗生素治疗对肠道菌群具有直接影响。各类经口服的抗生素都能对肠道菌群产生抑制或直接杀灭,尤其是对抑制细菌细胞壁合成的抗生素,如青霉素。而一些抑制细菌细胞蛋白合成或干扰基因表达的抗生素由于作用部位在细胞内会抑制细菌的代谢活性抑制细菌的复制,可能在粪便样品的分离过程中又得到复性,用传统的分离方法看不到细菌会有量的明显改变,影响了对抗生素对肠道菌群的判断,而得出错误的结论。但是,这些抗生素却会通过影响机体的其他生理活性而影响肠道微生态系的功能而影响菌群的功能。抗生素的联合使用使得这一情况的判断更加复杂,甚至涉及了抗生素间的协同效应问题。Gorbach在对林可霉素对肠道菌群的影响研究中发现,林可霉素对空肠黏膜革兰阳性球菌几乎没有任何作用,他通过观察患者用药过程中的粪便及其肠内容物的样本检测而得出的结论。他发现两种或两种以上抗生素联用对肠道菌群影响作用是明显的且可以产生拮抗作用。如青霉素和酞酰磺胺噻唑联用时,青霉素对酞酰磺胺噻唑有拮抗作用。但青霉素与磺胺撒克西啶联用时,就不会发生拮抗作用。Rollins和Klaassen在对作用于人胆汁分泌的药物的代谢研究中发现,肠道菌群具有影响胆汁代谢的功能。可以应用抗生素干预粪便菌群的变化评价胆汁分泌药物的作用。然而,对于这一结论还有必要除去混杂因素进行验证,混杂因素包括胃肠道药物的吸收,结合物形式(无活性)的分泌,以及肠道菌群对结合药物的水解作用。肠道细菌的"生理活性",例如中性胆固醇和胆汁酸转变为其他混合物,胆红素转变为尿胆素原以及药物和其他外源混合物的改变,通过抗生素治疗都有不同程度的改变。但需指出,有时某些抗生素的使用会导致维生素K的缺乏,进而致凝血酶原的严重缺乏,这会引起临床严重的出血症。这与肠道菌群的多样性降低有关。可能的机制是肠道菌群在消化道内一个非常重要的营养作用是能够合成维生素B、维生素K,这两种维生素是机体能许多种酶的辅酶,尤其是维生素K。维生素K是由维生素K_1、K_2和K_3组成的,维生素K_2是维生素的活性成分。维生素K是在机体内不能自己合成需要通过食物的每日摄取和肠道菌群的合成提供给机体。维生素K与凝血因子FII、FVII、FIX、FX结合参与机体的凝血过程,依赖于维生素K的凝血因子所含的r-羧基谷氨酸,它通过Ca^{2+}与血小板膜磷脂酰丝氨酸结合参与凝血,FII、FVII、FIX、FX上的谷氨酸γ-羧基谷氨酸在γ-羧化酶的作用下羧化为γ-羧基谷氨酸,维生素K是γ-羧化酶的辅酶。

维生素K_2是由维生素K_1和维生素K_3经肝脏转化而来,食物中的维生素K主要是维生素K_1和K_3组成的,维生素K_1和K_3是由肠道菌群合成提供给机体的。它是维生素K_2的原料。当机体缺乏维生素K时,机体内的凝血因子F II、F VII、F IX、F X不能被羧化为γ-羧基谷氨酸从而导致凝血障碍,机体的凝血功能异常导致机体广泛的出血倾向,严重的会出现出血综合征危机生命,尤其是老年人出现动脉粥样硬化时极易造成心脑血管出血。肠道菌群多样性降低可以导致消化道水盐代谢障碍,氯离子通道失控,大量的细胞内液外流导致腹泻,这些都在临床使用抗生素的患者中见到。

二、抗生素对肠道菌群的间接影响

Bjorneklett和Midtvedt认为虽然菌群数量没有变化,但是,一些抗生素对肠道菌群所构成的微生态系还是有影响的。他们发现在青霉素和甲硝唑治疗后,随着乳糖吸收,肺中H^+分泌明显减少,但用多西环素治疗后没有变化。Wilson还研究了服用抗生素的正常人的肠道微生态的变化,他对粪便进行透析测定化学组成成分的变化,都得出了同样的结果。其实,正常菌群和其寄居的宿主以及宿主的系统、器官组织和细胞及其代谢产物所构成的微环境形成的能独立进行物质、能量、基因和信息交流的相互依存和相互作用的生物系统,即微生态系统,这个系统任何一个组分的改变都会影响机体的生理和病理的改变。

三、抗生素对肠道菌群影响和临床研究及其不足

Spaulding指出,口服多黏菌素、新霉素和制霉菌素的患者,其粪便样本是无菌的,或者接近无菌,这种无菌状态可维持大约24小时。Finegold通过对2例患者口服新霉素和四环素证实了这一点。在Finegold的实验中,对上述2例患者的粪便检测中发现,在培养24小时后,所有培养基上都没有菌落生长。当对这2例患者的48小时粪便进行培养时发现,每克粪便只培养出500到700个菌落,主要是酵母菌和双歧杆菌。在一例口服新霉素、四环素和制霉菌素患者的实验中,Finegold发现,每克粪便酵母和双歧杆菌不足2000个。在对一例口服新霉素、酞磺胺噻唑、金霉素,二碘喹的患者实验中,Finegold对其粪便培养3天发现,这一例患者每克粪便只有10~100个酵母菌落,5天后达到1000菌落。Finegold在对5个口服新霉素和红霉素的患者实验中发现,其中1例患者的粪便培养3周,酵母和双歧杆菌计数是10~1000个菌落。其中1例患者5周内没有发现任何需氧细菌,这1例患者在3周内粪便中只有酵母菌,8周内,除了发现有酵母菌之外,还检测到了金黄色葡萄球菌。其中3例患者4周内只有酵母菌,假单胞菌和和葡萄球菌,在这3个患者粪便中,在2周内没有发现需氧细菌。实验同时也发现,肠道菌群的长期减少相对没有副作用。在5例患者中,其中2例患者,在3~4周内体重减轻了4磅,1例6周减轻了5磅,1例在7周内减轻了3磅,2例在8周分别减轻3和6磅。1例患者在11周抗生素治疗期间减轻了16磅。这5例患者中,都没有严重的厌食症。除了体重下降,没有营养失衡或维生素缺乏症的临床症状。一些患者主诉有腹部灼烧感或间歇性痉挛或其他腹部不适感,一些患者有时有恶心,呕吐症状。所有患者,排粪便每日3~4次,粪便呈半固体、绿色、无味。所有患者均无严重的胃肠道症状,其中2个患者粪便中维生素B_{12}含量相对升高了。在实验中也发现,长期服用抗生素,凝血酶原没有变化,血常规和尿常规检查都没有变化,血清铁水平无变化,血清白蛋白和球蛋白基

本没有变化。Ozawa等人实验发现,口服交沙霉素、巴龙霉素、多黏菌素B、制霉菌素、杆菌肽的正常人粪便培养中,消化链球菌属的细菌有3×10^2个,处理12天后培养没有发现其他菌株。

抗生素影响肠道菌群及对临床研究是有一定缺陷的。比如对抗生素使用过程中的许多影响因素没有考虑在内,这些因素可能影响了对肠道菌群全貌的理解。如患者年龄,健康状态,是否有胃肠道疾病,饮食类型,生活方式等也没有考虑。另外,有一些研究方法有严重缺陷,在各个研究中方法也各不相同。在一些病例中收集的粪便量很少,就会导致样品抽样误差等问题。一些文献没有讨论样本保存时间和保存条件。所用的培养基不统一。当与在治疗期间获得的标本比较时,对照样本菌群在某些方面有明显变化,如果不使用新鲜的非选择性培养基和合适的选择性培养基,以上变化没有意义。定量结果不易得到。使用了各种各样的稀释剂,而且培养计数没有和直接显微镜计数做对比。通常情况下,并不要求鉴定到种水平。在一些情况下,两种或以上的菌混在一起使人不能辨别个体有什么差别。有时仅用计数均值来描述一组患者中的变化,这可能会漏掉个别患者的菌群明显变化的真实情况,只能描述趋势。

四、使用抗生素治疗会导致部分肠道菌群耐药性的增加

常见的能够导致肠道菌群耐药性增加的抗生素,包括β-内酰胺类,氨基糖苷类及四环素类药物。耐药性增加的肠道菌群主要有需氧和兼性革兰阴性杆菌和阳性球菌。对于厌氧菌来说,梭状芽孢杆菌极易出现耐药性的增加问题。目前研究发现在肠道内有更多耐药性厌氧菌,可能的机制是抗生素的广泛使用选择了耐药菌株。敏感菌株的消除和耐药菌株的筛选,通常是通过R-质粒传递的,对R-质粒的检测对医院交叉传染有重要的预警作用。Knothe在研究中发现,服用1~10mg常规剂量四环素不会导致菌耐药性的增加,但服用25mg的常用剂量会出现耐药性增加。动物实验表明,肠道菌群会影响β-内酰胺酶的活性,主要是肠道肠杆菌科和脆弱类杆菌属。在临床使用抗生素治疗的过程中导致了对氨苄西林敏感的艰难梭菌增加,极易使动物发生回肠盲肠炎症。

五、食品中抗生素物的残留可能会对肠道菌群产生影响

长期食用残留在食品中的抗生素物将会导致人体过敏反应或其他副作用,但短期使用可能是处于一度失调状态,对肠道菌群的评价可能没有参考价值。Hewitt对有关食品中抗生素的残留与机体相互作用中进行了研究,结果是还没有直接证据表明食用抗生素残留的食品对人体是有害的,可能是因为在食品中允许的药物残留水平极低缘故。但是,如果长期食用有抗生素残留的食品极有可能导致肠道固有菌群的改变,这一推测还需要大量的人群观察。同时也发现,与动物有密切接触的人肠道的耐药菌株的比例更高。这一结果提示,肠道菌群产生耐药性似乎不是由于暴露抗生素而引起的,而可能是由于肠道菌群的移位而导致的。

应用抗生素消除一个或多个菌来选择性调整肠道菌群是可行的。通过这种办法可以测定在生理和病理状态下相对重要的各种菌群的结构以了解微生态系对机体的影响。如测定盲袢综合征患者的盲肠中相对重要的需氧和厌氧菌群数量,可以了解疾病的损害程度。应

用林可霉素消除肠道厌氧细菌和在不影响需氧细菌下改善临床治疗效果。使用口服万古霉素消除肠道艰难梭菌可以预防由艰难梭菌引起的伪膜性结肠炎。

第四节 抗生素对肠道菌群影响的临床表现与防治

艰难梭菌的所有菌属都对氨苄西林敏感,氨苄西林的使用能引起相关的结肠炎。研究表明,在用抗生素治疗艰难梭菌引起的肠炎时,艰难梭菌即会出现敏感株,同时也会出现耐药菌株。敏感株的绝大部分在用抗生素治疗时被抑制,但是,耐药株的艰难梭菌在其他肠道菌群恢复前,会快速增长并导致结肠炎的发生。在伪膜性肠炎患者中一些艰难梭菌对服用的抗生素是耐药的。虽然,伪膜性肠炎患者的治疗首选的是氨苄西林,克林霉素和头孢菌素,但实际上,除了肠道外应用氨基糖苷类和万古霉素外,所有抗生素都会被使用。毫无疑问,艰难梭菌和其他正常结肠菌群的相互作用是导致抗生素相关结肠炎发生的重要因素。耐药金黄色葡萄球菌引起的肠道炎症也是在抗生素治疗时代出现的疾病。成人的肉毒素中毒在抗生素治疗后,从未在抗生素治疗的并发症中出现过的说法,仅仅是理论上的说法。因为,艰难梭菌和肉毒杆菌在成人结肠炎患者的肠内容物中经常会被发现。因此可以推断出,婴儿并发肉毒素中毒是因为正常菌群的缺乏导致定植抗力下降而造成的。如果婴儿感染这种菌,由于定制抗力的下降就可能导致艰难梭菌和肉毒菌在肠道内定植。通过抗生素的治疗,成人可能发生艰难梭菌和肉毒菌定植抵抗力的缺失。研究表明,由沙门菌或志贺菌引起的肠内感染风险,要比服用抗生素后的风险大。沙门菌引起肠道感染的培养液要比服用抗生素抑制正常肠道菌群的培养液少。例如,Cobbs和Livingston描述了2例由宋内志贺菌引起的胃肠道炎症的患者,在口服氨苄西林(无相关过敏情况)后很快引起症状。如较早提到的,抗生素治疗不仅仅能选择正常菌群的耐药菌株,还引起其他细菌如金黄色葡萄球菌,各耐药肠杆菌属,假单胞菌和念珠菌属的生长。这可能发生在抗菌药的使用中或者停用后,这些细菌也可能导致胃肠道外的感染。

婴儿型肉毒中毒或沙门菌肠炎患者用抗生素治疗比不用抗生素效果差,这可能是肠道菌群影响的结果。目前有关这个问题还没有被较好地研究,但可能与肠道菌群的定植抗力的持续改变有关。

肠道机械清洗、禁食和使用抗菌药物是肠道外科治疗的一个常规方法。Bornside和Cohn的研究认为,机械清洗和禁食对菌群的数量没有影响。在使用口服新霉素之前,基本选择使用各种"肠道磺胺类药物"。新霉素和相关卡那霉素对正常需氧菌群有显著影响,但这些抗生素对结肠厌氧菌群作用相对较小。用口服氨基糖苷类药物对厌氧细菌的感染进行肠道消毒,同样适用于其他耐药菌。红霉素和氨基糖苷类抗生素能显著抑制结肠菌群,除了假丝酵母和其他耐药菌外。Nichols等人对36例患者进行了研究,研究表明,单用新霉素和红霉素或联用其效果是一致的。在双盲法研究中,联合用药比单独用新霉素感染机会较少。但联合用药组中有8/9发生脆弱类杆菌的菌血症。然而,在随机双盲研究之前,联合用药并没有成为美国肠道外科术前的行业标准。事实上,Baum得出的结论,是在结肠癌手术抗生素的预防试验中,安慰剂组可能就不尽合理,因为他们还使用了卡那霉素-甲硝唑。尽管结肠手术术前准备成功应用了组合口服抗生素,但仍存在三个问题。首先是需氧或兼性革兰阴性杆菌和革兰阳性球菌的耐药菌株一直存在。第二,在手术的吻合口处或附近结肠癌复发率可能有所增加,有报道表明,使用抗生素的患者癌症复发率有所增加。第三,红霉素与新霉素联合在术前的广泛使用会导致脆弱拟杆菌对克林霉素的耐药性增加。因此,手术前最好静脉注射用抗菌药物。

肿瘤患者使用抗生素是为了预防由于免疫低下所带来的感染。在这些治疗方案中使用包括庆大霉素、万古霉素和制霉菌素;新霉素、先锋霉素、多黏菌素和制霉菌素或两性霉素、复方磺胺甲噁唑,羟基噻吩青霉素,妥布霉素和咪康唑;巴龙霉素、多黏菌素、制霉菌素和杆菌肽。Ozawa认为,在急性白血病患者的预防感染效果不如对照组显著。肠道菌群的定植抗力在对肿瘤患者使用抗生素是一个重要的参考。定植抗力是宿主与其肠道菌群所形成的微生态系对病原菌定植的抵抗能力。这些研究发现,肠道定植抗力与粪便中耐药菌含量、盲肠指数及β天冬氨酰-甘氨酸的浓度存在相关性。荷兰人发现肠道厌氧菌群数量与定植抗力有关,他们应用保持定植抗力的办法,作为预防或者治疗肿瘤患者的方法取得了一定的效果。他们推荐的主要抗生素有萘啶酸、复方磺胺甲噁唑或多黏菌素E,这些抗生素都是窄谱抗生素。Tancrede用这个方法成功地消除肠道的肠杆菌科细菌,剩下大量专性厌氧菌和粪链球菌菌群。中性粒细胞减少的肿瘤患者没有发现厌氧菌感染风险的增加,所以选择性脱污染来维持定植抗力是有效的,需要作进一步的研究。但是,也有使用这一方法的研究表明,即使保护了定值抗力也仍然发生了菌群失调的情况,如Wander wajj观察了71名接受新霉素-氧四环素术前肠道准备的患者,其中6名患了葡萄球菌结肠炎,然而72名单独用新霉素处理的患者则没有发生。

（唐　立）

参考文献

1. Chow J. Lee, S. M. Shen, Y. Khosravi, et al. Host-bacterial symbiosis in health and disease. Adv. Immunol, 2010, 107, 243-274

2. Qin J. Li, R. Raes, J. Arumugam, et al; MetaHIT Consortium. A human gut microbial gene catalogue established by metagenomic sequencing. Nature, 2010, 464, 59-65

3. Vijay-Kumar, M., Aitken, J.D., Carvalho, F.A., et al. Metabolic syndrome and altered gut microbiot a in mice lacking Toll-like receptor 5. Science, 2010, 328, 228-231

4. Jose C. Clemente, Luke K. Ursell, Laura Wegener Parfrey, et al. The Impact of the Gut Microbiota on Human Health: An Integrative View. Cell, 2012, 148: 1258-1270

5. Inna Sekirov, Shannon L. Russell, L. Caetano M. Antunes, et al. Gut Microbiota in Health and Disease. Physiol Rev, 2010, 90: 859-904

6. Pflughoeft, K. J., and Versalo vic, J. Human microbiome in health and disease. Annu. Rev Patho, 2011, 7, 99-122

7. Wen L. Ley, R. E. Volchkov, P. Y. Stranges, et al. Innate immunity and intestinal microbiota in the development of Type 1 diabetes. Nature, 2008, 455, 1109-1113

8. O'Hara, A. M., Sha nahan, F. The gut flora as a forgotten organ. EMBO Rep, 2006, 7, 688-693

9. Devaraj S, Hemarajata P, Versalovic J. The Human Gut Microbiome and Body Metabolism: Implications for Obesity and Diabetes. Clin Chem, 2013, (2)11

10. Jia W, Li H, Zhao L, et al. Gut microbiota: a potential new territory for drug targeting. Nat Rev Drug Discov, 2008, 7(2): 123-129

第三十一章

细菌感染症的抗菌药物治疗

第一节 减少细菌耐药的策略

一、采取以下策略以减少细菌耐药的产生

1. 遵循《抗菌药物临床应用指导原则》中有关抗菌药物临床应用的基本原则,合理使用抗菌药物。

2. 加强抗菌药物临床应用的管理 抗菌药物实行分级管理,如有些药物要倍加保护以免细菌过快产生耐药,需要限制使用或特殊使用。

3. 严格执行《关于加强零售药店抗菌药物销售监管,促进合理用药的通知》,必须凭医生处方销售抗生素类、磺胺类、喹诺酮类、抗结核类、抗真菌药制剂。

4. 各级医院应重视病原微生物检测工作,逐步建立正确的病原微生物培养、分离、鉴定技术和规范的细菌药物敏感试验条件与方法,并及时报告细菌药敏试验结果,建立细菌耐药监测网,掌握本地区、本单位重要常见致病菌对抗菌药物的耐药性变迁,为临床医师正确选用抗菌药物提供参考依据。

5. 加强管理与督查工作 各级医疗机构要根据《抗菌药物临床应用指导原则》,结合本机构实际情况制定"抗菌药物临床应用实施细则",应建立和完善药事管理专业委员会,并履行其职责,开展合理用药培训与教育,督导本机构临床合理用药工作;加强合理用药管理,杜绝不适当的经济激励。

二、国外所采取的措施

(一)抗菌药物在社区的使用

在英国,超过80%的抗菌药物使用发生在社区,大多数用于治疗呼吸道感染。英国的医学顾问常务委员会在它的报告"减少耐药性的道路"中,推荐采取以下措施,以减少不适当的处方用药。

1. 单纯的咳嗽和感冒不应使用抗菌药物;

2. 除非有证据表明链球菌感染,抗菌药物不应作为咽喉痛的常规用药;

3. 治疗急性中耳炎和鼻窦炎样症状,不推荐常规使用抗菌药物,即使用也仅限于3天疗程;

4. 对于患单纯性膀胱炎的妇女,3天的抗菌药物治疗已足够。

(二)有助于减少抗菌药物在院内使用的措施

1. 尽可能减少常规使用抗菌药物作为外科手术的预防用药;

2. 所有可疑感染不应立即使用抗菌药物治疗 某些患者(如中性粒细胞减少症患者出现发热或败血症患者)要求立即进行抗菌药物治疗,但在大多数情况下(如术后低热),获得培养报告后或出现明显的细菌感染迹象后,再给予抗菌药物治疗仍然是安全的;

3. 一旦证实感染是非细菌性的或感染本身已痊愈,应立即停止使用抗菌药物。其目的就是鼓励医师得到培养报告后,应及时停用抗菌药物,或改变治疗方案;

4. 医院的处方手册对某些抗菌药物的使用应作出限制,这可有效地规范抗菌药物的使用。哪种抗菌药物的使用应受到严格限制,主要是根据该药品的费用而非该药品选择出耐药菌的危险性。然而,当细菌对其他抗菌药物已产生耐药时,这类药必须使用。

(三)"循环用药"策略

一段时间当中,规定只能使用一、两种抗生素,过一段时间更换另外一、两种抗生素,循环往复至换回原来的抗生素。这样就使得同种抗生素不会长时间持续使用下去,理论上这种方法可以降低抗生素的选择性压力。

已经有研究证实,修订处方药物可以降低细菌的耐药率。美国肯塔基大学附属医院Empey等进行了为期6个月的回顾性调查,结果发现,以第四代头孢菌素头孢吡肟替代第三代头孢菌素头孢他啶和头孢噻肟后,头孢他啶和头孢噻肟的使用率下降了89%。同时,耐头孢他啶肺炎克雷伯杆菌(CRKP)的感染率从13%降至3%,耐哌拉西林铜绿假单胞菌(PRPA)的感染率从22%降至14%,耐头孢他啶铜绿假单胞菌(CRPA)的感染率从25%降至15%(三者均$P<0.05$)。表明用头孢吡肟替代头孢他啶和头孢噻肟后,不仅可降低头孢菌素的总用量,还可降低耐头孢他啶肺炎克雷伯杆菌(CRKP)、耐哌拉西林铜绿假单胞菌(PRPA)和耐头孢他啶铜绿假单胞菌(CRPA)的感染率。

但目前仍缺乏可靠的证据证实这样做有多大效果,而且抗生素循环周期、间隔时间的问题无法确定,需要进行多中心大样本的研究以证实循环用药对正常菌群和感染菌群产生的影响。

(四)其他措施

在畜牧业及农业中减少和限制抗菌药物的使用,尤其是减少使用促进动物生长的抗菌药物,可延缓人类病原菌耐药的产生。

第二节 常见细菌耐药现状及抗菌药物的选择

近十余年来,由于人口老化、免疫损害宿主的增多,重症监护医学的发展,大量广谱抗菌药物的应用,在我们临床工作中遇到了一些难处理的细菌感染问题,有些细菌目前几乎无药可治,并且有些细菌的耐药性正以惊人的速度在增长。因此充分认识这些细菌的特点,正确选择抗菌药物,对于延缓细菌耐药性的产生、提高治愈率至关重要。

回顾过去细菌耐药的变化趋势,可以看出在20世纪广泛应用青霉素时期,出现了链球菌和葡萄球菌的耐药性。当其耐药问题得到了解决之后,20世纪70年代革兰阴性菌又成了治疗难题,尤其是铜绿假单胞菌的感染。当人们开始越来越多应用头孢菌素,特别是第三代头孢菌素治疗这类革兰阴性菌时,革兰阳性菌耐药问题又再次出现。头孢菌素的应用似乎诱发了耐甲氧西林金黄色葡萄球菌(MRSA)和肠球菌的增加,而静脉导管的使用也增加了患者凝固酶阴性葡萄球菌的感染。

美国疾病控制预防中心提出了"后抗生素时代(post-antibiotic era)"的概念,指当今有越来越多的细菌对抗生素产生耐药性,严重威胁了人类的生存和健康,全球将面临药品无效,好像有回到了以前没有抗生素的时代一样。细菌耐药已经成为了严重的公共问题。

一、肺炎链球菌耐药现状及抗菌药物的选择

1. 肺炎链球菌的耐药现状　肺炎链球菌对青霉素耐药性增加是一个全球性的趋势,但不同国家、不同地区之间青霉素耐药肺炎链球菌(PRSP)的检出率有显著的差异。2003年第4届抗微生物制剂及耐药国际论坛(ISAAR)的报告数据显示,全球范围内,青霉素不敏感肺炎链球菌(PNSSP,包括PISP和PRSP)发生率较高的国家和地区是越南(90%)、斯里兰卡(85%)、韩国(70%)、中国香港(68%)、西班牙(65%)、南非(60%),中国的PNSSP为45%,位第12位。根据2010~2011年一项研究显示,在我国10个城市13家医院临床分离的肺炎链球菌中,青霉素耐药的肺炎链球菌(PRSP)占50.1%(236/471)。而1997~2000年报道的我国肺炎链球菌对青霉素的耐药率8.8%~22.5%,提示我国肺炎链球菌对青霉素的耐药性在近年明显升高。

肺炎链球菌对大环内酯类抗生素的耐药率,我国明显高于欧美国家,据调查其对红霉素的耐药率为93.2%。肺炎链球菌对大环内酯类抗生素的耐药机制主要包括靶位改变和主动外排系统,分别由*erm*基因(MLS型耐药)和*mefA*基因(M型耐药)介导,根据*erm*基因表达水平的高低分为内在型耐药(cMLS)和诱导型耐药(iMLS),通过对192株来自北京和沈阳的肺炎链球菌对红霉素耐药表型和耐药基因的研究发现,红霉素耐药株148株(耐药率77.6%),耐药基因以*ermB*基因介导为主,耐药表型以内在型耐药(cMLS)为主,对红霉素的耐药程度高,对林可霉素类和多黏菌素B呈交叉耐药;而北美地区常见的M型耐药,对14、15元环大环内酯类抗生素低水平耐药,而对16元环大环内酯类抗生素、克林霉素和多黏菌素B敏感。克拉霉素、阿奇霉素等新型大环内酯类抗生素组织分布较好,感染局部浓度较高,对红霉素耐药的肺炎链球菌感染可能仍然有效,但是,考虑到我国肺炎链球菌对红霉素的耐药主要为高水平的cMLS型耐药,克拉霉素、阿奇霉素等药物对红霉素耐药肺炎链球菌感染的实际疗效如何,有必要进一步深入探讨。

一些新的氟喹诺酮类抗菌药物近年来在我国相继临床应用,根据2005年北京协和医院发表的体外药敏试验结果,莫西沙星、加替沙星、左氧氟沙星对肺炎链球菌有很好的抗菌活性,敏感率为93.5%~100%,而近年来对肺炎链球菌耐药率的监测结果显示,对上述3种药物的敏感性没有明显的变化。莫西沙星的抗菌活性是加替沙星的2~4倍,加替沙星是左氧氟沙星活性的4倍,优于环丙沙星,莫西沙星、加替沙星的抗菌活性且不受青霉素、大环内酯类耐药性的影响。

2. 肺炎链球菌耐药的抗菌药物选择　对明确为肺炎链球菌感染的社区获得性肺炎

（CAP），应根据肺炎链球菌耐药水平的不同选择抗生素。

（1）β-内酰胺类抗生素：对青霉素敏感的肺炎链球菌（PSSP）引起的CAP，应首选青霉素G或阿莫西林。对PISP引起的CAP，青霉素和氨基青霉素类抗生素仍是可供选择的药物，但必须增大剂量。对PRSP引起的CAP，应选择头孢噻肟、头孢曲松、新氟喹诺酮类药物或万古霉素，必要时可联合用药。头孢吡肟、亚胺培南、美罗培南等抗生素虽然具有很好的抗肺炎链球菌活性，但一般不主张将其作为治疗肺炎链球菌感染的常规药物，而倾向保留这些药物用于铜绿假单胞菌感染高危病例的治疗。

（2）大环内酯类抗生素：由于我国肺炎链球菌对大环内酯类抗生素的耐药率较高，对此类药物在CAP治疗中的应用价值提出了疑问。但是，基于以下原因，仍然倾向于将大环内酯类药物和β-内酰胺类抗生素作为某些CAP患者经验性治疗的重要药物：①CAP中非典型病原体感染有逐年增多趋势；②克拉霉素、阿奇霉素等新大环内酯类药物对流感嗜血杆菌有很好的抗菌活性；③在经验性治疗中，对老年或重症CAP患者，联合使用大环内酯类抗生素和β-内酰胺类抗生素可同时覆盖细菌与非典型致病原，有利于迅速控制感染。

（3）新氟喹诺酮类药物：在CAP经验性治疗中，左氧氟沙星、加替沙星和莫西沙星等新氟喹诺酮类药物的应用价值比较高。其原因，一方面，此类药物单药即可同时覆盖CAP常见的革兰阳性球菌（如肺炎链球菌）、革兰阴性杆菌（如流感嗜血杆菌和卡他莫拉菌）以及非典型病原体。对CAP常见致病菌而言，新氟喹诺酮类药物的抗菌谱和抗菌活性优于青霉素和大环内酯类抗生素；对非典型病原体而言，新氟喹诺酮类药物对肺炎支原体和肺炎衣原体的杀菌作用与大环内酯类抗生素相似，对嗜肺军团菌的杀菌作用甚至还要优于大环内酯类抗生素；另一方面，新氟喹诺酮类药物组织穿透力强，肺组织浓度高，而且过敏反应也少见，半衰期长，口服生物利用度高，临床应用方便。

因此，在CAP的经验性治疗中，除少数有铜绿假单胞菌感染高危因素的患者外，新氟喹诺酮类药物单药应用的疗效理论上可达到β-内酰胺类抗生素与大环内酯类抗生素联合应用的效果，而且患者依从性更好，药效经济学方面可能也更有优势。需要指出的是，由于氟喹诺酮类药物具有潜在致畸作用，并可影响幼年动物的骨关节发育，因此孕妇及儿童不宜应用此类药物。

二、葡萄球菌耐药现状及抗菌药物的选择

1. 葡萄球菌的耐药现状　耐甲氧西林金黄色葡萄球菌（MRSA）和耐甲氧西林凝固酶阴性葡萄球菌（MRCNS）的流行，是当前抗感染治疗所面临的诸多棘手问题之一。在欧美国家，MRSA的检出率已经从20世纪80年代的20%～50%上升至近年的60%～85%。在我国临床分离的金黄色葡萄球菌和凝固酶阴性葡萄球菌中，甲氧西林耐药株的检出率分别为45.0%和73.5%，但MRSA检出率自2008年后略呈下降趋势。其中医院内感染的MRSA和MRCNS发生率均远远高于社区感染。有报告显示，在由金黄色葡萄球菌引起的各种感染中，医院内感染的MRSA发生率高达89.2%，而社区感染的MRSA发生率仅30.2%。耐甲氧西林葡萄球菌往往具有多重耐药性，β-内酰胺类、庆大霉素、克林霉素、红霉素和左氧氟沙星等抗菌药物的耐药率基本上都50%以上，而万古霉素、替考拉宁、利奈唑胺、替加环素、米诺环素和阿米卡星体外抗菌活性较好，其中万古霉素、利奈唑胺、替考拉宁敏感率为100%。

但是,由于MRSA在全球范围的大量出现,万古霉素和替考拉宁等糖肽类抗生素在临床上的使用越来越多,导致20世纪末出现了葡萄球菌对糖肽类抗生素敏感性降低甚至耐药的菌株(GISA和GRSA)。1997年日本报道了1株对万古霉素敏感性降低的金黄色葡萄球菌(VISA)。到2002年,世界范围内有11个国家共24例VISA感染的报道。2002年美国疾病控制中心报道了2株对万古霉素高水平耐药的金黄色葡萄球菌(VRSA),其携带来源于肠球菌*VanA*基因。到2012年,全球已发现33株VRSA,其中美国13株,印度16株,伊朗3株,巴基斯坦1株。虽然万古霉素耐药金黄色葡萄球菌(VRSA)在全球的检出率很低,但万古霉素低水平耐药的金黄色葡萄球菌,包括异质性万古霉素中介金黄色葡萄球菌(hVISA)和万古霉素中介金黄色葡萄球菌(VISA)却在多个国家和地区广泛流行。我国目前未发现现对万古霉素、利奈唑胺不敏感葡萄球菌,但已有异质性耐万古霉素金黄色葡萄球菌(hVRSA)的报道,2007年检出率为9.5%,可以预料在今后的几年里,葡萄球菌对糖肽类抗生素的耐药将会增多。

2. 葡萄球菌耐药的抗菌药物选择 葡萄球菌对青霉素的耐药率很高,所以在治疗由葡萄球菌引起的感染时,通常首选耐酶青霉素(苯唑西林或氯唑西林)或第一代头孢菌素,严重葡萄球菌感染时应联合用药,即在耐酶青霉素或第一代头孢菌素的基础上加用红霉素、阿米卡星、磷霉素或利福平等。由MRSA或MRCNS导致的感染应首选万古霉素或替考拉宁,一般疗效较好,单用万古霉素或替考拉宁治疗效果不佳时,可加用阿米卡星、磷霉素、利福平或氟喹诺酮类药物。

三、肠球菌的耐药现状及抗菌药物的选择

VRE的出现与万古霉素的大量使用及不合理使用有关。1986年欧洲首次报道由质粒介导的VRE,此后VRE迅速波及世界各地。美国NNIS资料表明,VRE引起的医院感染已从1989年的0.3%上升为1993年的7.9%,个别医院高达20%。2000年某些地区血液中分离到的肠球菌耐药菌株的比例达25.9%。美国的研究数据表明,屎肠球菌对万古霉素的耐药率由1995年的26%上升到1997年的49%。在我国,VRE感染的发生率呈逐年上升趋势。2013年CHINET监测数据显示粪肠球菌和屎肠球菌对万古霉素耐药率分别为0.2%和3%。临床上VRE具有VanA、VanB、VanC、VanD、VanE和VanG共6种表型,不同分型决定了其对万古霉素和替考拉宁德不同耐药性。

目前还没有治疗VRE感染的理想药物,总的原则是检测细菌对所有可获得的抗生素的敏感度,确定何种药物有效。一般来说,VanA型对万古霉素和替考拉宁均耐药,如菌株对青霉素敏感,则可用大剂量氨苄西林/他唑巴坦;如菌株对青霉素耐药,则可用替加环素。VanB型对万古霉素耐药而对替考拉宁部分敏感,故可采用替考拉宁与氨基糖苷类或环丙沙星合用。另外,近年来国外研究开发出了一些新型抗生素,如利奈唑胺、替加环素,初步发现该药与已知抗生素无交叉耐药性,对革兰阳性菌特别是对粪/屎肠球菌(包括VRE)具有良好的抗菌活性,其MIC_{90}为4mg/L。其他尚有达托霉素、达福普丁/奎奴普丁等,据报道也可用于VRE的治疗。

四、超广谱β-内酰胺酶和AmpC酶介导的革兰阴性杆菌耐药现状及抗菌药物的选择

1. 超广谱β-内酰胺酶（ESBLs）和AmpC酶介导的革兰阴性杆菌耐药现状 AmpC酶又称头孢菌素酶，是BushⅠ类β-内酰胺酶的典型代表。绝大多数革兰阴性杆菌的染色体中都含有AmpC酶的编码基因，通常情况下产酶量很少，在临床上并不形成耐药。细菌可通过基因突变而获得持续高产AmpC酶的能力，导致其对绝大多数β-内酰胺抗生素耐药。根据解放军总医院的调查结果，临床分离的阴沟肠杆菌中大约有30%高产AmpC酶，除阴沟肠杆菌等肠杆菌属细菌外，临床常见的高产AmpC酶细菌还包括不动杆菌、铜绿假单胞菌等。近年来研究发现，原来局限于染色体的*ampC*基因开始在耐药质粒中出现，这使得原本没有产AmpC酶能力的细菌也可以通过耐药质粒的横向传播获得高产AmpC酶的能力。由于担心这种质粒介导的AmpC酶会像ESBLs一样泛滥，国外学者对其予以了高度关注。目前，我国北京、广东和浙江地区均发现了质粒编码的AmpC酶。由于缺乏简便易行的高产AmpC酶菌株检测方法，有关AmpC酶流行情况的调查资料远不如ESBLs丰富。目前，我国建立了类似ESBLs检测方法的"双纸片氯唑西林增效试验"，不需要进行β-内酰胺酶的提取即可快速检出高产AmpC酶的阴沟肠杆菌，其结果不受ESBLs存在与否的影响，与头孢西丁三维试验完全一致，可望进一步促进AmpC酶流行情况调查的广泛开展。

ESBLs是指细菌在持续的各种β-内酰胺类抗菌药物的选择压力下，被诱导产生活跃的及不断变异的β-内酰胺酶，可以使其耐受第3代/第4代以及氨曲南等单环β-内酰胺类抗生素，其流行情况与第3代头孢菌素的使用有直接关系，常因细菌种类和调查地区的不同而异，但总体检出率呈逐年上升趋势。在我国沿海部分经济发达地区，大肠埃希菌和肺炎克雷伯菌中ESBLs的检出率已经高达70%，而西部个别经济欠发达地区仅10%左右，其他大多数地区的检出率为15%~50%。已知ESBLs有近200种亚型，各亚型之间的耐药表型有一定差异，亚型的地区性流行与用药习惯有关。根据北京、广州、浙江、上海等地区的调查结果，我国流行的ESBLs亚型主要为CTX-M型（其中以CTX-M-3最为常见），其次为SHV型，而欧美国家常见的TEM型ESBLs在我国却极为罕见。因此，我国产ESBLs的细菌在耐药表型上也有别于欧美国家，在体外药敏试验中，通常表现为对头孢噻肟、头孢曲松高度耐药，而对头孢他啶、氨曲南敏感。产ESBLs细菌可以发生垂直传播（克隆传播），也可以通过质粒或转座子将产酶基因水平传播给敏感的非产酶细菌，引起更多的细菌产生ESBLs，从而引起院内感染的暴发流行。ESBLs主要存在于大肠埃希菌、克雷伯菌属（肺炎克雷伯菌和产酸克雷伯菌）和奇异变形杆菌中，其ESBLs菌株的检出率分别为54.0%、31.8%和16.5%。此外，研究发现，在传统认为以产AmpC酶为主的肠杆菌属细菌中，ESBLs也并不少见。根据解放军总医院的研究结果，在阴沟肠杆菌中ESBLs的检出率高达23.6%，说明ESBLs也是导致阴沟肠杆菌对第3代头孢菌素耐药的重要原因之一。在治疗阴沟肠杆菌感染时，必须同时考虑这两种酶介导的耐药问题。既往阴沟肠杆菌中ESBLs的低检出率可能与不恰当的检测方法有关，由于AmpC酶的干扰，常规的ESBLs表型筛选试验（如双纸片协同试验、克拉维酸增效试验）在用于阴沟肠杆菌时容易产生假阴性。

2. 超广谱β-内酰胺酶（ESBLs）和AmpC酶介导的革兰阴性菌耐药的抗菌药物选择 对

于产ESBLs细菌的感染,碳青霉烯类(亚胺培南、美洛培南、帕尼培南)敏感性很高,是较理想的选择。β-内酰胺类/β-内酰胺酶抑制剂复合制剂可用于产ESBLs菌所致轻至中度感染,但其抗菌活性因药物种类不同也有一定差异。在我国应用较早的氨苄西林/舒巴坦、阿莫西林/克拉维酸、替卡西林/克拉维酸等耐药率较高,而近年开始应用的哌拉西林/他唑巴坦、头孢哌酮/舒巴坦等体外活性尚好。因此,在选择β-内酰胺抗生素/酶抑制剂复合物治疗产ESBLs细菌所致的感染时,应参照体外药敏试验结果。对于体外试验表现为"中敏"的复合制剂,多数学者认为如增大剂量仍能收到较满意的临床疗效。头霉素类(头孢美唑、头孢西丁、头孢米诺)在体外实验中有良好抗菌作用,可作为次选药物。对于体外表现敏感的第3、4代头孢菌素,临床上是否可以用来治疗产ESBLs细菌所致感染,目前还存有争议。美国国家临床实验室标准化委员会(NCCLS)不推荐将体外试验敏感的第3、4代头孢菌素用于治疗产ESBLs细菌所引起的感染。这是因为有好几种因素会影响敏感性测试的结果,其中之一就是接种物细菌量的大小。当使用高浓度的接种物时,抗生素的最低抑菌浓度会有各种改变,这种抗菌药物对细菌的MIC值随细菌的接种物增加而明显升高的现象称为接种物效应。严重感染时体内的菌量较多,接种物效应明显的抗生素临床疗效可能受到影响,所以第3、4代头孢菌素对产ESBL细菌即使体外敏感,体内治疗感染的疗效可能不太可靠。因此,不管体外试验结果如何,所有的产ESBLs细菌均应视为对第3、4代头孢菌素耐药。但是最近的一些临床试验和动物实验结果显示,如果体外试验敏感,第3、4代头孢菌素在治疗产ESBLs细菌所导致的感染时,确实可以获得满意的临床疗效和细菌清除率。考虑到我国特殊的ESBLs流行亚型和耐药表型,一些对产CTX-M型酶的细菌体外敏感率较高的超广谱头孢菌素(如头孢他啶、头孢吡肟等),在治疗产ESBLs细菌引起的轻、中度感染时可能仍有一定的应用价值。

由于ESBLs不能水解β-内酰胺以外的抗生素,从理论上讲,氨基糖苷类、氟喹诺酮类等非β-内酰胺类抗菌药物,可以用于产ESBLs细菌所致的感染。但是产ESBLs细菌也可能拥有其他机制,同时对β-内酰胺以外的抗菌药物也表现耐药。因此,在选择非β-内酰胺类抗菌药物治疗产ESBLs细菌感染时,也应参照体外药敏试验结果。我国产ESBLs的大肠埃希菌和肺炎克雷伯菌对氟喹诺酮类的耐药率较高(前者可达50%或更高,后者可达30%),作为经验性治疗一般不主张单独应用该类药物,但可作为产ESBLs菌严重感染时的联合用药之一。

由高产AmpC酶的菌株引起的感染在治疗上较为困难,在现有的β-内酰胺抗生素中,仅第4代头孢菌素和碳青霉烯类抗生素可供选用。其中第4代头孢菌素头孢吡肟、头孢匹罗与AmpC酶的亲和力显著低于第3代头孢菌素,且有更好的膜通透性,因而对单纯高产AmpC酶菌株具有较好的抗菌活性;碳青霉烯类抗生素对AmpC酶高度稳定,且能经不同于头孢菌素进入途径的快速微孔蛋白(porin)通道穿越细菌外膜屏障,因此对高产AmpC菌株显示了最好的抗菌活性。此外,采用非β-内酰胺类的抗菌药物也是一种可能有效的治疗途径,但是目前有关非β-内酰胺类抗菌药物,对高产AmpC酶阴沟肠杆菌的抗菌活性的报道较少,来自不同地区的调查结果之间差异较大,临床工作中最好能根据体外药敏试验的结果决定是否选用。

五、非发酵革兰阴性杆菌的耐药现状及抗菌药物的选择

1. 铜绿假单胞菌 铜绿假单胞菌是临床最常见的非发酵菌,在自然界广泛分布,是医院获得性感染重要的条件致病菌,占所有非发酵革兰阴性杆菌的70%以上。铜绿假单胞菌

具有多种耐药机制,如产β-内酰胺酶、膜通透性改变、靶位改变及生物被膜形成等,质粒介导的耐药主要指金属β-内酰胺酶(如IMP-1、IMP-2)等。铜绿假单胞菌产生碳青霉烯酶可影响碳青霉烯类在内的所有的β-内酰胺类抗生素(氨曲南除外),因oprD2基因丢失造成通透性降低则主要影响亚胺培南,oprD2丢失加上MexAB-OprM的活性增加的菌株几乎对所有抗菌药物耐药。铜绿假单胞菌是临床最常见的多重耐药以及泛耐药致病菌之一,其中多重耐药的铜绿假单胞菌比较多见,对碳青霉烯类耐药,并对氟喹诺酮类、氨基糖苷类和β-内酰胺类抗生素同时耐药的铜绿假单胞菌称泛耐药铜绿假单胞菌,近年来也呈现增加趋势,在2012年和2013年分别为1.5%和2.0%。从CHINET监测结果显示,我国铜绿假单胞菌对碳青霉烯类、第3代头孢菌素、第4代头孢菌素、酶抑制剂复合物、氨基糖苷类和喹诺酮类药物的敏感率均呈持续下降趋势。比较而言,目前对铜绿假单胞菌仍然保持了较高敏感率的抗菌药物,主要有第3代头孢菌素中的头孢他啶,碳青霉烯类抗生素和酶抑制剂复合物中的头孢哌酮/舒巴坦和哌拉西林/他唑巴坦等,第4代头孢菌素头孢吡肟,阿米卡星等新型氨基糖苷类抗生素。但近年来碳青霉烯类敏感度有所降低,铜绿假单胞菌对这些抗生素的耐药率一般不超过30%。氟喹诺酮类药物中以环丙沙星的抗铜绿假单胞菌活性为最强,新氟喹诺酮类药物虽然对革兰阳性球菌、厌氧菌、分枝杆菌及非典型病原体的作用有所增强,但对包括铜绿假单胞菌在内的革兰阴性杆菌的活性并没有增强。2003年发表的中国重症监护病房细菌耐药性检测的结果,ICU分离的铜绿假单胞菌对亚胺培南、美罗培南、头孢吡肟、头孢哌酮/舒巴坦和头孢他啶的耐药率分别是7.7%、6.6%、5.5%和17.6%,而2011年的监测结果显示,铜绿假单胞菌对上述药物的耐药率升高至45.3%、37.8%、30.9%、30.5%、29.8%;对喹诺酮类药物(左氧氟沙星、加替沙星、莫西沙星)的耐药率为20%~40%左右,近年来升高不明显。

临床上可用于治疗铜绿假单胞菌感染的抗菌药物主要有抗假单胞菌青霉素和头孢菌素,其与β-内酰胺酶抑制剂复合制剂(如哌拉西林/他唑巴坦、头孢他啶、头孢吡肟、头孢哌酮/舒巴坦)、氨曲南、氨基糖苷类(阿米卡星、庆大霉素)、氟喹诺酮类(环丙沙星、左氧氟沙星)及碳青霉烯类(亚胺培南/美罗培南)等,需要注意的是厄他培南对铜绿假单胞菌无抗菌活性。对于多药耐药铜绿假单胞菌引起的感染,既往多主张采用2种以上抗菌药物联合治疗。

2. 不动杆菌 不动杆菌是近几年来医院感染中分离率增长较快的菌种,包括鲍曼不动杆菌、琼氏不动杆菌和洛菲不动杆菌,其中多重耐药、广泛耐药、泛耐药鲍曼不动杆菌呈现世界流行趋势,已经成为我国院内感染最重要的病原体之一。与铜绿假单胞菌相似,不动杆菌也有比较复杂的耐药机制,包括产生多种灭活酶、改变药物作用靶位、减少药物到达作用靶位量、外排泵等,因此往往对抗生素多重耐药。鲍曼不动杆菌对哌拉西林、头孢他啶、亚胺培南和庆大霉素耐药者称为多重耐药的鲍曼不动杆菌,据统计美国为1.2%、加拿大为0.9%、亚太地区为1.6%、欧洲为4.7%、拉丁美洲为8.2%。国外研究认为多黏菌素E的敏感性最高,我国缺乏相关数据。2013年CHINET检测数据亦显示,多黏菌素B敏感性为99.3%,其次为头孢哌酮舒巴坦、米诺环素,敏感性分别为36.4%和41.8%,但以上两种药物耐药率均较前有显著升高,其余绝大部分抗生素如:亚胺培南、美罗培南、哌拉西林他唑巴坦、头孢他啶、头孢吡肟敏感性均低于50%。

非多重耐药鲍曼不动杆菌感染,治疗可根据药敏结果选用β-内酰胺类抗生素;多重耐药的鲍曼不动杆菌感染,应根据药敏结果选用头孢哌酮舒巴坦、氨苄西林舒巴坦或碳青霉烯类药物,可联合氨基糖苷类或喹诺酮类药物;广泛耐药的鲍曼不动杆菌推荐采用以含舒巴坦的复合制剂、多黏菌素E或替加环素的基础上联合用药;泛耐药鲍曼不动杆菌则需进行联合药敏试验筛选有效的抗菌药物。

3. 嗜麦芽窄食单胞菌 嗜麦芽窄食单胞菌广泛分布于自然界与医院环境。近年来,该菌在医院内获得性感染中的分离率逐年上升,已经成为重要的医院感染的病原菌之一,位于临床分离非发酵菌第3位。其分离率的持续上升,一方面与免疫抑制剂的大量使用和侵入性诊疗技术的广泛开展有关,另一方面也与广谱抗生素(尤其是碳青霉烯类抗生素)的用量日益增多有很大关系。嗜麦芽窄食单胞菌多侵犯存在免疫缺陷的危重患者,较常引起下呼吸道感染,也可引起菌血症、心内膜炎、尿路感染、腹腔感染、颅内感染、皮肤软组织感染等,治疗困难,病死率高。在体外药敏试验中,嗜麦芽窄食单胞菌往往表现为同时对多种抗生素耐药,导致这种多重耐药现象的主要机制有产生抗菌药物水解酶、细菌膜通透性下降、药物的主动外排系统和生物被膜屏障等。通常认为嗜麦芽窄食单胞菌对包括头孢菌素和碳青霉烯在内的β-内酰胺类抗生素是内源性的,由2种诱导性β-内酰胺酶介导,即L_1型酶和L_2型酶:前者属于锌离子依赖性金属酶(Class B类),不能被克拉维酸、舒巴坦和他唑巴坦所抑制,可水解除单环类抗生素以外的所有β-内酰胺类抗生素(包括碳青霉烯类抗生素);后者属于Class A类,以头孢菌素为优选底物,也可水解大多数β-内酰胺类抗生素,但能被克拉维酸抑制。这2种β-内酰胺酶的同时存在,使嗜麦芽窄食单胞菌往往对包括碳青霉烯类抗生素(耐药率超过90%)在内的几乎所有β-内酰胺类抗生素均耐药。嗜麦芽窄食单胞菌对氟喹诺酮类、氨基糖苷类、氯霉素等非β-内酰胺类抗生素的耐药,可能与细菌膜通透性的下降、主动外排机制的存在以及灭活酶或钝化酶的产生有关,其中细菌外膜的低通透性可能起较为重要的作用。SENTRY全球细菌耐药监测研究显示嗜麦芽窄食单胞菌对替卡西林克拉维酸耐药率为54.7%。2013年CHINET结果显示,嗜麦芽窄食单胞菌对甲氧苄啶磺胺甲噁唑、米诺环素、左氧氟沙星敏感率均在89%以上。根据2004年发表的中国重症监护病房细菌耐药性检测的结果,ICU分离的嗜麦芽窄食单胞菌对孢哌酮/舒巴坦的耐药率最低(5.9%),对氟喹诺酮类药物(氧氟沙星、左氧氟沙星、加替沙星、莫西沙星)耐药率均低于10%。而2011年的监测仅就其CLSI推荐方案的药物进行了研究,其中左氧氟沙星、甲氧苄啶磺胺甲噁唑耐药率分别为11.5%和16.1%,而米诺环素耐药率最低,仅3.8%。

目前对嗜麦芽窄食单胞菌敏感率较高的药物主要有复方新诺明、β内酰胺类/β-内酰胺酶抑制剂合剂(替卡西林/克拉维酸和头孢哌酮/舒巴坦)、氟喹诺酮类(环丙沙星、左氧氟沙星、莫西沙星)、四环素类(米诺环素、多西环素)、甘氨酰环素类(替加环素)和黏菌素。作为经验性用药,可首选复方新诺明,不能耐受者可选择替卡西林/克拉维酸或头孢哌酮/舒巴坦。必要时可在复方新诺明基础上联合其他抗菌药物。

六、细菌生物膜与慢性下呼吸道感染

细菌生物膜是指细菌黏附于固体或有机腔道表面,形成微菌落,并分泌多糖蛋白复合物将自身包裹其中而形成的膜状物。目前认为,细菌生物膜的形成是导致某些慢性感染反复发作难以治愈的重要原因,其机制包括:①细菌生物膜阻止抗菌药物的渗透;②生物膜吸附抗菌药物灭活酶,促进抗菌药物水解;③生物膜中存在休眠菌(persister cells),即生物膜中的细菌代谢低下,呈"休眠或亚休眠状态",对抗菌药物的敏感性降低;④阻止机体免疫系统对细菌的清除,产生免疫逃逸现象,减弱机体免疫力与抗菌药物的协同杀菌作用。

临床上容易形成生物膜的致病菌主要有铜绿假单胞菌、金黄色葡萄球菌、表皮葡萄球菌、大肠埃希菌等。铜绿假单胞菌容易吸附在体内黏膜表面形成生物膜,这在弥漫性泛细支气管炎(DPB)、囊性肺纤维化、支气管扩张及慢性阻塞性肺疾病(COPD)中较为常见。虽然抗菌药物有一定的临床疗效,但是铜绿假单胞菌总是难以彻底清除,电镜观察可见病变部位有细菌生物膜形成。金黄色葡萄球菌和表皮葡萄球菌则更容易在各种生物医学材料(如导尿管、大静脉导管、气管插管等)的表面形成生物膜,导致所谓生物医学材料相关感染。

对生物膜相关的感染性疾病的治疗十分棘手,目前主要有2种策略:①抑制生物膜的形成;②在治疗过程中尽量选用能透过生物膜的杀菌剂。在临床常用的抗菌药物中,氟罗沙星、加替沙星等氟喹诺酮类药物对细菌生物膜有较好的渗透性,对生物膜下生长缓慢的细菌也有一定的杀菌作用;克拉霉素、阿奇霉素、罗红霉素等大环内酯类药物可抑制细菌生物膜的形成,与氟喹诺酮类药物联用时,可提高后者对细菌生物膜的渗透性和对膜下细菌的杀菌活性。此外,人们还尝试采用抗藻酸盐血清(或藻酸盐单克隆抗体)、蛋白水解酶来抑制细菌生物膜的形成,体外研究结果表明,二者均可增强氟喹诺酮类药物对生物膜下细菌的杀菌活性。需要指出的是,目前有关细菌生物膜相关感染的治疗策略的研究大多还局限于体外试验或动物试验,其临床应用效果如何还有待于进一步观察。

七、全耐药细菌的处理措施和抗菌药物选择

一旦出现全耐药细菌,临床微生物实验室必须立即通知医生,一起讨论应对措施;增加药敏试验的范围,补充备选药物;进行联合药敏试验;立即统管医院感染的所有控制部门,实行有效的消毒隔离措施,控制全耐药细菌的传播。

1. 实行有效的消毒隔离措施,控制传播途径

(1)隔离:将特殊耐药菌感染或定植携带者转移到单独的病房中隔离治疗,同时标明为耐药菌感染。没有条件的医院要相对隔离(将特殊耐药菌感染或定植携带者相对集中,与其他患者隔离)。

(2)特殊耐药菌感染的患者配备专用查体用具(听诊器、血压计、袖带等),每天消毒1次,出院后进行终末消毒。医护人员接触患者时要戴手套,接触后用消毒液泡手1min。并用流水洗手。

(3)患者用品、医疗器材患者用品、医疗器材被污染或怀疑被污染时要进行清洁、消毒、灭菌后方可使用。尽可能使用一次性医疗用品,用后彻底消毒并销毁。这类患者出院或死亡后,其用过的物品要彻底消毒或销毁。

2. 加强监督和流行病学分析 必须重点监测MRSA、VRE、全耐药革兰阴性杆菌的检出率与来源,特别是要加强对烧伤科、移植科和ICU等重点科室监测和控制的力度。一旦发生这类特殊耐药细菌的感染,要立即采取措施加以控制,做到早诊断、早隔离、早治疗。此外,要进行同源性分析,追踪感染源,切断传播途径,控制传播范围。对患者要进行危险因素分析,并加以纠正。

3. 改善抗菌药物治疗方案,合理使用抗菌药物 要减少细菌耐药性,最重要的措施是明确病原学诊断,合理选择、使用抗菌药物,根据药敏试验结果决定用药,做到早诊断、早隔离、早治疗。

(1)目前多重耐药和全耐药的铜绿假单胞菌/鲍曼不动杆菌对多黏菌素B极少耐药,对这类细菌可增加多黏菌素B的药敏试验。Yoon等为了解决全耐药的鲍曼不动杆菌对所有常规

检测的抗菌药物均耐药(包括氨苄西林/舒巴坦、头孢他啶、哌拉西林/他唑巴坦、头孢吡肟、氨曲南、环丙沙星、莫西沙星、盖替沙星、阿米卡星、亚胺培南、美罗培南)问题,研究发现多黏菌素B和亚胺培南及利福平间有协同作用,多黏菌素B、亚胺培南和利福平三者间也有协同杀菌作用。为治疗危重患者提供了新的可能选择的方案。

（2）妥布霉素可逃脱APH(3′)-Ⅵ氨基糖苷类钝化酶,是活性最强的氨基糖苷类药物,对庆大霉素/阿米卡星耐药的菌株,妥布霉素可以有活性。

（3）美洛培南耐药主要是受泵出机制的影响,亚胺培南能逃离泵出机制,因此美罗培南耐药菌株对亚胺培南仍可能有活性,反之膜孔蛋白的缺失主要影响亚胺培南,造成对亚胺培南耐药而对美罗培南敏感。

（4）氨曲南可逃脱金属β-内酰胺酶的水解作用。替卡西林/克拉维酸(阿莫西林/克拉维酸)加氨曲南可能是活性最好的β-内酰胺类组合(既对金属酶又对ESBLs稳定)。

（5）不动杆菌大多数分离株耐四环素,但其中许多菌株仍对米诺环素和多西环素敏感,目前正在进行临床试验的泰格环素能逃离所有的泵出机制。

第三节　结核分枝杆菌的耐药及结核病的防治策略

目前,结核菌耐药是当前结核病防治工作中存在的一个重要问题,耐药率的高低反映了一个国家和地区结核病控制工作的成效,而耐药性结核病(DR-TB)特别是耐多药结核病(MDR-TB)的危害大、疗效差、费用高,严重影响了结核病的控制效果,因此,正确应对结核病的耐药具有重要意义。

一、耐药结核病产生的原因

耐药性是结核菌的重要生物学特性,关系到治疗的成败。细菌在繁殖过程中,由于染色体基因突变会出现极少量天然耐药菌(自然变异),这种天然耐药通常不致引起严重后果。另一种耐药机制是药物与结核菌接触后,有些细菌发生诱导变异,逐渐适应含药环境并在其中继续生存而产生耐药(继发耐药)。结核病治疗过程中,由于治疗不当促进不常见但自然发生的自发耐药突变株进化到主要菌株,出现获得性耐单药结核病;若持续治疗不当,新的突变不断产生,最后导致获得性多耐药结核病(MDR-TB)的出现。获得性MDR-TB未得到及时有效隔离,即可传播给其他人,形成原发性MDR-TB,原发性耐药是结核菌产生耐药的重要机制,上海有研究显示,原发性耐药占总耐药菌株的82.5%。治疗不当主要表现在以下几个方面。

1. 单用药　如单用链霉素(SM)出现的获得性耐单药菌,单用异烟肼(INH)遗留下来的耐INH菌。

2. 不合理的联合用药　如对有初始耐INH或利福平(RFP)的新发涂片阳性患者,在强化期仅给予两种药物,造成强化期不强。强化期一般至少要有两种敏感的杀菌药物,加上1~2种抑菌药物,才能发挥有效的杀菌作用。又如对治疗失败者,患者病情恶化时,在原始治疗方案中增加另一种药物或对复发病重新单一加药,若原方案中药物已经出现耐药情况,那么起治疗作用的将是后加入的单一药物,患者的病情可能暂时好转,之后加入的药物又出现耐药情况,再次在原方案中加入单一药物,这样的"假联合用药",便可能成为耐多药的最常见原因。

3. 选药不当 当初始治疗时应用乙胺丁醇(EMB)+INH或INH+氨硫脲(TB1),或在高原发耐INH地区初始治疗时应用INH+RFP。

4. 用药不足 用药剂量不足,或用药疗程不足。

5. 不规则用药或中断治疗 不规则用药或中断治疗多系医师责任心不强,患者依从性差所致。

6. 化疗管理不善 在治疗过程中,未实施督导管理(DOTS),督导不力是造成不规则用药或中断治疗的重要原因。

7. 患者依从性差 多药或单药漏用,把症状减轻或消失当作疾病痊愈而过早放弃治疗或不规则用药,因不能耐受的不良反应而自行停药,由于经济困难或缺乏社会保障而不能坚持用药等。

8. 药品供应问题 药品供应数量不足、种类不全等。

二、正确应对结核分枝杆菌的耐药

任何不合理的治疗,如药物联合错误、药物剂量不足、用药不规则、中断治疗或过早停药等,均可导致细菌耐药。发生耐药的后果必将是近期治疗失败或远期复发。因此,避免和克服结核菌耐药是结核病化学治疗成功的关键。

1. 提高医务人员的诊疗水平 医师不仅要学习和掌握结核病诊疗的基础理论知识和技能,而且要不断地了解国内外结核病诊断、治疗、流行病学及抗结核药物的新进展,提高自身的诊断、治疗和合理用药水平。

2. 加强健康教育 普及DR-TB及MDR-TB的预防知识,通过宣传和交流,使患者和医护人员都知道DR-TB及MDR-TB产生的原因和危害,提高患者对自身病情和合理化疗重要性的认识,使其自觉地合作和坚持治疗。应强化医务人员的责任心,使其在化疗中真正发挥督导作用。

3. 对抗结核药物耐药性进行系统监测 应成立相应的耐药检测机构,统一耐药性监测方法,研究制定耐药性监测标准,及早在全国范围内开展MDR-TB的定点监测。现代分子生物学的进展为MDR-TB流行病学调查提供了新的工具,可从基因水平探测药物耐药性,简便、快速,具有很高的再现性。

4. 消除DR-TB及MDR-TB传染源 DR-TB及MDR-TB病程长,治疗困难,治疗费用极高,所以防止发生耐药是特别重要的。按WHO制定的规程,及早治愈初治病例;按国家结核病控制规划(NTP),加强结核病患者的归口管理;推广结核病短程化疗,大量减少排菌患者;可采用三级预防措施来消除DR-TB及MDR-TB传播,即①行政性控制。减少与DR-TB及MDR-TB患者接触,建立隔离室,确诊为MDR-TB的患者需住隔离病房直到临床症状改善和痰菌涂片3次以上阴性。②工程控制。病房应安装有负压吸引的室外排气装置,通风消毒;配备紫外线消毒装置,减少含菌微核在空气中的浓度。③呼吸道预防。医护人员进入隔离病房均需戴有效口罩,以减少或消除DR-TB及MDR-TB对医护人员造成感染或在患者间的传播。

5. 实施DOTS针对全球结核病的紧急状态以及世界各国控制结核病的经验和教训WHO于1995年提出"控制传染源"和"监督治疗+短程化学治疗"的战略,这一现代结核病控制策略内容主要包括五个方面：①政府承诺建立国家结核病领导小组和国家结核病控制规划（NTP）；②开展以间接发现为主的患者发现工作，即以因症就诊和痰涂片检查的方法发现患者；③标准短程化疗的应用；④建立正规的药物供应制度；⑤建立一个检查系统，及登记报告制度。

6. 重视流动人口的管理　世界范围内流动人口的增加对耐药结核病的传播起推波助澜的作用，因此要重视并加强对流动人口的管理，对流动人口所生子女要做好卡介苗接种等计划免疫。

迄今，国内外均已证实DOTS是预防和减少MDR-TB的最佳技术策略和有效措施，其优越性在于增进医患双方合作，对非住院患者实行经济、统一、制度化的全面监督的化学治疗，可以产生治愈患者、使患者失去传染性、预防耐药病例产生等三个重要效果。美国由于大力推行DOTS为主的综合性结核病控制措施，不但阻止了1986~1992年结核病的回升势头，而且使疫情明显下降，初治MDR-TB从1993年3%下降到2000年1%。

三、耐药结核病产生的治疗

合理选择药物，制定合理的治疗方案治疗方案要以个体化为主，要确保DR-TB及MDR-TB治疗成功，最关键一环是合理选择药物和制定合理化疗方案。

1. 选药原则

（1）必须根据药敏试验，选择敏感、疗效强、不良反应较少的药物。一般应由4种或者6~8种敏感药物组成化疗方案。

（2）必须注意药物之间的交叉耐药，要避免在原耐药方案中加入另一种敏感药物，也不应采用与已有耐药品种有交叉耐药的药物。

（3）应依据药物的杀菌活性大小选择药物，以增加高水平杀菌药和灭菌药的数量，方案至少由4~6种药物组成，其中要含2种或2种以上的杀菌药。

（4）未通过药敏试验前或无药敏试验条件，需根据用药历史和本社区的情况选择可能敏感药物组成新方案。由于MDR-TB多为获得性耐INH和RFP病例，在等待药敏试验结果时，可制定不含INH和RFP的治疗方案。WHO推荐的未获得药敏实验结果但临床考虑MDR-TB时，可使用的化疗方案为强化期使用阿米卡星+乙硫异烟胺或丙硫异烟胺（TH）+氧氟沙星（OFX）联合，巩固期使用TH+OFX联合。强化期至少3个月，巩固期至少18个月，总疗程21个月以上。一旦得到药敏试验结果后，要及时调整治疗方案，以阻止进一步产生耐药性。

（5）对耐一线药或耐多药的患者，应采用未曾用过的二线药或可能的敏感药，但应注意以下几点：①检验室有可靠敏感的实验条件；②二线药物可靠供应；③有经验的专家制定二线药物方案；④强有力的保证二线药物规律治疗的管理措施，即DOT。此外，由于二线抗结核药物的药效低，所以建议初始剂量应加大。

（6）尚需考虑患者接受能力，即每次注射药量、疼痛程度、口服片剂大小、味道能否适应、耐受性、潜在毒性等，并密切关注和及时处理药物毒副反应。

（7）强调用药个体化：疗程因个体及感染严重程度不同应有所差别，至少需要18个月，24个月最为适宜，对于重症患者则需要延长疗程，可达36个月甚至更长。

2. 化疗方案　化疗方案的制定必须坚持个体化原则，以含有新药、敏感药、多种药物（4~6种，甚至8种）联合长疗程方案为原则。需坚持每日用药，强化期达3~4个月或直至菌转阴,全程≥21个月,并实施直接监视下治疗。文献报道,MDR-TB治疗在2和3个月获得痰培养转阴预示患者100%的治愈;2和3个月痰培养仍阳性预示分别有52.4%和84.6%失败;6个月后痰培养阴性和阳性分别预示治愈和失败,两者均达100%。因此,治疗中应严格检测痰菌,起初6个月至少强制检查痰菌一次,有助于预见治疗效果,以后每3个月查一次直到治疗结束。对长期采用所制定的化疗方案疗效不详时,应开展血药浓度监测,及时调整用药剂量,以提高疗效或者加用免疫调节剂,增强患者抵抗力。

3. 外科治疗　近年来随着MDR-TB的增多,需外科手术治疗的患者越来越多,外科手术在MDR-TB治疗中的作用受到了较大程度的重视。目前主张化疗4个月痰菌不转阴或符合耐多药肺结核标准,对2~3种弱作用抗结核药敏感,对其他抗结核药均已耐药,如病灶局限(如大空洞、干酪灶),周围灶稳定,肺功能尚可的MDR-TB患者,可采用手术切除耐多药结核病灶,术前需化疗2个月左右使痰菌量下降至低水平,术后需继续术前化疗方案,至少18个月,可明显提高治愈率。

4. 免疫疗法　重症结核病患者机体免疫水平低下,常缺乏协助药物来清除持留菌的免疫反应。因此,采用免疫疗法提高细胞免疫水平,增强巨噬细胞的吞噬能力,对消灭持留菌有一定意义。

（王镇山　胡秋平）

参考文献

1. 李耘,李家泰,王进.中国重症监护病房细菌耐药性监测研究.中华检验医学杂志,2004,27(11):733-748

2. 王辉,俞云松,刘勇,等.2002-2003年中国社区呼吸道感染常见病原菌的耐药性监测.中华结核和呼吸杂志,2004,27(3):155-160

3. 赵铁梅,刘又宁.肺炎链球菌对红霉素的耐药表型及耐药基因.中华内科杂志,2004,43(5):329-332

4. 赵云峰,罗永艾.耐药结核病的现状及防治.中国实用内科杂志,2004,24(8):451-454

5. 路琴,王超,阴赪宏,等.结核病的耐药及其防治策略.中国医刊,2005,40(1):23-25

6. 朱任媛,张小江,杨启文,等.卫生部全国细菌耐药监测网2011年ICU来源细菌耐药监测.中国临床药理学杂志,2012,28(12):905-909

7. 周华,李光辉,卓超,等.中国嗜麦芽窄食单胞菌感染诊治和防控专家共识.中华医学杂志,2014,93(16):1203-1213

8. 陈佰义,何礼贤,胡必杰,等.中国鲍曼不动杆菌感染诊治与防控专家共识.中国医药科学,2012,2(8):3-8

9. 中华医学会呼吸病学分会感染学组.铜绿假单胞菌下呼吸道感染诊治专家共识.中华结核和呼吸杂志,2014,37(1),9-15

10. 耐万古霉素肠球菌感染防治专家委员.耐万古霉素肠球菌感染防治专家共识.中华实验和临床感染病杂志,2010,4(2):224-231

11. 耐甲氧西林金黄色葡萄球菌感染防治专家委员.耐甲氧西林金黄色葡萄球菌感染防治专家共识.中华实验和临床感染病杂志,2010,4(2):215-223

12. 李耘,吕媛.Mohnarin2009年度报告:非发酵革兰阴性杆菌耐药监测.中国临床药理学杂志,2011,

27（5）：348-351

13. 王启,张菲菲,赵春江,等.2010-2011年中国肺炎链球菌耐药性和血清型研究.中华结核和呼吸杂志,2013,36（2）：106-112

14. 胡付品,朱德妹,汪复,等.2013年中国CHINET细菌耐药性监测.中国感染与化疗杂志,2014,14（5）：369-378

15. 产超广谱β-内酰胺酶细菌感染防治专家委员会.超广谱β2内酰胺酶细菌感染防治专家共识.中华实验和临床感染病杂志,2010,4（2）：207-214

16. 宋秀杰,刘又宁,梁蓓蓓,等.20种抗菌药物对肺炎链球菌的体外抗菌活性研究.中国药物应用与监测,2010,7（1）：20-24

第三十二章

耐药性革兰阳性菌感染的临床治疗与管理

第一节 肺炎链球菌的耐药

肺炎链球菌是社区获得性肺炎（community-acquired pneumonia，CAP）最常见的病原菌，严重影响人类健康。在20世纪四五十年代，青霉素被认为是治疗肺炎链球菌感染的首选药物。但随着青霉素的广泛应用，肺炎链球菌的耐药现象开始出现。自从1967年澳大利亚Hansman和Bullen首次分离出青霉素不敏感肺炎链球菌（PNSP）以来，PNSP在世界范围内迅速传播，并呈逐渐上升趋势。

一、肺炎链球菌概况

肺炎链球菌为革兰阳性双球菌，为兼性厌氧菌，其主要致病物质为荚膜和溶血素。肺炎链球菌定植于健康人群的鼻咽部，是鼻咽部正常菌群组成之一。该菌多数情况下并不致病，当机体免疫力下降或出现新的血清型时则可引起肺炎链球菌感染。病理过程为鼻咽部原有定植菌直接播散到邻近黏膜组织，表现中耳炎、鼻窦炎；吸入肺部可以引起肺炎，也有少部分侵入黏膜的细菌进入血流播散引起侵袭性感染，如菌血症、脑膜炎、化脓性关节炎和骨髓炎等。年龄是肺炎链球菌感染的诸多危险因素中重要的影响因素，研究表明，2岁以下幼儿和70岁以上老年人中，肺炎链球菌发病较青壮年高50倍。多因素回归分析表明，年龄小于65岁、近3个月内应用过β-内酰胺类抗菌药物、酗酒、多种临床并发症、免疫抑制性疾病、接触日托中心的儿童是肺炎链球菌耐药的危险因素。

二、肺炎链球菌耐药现状

肺炎链球菌对青霉素耐药性增加是一个全球性的趋势，但不同国家、不同地区之间青霉素耐药肺炎链球菌（PRSP）检出率有显著差异。2013年中国CHINET细菌耐药性监测结果显示，我国儿童组中青霉素敏感（PSSP）、中介（PISP）和耐药的肺炎链球菌（PRSP）的检出率分别为67.1%、11.6%和21.3%；成人组中分别为90.7%、5.4%和4.0%。药敏试验结果显示儿童组菌株和成人组菌株对红霉素和克林霉素耐药率均较高。儿童组中已出现少数左氧氟沙星耐药株,但较成人组菌株的耐药率为低,未发现万古霉素和利奈唑胺耐药株。

由于存在交叉耐药,肺炎链球菌对头孢菌素的活性亦有所下降。第二代头孢菌素如头孢克洛、头孢呋辛、头孢丙烯对PISP/PRSP的耐药率较高;第三代头孢菌素如头孢曲松、头孢噻肟对PRSP的敏感率在80%以上,对PISP和大部分PRSP保持较好的抗菌活性。目前,亚洲地区的肺炎链球菌红霉素不敏感率普遍较高,整体处于全球较高水平。在对红霉素耐药的同时,肺炎链球菌对阿奇霉素、克拉霉素等大环内酯类药物均表现出较高的耐药率。近年来随着广谱抗菌药物的不恰当使用,甚至出现了多重耐药肺炎链球菌(对三种以上或以上抗菌药物耐药),它是限制临床治疗的又一重要原因。亚历山大计划1998~2000年数据表明,63.2%远东地区的肺炎链球菌多重耐药(青霉素MIC≥0.12μg/mL)。另一项研究显示,多重耐药菌株分离率显著增加,1995~2005年间由9.1%增至20%。

三、肺炎链球菌耐药机制

(一)肺炎链球菌对β-内酰胺类抗菌药物的耐药机制

青霉素结合蛋白(PBPs)是β-内酰胺类抗菌药物的结合位点。肺炎链球菌对β内酰胺类抗菌药物产生耐药机制主要是由于细菌细胞壁的PBPs结构变异,使β-内酰胺类药物不能有效地与靶位结合而发挥杀菌作用。在PBP1a、PBP1b、PBP2x、PBP2a、PBP2b以及PBP3等6种青霉素结合蛋白中,PBP1a、PBP2b和PBP2x、PBP2a的改变,与肺炎链球菌的青霉素耐药密切相关。研究表明,PBP2b是青霉素的主要作用靶位,PBP2b和PBP2x的变异会产生低水平的青霉素耐药,在此基础上再出现PBP1a的变异则会导致高水平的青霉素耐药。头孢菌素对PBP的亲和性和作用点与青霉素不同,PBP2x是第三代头孢菌素的主要作用靶位。虽然在全球范围内,肺炎链球菌对头孢呋辛耐药的报告已经很多,但其对头孢噻肟和头孢曲松的耐药仍相对少见。

(二)肺炎链球菌对大环内酯类抗菌药物的耐药机制

大环内酯类抗菌药物最常见的耐药机制是通过细菌*ermB*基因(MLS$_B$型耐药)介导的核糖体靶位改变、*mefA*(M型耐药)基因编码的主动外排系统、核糖体突变及核糖体蛋白变异。目前全球范围内,ErmB介导的核糖体甲基化是肺炎链球菌对大环内酯类抗菌药物耐药主要机制,其次为MefA介导的外排机制,核糖体突变相对少见。根据*erm*基因表达水平的高低分为内在型耐药(cMLS)和诱导型耐药(iMLS)。

各地的红霉素耐药肺炎链球菌(ERPS)耐药基因及表型分布存在着地域差异,如欧洲国家的主要检出基因为*ermB*,耐药表型以MLS$_B$多见,对14、15和16元环大环内酯类、林可酰胺类及链阳素B均表现耐药。在美国和加拿大以*mefA*多见,耐药表型为M型,对14、15元环大环内酯类抗菌药物低水平耐药,对16元环大环内酯类抗菌药物、林可霉素及链阳菌素B敏感。我国临床分离的MRSP中以*ermB*多见。李少君等人对烟台42株肺炎链球菌耐药分析显示基因*erm B*总检出率为95.2%,表明烟台地区肺炎链球菌大环内酯类耐药以*ermB*基因编码的cMLS型为主。克拉霉素、阿奇霉素等新型大环内酯类抗菌药物组织分布较好,感染局部浓度较高,对红霉素耐药的肺炎链球菌感染仍然有效。

(三)肺炎链球菌对氟喹诺酮类抗菌药物的耐药

肺炎链球菌对氟喹诺酮类抗菌药物耐药同样存在地域差异。其耐药机制是肺炎链球菌在氟喹诺酮类耐药决定区域（QRDR）染色体突变，包括编码拓扑异构酶Ⅳ的parC基因和编码DNA解旋酶的gyrA基因。大多数国家耐氟喹诺酮菌株较少见，常低于2%。香港地区对左氧氟沙星、莫西沙星耐药率偏高，分别为14.3%，而亚太其他地区均<3%。在肺炎链球菌中，parC基因突变引起环丙沙星低度耐药，gyrA基因突变引起莫西沙星的耐药。gyrA和parC同时突变会导致多种氟喹诺酮耐药（对环丙沙星、左氧氟沙星、加替沙星耐药）。

（四）肺炎链球菌对其他抗菌药物的耐药

肺炎链球菌对磺胺类药物的耐药主要是由于二氢叶酸还原酶基因突变，使二氢叶酸还原酶变异，致磺胺类药物无法与之结合。此外，药物的渗透障碍及染色体突变也被认为是肺炎链球菌对磺胺类药物的耐药机制。肺炎链球菌对四环素耐药主要通过产生核糖体保护蛋白（TetM和TetO），使四环素从核糖体30S亚基结合部分解离并灭活。现有研究表明肺炎链球菌存在多重耐药，考虑与染色体上的转座子Tn1545关系密切相关。Tn1545可同时携带红霉素耐药基因（ermB）、四环素耐药基因（tetM）、氯霉素耐药基因（cat pC194）及卡那霉素耐药基因（aph3′-Ⅲ）等，并通过水平转移传播在肺炎链球菌间相互交换，使抗菌药物的耐药性得以扩散。

四、肺炎链球菌耐药的抗菌药物治疗选择

（一）β-内酰胺类抗菌药物

对青霉素敏感的肺炎链球菌（PSSP）引起的CAP，应首选常规剂量的青霉素、阿莫西林，亦可选用第一、二代头孢菌素等药物。对PISP引起的CAP，青霉素和氨基青霉素类抗菌药物仍可供选择，但需增大剂量。对于PRSP引起的CAP，应选择头孢曲松、头孢噻肟、呼吸氟喹诺酮类药物或万古霉素，必要时可联合用药。头孢吡肟、亚胺培南、美罗培南等抗菌药物虽然具有很好的抗肺炎链球菌活性，但一般不主张将其作为治疗肺炎链球菌感染的常规药物。

（二）大环内酯类抗菌药物

由于我国肺炎链球菌对大环内酯类抗菌药物的耐药较高，且多为高水平耐药，对新大环内酯类的耐药也较严重，故认为在肺炎链球菌为可疑病原菌时，应避免单独使用大环内酯类抗菌药物。但由于近年来非典型病原体在CAP的检出率不断增加，而大环内酯类具有能够覆盖非典型病原体的优势，β-内酰胺类联合大环内酯类被推荐作为CAP的初始经验治疗选择之一。在经验性治疗中，对老年或重症CAP患者，联合使用大环内酯类抗菌药物和β-内酰胺类抗菌药物可同时覆盖细菌与非典型致病原，有利于迅速控制感染。

（三）呼吸氟喹诺酮类药物

针对肺炎链球菌治疗中，左氧氟沙星、加替沙星和莫西沙星等呼吸氟喹诺酮类药物的应用价值比较高。其原因，一方面，对肺炎链球菌而言，呼吸氟喹诺酮类药物的抗菌活性优于青霉素和大环内酯类，尤其是对PRSP有很好的疗效；另一方面，呼吸氟喹诺酮类药物组织穿透力强，肺组织药物浓度高，半衰期长，临床应用方便，患者依从性更好。

第二节　非肺炎链球菌肺炎病原体的耐药及临床影响

目前,除肺炎链球菌外,其他导致肺炎的革兰阳性菌还包括金黄色葡萄球菌和肠球菌等。金黄色葡萄球菌是重要的致病菌,20世纪40年代青霉素的出现曾使金黄色葡萄球菌得到一定的控制。但随着青霉素广泛使用,金黄色葡萄球菌产生β-内酰胺酶使青霉素水解导致耐药。1959年,一种新的耐青霉素酶的二甲氧苯基青霉素(甲氧西林)应用临床,曾有效地控制金黄色葡萄球菌产酶株感染。然而2年后,英国便报道了耐甲氧西林金黄色葡萄球菌(MRSA)。最初MRSA感染仅局限于住院患者,即医院获得性耐甲氧西林金黄色葡萄球菌(HA-MRSA)。HA-MRSA对多数种类抗菌药物的耐药率高,HA-MRSA菌株不仅对β-内酰胺类抗菌药物产生耐药,而且还对氨基糖苷类、四环素类及大环内酯类抗菌药物表现高耐药率,具有多重耐药性。1982年,美国密西西比州报道了院外感染的耐甲氧西林金黄色葡萄球菌即(CA-MRSA),CA-MRSA对非β-内酰胺类抗菌药物敏感(如克林霉素、复方磺胺甲噁唑片、多西环素)。近年来,某些MRSA菌株进一步突变后降低了对万古霉素的敏感性,出现了万古霉素中介株(VISA)和万古霉素耐药株(VRSA)。CLSI 2009年推荐用稀释法测定金黄色葡萄球菌对万古霉素敏感性,分为异质性万古霉素中介的金黄色葡萄球菌(hVISA)、万古霉素中介的金黄色葡萄球菌(VISA)、万古霉素耐药的金黄色葡萄球菌(VRSA)。

目前MRSA有效治疗药物为万古霉素、替考拉宁、利奈唑胺、奎奴普丁/达福普丁、达托霉素、替加环素等,尚有新研制的抗菌药物如头孢比普(ceftobiprole)和3种新的糖肽类药物oritavancin、dalbavancin、telavancin。

肠球菌是条件致病菌。我国1999年医院获得性肺炎指南中指出,痰培养发现肠球菌的临床意义不明确,其后通过肺组织细菌培养、胸腔积液培养、血培养加肺泡灌洗液培养证实肠球菌肺炎或肺脓肿的病例实际上少见。但从报道的病例来看,肠球菌肺炎多发生于有基础疾病的患者,肺炎易发展为肺脓肿,也易合并脓胸,还有并发纵隔脓肿引起上腔静脉综合征的特殊病例。肠球菌肺炎可以是原发的,也可以血行播散导致。

肠球菌中对人类致病者主要为粪肠球菌和屎肠球菌。目前肠球菌耐药有逐年上升趋势,特别是耐万古霉素肠球菌(VRE)感染。其耐药原因为:①天然耐药:由染色体基因决定,存在对头孢菌素类,部分氟喹诺酮类、氨基糖苷类多种抗菌药物天然耐药。②获得性耐药:肠球菌在大量广谱抗菌药物使用前提下,出现了对β-内酰胺类、氨基糖苷类、四环素、红霉素、氯霉素、利福平等药物获得性耐药。③耐万古霉素肠球菌:肠球菌在使用糖肽类抗菌药物(万古霉素)治疗过程中,其自身代谢和结构发生变化,使细菌对万古霉素抗菌药物敏感性下降,甚至出现敏感性完全丧失,即为临床VRE感染。④细菌定植:在人体中不同部位定植和不断生长、繁殖后代,从而对人体产生影响。⑤去污染:为防止手术后感染,在术前常常给患者施用各种强力的广谱抗菌药物,试图无菌条件下进行手术。

为防止耐万古霉素的金黄色葡萄球菌(VRSA)和耐万古霉素的肠球菌(VRE)的发生,应合理使用万古霉素,建立控制感染的监控部门,采取多项有效措施,不断改进隔离、处理和控制感染传播的设施和方法,研究病原体的来源和流行趋势,以便更好地迎接日益增多的MRSA、VRE感染的挑战。

第三节　肠球菌耐药的流行病学、临床治疗和管理

一、肠球菌概况及流行病学

肠球菌属（enterococcus）细菌为需氧性和兼性厌氧卵圆形革兰阳性球菌，可在高盐（6.5%）、高碱（pH9.6）、40%胆盐条件下进行生长。肠球菌属于人体胃肠道的正常菌群，其致病力较弱，通常不引起发病，为一种重要的机会致病菌。近年来因广谱抗菌药物的广泛使用、免疫抑制剂的应用、侵入性治疗机会的增加，使肠球菌的感染不断上升，已成为医院感染的重要致病菌。临床分离的革兰阳性菌中，肠球菌属已成为第2位高发的致病菌，并且肠球菌耐药菌株不断增加，产β-内酰胺酶的肠球菌和耐高浓度氨基糖苷类肠球菌的比例增加，特别是出现耐万古霉素肠球菌，给临床治疗带来困难。肠球菌已成为医院难治性感染疾病的主要致病菌。

肠球菌中对人类致病者主要是粪肠球菌与屎肠球菌两种。我国2013年CHINET耐药监测报道显示，7058株肠球菌属中粪肠球菌3283株，屎肠球菌3062株，分别占肠球菌属的46.5%和43.4%，其他肠球菌713株，占10.1%。在其他肠球菌中也有部分具有致病性，如盲肠肠球菌可引起腹膜炎、棉子糖肠球菌引起骨髓炎等。

自1986年英国首先报道发现万古霉素耐药肠球菌（VRE）感染以来，世界各地都有分离到VRE的报道。在美国，其感染率已经从1989年的0.3%上升到2003年23%，并逐渐蔓延至全美。2014年我国卫生部全国细菌耐药监测网报道，VRE检出率略有增长，但仍<2%，低于国外水平。肠球菌对各类测试药物的耐药，情况总体比较稳定。

二、肠球菌耐药性及耐药机制

2013年CHINET耐药监测表明，粪肠球菌对绝大多数所测试抗菌药物的耐药率均显著低于屎肠球菌，但对氯霉素的耐药率高于屎肠球菌（26.5%对8.6%）。粪肠球菌对呋喃妥因、磷霉素、氨苄西林的耐药率较低，分别为3.7%、3.9%和6.9%。屎肠球菌对所测试药物的耐药率均较高。粪肠球菌和屎肠球菌对高浓度庆大霉素的耐药率分别为28.8%和46.0%；两者中均有少数万古霉素、替考拉宁和利奈唑胺耐药株。根据万古霉素和替考拉宁MIC结果推测耐药表型或经PCR检测万古霉素耐药相关基因，可分型的66株VRE中，产vanA、vanB或vanM型基因的菌株分别为32株（全部为屎肠球菌）、22株（粪肠球1株和屎肠球菌21株）和12株（全部为屎肠球菌）。

（一）肠球菌对β内酰胺类抗菌药物的耐药机制

1. 产生低亲和力的青霉素结合蛋白（PBPs）　导致对β-内酰胺类抗菌药物结合力减弱，从而耐药。

2. 产生β-内酰胺酶　肠球菌产生的β-内酰胺酶通常是由质粒编码，与葡萄球菌的blaZ基因编码的β-内酰胺酶相同，肠球菌的bla基因可能起源于金黄色葡萄球菌。

（二）肠球菌对糖肽类抗菌药物的耐药机制

万古霉素、替考拉宁属于糖肽类抗菌药物，是高分子疏水性化合物，它可以与肠球菌细

胞壁五肽聚糖前体末端D-丙氨酰与D-丙氨酸结合形成复合物,可以阻断肽聚糖聚合物所需的转糖基和转肽反应,阻断肠球菌细胞壁生物合成,导致细菌死亡。研究表明,肠球菌对糖肽类抗菌药物的耐药性多数是由于染色体或质粒上耐药基因簇引起的。临床上VRE具有 *vanA*、*vanB*、*vanC*、*vanD*、*vanE*、*vanG*等6种基因型。其中*vanA*、*vanB*型有重要的临床意义,以*vanA*多见。

(三)肠球菌对其他抗菌药物的耐药机制

氨基糖苷类高水平耐药肠球菌,系由细菌产生质粒介导的氨基糖苷类钝化酶所致。肠球菌对氟喹诺酮类抗菌药物的耐药机制,主要由于拓扑异构酶Ⅱ的改变和药物的主动外排。肠球菌对大环内酯类抗菌药物耐药机制,是由于药物靶位的改变和抗菌药物的主动外排,当细菌产红霉素甲基化酶(由*erm*基因编码),即可表现为对大环内酯类抗菌药物耐药。

三、肠球菌肺炎的治疗及管理

根据我国目前体外药敏结果,对一般粪肠球菌引起的感染可选用氨苄西林,严重感染者选用大剂量氨苄西林联合氨基糖苷类药物;如果已对氨苄西林耐药,应选用含β-内酰胺酶抑制剂的药物(氨苄西林/舒巴坦、阿莫西林/克拉维酸等)与氨基糖苷类联合用药,必要时可用万古霉素或替考拉宁、利奈唑胺。屎肠球菌则有所不同,其对氨苄西林、环丙沙星、红霉素、利福平高度耐药,但对磷霉素、氯霉素、万古霉素、替考拉宁较为敏感,尚未发现对利奈唑胺耐药的菌株。对于耐万古霉素屎肠球菌,可选用奎奴普丁/达福普汀(quinupristin/dalfopristin)和利奈唑胺、达托霉素。体外研究表明奎奴普丁/达福普汀联合氨苄西林有增强杀菌效果的作用。治疗由粪肠球菌和屎肠球菌以外的肠球菌引起的感染,宜选用利奈唑胺和替加环素。

由于耐药菌株数量持续上升,故在今后的临床治疗和医院感染控制工作中,应积极展开细菌培养分离和药敏试验。根据肠球菌耐药性存在种间差异的特点来选择相应的治疗方案,以达到最佳的治疗效果,预防和减少耐药菌株产生。

第四节 葡萄球菌耐药性、耐药机制和临床意义

一、葡萄球菌的耐药现状

耐甲氧西林金黄色葡萄球菌(MRSA)和凝固酶阴性葡萄球菌(MRCNS)的流行,是当前抗感染治疗所面临的诸多棘手问题之一。在欧美国家,MRSA的检出率已经从20世纪80年代的20%~50%上升至近年的60%~85%。在我国临床分离的金黄色葡萄球菌和凝固酶阴性葡萄球菌中,MRSA和MRCNS的总体发生率均已超过30%。我国2013年CHINET耐药监测表明,金黄色葡萄球菌中甲氧西林耐药株(MRSA)的平均检出率为45.2%,凝固酶阴性葡萄球菌甲氧林耐药株(MRCNS)的检出率平均为73.5%,其中医院感染的MRSA和MRCNS发生率均远远高于社区感染。我国陆军等统计发现,2010年1月~2011年10月收集温州医学院所有耐甲氧西林金黄色葡萄球菌中,85株为MRSA,MRSA占同期分离的金黄色葡萄球菌的20.4%,而其中HA-MRSA占所有分离MRSA菌株76.5%,CA-MRSA占所有分离MRSA的23.5%,这高于乔

甫等的13.5%。国外文献报道,收集2013年印度三甲保健医院感染450例金黄色葡萄球菌,其中HA-MRSA占MRSA菌株75.8%,CA-MRSA占MRSA菌株25%。MRSA往往具有多重耐药,对氯霉素、林可霉素、氨基糖苷类、四环素类、大环内酯类和大多数抗菌药物的耐药率较高,但对糖肽类抗菌药物敏感性尚好。

由于MRSA在全球范围大量出现,万古霉素和替考拉宁等糖肽类抗菌药物在临床应用越来越多,导致20世纪末出现了葡萄球菌对糖肽类抗菌药物敏感性降低甚至耐药菌株。1997年日本报道了一株对万古霉素敏感性降低的金黄色葡萄球菌,即万古霉素中介株(VISA)。2002年美国疾病控制中心报道了2株对万古霉素高水平耐药的金黄色葡萄球菌(VRSA)。CLSI 2009年推荐用稀释法测定金黄色葡萄球菌对万古霉素敏感性,分为异质性万古霉素中介的金黄色葡萄球菌(hVISA)、万古霉素中介的金黄色葡萄球菌(VISA)、万古霉素耐药的金黄色葡萄球菌(VRSA)。

二、葡萄球菌耐药机制

(一)金黄色葡萄球菌对甲氧西林的耐药机制

耐甲氧西林金黄色葡萄球菌是指携带mecA基因或表达青霉素结合蛋白2a(PBP2a)的金黄色葡萄球菌。主要耐药机制有两种:①质粒介导的产β-内酰胺酶:β-内酰胺酶是细菌产生的可水解β-内酰胺环抗菌药物的酶,使抗菌药物失效,从而抵抗几乎所有类型的β-内酰胺类抗菌药物。金黄色葡萄球菌可以产生四种β-内酰胺酶(typesA~D),其中type A、typeC是主要的型别,typeB、typeD比较少见。编码β-内酰胺酶的基因位于一些大小为15~45kb的质粒上。②染色体DNA介导的固有耐药性:因MRSA存在mecA基因可编码特殊的PBP2a蛋白,PBP2a与β-内酰胺类抗菌药物的亲和力减低,导致MRSA对β-内酰胺类抗菌药物耐药。PBP2a蛋白由mecA基因编码,该基因位于葡萄球菌染色体MEC基因盒(SCC-mec)上。研究发现SCCmec可分为Ⅰ、Ⅱ、Ⅲ、Ⅳ、Ⅴ型,SCCmec的分型可作为区分院内感染和社区感染的重要指标之一。院内感染的MRSA常常携带Ⅰ、Ⅱ或Ⅲ型SCCmec中的一种,而社区感染的MRSA则是Ⅳ、Ⅴ型SCCmec。此外,SCC-mec分型也是衡量MRSA耐药性的一个重要指标。携带Ⅰ型SCCmec MRSA是原型株,所含耐药基因最少,只对β-内酰胺类抗菌药物耐药,而对其他抗菌药物则敏感。Ⅱ型、Ⅲ型SCCmec所携带的抗药基因比Ⅰ型多,其中Ⅲ型最多,多重耐药率也最高。Ⅳ型和Ⅴ型除mecA基因外不携带其他耐药基因。

(二)金黄色葡萄球菌对万古霉素的耐药机制

金黄色葡萄球菌对万古霉素产生耐药作用机制:①细菌细胞壁增厚:表现为细菌细胞壁肽聚糖交联减少,游离的D-丙氨酰-D-丙氨酸末端增多,这样大量的万古霉素分子便被捕获到细胞壁的外围,阻碍了万古霉素进入细胞浆膜表面,影响了万古霉素与功能性靶目标相结合。②调节基因的改变:一些调节基因在耐万古霉素金黄色葡萄球菌的形成中起了重要的作用,其中最重要的是tcaA基因和agr基因。tcaA编码跨膜蛋白与逐渐增加的金黄色葡萄球菌的耐药有关,agr为一复合式调节基因,分为4种类型。③青霉素结合蛋白(PBPs)的改变:PBP2、PBP2a(少数菌株)表达含量的增加,PBP4含量下降。PBP2表达含量的增加,能够增加细胞壁肽聚糖的生成量,进而增加了细胞壁的厚度。④水解酶和自溶酶活性的降低:黏肽水解酶及葡萄球菌自溶酶在细胞分裂、青霉素所致的细菌分解、肽聚糖的修复过程起重要的生理作用。万古霉素和这些酶类的协同作用可杀伤细菌,因此溶解酶及水解酶活性降低,就可以使葡萄球菌在早期逃避万古霉素的杀伤作用而存活下来。⑤基因突变率的提高：经常性的基因突变，将会影响细菌细胞壁的结构和代谢，这种结构和代谢变化又会影响万古霉素的结合位点，使得对万古霉素假结合位点增多。

（三）金黄色葡萄球菌对氟喹诺酮类药物的耐药机制

金黄色葡萄球菌对氟喹诺酮类药物的耐药机制，主要为药物靶位及编码基因的突变和药物在菌体内蓄积量降低。金黄色葡萄球菌对氟喹诺酮类药物的耐药，主要由于氟喹诺酮耐药决定区的基因位点突变，使得靶酶空间结构改变，从而影响氟喹诺酮类药物与靶酶的结合，导致金黄色葡萄球菌逃逸氟喹诺酮类药物的杀灭作用。药物在细菌体内蓄积量减少的主要原因，是细菌对氟喹诺酮类药物的外排增加和（或）摄入减少。金黄色葡萄球菌无外膜以及膜孔蛋白，对氟喹诺酮类药物的摄入主要通过脂质膜的简单扩散，故普遍认为药物摄入的减少主要由于药物自菌体泵出增加，而与细胞膜的通透性降低无关。耐氟喹诺酮类药物的金黄色葡萄球菌的外排泵主要涉及 *norA*，*norB* 和 *norC* 基因介导的外排泵。

三、金黄色葡萄球菌耐药的抗菌药物选择和临床意义

葡萄球菌对青霉素的耐药很高，所以在治疗由葡萄球菌引起的感染时，通常首选耐酶青霉素（苯唑西林或氯唑西林）或第一代头孢菌素。严重葡萄球菌感染时应联合用药，即在耐酶青霉素或第一代头孢菌素的基础上加用红霉素、阿米卡星、磷霉素或利福平等。由MRSA或MRCNS导致的感染应选用万古霉素或利奈唑胺、替考拉宁等药物，一般疗效好。单用万古霉素或替考拉宁等治疗效果不佳时，可加用阿米卡星、磷霉素、利福平或氟喹诺酮类药物。对于耐万古霉素的金黄色葡萄球菌菌株，可以将万古霉素与氨基糖苷类药物联合应用，但需要监测血药浓度及肾功能；其次可选用利奈唑胺、替加环素、奎奴普丁/达福普汀、达托霉素、泰利霉素等药物。

目前，耐药菌日趋严重的流行状况，大大压缩了临床抗感染药物的选择空间，使得临床诊治难度加大，同时也增加了耐药菌的传播、流行和产生新的耐药变异的机会。无论是质粒或染色体介导的耐药性，通常只发生在少数细菌内，而当敏感菌被抗菌药物的选择性作用消灭后，耐药菌才得以繁殖，故细菌耐药性的发生和发展与抗菌药物广泛应用以及无指征的滥用有着密切联系。因此，在细菌耐药性的防治中应注意合理使用抗菌药物，掌握适当的剂量和疗程，既要避免药物剂量过大造成浪费和毒性反应，又要注意剂量不足而致慢性迁延以及耐药性的产生。严格掌握抗菌药物的局部应用和联合用药，一种抗菌药物可以控制的感染则不采用多种药物联合，可用窄谱药物就不用广谱抗菌药物。但容易产生耐药性的抗菌药物应用时须联合用药，从而降低耐药现象的产生。

第五节 革兰阳性需氧杆菌的耐药性

随着人口老龄化、器官移植手术的广泛开展及免疫抑制剂的使用，革兰阳性杆菌感染发病率有所升高。目前临床常见革兰阳性需氧杆菌为芽孢杆菌、棒状杆菌、库特菌属、李斯特菌属、丹毒丝菌、乳酸杆菌等。

炭疽芽孢杆菌是人畜共患的急性传染病，可引起皮肤炭疽、肠炭疽、肺炭疽等，并容易发

生败血症,甚至炭疽性脑膜炎。目前对磺胺、青霉素、链霉素、四环素、红霉素、氯霉素和环丙沙星均敏感,大多能抑制芽孢和繁殖体的生长。蜡样芽孢杆菌感染,夏、秋季多见,在米饭中极易繁殖,一般由米饭受污染引起食物中毒在国内、外均常见。目前对氯霉素、红霉素、庆大霉素敏感,对青霉素、磺胺、呋喃类耐药。

李斯特菌属,广泛分布于自然界,常伴随EB病毒引起传染性单核细胞增多症,也可引起脑膜炎、菌血症等。本菌对多种抗菌药物敏感,以氨苄西林为首选,尚有青霉素、链霉素、四环素、氯霉素和红霉素等敏感,对磺胺、杆菌肽和多黏菌素耐药。

丹毒丝菌属,其中红斑丹毒丝菌为代表菌种,主要发生鱼类、家畜、家禽和兔类的感染,人类也可感染发病。接触动物或其产品经皮肤损伤而引起的皮肤症状或类丹毒,以局部感染为主,继而发展成淋巴管炎,可转变成关节炎。本菌对青霉素、头孢菌素、红霉素和四环素等均敏感。

纹带棒状杆菌属于棒状杆菌属,为革兰阳性杆菌,是条件致病菌之一。近年来,国外一些学者报道纹带棒状杆菌可导致医院内感染,由于其多重耐药特征引起国内外医务工作者重视。纹带棒状杆菌引起人类组织和血行感染,包括菌血症、心内膜炎、骨髓炎和肺炎等。其大多分离自住院患者下呼吸道标本中,少数来自血流标本、脑脊液或关节腔积液。按照美国临床和实验室标准协会解释标准,纹带棒状杆菌对青霉素、环丙沙星、红霉素、克林霉素耐药,对万古霉素、庆大霉素和利福平敏感。

（曹丽华　闫丽娜）

参考文献

1. 方向群,刘长庭. 呼吸系统感染治疗对策. 北京: 科学出版社,2010

2. 中华医学会呼吸病学分会. 社区获得性肺炎诊断和治疗. Chinese Practical Journal of Rural Doctor, 2013,20(2): 11-15

3. 胡付品,朱德妹. 2013年中国CHINET细菌耐药性监测. 中国感染与化疗杂志,2014,14(5): 365-374

4. 刘又宁. 实用社区呼吸道感染. 北京: 人民卫生出版社,2013

5. 李少君,吴金英. 肺炎链球菌大环内酯类耐药表型与相关基因的关系. 国际检验医学杂志,2010,31 (10): 1067-1071

6. National Nosocomial Infections Surveillance System. National nosocomial infecti-ons surveillance(NNIS) system report, data summary from January 1992 through June 2004, issued October 2004. Am J Infect Control,2004,32(8): 470-485

7. 李耘,吕媛. 卫生部全国细菌耐药监测网(Mohnarin),2011-2012年革兰阳性菌耐药监测报告. 中国临床药理学杂志,2014,30(3): 251-259

8. 王敏,吴李培. 肠球菌医院感染特征及新型抗菌药物耐药性研究. 检验医学与临床,2015,12(8), 1081-1082

9. 陆军,祝进. 社区与医院获得性耐甲氧西林金黄色葡萄球菌耐药性分析与比较. 中国卫生检验杂志, 2012,22(2): 380-382

10. 乔甫,谢轶,庄红娣,等. 医院与社区获得性耐甲氧西林金黄色葡萄球菌的目标监测. 现代预防医学,2011,38(1): 67-69

11. Mr Vysakh P R, Dr Jeya M. A Comparative Analysis of Community Acquired and Hospital Acquired

Methicillin Resistant Staphylococcus Aureus. Journal of Clinical and Diagnostic Research,2013,7(7): 1339-1342

12. 俞蕙,吴霞. 耐甲氧西林金黄色葡萄球菌耐药机制及研究进展. 实用儿科临床杂志,2012,27(22): 1704-1706

13. Boucher HW, Corey GR. Epidemiology of methicillin-resistait Staphylococcus aureus. Clin Infect Dis, 2008,46 Suppl 5: S344-349

14. Fuda CC, Fisher JF, Mobashery S. Beta-lactam resistance in Staphylococcus aureus: the adaptive resistance of a plastic genome. Cell Mol Life Sci,2005,62: 2617-2633

15. 陈庆增,罗兵,孙迎娟,等. mecA基因在金黄色葡萄球菌中的分布及对耐药性的影响. 中华医院感染杂志,2009,19(9): 1028-1031

16. Kaatz GW, Mcaleese F, Seo SM. Multidrug resistance in Staphlococcus aureus due to overexpression of a novel multidrug and toxin extrusion(MATE)transport protein. Antimicrob Agents Chemother,2005,49 (5): 1857-1860

第三十三章

耐药性革兰阴性菌感染的临床治疗与管理

临床常见的革兰阴性耐药菌主要包括产超广谱β-内酰胺酶(ESBLs)的革兰阴性菌(如肺炎克雷伯菌、大肠埃希菌、肠杆菌属和枸橼酸杆菌等),产头孢菌素酶(ampicillin cephamycinase, AmpC)的革兰阴性菌(如阴沟肠杆菌、产气肠杆菌、弗劳地枸橼酸杆菌、沙雷菌属等),以及铜绿假单胞菌等。本章仅介绍临床常见感染菌如流感嗜血杆菌、卡他莫拉菌、肠杆菌科、鲍曼不动杆菌、铜绿假单胞菌、嗜麦芽窄食单胞菌等的耐药及其治疗与管理。

第一节　流感嗜血杆菌及卡他莫拉菌感染的治疗

流感嗜血杆菌和卡他莫拉菌可同时作为呼吸道定植菌和呼吸道感染病原菌。临床上最佳的治疗是分离出感染病原体并根据药敏选择合适的抗菌药物。但分离出病原体通常较为困难,大多数感染多以经验性治疗为主。经验性抗感染治疗抗菌药物的选择应根据疾病本身并基于PK/PD参数。

流感嗜血杆菌和卡他莫拉菌感染所致疾病主要包括儿童脑膜炎、急性中耳炎、急性鼻窦炎、社区获得性肺炎以及慢性支气管炎急性加重,所致疾病的抗菌药物治疗如下。

一、脑　膜　炎

尽管Hib型流感嗜血杆菌疫苗已经极大降低Hib型脑膜炎的发生概率,但年龄小于7岁的幼儿中(疫苗尚未使用)脑膜炎依旧是威胁健康的疾病之一。美国感染病协会(Infectious Disease Society of America)推荐此年龄人群中,脑膜炎的经验性治疗方案为万古霉素联合三代头孢菌素,例如头孢噻肟钠或头孢曲松。如果脑脊液革兰染色显示为革兰阴性杆菌感染,假定为流感嗜血杆菌,则推荐单独使用第三代头孢菌素。针对流感嗜血杆菌感染治疗替代方案包括头孢吡肟及美罗培南。只要感染病原体被分离确定,抗菌药物选择则根据其药敏试验结果。对于β-内酰胺酶阴性的流感嗜血杆菌感染,标准治疗方案推荐为氨苄西林,三代头孢菌素如头孢曲松、四代头孢菌素头孢吡肟或氯霉素可作为替代方案。对于β-内酰胺酶阳性的流感嗜血杆菌感染应使用三代头孢菌素头孢曲松或头孢噻肟,头孢吡肟、氯霉素、美罗培南可作为替代方案。流感嗜血杆菌脑膜炎同样可出现在颅底骨折患者中,此类感染患者同样适用于上述治疗方案。

对于成年感染患者,喹诺酮类抗菌药物可作为其替代治疗药物,如加替沙星、莫西沙星等。

二、急性中耳炎

急性中耳炎是最常见小儿感染之一,最常见于6月~3岁幼儿,特别在经常发生上呼吸道感染的幼儿中。最常见引起急性中耳炎的病原体为肺炎链球菌(25%~50%)、流感嗜血杆菌(23%~67%)及卡他莫拉菌(12%~15%)。在美国,由于肺炎球菌疫苗的使用,在一线推荐用药氨苄西林治疗失败的患者中,产β-内酰胺酶的流感嗜血杆菌和氨苄西林耐药的肺炎链球菌(19A型)的感染越来越流行。

最新急性中耳炎指南包括:对于病情较轻患者,推荐使用阿莫西林,对于青霉素过敏患者,推荐使用阿奇霉素或克拉霉素或者头孢菌素类药物如头孢地尼、头孢呋辛酯、头孢泊污;对于重症患者,或使用阿莫西林在48~72h后症状无明显缓解者,推荐使用阿莫西林/克拉维酸。对于使用阿莫西林/克拉维酸48~72h症状无明显缓解者,或青霉素过敏轻症患者的起始治疗,推荐使用肌注头孢曲松。

三、急性鼻窦炎

尽管病毒是急性鼻窦炎最常见病原体,但出现二重感染时,肺炎链球菌、流感嗜血杆菌及卡他莫拉菌是常见病原体,在儿童中卡他莫拉菌感染更为常见。

对于成人,近期未使用抗菌药物,推荐方案包括阿莫西林、阿莫西林/克拉维酸、头孢泊肟、头孢呋辛、头孢地尼。对于头孢菌素不过敏的患者推荐使用头孢菌素;对于青霉素过敏及头孢菌素过敏患者,则推荐使用多西环素、阿奇霉素、克拉霉素。针对治疗72小时症状无缓解者或近4~6周接受过抗菌药物治疗的患者,推荐使用加替沙星、左氧氟沙星、莫西沙星、阿莫西林/克拉维酸、肌注头孢曲松,或联合用药(氨苄西林+头孢克肟;克林霉素+头孢克肟;阿莫西林+利福平;克林霉素+利福平)。

儿童的治疗方案与成人类似,但应注意:①阿莫西林剂量及阿莫西林/克拉维酸的剂量;②喹诺酮类、多西环素不适用于儿童;③对于青霉素及头孢菌素过敏且近4~6周有使用抗菌药物患者可推荐使用复方新诺明。

四、儿童肺炎和菌血症

在Hib疫苗及肺炎球菌荚膜疫苗未使用地区,6月~5岁儿童中,引起肺炎的最常感染病原体为肺炎链球菌、流感嗜血杆菌和卡他莫拉菌。

对于儿童型肺炎门诊治疗患者,大剂量阿莫西林(90mg/(kg·d)),单独或联合棒酸,为经验性治疗首选一线方案。如患者不能接受口服药物,肌内注射头孢曲松可同样覆盖三大主要病原体。对于年纪稍大儿童,合并支原体或衣原体感染可能性更大,推荐联合使用大环内酯类药物。因为不能覆盖青霉素耐药的肺炎链球菌,口服头孢菌素类药物应当避免使用。对于住院治疗患者,为覆盖青霉素不敏感性肺炎链球菌及β-内酰胺酶阳性流感嗜血杆菌,经验性治疗方案推荐使用头孢曲松或头孢噻肟。在稍年长患者中,为覆盖非典型病源感染,推荐联合使用阿奇霉素或红霉素。

对于流感嗜血杆菌感染肺炎,针对β-内酰胺酶阴性菌株,注射用抗菌药物推荐使用氨苄西林;针对β-内酰胺酶阳性菌株推荐使用头孢曲松、头孢噻肟、头孢呋辛。

五、成人社区获得性肺炎

成人社区获得性肺炎感染患者中,常见病原体为肺炎链球菌(占26%~60%)、肺炎支原体(10%~37%)、流感嗜血杆菌(2%~12%)、肺炎军团菌(2%~6%)、衣原体(5%~15%)以及卡他莫拉菌(2%~3%)。对于没有并发症的门诊治疗患者,在近3月未使用抗菌药物治疗患者,推荐用药包括阿奇霉素、克拉霉素及多西环素;在近3月有使用抗菌药物治疗患者,则推荐单独使用左氧氟沙星、加替沙星、吉米沙星或者莫西沙星,或联合使用β-内酰胺类和大环内酯类药物(阿莫西林或阿莫西林/克拉维酸联合阿奇霉素或克拉霉素)。针对门诊有并发症患者,在近3月未使用抗菌药物患者中,推荐用药包括阿奇霉素、克拉霉素、左氧氟沙星、加替沙星、吉米沙星或莫西沙星;在近3月有使用抗菌药物患者,推荐用药包括单独使用左氧氟沙星、加替沙星、吉米沙星、莫西沙星,或联合使用β-内酰胺类和大环内酯类药物(阿莫西林/克拉维酸联合阿奇霉素或克拉霉素)。

对于内科住院治疗患者,推荐用药包括单独使用左氧氟沙星、加替沙星、吉米沙星或莫西沙星,或者头孢噻肟、头孢曲松、氨苄西林/舒巴坦、厄他陪南联合阿奇霉素、克拉霉素。对于需要转入ICU患者,推荐方案相同。

六、慢性支气管炎急性加重

细菌感染所致慢性支气管炎急性加重的病原体主要为流感嗜血杆菌、肺炎链球菌、卡他莫拉菌,约占总数85%~95%,其中流感嗜血杆菌为最常见病原体。副流感嗜血杆菌、铜绿假单胞菌、金黄色葡萄球菌、肺炎支原体、军团菌感染及其余革兰阴性机会致病菌感染临床较少见,并后者多出现在重症患者。

对于慢性支气管炎急性加重的患者,治疗方案应依据患者基础条件(包括肺功能、并发症、复发周期、糖皮质激素的使用情况、家庭氧疗、二氧化碳潴留情况)以及患者急性加重的病情轻重。对于没有上述所列危险因素的患者,推荐用药包括阿奇霉素、克拉霉素、多西环素、头孢呋辛酯、头孢泊肟及头孢地尼。对于有上述任何危险因素的患者,推荐方案包括阿莫西林/克拉维酸、左氧氟沙星、加替沙星、吉米沙星和莫西沙星。如患者一般情况逐渐变差或使用抗菌药物72小时无明显改善者应该重新评估并且及时完善痰培养。

第二节 肠杆菌科细菌感染的治疗

一、概 述

目前,至少50%肠杆菌科菌株对氨苄西林耐药,最常见由窄谱β-内酰胺酶如TEM-1介导。β-内酰胺酶抑制剂如克拉维酸可有保护青霉素被TEM-1水解,但约1/4肠杆菌菌株对阿莫西林/克拉维酸耐药。其原因是细菌产生其他类型β-内酰胺酶,此酶不能被常用β-内酰胺酶抑制剂所抑制。

随着窄谱β-内酰胺酶的出现,在一定程度上促进了三代头孢菌素的发展。在美国,疾病预防控制中心整合构建国家院感检测系统(NNIS)报道,在2003年约20.6%来自ICU患者的肺炎克雷伯菌对三代头孢不敏感,对比于1998~2002年增长了约47%。同年,约31.1%肠杆菌属细菌及5.8%的大肠埃希菌对三代头孢菌素不敏感。国际其他相关报道ICU肺炎克雷伯菌的耐药率甚至更高。无论美国国家院感检测系统(NNIS)或国家健康安全网(NHSN)都没有提供除肠杆菌科细菌对三代头孢菌素外抗生素的敏感性。据相关文献报道,自1999~2004年来源于北美、拉丁美洲、欧洲的多家医学中心超过20,000株大肠埃希菌的敏感性:约5%菌株可产β-内酰胺酶,约12.5%对环丙沙星耐药; 24.4%对复方新诺明耐药; 5.8%对庆大霉素耐药。毫无疑问,不同地域的细菌耐药率不同。同一地区的不同人群的菌株耐药率也同样不同。例如,一项来源于西班牙的研究显示,来源于女性非复杂性膀胱炎分离的大肠埃希菌,来源大于65岁患者的菌株对环丙沙星的耐药率为29%,来源年轻患者的耐药率仅为13%。

所有肠杆菌科中,约10%的菌株对环丙沙星耐药,近年耐药率亦在逐年上升。其中吲哚阳性变形杆菌耐药率最高,约为18.3%; 奇异变形杆菌的耐药率为13.9%,大肠埃希菌的耐药率约为12.5%,产气肠杆菌的耐药率为12.5%。而沙门菌的对环丙沙星的耐药率仅为0.1%,但是约10%的沙门菌株对萘啶酸耐药。在萘啶酸耐药菌株中,尽管MICs未达到耐药范围,但环丙沙星的MICs是野生型的8~32倍。在萘啶酸耐药沙门氏菌株中,使用环丙沙星治疗失败的案例逐年增加。所有肠杆菌科中,氨基糖苷类的耐药率约为8%。对庆大霉素耐药率最高的为肺炎克雷伯菌,约14.6%。肠杆菌对氨基糖苷药物的耐药机制是16S核糖体RNA的甲基化,但当前此类机制在氨基糖苷类耐药中仅占少数比例。甲基化16S核糖体RNA耐药机制仅针对庆大霉素和妥布霉素,而对阿米卡星则无效。

最近,亦出现对碳青霉烯类药物耐药的肠杆菌。大多数医院,小于5%的肠杆科菌株对碳青霉烯类药物耐药。然而,近年对碳青霉烯类药物的耐药率亦在逐年增加。对替加环素和多黏菌素的耐药极少见,但一些菌株(如变形杆菌对于替加环素)可能存在天然耐药。

二、产ESBL酶肠杆科菌感染的治疗

由于产ESBL酶菌株常呈多耐药,使其治疗复杂化。如从患者分离出产ESBL酶菌株,首先考虑的是该菌是否为感染病原体或仅仅是定植菌。如果由产ESBL酶肠杆菌所致重症感染,大量的研究显示碳青霉烯类药物是经验性治疗的首选药物。一项对比头孢吡肟和亚胺培南在院感患者治疗效果的小型随机盲法实验显示:对于产ESBL酶菌株感染的肺炎,亚胺

培南的治疗有效率为100%（10/10）；对比之下，头孢吡肟的有效率为69%（9/13）。

尽管TEM-和SHV-型的ESBL酶不能有效水解头霉素类抗菌药物（如头孢西丁或头孢替坦），但由于质粒介导和AmpC型β-内酰胺酶的过度表达，肠杆菌科菌株可表现为头霉素耐药。当AmpC型β-内酰胺酶和TEM-和SHV-类型的ESBL酶共同存在时候，可出现β-内酰胺类/酶抑制剂（如哌拉西林/他唑巴坦）耐药。膜孔蛋白的突变也可能参与头霉素及β-内酰胺类/酶抑制剂的耐药。其发生概率并不低，因此在产ESBL酶菌株的重症感染患者中不推荐使用头霉素和β-内酰胺类/酶抑制剂的依据。

由于产ESBL酶菌对喹诺酮类及氨基糖苷类及复方SMZ耐药，通常不推荐用于产ESBL酶肠杆菌科所致重症感染患者的初始治疗。此外，产ESBL酶的肺炎克雷伯及大肠埃希菌的多耐药也在逐年增加。即使表观对喹诺酮敏感，使用喹诺酮治疗也存在大量治疗耐药概率。一项国际研究显示，单独使用喹诺酮治疗产ESBL酶肺炎克雷伯菌感染患者，14天死亡率为36.4%。

中国产超广谱β-内酰胺酶肠杆菌科细菌感染应对策略专家共识提出的治疗原则是：①早期进行规范的细菌培养及药敏试验，确定患者是否存在产ESBLs细菌感染；②及时进行经验治疗：在细菌培养结果报告前，抗菌药物经验治疗需要综合考虑当地ESBLs发生率、感染来源（医院或社区获得）及ESBLs危险因素等，评估感染的肠杆菌科细菌ESBLs发生的可能性大小，结合感染严重程度决定选用的抗菌药物；③根据感染的严重程度选用抗菌药物：对于重症感染如产ESBLs细菌所致血流感染或腹腔、泌尿道等感染继发重症脓毒症或脓毒性休克的患者宜选用碳青霉烯类抗菌药物；产ESBLs细菌所致轻中度感染（包括尿路感染、肝脓肿、胆道感染、腹膜炎、HAP等局部感染）可结合当地药敏情况或药敏结果选用头孢哌酮/舒巴坦、哌拉西林、他唑巴坦、头霉素类等，疗效不佳时可改为碳青霉烯类抗菌药物；④根据患者的病理生理状况及抗菌药物药动学/药效学（PK/PD）特点，确定抗菌药物的最佳给药方案，包括给药剂量、间期和恰当的疗程，头孢哌酮/舒巴坦、哌拉西林/他唑巴坦需适当增加给药剂量和给药次数；⑤必要时进行联合用药：极大多数产ESBLs细菌感染的治疗仅需单药治疗，仅少数严重感染患者尤其是存在合并非发酵菌感染危险因素的患者可联合用药如碳青霉烯类抗菌药物、头孢哌酮/舒巴坦、哌拉西林/他唑巴坦联合喹诺酮类或氨基糖苷类。轻、中度感染可根据患者一般情况选择性使用β-内酰胺类/β-内酰胺酶抑制剂合剂（主要为头孢哌酮/舒巴坦和哌拉西林/他唑巴坦）、头霉素、氧头孢烯类。其中头霉素、氧头孢烯，也可作为重症患者的降阶治疗推荐用药。重症感染患者首选碳青霉烯类抗菌药物。

各类抗菌药物对产超广谱β-内酰胺酶肠杆菌科细菌作用特点详见如下：

1. 碳青霉烯类抗菌药物　对产ESBLs菌株具有高度抗菌活性，是目前治疗产ESBLs肠杆菌科细菌所致各种感染的最为有效和可靠的抗菌药物。对产ESBLs菌株引起的重症脓毒症或脓毒性休克患者，可直接选用碳青霉烯类抗菌药物。目前临床应用的品种有：厄他培南、亚胺培南、美罗培南、帕尼培南及比阿培南。

2. β-内酰胺类/β-内酰胺酶抑制剂合剂　体外药物敏感试验显示，产ESBLs菌株对不同的复合制剂敏感性存在较大差异，对头孢哌酮/舒巴坦和哌拉西林/他唑巴坦敏感率达80%以上，对阿莫西林/克拉维酸、氨苄西林/舒巴坦和替卡西林/克拉维酸的敏感率低。因此，目前对产ESBLs菌株感染治疗有较好临床疗效的β-内酰胺类/β-内酰胺酶抑制剂合剂是头孢哌酮/舒巴坦和哌拉西林/他唑巴坦，但主要用于轻中度感染患者的治疗，且需适当增加给药剂量和次数。

3. 头霉素类 对ESBLs稳定,对产ESBLs大肠埃希菌和肺炎克雷伯菌有较好的抗菌活性,但其耐药率明显高于碳青霉烯类抗菌药物、头孢哌酮/舒巴坦和哌拉西林/他唑巴坦。因此,头霉素类可用于产ESBLs敏感菌株所致的轻中度感染患者的治疗,主要用于产ESBLs菌株感染的降阶梯治疗。

4. 氧头孢烯类 氧头孢烯类抗菌药物对ESBLs稳定,体外试验表明其对产ESBLs的大肠埃希菌、肺炎克雷伯菌高度敏感,但体内抗菌活性不如碳青霉烯类及β-内酰胺类/β-内酰胺酶抑制剂合剂,目前推荐用于产ESBLs菌株导致的轻度感染或降阶梯治疗。

5. 氟喹诺酮类 产ESBLs菌株通常对氟喹诺酮类耐药,CHINET资料显示,产ESBLs大肠埃希菌和肺炎克雷伯菌对环丙沙星的耐药率分别达70%和30%以上。因此氟喹诺酮类抗菌药物不适用于产ESBLs菌株的经验治疗。如体外药物敏感试验显示敏感,可用于产ESBLs菌株尿路感染的治疗,亦可作为产ESBLs菌株重症感染的联合用药。

6. 氨基糖苷类 尽管产ESBLs菌株通常携带氨基糖苷类耐药基因,但对该类药物的耐药率总体不高(约10%),尤其是阿米卡星和异帕米星。但该类药物具有耳、肾毒性,而且体内分布并不理想。临床上氨基糖苷类药物仅作为产ESBLs重症感染患者治疗的联合用药。

7. 黏菌素和多黏菌素B 产ESBLs菌株通常对碳青霉烯类抗菌药物、头孢哌酮/舒巴坦和哌拉西林/他唑巴坦敏感,少数产ESBLs菌株同时存在外膜膜孔蛋白的丢失时,可表现为碳青霉烯类抗菌药物耐药,可使用黏菌素和多黏菌素B类药物进行治疗。由于该类药物具有肾毒性和神经毒性,同时存在明显的异质性耐药,一般用于碳青霉烯类抗菌药物耐药菌株所致感染的治疗。

8. 甘氨酰环素类 本类药物上市品种目前仅有替加环素,产ESBLs菌株包括碳青霉烯类抗菌药物耐药菌株对其敏感性高。目前批准的临床适应证有腹腔感染、皮肤软组织感染和社区获得性肺炎(CAP)。有推荐该药用于产ESBLs菌株感染的治疗,但临床经验有限,有待更多的临床试验实。本品在尿液中浓度较低,不用于治疗尿路感染;常规剂量给药时血药浓度低,不适合用于血流感染的治疗。

9. 磷霉素 体外药敏试验显示其对产ESBLs大肠埃希菌和肺炎克雷伯菌具有良好抗菌活性,磷霉素尿液浓度高,国际上主要推荐该药作为非复杂性尿路感染的治疗药物,二项开放研究结果显示治疗下尿路感染有效率达90%以上,对于下尿路感染除使用静脉制剂外可使用口服制剂磷霉素氨丁三醇。磷霉素对于其他系统产ESBLs菌株引起的感染也有一定疗效,但不作为首选。

10. 呋喃妥因 产ESBLs大肠埃希菌对其敏感性高,该药仅在尿液中可达有效浓度,故仅用于轻症尿路感染的治疗,或用于尿路感染的序贯治疗或维持治疗,也用于反复发作性尿路感染的预防用药,但耐受性并不理想。

11. 头孢菌素类 第三代、第四代头孢菌素对产ESBLs菌株的抗菌活性存在明显的接种效应,因此CLSI曾规定凡产ESBLs菌株均视为对所有头孢菌素耐药,即使体外敏感也不推荐用于临床治疗。近年研究结果显示产ESBLs菌株应用头孢菌素类治疗的临床疗效与细菌MIC值的相关性更为密切,而非是否产ESBLs。2010年CLSI更改了肠杆菌科细菌对头孢菌素类药物敏感试验的判断标准,降低敏感折点的MIC值。对于是否可用头孢菌素治疗体外药敏试验显示为敏感的产ESBLs细菌感染,目前临床证据很少。为保证临床疗效,建议获得确切的药敏资料,显示高度敏感(MIC≤2μg/mL)的情况下才使用相应头孢菌素,否则不应使用头孢菌素类治疗产ESBLs细菌引起的严重感染。

三、肠杆菌属细菌感染的治疗

肠杆菌属细菌是院内感染的重要病原体,主要包括阴沟肠杆菌、产气肠杆菌等。由于其染色体产AmpCβ-内酰胺酶,对氨基青霉素、头孢唑啉、头孢西丁天然耐药。此外,β-内酰胺酶抗菌药物的暴露可作为诱导剂诱导肠杆菌属细菌内AmpCβ-内酰胺酶的表达,并最终对三代头孢菌素耐药。此外,染色体基因突变可导致水解酶的永久性高表达及持续性耐药。使用三代头孢菌素治疗肠杆菌感染时,其对高表达AmpCβ-内酰胺酶具有选择性,从引进并普遍使用这些抗菌药物开始,肠杆菌属对三代头孢菌素耐药率逐年增加。如一项研究表明对肠杆菌属细菌感染的治疗,约20%患者出现三代头孢菌素耐药;在先前使用三代头孢菌素的患者中,其血培养多重耐药的阳性率及死亡率明显高于先前使用其他类型抗生素的患者。

对于肠杆菌属感染的重症患者,治疗上应当避免使用三代头孢菌素,因为在此种情况下使用,会导致对高产AmpCβ-内酰胺酶的突变株去阻遏作用。相比之下,头孢吡肟(四代头孢)对AmpCβ-内酰胺酶更稳定,并且被作为治疗肠杆菌属细菌感染的更合适的药物。然而,近年产ESBL酶的肠杆菌属细菌,特别是阴沟肠杆菌,在美国、欧洲、亚洲已有报道,SHV型ESBL能提高头孢吡肟的MICs,并威胁其治疗的有效性。目前对于产AmpCβ-内酰胺酶的肠杆菌属感染,可推荐首选使用碳青霉烯类、头孢吡肟抗菌药物,并可根据药物结果选择喹诺酮类或氨基糖苷类抗菌药物。对于同时产AmpCβ-内酰胺酶、ESBL酶的肠杆菌,碳青霉烯类抗菌药物是目前公认的治疗此类肠杆菌感染的最可靠的药物。

四、碳青霉烯类耐药肠杆菌科细菌感染的治疗

碳青霉烯类耐药肠杆菌科细菌在中国的流行病学和防控策略推荐的治疗原则是:①依据临床微生物检测结果,合理选择抗菌药物;②临床微生物实验室应扩大抗菌药物敏感性测定范围包括范围更广的非β-内酰胺类抗菌药物(如氨基糖苷类、氟喹诺酮类、替加环素、米诺环素、磷霉素、多黏菌素、呋喃妥因等)为临床用药提供参考;③去除感染危险因素,尽量减少对患者的侵袭性操作,及时拔出导管、脓肿引流等;④积极治疗原发疾病。

碳青霉烯类耐药肠杆菌科细菌感染的具体治疗方案:

1. 轻、中度感染　敏感药物单用即可,如氨基糖苷类、氟喹诺酮类、磷霉素等。也可联合用药,如氨基糖苷类联合环丙沙星或加酶抑制剂复合制剂(头孢哌酮/舒巴坦、哌拉西林/他唑巴坦)、环丙沙星联合磷霉素或加酶抑制剂复合制剂等。无效患者可以选用替加环素、多黏菌素。

2. 重度感染　根据药物敏感性测定结果选择敏感或中介的抗菌药物联合用药,如替加环素联合多黏菌素或磷霉素或氨基糖苷类、加酶抑制剂复合制剂联合氨基糖苷类或多黏菌素或氟喹诺酮类。应严密观察患者治疗反应,及时根据药物敏感性测定结果以及临床治疗反应调整治疗方案。

第三节 鲍曼不动杆菌感染的防控与治疗

近年来鲍曼不动杆菌已经成为医院感染的主要病原菌之一,并且呈现多重耐药现象,给临床治疗带来很大困难。如何预防鲍曼不动杆菌感染,以及感染该菌后如何用药治疗,是需要关注的问题。

一、鲍曼不动杆菌医院感染的防控

鲍曼不动杆菌医院感染大多为外源性医院感染,其传播途径主要为接触传播,而耐药鲍曼不动杆菌的产生是抗菌药物选择压力的结果。因此,防止鲍曼不动杆菌医院内感染,预防与控制至关重要。需要考虑以下几方面:①加强抗菌药物临床管理,延缓和减少耐药鲍曼不动杆菌的产生。由于抗菌药物的广泛使用,鲍曼不动杆菌的耐药性明显增加,出现了多重耐药鲍曼不动杆菌(multidrug-resistant *acinetobacter baumannii*, MDR-AB)、广泛耐药鲍曼不动杆菌(extensively drug resistant *A. baumannii*, XDR-AB)、全耐药鲍曼不动杆菌(pan drug resistant *A. baumannii*, PDR-AB)。医疗机构通过制订合理治疗方案和监测药物使用,同时联合微生物实验人员、感染病专家和感染防控人员对微生物耐药性增加的趋势进行干预,可以延缓鲍曼不动杆菌多重耐药性的迅速发展。②严格遵守无菌操作和感染控制规范。医务人员应当严格遵守无菌技术操作规程,特别是实施中心静脉插管、气管插管、放置留置尿管、放置引流管等操作时,应当避免污染,减少感染的危险因素。③强化医护人员手卫生,加强环境清洁和消毒,阻断鲍曼不动杆菌的传播途径。

二、抗菌药物治疗

(一)治疗原则

治疗原则应综合考虑鲍曼不动杆菌的敏感性、感染部位及严重程度,患者病理生理状况和抗菌药物的作用特点。具体包括:①鲍曼不动杆菌对多数抗菌药物耐药率达50%或以上,经验选用抗菌药物困难,应尽量根据药敏结果选用敏感的抗菌药物;②联合用药,特别是对于XDR-AB或PDR-AB感染;③通常需用较大剂量;④疗程常需较长;⑤应根据不同感染部位选择组织浓度高的药物,并根据PK/PD理论制定合适的给药方案;⑥肝、肾功能异常者、老年人,抗菌药物的剂量应根据血清肌酐清除率及肝功能情况作适当调整;⑦混合感染比例高,治疗中常需结合临床,覆盖其他病原菌;⑧加强支持治疗和良好的护理。

(二)常用抗菌药物

1. 舒巴坦及含舒巴坦的β-内酰胺类抗菌药物的复合制剂 因β-内酰胺酶抑制剂舒巴坦对不动杆菌属细菌具抗菌作用,故含舒巴坦的复合制剂对不动杆菌具良好的抗菌活性,国外常使用氨苄西林/舒巴坦,国内多使用头孢哌酮/舒巴坦治疗鲍曼不动杆菌感染。对于一般感染,舒巴坦的常用剂量不超过4.0g/d,对MDR-AB、XDR-AB、PDR-AB感染,国外推荐可增加至6.0g/d,甚至8.0g/d,分3~4次给药。肾功能减退患者,需调整给药剂量。对于严重感染者可根据药敏结果,头孢哌酮/舒巴坦与米诺环素、阿米卡星等药物联合用药;氨苄西林/舒巴坦与其他抗菌药物联合；舒巴坦可与其他类别药物联合用于治疗XDR-AB、PDR-AB引起的感染。

2. 碳青霉烯类抗菌药物 临床常用的药物有亚胺培南、美罗培南、帕尼培南及比阿培南，可用于敏感菌所致的各类感染，或与其他药物联合治疗XDR-AB或PDR-AB感染。

3. 多黏菌素类抗菌药物 包括多黏菌素B及多黏菌素E(colistin，黏菌素)，临床应用的多为多黏菌素E。可用于XDR-AB、PDR-AB感染的治疗。多黏菌素E肾毒性及神经系统不良反应发生率高，对于老年人、肾功能不全患者特别需要注意肾功能的监测。此外多黏菌素E存在明显的异质性耐药，常需联合应用其他抗菌药物。国内该类药物的临床应用经验少。

4. 替加环素(tigecycline) 为甘氨酰环素类抗菌药物，甘氨酰环素类为四环素类抗菌药物米诺环素的衍生物。对MDR-AB、XDR-AB有一定抗菌活性，早期研究发现其对全球分离的碳青霉烯类抗菌药物耐药鲍曼不动杆菌的MIC90为2mg/L。近期各地报告的敏感性差异大，耐药菌株呈增加趋势，常需根据药敏结果选用。由于该药组织分布广泛，血药浓度、脑脊液浓度低，常需与其他抗菌药物联合应用。美国FDA批准该药的适应证为复杂性腹腔及皮肤软组织感染、社区获得性肺炎。主要不良反应为胃肠道反应。

5. 四环素类抗菌药物 美国FDA批准米诺环素针剂用于敏感鲍曼不动杆菌感染的治疗。也可使用多西环素与其他抗菌药物联合治疗鲍曼不动杆菌感染。

6. 氨基糖苷类抗菌药物 该类药物多与其他抗菌药物联合治疗敏感鲍曼不动杆菌感染。

7. 其他 对鲍曼不动杆菌具抗菌活性的其他抗菌药物尚有喹诺酮类抗菌药物，如环丙沙星、左氧氟沙星、莫西沙星，第三及第四代头孢菌素如头孢他啶、头孢吡肟，其他β-内酰胺酶抑制剂的复合制剂如哌拉西林/他唑巴坦，但耐药率高，可达64.1%~68.3%，故应根据药敏结果选用。

(三)抗菌药物选择

1. 非多重耐药鲍曼不动杆菌感染 可根据药敏结果选用β-内酰胺类抗菌药物等抗菌药物。

2. MDR-AB感染 根据药敏选用头孢哌酮/舒巴坦、氨苄西林/舒巴坦或碳青霉烯类抗菌药物，可联合应用氨基糖苷类抗菌药物或氟喹诺酮类抗菌药物等。

3. XDR-AB感染 常采用两药联合方案，甚至三药联合方案。两药联合用药方案有：①以舒巴坦或含舒巴坦的复合制剂为基础的联合，联合以下一种：米诺环素(或多西环素)、多黏菌素E、氨基糖苷类抗菌药物、碳青霉烯类抗菌药物；②以多黏菌素E为基础的联合，联合以下一种：含舒巴坦的复合制剂(或舒巴坦)、碳青霉烯类抗菌药物；③以替加环素为基础的联合，联合以下一种：含舒巴坦的复合制剂(或舒巴坦)、碳青霉烯类抗菌药物、多黏菌素E、喹诺酮类抗菌药物、氨基糖苷类抗菌药物。三药联合方案有：含舒巴坦的复合制剂(或舒巴坦)+多西环素+碳青霉烯类抗菌药物，亚胺培南+利福平+多黏菌素或妥布霉素等。上述方案中，国内目前较多采用以头孢哌酮/舒巴坦为基础的联合方案如头孢哌酮/舒巴坦+多西环素(静滴)/米诺环素(口服)，临床有治疗成功病例，但缺乏大规模临床研究。此外含碳青霉烯类抗菌药物的联合方案主要用于同时合并多重耐药肠杆菌科细菌感染的患者。

4. PDR-AB感染 常需通过联合药敏试验筛选有效的抗菌药物联合治疗方案。国外研究发现，鲍曼不动杆菌易对多黏菌素异质性耐药，但异质性耐药菌株可部分恢复对其他抗菌药物的敏感性。因此多黏菌素联合β-内酰胺类抗菌药物或替加环素是可供选择的方案，但尚缺少大规模临床研究。也可结合抗菌药物PK/PD参数要求,尝试通过增加给药剂量、增加给药次数、延长给药时间等方法设计给药方案。

第四节 铜绿假单胞菌感染的防控与治疗

铜绿假单胞菌(*pseudomonas aeruginosa*,PA)是一种革兰阴性杆菌,也是临床最常见的非发酵菌。铜绿假单胞菌在自然界广泛分布,可作为正常菌群在人体皮肤表面分离得到,还可污染医疗器械甚至消毒液,从而导致医源性感染,是医院获得性感染重要的条件致病菌,具有易定植、易变异和多耐药的特点。

一、医院感染防控

铜绿假单胞菌作为一种条件致病菌,常定植于正常人的呼吸道、皮肤黏膜以及医疗设备等处。当患者免疫力低下,长期使用广谱抗菌药物,糖皮质激素及接受吸氧、气管插管机械通气时,铜绿假单胞菌大量繁殖,往往导致严重下呼吸道感染。由于铜绿假单胞菌的耐药及感染后复发率高,故临床治疗困难。为了更好地预防和控制医院感染,应采取以预防为主,并加强对铜绿假单胞菌的耐药性监测,及早进行菌株鉴定和药敏检测,避免大量和长期使用同一类型的抗菌药物,并规范抗菌药物的应用,包括:①缩短抗菌药物疗程;②限制或防止细菌耐药性产生:制定抗菌药物治疗指南,采用抗菌药物轮换使用策略;在医院中对某些抗菌药物的使用加以限制;对轻、中度感染尽可能采用窄谱抗菌药物;对MDR-PA感染者采用联合治疗,尤其是粒细胞减低和血流感染的患者;③主动监测和隔离医院内MDR-PA感染的患者。

二、抗菌药物治疗

铜绿假单胞菌是临床常见的条件致病菌之一。其感染的流行病特点突出的表现在两个方面:一是院内感染,尤其是肺部感染发生率不断增加;二是耐药率居高不下,且由于临床抗菌药物的广泛应用,其耐药形势日益严重。因此,临床上对其感染的治疗也面临越来越多的困难。临床上PA感染的治疗应遵循以下原则:①选择有抗PA活性的抗菌药物,通常需要联合治疗;②根据药代动力学(PK)/药效学(PD)理论选择正确的给药剂量和用药方式;③充分的疗程;④消除危险因素;⑤重视抗感染外的综合治疗。

(一)常用抗菌药物

1. 青霉素类及其与β-内酰胺酶抑制剂复合制剂 包括替卡西林、羧苄西林、哌拉西林、美洛西林、阿洛西林、哌拉西林/他唑巴坦、替卡西林/克拉维酸,其中最具代表性的药物是哌拉西林/他唑巴坦。目前临床耐药检测显示在医院获得性肺炎,PA对哌拉西林他唑巴坦的敏感性可达78%,显示了其良好的抗PA活性,是治疗PA感染的基础用药之一。

2. 头孢菌素类及其与β-内酰胺酶抑制剂复合制剂 头孢类药物中针对PA敏感性较好的,主要包括头孢他啶、头孢哌酮、头孢吡肟、头孢哌酮/舒巴坦。据2012年耐药检测报道,头孢他啶、头孢哌酮、头孢吡肟、头孢哌酮/舒巴坦的敏感度分别为74.0%、49.6%、71.7%和62.5%。

3. 碳青霉烯类药物　多数碳青霉烯类药物中对PA敏感性较好,其中包括美罗培南、亚胺培南、帕尼培南和比阿培南。需要注意的是,厄他培南对PA无抗菌活性。国内目前还有法罗培南供应,属青霉烯类而非碳青霉烯类,但为口服制剂,很少用于PA感染的治疗。据2012年CHINET耐药性检测结果显示,PA对亚胺培南、美罗培南的敏感度分别为66.6%和67.7%;但在教学医院HAP患者痰中分离到的PA对这两种药物的敏感度只有30%左右。

4. 单环β-内酰胺类抗菌药物　代表药物为氨曲南,临床上主要用于治疗需氧革兰阴性菌,2012年CHINET耐药性检测结果显示其敏感性为49.9%,可试用于对青霉素及头孢菌素过敏者以及产金属酶的革兰阴性菌感染者,但氨曲南一般不单独用于抗PA感染,应联合其他抗PA的有效药物,可以发挥协同作用。

5. 喹诺酮类药物　此类药物中环丙沙星和左氧沙星都具有较强的抗PA活性,但环丙沙星的抗PA活性更强,其中左氧沙星口服吸收率高,肺组织浓度高,但左氧沙星通常不用于PA的肺外感染。2012年CHINET耐药性检测结果显示,PA对环丙沙星和左氧沙星的敏感度分别为75.2%和72.5%。

6. 氨基糖苷类　此类药物中常用的有阿米卡星、庆大霉素和妥布霉素,应用于临床的还有异帕米星、奈替米星、依替米星,其中以阿米卡星的活性最强。2012年CHINET细菌耐药性检测结果显示,PA对阿米卡星和庆大霉素的敏感度分别为82.3%和71.3%,此类药物通常不单独应用于肺部感染,多用于联合用药增加抗菌效果。

7. 多黏菌素　包括多黏菌素B、多黏菌素E(colistin,黏菌素),主要应用于XDR-PA菌株,或联合治疗应用于PDR-PA菌株感染。2012年CHINET细菌耐药性检测结果显示,PA对多黏菌素B的敏感度为99.0%,但此类药物的肾毒性明显,剂量选择必须根据肌酐清除率调整。临床上主要应用的是多黏菌素E,该类药物存在一定的异质性耐药,常需联合应用其他抗菌药物,可与抗PA碳青霉烯类或氨基糖苷类、喹诺酮类、抗PA其他β-内酰胺类联合使用。

8. 磷霉素　磷霉素通过与细菌催化肽聚糖合成的磷酸烯醇转移酶不可逆结合来抑制细菌细胞壁合成,从而起到杀菌作用。2012年CHINET细菌耐药性检测结果显示,PA对磷霉素的敏感度为53.6%。磷霉素对包括PA在内的多种致病菌均有较弱的抗菌活性。磷霉素钠注射剂可与其他抗菌药物联合应用,治疗由敏感PA所致中、重症感染,如血流感染、腹膜炎、呼吸道感染、泌尿系感染及骨髓炎等,但一般不单独应用。

(二)抗感染药物的合理使用

1. 抗菌药物的选择　对于分离菌为非MDR-PA的较轻症下呼吸道感染患者,没有明显基础疾病,可以采用上述具有抗假单胞菌活性的抗菌药物单药治疗,通常采用抗PA β-内酰胺类抗菌药物,如酶抑制剂复合制剂(哌拉西林/他唑巴坦、头孢哌酮/舒巴坦)、头孢菌素类(头孢他啶、头孢吡肟)和碳青霉烯类(美罗培南、亚胺培南),经静脉给药,并给予充分的剂量。氟喹诺酮类和氨基糖苷类可在β-内酰胺类过敏或其他原因不能使用时采用,或作为联合治疗用药。对于分离菌为非MDR-PA但有基础疾病或存在PA感染危险因素的下呼吸道感染患者,需要根据其具体情况决定,通常轻症患者也可以采用单药治疗,但应避免选择近期内患者曾经使用过的药物;而重症患者常需要联合治疗。对耐药PA感染患者的初始治疗应采用联合治疗。

2. 联合用药　主要用于MDR-PA下呼吸道感染患者。体外抗菌研究结果显示,某些联合治疗方案存在不同程度的协同作用,如碳青霉烯类(亚胺培南)联合阿米卡星或异帕米星体、β-内酰胺类抗菌药物与氨基糖苷类或氟喹诺酮类抗菌药物联合。所以,PA感染所致肺炎治疗时,国内外指南均推荐联合用药,包括抗PA β-内酰胺类+氨基糖苷类,或抗PA β-内酰胺类+抗PA喹诺酮类,或抗PA的喹诺酮类+氨基糖苷类;也可采用双β-内酰胺类药物治疗,如哌拉西林/他唑巴坦+氨曲南。而对碳青霉烯类耐药尤其是PDR-PA肺部感染,国外推荐在上述联合的基础上再加多黏菌素。

3. PK/PD理论的应用

（1）青霉素类和头孢菌素类及其与酶抑制剂复合制剂:此类药物均属于时间依赖性抗菌药物, T>MIC%与临床疗效密切相关。这类药物需日剂量分3~4次给药,以延长药物与PA的接触时间,加强杀菌作用,提高临床疗效。

（2）碳青霉烯类药物:此类药物同属于时间依赖性药物,但其抗菌后效应持续时间较长,可通过延长滴注时间提高对PA严重感染的疗效,如美罗培南、亚胺培南和多尼培南可缓慢持续静脉输注2~3h,目的是延长给药间隔内血药浓度高于MIC的时间。

（3）氨基糖苷类药物:此类药物是浓度依赖性抗菌药物, Cmax/MIC与细菌清除率和临床有效率密切相关,同时肾小管上皮细胞与耳蜗毛细胞对较高浓度的氨基糖苷类摄取有"饱和"现象。国外大量文献报道日剂量单次给药可保证疗效,减少耳、肾毒性,遏制细菌耐药性,故临床实施氨基糖苷类药物日剂量单次给药方案来控制感染性疾病。

（4）氟喹诺酮类药物:此类药物用于PA感染主要有环丙沙星和左氧沙星,均为浓度依赖性抗菌药物, AUC/MIC与临床有效率相关性最高。日剂量单次给药可提高临床疗效,但其毒性具有浓度依赖性。目前左氧沙星因半衰期较长,推荐日剂量单次给药,但环丙沙星由于其半衰期较短,且单次给药会明显增加不良反应,故依然采用日剂量分2~3次给药的方案。

（5）多黏菌素也表现出浓度依赖性的抗菌活性,但从药效学角度为达到尽可能的抑制耐药菌,每6~8h给药1次最为理想。而磷霉素是时间依赖性抗菌药物,临床用药应日剂量分3~4次给药,可发挥更佳疗效。

第五节　嗜麦芽窄食单胞菌感染的治疗

嗜麦芽窄食单胞菌是一种广泛存在于自然界和医院环境的革兰阴性条件致病菌。随着广谱抗菌药物和免疫抑制剂的广泛应用,以及侵袭性操作的不断增多,该菌的分离率呈逐年上升趋势,已成为医院获得性感染的重要病原菌之一,位于临床分离非发酵菌的第3位。嗜麦芽窄食单胞菌感染常出现在免疫力低下、病情危重的患者,可引起免疫力低下患者肺部感染、血流感染、皮肤软组织感染、腹腔感染、颅内感染、尿路感染等。同时该菌通常对多种抗菌药物固有耐药,给临床抗感染治疗和感染防控带来挑战。

一、嗜麦芽窄食单胞菌的耐药性

嗜麦芽窄食单胞菌对碳青霉烯类抗菌药物天然耐药,对青霉素、头孢菌素、氨基糖苷类抗菌药物耐药率高。中国CHINET监测网2005~2011年资料显示,嗜麦芽窄食单胞菌对米诺环素的耐药率最低,介于1%~4%;对左氧氟沙星的耐药率为10.0%~16.4%;对磺胺甲噁唑（SMZ）/甲氧苄啶（TMP）的耐药率为11.0%~18.0%;对头孢哌酮/舒巴坦耐药率为

13.8%~19.1%。SENTRY全球细菌耐药监测研究显示嗜麦芽窄食单胞菌对替卡西林克拉维酸耐药率为54.7%。

二、抗菌药物治疗

(一)治疗原则

治疗应综合考虑感染的嗜麦芽窄食单胞菌敏感性、感染部位及严重程度,患者病理生理状况和抗菌药物的作用特点选用抗菌药物。主要治疗原则是:①选用对嗜麦芽窄食单胞菌有较好抗菌活性的药物,并根据PK/PD理论制定恰当的给药方案;②肝肾功能减退、老年人、新生儿患者需按照其病理生理特点合理用药;③联合用药适用于严重感染、广泛耐药或全耐药菌株感染等情况;④轻、中度感染患者口服给药,重症患者静脉给药。⑤抗菌治疗同时采用其他综合性治疗措施。

(二)常用抗菌药物

1. SMZ/TMP　SMZ/TMP为嗜麦芽窄食单胞菌感染的推荐治疗药物,治疗过程中细菌易发生耐药。不良反应有皮疹、肝毒性、骨髓抑制、肾毒性、血尿和电解质异常。大剂量应用时需警惕骨髓抑制,尤其是血液系统恶性肿瘤接受骨髓抑制化疗的患者。

2. 替卡西林/克拉维酸　国际上曾推荐替卡西林/克拉维酸用于嗜麦芽窄食单胞菌的治疗,但近年来细菌对其耐药性明显增加,通常用于SMZ/TMP过敏或不能耐受的患者。

3. 头孢哌酮/舒巴坦　头孢哌酮/舒巴坦体外对嗜麦芽窄食单胞菌具有良好抗菌活性,严重感染患者可增加用药剂量。

4. 氟喹诺酮类　氟喹诺酮类对嗜麦芽窄食单胞菌具有杀菌作用,左氧氟沙星、莫西沙星的体外抗菌活性优于环丙沙星。然而,治疗过程中可发生快速耐药,尤其是单药治疗时,因此一般用于联合治疗。

5. 替加环素　替加环素体外对嗜麦芽窄食单胞菌具有良好抗菌活性,对四环素类或SMZ/TMP耐药菌株亦具抗菌活性。替加环素对嗜麦芽窄食单胞菌的MIC50和MIC90分别为0.5~2mg/L和1~4mg/L,敏感率与SMZ/TMP相仿,主要不良反应为胃肠道反应及肝功能异常。

6. 四环素类　米诺环素、多西环素体外对嗜麦芽窄食单胞菌具有抗菌活性,但临床经验十分有限。

7. 黏菌素　黏菌素对嗜麦芽窄食单胞菌抗菌活性变异较大,耐药率25%左右。可用于广泛耐药嗜麦芽窄食单胞菌感染的治疗。该类药物具有肾毒性及神经系统毒性。

8. 抗假单胞菌头孢菌素　头孢哌酮、头孢他啶和头孢吡肟体外对部分菌株具有一定活性。EUCAST认为嗜麦芽窄食单胞菌对头孢他啶固有耐药,虽然有临床治疗成功的报道,但通常为联合治疗,不推荐作为治疗常用药物。

(三)联合用药

嗜麦芽窄食单胞菌感染的联合治疗,适用于严重脓毒症、中性粒细胞缺乏、混合感染患者,或无法应用或不能耐受SMZ/TMP的患者,亦可用于广泛耐药或全耐药嗜麦芽窄食单胞菌感染的治疗。由于多数治疗药物仅有抑菌作用,联合用药有助于减缓或避免治疗过程中细菌耐药性的产生。许多抗菌药物体外研究具有协同作用,但并未得到临床研究的证实。体外研究显示替卡西林/克拉维酸与SMZ/TMP或环丙沙星联合,分别对47%~100%和13%~75%的菌株具有协同作用,联合用药的效果优于单药;黏菌素联合利福平或SMZ/TMP分别对

62.5%和41.7%的菌株具有协同作用,并可抑制多重耐药嗜麦芽窄食单胞菌的生长;多黏菌素B与SMZ/TMP联合对SMZ/TMP耐药菌株具有活性。临床支持联合治疗的资料很有限,虽有许多病例研究报道了不同抗菌药物联合治疗的疗效,但无法确定何为最佳治疗方案。

　　临床应用的联合治疗方案通常以SMZ/TMP为基础,联合其他抗菌药物如抗假单胞菌头孢菌素(头孢哌酮/舒巴坦、头孢他啶)、氨基糖苷类(阿米卡星、妥布霉素)、氟喹诺酮类(环丙沙星、左氧氟沙星、莫西沙星)、替卡西林/克拉维酸和氨曲南。亦可选用喹诺酮类联合抗假单胞菌头孢菌素(头孢哌酮/舒巴坦、头孢他啶)。无法应用或不能耐受SMZ/TMP的患者,最常用的联合用药包括氟喹诺酮类、β-内酰胺酶抑制剂复合制剂(国内多用头孢哌酮/舒巴坦,国外多用替卡西林克拉维酸或头孢他啶)。尤其是同时存在其他革兰阴性耐药菌,如铜绿假单胞菌、鲍曼不动杆菌、产超广谱β-内酰胺酶肠杆菌科细菌感染的患者。

(王慧玲)

参考文献

1. Douglas L. Mayers, Stephen A. Lerner, Marc Ouellette, et al. Antimicrobial Drug Resistance, Volume 2: Clinical and Epidemiological Aspects[M]. United States: Humana press, 2009: 783-810

2. 中国产超广谱β-内酰胺酶肠杆菌科细菌感染应对策略专家共识. 中华医学杂志, 2014, 94(24): 1847-1856

3. 中国碳青霉烯类耐药肠杆菌科细菌的流行病学和防控策略. 中国执业药师, 2013, 10(4): 3-8

4. 中国嗜麦芽窄食单胞菌感染诊治和防控专家共识. 中华医学杂志, 2013, 93(16): 1203-1213

5. 中国鲍曼不动杆菌感染诊治与防控专家共识. 中国医药科学, 2012, 2(8): 3-8

6. 多重耐药革兰阴性杆菌感染诊治专家共识解读. 中华内科杂志, 2014, 53,(12): 984-987

7. 铜绿假单胞菌下呼吸道感染诊治专家共识. 中华结核和呼吸杂志, 2014, 37(1): 9-15

8. 2012年中国CHINET细菌耐药性监测. 中国感染与化疗杂志, 2013, 13(3): 321-330

第三十四章

耐药性分枝杆菌感染的诊断及治疗

结核病始终是我国重点控制的重大疾病之一,也是一个公共卫生问题和社会问题,而耐药结核病是目前结核病控制中遇到的重大挑战和主要障碍。

1882年的柏林生理学大会上,德国科学家罗伯特·科赫(Robert Koch)宣布发现了引起结核病的元凶:结核分枝杆菌(mycobacterium tuberculosis, Mtb),简称结核杆菌,并将其分类为人型、牛型、鸟型和鼠型四型,而人型菌株是人类结核病的主要病原体,侵犯全身各器官,但以肺结核为最多见。由此一百多年来,经过几代科学家们的不懈努力,人类对结核病的认知取得极大进展。但结核分枝杆菌是一种"顽强而狡猾"的致病菌,具有编码调控其"潜伏性""持留性""突变性"及"致病性"等特性的多种基因,结核分枝杆菌的形态、菌落、毒力及耐药性等均可发生变异,来对抗、削弱人类在控制结核病所采取的各种措施。结核分枝杆菌对抗结核药物较易产生耐药性,造成耐药菌株增多,给治疗带来难度和挑战。

从开始使用抗结核药物治疗结核病开始,就出现有关结核菌耐药的报道,并没有引起人们的重视。直到20世纪90年代,结核病耐药现象在全球范围的出现,特别是人类免疫缺陷病毒(HIV)并发结核的感染所造成的高患病率和迅速死亡现象,国际社会才开始对由耐药性结核分枝杆菌感染所引起的结核病警觉和重视起来。时至今日,结核病仍是威胁人类健康的重要疾病之一,是严重危害人类健康的慢性传染病,全世界不同地区报告的耐多药结核病患者数量快速增长,高耐药率和耐多药分枝杆菌的不断播散,反映出所面临的公共卫生危机空前严重,这是对人类的一个严峻的挑战,预防、治疗、控制耐药结核病已迫在眉睫,刻不容缓。

根据世界卫生组织(WHO)的统计,我国是全球22个结核病流行严重的高疫情高负担国家之一,同时也是全球27个耐多药结核病流行严重的高负担国家之一,而且还是被WHO列为"耐药结核病需引起警示"的国家。鉴于当前全球范围内的严重疫情和我国疫情现状,规范开展耐多药结核病的诊断、治疗和管理工作,早期科学准确的诊断,切实有效治疗方案的实施,使其传染性尽快消失,对于阻断传播、控制结核病疫情,减少耐药结核病危害有着至关重要的意义。

非结核分枝杆菌(nontuberculous mycobacteria, NTM)可引起的NTM病,其临床表现、影像特征与结核病相似,涂片检查为抗酸杆菌,与Mtb不好鉴别,细菌培养也鉴定为分枝杆菌,但治疗和预后大不相同。肺结核是我国常见的慢性肺部疾病,肺结核患者也是NTM常见的侵犯对象,在肺结核患者自身可先后或同时检测出Mtb或NTM。因此病原菌的培养、菌种鉴定和药敏试验对结核病和NTM病的诊断、鉴别诊断及有效治疗均有科学的指导意义。

第一节 结核杆菌耐药的诊断及治疗

一、流行情况与耐药监测

由于耐药结核病的难以治愈,严重威胁人们在结核病防治领域所取得的成就,耐药菌株的进一步传播无疑意味着我们必将为之付出沉重的经济代价,这不但严重影响人类的健康和社会持续稳定的发展,更有可能再次使结核病成为"不治之症",威胁着人类的生存。因此,WHO与国际防痨和肺部疾病联合会(IUATLD)自1994年起,启动了全球结核病耐药性监测项目,目的主要是在全球范围内,收集关于抗结核药物的耐药性情况的资料,以评价耐药流行率的动态发展趋势,并根据在不同国家采用的治疗方案和药物耐药性情况的相互关系修订抗结核治疗方案。

2007年估计全球耐多药结核病为50万,其中27个国家占85%,耐药结核病患者数中国位居世界第二位。2010年3月,WHO发布了《耐多药结核病和广泛耐药结核病:2010年全球监测与反应报告》,该报告估计全世界将近50%的耐多药结核病例发生在中国和印度。

WHO的数据表明,耐多药结核病例数自2009年以来上升明显,尤其是2013年比2012年上升了23%,上升最快的是印度、乌克兰和乌兹别克斯坦。2013年,全球结核病新患者中耐多药比例为3.5%,复治患者中患耐多药比例为20.5%。据此估算,2013年新发耐多药结核病48万例,大约21万死于耐多药结核病。但仅有8.5%的细菌学确诊结核病新发患者和17.0%复治结核病患者进行了药物敏感试验,所以目前估算的病例数要小于实际病例数。在已发现的肺结核患者中,约有30万例耐多药肺结核。超过一半的患者在印度、中国和俄罗斯联邦。

2013年,全球耐多药结核病防治工作不是令人特别满意。接受治疗的耐多药肺结核患者中治疗成功率最高的是巴西(56%),中国和印度均为50%,再次为南非(45%),俄罗斯最低(37%)。耐多药患者的治疗成功率平均为48%,与WHO设定的75%的目标还有较多差距。治疗成功率低的原因主要是高病死率和高失访率。

据估算,2013年耐多药肺结核疫情最高的是印度(6.1万),中国排在第二位(5.4万),俄罗斯排在第三位(4.1万)。登记发现的耐多药结核病患者仅占估算耐多药结核病患者数的45%。欧洲区耐多药结核病患者发现率约为61%,西太区为16%,非洲区为74%。大部分高负担国家的患者发现率不到30%,原因是在22个结核病高负担国家中,细菌学确诊病例所占比例的差别,最高的为刚果(83%),相对较低的为中国(37%)、俄罗斯(47%)和南非(43%)。检测数据还显示:HIV感染者更容易发展为耐药结核病,改善耐药性监测工作,在耐多药结核病例中提供HIV检测服务并报告HIV感染病例,可有效应对耐多药结核病和艾滋病的双重疫情。

截至2013年,144个国家具备了耐药结核病的数据,覆盖95%的世界人口和估算结核病例数。其中一半国家建立了连续的耐药监测系统,另一半国家主要依赖专题调查。我国的结核病耐药性监测工作,是1995年加入全球结核病耐药性监测项目后逐渐开展。2007~2008年在全国范围内开展了结核病耐药性基线调查,调查显示在我国肺结核患者中,涂阳肺结核总耐多药率为8.32%,广泛耐药率0.68%。在初治涂阳病例中,耐多药率为5.71%,广泛耐药率0.47%;复治涂阳病例中,耐多药率为25.64%,广泛耐药率2.06%。这说明我国耐药结核病具有疫情严重(耐药率高、耐多药率高、广泛耐药率高)、患者数量多、青壮年患者比例较高、分布广泛而不均以农村为主的特点,基本呈现经济发达地区疫情低、经济落后地区疫情高、南部省份疫情低、北部省份疫情高的趋势。

目前,已有约100个国家报告了广泛耐药结核病,这显示出严重的耐药结核病在全球的流行情况的紧急状态。

二、耐药结核病产生的因素

耐药结核病产生的因素非常复杂,由细菌学、临床诊疗、规划管理及宿主遗传等方面形成,其高危因素包括:不合理治疗方案、直接面视下的短程化学疗法(directly-observed treatment, DOT)不力等医疗、防控管理因素;糖尿病、营养不良、HIV感染、免疫抑制剂治疗、遗传学因素、治疗依从性等宿主原因;还有频繁旅游、外出打工等人口大流动,年轻、受教育水平低、经济困难、医保能力弱等社会因素。

1. 微生物学 耐药性是基因突变引起的药物对突变菌的效力降低造成的,其中①结核分枝杆菌的固有耐药性;②结核分枝杆菌的自然突变;③获得性耐药性;④持留菌的存在;⑤结核病分枝杆菌的特殊基因群等都是可能因素。

2. 临床治疗 治疗不当是产生耐药结核病的最主要原因:①药物选择不足够或不恰当:对细菌学认识不足,或因无痰、无药敏结果等经验性给药;对失败和复发的病例未做深入分析,未了解既往用药情况,未能根据药物敏感试验结果科学设计方案,继续应用了已经耐药的药物,造成药物形式上的联合而实际无效的单药应用问题,导致结核病患者体内的耐药突变菌成为优势菌,促使新的药物产生耐药。②疗程不足或间断用药:因药物不良反应未及时处理,或处理后仍难以耐受自行断药,或因经济困难在症状好转的自行停药;③药物不规范使用:用药剂量不足、服药方法不当或不规律治疗等。

这些不充分治疗的存在导致自然选择的耐药突变,将会使结核分枝杆菌变成耐药菌株,随着敏感结核菌被非最佳方案杀死,耐药突变菌变成优势菌株。

3. 策略和管理 ①对居家或社区治疗的患者及家属健康宣教不足,患者常以自我症状为停药标准,未完成疗程;②对基层防控体系缺乏考核监管,使DOT执行质量不佳;③规划不完善,对医防两个体系的责权定位不科学全面,合作不充分;④现代结核病控制策略(irectly-observed treatment strategy, DOTS)的不健全,助长了耐药菌株的传播。

总之,微生物因素是造成耐药、耐多药结核病的基础,获得性耐药是不合理、不规律用药的直接后果,控制规划和治疗管理中不力与不当是发生耐药结核病的主要原因。但其本质是人为造成的结果。研究显示,不规范缺乏督导的多次治疗史和患者依从性差是影响耐药性产生的主要危险因素,是造成耐药结核病的最直接和最主要原因。

三、耐药结核杆菌与耐药结核病的定义与分类

结核分枝杆菌耐药是指经体外试验证实结核分枝杆菌对1种或多种抗结核药物产生了耐药。耐药结核病（drug resistance-tuberculosis, DR-TB）是指体外试验证实结核病患者感染的结核分枝杆菌对1种或多种抗结核药物耐药。换句话说是由耐药性结核分枝杆菌感染后所引起的结核病叫耐药结核病。

（一）结核分枝杆菌耐药分类与定义

从实验室细菌学角度和耐药产生的原因进行划分。

1. 原发性耐药（primary drug resistance, PDR）是指接受抗结核药物治疗前结核病患者即对某种或某些药耐药。常见于对1种或多种抗结核药物耐药。产生的原因在于耐药结核分枝杆菌的传播。包括感染了已经耐药的结核分枝杆菌以及感染的敏感结核分枝杆菌在体内发生了基因突变而产生了耐药（天然耐药）。

2. 获得性耐药（acquired drug resistance）是指抗结核药物治疗开始时结核病患者感染的结核分枝杆菌对抗结核药物敏感，但在治疗过程中发展为耐药，也叫继发性耐药。

3. 初始耐药（initial drug resistance）已知结核病患者感染的结核分枝杆菌对1种或多种抗结核药物耐药，但其治疗史不详。包括原发性耐药和用药史缺失或隐瞒用药史的部分获得性耐药。初始耐药水平已成为检验结核病控制规划成效的标志。

4. 天然耐药（natural drug resistance）是指结核病患者感染的结核分枝杆菌在接触抗结核药物以前发生了基因突变所产生耐药。

严格意义上讲，获得性耐药应为：结核病患者在抗结核治疗前进行药敏试验检查发现耐药为原发耐药，在抗结核治疗中重复药敏试验发现新耐药且经基因检测技术证实为同一结核分枝杆菌菌株才能确定为获得性耐药。但此种划分对实验室要求高，而对临床治疗实际意义不大。其意义更多在评价策略的执行效果，以获得性耐药为主，则提供高质量的药物和加强患者的管理；以原发性耐药为主，则控制重点是阻断传播的措施和早期诊断新技术的应用。

（二）耐药结核病的分类与定义

中国防痨协会2015年2月发布了《耐药结核病化学治疗指南（2015）》，适合于所有类型的耐药肺结核病和耐药肺外结核病，对中国耐药结核病的临床诊疗与预防控制有指导意义。

1. 单耐药结核病（monoresistance-tuberculosis, MR-TB） 结核病患者感染的结核分枝杆菌（Mtb）经体外药敏试验证实对1种一线抗结核药物耐药。

2. 多耐药结核病（poly resistance-tuberculosis, PR-TB） 结核病患者感染的Mtb经体外药敏试验证实对1种以上一线抗结核药物耐药（但不包括同时对异烟肼和利福平耐药）。

3. 耐多药结核病（multidrug-resistant tuberculosis, MDR-TB） 是指结核病患者感染的Mtb经体外药敏试验证实至少同时对异烟肼和利福平耐药。

4. 广泛耐药结核病（extensily drug-resistant tuberculosis, XDR-TB） 结核病患者感染的Mtb经体外药敏试验证实在耐多药的基础上至少同时对一种氟喹诺酮类和一种二线注射类抗结核药耐药。这是耐药结核病的可怕结局，治疗机会很有限。

5. 利福平耐药结核病（rifampicin-resistant tuberculosis, RR-TB） 结核病患者感染的Mtb

经体外药敏试验证实对利福平耐药,包括对利福平耐药的上述任何耐药结核病类型: MR-TB、PDR-TB、MDR-TB和XDR-TB。

四、耐药结核病的诊断

耐药结核病的诊断依赖于实验室结果,包括结核分枝杆菌培养、菌种鉴定和药敏试验技术,而药敏试验的结果是确诊耐药结核病的唯一标准,也是临床制定耐药结核病治疗方案的重要依据。耐药结核病的发现,如果没有系统的药敏试验质量控制体系做保证,后续治疗必然是无效的,甚至会发展并衍生为耐药菌株,增加了患者的病痛和治疗成本,好的快速诊断方法应用到有质量保证的实验室网络,结合有效的转诊追踪系统,是组成国家结核病规划的基本要素。

(一)诊断技术

结核分枝杆菌复合群的药物敏感性测定是一门重要的细菌学技术,检测结果对结核病临床诊疗和预防控制具有重要价值。在过去十年,随着研究的深入和技术的发展,有许多快速而敏感的诊断方法应用于临床,针对结核病耐药检测的技术出现多种,通常分为两大类:

1. 耐药结核病的表型诊断方法

(1)常规检测方法:绝对浓度法和比例法是WHO确立的临床实验室对结核分枝杆菌药物敏感性检测的重要方法,也是最常用的药敏试验方法,具有很高的可靠性和重复性,已得到广泛的认可,是耐药结核病诊断的金标准,其重要地位至今无法被其他诊断技术所代替。

(2)快速培养仪检测方法: BACTEC MGIT 960系统和Bact/ALERT 3D系统在报告时间上有明显优势,已广泛应用于临床,是目前较为理想的快速结核分枝杆菌液体培养、鉴定、药敏试验检测系统。但仪器价格和耗材费用略高限制其在基层的应用,培养污染的问题也不容忽视,故对标本的处理和检测前操作要更严格执行。

(3)其他诊断方法:噬菌体生物扩增法、氧化还原指示法、酶活性测定法、显微镜直视下药物敏感试验(microscopic observation drug susceptibility, MODS)检测技术、E-test法、孔雀石绿微管药敏检测法、微量快速显色药敏检测法等,因技术有局限性等原因在临床部分应用,相信在改进后会得到更好的推广应用。

2. 耐药结核病的基因型诊断方法

(1)线性探针测定法:耐药结核分枝杆菌基因分型技术(geno type MTBDR)和反向线性斑点杂交(reverse line blot, RLB)是这个方法的代表,近几年开始应用于临床,和常规药物敏感试验相比,检测时间大大缩短,需要注意的是必须严格按照实验方案和步骤操作,避免造成污染,影响最终结果。

(2)Xpert MTB/RIF测定法:对成人结核病、肺外结核、利福平耐药和耐多药结核病的诊断均有价值,2011年WHO制定了Xpert MTB/RIF推荐应用的指南,但因该方法成本较昂贵,在中低收入国家推行尚有困难。

(3)基因芯片(gene chip, DNA chip)技术:基因芯片技术又称DNA微阵列(DNA microarray),用于分枝杆菌菌种鉴定和耐药性鉴定具有简便、快速、可靠等优点。Kurbatova等研究结果表明,生物芯片法和Xpert法对鉴定结核分枝杆菌复合群的利福平耐药时有相似的准确性。生物芯片法与传统检测方法相比,检测时间短、通量高,故可大大缩短临床诊断的时间,提高临床诊断效率。

(4)熔解曲线分析基因突变技术:利用熔解曲线分析技术既可以分析结核患者的易感基因的突变情况,也可以分析结核分枝杆菌的耐药基因突变位点,后者又以耐药基因突变检测为主,2014年该方法有了进一步的发展。

目前在我国应用较广泛的药物敏感试验的包括比例法、绝对浓度法、比率法、BACTEC快速检测方法等。近几年陆续在部分省、地市级医院开展了噬菌体生物扩增法和基因学方法。常规开展的检测方法应用早、成本低但耗时长,而以快速检测为优势的分子诊断工具,因其成本高,需要一些特殊仪器等而限制其广泛应用。

但耐多药结核病的诊断能力仍然有限,开发和采用新工具可能会提高耐多药/广泛耐药结核病的诊断,新的药敏试验方法至少应可以检测利福平、氟奎诺酮、异烟肼、吡嗪酰胺、二线注射剂(氨基糖苷类和卷曲霉素)的耐药状况。WHO将陆续对一些新技术如TB耐药检测(Capital生物公司,中国)、EasyNAT TB诊断试剂盒(中国)和Truelab/Truenat MTB(印度))进行评价,希望通过积累更多的资料与经验,使其尽早应用于临床,但是个体差异的存在决定了准确性比速度更重要。

(二)诊断程序

准确、快速的实验室诊断是保证患者正确诊断并开展最有效治疗的关键,有质量保证的培养和药敏试验不可或缺。但在开展细菌学检测的前后,医生们需要做什么呢?对结核病患者的临床信息进行综合分析、早期评估,预测耐药结核病高危人群是早期发现工作的第一步,然后开始可能有效的确诊前的经验性治疗,等待药敏试验的报告。

1. 耐药结核病危险性评估对早期发现耐药结核病高危人群很重要,包括:

(1)既往结核病治疗史(复治失败患者或复发患者,复治结束时,痰菌仍阳性的患者约80%有可能发展为MDR-TB)。

(2)结核病治疗中临床和(或)胸部影像表现恶化。

(3)有在耐药结核病高流行区的暴露史。

(4)与传染性耐药结核病患者接触史。

(5)规范治疗3个月末痰涂片仍阳性的初治涂阳患者。

(6)合并HIV、严重感染、营养不良者。

2. 耐药结核病的实验室诊断　实验室诊断的准确性是至关重要的,在保证药敏试验结果的可靠性和可重复性的原则下,以临床应用价值和减轻患者负担来合理选择检测技术。建议首先开展WHO推荐的传统表型检测法,有条件的开展快速基因学耐药检测。

3. 耐药结核病的临床诊断　临床医生根据结核病患者的病史、胸部影像学及实验室药敏试验等相关检查结果,对耐药检测报告为至少对异烟肼和利福平同时耐药的患者;对于发现的单耐药和多耐药(非同时耐异烟肼和利福平)肺结核患者,按照WHO推荐的相应指导原则进行规范处理。对所有被诊断为耐药的结核病患者都要分好类型,做好登记、做好宣教。

(三)诊断意义

1. 有助于将患者纳入正确的治疗分类　有效指导个体化抗结核药物的筛选,帮助耐药结核病患者的临床治疗,促进耐药结核病规范化治疗的进程。

2. 有助于根据病灶部位、细菌学、既往史对患者进行预后评估。

3. 及时合理的患者登记　利于结核分枝杆菌的耐药性监测,掌握耐药结核病的流行现状、特点及趋势,为研究、制定、评价和完善本地区、国家结核病防治规划(NTP)提供重要依据。

4. 研究、分析结核分枝杆菌耐药性的流行情况和影响因素,帮助科学制定耐药结核病的临床治疗与隔离感控的意见或指南。

5. 了解和评估结核病防治策略实施效果的重要手段之一,为督导和考核防治工作提供支持。

尽管全球耐药患者发现工作进展显著,但在已报告的结核病患者中仍估计有55%的耐多药病例尚未接受检测。全球共有136412例耐多药/单耐利福平患者发现并适于治疗,主要位于欧洲、印度和南非,但不足估算病例数的1/3。虽然我国在新发和复治患者中进行药敏试验的比例正稳步提高,但仍低于全球水平。细菌学确诊病例所占比例最高的为刚果民主共和国(83%),相对较低的为中国(37%)。为了尽早控制耐药结核病,加强药敏试验的能力建设和规范应用是国家结核病规划(NTPs)的首要问题之一。

五、临 床 治 疗

(一)治疗策略

结核病的内科治疗经历了"静养疗法、萎陷疗法、化学疗法、短程化疗、多种治疗手段并举"的历程。值得强调的是,自1944年以来,链霉素、异烟肼、利福平等药品陆续问世应用于抗结核治疗,人们提出的"标准化疗方案",曾取得令人鼓舞的效果,改变了过去以休息、营养、隔离为主的低治愈率、高恶化率、高复发率、高病死率的"静养疗法"时代。然而,随着耐药结核病疫情的蔓延,标准化疗方案的效果已经不能达到控制结核病的蔓延。尤其是MDR-TB和XDR-TB的肆虐,已成为世界结核病控制方面最为棘手的难题。耐药结核病治疗成功率一般说比较低,且受诸多因素影响,治疗费用也相当可观。

与敏感结核病相比,耐药结核病的个体化治疗依赖于准确的药敏试验,而在循证医学方面的支持十分欠缺。WHO有关耐多药结核病治疗指南的重要依据是专家共识或建议,当前所倡导的是包括化学治疗、免疫治疗、萎陷治疗、介入治疗、外科治疗、中医药和营养支持等多手段组成的综合治疗策略。

(二)化学治疗

化学治疗始终是结核病治疗的最重要手段,对于耐药结核病也仍然是最主要治疗手段。

1. 化学治疗原则　要坚持"早确诊、早治疗、有效联合、适量、规律、全程"的治疗原则。化疗方案制定是根据患者药敏试验结果、既往用药史、本地区耐药MTB菌株的流行情况、适当考虑不良反应和费用等来综合制定。

其中制定耐药结核病化疗方案的必备条件:

(1)需要具备有质量保证的实验室提供的药物敏感试验的结果和(或)地区耐药检测资料,作为方案制定和药物选择的依据,这是避免对患者进行不规范治疗的关键因素之一。

(2)掌握地区既往用药情况和(或)患者既往用药历史,了解既往各种药物应用总量及联合用药的情况,便于选择用药。

2. 化学治疗有3种方式可供参考。

(1)标准化治疗:依据国家或本地区耐药结核病检测资料、针对不同耐药类型群体设计统一的耐药结核病化学治疗方案进行治疗,该治疗方案将涵盖绝大多数患者。

(2)个体化治疗:依据结核病患者临床分离菌株的药敏试验结果、既往用药史、耐药结核病接触史和患者的依从性进行综合考虑后实施的治疗方法。

(3)经验性治疗:指高度怀疑但未确诊为耐药结核病之前,依据当地具有代表性的耐药结核病监测资料、患者既往用药史、耐药结核病接触史及对药物的耐受性,结合临床经验而实施的耐药结核病化学治疗方法。

个体化治疗应在专家组指导下进行,一旦获得可靠的药敏试验结果后,尽早对原方案予以合理调整。

3. 方案制定的步骤

(1)药敏试验结果未获得:根据本地区耐药流行特点和患者用药史等先给予经验性治疗方案。

(2)获得药敏试验结果:根据药敏试验,参照指南或专家共识修改前方案,制定规范性方案,包括单耐、多耐的标准化方案和MDR-TB、XDR-TB的个体化治疗方案。

(3)考虑到药敏试验的重要性,应努力获得高质量的标本,进行培养和药敏试验指导治疗,在整个疗程中,重复进行2~3次培养,评估治疗效果,必要时重复药敏试验指导方案调整,以达最佳治疗效果。

4. 化学治疗时间

(1)异烟肼单耐药结核病疗程: 9~12个月。

(2)利福平单耐、异烟肼多耐药、利福平多耐药结核病疗程: 都在12~18个月,长于标准方案化疗时间。

(3)MDR-TB患者的化疗疗程: 我国《耐药结核病化疗指南(2015年)》建议MDR-TB患者的化疗疗程为24个月,其中强化期6个月,巩固期18个月。

(4)XDR-TB患者的化疗疗程: 疗程应大于24个月,注射时间12个月。

5. 化学药物分类 中国防痨协会《耐药结核病化学治疗指南(2015)》,将耐药结核药基本用药根据效果、耐受性等分为五类。

(1)一线口服类抗结核药:异烟肼、利福平、乙胺丁醇、吡嗪酰胺、利福布汀。

(2)注射类抗结核药物:链霉素、卡那霉素、阿米卡星、卷曲霉素。

(3)氟喹诺酮类药物:左氧氟沙星、加替沙星、莫西沙星。

(4)二线口服类抗结核药物:乙硫异烟胺、丙硫异烟胺、环丝氨酸、特立齐酮、对氨基水杨酸、对氨基水杨酸异烟肼。

(5)其他种类抗结核药物:贝达喹啉、德拉马尼、氯法齐明、利奈唑胺、阿莫西林/克拉维酸、亚安培南/西司他丁、美洛培南、氨硫脲、克拉霉素。

6. 药物不良反应 药品是一把双刃剑,抗结核药品在杀死结核分枝杆菌的同时,除了导致病原体出现对药品的天然抵抗,发生耐药现象外,还会使患者出现一些不良反应,以胃肠道、关节疼痛为多见,皮疹、黄疸、耳毒性时有出现,精神症状等相对少见。几乎使用二线抗结核药物治疗都会发生不良反应,密切监测有利于及时发现并处理。

(三)介入治疗

介于内、外科之间的一种治疗新技术,主要包括经皮肺穿刺空洞注药或用气管镜做引导,经气道介入局部药物介入治疗;支气管狭窄介入治疗;大咯血的介入治疗。开展二十多年来取得了一定效果,但面对MDR-TB和XDR-TB,我们缺少高敏感药物,而且介入药物的剂型等还需要进一步创新研发,保证更安全有效,前景光明。

(四)外科治疗

WHO认为外科对耐多药肺结核的治疗作用依然受到重视,其合理性在于能够切除排菌空洞及其周围坏死组织,大大减少肺内耐药耐药结核分枝杆菌数量,增加肺内无菌环境,保证患者得到最高治愈和最低播散率,提高治疗成功率。术前的化疗时间和术后并发症有密切关系,MDR-TB患者如果病灶或空洞局限于一侧肺或一个肺叶,符合外科手术指征者,经过适当选择,规范治疗3个月,应尽早进行手术切除治疗。早期手术介入可以实现较高的成功率,特别是有空洞的患者,手术实施晚意味着长时间的化疗、营养支持,还可导致疾病进展和更多药物的耐药。

(五)其他治疗

免疫治疗、萎陷治疗、中医药及营养支持等方法在临床都有应用。从长远考虑,由于耐多药结核病的广泛传播,已经突变的结核分枝杆菌很难被彻底消灭,所以,结核病的辅助治疗如治疗性疫苗、补充维生素、老药改变生物靶位和临床相关的分子通道等,与化学治疗配合有可能会取得较好的疗效,比如含氯法齐明的治疗方案对于选择有限的耐药结核病的确有效,是传统药物重新发挥新的作用。但有些还需要做更深入的研究,有些还需要更合理规范的应用。

六、治疗效果评价

耐药结核病因为耐药程度的不同,影响因素的复杂,其疗效和转归差异很大。

(一)治疗转归

按照WHO《耐药结核病规划管理指南(2008紧急更新版)》、WHO《结核病定义和报告框架(2013版)》、我国《耐药结核病化疗指南(2015年)》,评价治疗转归的重要指标是细菌学的连续阴转和完成疗程。

1. 细菌学阴转 连续2次痰培养结核分枝杆菌阴性,且每次间隔至少30天,阴转时间为第1次痰培养阴性的标本收集时间。

2. 细菌学复发 在结核菌阴转后,患者连续2次痰培养结核分枝杆菌阳性,每次间隔至少30天。

3. 转归形式 治愈、完成治疗、失败、死亡、丢失、不能评价、治疗成功。

4. 影响治疗转归的主客观因素 包括年龄、初复治、病灶范围、耐药类型、耐药种类、化疗方案组成、并发症(糖尿病、矽肺、HIV感染等)、督导管理、健康宣教、职业、教育程度、吸烟饮酒史、经济状况、营养状况、家庭关爱、对疾病认知态度、性格及对治疗的依从性等。

儿童耐多药结核病的处理非常棘手,诊断困难、治疗复杂、死亡率高;营养不良、结核病与HIV双重感染也是导致失败的危险因素。

在治疗过程中需要科学把握客观因素、加强调控主观因素,全力协调积极因素,争取阴转和完成疗程两个重要评价指标的实现,努力提高治疗成功率。

(二)治疗失败

2013年WHO《结核病定义和报告框架》对耐药结核病的治疗失败进行的定义:未能完成疗程、强化期(8个月)痰菌不能阴转或阴转后复阳。治疗2个月痰菌仍不能阴转是治疗失败及复发的预测因子,经过耐药结核病方案治疗4个月后,患者临床症状未改善,影像学观察病灶无好转,或细菌学仍阳性,可以评价处于治疗失败的高度危险中。

对于耐药结核病患者治疗失败的处理是复杂而困难的,我国没有明文的指南和规范,目前多参考国内结核领域知名临床专家们的建议,采取更改化疗方案、外科手术治疗、停止抗结核治疗及之后的支持治疗等办法。对于治疗失败或痰菌阳性患者出院后续治疗过程中,会对周围健康人群造成危害,全社会应给予的长期关怀和人道帮助,政策制定者对这个群体应予以足够重视,及早救助干预,以防菌株扩散影响公共卫生安全,或患者自暴自弃,报复社会引发社会不安全事件。

七、预防控制的策略

耐药结核病特别是MDR-TB/XDR-TB,由于很难治愈,当作为传染源长期存在,就使其有更多的机会流行传播。由于耐药结核病的传播在结核病控制中的作用并没有得到相当的重视,所以,目前很多发展中国家对MDR/XDR患者还是关注规范治疗,而没有更好的管理或相应限制。致使很多MDR/XDR在没有得到有效治疗而作为传染源在社区传播着。对已发现的MDR/XDR患者采取集中治疗的办法,并实行政府免费治疗和下一步筛查,对减低传播机会是有效措施之一。

(一)预防控制的紧迫性

1. 耐药结核病的危害 由于全球结核病疫情的严峻,耐药结核病成为全球关注的公共卫生和社会问题。我国结核病患病人数居全球第二位,这使得我国结核病疫情控制难度加大。与普通结核病相比,耐药结核病诊断复杂、治疗困难、病程长、效果不理想,给患者本人带来巨大的疾病伤痛,给家人带来身心压力。高额的治疗费用是药物敏感结核病患者的几十倍,甚至近百倍,在目前基本的医保政策下,耐药结核病造成患者家庭的灾难性卫生支出,因病致贫、因病返贫现象频出,对社会稳定和群众身心健康都造成严重伤害,造成了社会的经济负担是显而易见的。

2. 耐药结核病的传播 耐药结核病多迁延不愈,传染期延长,传染性增强,对健康人群造成持续威胁。因呼吸道传染为传播途径的传染模式决定了近距离密切接触者为传播对象,患者的家人是最常见的密切接触者,成为耐药结核病的高危人群。

过去认为,耐药结核病的产生主要是由于方案不规范、用药不规律所导致,但随着结核病分子流行病学的进展,经研究证实,结核病患者也可能同时感染2种或2种以上的菌株,多重感染和外源性再感染也是耐药结核病产生的原因,例如已确诊的MDR-TB患者在人群中的传播就会产生新耐药病例。这也为进一步阐明耐药结核病的传播和流行规律提供先进的思路和方法。

如何界定一个肺结核患者是否具有传染性呢? 目前主要通过细菌学来判断。当患者有未经过治疗的痰涂片阳性、痰培养阳性、分子生物学方法阳性,存在这三种阳性情况之一者,即判断有传染性,结核分枝杆菌可能会通过呼吸飞沫传播给健康人。

(二)防控策略的制定

我国耐多药结核病控制策略是严格按照WHO推荐的耐多药结核病控制策略,并结合我国实际情况制定。包括: 加强政府承诺、提高发现和治疗肺结核患者工作质量、应对新领域的挑战、完善社会动员和健康促进工作、强化监控与评价、积极开展研究工作。耐药结核病控制策略是控制耐药结核病的核心、是控制耐药结核病的主要手段、是控制耐药结核病的技术措施,是预防耐药结核病发生的基础。

近几年,结核病控制尽管取得了一些进展,但若干瓶颈问题仍限制了耐药结核病的防控工作。如缺乏对耐药结核病的即时诊断技术和有效治疗药物,耐药结核病治疗管理,应采取哪种治疗方式? 社区治疗还是在强化期的6~8个月接受住院治疗? 如何有效预防和减少医院和社区内的耐药菌株传播?

(三)今后防控的重点

我国结核病控制的核心策略是以控制传染源为中心,早期发现,以减少诊断前的传播。如何充分利用医疗体制改革和医保制度改革的契机,开展耐药结核病患者的诊断、治疗、管理,争取实现耐药结核病免费治疗,尽早制定耐药及耐多药的患者隔离、旅游限制和社会关怀的相关法规政策,是需要防控机构积极推进的。应在以下几方面采取加强:

1. 强化预防控制意识:减少耐药菌株传播,就要采取措施控制传染源、切断传播途径、保护易感人群,避免耐药菌株在传染源与健康人间、在医疗机构和社区内的传播。

(1)感染控制的开展:加大对感染控制工作的宣传和培训,对感染控制措施贯彻执行,有力的感染控制措施有助于阻止耐药菌株在医疗机构、监狱及其他机构中传播蔓延。

(2)环境的危险度评估:主要因素有传染性肺结核患者到达机构或场所内的数量、停留时间、是否存在产生飞沫核的操作(如气管镜)等。比如一个医院内,门诊、病房与行政办公区其危险是不同的。而一个结核病院,门诊、病房、气管镜室、肺功能室、细菌实验室危险性较高,后勤行政区较低,综合医院的呼吸科门诊。

(3)早期发现和治疗:通过提高和使用即时诊断技术,使诊断发现和纳入治疗的耐多药病例将在未来几年内得以增加,降低此类人群作为耐药菌株传播者对健康人的危害。加强新发结核病患者的发现、治疗和管理,提高新发结核病患者的治愈率,从而减少耐药产生。

(4)对传染性患者必要的隔离:特别建议对有传染性的结核病患者或耐药结核病高危人群早期隔离治疗,可选择住院和门诊相结合模式,包括抗结核化疗、营养支持、精神护理等管理。

2. 更加注重科普宣教　目前绝大多数耐多药结核病例没有得到诊断,接受诊断的病例中仅有一小部分纳入了治疗,影响了规划策略的实现。只有有效开展对所有卫生人员的结核病知识的教育培训和结核病患者及家属的健康宣教,提升对结核病、耐药结核病的认知度,帮助早期识别、发现疾病,促进诊断及时准确和治疗的依从性。

3. 发挥"三位一体"的新型结核病防治体系的作用　新型结核病防治体系由结核病定点医疗机构、疾病预防控制机构、基层医疗卫生机构三者组成,结核病定点医疗结构负责对肺结核患者进行诊断、治疗和登记。基层医疗卫生机构负责转诊、协助、追踪肺结核患者,并根据定点医疗机构制定的治疗方案、对本地肺结核患者的治疗,进行督导管理。疾病预防控制机构在卫生部门领导下负责组织开展结核病防治规划管理、疫情监测与处理,实验室质量控制、防控技术指导、宣传教育、绩效评估等工作。结核病定点医疗机构在新体系中的地位重要,将发挥在早期诊断、治疗救治、疑难病会诊、专业培训等方面的优势和作用,这对耐多药/广泛耐药结核病的疫情控制至关重要。

结核病在全世界范围内分布差异很大,耐药情况和管理措施也不尽相同。美国的纽约在长期同结核病对抗的过程中,采取的治疗系统包括提高诊断、病例管理、临床与公众健康教育、提高公共健康理念。时至今日,耐药结核病成为全球结核病疫情控制的最大障碍之一，耐药结核病控制需要针对耐药结核病产生的原因采取多种有效措施——积极宣传结核病防治科普知识，重视耐药结核病患者的早期发现，以政府力量将其纳入规范治疗督导管理体系，合理有效的综合治疗方案的全面落实，社会也应给予更多心理支持和关注，从源头上预防和减少耐药结核病的产生，才能达到传染源的消灭。面对严峻的耐药结核病疫情，耐药结核病治疗管理难说满意，治疗现状进入瓶颈，局面令人担忧。

而2015年后的全球结核病策略的目标是终止全球结核病的流行。实现目标的关键技术包括三类：经济上可负担的、短期、有效且可耐受的结核治疗（包括潜伏感染、药物敏感结核病和耐药结核病等各种形式的结核病），可对最重要的抗结核药物耐药性进行即时检测的诊断技术，有效的结核疫苗。在国家层面上，我国已非常重视对耐多药/广泛耐药结核病疫情的应对，今后我国结核病控制核心策略是控制传染源为中心，早期发现、减少诊断前的传播，相信这个目标能推动新技术研发，新技术能促进目标的实现。

第二节 非结核分枝杆菌耐药的诊断及治疗

一、流 行 情 况

非结核分枝杆菌（NTM）是一种环境生长菌，广泛分布于各种水源、土壤和灰尘等自然环境中。NTM菌种繁多，已分离鉴定并报道的约154种，分致病性和非致病性两大类，能引起人类致病的有10余种，多引起人类和动物肺部病变和肺外其他部位的病变。NTM属条件致病菌，毒力比结核分枝杆菌低，感染具有显著的机会性，普遍认为，人可从环境中感染NTM而致病，水和土壤是最重要的传播途径。

全球NTM病的流行病学研究较为困难，尽管NTM已不再是一种罕见病，但由于各地区的自然环境、经济环境、医疗环境等千差万别，而且细菌学的实验室资料不易获得，诊断标准各有不同，使人们对NTM病缺乏深入了解和足够重视，加之在大多数国家不强制报告NTM病，因此确切资料和数据难以掌握。目前资料看，随着细菌分离技术和分子生物学鉴定技术的不断提高和普及，以及近年来全球结核病的增加，NTM检出率、发病率和患病率在一些国家和地区呈增加趋势，甚至可能超过该地区结核病的发病率和患病率。

在我国，目前尚无大样本量的NTM病流行病学调查资料，仅从历次结核病流行病学调查资料数据显示，2010年全国第5次结核病流行病学调查结果，NTM占分离株22.9%，较2000年的11.1%，1990年4.9%明显增高。发病特点是南方高于北方，沿海高于内地，气候温和地区高于寒冷地区，说明NTM的感染在我国呈上升趋势，这与我国肺结核疫情居高不下也可能相关。

近年来，由于不严格执行消毒隔离等制度引起院内感染的医源相关性NTM病逐渐增多，如血液透析、手术或注射部位的NTM感染等。总体上看，NTM的感染和发病率出现逐渐增多的趋势，NTM病患病率增加的原因不明，可能与实验室技术的发展，对NTM病认识提高，人口老龄化，免疫抑制人群增多及环境暴露的增加有一定关联。NTM主要导致慢性肺部疾病和免疫功能低下者致病及院内感染，其中以NTM院内感染的社会影响最大。

二、非结核分枝杆菌病的诊断

NTM可通过呼吸道、胃肠道、皮肤黏膜等途径侵入人体,引起无症状的感染或引起肺、消化道、皮肤软组织、骨关节、淋巴结等疾病,不同菌种的侵犯部位趋向性又不尽相同。

(一)定义

1. NTM　指结核分枝杆菌复合群(结核分枝杆菌、牛分枝杆菌、非洲分枝杆菌、田鼠分枝杆菌)和麻风分枝杆菌以外的一大类分枝杆菌总称。

2. NTM感染　感染了NTM,即使2次痰培养阳性或1次支气管肺泡灌洗液(bronchoalvoelar lavage fluid,BALF)培养阳性,但未发病。即没有呼吸系统症状及相应的异常胸部X线和(或)CT影像学表现。NTM皮肤试验阳性以及缺乏组织器官受到NTM侵犯的依据。

3. NTM病　感染了NTM,并引起相关组织、器官的病变。

(二)诊断

90%以上致病性的NTM引起的是NTM肺病,其致病过程与结核病相仿,NTM病的病理所见与结核病很难鉴别,在无菌种鉴定结果的情况下可长期易被误诊肺结核。抗体免疫功能低下者,如AIDS患者外周血CD4$^+$T细胞<50/μl时,可引起全身播散性NTM病。NTM病诊断通过临床表现,影像学表现、细菌学及病理检查结果进行综合判断得出,发现可疑者也是NTM病的诊断线索。

1. 疑似NTM病

(1)痰抗酸杆菌检查阳性而临床表现与肺结核不相符者;

(2)痰液显微镜检查发现菌体异常的分枝杆菌;

(3)痰或其他标本中分枝杆菌培养阳性,但其菌落形态和生长情况与MTB复合群有异;

(4)接受正规抗结核治疗无效而反复排菌的患者,且肺部病灶以支气管扩张、多发性小结节及薄壁空洞为主;

(5)经支气管卫生净化处理后痰分枝杆菌不能阴转者;

(6)有免疫功能缺陷,但已除外肺结核的肺部患者;

(7)医源性或非医源性软组织损伤,或外科术后伤口长期不愈和而找不到原因者。

具备上述7项之一即可考虑为疑似NTM病。

2. NTM病

(1)NTM肺部:具有呼吸系统症状和(或)全身症状,经胸部影像学检查发现有空洞性阴影、多灶性支气管扩张及多发小结节病变等,已排除其他疾病,在确保标本无外源性污染的前提下,符合以下条件之一者可作出NTM肺病的诊断:①痰NTM培养2次均为同一致病菌;②肺泡灌洗液(BALF)中NTM培养阳性1次,阳性度为2+以上;③BALF中NTM培养阳性1次,抗酸杆菌涂片阳性度为2+以上;④经支气管镜或其他途径的肺活组织检查,发现分枝杆菌病的组织病理学特征性改变(肉芽肿性炎症或抗酸染色阳性),并且NTM培养阳性;⑤肺活组织检查发现分枝杆菌病的组织病理学特征性改变(肉芽肿性炎症或抗酸染色阳性),并且痰标本和(或)BALF中NTM培养阳性≥1次。

(2)肺外NTM病:具有局部和(或)全身性症状,经相关检查发现有肺外组织、器官病变,已排除其他疾病,在确保标本无外源性污染的前提下,病变部位组织中NTM培养阳性,即可做出肺外NTM的诊断。

（3）播散性NTM病：具有相关的临床症状，经相关检查发现有肺或肺外组织与器官病变，血培养NTM阳性。在致病的NTM中MAC菌株占首位为30.0%，其次为脓肿分枝杆菌（17.5%）和偶然分枝杆菌菌株（13.0%）。无论NTM肺部还是肺外NTM病，或是播散性NTM病，均需要进行NTM菌种鉴定。

三、非结核分枝杆菌的耐药

实验室检查

NTM病确诊依赖于分枝杆菌菌种水平的鉴定。因此细菌学的培养、菌群鉴定、菌种水平的鉴定、药敏测定等实验室检查对NTM诊断治疗的有重要意义。

1. 培养鉴定　标本采集、涂片和培养，痰培养采用MGIT960系统进行分枝杆菌快速培养，抗酸杆菌培养阳性后，菌群鉴定、菌种鉴定。

2. 药物敏感性试验　目前主要有传统方法（液体和固体培养基培养），高效液相色谱法，分子生物学方法。

3. 分类　根据NTM的生长速度把可引起肺部疾病的分枝杆菌分为缓慢生长分枝杆菌：如鸟-胞内分枝杆菌复合菌群（mycobacterium avium-intracellulare complex，MAC）等；快速生长分枝杆菌（rapidly growing mycobacteria，RGM）如偶发分枝杆菌、脓肿分枝杆菌、龟分枝杆菌等。

4. 药物敏感情况　NTM对一线抗结核药有天然耐药性，有较多报道对INH、SM、PAS 100%耐药，对RFP、PZA、EM以RFT 95%耐，氟喹诺酮85%耐药，卡那霉素60%耐药，相对较低。快速生长菌群经过抗酸杆菌培养、菌种鉴定、药敏，对鉴别诊断和有效治疗非常重要，对一线抗结核药耐药率＞96.94%，天然耐药。对二线抗结核药，克拉霉素、阿米卡星的耐药率分别为20.16%、48.83%。

5. 局限性　目前诊断NTM病的技术还待改进，用生化和鉴别培养基来进行菌种鉴定的传统方法，不但耗时，而且不能完全将许多NTM菌种鉴定出来，因为质控原因会有一定比例的分枝杆菌假阳性率和假阴性率，实验室菌种鉴定水平不高，使得近1/4的NTM病误诊为结核病。

随着分子生物学的发展，人们发现NTM的16SrRNA高度保守，如发现16SrRNA序列有超过1%的差异，即定义为新的NTM菌种。目前国内用于分枝杆菌菌种鉴定的DNA芯片产品可以鉴定16种临床常见的NTM。未来DNA序列分析、PCR-线性探针杂交技术将广泛应用，相信新的NTM菌种还将被发现，鉴定的准确性和重复性也将会有好的评价。

四、非结核分枝杆菌病的治疗

目前对需要治疗的NTM病没有统一标准的化疗方案和疗程，常规抗结核药物只对NTM起到抑制作用，针对NTM病治疗与否、疗程确定等的临床困惑，通过一些研究，在考虑费用的可观性、疗效确切性后，结合临床实践经验，目前观点是：并不意味着所有的NTM病均需要治疗。对于症状较轻微，影像病灶较局限，动态观察变化不明显，药敏结果广泛高度耐药，耐药性较差的高龄患者，暂可不给予抗分枝杆菌治疗。

（一）治疗原则

1. NTM的耐药模式因菌种不同而有差别 不同的NTM对各种抗结核药物敏感度不同，治疗前进行药物敏感试验仍十分重要。

2. 药敏试验结果与临床疗效的相关性较强 所以不同的NTM对各种抗结核药物敏感度不同，需针对不同菌种采取不同的药物组合。

3. 不同的NTM病用药种类和疗程可有所不同。

4. 不建议对疑似NTM肺病患者进行试验性治疗。

5. 对NTM肺病患者应谨慎采取外科手术治疗。

（二）治疗药物

NTM病治疗需要一个既合理又个体化的治疗方案，目前治疗NTM病尚无特效药，鉴于各种NTM菌种的生物学特性及耐药程度均不同，建议临床医生尽可能根据NTM种类，药敏试验结果和用药史选择联合用药。

除缓慢生长分枝杆菌中的堪萨斯分枝杆菌外，其余缓慢生长分枝杆菌和快速生长分枝杆菌对常规药敏试验中大部分（甚至全部）药物耐药，这给临床用药增加了难度。根据药物敏感性，目前以为，新型大环内酯类药物中克拉霉素和阿奇霉素是近20年来治疗NTM病，尤其是鸟-胞内分枝杆菌复合菌组肺病最重要的药物，对偶发分枝杆菌、龟分枝杆菌和脓肿分枝杆菌等均有较强的抗菌作用，是治疗NTM肺病的基本药物。

1. 缓慢生长型NTM 如鸟-胞内分枝杆菌——阿奇霉素或克拉霉素在内至少2种，EMB次选，疗程至少18~24个月；

2. 快速生长型NTM 如脓肿分枝杆菌、龟分枝杆菌，用克拉霉素、头孢西丁，痰菌转阴后12个月。

另外利福霉素类、乙胺丁醇、氨基糖苷类、氟喹诺酮类、头孢西丁也是组成联合用药方案的选择。

快速生长分枝杆菌（RGM）是我国NTM中常见的病原菌种，水和土壤是其重要的传播途径，与宿主的基础疾病或创伤有关，肺外RGM病，通常由于局部创伤或手术所引起。RGM肺病的临床表现、影像特征与结核病相似，涂片检查为抗酸杆菌，Mtb不好鉴别，细菌培养也鉴定为分枝杆菌，但治疗和预后大不相同。菌种菌种鉴定和药敏试验对结核病和RGM的诊断、鉴别诊断及有效治疗均有极其重要的意义。

肺结核是我国常见的慢性肺部疾病，肺结核患者也是NTM的侵犯对象，在肺结核患者自身可先后或同时检测出Mtb或NTM。初步诊断为肺结核后给予抗结核治疗的患者，在痰培养及菌种鉴定结果显示为NTM肺病后，要根据菌种鉴定情况和DST调整治疗策略。

五、预 防

近年来，NTM病呈迅速增多趋势，并已成为威胁人类健康的重要公共卫生问题。由于诊断技术和新药研发的落后和局限性，NTM诊断和治疗都存在着困难和争议，与Mtb不同，NTM在自然界的广泛分布，特别是在水中的正常存在，给预防控制带来重大难度。从源头抓起，做好NTM感染的预防对NTM病的发生将会事半功倍。

1. 预防医院感染的中心环节 是抓好医院用水和医疗器械的消毒工作，消毒灭菌制度的规范落实。

2. 关注城市饮用水中NTM的污染 做好宣传,加强水源、水厂、二次加压用水的卫生安全管理。

3. 对于HIV感染和艾滋病患者 适当预防性使用抗生素,以减少发生播散性MAC病的概率。

4. 提高对NTM的认识 加强NTM的检测能力的装备,鉴于高耐药性,实验室很有必要拓展NTM药敏试验的范围,有利于发现敏感药物,指导临床用药。

5. 规范NRM的诊断、治疗和预防 有效控制NTM院内感染,最大限度减少NTM的危害性具有重要意义。

由于大多数NTM对常用抗分枝杆菌药物耐药,NTM病治疗效果多不确切,也存在许多困难和争议,也越来越引起研究者们的关注和重视。科技发展使传统流行病学与分子生物学相结合,从对耐药菌株基因型分析的角度研究耐药NTM在人群中的传播规律及影响因素,防控策略制定新的科学依据。耐药性分枝杆菌感染的严峻流行现状提示,在卫生政策的制定和实施方面存在不足和缺点。从疾病治疗的经济价值和耐药性持续存在带来的安全隐患看,耐药结核病和耐药NTM病的治疗不再仅仅是单纯的医学问题,更是经济问题和社会问题。

(刘玉琴)

参考文献

1. 肖和平,唐神结. 耐药结核病防治手册. 北京: 人民卫生出版社,2009

2. 中华人民共和国卫生部. 全国结核病耐药性基线调查报告(2007-2008). 北京: 人民卫生出版社,2010

3. 唐神结,许绍发,李亮. 耐药结核病学. 北京: 人民卫生出版社,2014

4. 肖和平,唐神结. 结核病内科治疗的现状与展望. 结核病与肺部健康杂志,2012,1(1): 11-13

5. 唐神结. 结核病临床诊治进展年度报告(2014). 北京: 人民卫生出版社,2015

6. 戴志澄,肖东楼,万利亚. 中国防痨史. 北京: 人民卫生出版社,2013

7. 唐神结. 耐药结核病的综合治疗回顾与展望. 结核病与肺部健康杂志,2014,3(3): 141-146

8. 张贺秋,赵雁林. 现代结核病诊断技术. 人民卫生出版社,2013

9. 王胜芬,赵冰,宋媛媛,等. 我国耐药结核病的危险因素—2007年全国结核病耐药基线调查资料分析. 中国防痨杂志,2013,35(4): 221

10. 肖和平,方勇,范琳,等. 耐药结核病化学治疗研究的过去、现状与未来. 中国防痨杂志,2014,36(8): 634-635

11. 王黎霞,姜世闻. 我国结核病控制策略的发展与展望. 中国防痨杂志,2014,36(8): 630-632

12. 逄宇,赵雁林. 努力加强基础研究能力,提高结核病临床诊治水平. 中国防痨杂志,2014,36(6): 409

13. WHO. Global tuberculosis report 2014. WHO/HTM/TB/2014. 08. Geneva. Switzerland: WHO,2014

14. 唐神结,高文. 临床结核病学. 北京: 人民卫生出版社,2011

15. 肖和平. 关注非结核分枝杆菌感染的危害性. 中华结核和呼吸杂志,2012,35(8): 563

16. 刘国栋,谭守勇,罗春明. 非结核分枝杆菌肺病患者预后观察. 结核病与肺部健康杂志,2013,

2（12）：566

17. 中华医学会结核病学分会,《中华结核和呼吸杂志》编辑委员会. 非结核分枝杆菌病诊断与治疗专家共识. 中华结核和呼吸杂志,2012,35（8）：572-579

18. Francis J. Curry National Tuberculosis Center and California Department of Public Health,2008：Drug-Resistant Tuberculosis：A Survival Guide for Clinicians，Second Edition

第三十五章

病毒感染症的抗病毒药物治疗

第一节 流感病毒的耐药及流感的治疗与管理

一、概 述

流行性感冒(简称流感)是由流行性感冒病毒引起的急性呼吸道传染病,是人类面临的主要公共健康问题之一。1918年,20世纪第一次流感世界大流行死亡人数达2000万,比第一次世界大战死亡人数还多,病毒株是H1N1,以后陆续在1957年(H2N2)、1968年(H3N2)、1977年(H1N1)均有大流行。据统计,流感每年的发病率为10%~30%,其流行病学的特点是突然暴发,迅速蔓延,波及面广。流感流行具有一定的季节性。我国是流感高发区,20世纪4次大流行中有3次起源于我国。我国北方常发生于冬季,而南方多发生在冬夏两季。流感发病率高,人群普遍易感。

流感病毒上有3种蛋白突起,即血凝素(HA)、神经氨酸酶(NA)和M2蛋白。根据核蛋白(NP)及膜蛋白(MP)的抗原性不同,将流感病毒分为甲、乙、丙3型,根据血凝素(HA)和神经氨酸酶(NA)的抗原性不同又将甲型流感病毒分为若干亚型(甲1、甲2、甲3)。甲型流感病毒常导致流行,能引起世界性大流行;乙型常引起局部暴发;丙型主要以散发形式出现。由于流感病毒抗原性变异较快,所以人类无法获得持久的免疫力。

流感临床症状较重,起病急骤,并发症发生率高,特别是肺炎,可引起死亡,死者大多为年迈体弱和幼年多病或有慢性基础病者。至今尚无特效药治疗流感,流感的控制关键是预防。对上述人群进行流感疫苗接种是控制流感的主要措施之一。人群接种后能产生免疫力,但对新的变异病毒株无保护作用,为此,需要不断更新流感疫苗。目前认为抗流感病毒治疗是控制流感流行的手段之一,而早期诊断对开展有效特异性病原治疗有重要意义。其次是发病48小时内应用抗流感病毒药物,目前有离子通道M2阻滞剂(金刚乙胺、金刚烷胺)和神经氨酸酶抑制剂(奥司他韦、扎那米韦)。上述药物可减轻症状,缩短病程和阻断传播。

二、流感病毒的药物治疗

(一)应用指征

1. **推荐使用**　①凡实验室病原学确认或高度怀疑流感,且有发生并发症高危因素的成人和儿童患者,不论基础疾病、流感疫苗免疫状态以及流感病情严重程度,都应当在发病48h内给予治疗;②实验室确认或高度怀疑流感以及需要住院的成人和儿童患者,不论基础疾病、流感疫苗免疫状态,如果发病48h后标本流感病毒检测阳性,亦推荐应用抗病毒药物治疗。

2. **考虑使用**　①临床怀疑流感存在并发症高危因素、发病>48h病情没有改善和48h后标本检测阳性的成人和儿童流感门诊患者。②临床高度怀疑或实验室确认流感、没有并发症危险因素、发病<48h就诊,但希望缩短病程并进而减低可能出现并发症的危险性,或者与流感高危并发症患者有密切接触史的门诊患者,可以考虑使用抗病毒药物治疗。其中症状显著且持续>48h的患者也可以从抗病毒治疗获益,但其安全性和疗效尚无前瞻性研究评价。

(二)抗病毒药物

1. **神经氨酸酶抑制剂**　作用机制是阻止病毒由被感染细胞释放和入侵邻近细胞,减少病毒在体内的复制,对甲、乙型流感均具活性。在我国上市的有两个品种,即奥司他韦(oseltamivir)和扎那米韦(zanamivir),最近在日本等部分国家被批准静脉使用的帕那米韦(peramivir)和那尼纳米韦(laninamivir)目前在我国还没有上市。大量临床研究显示,神经氨酸酶抑制剂治疗能有效缓解流感患者的症状,缩短病程和住院时间,减少并发症,节省医疗费用,并有可能降低某些人群的病死率,特别是在发病48h内早期使用。奥司他韦为口服剂型,批准用于>1岁儿童和成人,<1岁儿童其安全性和有效性缺少足够资料;不良反应包括胃肠道症状、咳嗽和支气管炎、头晕和疲劳以及神经系统症状(头痛、失眠、眩晕),曾报道有抽搐和神经精神障碍,主要见于儿童和青少年,但不能确定与药物的因果关系。此外,偶有皮疹、过敏反应和肝胆系统异常。扎那米韦为粉雾吸入剂型,用于>5岁(英国)或7岁(美国)儿童和成人,对照研究证明它与奥司他韦疗效没有差别。偶可引起支气管痉挛和过敏反应,对有哮喘等基础疾病的患者要慎重,其他不良反应较少。

2. **M2离子通道阻滞剂**　阻断流感病毒M2蛋白的离子通道,从而抑制病毒复制,但仅对甲型流感病毒有抑制作用,包括金刚烷胺(amantadine)和金刚乙胺(rimantadine)两个品种。神经系统不良反应有神经质、焦虑、注意力不集中和轻度头痛等,多见于金刚烷胺;胃肠道反应有恶心、呕吐,大多比较轻微,停药后可迅速消失。

3. 儿童用药剂量与成人不同,疗程相同。在紧急情况下,对于大于3个月婴儿可以使用奥司他韦。即使时间超过48h,也应进行抗病毒治疗。

4. **关于耐药、临床用药选择和用法**　抗流感病毒药物治疗是流感治疗最基本和最重要的环节。但流感病毒很容易产生耐药毒株,备受关注。甲型流感病毒对M2离子通道阻滞剂早有耐药的报告,目前我国和全球的监测资料均表明几乎100%的季节性甲型流感病毒(H1N1、H3N2)和2009年甲型H1N1流感病毒对烷胺类药物耐药;曾有报道超过80%的季节性甲型流感病毒(H1N1)对奥司他韦耐药,但对扎那米韦仍然敏感;季节性甲型流感病毒(H3N2)、2009年甲型H1N1流感病毒对奥司他韦和扎那米韦仍然敏感;H5N1禽流感病毒对这两类药物的耐药比例较低。但是流感病毒容易产生变异而导致对抗病毒药物产生耐药。季节性甲型流感病毒（H1N1）对奥司他韦和金刚烷胺双重耐药的比例在近几年有所上升，耐药株可经人与人之间传播。因此，医师在临床用药应尽量参考当地流行的病毒类型、亚型以及耐药监测资料。由于病毒亚型鉴定和耐药监测尚不普及，耐药对临床疗效的影响缺少评估，因此在耐药数据不清楚的情况下，甲型流感病毒可选用扎那米韦、奥司他韦、金刚乙胺和金刚烷胺；乙型流感病毒可选用奥司他韦或扎那米韦。

我国耐药监测资料可参见国家流感中心网站（www.cnic.org.cn）的监测信息周报。抗流感病毒药物推荐剂量和用法见表35-1。

表35-1 成人和儿童抗流感病毒药物治疗预防用剂量和用法

药物	年龄	治疗	预防
神经氨酸酶抑制剂			
奥司他韦	成人	75mg，每日2次，疗程5d	75mg，每日1次
	儿童 1岁，≤15kg	60mg/d，每日2次	30mg，每日1次
	15~23kg	90mg/d，每日2次	45mg，每日1次
	24~40kg	120mg/d，每日2次	60mg，每日1次
	>40kg	150mg/d，每日2次	75mg，每日1次
	6~11月	50mg/d，每日2次	25mg，每日1次
	3~5月	40mg/d，每日2次	20mg，每日1次
	<3月	24mg，每日2次	无推荐剂量
扎那米韦	成人	10mg（5mg/粒）吸入，每日2次	10mg（5mg/粒）吸入，每日1次
	儿童	10mg（5mg/粒）吸入，每日2次（>7岁）	10mg（5mg/粒）吸入，每日1次（>5岁）
M2离子通道阻滞剂			
金刚乙胺	成人	200mg/d，1次或分2次	同治疗量
	儿童，1~9岁	$5mg \cdot kg^{-1} \cdot d^{-1}$，（$6.6mg \cdot kg^{-1} \cdot d^{-1}$），1次或分2次，不超过150mg/d	$5mg \cdot kg^{-1} \cdot d^{-1}$，（$6.6mg \cdot kg^{-1} \cdot d^{-1}$），1次，不超过150mg/d
	≥10岁	200mg/d，1次或分2次	同治疗量
金刚烷胺	儿童，1~9岁	$5~8mg \cdot kg^{-1} \cdot d^{-1}$，1次或分2次（不超过150mg/d），用至症状消失后24~48h	$5~8mg \cdot kg^{-1} \cdot d^{-1}$，1次或分2次（不超过150mg/d）
	10岁	200mg/d，1次或分2次	同治疗量

有人主张在重症患者奥司他韦治疗剂量加倍疗程延长至10d；如有可能，可考虑静脉注射扎那米韦。临床用药应及时从国家食品药品监督管理总局网站（www.sfda.gov.cn）获得最新的抗流感病毒药物信息。

三、流感的预防

季节性流感在人与人间传播能力很强,与有限的有效治疗措施相比积极防控更为重要。

1. 加强个人卫生知识宣传教育　①保持室内空气流通,流行高峰期避免去人群聚集场所。②咳嗽、打喷嚏时应使用纸巾等,避免飞沫传播。③经常彻底洗手,避免脏手接触口、眼、鼻。④流行期间如出现流感样症状及时就医,并减少接触他人,尽量居家休息。

2. 机构内暴发流行的防控　当流感已在社区流行时,同一机构内如在72h内有两人或两人以上出现流感样症状就应警惕,积极进行病原学检测。一旦确诊应要求患者入院治疗或居家休养,搞好个人卫生,尽量避免、减少与他人接触。当确认为机构内暴发后,应按《传染病防治法》及《突发公共卫生应急条例》的有关规定来执行。医院内感染暴发时,有关隔离防护等措施应参照相关技术指南的规定来执行。

3. 接种流感疫苗接种　流感疫苗是其他方法不可替代的最有效预防流感及其并发症的手段。疫苗需每年接种方能获有效保护,疫苗毒株的更换由WHO根据全球监测结果来决定。我国有关疫苗接种的技术指导意见参见中国疾病预防控制中心网站信息(www.chinacdc.cn)。

4. 优先接种人群

（1）患流感后发生并发症风险较高的人群:包括①6~59月龄婴幼儿;②≥60岁老人;③患慢性呼吸道病、心血管病、肾病、肝病、血液病、代谢性等疾病的成人和儿童;④患有免疫抑制疾病或免疫功能低下的成人和儿童;⑤生活不能自理者和因神经系统疾患等自主排痰困难有上呼吸道分泌物等误吸风险者;⑥长期居住疗养院等慢性疾病护理机构者;⑦妊娠期妇女及计划在流感季节怀孕的妇女;⑧18岁以下青少年长期接受阿司匹林治疗者。

（2）有较大机会将流感病毒传播给高危人群的人员:包括①医疗卫生保健工作人员;②敬老院、疗养院等慢性疾病护理机构工作人员;③患流感后并发症风险较高人群的家庭成员和看护人员。

（3）禁忌者:包括①对卵蛋白或任何疫苗过敏者;②中、重度急性发热者;③曾患格林巴利综合征者;④医师认为其他不能接种流感疫苗者。

（4）接种方法和时机:①从未接种过流感疫苗、或前一年仅接种1剂的6月龄~9岁儿童应接种2剂,间隔4周;以后每年在流感高发季节前接种1剂。其他人群每年1剂;②接种途径为肌肉或深度皮下注射,建议婴幼儿选择大腿外侧肌内注射;③我国大多数地区应在每年10月前开始接种。

5. 抗病毒药物预防　药物预防不能代替疫苗接种,只能作为没有接种疫苗或接种疫苗后尚未获得免疫能力的高合并症风险人群的紧急临时预防措施。应选择对流行毒株敏感的抗病毒药物作为预防药物,疗程应由医师决定,一般1~2周。对于那些虽已接种疫苗但因各种原因导致免疫抑制,预计难于获得有效免疫效果者,是否要追加抗病毒药物预防及投药时机、疗程、剂量等也应由医师来做出判断。

中医预防与流感患者有明确接触者:①儿童、青壮年,身体强壮者可用下方:金银花6克、板蓝根6克、薄荷3克、生甘草3克,水煎服,每天一付,连服5天;②老年体弱者可用下方:党参6克、苏叶6克、荆芥6克,水煎服,每天一付,连服5天。

第二节 人禽流行性感冒的抗病毒药物治疗

一、概　　述

人禽流行性感冒(以下称人禽流感)是由禽甲型流感病毒某些亚型中的一些毒株引起的急性呼吸道传染病。早在1981年,美国即有禽流感病毒H7N7感染人类引起结膜炎的报道。1997年,我国香港特别行政区发生H5N1型人禽流感,导致6人死亡,在世界范围内引起了广泛关注。近年来,人们又先后获得了H9N2、H7N2、H7N3亚型禽流感病毒感染人类的证据,荷兰、越南、泰国、柬埔寨等国家相继出现了人禽流感病例。尽管目前人禽流感只是呈地区性小规模流行,但是,考虑到人类对禽流感病毒普遍缺乏免疫力以及人类感染H5N1型禽流感病毒后的高病死率,WHO认为该疾病可能是对人类存在潜在威胁最大的疾病之一。

根据流行病学接触史、临床表现及实验室检查结果,可作出人禽流感的诊断。其中流行病学接触史在诊断中具有重要意义。包括①发病前1周内曾到过疫点,有感染禽流感病毒的可能。②与被感染的家禽及其分泌物、排泄物等有密切接触史者。③与禽流感患者有密切接触史者有患病的可能。病例的确诊,除有流行病学接触史和临床表现外,从患者呼吸道分泌物标本中分离出特定病毒或采用RT-PCR法检测到禽流感H亚型病毒基因,且发病初期和恢复期双份血清抗禽流感病毒抗体滴度4倍或以上升高者。

二、人禽流感的治疗

1. 对疑似和确诊患者应进行隔离治疗。

2. 对症治疗　可应用解热药、缓解鼻黏膜充血药、止咳祛痰药等。儿童忌用阿司匹林或含阿司匹林以及其他水杨酸制剂的药物,避免引起儿童Reye综合征。

3. 抗病毒治疗　应在发病48小时内试用抗流感病毒药物。

(1)奥司他韦(oseltamivir):奥司他韦仅有口服制仍然是对A(H5NI)感染主要的抗病毒治疗药物,有限的资料表明早期应用奥司他韦可降低病死率,故对临床可疑病例,在明确病原之前应尽早给予奥司他韦治疗。成人的标准治疗方案为75mg,2次/日。儿童患者可根据体重给予治疗,体重不足15kg时,给予30mg,2次/日;体重15~23kg时,45mg,2次/日;体重23~40kg时,60mg,2次/日;体重大于40kg时,75mg,2次/日。因未治疗的患者病毒仍在复制,故对于诊断较晚的患者仍应给予抗病毒治疗。如果在应用奥司他韦后仍有发热且临床病情恶化,在排除细菌感染的同时,提示病毒仍在复制,此时可延长抗病毒疗程到10天。有些患者常规应用奥司他韦抗病毒治疗,但临床情况仍不断恶化,WHO建议方案为给予大剂量个体化治疗,成人可加量至150mg,2次/日,疗程延长至10天。但对青少年应慎用,因其神经心理副作用仍不清楚。奥司他韦主要在胃和小肠吸收,对胃蠕动不良、胃扩张、腹泻或胃肠功能紊乱者,其生物利用度会不同程度受到影响,建议对胃蠕动不良、胃扩张者经鼻-空肠管给药。

(2)其他抗病毒药物:①神经氨酸酶抑制剂:扎那米韦(zanamivir)尚未获准上市,但已在体外和动物模型中证实对A(HSNI)有效,包括对奥司他韦耐药A(H5NI)株。其给药方法为经鼻吸入10mg,2次/日,疗程5天;预防剂量为经鼻吸入10mg,1次/日,疗程7~10天。②金刚烷胺和金刚乙胺:对金刚烷胺和金刚乙胺敏感的A(H5NI)病毒株可给予相应治疗。1~9岁的患者,可给予5mg/kg/d(最大150mg),分两次口服,疗程5天;10~65岁的患者,100mg,2次/日口服,疗程5天;65岁以上的患者,(100mg,2次/日口服,疗程5天。预防性治疗方案为在前述同等条件下,治疗7~10天。但是,由于目前本类药物在普通感冒中的不规范使用,可能已产生一定的耐药性,其实际防治作用尚需证实。

三、人禽流感的预防

1. 加强禽类疾病的监测　动物防疫部门一旦发现禽流感疫情,应立即通报当地疾病预防控制机构,指导职业暴露人员做好防护工作。

2. 强对密切接触禽类人员的监测　与家禽或人禽流感患者有密切接触史者,一旦出现流感样症状,应立即进行流行病学调查,采集患者标本并送至指定实验室检测,以进一步明确病原,同时应采取相应的防治措施。有条件者可在48小时以内口服神经氨酸酶抑制剂。

3. 严格规范收治禽流感患者医疗单位的院内感染控制措施　接触人禽流感患者应戴口罩、戴手套、戴防护镜、穿隔离衣,接触后应洗手。具体的消毒隔离措施和专门病房的设置应参照执行原卫生部《严重急性呼吸综合征(SARS)诊疗方案》的相关规定。

4. 加强检测标本和实验室禽流感病毒毒株的管理,严格执行操作规范,防止实验室的感染及传播。

5. 注意饮食卫生,不喝生水,不吃未熟的肉类及蛋类等食品;勤洗手,养成良好的个人卫生习惯。

6. 药物预防　对密切接触者必要时可试用抗流感病毒药物预防。

第三节　疱疹病毒耐药性及疱疹病毒感染的治疗

疱疹病毒科(herpesviridae)病毒体呈球形,,衣壳20面体立体对称,直径,病毒基因组为,长度124~235kb。自然界分布极为广泛,已经鉴定或者部分鉴定的疱疹病毒(herpes virus)是一群直径为120~300nm,外被包膜的双链线性DNA病毒。约有110余种,通常分为α、β和γ三个亚科。α疱疹病毒(如单纯疱疹病毒、水痘-带状疱疹病毒)增殖速度快,可引起细胞病变。β疱疹病毒(如巨细胞病毒、人疱疹病毒型6型和7型)生长周期长,使感染细胞形成巨细胞等。γ疱疹病毒(如EB病毒和人疱疹病毒型8型)感染的靶细胞是淋巴样细胞,可引起淋巴增生。与人类相关的疱疹病毒主要有人巨细胞病毒(human cytomegalovirus, HCMV)、单纯疱疹病毒(herpes simplex virus, HSV)、水痘-带状疱疹病毒(varicella-zoster virus, VZV)和EB病毒等,本节主要对这些前3种病毒的耐药问题做一介绍。

一、疱疹病毒感染的抗病毒药物

更昔洛韦(ganciclovir, GCV)是鸟苷核苷类似物,于1988年批准用于巨细胞病毒感染,GCV进入巨细胞病毒感染的细胞后,能被具有蛋白激酶活性的病毒UL97基因产物磷酸化,随后转变为更昔洛韦三磷酸(GCV-TP),GCV-TP是巨细胞病毒DNA聚合酶的抑制剂,通过抑制病毒DNA的合成达到抗病毒作用,更昔洛韦也可以掺入病毒DNA,减慢或终止核酸链的延长。GCV可静脉使用或口服,也可对巨细胞病毒引起的视网膜炎局部应用。由于GCV的生物利用度较低(口服只有6%~9%),现已合成了其前体药物更昔洛韦缬氨酸酯(valganciclovir, VGCV),其口服的生物利用度为GCV的10倍。

另外2种治疗巨细胞病毒感染的药物是西多福韦(cidofovir,CDV)和膦甲酸钠(foscarnet, FOS, foscavir),它们也是病毒DNA聚合酶抑制剂,由于它们的毒性较强,一般用于更昔洛韦治疗失败或不能耐受的患者。西多福韦是胞苷类似物,只需要细胞酶的磷酸化作用即可发挥抗病毒作用,在细胞核苷酸激酶作用下,西多福伟转化为西多福韦二磷酸,该二磷酸物质能与脱氧胞嘧啶核苷三磷酸竞争病毒DNA聚合酶结合位点,起到抑制DNA合成的作用,掺入到病毒DNA后,可进一步降低病毒DNA的合成,导致病毒不稳定。西多福韦的肾毒性较大,还有头痛、恶心、腹泻、虹膜炎等副作用。膦甲酸钠与前两者不同,它不需要活化过程,可直接与病毒聚合酶相结合而发挥抗病毒作用。膦甲酸钠为病毒抑制剂,可非经竞争性地阻断病毒DNA多聚酶的磷酸盐结合部位,防治焦磷酸盐从三磷酸脱氧核苷中分离及病毒DNA链的延长。其主要副作用是有肾毒性和代谢毒性,可引起肾功能衰竭和低钙血症及抽搐。福米韦生(formivirsen, vitravene)是另一种抗巨细胞病毒感染的药物,其唯一的临床指征是巨细胞病毒引起的视网膜炎。该药物是一种含21个核苷酸的反义寡核苷酸,在细胞内与病毒mRNA结合,在病毒复制周期的早期阶段发挥抑制作用,其抑制作用为更昔洛韦的几十倍。

上述药物除了治疗性用药外,在器官移植和干细胞移植中还可以预防性应用,以防巨细胞病毒感染,通常在器官移植后前3个月使用,对于巨细胞病毒感染高危患者(如患者体内检测出病毒抗原或DNA)可以进行抢先治疗(preemptive therapy)。研究证明这些应用确实起到了预防巨细胞病毒感染的作用,但也有研究提示对于一些易感患者,预防性应用只是推迟了感染,并没有真正阻止感染。

批准用于水痘-带状疱疹病毒(VZV)和单纯疱疹病毒(HSV)的感染药物有阿昔洛韦(acyclovir, ACV)、万乃洛韦(valacyclovir, VACV)、泛昔洛韦(famciclovir, FCV,)、喷昔洛韦(penciclovir, PCV)和膦甲酸钠,其中万乃洛韦是阿昔洛韦的前体物质,泛昔洛韦是喷昔洛韦的前体。阿昔洛韦和喷昔洛韦在病毒胸苷激酶(TT)催化下转变为单磷酸化合物,在细胞酶的作用下转变为三磷酸化合物,后者对DNA发挥合成抑制作用,三磷酸阿昔洛韦还能阻止病毒DNA的复制。膦甲酸钠一般适用于上述几种药物耐药的情况。

二、人巨细胞病毒耐药

(一)人巨细胞病毒耐药机制

HCMV耐药由蛋白激酶基因*ul-97*和DNA聚合酶基因*ul54*发生点突变引起,对GCV和VGCV的耐药由*ul97*基因突变引起,也可伴有*ul54*基因突变,对FOS和CDV的耐药由*ul54*基因突变引起,对CDV耐药的毒株一般与GCV有交叉耐药。*ul97*基因相关的GCV耐药突变比*ul54*突变常见,且出现的较早,一般引起低水平耐药(IC50<30μM),*ul54*基因突变出现的较晚,一般引起高水平耐药(IC50>30μM),且与其他抗病毒药物具有交叉耐药性。

巨细胞病毒的*ul97*基因有2124个碱基,为707个氨基酸组成的磷酸转移酶编码,其序列具有蛋白激酶特征,可以对GCV进行初始磷酸化,随后转变为具有抗病毒活性的GCV-TP,研究表明临床多数GCV耐药株是由*ul97*基因突变引起,突变主要发生在密码子460~607区域,以A594V、L595S、M460V和H520Q型突变最常见,其他常见的有C592G和C603W型突变,其中M460V、C603W、、H520Q、L595S、A594V、C607Y型突变和595~603密码子的缺失可引起耐药水平的明显提高,C592G、A594T、E596G型突变和密码子600的缺失只引起敏感性轻度降低。

HCMV的*ul54*基因长3729个碱基,为1242个氨基酸组成的DNA聚合酶编码,GCV、FOS和CDV均可作为UL54的替代底物发挥抗病毒作用,因而*ul54*突变可引起三种药物的耐药。可引起病毒对FOS耐药的主要有V715M、V781I和L802M型突变,F412C、L501I/F和P522S型突变可引起病毒对GCV/CDV耐药,A809V可引起对GCV/FOS耐药,而E756K、V812L型突变及密码子981~982缺失突变能引起病毒对3种药物均耐药。L501I、K513N及密码子981~982缺失突变可使病毒对GCV敏感性降低6~8倍,F412C/V、K513N、和A987G型突变导致病毒对CDV敏感性降低10~18倍,D588N、V715M、E756K、L802M和T821I型突变能使病毒对FOS耐药性提高5.5~21倍。

(二)人巨细胞病毒耐药的临床意义、发病率和危险因素

1986年发现第一例更昔洛韦耐药的HCMV以后,HCMV的耐药问题受到人们的关注,相关的报道不断出现,更昔洛韦耐药常发生在需要长期抗病毒治疗的艾滋病和骨髓移植患者。有人研究了31位艾滋病患者,他们因HCMV感染引起的视网膜炎接受了更昔洛韦治疗,结果接受更昔洛韦治疗3个月以内的患者尿液中没有分离出耐药毒株,而治疗超过3个月的患者中有38%患者尿中发现有耐药毒株。在后续多个研究中,表型耐药以IC_{50}≥6μM为判断标准,发现治疗初期GCV耐药率≤2.7%,随着时间的延长,耐药率逐渐升高,治疗12个月后耐药率达到27%。由于临床应用较少,关于FOS和CDV耐药的报告较少,现有的资料表明,二者的耐药率也是随着应用时间的延长而逐渐提高,有些研究报告判断FOS耐药采用的IC_{50}界值为400μM,有的为600μM,其结论大体一致,FOS应用12个月后的耐药率为37%;IC_{50}≥2~4μM时可判断CDV耐药。

对于患者来说,出现HCMV耐药的危险因素包括局部药物浓度不足(如眼睛)、药物的生物利用度低(如口服GCV)、间断用药和持续深度的免疫抑制(如艾滋病患者CD4<50/μl)等,当前实体器官移植患者对GCV耐药问题日益严重,并与有症状或无症状的病毒血症、移植失败甚至死亡有关。实体器官移植中出现HCMV耐药最高的是肺移植,移植12个月后耐药发生率可达40%,肾/胰腺移植的为21%,而单纯肾移植只有1%。HCMV耐药主要发生在D+/R-患者,R+患者发生耐药的情况非常罕见。有限的资料表明骨髓移植患者更昔洛韦耐药发生率没有实体器官移植及艾滋病患者高。Nichols研究组对119例干细胞移植患者进行了前瞻性研究,这些患者接受GCV和FOS治疗后,HCMVpp65抗原阳性,其中47例抗病毒治疗后抗原呈现有意义增高,15例做了耐药试验,结果只在一位接受了4周GCV治疗的患者样本中发现了一株耐药GCV毒株。骨髓移植的成人患者接受GCV短期治疗似乎是安全的,但儿童患者不同,Eckle等研究了42例去除T淋巴细胞的无关移植的患儿,接受GCV治疗30~93天后,有3例检测到GCV耐药的基因型证据,1例检查出耐药毒株。接受去除T细胞骨髓移植的先天免疫缺乏的患儿,应用GCV治疗后有4/5会出现耐药。除了上述疾病外,GCV耐药还见于HCMV引起的少见的中枢神经系统感染。

(三)人巨细胞病毒耐药检测

检测HCMV耐药的方法有2类,一类是表型检测法,另一类为基因检测。

1.表型检测法的原理是利用细胞培养方法,使病毒在不同浓度的抗病毒药物环境中生长,确定抑制一定比例(通常是50%)病毒生长时的药物浓度。具体试验时要标化病毒接种量。典型的方法是让病毒在一系列稀释浓度的抗病毒药物环境中培养7~10天后对细胞进行染色,然后计数每个浓度下病毒蚀斑的数量,与无抗病毒药物的培养对照比较,以病毒生长的百分率与药物浓度做函数曲线,确定抑制50%病毒蚀斑生长的药物浓度(IC_{50})。这种试验被称为空斑减少试验(PRA),是评价巨细胞病毒耐药性的金标法。表型检测方法批间和实验室间的结果差异较大,试验难以标准化,在确定耐药界值方面也有些异议。该方法与其他技术结合,可以用来确定病毒的耐药性如杂交法检测病毒DNA、定量PCR技术、特异性抗原、流式细胞仪、免疫荧光等方法,以DNA杂交为基础的巨细胞敏感试剂盒已经问世,与病毒蚀斑减少方法相关性良好。尽管读数方法较为客观,但判断耐药的界值确定存有争议。由于这些技术都是在病毒培养的基础上设计的试验,试验周期长、判断结果主观、对检测低水平耐药敏感度较低,影响了在临床上的应用。

2. 基因型检测法可以直接检测耐药相关的病毒突变,常用的分子生物学方法是病毒基因扩增产物的限制性片段多态性分析(PCR-RFLP)和病毒基因直接测序,这些方法的一个优点是可以对临床样本直接测定而无需病毒培养过程。PCR-RFLP技术适用于ul97基因突变引起的更昔洛韦耐药,约70%的更昔洛韦耐药发生在ul97基因的460、594和595密码子上,设计试验时可以根据耐药有关序列人为去掉或增加一个限制性位点,先进行PCR再进行RFLP,针对A594V、L595S和A594T型突变,Pavlina Volfova等还设计了特异性定量实时PCR技术,并证明没有选择性压力的条件下,耐药毒株可以被敏感毒株替代而成为感染毒株;如果基因突变没有可利用的内切酶位点可以通过PCR引物设计引入一个内切酶位点,最后可以通过电泳带型观察突变情况。PCR-RFLP方法的优点是试验时间短,可以在2~4天时间内出结果,样本中有10%~20%的毒株发生突变就可检出,该方法的缺点是对于未知的突变无法检测,难以鉴别单个毒株和混合毒株感染。ul54基因耐药相关的突变较多,适合应用DNA测序方法进行检测。分子生物技术方法敏感、快速、操作简单,但解读试验结果时必须注意并非所有的突变均与耐药有关,确证一种新的耐药突变需要基因重组技术证实。

（四）人巨细胞病毒耐药性的监控

下列情况应及时检测HCMV的耐药情况:①艾滋病患者抗HCMV治疗超过3~4个月,特别是CD4细胞<50/μl时。②具有高危因素的器官移植患者预防性应用抗病毒药物超过3~4个月,特别是D+/R−的肺脏移植和肾脏/胰腺移植患者,去除T淋巴细胞的骨髓移植患儿检测的时间应该更短。③大剂量的抗病毒药物治疗后,血液中病毒及病毒抗原和DNA持续升高,提示发生了临床耐药,但干细胞移植后2周内的抗原升高一般与耐药无关,常系其他移植因素引起,超过2周应考虑耐药。一旦怀疑发生了耐药,就应进行相关的耐药检测。正如前面所述,分子生物学方法方便快速并能为药物选择提供信息,但在检测未知耐药类型的突变方面存在一些不足,并且试验结果不能反映病毒的耐药水平,所以表型耐药检测仍有必要。患有虹膜炎的艾滋病患者的眼睛分泌物和血液、尿液和血液标本的基因型检测结果相关性良好,但有些HCMV毒株仅存在于身体特定部位,采集样本和分析结果时要全面考虑。

（五）HCMV耐药株感染的管理

临床上HCMV耐药发生后,会导致治疗失败,疾病进展、移植排斥甚至患者死亡,所以出现病毒耐药后要及时处理。常用的治疗方法包括加大剂量、更换药物,应用HCMV免疫球蛋白和降低免疫抑制剂剂量等。早期发现耐药是治疗耐药毒株感染的前提,适当、足量的静脉抗病毒治疗2周后,血液中的病毒载量稳定或不断升高,临床症状持续存在,就提示可能发生了病毒耐药。治疗方案的改变要充分参考耐药基因型分析、患者的免疫状态和疾病的严重程度。尽管基因型分析有些不足,但比起表型分析方法来仍是快速和实用的方法,如果条件所限,不能进行耐药性分析,就要避免选择耐药途径相似的药物,譬如在没有测序资料的前提下,如果GCV治疗失败,就不宜选择CDV而以FOS为宜,因为ul54基因突变即可引起GCV耐药也可引起CDV耐药;如果已知ul97序列发生了突变,而ul54的基因序列没有突变,就可选择CDV治疗耐药HCMV感染。改变治疗方案后每周检测一次病毒载量以观察疗效。

三、单纯疱疹病毒和水痘-带状疱疹病毒耐药

(一)HSV和VZV的耐药机制

1. 单纯疱疹病毒(HSV)的耐药机制　实验室研究发现HSV耐药系由基因突变引起,这些突变主要发生在胸苷激酶(TK)和DNA聚合酶基因上,以TK基因突变更为常见。HSV对阿昔洛韦(ACV)耐药机制有:①TK激酶活性缺失或TK的合成量减少;②TK蛋白的底物特异性改变,只能对胸苷发挥磷酸化作用,不能磷酸化ACV;③DNA聚合酶发生突变,导致底物特异性改变。有流行病学资料显示,HSV感染的艾滋病患者对ACV的耐药中,96%由TK缺乏或TK减少引起,没有发现DNA聚合酶的突变。

HSV的TK基因含有1128个核苷酸,编码376个氨基酸的蛋白,与ATP和核酸的结合位点分别位于氨基酸的49~66和162~178位置,在ACV的选择作用下,核酸结合位点突变的概率较高。TK发生突变的类型有插入、缺失、替代等。TK基因的同聚核苷酸序列(homopolymeric nucleotide stretches)是核苷酸插入或缺失突变的热点,由4~7个连续相同的G或C(在核苷酸184~187位有AAAA序列)核苷酸组成,这些短的重复序列(short sequence repeats, SSRs)可能是大DNA病毒的共同特征,与疱疹病毒的进化有关。同聚核苷酸序列的突变在TK突变中占约50%,另外50%为发生在保守区或非保守区的单个核苷酸替代。TK激酶上与耐药相关的突变主要发生在氨基酸51~63、83~88、162~164、216~222、284~289几个保守区域和Cys336。ACV诱导的突变耐药多发生移码突变,改变了编码顺序和终止位点,PCV诱导的突变常发生单一位点或双位点突变。已知的HSP-1胸苷激酶耐药突变类型见表35-2。

表35-2　HSV-1胸苷激酶耐药突变类型

	R51W	H58R/L	E83K	A168T	A175V	T287M
保守区域	Y53D/H/stop	G59R/V/W	P84S	L170P	R176Q/stop	C336Y/stop
	D55N	G61V/del	Y87H	Y172C/F	R216H/C/S	
	G56S/V	K62N	D162A	P173L/R/del	R220C/H	
	P57H	T63/I/S	R163H/C	A174P	R222C	
其他区域	E36del	T103P/stop	M128A/L	L178R	I194del	Y239S
	T64A/S	Q104H/stop	G129D	S181N	G200C/D	T245M/P
	T65N	H105P	G144N	Q185R	T201P	Q250stop
	S74stop	M121R	A156V	V187M	G206R	Q261stop
	E95stop	Q125E/L	A167V	A189V	L208H	R281stop
						L315S
						Q342stop
						L364P/stop

HSV-1型的DNA聚合酶由1235个氨基酸组成,该酶的 Ⅰ 、Ⅱ 、Ⅲ 、Ⅳ 、Ⅴ 、Ⅵ 、Ⅶ保守区域及轻度保守的 δ -区域C(δ -region C)的突变与耐药相关。7个保守区域对应的氨基酸位置为881~896、694~736、805~845、437~479、953~963、772~791、938~946, δ -区域C对应的区域为577~637。突变的类型有1个、2个核苷酸的替代、多个核苷酸的插入等,最终导致氨基酸序列的改变而发生耐药。对FOS耐药的毒株中,DNA聚合酶保守区域Ⅱ的S724N、A719V位点突变较为常见,并可诱导交叉耐药;Ⅵ区的L774F型突变与敏感性改变有关,L778M、D780M、L782I型突变可诱导交叉耐药; N961K(Ⅴ区)、Y941N(Ⅶ区)型突变导致病毒对ACV耐药而对FOS敏感。已知HSV-1型病毒DNA聚合酶耐药突变类型见表35-3。

表35-3   HSV-1 DNA聚合酶耐药突变类型

保守区域						其他区域		
V262A	Y577H	D581A	E597K/D	A605A	Q618H	D368A	E370A	K532T
Y696H	R700G	V714M	V715G/M	A719V/T	S724N	Y557S	Q570R	L583V
L774F	L778M	D780N	L782I	P797T	E798K	D1070N		
L802F	V813M	N815S/T	N815L/V/Y/E	Y818C	T821M			
G841S/C	R842S	S889A	F891C/Y	V892S	I922N/T			
Y941H	R959H	N961K						

2. 水痘-带状疱疹病毒(VZV)的耐药机制   VZV的基因序列与HSV极为相似,其耐药机制也很接近,主要涉及TK基因突变和DNA聚合酶的特异性改变等两种机制。VZV的TK基因的开放性阅读框长1023bp,编码一个341个氨基酸组成的多肽序列,其中第12~29位氨基酸区域为ATP结合位点,第129~145氨基酸区域为核苷酸结合位点。TK基因的突变类型包括核苷酸的替代、插入和缺失等,相应导致氨基酸序列的改变和整个基因序列的移码突变,移码突变可导致TK基因翻译错误或不表达。各类突变的最终引起TK基因不表达、表达量过低或底物特异性变化,使TK依赖的抗病毒药物耐药。已知G24E、E48G、D129N、C138R、E308Q型突变导致TK基因不表达,K25R、E59G、R143K型突变导致TK特异性改变,R143G型突变可引起TK基因不表达或底物特异性改变。

疱疹病毒的DNA聚合酶是各种抗病毒药物作用的最终靶位,DNA聚合酶基因突变可引起耐药性,并且某些位点的突变使病毒产生了耐药性并不影响其聚合酶作用。水痘带状疱疹病毒与阿昔洛韦耐药相关的突变有Ala684Thr和Asn779Ser;与阿糖腺苷耐药相关的突变有N779S、G805C和V855M;与膦甲酸钠耐药相关的突变有Q512K、R665G、V666L、Q692R、R806S、L809S等。

（二）HSV和VZV耐药的临床意义、发病率和危险因素

实验室中很容易诱导出HSV和VZV耐药毒株,但关于它们的临床耐药发生情况至今缺乏系统的资料,不同实验室对不同药物的耐药判断标准不一致,也影响了对耐药情况的评估。现有的资料表明免疫功能正常的患者,发生HSV耐药的概率很小(对ACV的耐药率为0.3%~0.7%),即使发生了耐药也不会引起严重的临床问题。ACV耐药毒株更多分离自免疫功能低下患者(如癌症、艾滋病、骨髓移植、器官移植等),并与持续和(或)播散性疾病相关,ACV耐药率在4.3%~14%之间。免疫抑制的严重程度和ACV的长期使用是发生耐药的两个

重要因素。Langston等研究了7位HLA相匹配的祖细胞移植患者,他们在移植后40天(中位数)HSV-1或HSV-2血清学阳性,检测的5株病毒对ACV均耐药,其中3位患者应用FOS后很快发生了耐药。Graciela Andrei等研究了一位干细胞移植患者的HSV-1耐药情况,患者接受了ACV、GCV、FOS治疗后,体内分离出的毒株多数是不同耐药类型的混合毒株,各耐药类型在样本中的比例决定了毒株的表型特征,这种状况增加了治疗难度;在不足3个月的时间里,患者体内分离出7种耐药类型的HSV毒株,并发现DNA聚合酶的E798K和I922T型突变与HSV对ACV和FOS耐药有关。

过去20多年的时间里,HSV对ACV的耐药情况比较稳定,一株HSV对ACV和FOS的耐药可单独出现,也可同时存在。CDV是治疗对ACV和FOS同时耐药的HSV感染的有效药物,没有证据证明耐药毒株存在人与人之间的传播。

VZV病毒耐药发生率的资料更为少见,VZV耐药主要发生于CD_4细胞减少同时患有带状疱疹的艾滋病患者,干细胞移植后VZV感染也很常见,且症状往往不典型。临床上认为ACV治疗VZV感染,10天后损害持续存在就应考虑发生了耐药;Saint-Leger等提出对于免疫功能低下的患者治疗10天后,持续存在的损害只是提示需要延长ACV的治疗,到21天时治疗失败才预示着发生了ACV耐药。有人对87位VZV感染的血液病患者(其中65位是干细胞移植后的患者)进行了研究,结果在持续感染的患者中(诊断治疗后至少7天,PCR结果仍呈阳性),有27%会发生耐药突变,耐药可以发生在诊断后各个时间段和各个部位,包括中枢神经系统和眼睛,并且在某患者的样本中发现了4种类型的耐药突变,不同类型的突变株可能在不同时间段相对含量有所变化。研究者提示,尽管病毒耐药发生的频率较高,临床治疗的失败不能都归罪于耐药,抗病毒免疫力的缺乏或抗病毒药物的剂量不足也可能导致治疗无效。

(三)HSV和VZV的耐药性检测

当前随着艾滋病、器官移植及其他免疫功能低下患者的增多,HSV和VZV的耐药性有逐渐增多趋势,通过临床指征判断抗病毒药物的疗效,很难及时发现耐药的发生,利用试验对病毒的耐药性进行监测非常必要。当前对HSV耐药的检测方法有PCR、ELISA、流式细胞仪和空斑抑制试验等方法,其中空斑抑制试验应用最广,被认为是金标准。该方法的原理是以病毒感染细胞(常用BHK_{21}细胞)后,培养基中加入不同浓度的抗病毒药物,经过一定时间的培养后,对细胞进行固定、染色和漂洗,计数细胞空斑数,计算空斑抑制率,以药物浓度为横坐标,空斑抑制率为纵坐标做曲线,即可得出半数抑制浓度IC_{50},为保证结果准确,每个药物浓度重复测定3次为宜,以试验毒株的IC_{50}与标准敏感毒株的IC_{50}的比值大于10以上作为耐药判断标准。实际工作中,国外常以$IC_{50} \geqslant 2.0\mu g/ml$作为HSV对ACV耐药的判断标准。

除了表型检测方法外,也可以使用基因测序方法监测HSV的耐药性。由于TK基因突变的范围较广、类型较多,HSV突变监测需要对TK整个基因序列及DNA聚合酶的保守序列进行测序。为探讨突变对耐药性的影响,需要用病毒重组、定位突变技术等方法进行研究。

关于VZV的耐药,从临床的角度说,应用ACV治疗7~10天后,损害持续存在就就意味着耐药毒株感染。测定VZV对阿昔洛韦的耐药性也用空斑抑制试验,所用的培养细胞一般为成纤维细胞如MRC-5,以试验毒株的IC_{50}在对照敏感毒株IC_{50}的4倍以上作为判读终点。

(四)耐药性HSV和VZV毒株感染的治疗

随着耐药毒株的增多,耐药毒株感染治疗的研究受到大家的重视。现有的资料表明,对于艾滋病或其他免疫抑制患者来说,如果体外试验证明感染的HSV对ACV耐药,则标准口服或静脉剂量的治疗不会有临床疗效。免疫抑制患者分离的ACV耐药HSV毒株缺乏TK

活性,对VACV和FCV也耐药。治疗过程中如果发现或怀疑发生了ACV或VACV耐药,应加大剂量或更换二线药物如FOS或CDV,高剂量ACV或VACV治疗5~7天后不见好转,应选择其他药物。一般来说,对ACV耐药的HSV毒株对FOS和单磷酸阿糖腺苷敏感,并且缺乏TK活性的ACV耐药毒株对FOS的敏感性高于单磷酸阿糖腺苷。治疗ACV耐药的HSV感染时,FOS的用量为40mg/kg,每8h一次,肾功能不良的患者可以减量;CDV 5mg/kg,每周1次静脉使用也有效。虹膜炎患者可以局部使用三氟胸苷(TFT),可用3~4次用量,直至痊愈。免疫功能低下患者可能涉及HSV感染的反复发作,有一些耐药毒株会潜伏下来,成功治疗耐药HSV感染后,可以考虑持续使用ACV、VACV、FCV,或FOS预防再次感染,不过还没有资料证明这样做的有效性。

艾滋病患者样本中可以分离出耐药的VZV病毒,这些患者可能没有典型的皮肤损害,虽然给予高剂量的抗病毒药物治疗,仍间断排毒。这些患者大多因VZV、HSV感染用过ACV,由于毒株缺乏TK酶活性,表现为对ACV、VACV和FCV耐药,对FOS敏感;如果耐药由DNA聚合酶突变引起,ACV和FOS之间也会存在交叉耐药。静脉应用FOS的剂量为40mg/Kg,每日3次。

随着免疫低下人群的增多,疱疹病毒感染的感染率和致死率也在增加,加强疱疹病毒的耐药研究非常必要。近年来疱疹病毒的耐药机制研究进展较快,试验方法也在不断改进,为临床治疗提供了坚实的基础。目前抗疱疹病毒药物的最终靶位都是DNA聚合酶,有必要开发其他作用机制的药物,以期更有效的治疗疱疹病毒感染。目前正在开发的抗疱疹病毒药物有多种,其中马立巴韦(maribavir)是较有希望的一种,该药物是一种口服的选择性抗病毒药物,属于苯并咪唑核糖苷类,通过抑制病毒DNA装配和阻止病毒衣壳从受感染细胞的细胞核穿出而起到抗病毒作用。不过马立巴韦作为预防骨髓移植患者感染巨细胞病毒的Ⅲ期临床试验没有取得预期效果。

第四节　HIV的耐药性及耐药性的诊断与治疗

一、概　　述

1. 人免疫缺陷病毒(human immunodeficency viurs, HIV) HIV是获得性免疫缺陷综合征(acquired immunodeficiency syndrome, AIDS)的病原体,AIDS的音译为艾滋病,是由HIV引起的慢性传染病。HIV为单链RNA病毒,属于反转录病毒科(retroviridae),慢病毒属(lentivirus)中的人类慢病毒组。HIV是一种变异性很强的病毒,已经进化为一种能有效地逃避选择性免疫压力的复制类型,使感染者建立起终身感染状态。这种复制类型包括每天复制10^7~10^9病毒颗粒,半衰期1~2天。HIV-1型的逆转录酶极易出错又缺乏校正功能(reading-proof),在一个复制周期中每个碱基对可产生3×10^{-5}错误,高度错配的逆转录酶在转录产生的变异株被称为准株(quasi species)。每个病毒粒子大约有9000个碱基对,未经治疗的患者每天都可能造成单一和双重碱基突变的病毒,病毒的大量变异使每个患者感染了一群密切相关的准株,这种复制类型非常容易产生病毒的耐药性。

HIV-1主要通过性接触、血液接触(输血、针具污染等)和垂直传播(包括胎盘、产道或哺乳等方式的母婴传播)。母婴传播的概率为13%~14%,如果用抗逆转录病毒治疗,垂直传播机会可减少50%以上。与HIV-1传播风险相关的因素包括高病毒载量、伴随性传播疾病、宿主遗传因素和高危行为。带有耐药性HIV-1的人可以将该病毒传播给性伴侣。HIV/AIDS的诊断需结合流行病学史（包括不安全性生活史、静脉注射毒品史、输入未经抗HIV抗体检测的血液或血液制品、HIV抗体阳性者配偶及所生子女或有职业暴露史等）、临床表现和实验室检查等进行综合分析，慎重作出诊断。诊断HIV/AIDS必须是HIV抗体阳性（经确认试验证实），而HIV RNA和P24抗原的检测有助于HIV/AIDS的诊断，尤其是能缩短抗体"窗口期"和帮助早期诊断新生儿的HIV感染。抗病毒治疗是AIDS治疗的关键，其治疗的目标是最大限度地抑制病毒复制，保存和恢复免疫功能，降低病死率和HIV相关性疾病的发病率，提高患者的生活质量，减少艾滋病的传播。

2. HIV发生变异的主要原因 HIV变异的原因包括逆转录酶无校正功能导致的随机变异、宿主的免疫选择压力以及药物的选择压力，其中不规范的抗病毒治疗是导致耐药性的重要原因，给这些患者所选用的治疗方案不能完全抑制病毒复制，或即便使用能完全抑制复制的给药方案，但因患者的体质衰弱，或患者的依从性不良也使治疗失败。又如医生对治疗药物的选择是否正确，患者的依从性等（是否按时、按量服药）也可致治疗失败，因为当体内的血药浓度水平较低时，病毒会大量复制。

HIV-1和HIV-2的病毒核苷酸序列差异超过40%，HIV-1根据env基因序列的同源性分为M（main）、O（outlier）、N（new）3个组，进一步又根据env、gag等基因序列分为13个亚型，其中M组包括11个亚型（A~K），O和N组各有一个亚型。全球流行的主要是M组HIV-1，但是亚型分布不同，美国、欧洲、澳大利亚是B亚型，亚洲则为A、C、E亚型。我国以HIV-1为主要流行株，在部分地区发现有少数的HIV-2感染者。大部分关于HIV-1耐药性的知识是来自于患者感染B亚型病毒而获得的，然而在发展中国家大多数感染HIV-1的患者并无B亚型病毒（如在亚洲是A或E亚型、在撒哈拉以的南的非洲地区是C亚型）。HIV-1型B亚型病毒患者接受奈非那韦治疗，病毒常会产生一种D30N的突变；而C亚型病毒常发生L90M突变，比D30N更为多见。同样，B亚型病毒的患者在服用奈韦拉平常发生第2次V106A突变，而C亚型病毒在106位点的突变通常是V106M突变。目前在世界的不同地区对耐药途径的不同遗传背景的影响正在调查中，在发展中国家无B亚型的发生占主导地位，而在欧洲的新发感染症中只占24%~30%。

3. HIV耐药性的出现与传播 1996和2003年期间在北美和欧洲对治疗感染耐药性HIV-1患者的流行进行了一系列研究，调查人员估计接受治疗的患者中有63%病毒血症的病毒载量＞500拷贝/ml。在病毒血症患者中对任何药物的耐药性总体速率是非常一致的，在同类人群中占治疗患者的69%~80%。对核苷逆转录酶抑制剂（NRTI）的耐药率为64%~78%，对非核苷逆转录酶抑制剂（NNRTIs）的耐药率从25%~36%，对蛋白酶抑制剂（PIs）的耐药率从31%~47%，对三个类型药物的多耐药性（MDR）病毒的发生率为13%~25%；从1999~2002年在北美和欧洲对新感染病例的调查，HIV对NRTI耐药性范围为8.6%~15.9%，对NNRTIs耐药率为0.9%~13.2%，对PIs的耐药率为3.2%~9.1%。新感染患者耐药病毒的发生率为10.5%~27.4%，多耐药（MDR）病毒发生率在0~4%之间（见表35-4）。表中所示大多数感染HIV-1病毒的患者在早期治疗中没能完全抑制病毒复制，考虑初期的药物治疗方案多为单一的核苷类药物，病毒出现逐渐增高的核苷类耐药性突变并对核苷类所有的药物出现广泛的耐药性。这种广泛耐药性在随后的联合药物治疗中通常限制了患者的依从性，因早期所使用的多种药物的联合方案，每天多重的剂量和用法很烦琐，加上明显的副作用等，减弱了患者按规定服用的完成能力，因此这段时间对NRTIs、NNRTIs和PIs的耐药率仍然较高；最近改进的每天1~2次的简化服药方案,通常是用2种逆转录酶抑制剂和1种蛋白酶抑制剂组合的三联治疗,即高效抗逆转录病毒治疗(highly active antiretroviral therapy, HAART),俗称鸡尾酒疗法,可改善患者的依从性并导致更持久而有效地抗病毒反应,恢复机体的免疫功能,也能减少感染一定数量耐药性病毒的患者未来对多种类药物产生耐药性。

中国疾病预防控制中心、首都医科大学附属北京佑安医院和性病、艾滋病预防控制中心等,国内一些学者均对国内艾滋病一线抗病毒药物治疗后的耐药情况进行了调查分析。尽管耐药比例不同(可能和调查方法、依从性教育好坏等有关),耐药比例逐渐增加。HIV以NNRTI和NRTI药物的突变率较高,而PI药物未见主要耐药基因突变。可能与我国启动PI药物较晚有关。美国国立疾病控制中心(CDC)关于对首次治疗的1082例的一项调查,在新诊断的没有AIDS症状患者中具有HIV-1耐药基因的占8.6%,感染MDR HIV-1的患者占1.3%。患者感染原先就耐药的病毒的要比感染野毒株(药物敏感性病毒)的患者在接受联合治疗时,对病毒抑制的平均时间需延长。

表35-4 HIV耐药性的出现与传播

在病毒血症患者治疗中和新感染HIV产生耐药性的传播							
地区	年份	例数	总耐药率(%)	核苷类逆转录酶抑制剂耐药率(%)	非核苷类逆转录酶抑制剂耐药率(%)	蛋白酶抑制剂耐药率(%)	三类药物耐药率(%)
美国	1996-1998	1797	76.0	71.0	25.0	41.0	13.0
法国	1997-2002	2248	80.0	78.0	29.0	47.0	25.0
英国	1998-2000	275	80.0	64.0	36.0	31.0	14.0
瑞士	1999-2001	373	72.0	67.0	28.0	37.0	16.0
北美	1999-2000	113	22.7	15.9	7.3	9.1	NA
纽约	1999-2001	78	19.7	14.5	6.6	5.0	4.0
旧金山	2000-2001	91	27.4	12.1	13.2	7.7	1.2
瑞士	1999-2001	220	10.5	8.6	0.9	2.3	0.0

注:上4行为在病毒血症患者治疗中产生耐药性的传播;下4行为新感染HIV产生耐药性的传播;NA为未检测

二、HIV耐药性产生的原因

(一)微生物耐药性的产生

目前HIV的抗逆转录病毒药物治疗,主要是针对病毒复制周期的四个环节:①抑制逆转录酶,这些药物能干扰病毒DNA合成,抑制病毒在体内的增殖,包括核苷类和非核苷类逆转录酶抑制剂这两类药物;②抑制蛋白酶,使大分子前体蛋白不能被裂解,影响病毒蛋白质的成熟。③抑制HIV包膜与细胞膜融合,阻止病毒进入靶细胞。④抑制HIV的整合酶,阻止病毒基因组整合到人体细胞染色体。治疗药物有6类:核苷类逆转录酶抑制剂(nucleoside reverse transcriptase inhibitor, NRTI)、非核苷类反转录酶抑制剂(non-nucleoside reverse transcriptase inhibitor, NNRTI)、蛋白酶抑制剂(protease inhibitor, PI)、细胞融合抑制剂(fusion inhibitor)、HIV辅助受体拮抗剂和HIV整合酶抑制剂。(表35-5)其中最常用的是前三类。

表35-5　HIV的抗逆转录病毒药物

针对病毒复制周期	药物类别	代表药物
抑制逆转录酶干扰病毒DNA合成	核苷类（NRTI）	齐多夫定（AZT），拉米夫定（lamivudine，3TC），扎西他滨（双脱氧胞苷，ddC），地丹诺辛（双脱氧肌苷，ddI），司坦夫定（stavudine，D4T），阿巴卡韦（abacavir，ABC），阿德福韦（Adefovir），恩替卡韦（entecavir，ETV），恩曲他滨（emtricitabine，FTC），替诺福韦（tenofovir，TDF）
	非核苷类（NNRTI）	德拉韦定（delavidine），奈韦拉平（nevirapine，NVP），洛韦胺（罗韦拉得），依法韦伦（efavirenz，EFV）
抑制蛋白酶影响病毒蛋白质成熟	蛋白酶抑制剂（PI）	沙奎那韦（saquinavir fortovase，SQV）、瑞托纳瓦（ritonavir）、茚地那韦（indinavir，IDV）、利托那韦（ritonavir Norvir，RTV），奈非那韦（neifinavir Viracept，NFV），安普那韦（agenerase，APV），洛匹那韦（lopinavir，Kaletra）安瑞那韦（amprenavir），地瑞那韦（darunavir，DRV）替拉那韦（tipranavir，TPV）
阻止病毒进入靶细胞	融合抑制剂	恩夫韦地（enfuvirtide）（T20）
	HIV辅助受体抑制剂	马拉维若（maraviroc），vicriviroc（VCV）
阻止病毒基因整合到靶细胞	HIV整合酶抑制剂	雷特格韦（raltegravir）

　　患者先感染病毒的单一碱基的耐药性突变是低频率的，因而耐药的临床效应是迟发的，临床医生和患者不会立刻意识到耐药引起的危险和损害。耐药的后果导致病毒载量增加，CD_4计数下降，疾病的临床进展加快。如果患者只是利用单药方治疗，病毒多在14天内发生突变。如核苷类逆转录酶抑制剂（NRTI）拉米夫定等药物（HIV易发M184V突变），非核苷类逆转录酶抑制剂（NNRTIs）依非韦伦或奈韦拉平等药物（易发K103N或Y181c突变），有些药物因为需要多重突变才能导致高水平的耐药，而且需几个月才能发生或者更长。有少数药物会缓慢发生低水平的耐药性，因为它们的原发耐药性突变可能具有低复制能力（表35-3）。另外，HIV包含两条相同的正单链RNA基因，和逆转录酶可以从一个RNA模板链跳到另一个复制病毒基因组链。如果两株HIV-1在患者中每次对一种药物耐药并传播，病毒可以利用基因重组使一个新病毒对这两种药物产生交叉耐药。

　　从1996年到2003年度检测HIV的耐药性变异，最常见的对NRTI的M184V突变和T215Y/F突变，突变分别与使用拉米夫定和齐多夫定有关。在治疗人群中对NNRTI和PIs的耐药突变是由普遍使用这两类药物引起的，最常见的NNRTI突变是K103N变异；而PIs突变则随着在不同国家不同的应用而变化。与HIV耐药性发生的相关因素包括三个方面：宿主因素如艾滋病患者的剧增，和在开始治疗的时间出现CD4细胞计数的降低等；病毒因素如基线高的病毒载量和固有的耐药性；药物因素是与能否坚持长期用药相关，以及所选择的抗逆转录病毒疗法的效力和药物的组合如何相关。HIV对各种药物的耐药表现见表35-6。

表35-6 HIV对各种药物的耐药表现模式

耐药水平	高	高	低
时间进程	数周	数月至数年	数月至数年
耐药机制	单点突变	突变的累积	复合突变或不清楚※
药物	拉米夫定（3TC） 恩曲他滨（FTC） 依法韦仑（EFV） 奈韦拉平（NVP）	齐多夫定（AZT） 阿巴卡韦（ABC） 沙奎那韦（SQV） 茚地那韦（IDV） 利托那韦（RTV） 奈非那韦（NFV） 安普那韦（APV） 替拉那韦（TPV） 地瑞那韦（DRV） 依曲韦林（ETV）	地达诺新（ddI） 扎西他滨（ddC） 司坦夫定（d4T） 替诺福韦（TDF）

※可能选择具有低复制能力的病毒发生突变

（二）耐药性突变的相互作用

HIV基因组中的一些耐药性突变可以导致相互影响,使以前对抗病毒药物耐药的病毒重新出现敏感性。如果一个病毒是由接触齐多夫定所致胸苷类似物突变（TAMs）和多重突变（TAMs+T215Y/F）而耐药,该病毒由于接触地达诺新而发生L74V突变,或由于接触奈韦拉平引起的Y181C突变,在表型敏感性测定时可显示该病毒对齐多夫定敏感。病毒暴露于核苷类药物与多重的TAMs可以证明对NNRTI类药物敏感,这已被给予下一轮治疗所证明（提供可结合NNRTI类药物的足够治疗背景）,导致对含有依法韦仑的治疗方案有更好的应答。实际上这些病毒大部分突变的相互作用是可以克服的,通过病毒改变至另一个耐药途径,促使临床设计出一个完全抑制病毒复制的治疗方案。近期研究表明在HIV基因组中的一些耐药性突变可导致相互影响,使临床用药的设计方案更加复杂。

（三）HIV-1的母婴传播仍然是一个主要问题（预防母婴传播）

HIV-1的母婴传播仍然是发展中国家的一个主要问题。研究表明,给产前、产时的母亲和新生儿早期使用齐多夫定6周,可以降低母婴传播率67%。单剂奈韦拉平给予围产期母亲和孩子服用,也可明显降低HIV-1的母婴传播。简单、有效和单剂的奈韦拉平疗法已成为整个发展中国家广泛使用的疗法,但长期随访后发现,单剂奈韦拉平治疗在HIV感染的20%~25%的母亲和25%的婴儿中将诱发病毒对NNRTI产生耐药。耐药病毒的发生状态在发达国家会使用短期联合治疗以预防母婴传播,随着抗逆转录病毒联合疗法越来越普及,最终将对所有HIV-1感染的妊娠母亲提供缓慢的、完全抑制病毒复制的联合治疗方案。

（四）病毒的适应度（复制能力）

病毒适应性或在宿主细胞内的复制能力可因为出现了耐药性突变而减少,是以减少一种病毒酶的功能活性作为发生耐药性的代价。患者中主要传播的病毒在当前药物选择压力下生长良好,但由于这种病毒是野生型病毒,在停药情况下通常就可以迅速的超生长。减少适应性可见于临床,当患者面对药物治疗方案而出现病毒反弹,尽管出现耐药性病毒,病毒载量仍保持在基线水平以下和CD4细胞计数也保持不动。一些患者可以保持一段时间的临床稳定,直到病毒发生额外的突变,或增加耐药性或弥补耐药性突变并允许更有效地病毒复制。当这种情况发生时CD4细胞会下降,并会发生疾病恶化。一些耐药性突变如与拉米夫定耐药突变有关的(逆转录酶中的M184V)或与主要蛋白酶抑制剂耐药突变有关的(D30N)均与病毒适应性下降有关,虽然在患者治疗中显示病毒载量降低,患者经历在治疗中的病毒反弹并减少传播给新感染的患者。

三、HIV-1耐药的临床意义

在治疗期间出现的HIV-1耐药与血浆HIV RNA水平上升、CD4细胞计数下降等,是与患者对抗逆转录病毒疗法的反应性降低有关; 多耐药性HIV-1的发生是与疾病进展的恶化和死亡相关。

(一)HIV核苷逆转录酶抑制剂的耐药性

核苷逆转录酶抑制剂(NRTIs)阻止HIV DNA链的逆转录使其复制链终止。对这些药物的耐药是通过突变,如地达诺新耐药是由核苷类逆转录酶抑制剂选择性的抑制诱发病毒的L74 V变异,V75T变异致司坦夫定(d4T)耐药,M184V变异致拉米夫定(3Tc)耐药。通过胸苷类似物突变(TAMs)与使用齐多夫定到M41L、D67N、K70R、L210W、T215Y和K219Q/E等变异相关,导致增强磷酸分解并使逆转录酶选择性的解离NRTI。一般认为NRTI所致越来越多突变的逆转录酶与较高的耐药性和NRTI类耐药株的扩大相关。多重的NRTI耐药通常由连续积累的M184V突变而叠加成多重NRTI耐药。一般病毒较少发生Q151M突变(经常是A62V、V75I、F77L和F116Y突变)或氨基酸插入在69S位置,结合多个胸苷类似物产生广泛的对NRTI类药物的耐药性突变(表35-7)。

表35-7 核苷和核苷酸类反转录酶抑制剂(NRTIs)与HIV耐药的相关突变位点

药物名称	高度耐药的突变位点	中度耐药的突变位点	低度耐药突变位点(需要同时存在其他耐药的突变位点才发生耐药)	可以增加AZT,TDF,ABC抗病毒效力的耐药位点
AZT	T69Ins[#]; Q151M[#]	M41L*; D67N*; K70R*; L210W*; T215Y(F)*	K219Q(E)*	M184V(I); K65R; K70E
TDF	K65R; T69Ins[#]	Q151M[#]	K70E; Y115F; M41L*; K70R*; L210W*; T215Y(F)*	M184V(I)
3TC	M184V(I)	K65R; T69Ins[#]; Q151M[#]	K70E	—
ABC	K65R; L70V(I); Y115F; T69Ins[#]; Q151M[#]	M184V(I)	K70E; M41L*, L210W*; T215Y(F)*	M184V(I)
D4T	T69Ins[#]; Q151M[#]	K65R; M41L*; D69N*; K76N*; K70R*; L210W*; T215Y(F)*	K70E; K219Q(E)*	—

续表

药物名称	高度耐药的突变位点	中度耐药的突变位点	低度耐药突变位点(需要同时存在其他耐药的突变位点才发生耐药)	可以增加AZT,TDF,ABC抗病毒效力的耐药位点
ddI	K65R; L70V(I); T69Ins#; Q151M#	M184V(I)	K70E; M41L*, L210W*; T215Y(F)*	—
FTC	M184V(I)	K65R; T69Ins#; Q151M#	K70E	—

注:*代表TAMS耐药位点;#代表多重耐带药位点;"–"代表无

(二)HIV-1非核苷逆转录酶抑制剂的耐药性

HIV-1非核苷逆转录酶抑制剂(NNRTIs)以非竞争的方式阻止HIV的逆转录作用。在西非发现HIV-1的O组病毒和HIV-2病毒对所有可用的NNRTIs具有天然耐药性。在HIV-1其他各组的所有亚型对第一代的NNRTIs药物均呈耐药,对奈韦拉平和依法韦伦等的耐药通常是由K103N或Y181C/I的单点突变,导致产生高标准的耐药和(或)对NNRTI类的药物在瞬间快速出现病毒反弹。如果在病毒反弹后继续应用这些药物,位于L100I、V106A/M、V108I、Y188C/L/H、G190S/A和P225H等变异位点的附加突变是可以选择的。

最近,新一代的NNRTI药物依曲韦林用于临床治疗对NNRTI耐药的病毒感染,此药通常对K103N突变的病毒具有杀灭活性,对依曲韦林的耐药是与位于V90I、A98G、L100I、K101E/P、V106I、V179D/F、Y181C/I/V和G190S/A等位点的突变有关,并通常与Y181C位点的重组突变有关。NNRTIs与HIV耐药的相关突变位点见表35-8。此外,当与NNRTI相关的多位点突变所致耐药性病毒于当前传播时,患者对这类药物的反应是减弱的。这有力的表明患者在病毒反弹之后不应该只使用单剂奈韦拉平或依法韦仑的治疗方案,以预防对第二代NNRTIs药物发生耐药性。

表35-8　非核苷类反转录酶抑制剂(NNRTIs)与HIV耐药的相关突变位点

药物名称	高度耐药的突变位点	中度耐药的突变位点	低度耐药突变位点(需要同时存在其他耐药的突变位点才发生耐药)
NVP	K101P(E); K103N(S); V106A(M); Y181C(V)(I); Y188L(C)(H); G190A(S)(E)(Q); M230L	L100I; K101H; F227L(C)	V139D(E)(F)
EFV	L100I; K101P; K103N(S); V106M; Y188L(C); G190S(E)(Q); M230L	K101H(E); V106A; Y188H; G190A; F227C	V139D(E)(F); Y181C; F227L
ETR	L100I; K101P; Y181V(I)	K101H(E); E138K(A)(G)(Q); Y181C; G190AE(Q); F227C; M230L	V139D(E)(F); G190A(S)
RPV	L100I; K101P; K138K; Y181V(I); Y188L	K101H(E); E138A(G)(Q); Y181C; G190E(Q); F227C; M230L	V139D(E)(F); G190A(S)

（三）对HIV-1蛋白酶抑制剂的耐药性

HIV蛋白酶抑制剂（PIs）的作用是通过阻止HIV蛋白酶酶解Geg蛋白质，这是病毒成熟过程中必不可少的一步。对HIV蛋白酶抑制剂的耐药涉及在蛋白酶的活性部位发生多步骤突变的过程，从活性部位解离和表象的补偿性突变以提高蛋白酶的酶解率活性。多个主要蛋白酶耐药性突变的积累（D30N、G48V、I50V、V82A/F/T/S、I84V、或L90M等突变）改变了蛋白酶的酶联机制，导致PI耐药性的增加和扩大。最近对第一代PIs产生耐药的病毒具有抑制作用的第二代PIs药物已经开发出来，其中包括替拉那韦和地瑞那韦。

在蛋白酶抑制剂疗法的一些患者出现HIV-1耐药，能维持血浆HIV RNA低水平和稳定的CD4细胞计数达数年。这可能是当病毒暴露在这些治疗方案中减少了病毒的复制能力（病毒适应度）。最终许多患者随着MDR HIV-1病毒的出现将经历CD4细胞的下降和疾病的恶化。许多病毒通过突变适应蛋白酶耐药变异的改变，以改变蛋白酶的Gag切割位点去适合与变异酶结合的机制。PIs与HIV耐药的相关突变位点见表35-9。

表35-9 蛋白酶抑制剂（PIs）与HIV耐药的常见相关突变位点

药物名称	高度耐药的突变位点	中度耐药的突变位点	低度耐药突变位点（需要同时存在其他耐药的突变位点才发生耐药）
LPV/r	I47A	V23I; I47V; G48V（M）; L76V; I84V I54V（T）（A）（L）（M）; V82A（T）（S）（F）;	L24I; L33F; M46I（L）; L90M
ATV/r	I50L; I84V; N88S	V32I; G48M; I50V; I54V（T）（A）（M）; V82A（T）（S）（F）	L33F; M46I（L）; I47V; G48V; L190M
DRV/r	—	V32I; I47V（A）; I59V; I54L（M）; L76V; V82F	L33F; I84V
IDV/r	I84V	L24I; V32I; M46I（L）; I47A; I54V（T）（A）; L76V; V82A（T）（S）（F）	I47V; I54VL（M）; N88S; L90M

注释："–" 代表无

（四）对HIV-1病毒穿入抑制剂的耐药性

病毒包膜刺突糖蛋白gp120首先与靶细胞CD4结合，随后与辅助受体（CCR5和CXCR4）结合，导致病毒包膜构象改变，激活gp41融合多肽，触发膜融合，使病毒穿入靶细胞内。*env*编码的gp120含有CD4分子和辅助受体结合的位点，HIV-1穿入抑制剂能阻止HIV包膜蛋白gp120和gp41与细胞受体的结合，抑制与宿主细胞膜的融合，阻止HIV穿入靶细胞。

恩夫韦地（T-20）能阻断通过gp41介导的病毒和宿主细胞膜的融合。突变产生对恩夫韦地耐药，通常发生在gp41的7个重复区域（HR1）的第1区的36~45密码子，目前没有检测该突变的常规耐药性基因型和表型检测方法。如果以前没有用过此类药物，通常认为患者感染的HIV对恩夫韦地敏感；如果预先接受过恩夫韦地和用过药物治疗的出现了病毒反弹，可假定病毒对恩夫韦地耐药。

病毒包膜gP120最初与CD4细胞结合，随后与宿主细胞表面上的CCR5或CXCR4中的任何一个受体第二次结合。马拉韦罗是一种辅助受体CCR5抑制剂，能阻止HIV-1的包膜糖蛋白gP120与CCR5分子在宿主细胞表面上相互作用。如病毒是趋向R5受体的（即结合CCR5进入宿主细胞）是受马拉韦罗的抑制，而病毒是趋向X4-受体的（结合CXCR4进入宿主细胞）或趋向混合R5/X4受体的,则不受马拉韦罗的抑制。R5趋向性在HIV无症状感染的艾滋病患者的早期阶段占优势,随着艾滋病的进展和CD4细胞的下降,病毒R5/X4的混合型趋向或X4-的趋向会变得更加普遍。故马拉韦罗应在感染早期应用,或有经验的医生在马拉韦罗给药之前应该用一种受体趋向性检测确认病毒的R5趋向性。应用马拉韦罗疗法的患者出现病毒反弹一般认为是耐药所致,敏感性试验和受体趋向性检测可确定其敏感性的下降。

（五）对HIV-1整合酶抑制剂的耐药性

HIV-1整合酶能帮助前病毒DNA插入感染细胞的基因组,整合酶具有DNA外切酶、双链内切酶和连接酶等3个酶的活性。雷特拉韦是一种HIV-1整合酶抑制剂,能阻断HIV基因组插入宿主细胞DNA,从而阻断基因的链转移反应。

对雷特拉韦的耐药性是通过两个耐药途径完成的,①在HIV-1整合酶基因: Q148H/K/R与L74M+E138A结合,与E138K或G140S二者之一结合; 或②N155H与L74M、E92Q、T97A、E92Q+T97A、Y143H、G163K/R结合,与V151I或D232N二者之一结合。由于整合酶基因是不包含在标准的HIV耐药性的检测之列,所以对雷拉韦罗的应用通常是患者天真地认为该药对病毒是敏感的,或认为病毒是对其他药物有耐药性并出现病毒反弹的而改用雷拉韦罗治疗的。

四、HIV耐药性的实验室诊断

耐药性的检测方法包括基因检测(genetic assay)和表型检测(phenotypic assay)两种,基因检测是确定HIV逆转录酶、蛋白酶基因上的编码突变,然后通过已有的数据库比对预测毒株对药物的耐药性;表型检测是将定量的病毒原液制备成标准化的接种物接种于体外培养的敏感细胞,培养液中含有系列稀释的抗逆转录病毒药物,检测病毒在一定稀释度的多种药物水平中对细胞的感染,病毒复制可以获得半数药物浓度(EC50)值(药物浓度与无药对照孔比较要求病毒复制减少50%)。对齐多夫定(AZT)耐药的病毒是在1989年用MT-2合胞体进行表型检测发现的。随后用基因检测证明对齐多夫定表型耐药的病毒是逆转录酶的M41L、D67N、K70R、T215Y/F和K219Q/E等位点发生了突变。随着各种新抗逆转录病毒药物的开发用表型检查法不断检测出对新药的耐药病毒株,不久这些病毒的基因突变与耐药性的相关性即被确定。临床研究人员开发了一种标准化的用外周血单核细胞检测HIV-1表型耐药的方法,可用于确定大多数临床分离的HIV-1表型耐药的临床意义。但表型检测试验费时较长并需要HIV-1在体外进行烦琐的人工培养,试验整个过程需要4~6周,只能用在一些研究性实验室(表35-3)。针对上述不足,商业实验室利用重组病毒和多聚酶链反应(PCR)扩增临床HIV-1分离株的核酸,开发一种HIV表型耐药性的检测方法,可以自动化检测,重复性结果稳定并可在2周内得到结果。

高通量基因测序的发展使得商业开发的对PCR-扩增的HIV-1蛋白酶基因和部分HIV-1逆转录酶相关基因进行测序,检测在临床HIV-1耐药的突变表型和(或)病毒反弹(表35-10)。目前针对有效抗逆转录病毒药物组合的方案产生耐药突变的临床结果的算法和解释变得较复杂,通常使用计算机来完成计算,然后解释成容易表达的结果报告,对每种药物的敏感性通常解释为敏感、部分耐药或耐药。

在HIV感染治疗前,有条件的地区应该做耐药性测试。因为带有耐药性HIV-1的人可以将该病毒传播给性伴侣,而当后者在服用抗病毒药物时病毒就已经具有了耐药,导致对病毒抑制的平均时间延长。新感染患者的病毒耐药性的高水平流行,必须在诊治指南上建议所有患者应该在开始治疗之前进行耐药性测试。

表35-10 基因型和表型耐药测试的比较

	基因检测法	表型检测法
优点	迅速、简便、有效,能在多发的临床实验中确定病毒突变	直接检测药物敏感性,可提供病毒复制能力的检测
缺点	对算法的解释不标准 为耐药性的间接测定 对复合突变模式的解释困难 对新奇药物的耐药解释困难 不能检测少数的耐药变异体(<20%的所有病毒)	缺乏可用的临床判断的标准费用较昂贵实验繁琐,结果较缓慢较少广泛有效不能检测少数的耐药变异体

五、抗逆转录病毒治疗

(一)抗逆转录病毒治疗(antiretroviral therapy,ART)的指征和时机

1. 成人及青少年开始抗逆转录病毒治疗的指征和时机 如果患者存在严重的机会性感染和既往慢性疾病急性发作期,应控制病情稳定后再开始治疗。急性期建议治疗,有症状建议治疗。无症状期CD4$^+$T淋巴细胞数<500/μl,建议治疗。无症状期CD4$^+$T淋巴细胞数350/μl但<500/μl,考虑治疗,在存有以下情况时建议治疗: 高病毒载量(>105copies/ml)、CD4$^+$T淋巴细胞数下降较快(每年降低>100/μl)、心血管疾病高风险、合并活动性HBV/HCV感染、HIV相关肾脏疾病、妊娠。

2. 婴幼儿和儿童开始抗逆转录病毒治疗的指征和时机: 小于12个月的婴儿建议治疗。12~35个月幼儿,CD4$^+$T淋巴细胞百分比<20%或总数低于750/μl建议治疗;36个月~5岁儿童,CD4$^+$T淋巴细胞百分比<15%或总数低于500/μl建议治疗。

(二)国内现有抗逆转录病毒药物介绍

目前国内常用的ARV药物分为三类,即核苷类逆转录酶抑制剂、非核苷类逆转录酶抑制剂和蛋白酶抑制剂,共15种(表34-11)。

表34-11 国内常用抗逆转录病毒药物

药物名称	用法与用量	主要毒副作用	注意事项
核苷类			
齐多夫定(AZT)	成人: 300mg/次,2次/日 新生儿/婴幼儿: 2mg/kg,4次/日 儿童:160mg/m²体表面积,3次/日	1. 骨髓抑制、严重的贫血或嗜中性粒细胞减少症 2. 胃肠道不适: 恶心、呕吐、腹泻等 3. CPK和ALT升高; 乳酸酸中毒和(或)肝脂肪变性	不能与d4T合用

续表

药物名称	用法与用量	主要毒副作用	注意事项
拉米夫定（3TC）	成人：150mg/次，2次/日 或300mg/次，1次/日 新生儿：2mg/kg，2次/日 儿童：4mg/kg，2次/日	少，且较轻微。偶有头痛、恶心、腹泻等不适	
去羟肌苷（ddI）	成人：体重≥60kg 200mg/次，2次/日 体重<60kg 125mg/次，2次/日	1. 胰腺炎 2. 外周神经炎 3. 消化道不适，如恶心、呕吐、腹泻等 4. 乳酸酸中毒和（或）肝脂肪变性	与IDV、RTV合用应间隔2小时；与d4T合用会使二者的毒副作用叠加
司坦夫啶（d4T）	成人：30mg/次，2次/日 儿童：1mg/kg，2次/日（体重>30kg按30kg计算）	1. 外周神经炎 2. 胰腺炎 3. 乳酸酸中毒和（或）肝脂肪变性	不能与AZT合用；与ddI合用会使二者的毒副作用叠加
阿巴卡韦（ABC）	成人：300mg/次，2次/日 新生儿/婴幼儿：不建议用本药 儿童：8mg/Kg，2次/日，最大剂量300mg，2次/日	1. 高敏反应，一旦出现高敏反应应终身停用本药 2. 恶心、呕吐、腹泻等	
替诺福韦（TDF）	成人：300mg/次，1次/日，与食物同服 新生儿/婴幼儿：5mg/kg，2次/日 儿童：<8岁，4mg/kg，2次/日 >8岁，7mg/kg，2次/日	1. 肾脏毒性轻至中度 2. 消化道不适，如恶心、呕吐、腹泻等 3. 代谢如地磷酸盐血症，脂肪分布异常可能引起酸中毒和（或）脂肪肝变性	
恩曲他滨（FTC）	成人：200mg/次，1次/日，与食物同服	1. 头痛、腹泻、恶心和皮疹，程度从轻到中等严重 2. 皮肤色素沉着	
（AZT+3TC）齐多夫定/拉米夫定	成人：1片/次，2次/日	见AZT与3TC	见AZT与3TC
（AZT+3TC+ABC）齐多夫定/拉米夫定/阿巴卡韦	成人：1片/次，2次/日	见AZT、3TC和ABC	见AZT、3TC和ABC
非核苷类			
奈韦拉平（NVP）	成人：200mg/次，2次/日 新生儿/婴幼儿：5mg/kg，2次/日 儿童：<8岁，4mg/kg，2次/日； >8岁，7mg/kg，2次/日 注意：奈韦拉平有导入期，即	1. 皮疹，出现严重的或可致命性的皮疹后应终身停用本药 2. 肝损害。出现重症肝炎或肝功能不全时，应终身	引起PI类药物血浓度下降；与IDV合用时，IDV剂量调整至1000mg3次/日

续表

药物名称	用法与用量	主要毒副作用	注意事项
	在开始治疗的最初14天,需先从治疗量的一半开始(每日一次),如果无严重的副作用才可以增加到足量(每日两次)	停用本药	
依非韦伦(EFV)	成人:600mg/次,1次/日 儿童:体重15~25kg: 200~300mg1次/日;25~40kg: 300~400mg1次/日; >40kg:600mg1次/日 睡前服用	1. 中枢神经系统毒性,如头晕、头痛、失眠、非正常思维等 2. 皮疹 3. 肝损害 4. 高脂血症和高甘油三酯血症	与IDV合用时,IDV剂量调整到1000mg3次/日;不建议与SQV合用
依曲韦林(ETV)	成人: 200mg/次,2次/日, 饭后服用	皮疹、恶心、腹泻、呕吐、乏力、周围神经病、头痛、血压升高等	不建议与NVP、EFV、TPV/r和未增强的Pis合用
蛋白酶抑制剂			
印第那韦(IDV)	成人:800mg/次,3次/日 儿童: 500mg/m²体表面积, 3次/日,空腹服用	1. 肾结石 2. 对血友病患者有可能加重出血倾向 3. 腹泻、恶心、呕吐等 4. 甲外翻、甲沟炎、脱发、溶血性贫血等 5. 高胆红素血症 6. 高脂血症、糖耐量异常、脂肪重新分布等PI类药物共性毒副作用	与NVP、EFV合用时,剂量增至1000mg3次/日;服药期间,每日均匀饮用1.5~2L水
利托那韦(RTV)	成人:在服药初至少用2周的时间将服用量逐渐增加至600mg/次,2次/日。通常为:第1、2天,口服300mg/次,2次/日; 第3至第5天,口服400mg/次,2次/日; 第6至第13天,口服500/次,2次/日	1. 恶心、呕吐、腹泻、头痛等 2. 外周神经感觉异常 3. 转氨酶和γGT的升高 4. 血脂异常 5. 糖耐量降低,但极少出现糖尿病 6. 应用时间较长时可出现脂肪的重新分布	由于RTV可引起较重的胃肠道不适,大多数患者无法耐受本药。故多作为其他PI类药物的激动剂,仅在极少的情况下单独使用
洛匹那韦/利托那韦LPV/RTV	成人:3粒/次,2次/日(Kaletra每粒含量:LPV133.3mg,RTV33.3mg) 儿童:体重7~15kg, LPV12mg/kg和RTV	主要为:腹泻、恶心、血脂异常;也可出现头痛和转氨酶升高	与ddI合用时,ddI应在本药服用前1小时或服用后2小时再口服

续表

药物名称	用法与用量	主要毒副作用	注意事项
洛匹那韦/利托那韦LPV/RTV	3mg/kg,每天2次; 体重15~40kg LPV10mg/kg和RTV 2.5mg/kg,每天2次		
替拉那韦	成人:500mg/次,2次/日,同时口服利托那韦200mg/次,2次/日,与食物同服提高血药浓度	腹泻、恶心、呕吐、头痛、乏力、转氨酶升高,甘油三酯升高等	与ddI合用时,与本药服用要间隔2小时
地瑞拉韦(DRV)	成人:600mg/次,2次/日,同时口服利托那韦100mg/次,2次/日,与食物同服提高血药浓度	肝损害	妊娠安全分类中被列为B类药物
拉替拉韦(RAV)	成人:400mg/次,2次/日	常见的有腹泻、恶心、头痛、发热等;少有的有腹痛、乏力、肝肾损害等	

注: 服用方法中2次/日=每12h服药1次,3次/日=每8h服药1次

(三)成人及青少年几种推荐用药方案(表35-12)

初治患者推荐方案为2种NRTIs+1种NNRTIs或2种NRTIs+1种加强型PIs(含利托那韦)。基于我国可获得的抗病毒药物,对于未接受过抗病毒治疗(服用单剂奈韦拉平预防母婴传播的妇女除外)的患者推荐一线方案请见(表35-12)。

表35-12 推荐成人及青少年初治患者抗病毒治疗方案

一线治疗推荐方案	替代方案
TDF+3TC	AZT+3TC
	D4T+3TC,
	6个月后改为AZT+3TC ABC+3TC
基于NNRTI: EFV	+NVP
或基于PI: LPV/r 或其他: RAV或ETV	

六、耐药性HIV的治疗与预防

由于HIV的基因突变频繁,临床上抗逆转录病毒药物不能单独使用,否则极易产生耐药毒株。联合应用多种药物的鸡尾酒疗法(HAART),通常是使用2种逆转录酶抑制剂和1种蛋白酶抑制剂的三联疗法,可将血浆病毒载量降低至可检测水平以下,机体免疫系统因而得到恢复。但HAART不能根除HIV感染,因为HIV持续潜伏于静止的记忆CD4[+] T细胞和单核-巨噬细胞中,停药后病毒载量会迅速反弹。

(一)HIV的早期治疗

HIV-1感染的早期治疗在不同地区有不同的指导方针,所有的指南都要求在HIV-1感染

有症状或CD4细胞计数低于500/μl时就应开始早期治疗,甚至有些是提倡对所有感染HIV的人都应进行早期治疗。早期治疗通常是两种核苷类药物和一种非核苷类逆转录酶抑制剂,或两种核苷类药物和一种蛋白酶抑制剂。数据显示在HIV-1新感染的人中约有10%~27%存在一种病毒耐药性基因,有高达4%的患者可能潜伏多耐药病毒的证据,因此建议所有感染HIV的人在开始治疗之前应该做耐药性检测。如果患者血浆HIVRNA没有明显的抗病毒反应,应该在联合的抗逆转录病毒治疗2个月内评估治疗的依从性和考虑定期进行基因型的耐药性检测。医生和患者面临的挑战是能否能按给药方案严格服药,并坚持治疗数十年以上,因为病毒反弹的最常见原因是依从性不佳或中止治疗。患者的依从性不仅要是看其诚信度,还要看其稳定性、毅力,还要有身边亲人、朋友的帮助和监督。总之,依从性就是要求患者严格地按照医生制定的计划完成治疗方案,达到完全抑制病毒的目的。如果患者有血浆HIV RNA上升的证据,临床医生应该仔细审查患者坚持所服的药物,治疗的副作用和依从性的降低。如附加的药物利福平可降低非核苷逆转录酶抑制剂和蛋白酶抑制剂的作用,并出现胃肠道功能紊乱如恶心、呕吐或腹泻等,以确定是否修改治疗方案,以解决充分抑制病毒的目的。如采用这些措施之后血浆HIV RNA水平仍升高,应以药物耐药性检测的结果作为指导下一轮治疗的依据。

(二)判断治疗失败更换二线药物的标准及方案

既往接受一线药物治疗的患者治疗失败,换药病例入选的标准必须具备以下条件才能考虑更换新的治疗方案:

1. 确定患者具备良好的服药依从性,更换二线治疗方案不是紧急措施,之前必须评估患者依从性。

2. 患者连续接受过一线治疗方案至少12个月以上。

3. 现根据各地检测能力不同,制定相应换药时机标准。

(1)有条件进行耐药检测的地区:对于病毒载量(VL)>1000拷贝/毫升的患者,建议对患者进行依从性评估和教育的同时,进行耐药检测。耐药检测显示出现耐药突变时,按耐药结果更换药物;

(2)无条件进行耐药检测,但可进行病毒载量检测的地区:对VL>5000拷贝/ml的患者,建议在确认依从性良好的情况下更换二线药物;

(3)在不能及时获得病毒载量检测结果时,当患者出现免疫学失败时也可更换二线药物;免疫学失败的标准如下(以下3项中至少满足标准之一者):

1)CD4[+]T淋巴细胞计数降低至或低于开始一线治疗前的基线水平(连续2次,间隔3个月以上)。

2)间隔3个月以上的连续2次CD4[+]T淋巴细胞计数,由治疗峰值下降>50%。

3)对于连续接受治疗超过一年以上,CD4[+]T淋巴细胞计数没有达到100个/ml(建议确认服药依从性,警惕免疫重建功能不良)。

4. 鉴于药物更换时机的复杂性,从现有的临床分期、CD4[+]T细胞计数及VL尚不能完全准确地评估患者是否发生耐药,故应尽量争取为患者进行耐药检测。

(三)治疗前依从性教育

患者本人必须了解抗病毒治疗是长期、终身治疗。规范治疗才能达到抑制体内病毒复制,提高生活质量,延长生命。每一个治疗者因生活、工作环境不同,要设计一个适合自己的服药时间表,千方百计地设法要按时按量的服用药物,甚至可以让亲属朋友帮助服药的依从性。

对药物产生的副作用,应及时通知医生或身边的志愿者以减少毒副作用。

注意千万不能将自己的抗病毒药物分给别人服用。根据我国实际情况,患者的依从性占很重要的比例,依从性好的治疗效果就好(表35-13)。

表35-13 依从性与治疗后患者的病毒载量的相关性

依从性	治疗6个月后病毒载量<400拷贝/ml的患者比例
>95%	81%
90%~95%	64%
80%~90%	50%
70%~80%	25%
<70%	6%

(四)成人/青少年二线治疗方案

成人/青少年一旦服用一线药物出现治疗失败,就要考虑换用二线药物治疗。由于我国目前国家免费药物提供的药品品种有限,需对一线治疗失败的患者进行严格评估和把关。特别需要重视依从性的教育和评估,以保证二线药物的治疗效果,避免对更多药物耐药的发生。

1. 更换二线方案具体步骤:

(1)检测病毒载量(VL)和CD4$^+$T淋巴细胞计数,确定存在治疗失败。

(2)鉴别治疗失败的原因:依从性不良、药物毒副反应、药物耐药等因素。

(3)依从性不良患者务必加强依从性教育和训练后更换为二线方案治疗。

(4)尽可能进行耐药检测,建议根据耐药检测结果选择有效药物,提高疗效。

(5)根据患者既往服用的药物种类、是否合并乙型肝炎或结核病,以及肝、肾功能情况等选择适宜的二线治疗方案进行个性化的治疗。

2. 成人/青少年二线抗病毒治疗推荐方案如下:

(1)若原治疗方案为AZT/d4T+3TC+NVP/EFV,可更换的二线方案为TDF/ABC+3TC+LPV/r。

(2)若原治疗方案为TDF+3TC+NVP/EFV,建议更换的二线方案为AZT/ABC+3TC+LPV/r。

(3)国内也有学者建议应用TDF+3TC+RAL+LPV/r方案6个月后停用TDF,维持3TC+LPV/r+RAL治疗。

(4)有条件的一线治疗失败患者可应用3TC+LPV/r+RAL或其他可获得的更强效抗病毒药物(如T20、马若维克等)。

3. 我国目前推荐的二线方案是在没有耐药检测的前提下,根据医生经验推荐的换药方案。在有条件做耐药检测的地区,应根据药敏结果进行换药。还有以下几点需要说明:

(1)接受一线治疗失败的患者,尽管在许多这些患者中存在NRTI耐药的证据,但基于研究显示PI/r联合NRTIs比起PI/r单独使用效果更好,因此推荐继续应用NRTI联合PI/r。

(2)如耐药检测显示发生M184V位点突变,仍可继续使用3TC。这种方案本质上虽然是二联疗法,然而M184V有可能使病毒致病性下降,而且变异病毒株对TDF更敏感,也许对患者有利;把3TC作为二线药物中组成部分的另一原因是该药为每日服用一次,药片负荷较轻。

（3）当患者的耐药突变位点显示发生NRTIs高度耐药，虽然可能对TDF不敏感，仍可更换为TDF。

（4）ABC也可作为TDF替代，组成ABC+3TC+PI/r方案，ABC已准备进入国家免费抗病毒药物名录。

（5）对于HIV合并结核患者，利福布汀与利福平的疗效相当，但利福布汀与PIs药物相互作用较少，因此选取利福布汀仍然可以使用标准剂量的PIs药物。

（6）3TC和TDF都有抗HBV活性。HIV合并乙型肝炎患者治疗时，如果一线方案含有TDF和（或）3TC，而二线方案中不含这两种药物时，可能会出现肝炎病情的再发或加重。建议对于目前接受含有TDF和（或）3TC方案的患者在更换新方案时应保留3TC和（或）TDF，同时使用其他有抗HBV活性的药物。

（五）耐药性HIV-1的治疗

患者在经历了早期抗逆转录病毒治疗轮回之后出现病毒突破，通常应使用具有活性的药物组成有效的联合治疗方案。每次新的一轮联合疗法至少要坚持2年是至关重要的，最好是3种抗逆转录病毒药物一起使用来确保完全抑制的效果。添加少于3个有活性的药物常会导致对新药物的耐药性而快速出现病毒突破。HIV耐药性检测显示短期有效的结果可帮助临床选择活性药物，对有过治疗经历的患者还应该考虑患者的状况。要在药物暴露之前，在药物的毒性出现之前，在耐药性检测结果之前和依据抗逆转录病毒的耐药性的最近数据，以及患者的愿望等因素考虑治疗决策的确定。应得到一位有治疗多耐药HIV-1患者经验的专家所建议的有效方案。

（六）耐药性HIV-1的抢救治疗

治疗感染耐药HIV的患者需进行抢救治疗，需改变大多数或所有当前有效的药物，耐药性测试的益处是对这组患者是有限的。这些患者应该依靠抗逆转录病毒治疗，但因为中断其所有的治疗而导致疾病恶化。对患者是无症状的和稳定的CD4细胞计数，如果是耐受性良好，或者换成一个更简单、更容易耐受的联合药物疗法，如果出现了药物毒性，临床医生可以选择继续目前的治疗方案。因为这些患者的治疗目的不再是完全的病毒抑制，而是要维持免疫状态（尤其是CD4细胞计数要在500细胞/μl以上）和维持患者的功能直到可用来开发完全积极的有效药物的抗病毒治疗方案。

结构化治疗中断（structured treatment interruptions，STIs）容许敏感的病毒再次出现和生长过度，对MDR循环病毒是不推荐的。有研究表明野生型的再度出现，药物敏感性病毒与病毒载量的递增和CD4下降的趋势有关，可能导致疾病恶化的进展。在结构治疗中断之后再次启动的联合治疗，与继续治疗相比会导致抗病毒应答的瞬间改善，但CD4细胞计数的减少态势与持续治疗相比可以维持下降拖长1年多。抗病毒治疗的中止与机会性感染性疾病的风险增加有关，或死于任何原因包括心血管、肾脏和肝脏疾病。

一些医生试图应用"大处方"鸡尾酒疗法（mega-HAART）治疗患者，使用5至8种抗逆转录病毒药物，虽然可观察到一些短期的抗病毒治疗的效益，但这些治疗方案的毒性较大，烦琐的服药程序也令患者难以接受和依从性。

（七）抗逆转录病毒药物的新药物

最近第二代HIV蛋白酶抑制剂（替拉那韦和地瑞那韦），第二代非核苷逆转录酶抑制剂（NNRTI）如依曲韦林和恩夫韦地（T-20），和两个新类HIV-1抑制剂如马拉维若（CCR5抑制剂）和雷特格韦（整合酶抑制剂）等，对感染逆转录病毒产生耐药的患者治疗扩大了药物选择的机遇。使用核苷类逆转录酶抑制剂(NRTI)、非核苷类逆转录酶抑制剂(NNRTI)、蛋白酶抑制剂(PI)类药物的有限选项,可能得益于使用基因型和表型的HIV耐药性测试。联合使用2到3种有活性抗逆转录病毒药物对感染耐药病毒的患者有可能达到完全抑制病毒的目的,已导致对治疗所有阶段的HIV患者的标准治疗目标达到检测不到病毒(血浆HIV RNA<50拷贝/ml)。

(八)耐药性HIV-1的预防

预防HIV-1出现耐药性并阻止HIV-1的进一步传播的最有效的方法是对所有感染HIV的人应用联合治疗方案以完全抑制HIV的复制。一旦给予完全抑制的治疗,高依从性患者坚持规定的方案确定最终每个药物疗法的耐久性。

最新进展是组合良好耐受性和固定每日剂量的药物联合治疗方案,在早期抗逆转录病毒治疗中具有显著增强的成功率和耐久性。为感染MDR HIV-1的患者提供潜在的完全抑制病毒的联合药物方案和获得持久的治疗反应,这将减少MDR HIV-1传播给下一代病毒感染患者的潜能。初步数据显示,完全抑制复制的联合治疗HIV-1的有效性具有降低HIV-1传输效率的潜能,伴随着病毒的流行和易发生HIV-1耐药。此外,预防计划鼓励安全的性行为和勿交换使用针具可以防止HIV的传播,各国与各地社区应减少HIV新感染的人数。

第五节　病毒性肝炎的临床治疗与管理

一、概　　述

病毒性肝炎是由多种肝炎病毒引起的常见传染病,具有传染性强、传染途径复杂、流行面广、发病率高等特点。临床上主要表现为乏力、食欲减退、恶心、呕吐、肝区胀痛、肝大及肝功能损害,部分患者可有黄疸和发热。病毒性肝炎分甲型、乙型、丙型、丁型、戊型和庚型肝炎等六种。近期有报道通过输血传播的另一种肝炎病毒命名为TT病毒,认为是引起输血后非甲-非庚型肝炎的病原之一。急性肝炎患者大多在6个月内恢复,乙型、丙型、丁型肝炎易变为慢性,少数可发展为肝硬化,极少数呈重症经过。慢性乙型、丙型肝炎与原发性肝细胞癌的发生有密切关系。各型病毒性肝炎的确诊主要是抗原、抗体测定及病毒基因检测。肝炎的诊断还必须依据流行病学资料、症状、体征和实验室检查等加以综合分析而确定,必要时可作肝穿刺病理检查。

甲型病毒性肝炎是由甲型肝炎病毒(HAV)引起的急性肠道传染病,经粪-口途径传播,以儿童和青少年为多见,临床特征为食欲减退、恶心、呕吐、疲乏、肝大及肝功能异常,部分病例有发热、黄疸,无症状感染者甚为常见,引起急性重症肝炎者极为少见。戊型肝炎病毒(HEV)引起的戊型肝炎临床表现类似于甲型肝炎,但老年人戊型肝炎的病死率较高。甲型和戊型肝炎的病程呈自限性,一般不转慢性化,预后较好。甲型肝炎的治疗无特效药物,以卧床休息和对症治疗为主。对于较重的急性黄疸型肝炎,可用强力宁80~100ml(或甘利欣150mg)加入10%葡萄糖500ml中,静脉滴注,一日一次。同时补充足量维生素B、C、K等。对于急性淤胆型肝炎,上述治疗疗效差或无效时,可酌情应用小剂量糖皮质激素。戊型肝炎的治疗原则基本与甲型肝炎类似。对于戊型肝炎孕妇,因其易发生重症肝炎,应严密观察病情变化,以便及时发现和处理并发症。通常不需要终止妊娠。由于重症戊型肝炎常有出血倾向,可输注新鲜冷冻血浆。对于暴发性肝衰竭患者,在出现不可逆的脑部损害之前进行肝脏移植手术,成功率可达75%。

乙型、丙型和丁型肝炎主要由血液和血液制品传播、母婴垂直传播和性传播,临床表现呈多样性,可表现为无症状携带者、急性肝炎、慢性肝炎及重症肝炎,发病机制复杂,以免疫病理损害为主。病毒基因组易发生变异,并导致免疫逃逸作用,在病毒感染的慢性化过程中具有重要意义。不仅诊断困难,出现所谓的"诊断逃逸";而且临床治疗效果差,病毒易对抗病毒药物出现耐药性。故本节主要讲述乙型和丙型肝炎的抗病毒治疗。

二、乙型病毒（HBV）性肝炎的治疗

（一）急性乙型病毒性肝炎的治疗　成人急性乙型肝炎一般为自限性疾病,约90%以上患者经过充分休息、适当的营养和应用一般保肝药物即可痊愈。患者可进食清淡、易消化的食物,补充维生素和足够热量,不能进食者,可给予输注葡萄糖液。对有明显消化道症状和黄疸者,可静脉输注强力宁80~120m/d,或甘利欣150mg/d。对减轻症状,改善肝功能和消除黄疸,有较好的疗效。

（二）慢性乙型病毒性肝炎的治疗

1. 治疗的总体目标　慢性乙型肝炎治疗的总体目标是最大限度地长期抑制或消除HBV,减轻肝细胞炎症坏死及肝纤维化,延缓和阻止疾病进展,减少和防止肝脏失代偿、肝硬化、HCC及其并发症的发生,从而改善生活质量和延长生存时间。

2. 治疗方法　慢性乙型肝炎治疗主要包括抗病毒、免疫调节、抗炎保肝、抗纤维化和对症治疗,其中抗病毒治疗是关键,只要有适应证,且条件允许,就应进行规范的抗病毒治疗。抗病毒治疗的一般适应证包括:①HBV DNA≥10^5拷贝/ml（HBeAg阴性者为≥10^4拷贝/ml）;②ALT≥2×ULN;如用干扰素治疗,ALT应≤10×ULN,血总胆红素水平应<2×ULN;③如ALT<2×ULN,但肝组织学显示Knodell HAI≥4,或≥G2炎症坏死或纤维化≥S2,对持续HBVDNA阳性、达不到上述治疗标准、但有以下情形之一者,亦应考虑给予抗病毒治疗:①对ALT大于正常上限且年龄>40岁者,也应考虑抗病毒治疗;②对ALT持续正常但年龄较大者（>40岁,应密切随访）,最好进行肝组织活检;如果肝组织学显示Knodell HAI≥4或炎症坏死≥G2或纤维化≥S2,应积极给予抗病毒治疗。③动态观察发现有疾病进展的证据（如脾脏增大者,建议行肝组织学检查）必要时给予抗病毒治疗。

在开始治疗前应排除由药物、酒精或其他因素所致的ALT升高,也应排除应用降酶药物后ALT暂时性正常。在一些特殊病例如肝硬化或服用联苯结构衍生物类药物者,其AST水平可高于ALT,此时可将AST水平作为主要指标。

3. 抗病毒治疗应答　治疗应答包含多项内容,有多种分类方法。

（1）单项应答

1）病毒学应答（virological response）:指血清HBV DNA检测不到（PCR法）或低于检测下限,或较基线下降≥2log10。

2）血清学应答（serological response）:指血清HBeAg转阴或HBeAg血清学转换或HBsAg转阴或HBsAg血清学转换。

3）生化学应答（biochemical response）:指血清ALT和AST恢复正常。

4）组织学应答（histological response）:指肝脏组织学炎症坏死或纤维化程度改善达到

某一规定值。

（2）时间顺序应答

1）初始或早期应答（initial or early response）：治疗12周时的应答。

2）治疗结束时应答（end-of-treatment response）：治疗结束时应答。

3）持久应答（sustained response）：治疗结束后随访6个月或12个月以上，疗效维持不变，无复发。

4）维持应答（maintained response）：在抗病毒治疗期间表现为HBV DNA检测不到（PCR法）或低于检测下限，或ALT正常。

5）反弹（breakthrough）：达到了初始应答，但在未更改治疗的情况下，HBV DNA水平重新升高，或一度转阴后又转为阳性，可有或无ALT升高。有时也指ALT和AST复常后，在未更改治疗的情况下再度升高，但应排除由其他因素引起的ALT和AST升高。

6）复发（relapse）：达到了治疗结束时应答，但停药后HBV DNA重新升高或阳转，有时亦指ALT和AST在停药后的再度升高，但应排除由其他因素引起的ALT和AST升高。

（3）联合应答（combined response）

1）完全应答（complete response, CR）：HBeAg阳性慢性乙型肝炎患者，治疗后ALT恢复正常，HBV DNA检测不出（PCR法）和HBeAg血清学转换；HBeAg阴性慢性乙型肝炎患者，治疗后ALT恢复正常，HBV DNA检测不出（PCR法）。

2）部分应答（partial response, PR）：介于完全应答与无应答之间。如HBeAg阳性慢性乙型肝炎患者，治疗后ALT恢复正常，HBV DNA<10^5拷贝/ml，但无HBeAg血清学转换。

3）无应答（non-response, NR）：未达到以上应答者。

4. 干扰素治疗有关HBeAg阴性患者的4项随机对照试验表明，治疗结束时应答率为38%~90%，但持久应答率仅为10%~47%（平均24%）。有人报道，普通IFNα疗程至少1年才能获得较好的疗效。普通IFNα（5MU皮下注射，每日1次）治疗慢性乙型肝炎患者，其中部分患者可出现ALT升高，少数患者甚至出现黄疸。治疗代偿期乙型肝炎肝硬化患者时，肝功能失代偿的发生率为<1%。

国际多中心随机对照临床试验显示，用聚乙二醇化干扰素α-2a（PegIFNα-2a）（分子量为$40×10^3$）治疗HBeAg阳性慢性乙型肝炎（87%为亚洲人）48周，停药随访24周，HBeAg血清学转换率为32%；国外研究显示，对于HB eAg阳性的慢性乙型肝炎，应用聚乙二醇化干扰素α-2b（PegIFN-α-2b）也可取得类似的HBV DNA抑制、HB eAg血清学转换、HBsAg消失率。

HBeAg阴性患者（60%为亚洲人）治疗48周后随访24周，HBV DNA<$2×10^4$拷贝/ml的患者为43%，随访48周时为42%。HB gA消失率在停药随访24周时为3%，停药随访至3年时增加至8%。

（1）干扰素抗病毒疗效的预测因素　有下列因素者常可取得较好的疗效：①治疗前高ALT水平；②HBV DNA<$2×10^8$拷贝/ml；③女性；④病程短；⑤非母婴传播；⑥肝脏组织炎症坏死较重，纤维化程度轻；⑦对治疗的依从性好；⑧HBV基因A型；⑨治疗12或24周时，血清HBV DNA不能检出。其中治疗前ALT、HBV DNA水平和HBV基因型，是预测疗效的重要因素。有研究表明，在PEU IFN-2α治疗过程中，定量检测HBAg水平对治疗应答有较好预测作用。

（2）干扰素治疗的监测和随访

1）治疗前检查：①生化学指标，包括ALT、AST、胆红素、白蛋白及肾功能；②血常规、甲状腺功能、血糖及尿常规；③病毒学标志，包括HBsAg、HBeAg、抗-HBe和HBV DNA的基线状态或水平；④对于中年以上患者，应作心电图检查和测量血压；⑤排除自身免疫性疾病；⑥人绒毛膜促性腺激素（HCG）检测以排除妊娠。

2）治疗过程中检查：①开始治疗后的第1个月，应每1~2周检查1次血常规，以后每月检查1次，直至治疗结束；②生化学指标，包括ALT、AST等，治疗开始后每月1次，连续3次，以后随病情改善可每3个月1次；③病毒学标志，治疗开始后每3个月检测1次HBsAg、HBeAg、抗-HBe和HBV DNA；④其他，每3个月检测1次甲状腺功能、血糖和尿常规等指标；如治疗前就已存在甲状腺功能异常，最好先用药物控制甲状腺功能异常，然后再开始干扰素治疗，同时应每月检查甲状腺功能；治疗前已患糖尿病者，也应先用药物控制糖尿病，然后再开始干扰素治疗；⑤应定期评估精神状态，尤其是对出现明显抑郁症和有自杀倾向的患者，应立即停药并密切监护。

（3）干扰素的不良反应及其处理

干扰素的主要不良反应包括：①流感样症候群。表现为发热、寒战、头痛、肌肉酸痛和乏力等，可在睡前注射IFNα，或在注射干扰素同时服用解热镇痛药，以减轻流感样症状。随疗程进展，此类症状可逐渐减轻或消失。②一过性骨髓抑制。主要表现为外周血中性粒细胞和血小板减少。如中性粒细胞绝对计数≤1.0×10^9/L，血小板<50×10^9/L，应降低IFNα剂量；1~2周后复查，如恢复，则逐渐增加至原量。如中性粒细胞绝对计数≤0.75×10^9/L，血小板<30×10^9/L，则应停药。对中性粒细胞明显降低者，可试用粒细胞集落刺激因子（G-CSF）或粒细胞巨噬细胞集落刺激因子（GM-CSF）治疗。③精神异常。可表现为抑郁、妄想症、重度焦虑等精神病症状。因此，使用干扰素前应评估患者的精神状况，治疗过程中也应密切观察。抗抑郁药可缓解此类不良反应，但对症状严重者，应及时停用IFNα。④干扰素可诱导产生自身抗体和自身免疫性疾病包括抗甲状腺抗体、抗核抗体和抗胰岛素抗体。多数情况下无明显临床表现，部分患者可出现甲状腺疾病（甲状腺功能减退或亢进）、糖尿病、血小板减少、银屑病、白斑、类风湿关节炎和系统性红斑狼疮样综合征等，严重者应停药。⑤其他少见的不良反应。包括肾脏损害（间质性肾炎、肾病综合征和急性肾衰竭等）、心血管并发症（心律失常、缺血性心脏病和心肌病等）、视网膜病变、听力下降和间质性肺炎等，发生上述反应时，应停止干扰素治疗。

（4）干扰素治疗的禁忌证：①干扰素治疗的绝对禁忌证包括妊娠、精神病史（如严重抑郁症）、未能控制的癫痫、未戒断的酗酒/吸毒者、未经控制的自身免疫性疾病、失代偿期肝硬化、有症状的心脏病。②干扰素治疗的相对禁忌证包括：甲状腺疾病、视网膜病、银屑病、既往抑郁症史、未控制的糖尿病、未控制的高血压、总胆红素>51μmol/L特别是以间接胆红素为主者、治疗前中性粒细胞计数<1.0×10^9/L和治疗前血小板计数<50×10^9/L。

5. 核苷（酸）类似物治疗

（1）拉米夫定（lamivudine）：国内外随机对照临床试验表明，每日口服100mg可明显抑制HBV DNA水平，HBeAg血清学转换率随治疗时间延长而提高，治疗1、2、3、4和5年后，HBeAg血清转换率分别为16%、17%、23%、28%和35%；治疗前ALT水平较高者，一般HBeAg血清学转换率也较高。长期治疗可以减轻炎症，降低肝纤维化和肝硬化的发生率。随机对照临床试验表明，本药可降低肝功能失代偿和HCC发生率。在失代偿期肝硬化患者也能改善肝功能，延长生存期。国外研究结果显示，拉米夫定治疗儿童慢性乙型肝炎的疗效与成人相似，安全性良好。

随着用药时间的延长，患者发生病毒耐药变异的比例增高（第1、2、3、4年分别为14%、

38%、49%和66%)。

(2)阿德福韦酯(adefovir dipivoxil):目前临床应用的阿德福韦酯是阿德福韦的前体,在体内水解为阿德福韦发挥抗病毒作用。阿德福韦酯是5′-单磷酸脱氧阿糖腺苷的无环类似物。随机双盲安慰剂对照的临床试验表明,在HBeAg阳性慢性乙型肝炎患者,口服阿德福韦酯可明显抑制HBV DNA复制,应用1、2、3年的HBV DNA转阴率(<1000拷贝/ml的分别为28%、45%和56%,HBeAg血清学转换率分别为12%、29%和43%;其耐药发生率分别为0%、1.6%和3.1%。

(3)恩替卡韦(entecavir):一项随机双盲对照临床试验表明,对于HBeAg阳性慢性乙型肝炎患者,恩替卡韦治疗48周时,HBV DNA降至300拷贝/ml以下者为67%,ALT复常者为68%、有肝组织学改善者为72%,均优于接受拉米夫定治疗者;但两组HBeAg血清转换率相似((21%和18%)。对于HBeAg阴性患者,恩替卡韦治疗48周时,HBV DNA下降至PCR检测水平以下者为90%、ALT复常率为78%、肝组织学改善率为70%。

(4)应用核苷(酸)类似物治疗时的监测和随访:治疗前检查①生化学指标包括ALT、AST、胆红素、白蛋白等;②病毒学标志包括HBeAg、抗-HBe和HBV DNA的基线状态或水平;③根据病情需要,检测血常规、磷酸肌酸激酶和血清肌酐等。另外,有条件的单位治疗前后可行肝组织学检查。

治疗过程中应对相关指标定期监测和随访,以评价疗效和提高依从性:①生化学指标治疗开始后每月1次,连续3次,以后随病情改善可每3个月1次;②病毒学标志治疗开始后每1~3个月检测1次HBsAg、HBeAg、抗-HBe和HBV DNA,以后每3~6个月检测1次;③根据病情需要,检测血常规、血清磷酸肌酸激酶和肌酐等指标。

6.抗病毒治疗的推荐意见

(1)慢性HBV携带者和非活动性HBsAg携带者:对慢性HBV携带者暂不需抗病毒治疗。3~6个月进行生化学、病毒学、甲胎蛋白和影像学检查,若符合抗病毒治疗适应证,可用IFN-α或核苷酸类似物治疗。对年龄>40岁,特别是男性或有HCC家族史者,即使ALT正常或轻度升高,也强烈建议做肝组织学检查确定其是否抗病毒治疗。

非活动性HBsAg携带者一般不需抗病毒治疗,但应每6个月进行一次生化、HBV DNA、AFP及肝脏超声显像检查。

(2)HBeAg阳性慢性乙型肝炎患者:

1)普通IFNα:3~5MU,每周3次或隔日1次,皮下或肌肉内注射,一般疗程为6个月。如有应答,为提高疗效亦可延长疗程至1年或更长。应注意剂量及疗程的个体化。如治疗6个月无应答者,可改用其他抗病毒药物。

2)聚乙二醇化IFNα-2a:180μg,每周1次,皮下注射,疗程1年。剂量应根据患者的应答及耐受性等因素决定。

3)聚乙二醇化IFNα-2b:1.0~1.5μg/Kg,每周1次,皮下注射,疗程1年。剂量应根据患者的应答及耐受性等因素决定。

4)拉米夫定100mg,每日1次口服。在达到HBV DNA低于检测下限,ALT复常,HBeAg转阴,巩固至少1年(经监测2次,每次至少间隔6个月),仍保持不变、且总疗程达2年者可以停药,但延长疗程可减少复发。

5)阿德福韦酯10mg,每日1次口服。疗程可参照拉米夫定。

6)恩替卡韦0.5mg,每日1次口服。疗程可参照拉米夫定。

7）替比夫定600mg，每日1次口服。疗程可参照拉米夫定。

（3）HBeAg阴性慢性乙型肝炎患者：此类患者复发率高，疗程宜长，最好选用IFNα或耐药发生率低的核苷（酸）类似物治疗。

1）普通IFNα：剂量用法同前，疗程至少1年。

2）聚乙二醇化IFNα-2a：180μg，剂量用法同前，疗程至少1年。具体剂量和疗程可根据患者耐受性等因素进行调整。

3）拉米夫定、阿德福韦酯、恩替卡韦和替比夫定：剂量用法同前，但疗程应更长，在达到HBV DNI低于检测下限、ALT正常后，至少再巩固18个月（经过至少3次复查，每次间隔6个月）仍保持不变，且总疗程至少已达到2.5年者，可考虑停药。由于停药后复发率较高，可以延长疗程。

（4）代偿期乙型肝炎肝硬化患者：HBeAg阳性者的治疗指征为HBV DNA≥10^4拷贝/ml，HBeAg阴性者为HBV DNA≥10^3拷贝/ml，ALT正常或升高。治疗目标是延缓和降低肝功能失代偿和HCC的发生。因需要较长期治疗，最好选用耐药发生率低的核酸类似物治疗，其停药标准尚不明确。

干扰素因其有导致肝功能失代偿等并发症的可能，应十分慎重。如认为有必要，宜从小剂量开始，根据患者的耐受情况逐渐增加到预定的治疗剂量。

（5）失代偿期乙型肝炎肝硬化患者：治疗指征为HBV DNA阳性，ALT正常或升高，建议及时应用核苷酸类似物抗病毒治疗，以改善肝功能并延缓或减少肝移植的需求。但不可随意停药。一旦发生耐药变异，应及时加用其他已批准的能治疗耐药变异的核苷（酸）类似物。干扰素治疗可导致肝衰竭，因此，对失代偿期肝硬化患者属禁忌证。

三、HBV对抗病毒药物产生耐药

（一）拉米夫定耐药（lamivudine resistance）

拉米夫定是胞嘧啶核苷类似物，RNA逆转录酶的有效抑制剂，具有抗HBV作用，疗效肯定，不良反应轻微，但短期治疗无法彻底清除病毒，停药后易复发。该药对血清HBVDNA具有显著而快速的抑制作用，用药4周HBVDNA的抑制值可达97.99%，持续应用1年以上，可使90%以上病例的HBVDNA维持阴性（非PCR法）。

1. YMDD基序突变 在拉米夫定治疗1年左右的疗程，可诱发HBVDNA聚合酶YMDD（酪氨酸、蛋氨酸、天门冬氨酸）区域及其上游调整序列的变异，影响抗HBV效应。拉米夫定是第一个直接作用于HBV的抗病毒药物，在治疗乙肝患者试验之前，先在艾滋病患者中进行过测试，已知M184密码子是主要的HIV对拉米夫定产生耐药性突变的热点。从DNA序列数据也知道HBV多聚酶/逆转录酶的基因，是与HIV密码子184序列具有同源的序列；这同源性在HBV多聚酶/逆转录酶称为"YMDD基序"，是集中在HBV多聚酶/逆转录酶的氨基酸蛋氨酸密码子204位。因此，尽管缺乏HBV体外传播系统和缺乏任何的乙肝患者的临床数据，预测替换YMDD基座将是引起HBV对拉米夫定耐药性的主要原因。虽然在用拉米夫定治疗乙型肝炎的Ⅰ期实验（1~2个月的治疗）和两份Ⅱ期实验和随后Ⅲ期实验报告的数据中，均未检测到病毒突破，但已证实大多数乙肝患者对拉米夫定的耐药性，是由HBV毒株在多聚酶/逆转录酶204密码子出现的缬氨酸和异亮氨酸与蛋氨酸残基的替换，所谓的"YMDD突变"则为M204V和M204I的突变。

2. HBV多聚酶/逆转录酶密码子180的二次突变　发现大多数拉米夫定耐药患者具有YMDD-突变的HBV毒株,特别是M204V病毒株伴随着在HBV多聚酶/逆转录酶密码子180位的二次突变,包括亮氨酸对蛋氨酸的替换(L180M突变)。随后,Locarnini描述了具有拉米夫定耐药的HBV中其他的第二次HBV多聚酶/逆转录酶的突变。在拉米夫定治疗的乙肝患者中,这些第二次HBV多聚酶/逆转录酶的突变频率和功能意义尚未完全阐明;如前所述,大型Ⅲ~Ⅳ期临床实验证实,14%~32%的乙肝患者接受拉米夫定治疗,1年发展至HBV基因型的耐药性,即PCR-可检测的HBV株YMDD-相关的耐药性突变。

(1)血清HBV DNA水平的变化:人们发现这些YMDD-突变的HBV株的临床重要性是可变的,影响对血清HBV DNA水平和临床有效的结果。在可检测到YMDD突变HBV的大多数的患者接受拉米夫定治疗,倾向于部分降低HBV DNA水平(平均约为0.5~1.0,低于预处理值),血清ALT水平也倾向于保持在预处理值。同时,拉米夫定耐药患者的组织学反应大多数也显示明显的肝脏炎症。

(2)HBeAg丢失/血清转化:HBV基因型耐药性的另一个重要的负面影响,是相关的HBeAg丢失/血清转化。对拉米夫定耐药的乙肝患者的临床观察,其耐药性突变相关的病毒株的复制和病毒聚合酶的活性部分等,与野生型菌株比较往往发现有部分缺陷。对拉米夫定耐药性的早期临床观察,由于严重的疾病导致一些患者出现病毒反弹,转氨酶升高,出现肝功能不全的生化变化和临床症状。严重耐药性相关的疾病可迅速进展到肝衰竭或死亡,但这些严重的耐药性相关疾病是极少见的,而且也是难以预测的。这类患者在最初阶段很少发生病毒反弹,但我们应该关注患者的ALT升高和其他肝损伤的迹象,当首次出现血清HBV DNA的突破后3~6个月后,发生ALT升高和其他典型的临床表现。

总之,拉米夫定已被证明是一种选择慢性乙型肝炎的,适度有效且安全的抗病毒治疗剂。但是大约有50%接受拉米夫定的患者,在治疗3年后能检测出YMDD-突变的HBV。在临床试验中,拉米夫定治疗3或4年后,超过50%的患者具有HBeAg-血清转化。根据拉米夫定单一治疗所显示的高耐药性,故提出拉米夫定与其他抗HBV药物的组合治疗方案,选择拉米夫定为主附加阿德福韦组合的疗法治疗患者显示良好的疗效。目前拉米夫定仍是全球最多指定的抗乙肝病毒的药物,由于多年来应用的疗效稳定、安全,费用相对的廉价,拉米夫定可能会继续被用作抗乙肝病毒治疗方案中的一个组成部分。

(二)阿德福韦耐药性

1. HBV多聚酶/逆转录酶的变异　阿德福韦酯在HBeAg阳性和HbeAg阴性的慢性乙型肝炎患者的Ⅲ期临床试验中,在第48周时发现极少的HBV出现耐药性,发现HBV多聚酶/逆转录酶两个关键的突变(N236T和Y181V)与HBV体外试验敏感性的降低具相关性,并与长时间使用单一阿德福韦药物治疗出现的HBV DNA突破有关。有65位 HBeAg阳性患者用阿德福韦治疗超过48周的试验,约有25%(16/65)的患者可检测出对阿德福韦耐药性突变的HBV株,试验总持续时间是阿德福韦治疗235周(约4.5年)。对HBeAg阴性慢性乙肝患者的Ⅲ期临床试验的随访表明,经过阿德福韦治疗5年后,29%患者的HBV产生对阿德福韦的耐药性突变。

2. HBV对阿德韦福的固有耐药　有文献报道,患者携带HBV株产生聚合酶I233V突变体替换HBV多聚酶/逆转录酶的变异株,病毒对阿德福韦的治疗无应答。在大约1%~2%的乙肝病毒携带者中,认为HBV能自发的产生聚合酶的I233V突变体的替换,这类患者对阿德福韦耐药,但对恩替卡韦的治疗是敏感的。然而,后来报告有4名HBV聚合酶I233V突变体替换患者,对阿德福韦的治疗具有良好的应答,故对阿德韦福的固有耐药问题仍存有争议。

与拉米夫定相比,关于乙肝患者对阿德福韦具有耐药的长期临床观察所提供的数据相对较少。虽然对阿德福韦耐药产生的病毒突破可导致临床严重病例,对阿德福韦耐药性患者的抢救治疗已有少量临床数据报告。阿德福韦耐药性HBV病毒株,至少是那些N236T的突变株,可用拉米夫定和其他核苷类药物进行抢救治疗。

(三)恩替卡韦耐药性

最近完成了恩替卡韦的III期登记试验,表示在HBeAg阳性和HBeAg阴性的慢性乙型肝炎患者治疗的第1年(48周),恩替卡韦的耐药性相对阿德福韦而言似乎是微不足道的。用恩替卡韦治疗96~144周时,偶尔出现恩替卡韦耐药性,但第1个3年治疗中的患者,耐药的总发生率是1%或更少。在其他研究中发现,在1.6%的拉米夫定耐药患者中,在恩替卡韦治疗48周时可观察到出现耐药性,并在治疗2~3年期间明显增加;因此对拉米夫定耐药的HBV毒株感染患者时,不建议将单一恩替卡韦药物治疗作为首选一线抢救的选项。相反,阿德福韦或替诺福韦似乎对拉米夫定耐药的患者是最好的抢救治疗选择,最好是将拉米夫定作为附加的治疗,而不是作为连续的单一药物治疗的替换。

HBV的恩替卡韦耐药性基因型的基础是出现YMDD突变(M204V/I),和(或)L180M突变。在实验室研究中与HBV的任何三个多聚酶/逆转录酶基码(T184、S202、或M250)的突变,3个密码子的突变与乙肝病毒DNA在体外(转染试验)的复制有更好的相关性。目前对恩替卡韦耐药患者,核苷酸类抢救治疗(如阿德福韦和替诺福韦)可能是有效的。

(四)替比夫定耐药性

HBV结构M204I突变或M204V+L180M双突变,在体外显示对替比夫定的敏感性降低。尽管这些HBV的构造在体外实验中对替比夫定的敏感性与对拉米夫定不一样,但发现替比夫定对伴有M204V单一突变的HBV仍具有抑制活性。从拉米夫定耐药性患者的数据表明,在最初M204V或M204I突变之后,出现L180M"上游序列"的第二次突变,也许是补偿性突变。因此,体外的数据可预测在替比夫定长期治疗期间,尽管M204I突变在一些患者的HBV可能会出现M204V单突变体或M204V+L180M双突变体(这也是在拉米夫定治疗期间最常见的YMDD变异)。

在全球三期替比夫定临床试验中的第1、2年大数据中,替比夫定接受者中有5.0%的HBeAg-阳性和2.3%的HBeAg-阴性者显示1 log10或更大的HBV DNA突破,在1年内可检测出替比夫定耐药性HBV株。在HBeAg-阳性和HBeAg-阴性两个患者群体中,替比夫定的耐药率大幅度低于所观察的拉米夫定对照组的耐药率。替比夫定耐药性在2年的全球III期治疗试验中累计增加,HBeAg-阳性患者的耐药率为20%,HBeAg-阴性患者的耐药率为8%,但在HBeAg阳性和HBeAg阴性患者群体中,替比夫定耐药性依然明显低于拉米夫定对照组的耐药率。

在全球III期试验中,发现出现替比夫定耐药的HBV突破的所有病例中,HBV毒株均携带M204I突变,其中一个患者检测出M204V+L180M复合突变。在没有接受替比夫定治疗者中的HBV DNA均没有检测到M204I、M204V突变或M204V/L180M双重突变。因而确认M204I突变对替比夫定耐药性是重要的,并确认M204V突变可介导对替比夫定的耐药性。来自临床三期的研究资料表明,M204I介导的病毒对拉米夫定的耐药性又是可变的,超过50%带有病毒突破的替比夫定接受者,在1年的时间接点上仍保持正常的ALT水平,至少在2名替比夫定接受者观察到HBeAg血清转化,发生M204I-突变的HBV突破。在全球III期试验中,在替比夫定接受者的1年期间,进行血清乙肝病毒DNA测序分析,结果是HBV DNA水平≥3log10拷贝/ml,有或没有病毒突破的证据,在其他检测中表明有些患者有零星的HBV多聚酶/逆转录酶突变,偶尔发现L180I/V、L180M、A181T和L229W/V二次突变。

(五)抗HBV药物的交叉耐药性问题

新的药物如阿德福韦、恩替卡韦和替比夫定的HBV耐药性与拉米夫定比较是明显降低,恩替卡韦和替比夫定在与拉米夫定对比试验里具有较好的有效率。尽管如此,对乙型肝炎的治疗不要只用单一的抗病毒药物,因此最好的治疗策略是使用组合方案和连续治疗策略,对患者的管理应基于病毒载量的监测,以实现最大的治疗效果和最小的病毒耐药性。

HBV对核苷类和核苷酸类两类主要的HBV多聚酶/逆转录酶抑制剂存有潜在的交叉耐药性。HBV的YMDD突变病毒株(M204V和(或)M204I)显示体外敏感性降低,不仅是对拉米夫定,或对替比夫定和恩替卡韦,这些药物敏感性的变化是与YMDD突变的不同类型相关。如替比夫定敏感性降低的主要原因是存在M204I的突变,而恩替卡韦的敏感性降低是与M204V突变相关。同样,HBV对核苷酸类抑制剂阿德福韦耐药性的相关突变,如N236T、A181V/T等,也可对其他核苷酸类似物如替诺福韦引起敏感性的降低。令人不安的是,HBV初始的耐药性突变,在长期用核苷和核苷酸类治疗的患者中可参与多重耐药性潜在的进化。有几个产生拉米夫定耐药的患者,在继续用拉米夫定治疗中切换为阿德福韦单一药物治疗,或附加阿德福韦与拉米夫定联合治疗,则发生了HBV对拉米夫定和阿德福韦两种药物的耐药性突变株。由于基因型的交叉耐药性在核苷类(YMDD突变)和核苷酸类(N236T或Y181V突变),这些患者产生拉米夫定和阿德福韦双重耐药性,幸好此类双重耐药至今仍罕见。另一个HBV交叉耐药的关键问题,是A181V/T(核苷酸)/S(核苷)替换的病毒学和临床相关因素。因为A181V替换已被提议作为赋予核苷和核苷酸之间的潜在交叉耐药性的原因。尽管A181突变体的选择(A181V、A181T或A181S)已作为接受拉米夫定治疗偶尔发生的二次突变体的原因,但这种突变体似乎不是HBV DNA突破的主要原因。相比之下,除了N236T突变体以外,在乙肝患者中阿德福韦优先选择初始的A181V的HBV突变株,A181V突变体经常表现出潜在的病毒突破。相反,最近来自替比夫定接受者的HBV DNA的测序分析,表明HBV DNA在替比夫定治疗患者中偶尔能发现A181T替换(不是A181V)。因此,核苷酸类的阿德福韦和核苷类的替比夫定,优先选择不同A181突变体(A181V、A181T),在至今可用的数据证明,在替比夫定接受者中A181T突变体与临床上可理解的病毒突破是不相关的。

(六)建议对已发生耐药变异的临床处理

对绝大多数核苷(酸)类似物耐药者,尤其是失代偿期肝硬化患者,需及早进行挽救治疗(rescue therapy)。通常病毒学突破先于生物化学突破,应在生物化学突破之前进行挽救治疗,可使患者免于发生肝炎突发、肝病恶化。挽救治疗需根据病毒对不同核苷(酸)类似物耐药特点,加用或换用无交叉耐药的核苷(酸)类似物(表35-14);如无禁忌证,亦可选用IFN-α或聚乙二醇化干扰素。

表35-14 乙型肝炎病毒耐药变异的处理策略

耐药类型	挽救治疗策略
LAM-R	加用ADV
	换用2倍剂量的ETV（1.0mg/d，但耐药变异发生率较非LAM-R者高
	换用IFN-α或PEG-IFN-α*
	加用TFV（尚未被CFDA批准）
ADV-R	换用Truvada（TFV+FTC）（尚未被CFDA批准）
	加用LAM或ETV（对未用过LAM者效果好）
	换用IFN-α或PEG-IFN-α*
	换用Truvada或TFV（尚未被CFDA批准）
ETV-R	加用ADV或TFV（后者尚未被CFDA批准）
	换用IFN-α或PEG-IFN-α*
LdT-R	与LAM-R的处理基本相同
MDR	对LAM+ADV的MDR：Truvada或TFV+ETV（尚未被CFDA批准）
	对LAM+ETV的MDR：TFV或Truvada（尚未被CFDA批准）

注：LAM-R、ADV-R、ETV-R和LdT-R分别示LAM、ADV、ETV和LdT耐药；MDR，多药耐药；Truvada为TFV+FTC（恩曲他滨）复合剂；CFDA，国家食品药品监督管理总局

四、丙型病毒性肝炎的治疗

近年来，丙型肝炎已逐渐成为世界性的健康难题，全球已有1.7亿丙型肝炎患者。1992~1995年的全国性病毒性肝炎血清流行病学调查显示，我国抗HCV阳性患者近4000万。成人感染了HCV后比HBV更容易转化成慢性肝炎，丙型肝炎在中国的流行趋势已不容乐观。

1. 抗病毒治疗的目的 抗病毒治疗的目的是清除或持续抑制体内的HCV，以改善或减轻肝损害，阻止进展为肝硬化，肝衰竭或HCC，并提高患者的生活质量。

2. 抗病毒治疗的有效药物 α干扰素（IFN）是抗HCV的有效药物，包括普通IFN-α、复合IFN和聚乙二醇（PEG）化α干扰素（PEG-IFNα）。后者是在IFN-α分子上交联无活性、无毒性的PEG分子，延缓IFN-α注射后的吸收和体内清除过程，其半衰期较长，每周1次给药即可维持有效血药浓度。复合IFN 9μg相当于普通IFN-α 3MU。PEG-IFN-α与利巴韦林联合应用是目前最有效的抗病毒治疗方案，其次是普通IFN-α或复合IFN与利巴韦林联合疗法，均优于单用IFN-α。国外最新临床试验结果显示，PEG-IFN-α-2a（180μg）或PEG-IFN-α-2b（1.5μg/kg）每周1次皮下注射，联合利巴韦林口服治疗48周的疗效相似，持续病毒学应答（SVR）率可达54%~56%；普通IFN-α（3MU）肌内注射每周3次联合利巴韦林治疗48周的SVR率稍低，为44%~47%；单用PEG-IFN-α-2a或普通IFN-α治疗48周的SVR率分别仅为25%~39%和12%~19%。我国的临床试验结果表明，PEG-IFN-α-2a（180μg）24周单药治疗慢性丙型肝炎的总SVR率为41.5%，其中基因1型患者为35.4%，非1型患者为66.7%。因此，如无利巴韦林的禁忌证，均应采用联合疗法。

3. 抗病毒治疗的适应证 只有确诊为血清HCV RNA阳性的丙型肝炎患者才需要抗病毒治疗。

4. 急性丙型肝炎 IFN-α治疗能显著降低急性丙型肝炎的慢性化率,因此,如检测到HCV RNA阳性,即应开始抗病毒治疗。目前对急性丙型肝炎治疗尚无统一方案,建议给予普通IFN-α 3MU,隔日1次肌内或皮下注射,疗程为24周,应同时服用利巴韦林800~1000mg/d。

5. 慢性丙型肝炎

(1)ALT或AST持续或反复升高,或肝组织学有明显炎症坏死(G≥2)或中度以上纤维化(S≥2)者,易进展为肝硬化,应给予积极治疗。

(2)ALT持续正常者大多数肝脏病变较轻,应根据肝活检病理学结果决定是否治疗。对已有明显纤维化(S2、S3)者,无论炎症坏死程度如何,均应给予抗病毒治疗;对轻微炎症坏死且无明显纤维化(S0、S1)者,可暂不治疗,但每隔3~6个月应检测肝功能。

(3)ALT水平并不是预测患者对IFN-α应答的重要指标。既往曾有人报道,用普通IFN-α治疗ALT正常的丙型肝炎患者无明显效果,因而不主张应用IFN-α治疗。但最近有研究发现,用PEG-IFN-α2a与利巴韦林联合治疗ALT正常的丙型肝炎患者,其病毒学应答率与ALT升高的丙型肝炎患者相似。因此,对于ALT正常或轻度升高的丙型肝炎患者,只要HCV RNA阳性,也可进行治疗,但尚需积累更多病例作进一步临床研究。

6. 丙型肝炎肝硬化

(1)代偿期肝硬化(Child-Pugh A级)患者,尽管对治疗的耐受性和效果有所降低,但为使病情稳定、延缓或阻止肝衰竭和HCC等并发症的发生,建议在严密观察下给予抗病毒治疗。

(2)失代偿期肝硬化患者,多难以耐受IFN-α治疗的不良反应,有条件者应行肝脏移植术。

7. 肝移植后丙型肝炎复发 HCV相关的肝硬化或HCC患者经肝移植后,HCV感染复发率很高。IFN-α治疗对此类患者有一定效果,但有促进对移植肝排斥反应的可能,可在有经验的专科医师指导和严密观察下进行抗病毒治疗。

8. 特殊丙型肝炎患者的治疗

(1)儿童和老年人:有关儿童慢性丙型肝炎的治疗经验尚不充分。初步临床研究结果显示,IFN-α单一治疗的SVR率似高于成人,对药物的耐受性也较好。65岁或70岁以上的老年患者原则上也应进行抗病毒治疗,但一般对治疗的耐受性较差。因此,应根据患者的年龄、对药物的耐受性、并发症(如高血压、冠心病等)及患者的意愿等因素全面衡量,以决定是否给予抗病毒治疗。

(2)酗酒及吸毒者:慢性酒精中毒及吸毒可能促进HCV复制,加剧肝损害,从而加速发展为肝硬化甚至HCC的进程。由于酗酒及吸毒患者对于抗病毒治疗的依从性、耐受性和SVR率均较低,因此,治疗丙型肝炎必须同时戒酒及戒毒。

(3)合并HBV或HIV感染者:合并HBV感染会加速慢性丙型肝炎向肝硬化或HCC的进展。对于HCV RNA阳性/HBV DNA阴性者,先给予抗HCV治疗;对于两种病毒均呈活动性复制者,建议首先以IFN-α加利巴韦林清除HCV,对于治疗后HBV DNA仍持续阳性者可再给予抗HBV治疗。对此类患者的治疗尚需进行深入研究,以确定最佳治疗方案。

合并HIV感染也可加速慢性丙型肝炎的进展,抗HCV治疗主要取决于患者的CD4$^+$细胞计数和肝组织的纤维化分期。免疫功能正常、尚无即刻进行高活性抗逆转录病毒治疗(HAART)指征者,应首先治疗HCV感染;正在接受HAART治疗、肝纤维化呈S2或S3的患者,需同时给予抗HCV治疗;但要特别注意观察利巴韦林与抗HIV核苷类似物相互作用的可能性,包括乳酸酸中毒等。对于严重免疫抑制者(CD4$^+$ T淋巴细胞$<2\times10^8$/L),应首先给抗HIV治疗,待免疫功能重建后,再考虑抗HCV治疗。

(4)慢性肾功能衰竭:对于慢性丙型肝炎伴有肾功能衰竭且未接受透析者,不应进行抗病毒治疗。已接受透析且组织病理学尚无肝硬化的患者(特别是准备行肾移植的患者),可单用IFN-α治疗(应注意在透析后给药)。由于肾功能不全的患者可发生严重溶血,因此,一般不应用利巴韦林联合治疗。

9. 抗病毒治疗应答的类型及影响因素

(1)抗病毒治疗应答的类型:依据所观察的指标不同,可分为生化学应答、病毒学应答及组织学应答。

1)生化学应答:ALT和AST恢复正常。

2)病毒学应答:①早期病毒学应答(EVR),指治疗12周时血清HCV RNA定性检测阴性(或定量检测小于最低检测限),或定量检测降低2个对数级(Log)以上。有早期EVR者易获得SVR,无EVR者不易获得SVR,因此EVR可作为预测SVR的指标。②治疗结束时病毒学应答(ETVR),即治疗结束时定性检测HCV RNA为阴性(或定量检测小于最低检测限)。③SVR,即治疗结束至少随访24周时,定性检测HCV RNA阴性(或定量检测小于最低检测限)。④无应答(NR),指从未获得EVR、ETVR及SVR者。⑤复发(relapse),指治疗结束时定性检测HCV RNA为阴性(或定量检测小于最低检测限),但停药后HCV RNA又变为阳性。⑥治疗中反弹(breakthrough),治疗期间曾有HCV RNA载量降低或阴转,但尚未停药即出现HCV RNA载量上升或阳转。

3)组织学应答:是指肝组织病理学炎症坏死和纤维化的改善情况,可采用国内外通用的肝组织分级(炎症坏死程度)、分期(纤维化程度)或半定量计分系统来评价。

(2)抗病毒治疗应答的影响因素:慢性丙型肝炎抗病毒疗效应答受多种因素的影响。下列因素有利于取得SVR:①HCV基因型2、3型;②病毒水平$<2\times10^6$拷贝/ml;③年龄$<$40岁;④女性;⑤感染HCV时间短;⑥肝脏纤维化程度轻;⑦对治疗的依从性好;⑧无明显肥胖者;⑨无合并HBV及HIV感染者;⑩治疗方法:以PEG-IFN(与利巴韦林)联合治疗为最佳。

10. 慢性丙型肝炎治疗方案 治疗前应进行HCV RNA基因分型(1型和非1型)和血中HCV RNA定量,以决定抗病毒治疗的疗程和利巴韦林的使用剂量。

(1)HCV RNA基因为1型,或(和)HCV RNA定量$\geq2\times10^6$拷贝/ml者,可选用下列方案之一:

1)PEG-IFN-α联合利巴韦林治疗方案:PEG-IFN-α-2a 180μg,每周1次皮下注射,联合口服利巴韦林1000mg/d,至12周时检测HCV RNA。①如HCV RNA下降幅度<2个对数级,则考虑停药;②如HCV RNA定性检测为阴转,或低于定量法的最低检测限,继续治疗至48周;③如HCV RNA未转阴,但下降≥2个对数级,则继续治疗到24周。如24周时HCV RNA转阴,可继续治疗到48周;如果24周时仍未转阴,则停药观察。

2)普通IFN-α联合利巴韦林治疗方案:IFN-α 3~5MU,隔日1次肌内或皮下注射,联合口服利巴韦林1000mg/d,建议治疗48周。

3)不能耐受利巴韦林不良反应者的治疗方案:可单用普通IFN-α、复合IFN或PEG-IFN,方法同上。

(2)HCV RNA基因为非1型,或(和)HCV RNA定量$<2\times10^6$拷贝/ml者,可采用以下治疗

方案之一：

1）PEG-IFN-α联合利巴韦林治疗方案：PEG-IFN-α-2a 180μg，每周1次皮下注射，联合应用利巴韦林800mg/d，治疗24周。

2）普通IFN-α联合利巴韦林治疗方案：IFN-α3MU，每周3次肌肉或皮下注射，联合应用利巴韦林800~1000mg/d，治疗24~48周。

3）不能耐受利巴韦林不良反应者的治疗方案：可单用普通IFN-α或PEG-IFN-α。

注：①国外文献报道，PEG-IFN-α-2b（1.0~1.5μg/kg）与PEG-IFN-α-2a（180μg）每周1次皮下注射，联合利巴韦林口服48周，两种方法治疗丙型肝炎的SVR率相似，前者在我国即将被批准上市。②在采用普通IFN-α治疗时，有人采用所谓"诱导疗法"，即每天肌内注射IFN-α 3~5MU，连续15~30d，然后改为每周3次。国外研究表明，患者对这一方案的耐受性降低，且能否提高疗效尚不肯定。③利巴韦林用量参考：体重>85kg者，1200mg/d；65~85kg者1000mg/d；<65kg者，800mg/d。有文献报道，利巴韦林的有效剂量为>10.6mg/kg体重。

（3）对于治疗后复发或无应答患者的治疗：对于初次单用IFN-α治疗后复发的患者，采用PEG-IFN-α-2a或普通IFN-α联合利巴韦林再次治疗，可获得较高SVR率（47%、60%）；对于初次单用IFN-α无应答的患者，采用普通IFN-α或PEG-IFN-α-2a联合利巴韦林再次治疗，其SVR率较低（分别为12%~15%和34%~40%）。对于初次应用普通IFN-α和利巴韦林联合疗法无应答或复发的患者，可试用PEG-IFN-α-2a与利巴韦林联合疗法。

第六节　登革热病毒的耐药性与临床治疗

一、概　　述

登革热是由伊蚊传播的登革病毒导致的急性传染病。登革病毒（Dengue virus, DENV）属黄病毒科黄病毒属，共有4个血清型（DENV-1、DENV-2、DENV-3和DENV-4），4种血清型均可感染人，其中2型重症率及病死率均高于其他型。登革病毒对热敏感，56℃ 30min可灭活，但在4℃条件下其感染性可保持数周之久。超声波、紫外线、0.05%甲醛溶液、乳酸、高锰酸钾、龙胆紫等均可灭活病毒。病毒在pH 7~9时最为稳定，在-70℃或冷冻干燥状态下可长期存活。登革病毒主要通过伊蚊叮咬传播，传染源为登革热患者、隐性感染者和登革病毒感染的非人灵长类动物以及带毒的媒介伊蚊，人群普遍易感，但感染后仅有部分人发病，登革病毒感染后，人体可对同型病毒产生持久免疫力，但对异型病毒感染不能形成有效保护，若再次感染异型或多个不同血清型病毒，机体可能发生免疫反应，从而导致严重的临床表现。登革热流行于全球热带及亚热带地区，尤其是在东南亚、太平洋岛屿和加勒比海等100多个国家和地区。我国广东、云南、福建、浙江、海南等南方省份可发生本地登革热流行，主要发生在夏秋季。

登革热是一种全身性疾病，临床表现复杂多样，其主要临床特征为发热，头痛，疲乏，全身肌肉、骨骼和关节痛，皮疹，淋巴结肿大及白细胞减少。典型的登革热病程分为三期，即急性发热期、极期和恢复期。根据病情严重程度，可将登革热分为普通登革热和重症登革热两种临床类型。重症登革热呈多个器官出血和（或）休克，血液浓缩，血小板减少，病程演变凶险，病死率高。根据流行病学史、临床表现及实验室检查结果，可作出登革热的诊断。在流行病学史不详的情况下,根据临床表现、辅助检查和实验室检测结果作出诊断。疑似病例或临床诊断病例,急性期血清检测出登革热抗原(NS1)或应用反转录酶-聚合酶链锁反应(RT-PCR)方法检测病毒核酸,或分离出登革病毒或恢复期血清特异性IgG抗体滴度呈4倍以上升高,即可确诊。

二、抗登革热病毒治疗

目前尚无特效的抗病毒治疗药物,主要有西医对症支持及中医辨证论治两种治疗方法。治疗原则是早发现、早诊断、早治疗、早防蚊隔离。重症病例的早期识别和及时救治是降低病死率的关键。

(一)抗登革热病毒治疗相关药物及耐药性

目前尚无专门针对登革热病毒的抗病毒药物获得审批通过;也没有有效的疫苗。治疗药物只是有效的广谱抗病毒药物如硝唑尼特,能用于治疗登革热。

现在正在进行药物治疗试验的有核苷酸类似物,如腺苷类似物NITD-008和4′-C-迭氮基胞嘧啶核苷2′,3′,5′-三异丁酸酯(balapiravir),分别进入了临床前的动物安全性研究和临床试验,但均因毒性和药效不理想而终止。一种宿主α-葡萄糖苷酶抑制剂Celgosivir,目前正在进行临床试验,疗效有待确定。有研究小分子抑制剂BP13944,能够降低登革热病毒复制,对细胞的毒性小,有望将来用于登革热病毒感染的治疗。另一种新的小分子化合物st-148对所有四种血清型登革病毒体外具有有效抑制作用。文献报道的其他病毒抑制剂如SDM25N等药物研究多数停留在体外实验,用于临床治疗还需要很长的路。

治疗性抗体是登革热病毒感染的潜在治疗的一种可行方法,但耐药病毒的序列分析显示登革热病毒包膜蛋白铰链的氨基酸发生突变重组,会导致抗病毒抗体不能发生作用。RNA干扰技术可能成为未来治疗登革热病毒感染的方法。

(二)对症支持治疗

1. 一般治疗

(1)卧床休息,清淡饮食;

(2)防蚊隔离至退热及症状缓解,不宜过早下地活动,防止病情加重;

(3)监测神志、生命体征、液体入量、尿量,血小板,HCT,电解质等。对血小板明显下降者,进行动静脉穿刺时要防止出血、血肿发生。

2. 对症治疗

(1)退热:以物理降温为主,对出血症状明显的患者,避免采用酒精擦浴。解热镇痛类药物可能出现严重并发症,应谨慎使用;

(2)补液:口服补液为主,适当进流质食物,对频繁呕吐、进食困难或血压低的患者,应及时静脉输液;

(3)镇静止痛:可给予地西泮、罗通定等对症处理。

3. 重症登革热的治疗

除了有典型临床表现外,有下列情况之一者应积极预警重症登革热:①严重出血:皮下血肿、呕血、黑便、阴道流血、肉眼血尿、颅内出血等;②休克:心动过速、肢端湿冷、毛细血管充盈时间延长>3秒、脉搏细弱或测不到、脉压差减小或血压测不到等;③严重的器官损害:肝脏损伤(ALT和(或)AST>1000IU/L)、ARDS、急性心肌炎、急性肾功能衰竭、脑病和脑炎等表现。

除一般治疗中提及的监测指标外,重症登革热病例还应动态监测电解质的变化。对出现严重血浆渗漏、休克、ARDS、严重出血或其他重要脏器功能障碍者应积极采取相应治疗措施。

（1）补液治疗：重症登革热补液原则是维持良好的组织器官灌注。同时应根据患者HCT、血小板、电解质、尿量及血流动力学情况随时调整补液的种类和数量,在尿量达约0.5ml/(kg·h)的前提下,应控制静脉补液量。

（2）抗休克治疗：出现休克时应尽快进行液体复苏治疗,初始液体复苏以等渗晶体液为主,对初始液体复苏无反应的休克或更严重的休克可加用胶体溶液。同时积极纠正酸碱失衡。液体复苏治疗无法维持血压时,应使用血管活性药物;严重出血引起休克时,应及时输注红细胞或全血等。有条件可进行血流动力学监测并指导治疗。

（3）出血的治疗

1）出血部位明确者,如严重鼻出血给予局部止血。胃肠道出血者给予制酸药。尽量避免插胃管、尿管等侵入性诊断及治疗。

2）严重出血者伴血红蛋白低于7g/L,根据病情及时输注红细胞。

3）严重出血伴血小板计数低于$30 \times 10^9/L$,应及时输注血小板。临床输血时要注意输血相关急性肺损伤和血小板无效输注等。

（4）重要脏器损害的治疗：

1）急性心肌炎和急性心功能衰竭：应卧床休息,持续低中流量吸氧,保持大便通畅,限制静脉输液及输液速度。存在房性或室性早搏时,给予美托洛尔或胺碘酮等抗心律失常药物治疗。发生心衰时首先予利尿处理,保持每日液体负平衡在500ml至800ml,其次给予口服单硝酸异山梨酯片30mg或60mg。

2）脑病和脑炎：降温、吸氧,控制静脉输液量和输液速度。根据病情给予甘露醇或利尿剂静脉滴注以减轻脑水肿。脑炎患者可给予糖皮质激素减轻脑组织炎症和水肿。出现中枢性呼吸衰竭应及时给予辅助通气支持治疗。

3）急性肾功能衰竭：可参考急性肾损害标准进行分期,及时予以血液净化治疗。

4）肝衰竭：部分患者可发生严重肝损伤,如出现肝衰竭,按肝衰竭常规处理。

（5）其他治疗：预防并及时治疗各种并发症。

三、预后和预防

登革热常为自限性,病死者不多,一般病死率为30/10万,我国登革热的病死率为16/10万。绝大多数死于重型登革热,在脑膜脑炎型病例中,病死率极高,可达90%以上。登革出血热各地病死率为1%~5%,有休克者预后不良。

在登革热流行期间,典型患者只占传染源中的一小部分,病程超过5天,并且热退24小时以上可解除防蚊隔离标准,所以单纯隔离患者不足以制止流行。

预防措施的重点在于控制和消灭伊蚊。应动员群众实行翻盆倒罐,填堵竹、树洞。对饮用水缸要加盖防蚊,勤换水,并可在缸内放养食蚊鱼。对成蚊可喷洒灭蚊剂。登革热的疫苗正在积极开发研制与试验中,近几年内登革热疫苗即将问世,疫苗对4型病毒预防有效性达到50%~60%,有望能够在世界范围内防堵登革热疫情扩散。

第七节 手足口病的临床治疗与管理

一、概 述

手足口病(hand-food-mouth disease, HFMD)是由肠道病毒(以CoxA16、EV71多见)引起的急性传染病,多发生于学龄前儿童,尤以3岁以下年龄组发病率最高。主要症状表现为手、足、口腔等部位的斑丘疹、疱疹,大多数患者症状轻微,但少数病例可出现脑膜炎、脑炎、脑脊髓炎、神经源性肺水肿、循环障碍等。手足口病是全球性传染病,1957年新西兰首次报道该病,1958年美国科学家第一次分离出柯萨奇病毒,1959年手足口病被正式命名。我国于1981年在上海首次报道本病,2008年5月将其新增为法定报告管理的丙类传染病。近年来该病的发病率显著升高,并呈现季节性流行和全年散发趋势,热带地区四季可发病,温带地区以夏秋季流行为主,7、8月份为高峰。该病潜伏期多为2~10天,平均3~5天。因具有自限性,绝大多数病例1周内可痊愈,个别由EV71感染引起的重症患儿病情进展快,可导致死亡,主要表现为重症脑干脑炎及神经源性肺水肿。

根据流行季节和皮疹等临床表现可做出手足口病临床诊断。无皮疹病例,临床不宜诊断为手足口病。临床诊断病例具有下列之一者即可确诊:①从患者的咽、气道分泌物、疱疹液、粪便标本中分离出肠道病毒;②采用实时荧光定量反转录-聚合酶链反应(rRT-PCR)法检测到CoxA16、EV71等肠道病毒特异性核酸;③急性期与恢复期血清CoxA16、EV71等肠道病毒中和抗体有4倍以上的升高,

二、手足口病的临床治疗

(一)抗肠道病毒EV71相关药物及耐药性

1.抗肠道病毒相关药物 目前,针对EV71抗病毒药物研发的策略主要集中在阻断病毒进入宿主细胞、抑制病毒复制、阻断病毒蛋白合成以及调节机体抗病毒免疫等环节。

(1)病毒衣壳蛋白结合剂:普拉康纳利(pleconaril)已被证实通过与病毒的蛋白衣壳结合而干扰病毒对宿主细胞的吸附和脱衣壳,能对90%以上的肠道病毒有作用。以普拉康纳利为模板,研制出一类新的吡啶基咪唑啉酮衍生物BPROZ-194和BTA798,体外实验表明,这些衍生物能抑制EV71引起的细胞病变效应,并且细胞毒性很低,但当VP1蛋白192位氨基酸由缬氨酸突变为甲硫氨酸时,EV71对BPROZ-194则产生耐药性。有报道苏拉明用于治疗或预防性治疗重症EV71感染有较好的效果。

(2)蛋白抑制剂3C和2A:芦平曲韦(rupintrivir,AG7088)已被确定可以通过抑制3C蛋白酶活动从而起到抑制病毒复制的作用,在该药基础上合成一系列3C蛋白酶抑制剂,如化合物9、NK-1.8k可能阻止EV71病毒感染更有效。有报道NITD008(腺苷类似物),做为抗病毒EV71感染药物具有较大潜力。2A蛋白酶可以切断病毒多肽和翻译因子eIF4GI,从而停止宿主细胞的翻译,目前尚未开发出特异性的抑制剂以阻止2A蛋白酶及相关蛋白酶。

(3)3DRNA聚合酶抑制剂:EV71病毒RNA基因的复制需通过RdRp(RNA-dependent

RNA polymerase），即3D蛋白，因此，以3D聚合酶为目标可特异性地抑制EV71复制。核苷（酸）类似物如利巴韦林、非核苷（酸）类似物如DTriP=22均属于3DRNA聚合酶抑制剂。此外铝酸也显示具有抑制肠道病毒EV713DRNA聚合酶的功效。报道新研制的药物BPR-3P0128（6-溴-2-[1-（2,5-二甲基苯基）-5-甲基-1H-吡唑-4-基]喹啉-4-羧酸）表现出针对EV71优异的抗病毒活性。

（4）IRES元件抑制剂：利用蛋白质破坏EV71 IRES（internal ribosomal entry）元件，EV71复制就可以被抑制。黄酮类化合物山奈酚已被证明能够通过改变ITAFs（IRES-specifictransacting factors）结构，起到抑制EV71病毒复制及抑制IRES活性的作用。芹菜素可以通过抑制病毒的IRES活性和调节细胞JNK信号通路抑制EV71病毒的复制。

（5）其他：如针对病毒蛋白3A或病毒蛋白3AB发展的抗病毒药物以抑制EV71复制如an-12-h5。

2. 抗病毒治疗的耐药问题　由于EV71病毒RNA基因是通过RdRp合成，而RdRp不具备校对功能，所以在新合成的病毒基因复制过程中突变基因经常产生。因此，针对于EV71的变种，目前的抗病毒药物通常可以通过耐药表型选择抗病毒治疗。例如，DTriP-22的作用机制是基于耐药突变体表型及整个病毒基因序列。可以针对耐药出现的突变体和整个病毒基因组进行测序。对EV71病毒的耐药位点，联合治疗的可行性值得进一步评估。联合治疗选择的分子应通过不同的作用机制发挥作用。基于最近的两项研究评估抗EV71联合治疗，一些联合治疗被证实在抑制EV71型方面表现出协同效应，如联合IFN-α和芦平曲韦、芦平曲韦和普拉康纳利类似物BTA798等。因此，联合治疗可能是对抗EV71型的一个有效策略。

截至目前，对以上的抗EV71感染药物的研究还处于临床前期，未筛选出一个广谱的可以抗多种EV71基因型的药物。由于EV71具有高突变率，不断地产生抗药株，目前对EV71感染且有中枢神经症状的患儿无有效药物，这些问题都将阻碍抗EV71药物研究的进程。

（二）普通病例的治疗

1. 一般治疗　注意隔离，避免交叉感染。适当休息，清淡饮食，做好口腔和皮肤护理。

2. 对症治疗　局部疱疹溃疡创面涂金霉素软膏、鱼肝油、维生素B_2粉剂或十六角蒙脱石。发热等症状采用中西医结合治疗，补充维生素B_2、C。

（三）重症病例的治疗

病情进展迅速，在发病1~5天左右出现脑膜炎、脑炎（以脑干脑炎最为凶险）、脑脊髓炎、肺水肿、循环障碍等，极少数病例病情危重，可致死亡，存活病例可留有后遗症。

1. 神经系统受累治疗

（1）控制颅内高压：限制入量，积极给予甘露醇降颅压治疗，每次0.5~1.0g/kg，每4~8h一次，20~30min快速静脉注射。根据病情调整给药间隔时间及剂量。必要时加用呋塞米。

（2）酌情应用糖皮质激素治疗，参考剂量：甲基泼尼松龙1~2mg/（kg·d）；氢化可的松3~5mg/（kg·d）；地塞米松0.2~0.5mg/（kg·d），病情稳定后，尽早减量或停用。个别病例进展快、病情凶险可考虑加大剂量，如在2~3天内给予甲基泼尼松龙10~20mg/（kg·d）（单次最大剂量不超过1g）或地塞米松0.5~1.0mg/（kg·d）。

（3）酌情应用静脉注射免疫球蛋白，总量2g/kg，分2~5天给予。

（4）其他对症治疗：降温、镇静、止惊。

（5）严密观察病情变化，密切监护。

2. 呼吸、循环衰竭治疗

（1）保持呼吸道通畅，吸氧。

（2）确保两条静脉通道通畅，监测呼吸、心率、血压和血氧饱和度。

（3）呼吸功能障碍时，及时气管插管使用正压机械通气，建议呼吸机初调参数：吸入氧浓度80%~100%，PIP 20~30cm H_2O，PEEP 4~8cm H_2O，f 20~40次/min，潮气量6~8 ml/kg左右。根据血气、X线胸片结果随时调整呼吸机参数。适当给予镇静、镇痛。如有肺水肿、肺出血表现，应增加PEEP，不宜进行频繁吸痰等降低呼吸道压力的护理操作。

（4）在维持血压稳定的情况下，限制液体入量（有条件者根据中心静脉压、心功能、有创动脉压监测调整液量）。

（5）头肩抬高15~30°，保持中立位；留置胃管、导尿管。

（6）药物应用：根据血压、循环的变化可选用米力农、多巴胺、多巴酚丁胺等药物；酌情应用利尿药物治疗。

（7）保护重要脏器功能，维持内环境的稳定。

（8）监测血糖变化，严重高血糖时可应用胰岛素。

（9）抑制胃酸分泌：可应用胃黏膜保护剂及抑酸剂等。

（10）继发感染时给予抗生素治疗。

3. 恢复期治疗

（1）促进各脏器功能恢复。

（2）功能康复治疗

三、预 防

（一）加强疫情监测，确保可疑病例早发现、早诊断、早隔离、早治疗。

（二）饭前便后、外出后要用肥皂或洗手液等给儿童洗手。

（三）在手足口病流行期，儿童出现发热和皮疹症状，应及时去医院就诊。轻症患儿不必住院，宜居家治疗。居家治疗的儿童，彻底治愈前，不要接触其他儿童，父母要及时对患儿的衣物进行晾晒或消毒，对患儿粪便及时进行消毒处理。

（四）在疾病流行地区和季节，不宜带儿童到人群聚集、空气流通差的公共场所，尽量减少儿童与手足口病患儿接触的机会。

（五）居室经常通风，勤晒衣被。尿布要及时清洗、曝晒和消毒。婴幼儿的奶瓶、奶嘴和儿童的餐具、玩具，应充分清洗、消毒。

（六）广泛开展健康教育，养成良好卫生习惯，充足睡眠。教育儿童不喝生水，不食生、冷、不洁的食物，勤洗手。

（七）目前尚无疫苗用于人群免疫。EV71疫苗研究已取得一定进展。正在研制的疫苗有减毒和灭活疫苗、VPl亚单位疫苗和DNA疫苗，对各种疫苗的安全性和免疫效果正在评估中。

第八节 病毒性腹泻的临床治疗与管理

一、概　　述

病毒性胃肠炎是由病毒引起的一组十分常见的急性消化道传染病,约占所有胃肠炎的30%~40%,婴幼儿腹泻中病毒引起的胃肠炎达80%。冬秋季病毒性胃肠炎可占腹泻患者的绝大多数,随着检测技术和手段的提高,病毒性腹泻所占比例还在增加。病毒性胃肠炎的最主要症状是急性腹泻,所以又称为病毒性腹泻。临床特点为起病急、恶心、呕吐、腹痛、腹泻,排水样便或稀便,也可有发热及全身不适待症状,病程短,病死率不高。

与急性胃肠炎有关的病毒种类较多,其中较为重要且研究较多的是轮状病毒(rotavirus,RV);属于呼肠病毒科RV属;杯状病毒(calicivirus)科的诺如病毒属(norovirus)和札如病毒属(sapovirus);星状病毒(astrovirus);肠道腺病毒(enteric adenovirus)等。其他肠道病毒包括柯萨奇病毒(coxsackie virus)、埃可病毒(echo virus);冠状病毒(coronavirus)科的环曲病毒(torovirus)等。近年来一些与急性胃肠炎相关的病毒在腹泻病患者的粪便标本中被检出,如人博卡病毒(human bocavirus,HboV)、Aichi病毒等。

病毒性胃肠炎的诊断需结合流行季节特点、易感年龄和临床表现做出临床诊断。实验室诊断方法主要有: ①电镜或免疫电镜检查病毒颗粒; ②应用酶联免疫法、乳胶凝集法、免疫层析法、免疫荧光法、固相免疫法等检测粪便标本中病毒抗原; ③PCR方法检测标本中病毒特异性核酸; ④采集发病初期和恢复期(2~3周后)双份血清,检测型特异性抗体滴度的消长,双份血IgG抗体滴度出现≥4倍增长,可以确定诊断; ⑤病毒培养,仅限于专业化的研究实验室。

(一)轮状病毒胃肠炎

轮状病毒最早于1973年由Bishop从澳大利亚腹泻儿童肠活组织检查(活检)上皮细胞内发现,电子显微镜(电镜)下观察如轮状,故命名为 “轮状病毒”。病毒颗粒含双股RNA,直径70nm,也有直径为55nm的缺损病毒。用电泳法分型为7组,即A~G组。最近又发现副轮状病毒。首先发现的轮状病毒是A组,B组轮状病毒最早在我国发现,可致成人腹泻,C组首先于1988年在日本发现。A、B、C3组能引起人畜共患病,其他组主要引起动物腹泻,少数感染人群。

轮状病毒性胃肠炎是由轮状病毒感染所引起的急性传染病,是婴幼儿腹泻最常见的原因。患病和隐性感染的人和动物为主要传染源,粪-口途径是最常见的传播方式,可通过污染水源而造成暴发流行。有研究发现,轮状病毒也通过飞沫传播。婴幼儿是轮状病毒感染的高危人群,多发生在4~24个月的儿童。儿童在1岁以前可以感染1次以上,而且初次感染往往比较严重,以后逐渐减轻。流行多发生在秋冬季,这也是早期“儿童秋季腹泻”名称的来源。轮状病毒易感的其他人群包括旅游者、与患病儿童密切接触的成年人和住进护理院和医院的老年人。潜伏期通常为1~2天。症状期通常发生在感染后3~8天。病情差别较大,6~24月龄小儿症状重,而较大儿童或成年人多为轻型或亚临床感染。起病急,多先吐后泻,伴轻、中度发热。腹泻每日十到数十次不等,大便多为水样,或呈黄绿色稀便,常伴轻或中度脱水及代谢性中毒。部分病例在出现消化道症状前常有上呼吸道感染症状。本病为自限性疾病,病程约1周左右。但少数患儿短期内仍有双糖尤其是乳糖吸收不良,腹泻可持续数周,个别可长达数月。少数可因脱水而死亡。轮状病毒在室温下相对稳定,在环境表面能够存活数日和粪便中存活数月。

(二)诺如病毒性胃肠炎

诺如病毒是一组形态相似、抗原性略有不同的病毒颗粒。这组病毒的原型毒株是1968年在美国诺瓦克市暴发的一次急性胃肠炎的病原体,之后在世界各地陆续发现形态相似、抗原性略异的病毒颗粒,均以分离到病原的地点命名,统称为诺瓦克样病毒(Norwalk-like viruses)。至2002年8月第八届国际病毒分类委员会批准名称为诺如病毒(norovirus),诺瓦克和诺瓦克样病毒的名称不再使用。全世界60%~80%人类胃肠炎暴发与诺如病毒有关。我国卫生部2007年特别制定了诺如病毒感染性腹泻的防治方案。该病毒感染呈全年流行,但呈现冬秋季高发。无明显地域差别,主要传播途径是粪-口传播,人-人接触传播、空气传播也是传播途径。流行范围主要分布在饭店、学校、医院、幼儿园、旅游区、军队等。人群对诺如病毒普遍易感。由于机体针对病毒产生的抗体无明显保护作用,因此可以多次感染,但症状比轮状病毒感染轻。诺如病毒是引起非菌性急性胃肠炎暴发的主要病因,也是婴幼儿散发性腹泻病的常见病原。本病潜伏期1~3日,腹泻常伴有恶心、呕吐,偶有腹痛、肌痛和头痛。少数患者有发热。儿童常以呕吐为主要症状,成人发生腹泻的较多。粪便为水样,无脓血,病程1~3日。多数病情较轻,可以自愈。偶有严重者,表现脱水。

(三)星状病毒性胃肠炎

星状病毒1975年通过电镜从轻度腹泻婴儿的粪便中检出。血清学调查结果表明,5岁儿童星状病毒感染率>70%。该病毒可以在医院、幼儿园、中学和军队造成暴发流行。星状病毒感染可散发,也可引起暴发流行。星状病毒广泛分布于世界各地,各血清型流行情况因地区和流行年份不同而有所不同,其中多以血清型1型为主。有报道中国以血清型4型为主。星状病毒感染具有较明显的季节性,一般在温带地区星状病毒感染的流行季节为冬季,而在热带地区的流行季节为雨季。星状病毒感染多发生在2岁以内,尤其是1岁以内的小婴幼儿。此外,老年人和免疫缺陷患者也是星状病毒感染的高危人群,人类免疫缺陷病毒(HIV)感染患者、接受骨髓移植及联合免疫缺陷患者发生星状病毒感染均已有报道。星状病毒亦是健康成年人发生急性胃肠炎的病因之一。星状病毒感染的临床表现与轮状病毒相似,主要症状是腹泻(水样便),同时可伴有发热、呕吐、腹痛、食欲减退等,潜伏期一般为3~4天,症状持续时间为3~5天。但与轮状病毒感染相比,单纯星状病毒感染一般症状较轻微,较少发生脱水。有报道星状病毒感染可能与迁延性腹泻有关,星状病毒是迁延性腹泻的原发病因还是继发病因尚不清楚。

(四)肠道腺病毒性胃肠炎

20世纪60年代在腺病毒呼吸道感染流行时已注意到发生胃肠炎的情况,至1976年正式明确腺病毒是人类胃肠炎的病原之一。腺病毒含双股DNA,直径平均70nm,目前已知52个血清型,此外还有某些未能分型的腺病毒。一般腺病毒能在普通培养细胞上生长,粪便中腺病毒仅选择性在小肠细胞内生长,故称之为肠腺病毒。用限制性内切酶分析肠腺病毒,发现其有2种不同的电泳图谱,即Ad40及Ad41。在病毒性胃腺炎中肠腺病毒检出率为5%~14%。

腺病毒胃肠炎广泛分布于世界各地,特别在小儿,发病率仅次于轮状病毒性肠炎。发病年龄以5岁以下为多,尤其3岁以下,可占85%,最小发病年龄为1个月。腺病毒胃肠炎一般呈散发,在难民营、托幼机构及住院儿科病房中可引起暴发流行。全年发病,以夏季及冬末略多。70%由Ad40及Ad41型肠腺病毒引起,其他型如1、2、4型亦有报道,但不同国家、地区,病毒血清型可能不同。

尽管有多种病毒可以引起急性胃肠炎,但是临床表现,包括潜伏期都十分相似(10数小时至数天不等)。急性起病,腹泻常为首发或主要症状,可有腹痛。婴儿或儿童多伴有发热、呕吐等,拒绝哺乳、哭闹、严重腹泻又未经及时补液,可以有明显的脱水征,这也是非发达地区儿童病毒性胃肠炎致死的直接原因。在临床诊断方面有3点值得一提:①病毒性腹泻多表现为水样便,但由于细菌性胃肠炎同样可以表现为水样便,不一定有脓血,因此不能完全根据是否有脓血作为鉴别病毒性胃肠炎与非病毒性胃肠炎的依据;②病毒性胃肠炎的传播途径主要亦是粪-口传播,水源污染和食物(尤其是海产品)污染等可引起暴发流行,因此要克服可能存在的误区,认为"食物中毒"即细菌及其毒素所为,忽略了病毒导致的"胃肠中毒";③所谓"胃肠型感冒"主要是指肠病毒感染后可同时出现全身中毒表现(出现发热、乏力、头痛等症状)和腹泻,在临床症状上有一定特点,但差异不明显,不能提供重要的鉴别诊断依据。

二、病毒性腹泻的治疗

(一)抗病毒治疗及药物敏感性

病毒性胃肠炎是自限性疾病,一般能在1周至10天左右或者更短时间内自愈,不需要实施抗病毒治疗。少数研究认为,使用抗病毒药物治疗后可以缩短病程或减轻症状,但未得到普遍认可。

目前腺病毒感染的抗病毒药物主要有扎那米韦、金刚乙胺、阿昔洛韦、聚肌胞常带粉与干扰素等。

轮状病毒、诺如病毒和星状病毒引起的胃肠炎目前没有特定的抗病毒药物。由于轮状病毒缺乏一个理想的药物作用靶分子,阻碍了药物开发。相关的研究少有报道。有研究表明,环孢素A(CsA)可能作为一种有效的抗轮状病毒(RV)的药物,但对于治疗RV腹泻还需进一步评估。有报道广谱抗病毒药物Nitazoxanide也可抑制轮状病毒和诺如病毒,临床试验已经表明,用于治疗轮状病毒和诺如病毒性胃肠炎具有潜力。文献报道,Hsp90在细胞培养中可减少诺如病毒的复制;有人开发出针对诺如病毒RdRp(即3D蛋白)抑制剂的化合物PPNDS;有些核苷类似物2'-C-MeC能够有效对抗两株不同基因型的诺如病毒;有些非核苷类似物"铅样"化合物已证明了对诺如病毒的抑制作用;为了减少病毒耐药性,有研究应用小分子wp1130衍生物,一种选择性的去泛素化酶抑制剂,能减少诺如病毒和其他一些RNA病毒的复制。

(二)其他治疗

对症和支持治疗是病毒性胃肠炎的重点治疗方法。严重脱水以及由此产生的严重水、电解质紊乱是导致婴幼儿死亡的主要原因,因此,纠正水、电解质失衡是降低病死率的主要措施。

1. 脱水的预防与治疗

(1)预防脱水:从患儿腹泻开始,就给口服足够的液体以预防脱水。母乳喂养儿应继续母乳喂养,并且增加喂养的频次及延长单次喂养的时间;混合喂养的婴儿,应在母乳喂养基础上给予ORS或其他清洁饮用水;人工喂养儿选择ORS或食物基础的补液如汤汁、米汤水和酸乳饮品或清洁饮用水。建议在每次稀便后补充一定量的液体(<6个月者,50ml;6个月~

2岁者，100ml；2~10岁者，150ml；10岁以上的患儿能喝多少给多少）直到腹泻停止。

（2）轻至中度脱水：口服补液及时纠正脱水，应用ORS，用量（ml）=体重（kg）×（50~75），4h内服完；密切观察患儿病情，并辅导母亲给患儿服用ORS液。以下情况提示口服补液可能失败：①持续、频繁、大量腹泻（>10~20ml·kg^{-1}·h^{-1}）；②ORS液服用量不足；③频繁、严重呕吐；如果临近4h，患儿仍有脱水表现，要调整补液方案。4h后重新评估患儿的脱水状况，然后选择适当的方案。

（3）重度脱水：采用静脉用的糖盐混合溶液（须在医院进行）：首先以2：1等张液20ml/kg，于30~60min内静脉推注或快速滴注以迅速增加血容量，改善循环和肾脏功能；在扩容后根据脱水性质（等渗性脱水选用2：3：1液，低渗性脱水选用4：3：2液）按80ml/kg继续静滴，轮状病毒肠炎多为等张或等张偏高脱水，累积损失一般宜用1/2量~2/3量液补充。先补2/3量，婴幼儿5h，较大儿童2.5h；在补液过程中，每1~2小时评估1次患者脱水情况，如无改善，则加快补液速度；婴儿在补液后6h，儿童在补液后3h重新评估脱水情况，选择适当补液的方案继续治疗；一旦患儿可以口服（通常婴儿在静脉补液后3~4h，儿童在静脉补液后1~2h，即给予ORS）。

2. 饮食疗法　母乳喂养儿继续母乳喂养，小于6个月的人工喂养患儿可继续喂配方乳，大于6个月的患儿可继续食用已经习惯的日常食物，如粥、面条、稀饭、蛋、鱼末、肉末、新鲜果汁。鼓励患儿进食，如进食量少，可增加喂养餐次。避免给患儿喂食含粗纤维的蔬菜和水果以及高糖食物。病毒性肠炎常有继发性双糖酶（主要是乳糖酶）缺乏，对疑似病例可暂时给予改为低（去）乳糖配方奶，时间1~2周，腹泻好转后转为原有喂养方式。

3. 肠道微生态疗法　有助于恢复肠道正常菌群的生态平衡，抑制病原菌定植和侵袭，控制腹泻。常用双歧杆菌、嗜酸乳杆菌等。

4. 肠黏膜保护剂　能吸附病原体和毒素，维持肠细胞的吸收和分泌功能，与肠道黏液糖蛋白相互作用，可增强其屏障功能，阻止病原微生物攻击。如蒙脱石微粉。

5. 补锌治疗　急性腹泻病患儿能进食后即予以补锌治疗，大于6个月的患儿，每天补充含元素锌20mg，小于6个月的患儿，每天补充元素锌10mg，共10~14d。元素锌20mg相当于硫酸锌100mg，葡萄糖酸锌140mg。

三、预　防

1. 合理喂养，提倡母乳喂养，添加辅助食品时每次限一种，逐步增加，适时断奶。人工喂养者应根据具体情况选择合适的代乳品。

2. 对于生理性腹泻的婴儿应避免不适当的药物治疗，或者由于婴儿便次多而怀疑其消化能力，进而不按时添加辅食。

3. 养成良好的卫生习惯，注意乳品的保存和奶具、食具、便器、玩具等的定期消毒。

4. 感染性腹泻患儿，尤其是轮状病毒、诺如病毒等的传染性强，集体机构如有流行，应积极治疗，做好消毒隔离工作，防止交叉感染。

5. 轮状病毒肠炎流行甚广，接种疫苗为理想的预防方法，我国兰州生物制品研究所已研制成功口服轮状病毒活疫苗，初步结果表明安全性良好，有效保护率在70%以上。国外已有多价或单价的轮状病毒疫苗上市。

（王镇山　褚云卓　李　琳　夏梦岩　崔振兴　周慧敏
杨淑凤　边兴艳　宋　丽　黄　燕　李　悦　张卓然）

参考文献

1. 中华医学会呼吸病学分会. 流行性感冒临床诊断和治疗指南(2011年修订稿),全科医学临床与教育,2011,9(4):363-367

2. 流行性感冒诊断与治疗指南(2011年版)(一),全科医学临床与教育,2011年,(2):123-126

3. 流行性感冒诊断与治疗指南(2011年版)(二),全科医学临床与教育,2011年,9(3):244-245

4. 流行性感冒诊断与治疗指南(2011年版)(三),全科医学临床与教育,2011年,9(4):363-367

5. 沈银忠,卢洪洲. 流行性感冒和禽流感的抗病毒治疗. 上海医药,2013年,34(11):3-7

6. 刘娟,秦成峰,秦鄂德. 流感病毒耐药机制研究进展. 解放军医学杂志,2010年,35(8):1029-1031

7. Pavlina Volfova, Martina lengerova, Jana Lochmanova, et al. Detecting human cytomegalovirus drug resistant mutations and monitoring the emergence of resistant strains using real-time PCR. Journal of Clinical Virology,2014,61:270-274

8. Martha T. van der BeeK, Clementien L. Vermont, Robbert G. M. Bredius, et al. Persistence and antiviral resistance of Varicella Zoster virus in Hematological patients. Clinical Infectious Diseases,2013,56(3):335-343

9. Nichols WG, Corey L, Gooley T, et al. Rising pp65 antigenemia during preemptive anticytomegalovirus therapy after allogeneic hematopoietic stem cell transplantation: risk factors, correlation with DNA load, and outcomes. Blood 2001; 97: 867-874

10. Boeckh M, Leisenring W, Riddell SR, et al. Late cytomegalovirus disease and mortality in recipients of allogeneic hematopoietic stem cell transplants: importance of viral load and T-cell immunity. Blood 2003; 101: 407-414

11. Graciela andrei, Aspasia Georgala, Dimitri Topalis, et al. Heterogeneity and evolution of thymidine kinase and DNA plymerase mutants of herpes simplex virus type 1: implications for antiviral therapy. the Journal of infectious diseases 2013; 207: 1295-1305

12. Douglas L. Mayers . Clinical Implications of HIV-1 Drug Resistance. //Douglas L. Mayers. Stephen A. Lerner, Marc Ouellette, Jack D. Sobel: Antimicrobial Drug Resistance. Springer Dordrecht Heidelberg London New York. Humana Press, a part of Springer Science+Business Media, LLC 2009

13. 张福杰. 国家免费艾滋病抗病毒药物治疗手册. 第3版. 北京: 人民卫生出版社,2012: 53-57

14. 尚红. 艾滋病抗病毒治疗实用手册. 北京: 人民卫生出版社,2015

15. 尚红. 艾滋病抗病毒治疗实践. 北京: 人民卫生出版社,2015

16. 中华医学会感染病学分会艾滋病学组,艾滋病诊疗指南(2011)

17. 张继明,邹祥惠. 病毒性肝炎. //陈灏珠. 实用内科学. 第12版. 北京: 人民卫生出版社,2005, 320-344

18. 中华医学会肝病学分会,中华医学会感染病学分会. 慢性乙型肝炎防治指南(2010)

19. 中华医学会肝病学分会,中华医学会传染病与寄生虫病学分会. 丙型肝炎防治指南(2005)

20. Nathaniel A. Brown. Clinical Implications of Resistance for Patients with Chronic Hepatitis B. // Douglas L. Mayers. Stephen A. Lerner, Marc Ouellette, Jack D. Sobel: Antimicrobial Drug Resistance. Springer Dordrecht Heidelberg London New York. Humana Press,2009

21. 慢性乙型肝炎特殊患者抗病毒治疗专家委员会: 慢性乙型肝炎特殊患者抗病毒治疗专家共识. 中

国肝脏病杂志(电子版),2014,6(1):77-83

22. 刘克洲.人类病毒性疾病.北京:人民卫生出版社,2010

23. 葛均波,徐永健.内科学.第8版.北京:人民卫生出版社,2013

24. 中华人民共和国卫生部行业标准.流行性出血热诊断标准及处理原则

25. 中华人民共和国国家卫生和计划生育委员会.登革热诊疗指南(2014年第2版)

26. Rossignol JF. Nitazoxanide: a first-in-class broad-spectrum antiviral agent. Antiviral. Res. 2014:110: 94-103

27. Lim SP, Wang QY, Noble CG, et al. Ten years of dengue drug discovery: progress and prospects. Antiviral Res,2013,100(2):500-5019

28. Yang CC, Hu HS, Wu RH, et al. A novel dengue virus inhibitor, BP13944, discovered by high-throughput screening with dengue virus replicon cells selects for resistance in the viral NS2B/NS3 protease. Antimicrob Agents Chemother,2014,58(1):110-119

29. van Cleef KW, Overheul GJ, Thomassen MC, et al. Identification of a new dengue virus inhibitor that targets the viral NS4B protein and restricts genomic RNA replication. Antiviral Res,2013,99(2):165-171

30. Byrd CM, Dai D, Grosenbach DW, et al. A novel inhibitor of dengue virus replication that targets the capsid protein. Antimicrob Agents Chemother,2013,57(1):15-25

31. Qing M, Zou G, Wang QY, et al. Characterization of dengue virus resistance to brequinar in cell culture. Antimicrob Agents Chemother,2010,54(9):3686-3695

32. Idrees S, Ashfaq UA. RNAi:antiviral therapy against dengue virus. Asian Pac J Trop Biomed,2013,3(3): 232-236

33. 中华人民共和国卫生部.手足口病诊疗指南(2010年版).卫办医政发〔2010〕68号,2010

34. 卫生部手足口病临床专家组.肠道病毒71型(EV71)感染重症病例临床救治专家共识.中华儿科杂志,2011,49(9):675-678

35. Kuo RL, Shih SR. Strategies to develop antivirals against enterovirus 71. Virol J,2013,22:10-28

36. Lu G, Qi J, Chen Z, et al. Enterovirus 71 and coxsackievirus A16 3C proteases: binding to rupintrivir and their substrates and anti-hand, foot, and mouth disease virus drug design. J Virol. 2011; 85(19):10319-10331

37. Tsai FJ, Lin CW, Lai CC, et al. Kaempferol inhibits enterovirus 71 replication and internal ribosome entry site(IRES)activity through FUBP and HNRP proteins. Food Chem. 2011,128(2):312-322

38. Shih SR, Stollar V, Li ML. Host factors in enterovirus 71 replication. J Virol. 2011,85(19):9658-9666

39. Velu AB, Chen GW, Hsieh PT1, et al. BPR-3P0128 inhibits RNA-dependent RNA polymerase elongation and VPg uridylylation activities of Enterovirus 71. Antiviral. Res. 2014; 112:18-25

40. Lv X, Qiu M, Chen D, et al. Apigenin inhibits enterovirus 71 replication through suppressing viral IRES activity and modulating cellular JNK pathway. Antiviral Res. 2014; 109:30-41

41. Ang MJ, Lau QY, Ng FM, et al. Peptidomimetic ethyl propenoate covalent inhibitors of the enterovirus 71 3C protease: a P2-P4 study. J Enzyme Inhib Med Chem. 2015,20: 1-8

42. Ang MJ, Lau QY, Ng FM, et al. Peptidyl aldehyde NK-1. 8k suppresses enterovirus 71 and enterovirus 68 infection by targeting protease 3C. Antimicrob Agents Chemother. 2015,59(5):2636-2646

43. Ren P, Zou G, Bailly B, et al. The approved pediatric drug suramin identified as a clinical candidate for the treatment of EV71 infection-suramin inhibits EV71 infection in vitro and in vivo. Emerg Microbes

Infect. 2014; 3(9): e62

44. Deng CL, Yeo H, Ye HQ, et al. Inhibition of enterovirus 71 by adenosine analog NITD008. J Virol. 2014,88(20): 11915-11923

45. 中华医学会儿科学分会消化学组,中华医学会儿科学会感染学组,中华儿科杂志编辑委员会. 儿科腹泻病诊断治疗原则的专家共识. 中华儿科杂志,2009,47(8): 634~636

46. 胡亚美,江载芳,申昆玲,等. 诸福棠实用儿科学. 第8版. 北京: 人民卫生出版社. 2015: 941~947

47. 王卫平. 儿科学. 第8版. 北京: 人民卫生出版社. 2013: 251~260

48. Shen Z, He H, Wu Y, et al. Cyclosporin a inhibits rotavirus replication and restores interferon-beta signaling pathway in vitro and in vivo. PLoS One. 2013,8(8): e71815

49. Kambhampati A, Koopmans M, Lopman BA. Burden of norovirus in healthcare facilities and strategies for outbreak control. J Hosp Infect,2015,89(4): 296-301

50. Rossignol JF. Nitazoxanide: a first-in-class broad-spectrum antiviral agent. Antiviral Res,2014,110: 94-103

51. Vashist S, Urena L, Gonzalez-Hernandez MB, et al. Molecular chaperone hsp90 is a therapeutic target for noroviruses. J Virol,2015,89(12): 6352-6363

52. Eltahla AA, Lim KL, Eden JS, et al. Nonnucleoside inhibitors of norovirus RNA polymerase: scaffolds for rational drug design. Antimicrob Agents Chemother,2014,58(6): 3115-3123

53. Croci R, Tarantino D, Milani M, et al. PPNDS inhibits murine Norovirus RNA-dependent RNA-polymerase mimicking two RNA stacking bases. FEBS Lett,2014,588(9): 1720-1725

54. Gonzalez-Hernandez MJ, Pal A, Gyan KE, et al. Chemical derivatives of a small molecule deubiquitinase inhibitor have antiviral activity against several RNA viruses. PLoS One,2014,9(4): e94491

第三十六章

耐药性真菌感染的诊断及治疗

近20年来,随着广谱抗菌药物、肾上腺皮质激素及免疫抑制剂的广泛应用和不规范使用、各种侵入性诊疗技术的应用及免疫受损宿主如肿瘤、自身免疫性疾病、器官移植、糖尿病、艾滋病等患者的不断增多,临床上真菌感染呈持续上升趋势。真菌感染尤其是深部真菌感染病例数日益增多,已成为影响人类生活质量、威胁生命健康的重要疾病之一。深部真菌感染的主要病原真菌为白假丝酵母菌、新型隐球菌和烟曲霉。但近年来其他机会致病真菌也在不断增多,如非白假丝酵母菌、除烟曲霉外的其他曲霉属、毛孢子菌属、红酵母属、接合菌属(根霉、毛霉等)、镰刀霉属、赛多孢菌属以及各种暗色真菌等。真菌病原菌的种类不断的变化,新的致病真菌的不断增多,造成目前抗真菌药物的广泛应用,致使抗真菌药物耐药问题已经成为当今困惑整个医学领域的重大问题。因此,耐药性真菌感染的正确诊断和治疗就显得尤为重要。

第一节 假丝酵母菌属的耐药性与假丝酵母菌病的治疗

1995~2002年美国49所医院连续7年的监测资料表明,假丝酵母菌败血症在医院感染败血症中居第4位,仅次于凝固酶阴性葡萄球菌、金黄色葡萄球菌和肠球菌,病死率则居首位。中国近10余年来,条件致病性真菌感染亦呈显著上升趋势,其中假丝酵母菌感染居首位,占败血症的第4或第5位。假丝酵母菌菌血症中由白假丝酵母菌、光滑假丝酵母菌、近平滑假丝酵母菌、热带假丝酵母菌和克柔假丝酵母菌所致者约占95%~97%,其中白假丝酵母菌所致者约50%~70%,黏膜感染中90%~100%亦为该菌所引起。近年来假丝酵母菌病的流行趋势也逐渐发生了迁移,其中白假丝酵母菌在假丝酵母菌病中的检出率呈下降趋势,非假丝酵母菌的构成比例则逐年上升。随着抗真菌药物的大量使用,假丝酵母菌的耐药率正逐年上升。

一、假丝酵母菌耐药的流行病学

20世纪80年代以前,由于真菌感染发生率相对较低,临床可供选择的抗真菌药物的品种有限。再加上这些抗真菌药物的副作用较大,临床应用很有限,因此抗真菌药物的耐药性产生和发展很慢。只有极少数真菌如部分克柔假丝酵母菌、光滑假丝酵母菌和葡萄牙假丝酵母菌等对两性霉素B耐药。直到20世纪80年代初第一个生物利用度高，可以口服使用的唑类抗真菌药物——酮康唑在临床广泛应用后不久，临床上就有报道在长期用酮康唑治疗假丝酵母菌的患者中，有治疗失败并伴有病原真菌MIC值升高的情况。但在三唑类抗真菌剂——氟康唑问世之前，这种耐药性在临床上尚未造成严重问题。20世纪80年代后期，氟康唑开始在临床广泛应用。由于它具有口服易吸收，抗真菌谱广，生物利用度高，不良反应低等优点，很快取代酮康唑在临床上广泛用于多种深部真菌感染的治疗。几乎就在同时，出现临床耐氟康唑的假丝酵母菌，这类耐药株逐年增多。

随着新型抗真菌药物的陆续出现，逐渐出现了对新型抗真菌药物耐药的假丝酵母菌菌株。不同假丝酵母菌对不同的抗真菌药物的天然敏感度不同，葡萄牙假丝酵母菌以及部分光滑假丝酵母菌和克柔假丝酵母菌对两性霉素B天然耐药，光滑假丝酵母菌和克柔假丝酵母菌对氟康唑耐药。北京昌平医院由2008年1月~2009年9月门诊及住院患者的各种标本中分离出296株酵母样真菌，进行了医院感染分布和耐药现状的分析，结果显示白假丝酵母耐药菌为72.3%，仍占主导地位，其次为光滑假丝酵母菌为12.5%，克柔假丝酵母菌为6.7%，热带假丝酵母菌为5.1%。真菌药敏结果分析显示，白假丝酵母菌对两性霉素B、制霉菌素具有较高的敏感性，耐药率分别为2.3%和8.4%，伊曲康唑和氟康唑的敏感性稍差，耐药率分别为15.4%和19.2%，耐药率最高的是特比萘芬，达到88.8%；光滑假丝酵母菌同白假丝酵母菌耐药特点相似，对两性霉素B、制霉菌素、伊曲康唑、氟康唑、特比萘芬等五种抗真菌药物的耐药率分别为2.7%、10.8%、21.6%、32.4%、97.3%。2008年1月~2012年12月期间，中山大学附属第五医院临床分离的497株假丝酵母菌中白假丝酵母菌居第1位，其次为光滑假丝酵母菌和热带假丝酵母菌。这5年中的假丝酵母菌临床标本，白假丝酵母菌分离率有下降趋势，而非白假丝酵母菌分离率有上升趋势。白假丝酵母菌对氟康唑、伊曲康唑、伏立康唑的耐药率分别为11.9%、14.1%、16.3%。光滑假丝酵母菌对这三种抗真菌药的耐药率分别为20.5%、23.1%、20.5%。热带假丝酵母菌对5-氟胞嘧啶、伊曲康唑、伏立康唑的耐药率分别为10.3%、13.8%、17.2%。克柔假丝酵母菌对5-氟胞嘧啶、两性霉素B、氟康唑、伊曲康唑、伏立康唑的耐药率分别为19.2%、11.5%、100%、26.9%、30.8%。由此可见，光滑和克柔假丝酵母菌对抗真菌药物耐药率相对更高。2008~2012年的5年间假丝酵母菌对抗真菌药物的耐药率逐年升高，对5-氟胞嘧啶的耐药率由1.14%升至7.14%、对两性霉素B由1.14%升至4.46%、氟康唑由4.55%升至18.75%、伊曲康唑由5.68%升至20.53%、伏立康唑由6.82%升至23.21%。5种抗真菌药物中两性霉素B在这5年的耐药率升高最快，为6.3倍，其他4种抗真菌药物耐药率升高在3.4倍~4.1倍之间。

二、假丝酵母菌耐药机制

当前，临床上经常使用抗真菌药物主要有唑类、多烯类、烯丙胺类、嘧啶类及棘白菌素类等。其作用机制有影响真菌细胞壁的合成、干扰真菌细胞膜、抑制DNA和蛋白质合成等。许多学者从药效动力学研究发现，在体外延长使用低于最低抑菌浓度（MIC）或短暂使用高于MIC的药物浓度，都能导致耐药性的产生。

（一）对唑类药物的耐药机制

1. 麦角甾醇生物合成通路中的基因变异

（1）靶标基因*erg11*的突变：*erg11*基因位点突变导致编码的氨基酸替换，使14-DM靶酶活性或空间结构改变,从而影响唑类抗真菌药物与靶酶的结合,降低两者的亲和力,药物不能发挥阻断作用而导致菌株耐药。

（2）靶标基因*erg11*表达上调:假丝酵母菌*erg11*基因过度表达,造成唑类抗真菌药物靶酶14-DM生成增加,使细胞内药物不能完全抑制靶酶的活性,从而导致唑类抗真菌药物对麦角固醇合成抑制降低,进而引起耐药。

（3）其他*erg*基因的改变:*erg3*的突变导致唑类和两性霉素B的交叉耐药。*erg3*基因缺陷或突变导致麦角固醇合成不足和中间代谢物积聚,也会产生对唑类药物耐药。迄今为止,*erg3*被发现16个与耐药有关的基因位点突变。除少数(如W332R)以外,大部分基因在耐药株中协同作用。*erg5*编码C22甾醇脱氢酶,数据表明,14-DM唑类抑制剂与*erg5p*有关。*erg2*和*erg16*突变的菌株除了导致麦角甾醇合成通路的酶缺陷而引起细胞对药物作用敏感性增强以外,同时突变导致的膜鞘脂-麦角甾醇相互作用的变化也会干扰白假丝酵母菌的一个主要药物转运蛋白Cdr1p的正常表面定位和运作。

2. 药物外排相关基因的表达增强

真菌中药物外排泵表达水平增强可对药物的外排作用增强,使唑类药物在细胞内的浓度达不到有效作用浓度。临床常见有两种类型的外排泵:

（1）易化扩散载体超家族(major facilitator superfamily, MFS):多药耐药蛋白(Mdr1P)是MFS家族中被研究最多的一种,由多药耐药基因1(multidrug resistance 1, *mdr1*)编码。在耐药的白假丝酵母菌中,*mdr1*表达水平增高,细胞膜对唑类药物摄入抑制增强,使药物摄入减少,细胞内药物浓度下降,菌株表现出耐药。

（2）ATP结合转运蛋白家族(ATP binding cassette transporters, ABCT):是一种依赖ATP能量的药物外排泵,通过主动转运增加药物外排,从而降低细胞内的药物浓度。与假丝酵母菌耐药性有关的ABCT已经有十几种,其中药物流出泵中的假丝酵母菌耐药基因(candida drug resistance, *cdr*)表达增加是其对三唑类药物耐药的重要机制,药物将会被泵出细胞,使细胞内药物浓度下降,造成对多种药物耐药。

3. 生物被膜的形成　各种细菌和真菌可以在体内植入的人工器官或导管内等惰性材料或生物表面形成膜状物成为生物膜,膜内的假丝酵母菌对药物敏感性差。生物膜耐药机制与下列原因有关: ①由于营养获得限制,生物膜内的菌体生长缓慢,代谢水平降低; ②生物膜中的多糖基质具有屏障作用,阻止药物渗入; ③生物膜特异耐多药蛋白过表达,可由*cdr1*、*cdr*和*mdr1*等基因mRNA的表达上调,减少药物在胞内的聚集。

（二）对两性霉素等多烯类药物耐药机制

假丝酵母菌对两性霉素B耐药被认为是细胞膜上甾醇的量和(或)质发生了改变,或生物被膜的产生引起,尤其是麦角甾醇量的减少或被其他固醇代替,导致细胞膜中缺乏两性霉素B结合位点而耐药。而*erg1*、*erg2*、*erg3*是麦角甾醇合成中一些关键酶的编码基因,其基因突变将导致麦角甾醇在细胞膜上的变化。此外,细胞壁上1,6-葡聚糖数量的变化导致葡聚糖成分的重构,也会对两性霉素B产生耐药。用唑类药物抑制麦角甾醇合成后,能诱导两性霉素B耐药株的产生,这种白假丝酵母菌两性霉素B耐药株与唑类药物存在交叉耐药。

（三）对氟胞嘧啶的耐药机制

*fur1*突变是耐药性产生的一个重要机制。胞嘧啶通透酶(FCY2)以及去氨基酶(FCY1)突变,致药物吸收和转化减少也是耐药性产生的一个重要方面。Papon等研究了FCY2、FCY1

及FUR1突变对葡萄牙假丝酵母菌耐药性的影响。结果*fur* 1突变,葡萄牙假丝酵母菌对5-氟胞嘧啶高度耐药,而FCY2或FCY1突变将导致5-氟胞嘧啶-氟康唑交叉耐药。

(四)对棘白菌素类耐药机制

目前研究发现其耐药性主要与其作用靶标Fks1的两个热点区域HS1和HS2发生位点突变有关。它的耐药机制已经在白假丝酵母菌和非白假丝酵母菌(光滑假丝酵母菌、克柔假丝酵母菌、热带假丝酵母菌和都柏林假丝酵母菌)中被证实。在光滑假丝酵母菌中,棘白菌素的耐药还与*fks2*基因有关。

三、假丝酵母菌病的实验室诊断

(一)传统方法

1. 直接镜检 标本均匀涂布在玻片上,滴加1滴10%的氢氧化钾溶液,然后盖上盖玻片,将其置于酒精灯火焰上进行微加热,观察到标本充分溶解以后,盖上玻片,确保标本透明。然后镜检观察是否存在菌丝以及孢子等。假丝酵母菌在人体处于定植状态时表现为孢子相,一定条件下可转换为菌丝相,导致侵袭性感染。因此,对于感染累及部位的标本如血、脑脊液、支气管肺泡灌洗液、尿、痰及活检组织等,如在显微镜下发现假丝酵母菌菌丝,对假丝酵母菌病的诊断具有重要价值;但皮肤、口腔及阴道等黏膜部位的标本若镜检仅见到孢子,尚应考虑假丝酵母菌定植的可能性,或一些不产生菌丝的假丝酵母菌如光滑假丝酵母菌的感染。镜检的缺点是阳性率低,阴性结果也不能排除诊断,而且假丝酵母菌属中的多种菌镜下形态很相似,对于菌种鉴定帮助有限。

2. 真菌培养 可提高病原菌检出的阳性率,同时确定病原菌的种类。标本接种在沙氏琼脂培养基上,并置于室温或者37℃条件下进行培养,培养时间为24~48h。菌落生长后作芽管形成和厚壁孢子形成实验、发酵试验及同化试验鉴定至种。也可接种于柯玛嘉假丝酵母菌显色培养基和API20C AUX进行鉴定。无菌部位所取的标本,如血、脑脊液、胸腔积液或肺组织培养阳性有诊断意义。血培养阳性为假丝酵母菌菌血症诊断的金标准,但假丝酵母菌血培养的阳性率较低,仅为50%左右。若采用更先进的血液培养系统阳性率可达70%。若2个或2个以上非临近的无菌部位假丝酵母菌培养阳性,可诊断为播散性假丝酵母菌病。痰、尿等非无菌标本假丝酵母菌培养阳性仅代表定植,无法诊断假丝酵母菌病。

3. 组织病理学检查 对于深部真菌感染的诊断尤为重要。采用常规苏木素-伊红(HE)染色及各种特殊染色,在组织切片中找到病原菌是诊断的金标准。此外,免疫组化对于白假丝酵母菌感染的诊断较过碘酸-雪夫染色法(PAS法)特异性更好。但组织病理学检查的阳性率不高,且属于创伤性检查,可增加感染等并发症的发生率。对于耐药假丝酵母菌病的治疗可以参考体外药敏试验的结果,抗菌药物敏感性试验的结果具有较高的敏感度,可以指导治疗。药敏试验的结果与临床疗效关系通常遵循90-60规则,即采用药敏试验中敏感药物治疗的患者约90%有效,而采用非敏感药物治疗的患者约60%有效。

(二)血清学检测

假丝酵母菌病的血清学诊断,即检测抗原、抗体和代谢产物。无论是抗原、抗体还是代谢产物的检测,都无法避免假阳性和假阴性结果,仅凭单一血清学试验结果不能作为诊断的依据。

1. 甘露聚糖抗原及抗体的检测 甘露聚糖是组成酵母菌细胞壁的成分之一。酵母菌中导致侵袭性真菌感染的主要是假丝酵母菌属,少数为隐球菌,但隐球菌的厚荚膜使其细胞壁上的甘露聚糖难以释放入血,不易测得。血中甘露聚糖抗原阳性与侵袭性假丝酵母菌感染高度相关。Prella等采用酶联免疫吸附试验(ELISA)同时检测甘露聚糖抗原及抗体,结果显示,诊断阳性率为89%,特异度为84%,阳性预测值为86%,阴性预测值为88%。虽然该方法可能无法区分局部假丝酵母菌感染和系统播散,但是临床上对高危患者的预防性治疗和经验治疗有指导意义。

2.1,3-β-D-葡聚糖(BG)的检测 BG是许多致病真菌的细胞壁成分,可见于假丝酵母菌属、曲霉属及毛孢子属等所致的侵袭性感染患者的血清中。因此,在患者血液循环中检测到该成分对侵袭性真菌病有诊断价值。美国食品药品管理局(FDA)已批准该指标用于有侵袭性真菌感染症状或危险因素患者的血清定性检测,以作为深部真菌感染及真菌血症的辅助诊断,但该方法无法区分真菌种类,只能作为假丝酵母菌感染的筛查试验。

3. 其他

(1)Cand-Tec抗原的检测:Cand-Tec抗原是指可用假丝酵母菌属检测系统(Cand-Tec,一种颗粒凝集试验系统)检测的一类假丝酵母菌蛋白抗原。Cand-Tec抗原的检测可用于早期深部假丝酵母菌感染的诊断。

(2)D-阿拉伯糖醇的检测:D-阿拉伯糖醇是大部分假丝酵母菌在感染人体后产生的代谢产物。D-阿拉伯糖醇的检测采用酶荧光法定量检测阿拉伯糖醇脱氢酶,可快速诊断侵袭性假丝酵母菌病。

(3)芽管-菌丝相的特异性抗原及抗体检测:白假丝酵母菌有酵母相及菌丝相两种形态,在形态转变早期阶段可形成芽管,后者是该菌由定植菌向致病菌转变的标志。在这一过程中,芽管-菌丝相特异性可溶性抗原释放入血,可刺激机体产生相应的抗体IgM。因此,从血液标本中既可检测到芽管-菌丝相的特异性抗原,也可检测到其相应的抗体,以确诊全身性假丝酵母菌感染。白假丝酵母菌芽管抗原及抗体检测可以采用间接免疫荧光法,其敏感度为79%~89%,特异度为91%~100%。

(4)菌丝壁蛋白1(HWP1)抗体的检测:HWP1是存在于假丝酵母菌芽管和菌丝壁上的特异性蛋白之一,在芽管-菌丝相高度诱导,而在酵母相不存在,因此,HWP1抗体的检测可用于假丝酵母菌病诊断。Lain等采用免疫斑点法和ELISA法进行血清抗体的检测,结果显示,免疫斑点法的敏感为27.8%,特异度为95.6%,阳性预测值为83.3%,阴性预测值为62.3%;ELISA法的敏感度为88.9%,特异度为82.6%,阳性预测值为80%,阴性预测值为90.2%。但是该方法不适用于口腔和阴道假丝酵母菌病的诊断。

(5)烯醇化酶抗原及抗体的检测:烯醇化酶属于胞浆内酶,在假丝酵母菌内大量产生,可存在于液体培养基的上清液中。因此,对患者血样进行烯醇化酶抗原及抗体的检测对假丝酵母菌病均有诊断价值。Lain等采用ELISA法检测患者血清烯醇化酶抗体,结果显示,敏感度为81.0%,特异度为83.9%,阳性预测值为79.1%,阴性预测值为85.5%。

(三)分子生物学检测

近年来,随着分子生物学技术的迅速发展,真菌感染的分子诊断水平也不断提高。与传统的检测方法相比,分子生物学检测具有耗时短、敏感性高及特异性强的优点,其关键技术是核酸分子杂交和扩增技术。

目前聚合酶链反应(PCR)、限制性片段长度多态性分析(PCR-RFLP)、随机引物扩增DNA多态性(RAPD)、多重PCR及巢氏PCR等技术已得到广泛应用。肽氨酸荧光原位杂交

（PNA FISH）技术能够在2.5小时内快速检测血培养样本,诊断的敏感度和特异度均较高。Trama等采用实时定量PCR及焦磷酸测序法快速准确地检测并鉴定出白假丝酵母菌、光滑假丝酵母菌、热带假丝酵母菌及近平滑假丝酵母菌。Romeo等通过PCR检测*hwp1*基因,成功区分出白假丝酵母菌、都柏林假丝酵母菌及非洲假丝酵母菌（candida africana）。已有实验室通过PCR对血培养样本进行真菌DNA测序,前景较好。采用真菌DNA特异性引物对患者血液直接进行PCR检测,较血培养更敏感,被认为是早期快速诊断真菌菌血症的方法。但是污染、样本量不足以及无法区分真菌定植和感染限制了PCR的应用。

限制性酶分析（PCR-REA）法、单链构象多态性（PCR-SSCP）法、随机扩增多态DNA（RAPD）法及限制性片段长度多态性（RFLP）法是近年来迅速发展起来的方法,具有准确、快速等优点,不仅能检测出血液样本中5 cfu/ml的假丝酵母菌,且阳性检出率达90%以上,整个鉴定过程仅需36h。

（四）其他

近10年来,傅立叶转换红外微光谱仪（FTIRM）检测在生物医学领域,尤其是微生物检测领域的应用越来越受到重视,通过对不同微生物红外图谱进行鉴定,甚至可以鉴定到亚种。Essendoubia等通过FTIRM检测培养10~18小时的假丝酵母菌微克隆,鉴定了白假丝酵母菌、光滑假丝酵母菌、近平滑假丝酵母菌、热带假丝酵母菌、克柔假丝酵母菌及乳酒假丝酵母菌。与传统方法及分子生物学方法相比,该方法省时、成本低并能够准确鉴定不同的假丝酵母菌。此外,电镜检查、体外毛发感染试验、流式细胞仪检测及动物接种等也都在假丝酵母菌病的诊断中发挥重要作用。

四、假丝酵母菌病的治疗

抗真菌药物的选择必须个体化,根据每例患者的一般情况、抗真菌药物的使用史、当地的真菌流行病学以及假丝酵母菌的药敏试验等而有所不同。治疗策略包括预防性治疗、经验性治疗及目标治疗等。

（一）预防性治疗

对假丝酵母菌感染的高危患者可采取预防性用药,即低剂量氟康唑或伊曲康唑口服,既能抑制患者体内寄居的真菌孢子的出芽和繁殖,也可抵御外界真菌的少量入侵,以减少侵袭性真菌感染机会并减少抗真菌药物的全身使用,降低死亡率。但应注意诱导性耐药的发生。一项荟萃分析显示,服用氟康唑400mg/d可以明显降低侵袭性真菌感染的发病率及死亡率。其他的推荐药物包括两性霉素B含脂制剂、泊沙康唑、伊曲康唑及卡泊芬净等。

（二）经验性治疗

经验性治疗是指针对具有高危因素且疑诊假丝酵母菌病的患者给予抗真菌药物治疗。

1. 非粒细胞缺乏患者 此类患者抗真菌治疗的有效性尚未确定,早期用药可能导致过度治疗,不必要的药物毒性及耐药假丝酵母菌的产生。因此,只有当存在侵袭性假丝酵母菌危险因素并伴不明原因发热的危重患者才给予抗真菌治疗。

2. 粒细胞缺乏患者 粒细胞缺乏患者在经过广谱抗菌药物治疗4~7天后仍持续发热,原因不明者可给予经验性抗真菌治疗。推荐使用两性霉素B含脂制剂、卡泊芬净和伏立康唑,氟康唑和伊曲康唑可作为替代用药,患者如已接受唑类药物作为预防性用药,则经验性治疗不应再使用唑类药物。

（三）目标治疗

对已经确诊并明确病原真菌的侵袭假丝酵母菌病患者,应及时采用抗真菌治疗。延迟治疗将增加患者的住院时间并导致预后不良。研究显示,抗真菌治疗的起始时间延迟超过12小时可明显增加患者的死亡率。

1. 多烯类抗真菌药物

（1）两性霉素B去氧胆酸盐:两性霉素B去氧胆酸盐可导致真菌细胞膜通透性改变、细胞内容物渗漏并最终导致真菌细胞死亡。其具有最广谱的抗假丝酵母菌活性,除葡萄牙假丝酵母菌外,两性霉素B对其余各种假丝酵母菌均敏感,但对光滑假丝酵母菌及克柔假丝酵母菌敏感性稍差。临床上两性霉素B去氧胆酸盐的标准用量是0.6~1.0mg/（kg·d）（治疗光滑假丝酵母菌及克柔假丝酵母菌感染时剂量应适当增加）,由于其治疗剂量和中毒剂量相当接近,治疗时应酌情减量。本品主要不良反应包括肾脏毒性、电解质紊乱和急性输液反应等。

（2）两性霉素B含脂制剂:两性霉素B含脂制剂较两性霉素B去氧胆酸盐毒性明显降低含脂制剂产品目前有3种:两性霉素B脂质体、两性霉素B脂质复合体及两性霉素B胶质分散体。由于两性霉素B含脂制剂主要蓄积在网状内皮系统,因此其肾脏毒性较两性霉素B去氧胆酸盐明显降低。治疗假丝酵母菌病时两性霉素B脂质复合体用量一般为5mg/（kg·d）,两性霉素B脂质体用量一般为3~5mg/（kg·d）。当治疗光滑假丝酵母菌及克柔假丝酵母菌感染时两性霉素B脂质复合体和两性霉素B脂质体用量一般均为5mg/（kg·d）。绝大多数葡萄牙假丝酵母菌对两性霉素B耐药。

2. 唑类抗真菌药物

（1）氟康唑:对于未曾使用过唑类药物进行预防性治疗的患者,氟康唑是治疗深部假丝酵母菌感染的首选药物。但是由于对氟康唑不敏感的光滑假丝酵母菌感染日益增多,氟康唑的使用受到了一定限制。氟康唑预防性治疗可使感染向非白假丝酵母菌的假丝酵母菌群偏移,特别是对氟康唑不敏感的克柔假丝酵母菌和光滑假丝酵母菌。同时,某些对氟康唑敏感的假丝酵母菌在治疗后也可对其产生耐药。因此,两性霉素B仍是首次发作深部假丝酵母菌感染者的治疗首选,确定假丝酵母菌对氟康唑敏感后,可改为口服氟康唑治疗。Kontoyiannias报道,氟康唑治疗假丝酵母菌菌血症与两性霉素B同样有效。氟康唑不良反应包括头痛、恶心、腹痛、轻度肝酶升高、脱发及偶发暴发性肝炎等,其不良反应一般在剂量超过400mg/d后发生,肾脏毒性一般在剂量超过1200mg/d后出现。

（2）伏立康唑:为新型三唑类抗真菌药物,耐受性好,抗菌谱广。用于治疗非粒细胞缺乏患者的假丝酵母菌菌血症时,伏立康唑与两性霉素B同样有效但更为安全。伏立康唑抗假丝酵母菌的活性较氟康唑高。由于伏立康唑能更有效地与细胞色素P450酶结合,因此在体外试验中显示出了较强的抗克柔假丝酵母菌的活性,但对于氟康唑耐药的光滑假丝酵母菌有时存在交叉耐药。伏立康唑的不良反应包括肝脏毒性、视觉障碍、皮疹及幻觉等,但均为一过性及可逆性。

（3）其他:Schofield等证实,伊曲康唑对光滑假丝酵母菌敏感性较高,但对克柔假丝酵母菌敏感性仍不稳定。泊沙康唑是最新的唑类抗真菌药物,其用于食道假丝酵母菌病及系统性假丝酵母菌病的挽救性治疗疗效明确。

3. 棘白菌素类抗真菌药物　棘白菌素类抗真菌药物包括卡泊芬净、米卡芬净和阿尼芬净,其作用机制为抑制真菌细胞壁1,3-β-D-葡聚糖合成酶,破坏真菌细胞壁的合成。

2009年美国感染病学会假丝酵母菌病临床治疗指南指出,3种棘白菌素类药物治疗假丝酵母菌菌血症及侵袭性假丝酵母菌感染疗效相当,可替代两性霉素B及其他抗真菌药物,且对克柔假丝酵母菌及光滑假丝酵母菌感染疗效较好。体外试验发现,棘白菌素类药物对所有假丝酵母菌属均敏感,对近平滑假丝酵母菌及季也蒙假丝酵母菌作用最强。该类药物的不良反应包括轻度全身不适、发热、血栓性静脉炎、头痛及血清氨基转移酶水平升高等。

4. 其他 依芬古单克隆抗体是作用于热休克蛋白90的重组单抗,与两性霉素B联合应用能抑制假丝酵母菌的合成。一项随机双盲研究表明,该药用于侵袭性假丝酵母菌病治疗疗效确切,并能有效降低死亡率。

第二节 曲霉菌属的耐药性与曲霉病的治疗

由于造血干细胞和实体器官移植增加及预防性应用氟康唑,侵袭性曲霉病已成为免疫低下人群继假丝酵母菌病后第2位常见的真菌病。80%的侵袭性曲霉病由烟曲霉引起,15%~20%由黄曲霉引起,少数由黑曲霉和土曲霉引起。由于诊断技术水平的提高,非烟色组曲霉感染报道逐渐增加。虽然侵袭性曲霉病的诊断和治疗水平不断提高,但其病死率仍很高,耐药菌株的出现是导致治疗失败的重要原因,感染耐唑类曲霉的侵袭性曲霉病患者病死率可高达88%。

一、曲霉菌属耐药的流行病学

曲霉属中唑类耐药现象比较少见,但长期暴露于三唑类抗真菌药的患者,其致病菌株最低抑菌浓度($MICs$)升高可导致治疗困难。北京大学第一医院皮肤性病科对1株分离自疑似侵袭性肺曲霉病患者,对肺泡灌洗液的黄曲霉进行常用抗真菌药物敏感试验,结果显示该菌对伊曲康唑敏感,对两性霉素B耐药。1例皮肤感染和1例肌炎中分离的黄曲霉株的药敏测试,提示对特比萘芬敏感,其中肌炎病例分离株对特比萘芬比伊曲康唑更敏感,并对两性霉素B耐药。2例烟曲霉肺部感染的分离株对5-氟胞嘧啶、两性霉素B、制霉菌素、咪康唑、益康唑、酮康唑均耐药。该科曾进行米卡芬净对曲霉临床株体外抑菌活性的研究,结果表明米卡芬净对烟曲霉的最低有效浓度(MEC_{90})为≤0.03μg/ml,对非烟曲霉的曲霉属MEC_{90}为0.06μg/ml。米卡芬净与唑类药物、两性霉素B不存在交叉耐药,对伊曲康唑耐药的曲霉、两性霉素B不敏感的曲霉均有较高抑菌活性。另一项对肺曲霉属感染耐药性研究,发现卡泊芬净、伊曲康唑、两性霉素B对曲霉属的最小抑菌浓度(MIC_{90})分别为0.25μg/ml、1.0μg/ml、2.0μg/ml,酮康唑、5-氟胞嘧啶和氟康唑的MIC_{90}分别≥32μg/ml、32μg/ml、256μg/ml。结果表明卡泊芬净对各种曲霉属的抑菌效果均较好;伊曲康唑对烟曲霉、黄曲霉的体外抗菌活性高于两性霉素B;两性霉素B对黑曲霉的体外抗菌活性高于伊曲康唑;伊曲康唑、卡泊芬净和两性霉素B对曲霉属的体外抑菌效果较好;酮康唑、5-氟胞嘧啶和氟康唑对曲霉属在体外抑菌试验均耐药。2008年,Eschertzhuber从1例心脏移植术后并发侵袭性曲霉病患者体内分离出1株耐卡泊芬净黄曲霉。目前,耐棘白菌素类曲霉仍少见。

二、曲霉菌病的实验室诊断

(一)传统方法

1. 直接镜检　取痰、脓、痂皮、耵聍、甲屑、粪、尿等标本,置载玻片上,加1滴10%的氢氧化钾溶液,加盖玻片。镜下可见无色分隔、45°分枝的菌丝及分生孢子,有时可见分生孢子梗,顶囊及小梗。若为曲霉有性期感染,则可见闭囊壳及子囊孢子。

2. 真菌培养　标本接种于沙氏琼脂培养基上,置室温至37℃或更高的温度培养,菌落生长快,呈毛状,一般为黄绿色。镜检可见具特征性的分生孢子头和足细胞。移种于曲霉鉴定通用标准培养基上,根据菌落形态、颜色和镜下特征可鉴定至种。

3. 组织病理学检查　采用常规HE染色、PAS及嗜银染色检查,在组织切片中找到无色分隔、45°分枝的菌丝及分生孢子。组织病理学检查是确诊的重要手段,包括纤支镜、CT引导下经皮肺穿刺和手术病理,前两者为有创性检查,曲霉病患者多为免疫低下或重症患者,取材风险较大,并且需要进一步的免疫组化或原位杂交方法才能鉴定菌种。

(二)血清学检测

目前真菌成分的非培养检测方法已经商品化,包括真菌细胞壁成分曲霉半乳甘露聚糖抗原(GM试验)和1,3-β-D葡聚糖抗原(G试验)的检测,是诊断侵袭性肺部真菌感染的微生物学依据之一。GM试验可在临床症状和影像学特征出现数天前表达阳性,对血液病患者侵袭性曲霉病诊断的敏感性和特异性均在80%以上,对高危患者连续动态监测具有早期诊断的价值。1,3-β-葡聚糖存在于假丝酵母菌、曲霉等真菌细胞壁中,G试验阳性提示可能为假丝酵母菌或曲霉感染,对诊断侵袭性曲霉病有临床意义。但两者在少数情况下可出现假阳性,需连续2次阳性才能作为诊断依据,并应结合临床表现综合判断。

(三)分子生物学检测

PCR方法检测曲霉特异性DNA,已成为一些欧洲研究中心快速诊断侵袭性曲霉病的方法,但因该方法尚未标准化,迄今仍未被批准作为常规诊断方法。我国尚未建立相应的检验体系。

三、侵袭性曲霉病的治疗

我国侵袭性曲霉病治疗尚缺乏大规模临床试验数据,治疗主要依据2007年修订的《血液病/恶性肿瘤患者侵袭性真菌感染的诊断标准与治疗原则》。由于侵袭性曲霉病临床表现无特异性,且致病菌的检出需要一定时间,难以早期确诊。因此,临床上大部分为经验性或抢先抗真菌治疗。

美国感染病学会在其制定的曲霉病治疗指南中,将两性霉素B脂质体作为经验性抗真菌治疗的首选。但两性霉素B不良反应较多,目前我国指南将抗菌谱广、安全性好且性价比较高的伊曲康唑作为经验治疗/抢先抗真菌治疗的首选药物,危重患者选择伏立康唑或卡泊芬净。由于近年来单药标准治疗失败、患者不能耐受以及耐药真菌增多,临床医师为扩大抗真菌谱的覆盖范围、增强疗效,开始联合治疗方案:特比萘芬和三唑类联用,两性霉素B与伊曲康唑、5-氟胞嘧啶联用,两性霉素B或三唑类与卡泊芬净联合。国内多为两性霉素B和伊曲康唑联合及伊曲康唑静脉注射。口服序贯治疗,偶有报道两性霉素B、伊曲康唑及5-氟胞嘧啶三联疗法或伏立康唑与卡泊芬净联合。目前联合用药的依据仅源于体外和动物实验,还需要大规模临床试验来证实其有效性和安全性。国外一项研究表明伊曲康唑静脉-口服序贯疗法对侵袭性肺曲霉病的总有效率48%,效果肯定,并可用于两性霉素B无效的患者。由于既往临床中常使用氟康唑进行预防性用药导致曲霉对氟康唑耐药,氟康唑已很少用于曲霉病的系统治疗,临床仅见数例报道用于合并重症肝炎患者和外耳道土曲霉感染。

第三节 隐球菌属的耐药性与隐球菌病的治疗

隐球菌属于人体正常菌群,在机体抵抗力下降时引起条件性感染。当细胞免疫功能低下时,隐球菌可经呼吸道侵入人体,如果经血液播散则可侵犯所有脏器组织,隐球菌在人类感染有中枢神经系统倾向,常见脑膜、脑实质同时受累。其中新型隐球菌性脑膜炎已成为AIDS患者就诊和死亡的重要原因,非洲AIDS患者合并新型隐球菌感染的发生率为30%。近几年来,由于AIDS患者数激增且细胞免疫水平显著低下,AIDS合并新型隐球菌感染人数呈逐年上升趋势。在我国,本病也呈逐年增多的趋势。隐球菌感染的抗真菌治疗主要采用两性霉素B及其两性霉素B脂质体、5-氟胞嘧啶及氟康唑,具有治疗时间长、效果不佳、易复发等特点,而治疗时间长往往导致真菌耐药问题的出现,抗真菌药物的耐药情况日趋严重已越来越受到临床医生的关注。

一、隐球菌属耐药的流行病学

氟康唑、两性霉素B、氟胞嘧啶是目前治疗隐球菌感染最常用的有效药物,尤其在隐球菌性脑膜炎的治疗上,常采用两性霉素B或两性霉素B联合氟胞嘧啶一期诱导治疗后,再使用氟康唑进行巩固维持治疗。已有的研究显示隐球菌对各类抗真菌药物敏感性较高,但仍然有耐药株的存在。

不同的研究组实验显示的隐球菌对抗真菌药物耐药结果不尽相同。云南省传染病专科医院回顾分析2010~2013年艾滋病合并新型隐球菌感染者培养标本的药敏结果显示:氟康唑的总耐药率9.6%,氟胞嘧啶的耐药率为7%,两性霉素B的耐药率仅为0.6%,两性霉素B的耐药率很低。四川大学华西医院回顾分析2009~2013年全院送检标本分离所得共92株隐球菌,其中91株为新型隐球菌。92株隐球菌中,3.3%对两性霉素B耐药,随时间推移,两性霉素B的MIC几何均数总体呈上升趋势;4.3%对5-氟胞嘧啶耐药,28.3%表现为中介,5-氟胞嘧啶MIC值随时间有所升高;27.2%对伊曲康唑耐药,61.9%表现为剂量依赖敏感;未发现对氟康唑及伏立康唑耐药的菌株,但是存在5.4%对氟康唑剂量依赖敏感。2009~2011年广西南宁市第四人民医院由HIV感染科送检的血液、脑脊液、骨髓、关节液及痰标本中检出新型隐球菌共226例,其中69例做真菌药敏试验,药敏结果显示:两性霉素B和酮康唑的耐药率均为5.8%,氟胞嘧啶和伊曲康唑均为7.5%,制霉菌素为4.36%,氟康唑耐药率为最高达24.6%。有文献报道隐球菌性脑膜炎用氟康唑治疗第一年耐药率为2.5%,第二年达到14%。

二、隐球菌病的实验室诊断

（一）传统方法

1. 直接镜检　脑脊液墨汁染色和计数是隐球菌性脑膜炎诊断最简便而又迅速的诊断方法。3~5ml或更多的脑脊液离心后，取一滴脑脊液滴在玻片上，然后加入等量的印度墨汁，加盖玻片镜检。对脑脊液样本进行离心可以增加镜检的灵敏度，但是淋巴细胞溶解所产生的伪粒子可以造成结果的假阳性，髓小球、脂肪小滴、组织细胞同样可以造成假阳性结果，且涂片结果并不能反映临床疗效，因此具有一定的局限性。

2. 真菌培养　脑脊液真菌培养阳性并鉴定为隐球菌，是隐球菌性脑膜脑炎诊断的金标准，可作为治疗终点和愈后复发的监测指标。现多采用沙氏琼脂培养基，标本接种培养48~72h，可长出酵母型菌落，呈乳白色，表面黏稠。离心标本或多次腰椎穿刺取样可提高阳性率。培养基中不能加入放线菌酮，因为它对隐球菌生长有抑制作用。

3. 组织病理学检查　肺、皮肤、骨髓、脑以及其他部位组织的病理学染色检查可以检测到带荚膜的隐球菌。常见非特异的染色方法包括吉姆萨和吖啶橙染色等。特异性染色包括几丁质的卡尔科弗卢尔荧光染色剂染色，细胞壁的GMS染色等。作为隐球菌细胞壁的独特成分，多糖荚膜可以通过特异染色方法观察，包括黏蛋白卡红、阿辛蓝染色等。

（二）免疫学检测

检测血清或体液中的荚膜多糖抗原是目前最常用的血清学方法，目前市售乳胶凝集反应试剂盒可以检测出10ng/ml的荚膜多糖抗原，该类试剂盒的敏感性和特异性因标本的种类不同而稍有差异。类风湿因子是造成假阳性最主要的原因，而前带效应被认为是脑脊液胶乳凝集反应假阴性的最主要原因。目前也有检测多糖抗原GXM的酶联免疫试剂盒，其结果不受类风湿因子的影响，敏感性和特异性与乳胶凝集试剂盒相当。

（三）分子生物学检测

分子生物学方法并不是隐球菌病的常规诊断方法，但因其具有高灵敏的和高度特异性，可以克服传统诊断的各种缺陷，因此在菌种鉴定、分型、分子流行病学方面应用广泛。这些方法包括基因测序、PCR以及其他基于PCR的方法，如巢式PCR技术、多重PCR技术，在非传统隐球菌所致隐球菌病的诊断中具有非常重要的应用价值。此外，PCR指纹图、PCR-RFLP、AFLP以及多位点序列分析（MLST）在隐球菌病的致病菌基础研究和流行病学研究中应用广泛。

三、隐球菌病的治疗

氟胞嘧啶（5-FC）是第一个发现具有抗隐球菌活性的药物，但隐球菌易对其产生耐药性。多烯类抗真菌药物两性霉素B（AmB）对大多数真菌有效，且较少出现耐药，但具有严重的不良反应，主要是急性肾功能衰竭。AmB脂质体制剂的肾毒性作用明显减轻。另一个不良反应就是低钾血症和低镁血症。三唑类抗真菌药同样具有明显的抗隐球菌活性，最常用为氟康唑，亦可以选用伊曲康唑治疗，新的药物如伏立康唑和泊沙康唑在体外也具有明显的抗隐球菌活性，在某些临床研究中将其作为补救治疗可取得明显疗效。

（一）中枢神经系统隐球菌病

中枢神经系统隐球菌病最常见为脑膜炎、脑膜脑炎（CME）。与疾病严重程度有关的因素包括：脑脊液墨汁涂片阳性、脑脊液白细胞计数<20/μl、脑脊液或血清隐球菌抗原滴度>1:1024、出现神经外感染或高脑脊液压、异常脑部成像以及精神状态的改变等。

目前推荐分阶段治疗CME，首先使用AmB+5-Fc诱导治疗，随后使用氟康唑巩固治疗和维持治疗。美国感染病学会（IDSA）2000年推荐治疗隐球菌脑膜炎的方案为AmB[0.7~1mg/（kg·d）]+5-FC[100mg/（kg·d）]，通常诱导2周。但应个体化，如有下列情形，如临床症状无改善者、2周后脑脊液培养仍阳性者、脑脊液持续高抗原滴度者、不能给予5-FC的患者，诱导期应延长。对于肾功能损害的患者，可以使用AmB的脂质体制剂[脂质体两性霉素3~6mg/（kg·d）或两性霉素脂质体复合物5mg/（kg·d）]。诱导治疗成功后，采用氟康唑（400mg/d）巩固治疗至少10周，氟康唑可根据病情持续6~12个月的治疗。对于HIV患者，10周治疗后可将氟康唑减量至200mg/d，终身维持治疗。但近年来研究显示，通过高效抗逆转录病毒治疗（HAART）的患者免疫功能恢复后，可根据患者具体情况停止氟康唑维持治疗。不能耐受氟康唑的患者可使用伊曲康唑（400mg/d）代替。2010年美国感染病学会（IDSA）推荐的新标准稍有变化，对于HIV阴性患者诱导治疗时间改为4周，氟康唑巩固治疗改为至少8周，且根据病情变化可适当调整。对于HIV患者，巩固治疗改为至少8周。国内专家推荐的治疗方案为两性霉素B[0.5~1mg/（kg·d）]联合氟胞嘧啶[100mg/（kg·d）]诱导治疗，至少8周，而后采用氟康唑（200~400mg/d）巩固治疗至少12周。

CME患者常有中枢神经系统颅内压的增高，其机制不甚清楚，可能与脑脊液的吸收障碍有关，对于怀疑CME的所有患者均应检测颅内压，目前降低颅内压的办法有反复腰穿引流或腰椎置管引流或脑脊液脑室腹腔分流术，而乙酰唑胺治疗高颅内压的疗效欠佳。

（二）肺隐球菌病

对于肺隐球菌病的治疗目前尚缺乏前瞻性的研究，治疗方案来源于无对照的病例报告以及小样本患者的研究。只有轻至中度肺部症状的无肺外播散的免疫功能正常患者通常给予氟康唑（400mg/d）治疗，疗程6~12个月，如果患者不能耐受氟康唑，可选用伊曲康唑（200~400mg/d）治疗，疗程6~12个月。新的药物如泊沙康唑与伏立康唑也可应用，但尚需临床研究进一步证实其疗效。另一方案为AmB[0.5~1mg/（kg·d）]治疗，总量为1000~2000mg，对于严重肺疾病的患者可采用与中枢神经系统同样的治疗方案加以治疗。

对于免疫功能低下的肺隐球菌病患者，通常会发生肺外播散，因此在该类患者中均推荐做腰椎穿刺检查以及血清抗原监测，如果患者已确诊CME、肺外播散或患有严重肺隐球菌病，其治疗方案同免疫抑制的中枢神经系统隐球菌病患者。在免疫抑制患者中，维持治疗是必须的。在艾滋病患者中，如果患者已接受HAART或其免疫功能改善（CD4>100/μl）可以中断维持治疗，如果患者不能耐受氟康唑，可以选用伊曲康唑（200~400mg/d）终身治疗。对于表现为孤立的肺结节患者可考虑外科手术治疗，也可达到治愈的目的。因剖腹探查或误诊为肿瘤或其他疾病而行手术切除者，术后应常规应用抗真菌药治疗，疗程至少2个月。

（三）非中枢神经系统与呼吸道以外的隐球菌病

除中枢神经系统与呼吸道外，隐球菌病可以发生于机体的任何器官。其中以皮肤感染最为常见。对于多数患者而言，皮肤隐球菌病继发于血源播散，但也有少数报道为原发性隐球菌感染。隐球菌还可以感染前列腺，但是该类患者抗真菌治疗效果不佳。该类患者临床报道不多，多为病例报告，通常为播散性感染，可参照中枢神经系统隐球菌病方案进行治疗。

原发性皮肤隐球菌感染的治疗可以采用氟康唑200~400mg/d,治疗1~3个月,亦可采用外科手术治疗。

第四节　毛孢子菌属的耐药性与毛孢子菌病的治疗

毛孢子菌属既可引起浅表感染,也可引起侵袭性感染。侵袭性感染主要包括真菌血症、单个器官感染和播散性毛孢子菌病。播散性毛孢子菌病是一种致死性的机会性感染,常发生于免疫低下人群,尤其是那些因患有血液病或化疗而出现中性粒细胞减少的患者。在恶性血液病患者中,毛孢子菌属已成为除假丝酵母菌属外致人类播散性感染第二位的酵母菌。阿萨希毛孢子菌(trichosporon asahii)是毛孢子菌属中最重要的临床致病菌。自2001年国内首例播散性阿萨希毛孢子菌病报道以来,由阿萨希毛孢子菌所致的感染在免疫抑制或免疫缺陷人群中日渐增多,而且病情严重,对多种抗真菌药物耐药,一旦在机体造成了播散性、系统性的深部感染,治疗难度大,死亡率较高。

一、毛孢子菌属耐药的流行病学

2013年广东省中医院门诊和住院患者的样本中分离出阿萨希毛孢子菌感染8例,进行了体外药敏试验研究,结果显示8例患者中,有3例对5-氟胞嘧啶耐药,其余均中介;有3例对两性霉素B敏感,其余均耐药;有3例对伊曲康唑敏感,其余均中介;8例均对氟康唑和伏立康唑敏感。郭朝霞等对12株不同来源的阿萨希毛孢子菌进行体外药敏试验研究,结果显示阿萨希毛孢子菌对氟胞嘧啶、阿尼芬净天然耐药,所有菌株对它们的MIC值均>32μg/ml;两性霉素B对阿萨希毛孢子菌临床株的药敏结果具有不稳定性,MIC值波动较大(0.75~32μg/ml),同一菌株多次重复试验,其MIC值结果差异较大;但环境株对两性霉素B先天耐药,3株环境株的MIC值均>32μg/ml;临床来源和环境来源的阿萨希毛孢子菌对氟康唑、伊曲康唑、伏立康唑均较敏感。不同研究组得到的药敏结果多有不同,这可能与不同来源的阿萨希毛孢子菌菌株其耐药稳定性有差别有关。

二、毛孢子菌病的实验室诊断

(一)传统方法

1. 直接镜检　取血、尿、粪、痰、脓液、脑脊液、穿刺物等标本,置载玻片上,加1滴10%的氢氧化钾溶液,加盖玻片。镜下可见分隔菌丝,圆形、卵圆形孢子,特别是关节孢子,有时可见少量芽生孢子。

2. 真菌培养　根据不同的病情采取标本,接种于沙氏琼脂培养基,阿萨希毛孢子菌25℃生长快,至10天时菌落直径达16~24mm,白色,较干燥,有多疱状突起及皱褶。表面粉状,菌落边缘较宽,可有较深裂隙。镜检主要为大量的关节菌丝,断裂或较规则的关节孢子,有的呈筒状。高危人群(例如中性粒细胞减少者)出现尿培养阳性提示播散性毛孢子菌病,而不应认为是污染或定植所致。

3. 组织病理学检查　组织切片中看到关节孢子、芽生孢子、菌丝和假菌丝支持侵袭性毛孢子菌感染的诊断。真菌成分周围可有炎细胞浸润,伴出血。

(二)免疫学检测

毛孢子菌表达一种与新型隐球菌葡糖醛木甘聚糖荚膜抗原有交叉反应的细胞壁抗原,所以用于诊断新型隐球菌的乳胶凝集试验和酶联免疫分析试验有助于播散性毛孢子菌病的早期诊断。在抗真菌治疗期间,这些试验可为阴性,但阴性反应不意味着治疗有效。

(三)分子生物学检测

血清巢式PCR是一种特异、灵敏、快捷的早期诊断手段,且可用于监测毛孢子菌病的病程和治疗反应。Sano等发现使用约1天的短期固定组织进行巢式PCR,有助于播散性毛孢子菌病的病理诊断。有学者使用实时PCR检测患者血清中阿萨希毛孢子菌DNA,研究者认为实时PCR比多糖抗原检测方法具有更高的敏感性,可用于深部毛孢子菌病的诊断。Tsuji等发现使用定量PCR监测播散性毛孢子菌病患者血清中阿萨希毛孢子菌DNA的浓度,与患者的临床病程一致。

三、毛孢子菌病的治疗

毛孢子菌属对常规抗真菌药物耐药的报道越来越多。由于毛孢子菌属种间鉴定的困难和标准化体外药敏试验的缺乏,毛孢子菌病的最佳治疗方案尚未确定。

高剂量的两性霉素B脱氧胆酸盐[1~1.5mg/(kg·d)]曾用于侵袭性毛孢子菌感染的常规治疗,但是许多患者出现了突破性感染。临床也常使用两性霉素B脂质体[5mg/(kg·d)]治疗毛孢子菌病,但也有失败的报道。

棘球白素类药物如卡泊芬净抗毛孢子菌的体外活性很低。文献报道,恶性血液病患者使用米卡芬净、卡泊芬净等经验性治疗发生了阿萨希毛孢子菌突破性感染。联合使用卡泊芬净和两性霉素B有效,米卡芬净和两性霉素B显示出体外抗毛孢子菌的协同作用。临床也常联合使用高剂量的两性霉素B和5-氟胞嘧啶或氟康唑,但失败率也很高。

新型三唑类是很有潜力的治疗药物,体外药敏试验提示毛孢子菌属对新型三唑类(尤其是伏立康唑)敏感,然而,也可见到使用新型三唑类发生突破性感染的报道。国内研究显示,毛孢子菌药敏谱不同于临床常见其他酵母菌,氟康唑和两性霉素B对其活性差,伏立康唑具有良好的体外抗菌活性。Matsue等报告了4例阿萨希毛孢子菌引起的侵袭性毛孢子菌病,患者伴有急性白血病和骨髓异常增生综合征,应用米卡芬净治疗无效,直到中性粒细胞恢复和使用伏立康唑治疗后病情才出现好转。Fukuda等的研究显示,接受唑类治疗的生存率要高于两性霉素B。多变量分析提示,未应用唑类治疗和接受过造血干细胞移植的患者死亡率较高。研究者认为,大多数播散性毛孢子菌感染为突破性感染,且更易出现在使用米卡芬净的患者。早期给予唑类治疗可提高生存率。

除抗真菌药物治疗外,患者免疫低下状态的恢复也很重要。中性粒细胞减少者可给予粒细胞集落刺激因子,应用糖皮质激素的患者应尽量降低剂量。使用两性霉素B过程中血培养持续阳性提示耐药,应及时更换抗真菌药,或联合应用唑类或5-氟胞嘧啶。与中心静脉导管相关的感染,应移除导管。

(王　玲　张振国)

参考文献

1. 廖万清,顾菊林. 医学真菌学研究进展. 自然杂志,2011,33(1):1-5,8,63

2. 汪复. 侵袭性真菌感染的诊治现状. 中国感染与化疗杂志,2007,7(6):428-431

3. 李全亭,王力学. 296株酵母样真菌医院感染分布和耐药现状分析. 中华医院感染学杂志,2010,20(18):2880-2881

4. 李文华,谢桃,张雪霞,等. 临床分离念珠菌的特征及耐药性研究. 中国消毒学杂志,2014,31(10):1079-1081

5. 王彬,魏曼,方华,等. 念珠菌耐药机制研究进展. 中国病原生物学杂志,2014,9(5):473-477

6. 施伟民,伍洲炜,潘炜华,等. 念珠菌病的诊断和治疗进展. 世界临床药物,2010,31(12):705-711

7. 高露娟,余进,李若瑜. 中国大陆地区曲霉病流行现状分析. 中国真菌学杂志,2010,5(4):247-251

8. 秦启贤. 临床真菌学. 上海:上海医科大学出版社,2001

9. 张米,雷素云,高丽. 艾滋病患者培养检出新型隐球菌的分布特点及其耐药分析. 世界最新医学信息文摘,2015,15(2):102-103

10. 雷瑶,肖玉玲,何超,等. 四川地区隐球菌病临床分离株基因型和耐药性分析. 四川大学学报(医学版),2015,46(1):82-86

11. 苏汉珍,韦善求. AIDS患者新型隐球菌感染的细菌分布特点及其耐药分析. 国际检验医学杂志,2013,34(4):470-471

12. 李平,温海. 隐球菌病的诊治进展. 中国真菌学杂志,2011,6(3):186-189

13. 张伟铮,邓光远,蓝锴,等. 基于ITS基因序列鉴定阿萨希毛孢子菌及体外药敏分析. 中国热带医学,2014,14(7):773-776

14. 郭朝霞,李海涛,祝贺,等. 不同来源阿萨希毛孢子菌体外药物敏感性及致病性研究. 中华医院感染学杂志,2013,23(24):5915-5917

15. 丛林,李海涛,王文岭,等. 侵袭性毛孢子菌感染的诊断和治疗. 中国真菌学杂志,2010,5(3):184-187

第三十七章

寄生虫的耐药性及临床治疗

第一节　疟疾耐药的临床概述及诊治

疟疾是严重危害人类健康的全球性感染性疾病之一,据世界卫生组织(WHO)报告,全世界约数10亿人口生活在疟疾流行区,每年2亿余人患疟疾,百余万人死于疟疾,给疫区带来沉重的经济负担,阻碍社会的发展。中国科学家屠呦呦将她发现的青蒿素应用于疟疾的治疗,获得极大的成功。2004年5月世卫组织正式将青蒿素复方药物列为治疗疟疾的首选药物,英国权威医学刊物《柳叶刀》的统计显示,青蒿素复方药物对恶性疟疾的治愈率达到97%。她的这一成果挽救了数百万人的生命,使疟疾患者的死亡率显著降低,因此获得了2015年诺贝尔生理医学奖。近年来研究显示,恶性疟原虫对所有抗疟药均出现了敏感性下降或抗药性,对控制和消除疟疾构成了严重威胁。因此,监测疟原虫对抗疟药物的敏感性已成为疟疾控制和消除阶段的重要工作之一。

一、疟原虫耐药的流行病学

根据WHO《2013年世界疟疾报告》显示,2012年全球约有2.07亿疟疾病例,死亡62.7万人,其中77%为5岁以下儿童。在我国,随着政府的重视和经济、卫生条件的改善,疟疾的发病人数已明显下降。但是随着大量人口的流动、蚊媒生态环境的改变以及疟原虫抗药性的增加,原已控制的地区又反复出现疫情。我国目前的主要流行区在云南、海南的热带雨林及边境地区、安徽、湖北、河南和江苏的部分地区。

疟原虫耐药性的产生和扩散成为疟疾现代治疗一直关注的热点问题,更是成为全球性严重的公共卫生问题。氯喹是最早发现和使用的最为有效的抗疟药物,自20世纪60年代氯喹大规模用于疟疾治疗。此后,恶性疟原虫对其产生了耐药性,其中南美洲和印度次大陆均发现了耐氯喹的恶性疟原虫,并且耐药虫株在全球范围迅速播散,在非洲这种耐药性蔓延更加迅速,至今除中美洲之外,世界各地的疟疾感染流行区都有耐氯喹的报告。恶性疟原虫除了对主要抗疟药氯喹产生抗药性,正在全球范围内由单一抗药性向多药抗药性发展。恶性疟原虫抗药株的出现已形成有效控制的严重问题,给疟疾防治带来新的挑战,抗性研究迫在眉睫。而在东南亚、南美洲和非洲局部地区出现的对磺胺多锌/乙胺嘧啶的耐药性案例有所上升。泰国边境地区50%的病例用甲氟喹治疗无效。

随着恶性疟原虫氯喹抗性株在全球范围内的扩散,青蒿素及其衍生物作为高效速效的抗疟药,大量广泛连续临床使用,尽管青蒿素类药物治疗恶性疟有很好疗效,但是近年不少研究和临床观察,发现青蒿素类药物的敏感性正在逐渐下降,人体消除虫体时间延长,提示恶性疟原虫对青蒿素及其衍生物的耐药性正在快速发生和发展,耐药性的产生难以避免。20世纪早期在泰国,印度和塞拉利昂有临床疑似青蒿素抗性病例报道,柬埔寨西部出现了青蒿素抗性虫株,随后在泰-柬、泰-缅等地区陆续报道了青蒿素抗性虫株或对青蒿素敏感性下降的疟原虫虫株。2006年塞内加尔也报道发生恶性疟原虫对青蒿素类药物产生抗性。我国的研究学者也证实青蒿素类药物的敏感性正在明显下降,2000年报道云南发现1例恶性疟对蒿甲醚抗性病例;杨恒林等测定云南恶性疟原虫对氯喹、咯萘啶及青蒿琥酯的敏感性,显示云南恶性疟原虫对青蒿琥酯的敏感性降低。虽然最终明确的恶性疟原虫感染仍然多以青蒿素为基础的联合治疗,耐药的恶性疟原虫消除时间为3或4天,而青蒿素敏感的疟原虫清除时间不到2天。

疟原虫耐药性的产生和扩散已成为重大的公共卫生问题,并严重制约了疟疾的控制,并成为全球疟疾发病率急剧回升的主要原因,也给疟疾防治工作带了新的挑战。由此可见,加强对疟原虫耐药的研究迫在眉睫,防治青蒿素耐药性的蔓延成为疟疾防治的重大课题。

二、疟原虫耐药的分级

疟原虫耐药是指疟原虫株在通常足以杀死或阻止其繁殖的药物浓度下仍有繁殖或存活能力,耐药株能够抵抗机体所能耐受的最大药物浓度。耐药的疟原虫主要是恶性疟原虫和间日疟原虫,没有发现耐药的卵圆疟和三日疟原虫。目前对耐药疟原虫的研究主要集中在恶性疟原虫。目前研究恶性疟原虫对氯喹、青蒿素等主要抗疟药已普遍产生不同程度的耐药性。疟原虫耐药的判断标准详见第二十八章第二节。必须注意的是,观察恶性疟原虫患者时,如果服药后3天内疟原虫无性体数增多,必须停止观察,尽快治疗。对重症患者、幼儿或混合感染的患者不宜进行这项观察。当然,这些标准在根据各种药物的作用速度、半衰期和疟原虫种的生物学性质改进后也可用于其他裂殖体杀灭剂和其他种类的疟原虫。

三、疟疾耐药的诊断

恶性疟原虫对抗疟药出现了敏感性下降或抗药性,对控制和消除疟疾构成了严重威胁,使疟疾防治难度增大。对药物耐药程度变化的研究是研究抗性产生和指导临床用药的重要手段。疟原虫耐药性的测定方法主要包括体内测定法和体外测定法两大类。体内测定药物敏感性是WHO推荐的疟原虫耐药性确定标准,但该法需要连续观察14~28天,结果获取跨时较长,常受到个体免疫力、药物吸收情况和连续跟踪患者等因素干扰。

体外药敏检测方法依赖于疟原虫的体外培养技术、免疫学和分子生物检测技术的发展,检测操作简单、快速且不受机体免疫系统等因素影响,而且可同时检测疟原虫虫株对多种抗疟药的敏感性,已广泛用于恶性疟原虫抗疟药敏感性的研究。体外药物敏感性目前用于抗疟药物体外敏感性检测的方法,主要包括世界卫生组织微量测试法(WHO microtest)、同位素测定法、乳酸脱氢酶测定法（plasmodial lactate dehydrogenase，pLDH）、富组蛋白Ⅱ测定法（histidine-rich proteinⅡ，RPⅡ）及SYBR GreenⅠ荧光测定法等。其中，体外微量法测定疟原虫对抗疟药的敏感性是最早出现并实现标准化的检测方法，被WHO推荐用于现场恶性疟原虫对氯喹抗性的检测。该法操作简便易行，48h内即可报告结果，患者不需住院，国内外已广泛采用，并且更适合用于实验室条件较差地区的现场检测。但由于其技术要求高、耗时且需要人工观测并判定结果，在现场应用中也受到一定的限制。随后出现的同位素测定法基于疟原虫代谢活性检测，敏感性最高，但放射性物质的使用及废料处理等问题使该方法的适用范围大为受限。pLDH法与HRPⅡ法更适于具备条件的实验室对小规模样本的检测；SYBR GreenⅠ法简便快捷、检测成本低且技术要求低，更适用于大规模的抗疟药筛查及疟原虫药物敏感性的检测，可用于具备条件的实验室进行大规模体外药敏检测。

疟原虫在体外一个无性周期循环时间内发育至裂殖体是体外药敏检测的基础。体外培养疟原虫比较复杂，可分为红细胞内期和红细胞外期。红细胞内期培养的四种人疟原虫中仅有恶性疟原虫可以成功的在体外长期培养。首先整个培养系统必须严格无菌，在培养瓶中加入"O"型红细胞、人血清及充入3%O_2、4%CO_2和93%N_2组成的混合气体。当然还需要基本的营养液如RPMI1640等，而且必须每天更换。较为常用的培养操作大致如下：

1. 培养液的准备　取新鲜的"O"型抗凝全血，离心分离血清和红细胞。血清按照一次需要量分装于小容量的无菌瓶或无菌试管中，-20℃保存。红细胞用RPMI1640洗涤3次后，悬浮在等量的含有10%人血清的RPMI1640中，4℃保存，可存放2~3周。市售的RPMI1640液体培养液或粉末培养基溶解过滤除菌后，加入HEPES和谷胱甘肽，使最终的浓度分别为25mmol/L和0.6%，成为完全的RPMI1640的培养液。

2. 患者血样本悬液的准备　培养时取患者的全血，分离出红细胞，用RPMI1640洗涤2次，再加入含有15%的人血清的完全RPMI1640培养液，使其成为含量约为0.2%~0.4%的红细胞悬液。

3. 培养及注意事项　取患者血细胞悬液8ml置于35ml（或70ml）无菌细胞培养瓶中，再加入培养用红细胞悬液，使其最终浓度成为3%~5%，充入上述的混合气体，盖紧瓶盖，37℃培养箱中培养。一般24小时更换培养液1次。换液时尽量不晃动细胞层，不触及红细胞，以消毒无菌的吸管吸去陈旧的培养液。加入等量新鲜的含15%人血清的完全RPMI1640培养液后再轻轻悬浮细胞，37℃继续培养。同时定时吸取少量沉淀细胞涂成薄血片，了解虫体生长状况。

红细胞外期培养恶性疟原虫和间日疟原虫可以成功，疟原虫的培养对开展疟原虫药物耐药程度的变化势态可获得满意的结果，并且对疟原虫的疫苗研究意义重大。

四、疟原虫耐药的研究进展

随着恶性疟原虫基因组研究的进展，耐药性基因已经成为研究的热点。国外研究者先后筛选除了*pfmdr1*和*cg2*两个基因，*pfcrt*基因与恶性疟原虫耐药性的产生存在很密切的联系，但目前*pfcrt*基因K76T突变在研究氯喹耐药性方面仍然十分重要，对其突变的鉴别可以筛选出抗氯喹耐药性疟原虫的感染，从而采取正确的治疗方案。虽然氯喹耐药的疟原虫归因于*pfcrt/pfmdr1*基因的突变，但最近的研究显示有*pfcrt/pfmdr1*基因的突变疟原虫独立较小，那些有*dhfr/dhps*基因突变的疟原虫对宿主的免疫清除能力更加敏感。在以青蒿素为基础的联合治疗的时代,*pfcrt/pfmdr1*基因野生型的突变增加。

五、疟疾耐药的防治

由于抗生素的不合理应用和病原体的变异等原因,使得病原体耐药的情况越来越多,甚至许多抗生素面临淘汰的危险。因此针对每个患者个体制定合理的治疗方案、合理系统应用抗疟疾药是疟原虫耐药防治的重点。

抗疟药物的药物动力学和药效学特性及产生耐药的内在倾向性差异很大,一般来说,长半衰期的药物是相当脆弱的,因为疟原虫不可避免地要接触治愈浓度相当长的时间。疟原虫暴露在抑制但不能清除原虫的血液药物浓度中,可选择性产生耐药。大多数使用中的药物都具有长半衰期。一般微生物在感染群体中发生对药物敏感性降低的突变概率很低,所以药物敏感性超过有效浓度的原虫株出现的可能性,随疟原虫数量的增加而增加,即生物量越大,药物治疗失败的可能性就越大。这也是多种药物联合治疗的基础。

对有耐药性的疟疾患者多采用联合用药,其疗效明显高于单一药物的效果,无论平均退热时间,还是原虫无性体转阴的时间均显著缩短。联合应用抗疟要治疗抗药性恶性疟,可以延缓抗药性的产生。联合治疗中的药物应具有相容的药效学和药物动力学,没有不良的药理学相互作用和毒性。目前有几种联合用药治疗疟疾的方案。最好的联合用药为长效磺胺/乙胺嘧啶(S/P)联合曾经非常成功,但在东南亚一些地区已不再有效,目前国内该联合用药也已经产生抗药性,且治疗后极易出现配子体。目前国外常用的联合用药有S/P与甲氟喹联合,其作用于不同途径和疟原虫生活周期中不同阶段,目前可作为商品供应药物的唯一例子,但这种联合也不曾被广泛使用,三种药物联合优于一种药物治疗的优越性未体现出来,虽然上述原则具有坚实的理论基础。近来更多的尝试是阿托喹酮与氯胍的固定联合治疗,它已进入临床后期;以及在东南亚使用青蒿素及其衍生物与甲氟喹的联合,治疗多药抗性恶性疟效果可靠。有充足的理由认为抗疟药应当在一开始就采取联合用药,如甲氟喹与青蒿素类衍生物比等待耐药性产生,然后试图减慢耐药性的发展为好。而甲氟喹加青蒿琥酯联合用药可以治疗对氯喹或磺胺多辛加乙胺嘧啶抗药性的非常重症恶性疟。而抗叶酸药物联合是由于多位点抑制叶酸合成途径的需要,这种联合用药具有增效作用。联合化疗是抑制耐药性出现的合理途径,需要进一步研究抗疟药对疟原虫种群动力学的作用及对联合用药的费用和可行性加以评估。

鉴于全球恶性疟原虫对传统的氯喹、乙胺嘧啶、甲氟喹等已产生耐药,具有耐药性疟原虫会很快遍布所有流行区,耐药强度会不断增加;特别是多重耐药性恶性疟不断地扩散与蔓延,在很多疟疾重灾区可供选择的抗疟药物十分有限,新药的研发速度跟不上耐药性出现的速度。为了保护新药,延缓耐药性的出现,WHO建议推广在使用青蒿素及其衍生物的基础上,联合其他药物来治疗,如蒿甲醚+本芴醇,青蒿琥酯+阿莫地喹,青蒿琥酯+甲氟喹,青蒿琥酯+法西达等,以延缓疟原虫对青蒿素和其他药物耐药的产生。在泰国,青蒿琥酯加甲氟喹联合应用作为一线治疗获得显著疗效且保持了多年,在非洲,WHO推行了蒿甲醚、本芴醇、青蒿琥酯和阿莫地喹联合用药。

青蒿素类药物是在氯喹、奎宁耐药性产生后的主要替代治疗药物,也是至今唯一没有出现普遍耐药性的抗疟药。青蒿素及其衍生物的抗疟作用具有迅速、高效、毒性低、安全且与多数抗疟药物交叉耐药的特点。对各种疟疾均有效,比其他抗疟药可以更快的缓解临床症状,清除血中疟原虫,对间日疟疾或恶性疟疾以及抗氯喹虫株的红内期均有杀灭作用。理论上,与青蒿素类联合用药不仅能提高治愈率,而且可以减缓产生耐药性的速度。

总之同类药物之间的交叉耐药使得耐药问题更加严重。在等待利用新的作用机制研制新药的同时,应该采取适当的措施来保护这些极少数有用的药物。同时主要从以下几个因素综合来防治: 合理的联合治疗处方; 患者就诊的主动性和遵守医嘱的自觉程度; 实时的检测耐药性等; 掌握最新流行病学的动态是制定疟疾防治措施极其重要的依据,对科学预防疟疾、指导临床合理用药都有重要的意义。

六、抗疟疾药物的前景

抗疟药物的研发主要还是对原有药物的结构构造及筛选,像青蒿素及其衍生物。但随着分子生物学的进展对病原生物的研究逐渐深入已经发现了疟原虫在核酸、蛋白质、糖和磷脂等代谢方面与宿主的代谢上有很多差异。研究者们利用这些差异作为靶点进行新抗疟药物的开发和设计。新的药物合成手段如组合化学等,也为加快新药研究奠定了基础。另外从有抗疟药物植物中提取有效的成分,最可能成为抗疟药物研究和开发的切入点。

第二节 阴道毛滴虫甲硝唑耐药的诊断与治疗

阴道毛滴虫是一种寄生于人体泌尿生殖道的鞭毛虫,引起阴道毛滴虫病。该病是一种性传播疾病(sexually transmitted disease, STD),而且也是影响其他STD流行的一个重要危险因素。该病可引起男女泌尿生殖系统炎症,与不育、死胎、低体重出生儿等疾病密切相关。该病呈全球性分布,人群感染率较普遍,全世界每年有超过1.7亿人感染。

甲硝唑早在20世纪50年代就被用于治疗滴虫性尿道炎,一直为抗阴道毛滴虫的首选药物。1989年美国疾病预防控制中心调查显示,5%的阴道毛滴虫会对甲硝唑产生不同程度的耐药。甲硝唑治疗阴道毛滴虫并出现耐药现象,使之对虫体耐药性的研究越来越受到人们的重视,加强阴道毛滴虫对甲硝唑耐药机制研究,对于临床治疗具有重要的指导意义。

一、阴道毛滴虫甲硝唑耐药的流行病学

甲硝唑治疗阴道毛滴虫出现耐药有逐年增加的趋势。2001年, Schmid等估计至少已有5%的临床病例出现不同程度的耐药。Das等报道甲硝唑耐药虫株由1999年的0.38%增加到2002年的3.5%, Jane等对没有明显症状的178例感染阴道毛滴虫女性的阴道分泌物进行了甲硝唑的敏感性实验,甲硝唑的耐药率为9.6%。我国学者在2006年对中国广州的28例阴道毛滴虫进行了甲硝唑敏感性试验,其耐药率为14.3%。吴家红等来自贵阳市的39例感染者进行药物敏感试验,有19株耐药,耐药率高达48.7%。

二、阴道毛滴虫甲硝唑耐药的特点

甲硝唑用于治疗阴道毛滴虫,其扩散进入虫体细胞后获得特殊电子,将无活性的分子还原成细胞毒性分子,破坏其细胞结构,抑制蛋白质的合成,阻碍虫体的代谢及繁殖,最终导致虫体死亡。甲硝唑耐药对阴道毛滴虫病的诊断与治疗有着极为重要的意义。但迄今未,甲硝唑耐药的具体机制仍不完全清楚。其机理可能涉及阴道毛滴虫虫株对氧的敏感性与氧化应激等特性。许多关于耐药机制的研究表明,在分子水平上,阴道毛滴虫甲硝唑耐药与多种因素有关,如基因内转录间隔区(ITS),单链P-糖蛋白基因和阴道毛滴虫病毒(T.vajinalis virus, TVV)。Snipes等调查发现含有TVV的虫株对甲硝唑比较敏感,无TVV的虫株则更容易产生耐药。另也有报道称甲硝唑的耐药和基因多态性之间存在一定的相关性。由此可见,阴道毛滴虫甲硝唑耐药现象不容忽视。

三、阴道毛滴虫甲硝唑耐药的诊断

分离培养阴道毛滴虫是体外检测阴道毛滴虫甲硝唑耐药的前提,合适的培养基和准确地计数对于评价药物抗阴道毛滴虫的效果是非常必要的,常用的计数虫体数目的方法有血球计数板法和MTT法。体外培养主要包括有菌培养和无菌培养。

1. 有菌培养　主要是肝-胨-糖培养基。一般应用12ml或16ml的螺旋有盖培养管,可从患者阴道后穹隆直接取材放入培养管中,加入青霉素和链霉素以除杂菌,$36 \pm 0.5℃$培养。常用的有氧培养基有改良的肝浸汤(液)培养基和1640培养基。前者肝浸汤需培养48h,阴道毛滴虫达到生长高峰,虫体呈现出多分裂相,虫体变大、呈圆形,内含多个细胞核,细胞膜外缘可见丛鞭毛。该法适用于阴道毛滴虫的药物试验及其他实验项目的研究;后者培养72h达到生长高峰,几乎见不到分裂象。1640培养基更适用于教学、标本制作及实验室保种工作。

2. 无菌培养　应用BIS-33(液体培养基,含有三个组分:营养液、维生素混合液、成牛血清)培养基,将pH调节至5.8,应用10%成牛血清,培养在6ml的玻璃有盖培养管中,由于阴道毛滴虫是兼性厌氧代谢,故应盖紧管盖,并呈5°的角度放置。从有菌转入无菌时,应加入适量的抗生素以杀死细菌,例如青霉素、链霉素、卡那霉素等。另外,也有报道应用解脲脲原体培养基进行培养阴道毛滴虫的方法,操作简便,并且有商品化的培养基试剂盒供应,可同时作解脲脲原体培养,值得推广。其他培养基如酪蛋白胰酶水解物-酵母提取物-麦芽糖培养基、改良肝浸汤培养基等也可用于体外培养阴道毛滴虫虫体。

目前临床上多采用体外连续稀释法检测甲硝唑对阴道毛滴虫的最小致死浓度(minimum lethallon centration, MLC)来评价甲硝唑的耐药情况。连续稀释法是将甲硝唑纯品溶解,制成储存液,然后用培养液作倍比稀释,配成甲硝唑的浓度梯度液,置于4℃条件下保存。取无菌96孔板,将配置好不同浓度的甲硝唑药液按照100μl的量分别加入每孔中,将生长致对数期的阴道毛滴虫培养离心,弃上清,所得沉淀物用培养基充分悬浮后计数,适当调整滴虫浓度,然后加入甲硝唑梯度孔板中,各种虫株在相同浓度下重复两孔,37℃培养24h后,镜检并计数,以虫体不活动或变圆时的甲硝唑最低浓度为MLC。由于甲硝唑的耐药机制未完全明确,故目前尚缺乏通过检测耐药基因突变来检测其耐药的分子生物学技术。

四、阴道毛滴虫甲硝唑耐药的防治

甲硝唑是治疗阴道毛滴虫感染的常用药物,静脉给药效果并不优于口服用药。美国疾病预防控制中心推荐的治疗方案为甲硝唑2g顿服。妊娠期阴道毛滴虫感染者同样推荐此剂量。但是阴道毛滴虫甲硝唑耐药株的出现,成为该病治疗的难点。耐药虫株为用甲硝唑一个标准疗程治疗无效的虫株。有研究认为可以通过增加甲硝唑口服剂量来克服,对甲硝唑2g顿服治疗无效的患者,可以改为500mg,2次/天,共7天,如果仍然无效,改为甲硝唑2g,1次/天,3~5天。也可用呋喃唑酮,每次100mg,每天3次;甲苯咪唑每次100mg,每天2次口服,连用3天;替硝唑每次800mg,每天2次口服,用7天。

替硝唑为第二代硝基咪唑类药物,在血浆的半衰期是甲硝唑的2倍,该药的药理作用和甲硝唑相似,但其不良反应少,具有疗效高、疗程短、耐受性好、毒性低等优点,可用于甲硝唑耐药患者的治疗,从而降低甲硝唑耐药性的蔓延,并有取代甲硝唑的趋势。但也有研究表明,那些对甲硝唑高度不敏感的虫株对替硝唑的敏感度也相对较低,也可能存在着替硝唑耐药的产生和蔓延的危险。

奥硝唑是第三代硝基咪唑类药物,对阴道毛滴虫的最低抑制浓度为0.07~0.25μg/ml,而甲硝唑为0.75~5.00μg/ml,即奥硝唑对阴道毛滴虫的活性高于目前常用的甲硝唑。奥硝唑疗效确切,而且疗效优于同类药物甲硝唑和替硝唑,不良反应少,症状改善早,安全可靠。

呋喃唑酮又名痢特灵,是一种硝基呋喃药物,主要用于治疗贾第虫病和一些肠道厌氧菌的感染,近年来也开始用于治疗阴道毛滴虫的感染。与替硝唑相比,痢特灵对甲硝唑耐药株和甲硝唑敏感株均有效。痢特灵杀灭阴道毛滴虫的时间快于替硝唑,需要2~3h,而替硝唑至少需要6h。这些数据表明,痢特灵可作为甲硝唑耐药株的候选药物。

阴道毛滴虫耐药株的治疗问题已经成为世界性的具有挑战性的难题。近年有报道表明甲硝唑耐药的滴虫病应用高剂量的替硝唑和广谱抗生素(如多西环素、氨苄西林)联合治疗,可以取得较好的疗效,有报道称联合应用替硝唑和广谱抗生素,在治疗的11例患者里,有9例治愈,治愈率达90%,替硝唑的推荐剂量为每两天服药一次,2g/次,连用14天。然而,有许多学者认为单独应用替硝唑治疗甲硝唑耐药株无法取得满意的效果,用甲硝唑及替硝唑规范化治疗均无效。因为他们同属硝基咪唑类药物,具有相同的活化机制,治疗甲硝唑耐药株需要辅以广谱抗生素以去除一些原核微生物。这一结果暗示,可能是原核微生物的共生导致了阴道毛滴虫对甲硝唑抗性,这一点还有待于进一步的研究。由于甲硝唑耐药虫株的感染率的增加,对滴虫病的治疗需要寻找新的方法,可以研制一种疫苗已控制人类的感染及其并发症的发生,并且能控制重复治疗的危害,降低发展中国家滴虫病的发病率。

除此之外,预防耐药性毛滴虫的出现,临床在应用甲硝唑等抗滴虫药物时应注意以下几方面:应用时剂量过小,易导致耐药性,且治疗效果差;剂量过大,则易产生严重毒副作用;疗程过短,则治疗不彻底,疾病易复发;疗程过长,一则产生毒副反应,损害机体器官,二则增加患者负担。因此,要注意给予患者充足的剂量和适当的疗程,防止或延缓抗药性的产生。

第三节　杜氏利什曼原虫耐药

利什曼原虫属动鞭纲,可感染人、哺乳动物和爬行动物等,引起利什曼原虫病,又称黑热病,是一种人兽共患寄生虫病。黑热病是我国五大寄生虫病之一,也是世界六大热带病之一。目前全世界黑热病患者超过1200万,该病主要流行于中国、印度及地中海沿岸国家。利什曼原虫病不但对当地人群构成威胁,随着进出利什曼病疫区的人员增多,这些人员也同样处在危险中。20世纪50年代,黑热病曾在我国长江以北地区广泛流行,目前已经得到很好的控制,我国目前多以输入型利什曼原虫病多见。该病已被世界卫生组织列为重点防治的寄生虫病,但是包括灭活疫苗、减毒疫苗、基因工程疫苗等均达不到理想的保护效果,药物治疗仍然是该病最有效的防治方法。已知只有4种药物如锑制剂、两性霉素B、米替福新和巴龙霉素,能够杀死在患者的脾脏、肝脏和骨髓细胞中繁殖的利什曼原虫。

锑制剂是广泛应用在临床上治疗利什曼原虫病药物,尽管在尼泊尔东部利什曼原虫的药物治愈率达90%,印度比哈尔邦的高流行区出现了多价锑化合物的耐药情况,大约60%的患者对该药无反应,有学者发现即使延长30天治疗也只有64%的患者可以治愈。此外,在比哈尔邦最近的敏感性分析实验表明,从昏迷患者临床分离的耐药菌株需要3~5倍浓度的多价锑化合物才能达到有效的活性。在东非,尤其是苏丹也出现了同样的耐药情况。另外艾滋病/杜氏利什曼原虫共同感染的患者也是该药耐药的的来源,这样的患者对多价锑化合物反应迟钝。但是巴西和欧洲南部还未有多价锑化合物的耐药报道。

比哈尔邦出现耐药之后,羟乙基磺酸戊双脒成为二线用药。越南利用五价锑化合物初始治疗寄生虫的治愈率低至37%。有报道称自然界也存在着五价锑化合物耐药,因此该药对利什曼虫株野生株也可能没有影响。

在临床实践中,利什曼原虫的前鞭毛体被用来研究药物的敏感性,以及筛查新抗杜氏利什曼原虫的化合物。体外培养时前鞭毛体通过细胞计数监测寄生虫的生长。利用ED_{50}测量药物浓度。体外使用宿主细胞模型研究胞内无鞭毛体形式的敏感性。在此模型中,无鞭毛体可在下列细胞系培养,小鼠腹腔单核细胞巨噬细胞,人类外周血单核巨噬细胞系等。体外培养无菌无鞭毛体可评估药物敏感性和具有快速、操作容易的优点。

目前治疗杜氏利什曼原虫的药物还包括喷他脒,喷他脒是临床药物使用中出现耐药株治疗的第一选择。如两性霉素B,它是一种多烯的抗生素,有很高的治愈率,还未出现耐药情况,仍然是杜氏利什曼五价锑化合物耐药的选择。其中两性霉素B脂质配方,即传统两性霉素B的脱氧胆酸盐可以减少毒性。巴龙霉素是一种氨基糖苷类抗生素,其抗利什曼虫活性类似于五价锑化合物,但是也有一定的效果。米替福新是新开发的药物,是一个烷基磷脂的抗肿瘤剂,该药被发现具有优良的抗利什曼虫活性,同样也是一种高效的口服治疗利什曼病药物,目前在印度比哈尔邦广泛应用。伯氨喹是另一个抗利什曼虫的口服药物,但是它的临床开发一直很缓慢。其他药物如酮康唑、苯三唑和伊曲康唑同样具有抗利什曼效果。针对抗利什曼药物耐药情况的出现,如五价锑化合物和喷他脒的耐药,急需治疗利什曼病的策略结合多个类似药物治疗似乎是重要的,这样的方法值得考虑。这样的联合治疗可以缩短治疗周期。但是联合治疗中没有足够的药物可用。目前主要主张米替福新用于联合治疗。

第四节　弓形体耐药性

弓形虫病是一种危害十分严重的人兽共患寄生虫病,呈世界性分布,宿主范围十分广泛,人及大多数动物感染率都较高,给人类健康和畜牧业发展带累了严重的危害。全世界弓形虫血清学阳性率为7.88%。成人获得性弓形虫感染多为隐性感染,无明显全身症状。婴幼儿、孕妇和免疫抑制者感染后,则可能导致流产、畸胎和急性获得性弓形虫病,死亡率甚高。尤其是近年来艾滋病患者不断增多,其中10%~30%并发弓形虫脑炎,严重的弓形虫机会致病性感染成为艾滋病患者死亡的主要原因之一。

对弓形虫耐药的诊断依赖于弓形虫的体外培养,常见的方法包括动物接种模型及细胞培养两种方法。前者检出时间一般较长,存在一定的风险;近年来多采用细胞培养的方法,具有条件一致、分离周期短的优点。组织培养弓形虫的培养基与一般细胞培养基相同,包括合成培养基及血清,适当调节pH等。VEL营养液适用于长时间保存弓形虫,但在连续传代中,虫体的生长速度不如DMEM营养液中快。体外培养可以直接观察弓形虫的形态、运动和细胞的变化过程,排除了宿主体内诸多影响因素和自然条件的限制。

传统的抗弓形虫的药物包括磺胺嘧啶、乙胺嘧啶等,通过阻碍虫体二氢叶酸的合成从而干扰嘧啶核苷酸的代谢,但毒副作用大,复发率高、根治效果差。人们一直在研究毒副作用小、疗效显著的治疗药物。现在临床上使用的药物包括人工合成的抗菌药物、抗生素类药物、其他的化学制剂、中药以及新型的中西药联合用药。

因为磺胺类药物与二氢叶酸还原酶抑制剂分别在叶酸合成的两个环节上发挥阻碍作用,所以无论是在体内还是在体外,二者的联合应用都表现出良好的抗弓形虫活性。研究表明,联合应用磺胺嘧啶和乙胺嘧啶能在24h内清除患急性弓形虫病的老鼠模型组织内的弓形虫。临床上磺胺类药物与二氢叶酸还原酶抑制剂的联合应用,已成功的用于治疗和预防弓形虫引起的多种疾病,为人类抗弓形虫病发挥了重要作用。

螺旋霉素是一个比较安全的抑制剂,副作用明确,多采用于怀孕期间的感染治疗。虽然它是能够特别有效地防止虫体从母亲传播到胎儿,但是这种抑制剂不能很有效地治疗已确定感染的胎儿,或免疫抑制患者弓形体病的治疗。此外,该药在组织中可维持较长时间,在选择治疗期间增加了其耐药的可能性,因此该药在广泛治疗弓形体病方面还是有一定限制的。

大环内酯类药物的作用机理主要是抑制弓形虫速殖子生长和繁殖,同时杀死弓形体个体和包囊。其中阿奇霉素具有明显的杀灭速殖子的作用,并且抗虫能力强于红霉素,但对细胞的毒性作用较大。在实际应用中,阿奇霉素单独使用或干扰素、复方新诺明等联合使用,有学者利用阿奇霉素与几种药物联合治理弓形虫病患者,取得了良好的效果。由于阿奇霉素具有较好的药物代谢动力学,所以治疗先天胎儿弓形虫病的副作用较少,是治疗该病的首选药物。近年来,青蒿素类药物(蒿甲醚、青蒿琥酯、双氢青蒿素等)已被证实具有抗弓形虫作用。

大量的动物实验和临床观察表明,治疗弓形虫病时,联合用药的效果明显优于单独用药。①作用于不同环节的抗叶酸代谢剂的联合应用,例如,SD+乙胺嘧啶;复方磺胺甲噁唑等。②抗叶酸代谢剂与抗生素联合应用:螺旋霉素+乙胺嘧啶或复方磺胺甲噁唑;青蒿素类药物+SD(或复方磺胺甲噁唑)等。③抗弓形虫药物与免疫增强剂联合应用;如复方磺胺甲噁唑+左旋咪唑等。④抗弓形虫药物与细胞因子联合应用:如阿奇霉素+干扰素等。

(韩　骈　张晓丽)

参考文献

1. 杨维平,吴中兴.人体寄生虫病化学药物防治.南京:东南大学出版社,2004

2. 吕吉云,曲芬.多重耐药微生物及防治对策.北京:人民军医出版社,2011

3. 诸欣平.人体寄生虫学.第8版.北京:人民卫生出版社,2013

4. 张梅花,陆凤,曹俊,高琪.恶性疟原虫体外药敏实验检测方法的比较研究.中国血吸虫病防治杂志,2015,27(2):146-151

5. 赵绍敏,王满元.恶性疟原虫对青蒿素类药物产生耐药性的全球现状和基础研究.中国寄生虫学与寄生虫病杂志,2014,32(5):380-384

6. Schmid G, Narcisi E, Mosure D, et al. Prevalence of metronidazole-resistant Trichomonas vaginalis in a gynecology clinic. J Reprod Med,2001,46(6):545-549

7. Krashin JWl, Koumans EH, Bradshaw-Sydnor AC, et al. Trichomonas vaginalis prevalence, incidence, risk factors and antibiotic-resistance in an adolescent population. Sex Transm Dis,2010,37(7):440-444. doi: 10.1097

第三十八章

微生物耐药性的流行发展趋势

第一节 微生物耐药性的流行现状及趋势

著名微生物学家、诺贝尔奖获得者Toshua Lederberg曾说过："我们正生活在与微生物、细菌和病毒进化竞争之中,而人类未必是赢家。"自1940年Ernst Boris Chain等首次发现耐青霉素因子β-内酰胺酶之后,不同抗菌药的耐药菌相继被发现,使许多过去疗效良好的抗菌药效能不断降低。随着医学科学技术水平的不断提高,新的抗菌类药物不断面世,人类仿佛看到了战胜微生物的曙光,但是全球性抗微生物药物的大量应用和滥用促使耐药菌株不断增加。因为药源丰富和使用方便,使得某些医生对用药指征掌握不严,且使用的疗程长、剂量大及更换频繁;不能严格按照疾病的病原学诊断及药敏试验用药,也是引起细菌耐药株不断增加的主要原因之一。除此之外,细菌本身的不断变异、人体菌群的失调、二重感染以及抗菌药物的毒副作用,这些问题的存在,轻者给患者造成痛苦,使住院时间延长,增加了患者经济负担,重者引起死亡,同时也给社会和国家带来了沉重的负担。

一、微生物耐药性的流行现状

1. 微生物耐药性的时间分布 微生物的耐药性是微生物的本性之一,并不是因为抗生素的问世,微生物才具备耐药性的。仅以哌拉西林/他唑巴坦为例,介绍微生物耐药性的时间分布:2011-2013年期间各种微生物对哌拉西林/他唑巴坦的耐药率逐年增加,大肠埃希菌对哌拉西林/他唑巴坦的耐药率从20.21%上升到73.85%;肺炎克雷伯菌从33.1%上升到38.9%;鲍曼不动杆菌从83.1%上升到83.8%;铜绿假单胞菌从19%上升到20%。对于其他抗生素,随着时间的推移,细菌对抗生素的耐药性也在不断提高,主要是临床医生过度使用抗生素,人们对抗生素滥用问题的认识不足所致。

近年来临床发现耐药细菌的变迁特点如下:

(1)耐甲氧西林的金葡菌(MRSA)感染率增高;

(2)凝固酶阴性葡萄球菌(CNS)引起的感染增多;

（3）耐青霉素肺炎链球菌（PRP）在世界范围，包括许多国家和地区传播；

（4）出现耐万古霉素屎肠球菌（VRE）感染；

（5）耐青霉素和头孢菌素的草绿色链球菌（PRS）出现；

（6）超广谱β-内酰胺酶（ESBL）耐药细菌产生变异。

2. 微生物耐药性的人群分布　几乎所有人群都面临着微生物耐药性的问题，但是在儿童、老人、ICU患者及免疫力低下等特殊人群中，微生物的耐药性问题尤为严重。根据卫生部全国细菌耐药监测网（Mohnarin）2011-2012年革兰阳性菌耐药监测报告显示，对于金黄色葡萄球菌，来自儿童的菌株对大环内酯类和克林霉素以外的其他测试药物，耐药率可低于成人（15~64岁）和老年人20%~50%，成人耐药率略低于老年人。表皮葡萄球菌和粪肠球菌也存在类似现象，即对大环内酯类和克林霉素的耐药率，儿童低于成年人和老年人；而喹诺酮类由于不在儿童中使用，其耐药率儿童显著低于成人和老年人。屎肠球菌对所测药物耐药率，各年龄组差异不大。

有资料提示，我国三级医院住院患者70%以上应用抗菌药物，二级医院住院患者80%以上应用抗菌药物，一级医院住院患者抗菌药物使用率则达到90%。这远远达不到国家卫计委的要求：即三级医院抗菌药物的使用率应低于50%，细菌培养阳性率高于50%。我国部分地区治疗上呼吸道感染的抗生素滥用率高达96.9%，使用2种及2种以上抗生素者占38.1%，县、乡、村级卫生所滥用抗生素的比率亦在95%以上。

3. 微生物耐药性的地区分布　由于各国、各地区的社会经济发展水平不同，以及各国家、各地区存在巨大的文化风俗差异，各种抗菌药物的生产能力也存在差异，抗菌药物的使用方法及习惯也各不相同。因此，不同国家、不同地区在临床工作中所面临的抗菌药物选择规律是不同的，由此造成了细菌耐药性的地区之间的差异。下面分别以几种典型细菌为例说明微生物耐药性的地区分布特征。

有研究显示，在我国肺炎链球菌对红霉素、克林霉素、四环素及复方新诺明的耐药率较高，分别为97.5%、95.5%、84.2%和75.5%。肺炎链球菌对红霉素的耐药率远远超过在美国和绝大多数欧洲国家（如英国、德国和意大利）。

我国革兰阳性菌对大环内酯类及克林霉素的耐药率显著高于国外报道，造成如此大差异的主要原因是我国肺炎链球菌对红霉素的耐药机制有别于其他国家。在我国，头孢噻肟的使用时间和以往的使用量均远远超过头孢他啶，这与大多数欧美国家不同，因此，我国的ESBL（extended spectrum acta-mases超广谱β-内酰胺酶）流行情况也有别于欧美地区。国外的调查结果显示，欧洲和北美地区流行的ESBLs亚型主要为TEM型，其次为SHV型；我国周边的韩国和日本流行的ESBLs亚型主要为SHV型，其次为TEM型；我国流行的主要ESBLs亚型既不是TEM型，也不是SHV型，而是一种国外比较少见的ESBLs亚型-CTX2M型，由此造成了我国和其他地区之间大肠埃希菌、肺炎克雷伯菌和阴沟肠杆菌耐药性的分布差异。

4. 微生物耐药性与牲畜家禽　由于全球人口的扩张，食物需求量增加，这导致了将抗菌药作为牲畜和家禽的助长剂或预防用药而常规使用，如抗生素广泛用作兽药及饲料添加剂，有些养殖场过量使用抗生素提高饲料利用率。这种做法也同样导致了耐药菌的出现，这些微生物可以从动物传播到人。2013年中国科学院曾进行了一项研究，从我国3个城郊大型养猪场及周边地区分别采集了猪粪、猪粪堆肥和施用堆肥的土壤样品，对耐药微生物的抗性基因进行了测定，结果显示：在样品中检测到149种抗生素抗性基因，这些抗性基因涵盖了目前已知的主要抗性类型,其中有63种抗性基因丰度显著高于没有施用抗生素的对照样品。这是因为农民轻信大剂量使用抗生素能够快速增加动物体重从而导致抗生素蓄积中毒。目前某些地区过量使用抗生素添加剂饲料的现象令人担忧。据有关方面报道,抽查市场上销售的某些肉、蛋、乳及鱼类产品中抗生素水平严重超标。大量证据表明:在食用动物中使用抗生素与病原体出现耐药性之间有必然的联系。

为了避免由畜用抗生素滥用而导致的微生物耐药性问题的恶化,通常采取如下措施:

(1)慎重选择使用抗生素饲料,严格限制使用对象、使用期限和使用剂量。

(2)研制畜禽专用抗生素,使其与人用抗生素分开。

(3)针对某些人畜共用抗生素,只允许用于动物短期治疗而不能长期用于预防给药。

5. 微生物耐药性三间分布实例　以大肠埃希菌作为研究对象,进行细菌耐药性的"三间"分布研究:

(1)时间分布:2001-2005年大肠埃希菌对临床常用抗菌药的耐药率不同,耐药率整体呈上升趋势,尤其是头孢噻肟、头孢他啶及头孢呋辛钠等,平均每年增加20个百分点。对细菌耐药率发展速度大于1的抗菌药进行预测,发现到2010年,头孢噻肟、头孢唑林、氨苄西林、头孢呋辛钠、萘啶酸及左氧氟沙星等的耐药率将达到100%。

(2)空间分布:细菌耐药性呈现一定的地区差异,北京、广西与四川较为接近,情况较好;广东、辽宁与天津较为接近,略差;浙江情况最为严重。沿海城市耐药情况与内陆城市耐药情况不同,其中大肠埃希菌对亚胺培南、头孢他啶、环丙沙星、氨曲南的耐药率都是沿海地区高于内陆地区,且差异有统计学意义;哌拉西林是内陆地区高于沿海地区,且差异有统计学意义;头孢噻肟差异无统计学意义。

(3)抗菌药间分布:细菌在不同抗菌药物之间的分布也有差异,青霉素类、磺胺类、四环素类和喹诺酮类耐药情况最为严重,单环β-内酰胺类、碳青霉烯类等耐药率比较低。

二、微生物耐药性的新趋势

1. 在过去几十年,耐药菌的发展已经加速,在增加了感染病例的同时,扩大了对抗菌药的需求,也增加了不正确使用抗菌药的机会。

2. 城市化及其带来的人口过于聚集、卫生环境差加剧了伤寒、呼吸道感染以及肺炎等疾病的蔓延。

3. 污染、环境恶化以及气候的改变,这些可以影响到感染性疾病的发生及分布,特别是那些通过昆虫等媒介传播的疾病如疟疾等;

4. 人口学变化导致需要基于医院干预的老龄人口比例增加,继而是医疗机构内高度耐药病原体暴露风险的增加。

5. AIDS的流行,极大地加大了免疫缺失患者多重感染的风险,这些感染中有许多是先前少见的;

6. 一些旧传染病如疟疾、结核等的死灰复燃,导致了每年数以百万计的感染发生。

7. 全球贸易和交通的极速发展,加速了感染性疾病以及耐药菌的国际间传播速度。

第二节　微生物耐药性：国际公共卫生问题

微生物耐药性已经成为全球都要面临的问题，且越来越严重。如有的医疗设备上存在一些感染生物体的细菌，这些细菌现在已经完全抵抗所有常用的抗菌药物。细菌耐药性，以前是经常在急症护理部门发现，最近则出现在保健设施、门诊手术单位、家庭医疗保健和其他医疗保健设施。细菌耐药性在社区中，尤其是发展中国家的社区中也同样重要。非细菌性微生物的耐药问题同样是我们面临的一项公共卫生问题，主要表现在广泛出现的艾滋病病毒的耐药性、耐多药肺结核及恶性疟原虫疟疾等。

值得广泛关注的是耐药性的流行情况在全世界有所增加，这不仅对感染者的生命造成威胁，还影响了医疗费用。例如，抗菌药物的耐药性已经对患者的死亡率和发病率造成了影响，此外还对经济造成影响。即使在全国范围内建立医疗系统的国家在这方面的花费亦是相当大的。随着社区耐药微生物比例的增加，内科医生必须用新的、更昂贵的药物替代旧的、低廉的药物。在美国，这样的费用仅部分由第三方支付，大部分抗感染的费用必须由医疗系统本身承担。随着耐多药微生物流行率的增加，这些额外费用对医疗系统所造成的影响将会逐渐增大。

一、公共卫生视角的微生物耐药性

公共卫生的研究领域在于整个人群，关注点在于如何确保人群的健康。这有别于临床医学关注于个体的疾病或治疗。公共卫生这一"社会"视角，是以社会福利为目标，包含整个人群，无论是农村、城市，国家甚至是全世界。因此，从公共卫生视角出发，为实现人群健康最大化这一目标必须要有一个长期的设计评估。抗生素提高了对感染的预防和治疗，因此它是一个有价值的资源。但由于耐药性，使得这些资源利用减少，因此有必要减少耐药性的产生。抗生素耐药性的影响包括死亡率、发病率和患者感染相同有机体的敏感菌株后额外的成本。因此，影响包括附加的死亡率，过度使用医疗资源（来自耐药感染的护理、预防传播、最大化的适当的抗生素治疗和耐药性监测），过剩的生产力损失和多余的"无形"成本（患者和医生对治疗失败的焦虑、疼痛、痛苦和不便）。此外，抗菌药物市场可能会受到耐药性的影响，通常表现为市场支持更新的药物（通常更昂贵和广谱），传统的药物（通常更便宜、窄谱）向新药妥协。

（一）发病率和死亡率

许多研究表明，由耐药微生物引起的感染的死亡率高于由易感微生物引起的感染的死亡率。例如，据估算，在已经考虑到疾病严重程度的情况下，由万古霉素耐药肠球菌（VRE）引起的血液感染（BSI）所导致的死亡率比由万古霉素敏感肠球菌（VSE）引起的血液感染的死亡率高出两倍多。即便考虑了疾病的严重程度，由抗甲氧西林金黄色葡萄球菌（MRSA）菌血症导致的死亡率是由对甲氧西林敏感的金葡菌（MSSA）菌血症导致死亡率的两倍。死亡率的增长也被认为与其他传染病有关：包括耐药革兰阴性菌、多药耐药结核病和氯喹耐药性疟疾。有趣的是，因为没有明确证据表明肺炎链球菌的耐药性会增加死亡率，所以同样的情况并没有在肺炎链球菌中出现。

（二）保健费用的增加

耐药微生物引起的感染与保健费用的增加有关。这些费用相当于一切直接与间接的病患照护所需要的费用总和（包括护工的时间、药物治疗、设备更新、实验研究、行政管理、空间、公共设施以及患者路途上的费用等）。对于需要住院治疗的感染，其费用通过比较医院为耐药微生物感染患者的总支出与为感染同种微生物敏感菌株的患者的支出而估算得出。一些研究力图控制由并发症、病情严重程度以及其他变量的引入带来的混杂。由于耐万古霉素肠球菌感染而在同样疾病危重程度的患者中增加的花费估计在27000~79589美元之间。另一个研究表明，即使在控制了混杂变量之后，用于治疗耐甲氧西林金黄色葡萄球菌菌血症的费用比治疗甲氧西林敏感金葡菌菌血症的费用要高出10000美元。

对抗生素耐药性导致的医疗资源利用率增加的情况进行估计，其中一种方法是将感染耐药微生物的患者的住院时间与感染相同菌的敏感菌株的患者的住院时间进行比较。感染葡萄球菌、克雷伯杆菌、铜绿假单胞菌和肠球菌这些细菌的耐药菌株后，患者的住院时间都比这些菌的敏感菌株感染的患者要长。

感染耐药菌的治疗方法成本的增加与其耐药程度息息相关。例如，治疗耐多药结核病的费用可能比治疗感染敏感菌株的结核病的费用高100倍。

微生物的耐药性带给社会额外的负担。当感染者抗生素敏感性不明确的情况下，医生会试图给被感染的患者最大化的应用抗生素。而频繁使用抗生素治疗使得耐药性广泛增加，原来常用的药物作用下降，并被新药所替代。新药往往是更昂贵的、更广谱的抗菌药。抗菌药物替换使用会产生多余的成本，这是由于更昂贵药物的使用、个别患者引起的副作用的出现。

二、耐药性影响因素及控制策略

来自抗菌药物使用的生态压力是微生物耐药性出现的主要驱动力，而耐药微生物的传播促进了耐药性传播，这些因素都影响了细菌耐药的增长速度。控制耐药性需要多种策略，而这些策略需要医疗人员甚至是各个国家、各个机构协同努力。当然，有一些耐药微生物需要特殊行动来控制。比如，某些特定的控制策略用于预防和控制耐药结核病，而其他特定控制策略可以用于耐药的艾滋病感染。

（一）医务人员

从事医疗卫生工作的人员，不仅在服务中应该具有防范耐药微生物产生的意识，而且还应该教育他们的患者也提高这种意识。作为一名合格的医生应该能够正确判断出在什么情况下患者需要使用抗生素，什么情况下可以不用抗生素，除此还应该告知他的患者为什么要这么做。根据感染的类型和患者社会条件，如果有需要，医疗人员应主动为患者进行隔离和检疫。

（二）地区医疗机构及医院

医疗机构应主动参与并提供有关微生物耐药性相关知识的教育，提高医务人员和患者的认识水平，使得他们在生活、工作中能够做到合理使用抗生素。此外，医生还应适当掌握抗生素的监测手段，尽可能做到及时发现耐药性产生的潜在风险，并进行早期干预。为了促进监测，需要医务人员提供一定方法来进行药敏测验。就结核病来说如就结核病而言，监测目的一方面需要培养结核分枝杆菌,另一方面就是要对阳性的标本进行药敏测试。监测范围应由当地医疗部门与整个地区和国家医疗部门协商后确定。在资源配置充足的情况下,监测应是患者个体水平,然而受到某些重要资源的限制,监测是在人群水平下进行的。

政府相关部门有责任定期向从事一线临床工作的医务人员、社区以及当地的医疗部门进行报告耐药性的流行现状。当地医疗部门应根据整个地区及国家指导方针提供相应的治疗和预防方法。以肺结核为例,对患者及密切接触者均应进行追踪观察。

(三)地区、国家及国际医疗组织

所有的这些组织均应共同承担起控制微生物耐药性产生的责任。各级组织不仅要定期总结和发布监测报告,而且还要对开展监测、治疗和预防以及对指导方针的发展和科研活动给予财政支持。同样,这些工作也需得到政府的主动参与以及恰当的立法等支持。

国际组织应不断完善和促进有效控制全球微生物耐药性产生综合指导方针。例如,对于结核病管理部门而言,其指导方针应该是及时发现,对于个案病例应做好预防,防止传播,追踪接触者,抗结核药物的定期供应及合理使用等。国际组织将这些指导方针以表格等形式展现出来已形成可利用的资源。所有的组织都应联合起来共同对抗贫困及促进健康,缩小医疗护理差距。此外,国际组织还应控制抗菌微生物的生产与分配以及抗菌微生物在农业,水产业及其他工业的使用。国际组织应对各个国家所做的努力给予支持帮助,进而提高国际支持与科研合作水平。

三、不同资源水平地区微生物耐药性的公共卫生策略

由于抗菌微生物耐药性的产生不仅是资源利用的原因,亦是资源利用的结果,使得耐药性的出现和传播方式不尽相同。同样的,对于不同方案的公共卫生结果和公共卫生政策的回应亦是不同。

(一)资源充足地区

让我们先按理想状态假设一下,假如资源比较有限,且抗菌药能够被合理使用的话,那么传染病可以得到很好的控制。在这种情况下,因为抗菌药的使用,必然存在着耐药性出现问题。但是我们使用抗生素的目的是为了控制传染病的传播,由抗菌药所衍生的额外的耐药性及其费用是合乎情理的,因为合理的抗菌药物的使用抑制了感染所致的死亡情况。这种情况下由抗生素所带来的利益远超过耐药性出现的风险。资源会被分配用于改善幸存者的状态,发展诊断标准,开发新的抗菌微生物和疫苗,当然,这是在理想的情况下才存在的。

(二)资源匮乏地区

抗菌药在资源比较匮乏的情况下,往往使我们难以获得,因为使用较少,因而其耐药性产生的概率也比较低。因为耐药性频率很低,自然其传播的频率亦较小。这种情况多见于当地居民仍处于社会边缘且不进行文化交流等地区,在这样的地方,大量的死亡是由于感染所致,而这些感染是抗生素所能治疗的。因此,这些地方的公共卫生花费将会非常高。对于这种情形最佳的处理方法就是相应增加抗菌药物的使用,接种疫苗,同时控制感染者活动。

（三）资源不足地区

这种情况多出现于发展中国家及发达国家的社区中心。在这种情况下,抗菌药在一定程度上是能够获得的,但是其使用不恰当。这是因为供应不足,使用伪造药物以及关于抗菌药购买条例存在不足等。其导致的结果就是大量的耐药性的出现。此外,由于资源有限,无论在社区还是医院在控制感染时都受到限制,因而耐药性的传播是十分重要的。这种情形下所导致的由耐药微生物引发的大量感染使死亡人数和医疗费用过量增加。为此,适宜的公共卫生政策包括高质量抗菌药物的合理使用和供给,优化疫苗接种程序和完善当地感染控制政策实际花费。

（四）最少到适度利用资源的情况

这种情况多出现在发展中国家和发达国家的高级医院。在此情形下,抗菌药被轻易使用且过量使用,这些抗菌药大多是广谱抗菌药且价格昂贵。此外,抗菌药还被运用到动物、农业、水产业和工业中。由于抗菌药的滥用,导致生态学压力,并引起耐药性的不断出现。在这种情形下,重要资源被投入到控制传染的措施中,但是这些资源常常中断或者没能恰当的应用。微生物耐药性网状效应再次增加。由耐药微生物引发的大量感染使死亡人数和医疗费用过量增加。为此,适宜的公共卫生政策包括抗菌药物的合理使用(抗菌药的管理),优化抗生素监管,优化疫苗接种次序和完善当地感染控制政策。同时,一些资源可被应用于药物、诊断和疫苗的研发中。

四、全球化时代下抗菌微生物的耐药性: 全球关注的公共卫生问题

人类迁徙、动物和带菌者移动及食物的市场销售等,这些都有可能促进抗菌微生物耐药性在任何地理和政治范围内蔓延。例如,西班牙最初描述的肺炎链球菌(23F-1)迅速蔓延到欧洲和非洲地区,之后还到达美国、东亚的许多地区;耐药的沙门菌通过进口猪肉由加拿大进入丹麦;耐药现象在地理范围内不断增大,这些现象为全球抵制耐药性问题提出了新的挑战,为更好地迎接这些挑战,自然就需要我们各个国家不仅在健康领域,而且在各个领域都要共同参与并努力才能解决这一全球关注的公共卫生问题。同时,我们还要加强多国合作,建立国际合作伙伴和国际规范条例等,发展公共卫生对各国有效控制微生物耐药性问题是最值得关注的,并应为之做出努力。

第三节 医院内感染控制: 关于产生耐药性管理和 控制的注意事项

医院是患者密集,人口繁杂的场所,医院环境最容易被病原微生物所污染,从而为疾病的传播提供了必要的外部条件,促使医院感染发生。医院内感染(nosocomial infections)又称医院获得性感染或院内感染,为任何人在医院内活动期间由于遭受病原体侵袭而引起的诊断明确的感染或疾病。患者住院前获得的感染、住院时正值潜伏期或于住院后发

病者不能作为医院内感染;反之,住院期内获得的感染,出院后才发病者,应作医院内感染计。新生儿通过产道时发生的感染,如B组链球菌感染,为医院内感染;经胎盘传播的胎儿感染,如先天性梅毒、风疹、巨细胞病毒感染、单纯疱疹和弓形体病等皆属院外感染。住院时已存在的感染在住院期间有所扩展或发生并发症者皆不能视为医院内感染,除非其病原菌有所改变,住院时已有的感染,根据流行病学资料说明此感染与以前的住院有关,此种情况应作医院内感染计,潜伏期不明的感染和发生于住院后48~72h内者,应视为院内感染,除非流行病学和临床资料能说明此感染系在院外获得。世界卫生组织(WHO)指出,全世界任何时候都平均有140万医院感染患者;美国公布,医院感染造成每年4.8万人死亡,增加开支达81亿美元;我国每年约有400万患者发生医院感染,直接导致的经济损失达160亿~240亿。

医院内感染包括内源性感染(不可避免、难以预防)和外源性感染(可以预防)两种。内源性感染(endogenous infections)又称自身感染或难预防性感染,指由患者自身携带的病原体造成的感染,包括正常菌群或条件致病菌致病、寄居部位改变及二重感染。外源性感染(exogenous infections)又称交叉感染或可预防性感染,病原体来自患者体外,包括患者体表、空气、医务人员或器械等。

医院感染的危险因素较多,目前国际上普遍认为主要有以下几种因素:易感人群、环境因素和病原微生物,而病原微生物尤其突出。治疗过程中滥用抗生素,导致患者体内菌群失调,耐药菌株增加,致使病程延长,感染机会增多。近年来,微生物耐药性的增强,介入性治疗的普遍开展,导致医院感染率一直居高不下。其中最显著的例子就是甲氧西林耐药金黄色葡萄球菌(MRSA),这种细菌对多种抗生素均有耐药性,对广谱抗生素的耐药尤为突出。在过去的20年里,院内获得普遍耐药生物体大幅增加。国家医院感染监测数据(NNIS)系统在发布的报告中,显示了耐药病原体惊人的比例。NNIS系统数据包括来自42个国家的290家医院的非随机样本,对院内感染和微生物参与机构的数据进行了分析。目前应用于临床的抗生素已超过200种,而且仍以平均每年10种以上新的抗菌药物问世的速度在增长。一方面是因为有越来越多抗菌药物投入临床应用,另一方面则是由耐药菌株的不断产生而引起。我国目前使用量、销售量在前15位的药品中,有10种是抗生素。随着抗菌药物、抗肿瘤药物、免疫抑制剂、各种侵袭性操作,特别是静脉导管及各种介入性治疗手段的应用,细菌性血流感染在医院中的发生率及细菌的耐药性均有上升的趋势,主要革兰阳性球菌对常用抗生素的耐药率为22%~100%。喹诺酮抗菌药物进入我国仅仅20多年,但耐药率达60%~70%。监测发现耐药的葡萄球菌,5年前是17%,现在上升到34%;耐药的凝固酶阴性葡萄球菌5年前为25%,现在超过77%。监测专家发现一些细菌已产生了超广谱酶,这种酶能水解抗生素,可以抵抗人类费尽心机研制出来的7~8种广谱抗生素。甲氧西林耐药金黄色葡萄球菌(MRSA)达70%,甲氧西林耐药凝固酶阴性葡萄球菌(MRCNS)达80%,红霉素耐药肺炎链球菌达70%以上,均居全球首位。

由于抗生素的广泛使用与滥用,致使机体产生耐药性,在对耐药机体管理和控制时,应注意采取以下策略:

1. 合理使用抗生素　加强医院临床微生物实验室建设,提高对感染患者病原微生物的诊断水平,通过药敏试验为临床选用正确的抗菌药物提供依据。首先要建立标准的药敏试验方法以及对耐药菌和感染耐药菌的患者进行动态监测,及时发现耐药菌感染,制止耐药基因扩散;其次是分期分批循环使用抗菌药物,延长抗菌药物使用周期;第三要加强管理,制定科学合理的临床用药制度,防止滥用抗菌药物,一定要遵循能不用抗生素的尽量不用,能少用的尽量少用的原则。再有应减少抗生素在食用动物中的滥用和误用。

2. 加强药政管理,严格控制抗菌药物的生产和销售　制定抗菌药物使用管理条例。加强抗菌药物的质量监督,打击生产、销售伪劣抗菌药物行为,抗菌药物生产企业必须通过GMP认证。加强兽药管理,严厉打击假药和劣质产品。兽药生产企业应严格执行GMP标准,兽药经营企业应取得GSP认证。

3. 开发治疗感染的新疗法　开发传统抗生素以外的药物,这些药物的有效新靶位可能是基因或细胞分裂、蛋白质合成、代谢物转运和毒力作用过程的基因产物。开发人类天然抵抗感染的抗微生物肽,如抗菌肽、防卫素、鲨胺等。从基因水平上对细菌耐药性进行研究,开展细菌耐药性抑制消除剂的研究。寻找不使用抗生素来治疗细菌感染的新策略。采用中药手段消除R质粒,控制细菌耐药性。中药具有副作用小、不易产生耐药性的特点,从中药中选择用于体内的R质粒消除剂,对于控制细菌耐药性的传播与中药的开发利用都具有十分重要的意义。破坏耐药基因,使耐药菌恢复对抗生素的敏感性;研制和开发新的抗菌药物,灭活酶抑制剂、膜通透剂、外排泵抑制剂、细菌生物被膜抑制剂。研发更多特异性强的细菌疫苗。

4. 严格掌握适应证　掌握药物的不良反应、体内过程和疗效的关系。除病情危重且高度怀疑为细菌感染者外,发热原因不明者不宜立即使用抗生素。因抗生素用后常使致病微生物不易检出,且使临床表现不典型,影响临床确诊,延误治疗。咽峡炎、上呼吸道感染者90%以上由病毒引起,对麻疹、腮腺炎、流感等病毒性感染的疾病尽量不用抗生素。皮肤、黏膜局部尽量避免应用抗生素。

5. 建立细菌耐药监测网及加强实验室内质控　迄今,多数国家尚未建立完整的监测系统来收集细菌耐药性资料,现有的监测数据也并未充分利用,并且可靠性也有待提高。尽可能地建立广泛的监测网络,加强细菌的耐药性监测。对指导临床合理选药,提高疗效,控制MDR菌流行有重要意义。欧盟、美国、日本、澳大利亚等国家纷纷建立了食品动物耐药菌及抗菌药物使用量的监测网,开展了大规模的监测,并在已制定的框架性文件指导下就食品动物源耐药菌对人类健康和公共卫生的影响进行评估。从2006年1月起,欧盟禁止所有预防性抗菌药、促生长剂用于食品动物。1996年美国FDA兽药中心、农业部和疾病预防控制中心合作建立了国家抗菌药物监测系统,以便尽快发现人和动物的耐药菌,并及时向医生和兽医提供相关资料。亚太地区各国现有的15个监测网主要是监测临床常规标本和临床分离菌株。我国的耐药监测网络目前仅有十几家医院加入,大多数基层医院还未建立有自己的耐药监测系统。药敏试验中的实验室质控是通过测试质控菌作为主要的质量保证程序,用以确保试验过程准确、试剂可靠和操作正确。微生物抗药性是一个复杂的问题,既有病原生物学方面的原因,也有人类社会、行为与财富损失管理方面的原因。我国每年有8万人直接或间接死于抗生素滥用,因此而造成的机体损伤以及病菌耐药性是无法估量的。抗菌药物的发展史,也是细菌对其耐药性的发展史,对抗生素已经形成耐药的细菌,即使停药较长时间也不容易恢复到敏感状态。因此,人类要战胜细菌首先要战胜自己,滥用抗菌药物若不能得到有效遏止,将使人类回到无抗菌药物的时代。

第四节　在特护病房（ICU）中耐药性病原体传播的控制

一、概　　述

作为21世纪现代医学的重大挑战,抗生素耐药性问题已经浮出水面,在ICU中抗生素耐药性问题更是日益严峻。ICU患者经常发生院内感染而且这种感染往往是严重的、难以治疗的,并存在相当大的复发风险。由于对多重抗生素耐药,高浓度的院内病原体定植,长期的免疫抑制,使之这类患者感染耐药性病原体的危险性很大。一些耐药菌已经在医院中流行,其中有许多病原体都在ICU中确定存在。例如,耐甲氧西林的葡萄球菌包括金黄色葡萄球菌和凝固酶阴性葡萄球菌,耐万古霉素的肠球菌等。此外,革兰阴性耐药病原体,如鲍曼不动杆菌、铜绿假单胞菌和嗜麦芽窄食单胞菌的抗性菌株可特定的停留在ICU,并可能导致聚集感染和不必要的发病和死亡。

二、常见于ICU中的重大传染性疾病

几乎所有的感染都可发生于重症监护病房,根据发生的频率以及与某些症状相关的耐药性病原体。特别应该关注的是免疫抑制患者的设备相关菌血症,呼吸机相关性肺炎和败血症(通常是因胃肠道)。医师必须清楚ICU患者中这些感染会由耐药菌引起,以及使这种可能性发生增加的相关机制。

现代医学通过使用化疗和免疫治疗、先进的生命支持设备和其他侵入性诊断和治疗方法能够使患者活得更长,患者因此处于这些感染性综合征的危险之中。使用每种药物或装置都与并发症的发生的风险增加和感染的发生有关。重病患者在ICU的感染常反复发作,因此需要多个疗程的抗生素、抗病毒药和抗真菌剂。

（一）设备相关菌血症

ICU患者较易发生与设备相关性菌血症,其微生物通常可以通过三种途径到达血循环:

1. 导管插入部位　沿着导管或连接处,经内在或外在的液体污染。插入部位的定植和感染是因为皮肤菌群的增殖,进而有利于菌群从皮肤表面迁移进入呼吸道,毛细作用促进了这种迁移。污染可能发生在导管插入当天或几天之后,沿着导管的外表面定植的外部纤维蛋白鞘或血小板沉积也促进了这种定植。

在住院期间,住院患者的皮肤菌群改变迅速。在ICU中流行的耐药性病原体往往迅速成为患者皮肤菌群的一部分。因此,患者的正常皮肤菌群可以被金黄色葡萄球菌(包括MRSA)、VER以及其他在ICU中流行的病原体所取代。这些菌群可能来自患者、护理人员以及无生命的环境。

2. 污染物经由中心导管、导管连接处进入体内。现有的皮肤菌群是产生设备相关感染的最常见的病原体。这些病原体同样来自于患者、护理人员和ICU的环境。这些病原体是在设备操作时引入的,这一途径很容易产生病原体在导管腔内的定植。静脉导管是一种异物,留置于血管腔中,其表面极易形成纤维素膜,该膜是极好的细菌培养基,细菌可入血,引起菌血症。由于接受静脉插管的均是较危重的患者,存在营养不良、免疫力低下、长时间应用抗

菌药物或自身存在感染灶等,加重了导管感染发生的风险。

3. 通过输液　通过输液本身导致感染发生的机会比较少见。这种污染可能是内在的(即由于制造或加工过程中发生污染)或外在的(即污染物在液体被悬挂或向容器中添加药品时被引入)。

(二)与呼吸机有关的肺炎

与机械通气相关的肺炎,最常见的病原体是患者自身的口咽部菌群。患者的口腔菌群变化很快,通常在危重患者住院后24h内,从正常的厌氧菌群到金黄色葡萄球菌和革兰阴性杆菌。当患者气管插管并使用呼吸机时,肺部感染的风险大大增加。

气管内壁本身也可能造成这种风险的发生。气管内导管的内腔也迅速形成一个包含微生物的生物膜,如需氧革兰阴性棒状杆菌和金黄色葡萄球菌浓度非常高。这个生物膜可以通过通气流或插入抽吸导管直接转移到下呼吸道,并产生传染性栓子。此外,病危、仰卧位、机械通气患者,因口腔分泌物在口咽中分泌减少,气管导管袖口上面的声门下空间,形成一个分泌污染物的储层可改变口腔菌群,因此,这些患者几乎都有可能发生渗漏分泌物的感染。

如果患者有经鼻气管插管或胃管插入,则院内鼻窦炎的发生风险增加。鼻窦感染的主要病原体是需氧革兰阴性棒状杆菌。更重要的是,进展中的院内鼻窦炎使得与呼吸机相关的发生肺炎发生风险增加4倍。

(三)免疫缺陷患者败血症

免疫抑制的患者缺少很多正常的抵抗感染的屏障。通常,免疫抑制的患者都存在皮肤和(或)黏膜完整性的破坏,因而它们就成了病原体侵入的门户。在放疗和化疗期间,皮肤的正常剥脱过程停止,皮肤变得干燥,皮肤的pH和皮温下降。所有的这些改变使得医院内的病原体易于定植。此外,在有些病例中,患者在重症监护室中通过多种途径暴露于抗菌剂中,这些定植于皮肤的生物体是耐多种抗生素的病原体(如耐甲氧西林金黄色葡萄球菌、耐万古霉素肠球菌、不动杆菌属如鲍氏不动杆菌等)。鉴于在放、化疗期间患者黏液的分泌及易受感染的状况是极为普遍的,如黏膜细胞分泌炎症细胞因子、白介素-1和肿瘤坏死因子-α,因此在接下来的治疗中,患者的分泌细胞不会再生,并会经历快速的凋亡。这个阶段,在医院获得性口咽菌群及其产物的感染下,已死亡和正在死亡的组织间的相互作用最终导致不可逆的溃疡发生。在溃疡阶段后,紧接着是一个黏膜屏障完整性恢复的可治愈阶段。类似地损伤可发生于患者的消化道(胃和肠内菌群循环的区域)。此外,抗菌剂的管理也许能减少肠道内抗药性病原体的定植。另外医院获得的耐药性病原体的侵入途径还包括呼吸道、泌尿道(尤其是它们有损伤的时候)以及其他多种途径。

患者在接受侵入性化疗时也会出现特异性和非特异性免疫缺乏。对于非特异性免疫,这类患者出现粒细胞减少,并且这些减少后的粒细胞也不能正常发挥功能。特异性细胞免疫和体液免疫都会暂时性受损或失去正常功能。辅助T淋巴细胞缺乏或长期接受治疗的患者甚至会发展成低丙球蛋白血症。

综合上述原因,此类患者往往处于感染的高风险之中。导致这些患者感染的病原体可能来源于患者内生的菌群、家庭成员的手、医护人员的手、医疗污染物和设备、固定的卫生保健设备、甚至来源于空气。根据粗略估计,在中性粒细胞减少的患者中,约80%的病原菌感染源自于患者的内生菌群,大约一半患者的内生菌群是医院获得性的。对于以上提到的原因,口咽部、皮肤、下消化道的正常菌群被扰乱,尤其是由于频繁地暴露于广谱的抗菌药物时,机体的抵抗作用就会在菌群定植和感染阶段发挥其日益重要的作用。耐药性病原体频繁地出现在ICU,导致了包括耐甲氧西林金黄色葡萄球菌、抗万古霉素肠球菌、一系列耐药性的克雷伯菌、肠球菌、沙雷菌,假单胞菌、嗜麦芽窄食单胞菌,以及抗多种抗生素的不动细菌属、鲍氏不动杆菌的出现。

三、耐药性病原体对ICU患者的影响

值得我们关注的是住在ICU病房的患者,他们常常与某些耐药病原体的关系十分密切。事实上,几乎所有的细菌、病毒、真菌都会对ICU患者产生影响,在过去的20年,有四种病原菌对于重症监护患者发起了特别的挑战。他们是耐甲氧西林的葡萄球菌、耐万古霉素的肠球菌、艰难梭菌和鲍曼不动杆菌,与这些耐药菌相关的ICU感染将在下文逐一详细论述。

(一)耐甲氧西林的金黄色葡萄球菌

耐药金黄色葡萄球菌往往从医护人员的手传播给患者,或者从一个被感染的患者传播给另一个患者,其中手卫生程序不足以消灭这些病原体。ICU环境是这种传播实现的理想环境。因此,在过去的30年中,耐药的金黄色葡萄球菌已成为ICU的主要致病菌。耐药葡萄球菌是相对于敏感葡萄球菌而言,拥有相同数量的毒素和毒力,因此,能够感染免疫功能正常的患者。在ICU环境中,耐甲氧西林金黄色葡萄球菌主要是引起皮肤和软组织感染、伤口感染及设备菌血症,偶尔还能引起肺部感染的病原体。耐甲氧西林金黄色葡萄球菌能导致设备菌血症已经明确,虽然有些争议,但有些研究人员相信这样的感染可以比其他葡萄球菌菌血症更致命,可能也更难以治疗,或导致更多的后遗症。几项研究证明耐药葡萄球菌感染与长期住院治疗有关并,且增加了住院的费用。

在MRSA感染的治疗方面,医生有几个关键的问题值得思考。对于MRSA感染的抗菌药物选择应该考虑疾病的严重性、菌株的敏感性、临床对治疗的反应和成本。目前的治疗药物包括万古霉素、利奈唑胺、环脂肽、达托霉素(奎奴普丁/达福普汀)和替加环素。

当前的主要问题是金黄色葡萄球菌有了进一步的耐药性。对万古霉素耐药的金黄色葡萄球菌最早在日本住院患者中被发现。随后有4例在美国被确诊。这些患者之前有广泛的万古霉素接触史,从而产生对万古霉素的耐药性。耐万古霉素菌株的出现似乎是不可避免的。

(二)耐万古霉素的肠球菌

1987年,耐万古霉素的肠球菌第一次在欧洲发现,在肠球菌分离物中它最初表现为对其他抗生素耐药,例如β-内酰胺类抗生素、氨苄西林及氨基糖苷类抗生素。流行病学研究显示,在北美和欧洲分离出的菌株是不同的。VRE在欧洲牲畜和健康人中普遍存在,在欧洲医院中少有。相反在美国VRE主要存在于医疗保健机构,在社区中很少存在。在欧洲,VRE近来才成为一个重要的医疗相关的病原体。直到过去的两年中,VRE感染的暴发已经在欧洲医疗机构中出现,并与少数严重感染相联系。耐万古霉素肠球菌在欧洲的快速流行是由于促进畜牧业发展的糖肽类化合物阿伏霉素的使用。ICU患者是VRE的良好培养基,因为他们往往有严重的免疫缺陷,经常发生合并感染,经常需要应用广谱抗生素治疗,住院时间通常较长。

在北美,VRE是一个重要的病原体。VRE的定植在ICU中越来越普遍,尤其是慢性病患

者、病情危重的患者和使用广谱抗生素的免疫功能低下患者。该病原体可以通过医护人员的手传播，又能在环境中良好生存，在过去的10年交叉感染已成为ICU的主要问题。

和MRSA不同，肠球菌不是一个可怕的病原体。然而，由于21世纪危重患者的免疫抑制状态，ICU患者频繁使用广谱抗生素，患者接受侵入性治疗使这些病原体广泛存在于ICU中，特别是三级转诊中心。到1993年，VRE的感染率在ICU中增加了20倍，最近的研究表明VRE在ICU中感染率约为28%。

虽然有新的药物，但VRE感染的治疗依然困难。目前对VRE有效的药物有链阳菌素（奎奴普汀-达福普汀）、噁唑烷酮、利奈唑胺和替加环素。链霉素、利奈唑胺已证明是安全有效的，体外评估数据证明替加霉素对VRE有效，临床数据尚未证实。

（三）艰难梭菌

耐药微生物相关腹泻是抗生素治疗中常见副作用。艰难梭菌相关性腹泻（clostridium difficile associated diarrhea，CDAD）是广谱抗菌药物治疗的一种极为常见的后遗症。约3%的健康成年人和14%~40%的住院患者有艰难梭菌定植。艰难梭菌的A和B两种毒素主要参与艰难梭菌相关疾病的发病机理。美国国家健康中心统计的数据表明，在美国医院艰难梭菌的感染速率在2001年增加了26%。此外，毒力及耐喹诺酮的程度均有增加。增加的毒力与中毒性巨结肠、类白血病、严重的低蛋白血症、结肠切除术、休克和死亡相关。通过单一菌株引起CDAD的暴发在美国医院已经超过20年。由于越来越多的使用氟喹诺酮类，这种微生物已经获得了选择优势。由于它对于标准清洁剂的抵抗以及ICU病房大量抗菌剂的使用等，艰难梭菌已成为ICU极具挑战的病原体。

（四）鲍曼不动杆菌

已成为ICU严重问题的另外一种微生物是严格需氧、非发酵、革兰阴性的鲍曼不动杆菌。鲍曼不动杆菌具有持久的耐药能力和惊人的耐药速度，耐药基因可以从转位子、整合子、胞浆素中存在的大量耐药基因中获得。此外，鲍曼不动杆菌也是一个可怕的病原体，例如像大多数非典型的革兰阴性杆菌一样，鲍曼不动杆菌耐干燥，所以能持续的存在于ICU的环境中。事实上，鲍曼不动杆菌可以在ICU中被污染的呼吸机、床垫、枕头、床、手套及水泵等电器设备上被发现。基于这些原因，鲍曼不动杆菌对于ICU病房是一个特别的挑战。其他的原因包括医务人员的手和皮肤、住院伙食、医院环境和设备，甚至节肢动物都存在该病原体。

鲍曼不动杆菌可以引起ICU住院患者的多种感染，包括菌血症、肺炎（包括呼吸机相关肺炎）、脑膜炎、尿路感染和软组织感染。近年来，鲍氏不动杆菌已成为医院感染的重要致病菌之一，尤其成为ICU病房的重要病原菌。因定植范围广，生命力顽强，耐药机制复杂，使之成为临床上的治疗难点。因为这些微生物是以惊人的速度获得耐药性，对抗感染治疗具有极大的挑战性。

四、预防和控制ICU感染的措施

（一）一般感染控制措施

针对发生在ICU的一般感染，通常一些医疗机构和组织会采取一些严格的用药相关管理规定，来控制耐药病原体在医疗机构的传播。其中一些是针对普遍存在的病原体，另外一些则是针对特殊的病原体。美国医疗保健流行病学协会（SHEA）发布了有关避免MRSA和

VRE传播的指导方针。由疾病预防控制中心所属机构发布的指导方针,注明要防止全部革兰阳性菌的传播(即MRSA和VRE)以及耐药革兰阴性菌的繁殖。这些相关用药原则及管理规定的实施,有效控制了耐药微生物的传播。然而,在解决ICU的重要问题时,必须对其中的一些原则加以特殊强调。在控制感染的原则中与ICU有特殊相关性的有以下几点:①实现管理控制;②确保ICU的抗生素管理;③使用特殊的感染控制措施(如特殊的微生物监测项目,去污策略等)。

行政参与和支持在控制耐药性病原体在ICU的传播中很关键。从管理层面加强干预对遏制耐药性病原体在ICU的传播起至关重要的作用。因为有效控制耐药性病原体在ICU的传播,需要政府在资金上予以大量的投入,其中包括:①使用技术(如信息系统)向卫生保健提供者在护理过程中提供"实时"重要数据(如警告、反馈依从性数据等);②确保提供适当的医院基础设施和用品,例如适当数量的含酒精的手部卫生产品,安排药剂师在ICU,确保ICU放置足够的洗手设备,以及适当放置含有酒精的手搓分配器设施;③确保从事ICU工作的人员具备一定的学历并为他们提供继续教育的机会;④提供适当的医护人员来满足重症监护需求;⑤确保预防控制ICU感染相关政策和程序的发展和实施(如正确的使用口罩、制服、手套、和正确的实施多重耐药病原体接触隔离预防措施)。其次,还要加强监督,以确保医疗机构能够遵循控制感染的政策法规、操作程序等。

值得ICU病房重视的第二个感染预防的原则,是加强抗菌药物的管理。ICU病房中抗菌药物的误用和滥用的机会一般要大于其他病房。最近,上述难治性艰难梭菌相关疾病的减少与医院限制氟喹诺酮类的使用有关。至少在某些机构,限制氟喹诺酮类的使用有助于减少疫情的发生。

(二)感染综合征的控制措施

1.ICU中相关菌血症的预防　在导管插入过程中,操作时应注意无菌技术的细节,严格注意手部卫生,这所有的一切都有助于减少ICU设备相关菌血症发生率。其他在降低设备菌血症率多次被证明,有效的技术包括在导管插入时实施最大的消毒隔离预防,使用消毒液氯己定进行手部消毒,最佳插入点的选择(如在锁骨下静脉插入优于内部颈静脉或股静脉),以及频繁的检查插管的必要性,当其不再需要时及时去除。其他方法在一些方面被认为是有效的,但并非全部,这些方法包括抗菌软膏在插入点的使用,特殊敷料材料的使用(如半透膜敷料、胶体敷料)和使用浸渍植入式防腐导管。

在降低植入导管和注射导致的感染风险上已经提出进一步的策略,包括重视手卫生;发展协议确保设备管理标准程序;强调严格遵守消毒规范;发明特殊设备等。

2.ICU中呼吸机相关性肺炎的预防　为解决住院患者微生物菌群快速变化等问题,应强度特护医生必须保持正确的手卫生方法(特别是酒精手部卫生产品的持续使用),避免抗生素的不必要使用,以及抗菌漱口水的常规使用(如含有氯己定的漱口水)。

为减少与气管导管自身相关风险的发生,无创通气策略以及减少声门下池分泌物的方法也已经被开发出来。在条件允许的情况下,应避免鼻支气管或鼻胃插管的使用,将有助于减少细菌性鼻窦炎的发生风险,从而可有效降低肺炎发生的风险。医护人员应尽量减少对患者实施不必要的机械通气操作,最好能做到每天评估持续插管的必要性。为最大限度地降低胃内容物引发感染的风险,患者的床应该抬升45°。此外,医生应该正确使用肠内营养和抗生素,避免产生与之相关联的胃膨胀。

3.ICU中免疫功能不全患者感染的预防　防止ICU免疫功能低下患者的病毒感染是一

个极具挑战性的问题。要求从事ICU工作医护人员一定要注重各种细节以控制感染的发生,加强手卫生、行政控制、早期诊断、适当的经验性治疗、合理使用抗菌和抗真菌药物预防等综合措施,应该清楚这些耐药病原菌的来源可能是患者、医护人员以及医疗环境等,尤其是免疫抑制的患者感染MRSA、VRE、鲍曼不动杆菌和其他许多耐药微生物的危险性更大。因此,应加强这种特殊医疗环境的保护,并选择性应用口腔和肠道去污剂,有效保护患者的厌氧菌群。

总之,从事ICU工作的医护人员对耐药病原菌必须具有高度的警惕性。加强手部的卫生管理及消毒至关重要,除此还要重视感染控制程序、减少装置的使用数量和时间以及正确的使用抗菌药物等。

第五节 针对微生物耐药性的策略

耐药性系指微生物、寄生虫以及肿瘤细胞对于药物作用的耐受性,耐药性一旦产生,药物的化疗作用就明显下降。耐药性根据其发生原因可分为获得耐药性和天然耐药性。自然界中的病原体,如细菌的某一株也可存在天然耐药性。当长期应用抗生素时,多数的敏感菌株不断被杀灭,耐药菌株就大量繁殖,代替敏感菌株,而使细菌对该种药物的耐药率不断升高。目前认为后一种方式是产生耐药菌的主要原因。为了保持抗生素的有效性,一定要注重对抗生素的合理使用。常见的导致抗生素耐药性产生的机理有:产生灭活酶、改变细菌胞浆膜通透性及细菌体内靶位结构的改变等。

微生物的耐药株与抗微生物药物间的斗争将永无止境,新兴感染已成为威胁人类健康的严重问题,人类将面对这一严峻的挑战,包括不断的研发新药、制定法规、采取限用措施,以及不断增加用药量,才能在这场斗争中获取最终胜利。那么我们到底应该采取怎样的有效措施来应对微生物的耐药性呢?

首先,我们应该从源头切断微生物耐药性产生的机会。微生物耐药性问题的不断加剧主要是人类不合理使用抗生素所致,其结果必将造成人类和微生物之间的平衡失调,促使微生物不断改变自身的结构来对抗人类制造的抗生素,所以寻找一种使人类和微生物之间的平衡方法,是解决问题的关键所在。首先,临床医师如何严格遵守抗生素的用药原则则显得非常重要;其次,应该了解耐药微生物的传播途径,以便加强医院管理,减少医院感染的发生,加强卫生系统的各项职能,完善相关法律法规。

面对新世纪人类的这一挑战,世界卫生组织《遏制抗微生物药物耐药性的全球战略》提供了一个延缓耐药菌出现和减少耐药菌扩散的干预框架,主要措施有:减少疾病的负担和感染的传播;完善获取合格抗菌药物的途径;改善抗菌药物的使用;加强卫生系统及其监控能力;加强规章制度和立法;鼓励开发合适的新药和疫苗。这项战略充分体现了以人为本的原则,其干预的对象均是与耐药性问题相关的、并需参与解决这一问题的人群,包括医师、药剂师、兽医、消费者以及医院、公共卫生和农业、专业社团和制药产业等的决策者们。

一、WHO的几点建议

改善抗菌药物的使用是遏制耐药性产生的关键。

1. 合理使用抗生素 综合考虑临床治疗效果、毒性、耐药性、费用来合理选择抗生素。尽量避免使用广谱抗生素。根据抗生素在体内的代谢特点确定合理的给药方案。例如，β-内酰胺类抗生素具有时间依赖性杀菌作用的特点，可确定具体的给药间隔以达到有效血药浓度，每日1次性全量静滴或肌注比较合理，从而取得最佳的治疗效果；喹诺酮类药物具有浓度依赖性杀菌作用，可采用每日1次的全日量给药方式，以达到有效药物浓度并降低药物的耐药性。

2. 医院 加强对患者，尤其是感染患者的隔离、消毒和灭菌措施，防止医院感染的发生。强调医院工作人员在进行操作前要认真洗手，并按规定着装、戴口罩和帽子，不能用戴手套的方法来代替洗手。

3. 控制畜用抗生素 所有用于动物疾病控制的抗生素，必须要有处方；制定兽医用药指南，减少抗生素在食用动物中的滥用和误用。

4. 加强微生物耐药性的监测 细菌耐药性的传播与分布是复杂的，耐药性会随国家、城市、地区的不同而异，临床医生在确定抗感染治疗时并非都能及时得到准确可靠的信息，因此进行耐药性监测，将在很多方面满足临床医生对细菌耐药性信息的需求。目前国内的监测网主要分布在大城市和经济发达地区，监测数据难以反映国内的实际情况。因此有必要加强在经济不发达地区、少数民族地区和偏远地区的细菌耐药性监测，以反映全国的实际情况。同时细菌耐药性是全球问题，没有哪个国家和地区可以单独控制耐药性的出现和蔓延，所以应大大加强微生物耐药性数据的国际间交流。

二、国内所采取的措施

结合我国的实际国情，在我国目前现有的基础上，我们可以采取的措施主要有以下几点：

1. 制定抗微生物药物应用指南，并大力在临床中推广应用，强制施行。

2. 明确各级医疗诊所、医院处方范围，明确各级医师处方权限，尤其在基层医院，更应该加强这方面的工作。

3. 根据药效学、药动学特征制订临床应用方案，严格根据药敏试验选药。

4. 联合用药应有明确指征，一般以2~3种为宜，最好不同时使用抗菌药、抗真菌药、抗病毒药、抗原虫药和抗结核药，否则既无助于感染的解决，又增加毒副反应。

5. 原则上尽量选用窄谱抗菌药，疗程一般7~10d，如3d无效应更换其他药品。

6. 坚决制止在经济利益驱动下的不合理使用抗生素及滥用，应做到及时、准确诊断，正确选用抗生素，选择最佳给药途径，使用适当剂量，决定最佳间隔时间，确定适宜疗程。

7. 加强临床医师的循证意识，大力开展相关方面的培训，以便在实际应用中做到有证可循，有理可依。

8. 在群众中大力宣传如何合理使用抗生素，并宣传滥用抗生素的危害性。

9.加大耐药性的监测,掌握致病菌变化以及耐药情况,及时反馈临床,加大相关部门的投入。

第六节 微生物耐药性的监测

随着经济全球化和各国之间交流的国际化,微生物耐药菌株也在各国之间开始传播,从而导致了微生物耐药性问题的全球化和国际化。所以世界各国都在加强微生物耐药性监测,我国也在开展这方面的工作,但是微生物耐药性的问题已经上升为国际范围内的公共卫生问题,各个国家不但要注重本国的微生物耐药性的监测,更应当加强各国之间的协作,共同解决人类面临的问题。

细菌耐药性监测工作是"有关部门系统收集、整理分析和综合评价并向社会公布、解释监测数据并向指导大众正确用药的社会公益性事业"。

一、耐药性监测的主要目的

1.调查并确定本地区和有关部门的微生物耐药性现状,指导临床用药和制定或修正医院内感染控制措施。

2.监测微生物耐药性变化的变化情况,通过药敏试验等有效的手段和方法来确定某种抗生素的最佳使用范围和时间。

3.预测微生物耐药性变化趋势,为有关科研部门提供有关耐药性机理的信息。

4.开展有关微生物耐药性的流行病学调查,发现微生物耐药性菌株传播的三个环节,从而为更好地控制传播提供有关信息。

5.帮助科研机构和制药公司有针对性地开发新的药物。

二、国内细菌耐药性的监测工作

细菌耐药性监测是一项长期的、各地区协作的社会公益性事业,目前国家尚无专项经费支撑和统一的组织和管理,所以在我国仅有部分医药卫生研究单位组织的在一定范围内微生物耐药性的监测网。正是这些监测网的逐步建立和不断完善,为我国微生物耐药性的研究工作提供了必要的资料。到目前为止,国内主要和有影响的细菌耐药性监测网络有以下几个:

1.上海地区细菌耐药性监测网,这是由上海复旦大学附属华山医院抗生素研究所组织的地区性微生物耐药性监测网,已开展细菌耐药性监测工作多年,共有十几家医院参与协助,收集并积累了大量上海地区微生物耐药性资料。

2.以北京大学医学部临床药理研究所为牵头单位的中国细菌耐药监测研究组和中国医学科学院北京协和医院组织的医院内病原菌耐药性监测网,这是较大范围的跨地区的细菌耐药性监测网络。这两个跨地区细菌耐药性监测网络,分别涵盖了全国9个城市的13家大型医院和其他10个城市的32家医院,并且监测范围正在逐年扩大。

3.国家细菌耐药性监测网,以中国药品生物制品检定所为牵头单位的国家细菌耐药性监测网。国家细菌耐药性监测中心创立于1985年,并于1997年开始建立国家细菌耐药性监测网,而且参与WHO的监测网工作,至今已先后在全国12个省、市、自治区建立了地方性监测网,共82家医院参与中心组织的监测工作。

4. 此外,还有部分地区、部分医院之间建立的小范围的细菌耐药性监测网络。

目前国内虽然已经建立了多个细菌耐药性监测网,但不同监测网之间的协作还开展的远远不够。如果我们能够做到加强各监测网之间的合作,将不同监测网得到的数据进行整合和共享,则无疑会大大促进细菌耐药性监测工作的发展。不同监测网络之间数据的对比,将对监测工作的方法改进起到极大的推动作用。因此,细菌耐药性监测的协作,建立真正意义全国性的细菌耐药性监测协作组织,对于促进这一项社会公益事业的发展具有重要意义。

三、我国细菌耐药性监测工作中存在的问题

我国细菌耐药性监测工作经过十几年的发展,造就了一批高素质科研队伍,同时也使我国的细菌监测水平大幅度提高,试验方法逐步标准化,耐药性监测数据的管理也逐步实现网络化、规范化。然而,在充分肯定我国抗生素耐药性监测取得巨大进步的同时,也应该注意到在耐药性监测工作中实际存在的一些问题:

(一)耐药性监测工作还不能适应实际工作的需要

据统计资料显示,在我国约有80%以上的住院患者使用了抗菌药物,其中临床医师根据经验给予抗菌药物治疗者约占88%。造成这种情况固然有临床医师本身用药习惯及治疗经验的问题,而更重要的则是细菌耐药性监测工作总体来说还不能适应临床抗感染治疗需要。主要表现有以下几点:

1. 病原学检验往往只强调结果的准确性,而忽视了在临床治疗中的作用。病原学检验的最终目的只有一个,那就是帮助医师明确病原并采取合理、有效选择有效的药物治疗感染患者。目前从采集标本到临床医师得到明确的细菌学检验结果一般需要2~3天,有些需时间更长。几天后细菌培养室给临床确实提供了一份准确、可靠的病原学检验报告,而此时患者的病情大多数已发生变化。所以,这其中就存在一定的矛盾。如何解决这一矛盾则是临床医师所要面前的实际问题。

2. 存在耐药性监测与临床脱离现象 细菌耐药性监测应密切结合临床实际,否则就失去了指导临床治疗的意义。由于菌株数量以及取样部位的不同,耐药性分析结果在某些情况下不能真实反映需要进行耐药性监测的菌株情况:既浪费人力、物力,对临床也没有太大参考价值。

3. 耐药性监测结果与临床疗效不一致 最明显的例子是大环内酯类抗生素对社区获得性肺炎的治疗。耐药性监测显示,肺炎链球菌对大环内酯类耐药性普遍较高。国内报道对红霉素的耐药率在42%以上,有些地区高达90%。某实验室对115株肺炎链球菌检测结果显示,阿奇霉素的耐药率达67.8%。从耐药性监测结果看,此类药物已不适合对社区获得性肺炎的治疗,但临床治疗中显示相当好的疗效。原因是阿奇霉素在肺组织中的浓度分布远远高于血清中的浓度。类似情况在其他抗生素中也可能存在。

(二)使用NCCIS标准不规范可能造成错误

我国检测细菌抗生素耐药性原则上采用NCCLS(美国临床实验室标准化委员会)推

荐的方法和判断标准,其中临床细菌室应用最多的是纸片扩散(K-B)法,并不是所有细菌都适合用该方法检测耐药性。国内一些耐药性分析报告中,不管NCCLS是否适合该菌的判断,仍冠以按照NCCLS标准操作和判断结果。在某些实验室过时的NCCLS标准仍在被使用。

(三)微生物基本知识有待进一步提高

随着对细菌耐药性问题的重视,不仅微生物学工作者在进行细菌耐药性研究,也有很多临床工作者加入其中,从不同角度来探讨这一问题,从而大大加快了细菌耐药性研究的步伐。但由此而引发的一系列的问题也值得关注。在细菌耐药性分析中,一些计算机分析软件的应用(WHONET软件)确实方便各种相关数据的分析与处理。但该软件收集的数据是细菌室常规药敏试验结果,会出现一些菌种鉴定与药敏试验不符的情况。如果微生物基础知识不扎实或对一些细菌耐药性了解不深,就无法及时发现并解决这些问题。

(四)监测工作中应重视对特殊菌群的耐药性监测

在我们的实际监测工作中,我们还应当重视特殊菌群的耐药性监测和如何在临床中正确地使用药物,主要包括以下几类:

1. 耐甲氧西林葡萄球菌(MRS)　其监测方法包括基因监测和表型监测两种方法。其中基因监测主要包括核酸探针杂交技术、PCR技术,后者由于具有高灵敏度,高特异性和快速的特点,为临床及时控制MRS引起的感染提供了有力保证;表型监测主要包括K-B纸片扩散法、稀释法、E试验和琼脂筛选试验。在临床治疗药物的选择上,对于轻度的MRS感染者可选用利福平、SMZ-TMP、环丙沙星进行治疗,重度的MRS全身感染必须用万古霉素治疗。

2. 耐万古霉素和高水平氨基糖苷类肠球菌　耐万古霉素耐药性检测的经典方法为琼脂筛选法,另外由于各种先进仪器的使用也出现了一些其他的方法,但是都存在一定的缺陷。高水平氨基糖苷类肠球菌耐药性的检测方法有稀释法和纸片扩散法。

3. 青霉素G、氨苄西林(或阿莫西林)以及氨基糖苷类联合使用为首选方法,但是并不是特别有效的方法。

(1)耐青霉素肺炎链球菌:耐青霉素肺炎链球菌的检测方法有液体微量稀释法和纸片扩散法。临床治疗中可选用克林霉素、氯霉素、复方新诺明等,具体的治疗方案依据具体的感染部位而定。

(2)超广谱β内酰胺酶细菌(ESBL):检测ESBL的方法很多,主要有以下几种:纸片扩散法、MIC法、双纸片协同试验、三相试验、E-test、自动化仪器、等点聚焦电泳法及PCR法。具体方法的选用依据目的而定。

ESBL的出现给临床治疗带来很大的困难,针对ESBL的特点,推荐使用下列药物:碳青霉烯类抗生素(亚胺培南、美罗培南等);β内酰胺类抗生素+酶抑制剂(克拉维酸、舒巴坦、他唑巴坦);头霉烯类抗生素(头孢美唑);其他类抗生素。

(3)多重耐药结核分枝杆菌:检测方法有常规方法如绝对浓度法、比例法、抗性比率法;快速方法有BACTEC-TB460检测系统、生长指示管法、E test、荧光素酶测定法、PCR、DNA序列测定、基因芯片检测等方法。

结核病的治疗原则为:早期、联合、适量、规律和全程用药,具体的一线药物、二线药物以及一些辅助疗法请参阅相关书籍。

第七节 WHONET软件使用方法

WHONET软件是世界卫生组织(WHO)开发并推荐的用于管理细菌实验结果和数据分析的软件。开发的目的是管理实验室常规实验结果,进行数据分析尤其是抗生素药敏试验结果的分析;加强实验室数据在当地的应用;以及通过数据的交换,促进不同中心的细菌耐药性监测工作的协作。WHONET软件是目前细菌耐药监测网数据分析最常使用的软件。同时,可以利用该软件分析医院临床分离病原菌分布特征和药敏结果,并结合分析结果调查医院感染危险因素和抗生素使用情况。

一、WHONET软件的主要用途、功能以及应用特点

1. WHONET软件主要用途

(1)为临床抗生素使用的选择提供依据—耐药状况监测,经验用药选择;

(2)医院感染暴发的发现—定期分析,及时发现问题;

(3)发现实验室中的质量控制问题;

(4)确定耐药机制;

(5)了解耐药菌株的流行情况。

2. WHONET软件的功能

(1)帮助微生物实验室提高利用药敏数据的能力;

(2)帮助临床合理选择和使用抗菌药物以及制定相关政策;

(3)监控医院感染的暴发流行;

(4)通过数据交换达到资源共享提高进行细菌耐药监测的合作能力;

(5)评价和提高实验室的鉴定和药敏水平;

(6)支持相关科研工作。

3. 应用特点

(1)可以通过列表、曲线、散点图、柱状图及耐药谱等方法对药敏结果进行分析;

(2)包含多种标准药敏实验的解释标准;

(3)可通过BacLink进行数据输入;

(4)其开放性数据构成可适用于微生物实验室、临床医生、医院感染控制、兽医及药物学家等,简单易学。

二、WHONET的主要组成

1. 实验室设置

(1)目的:输入任何数据前,必须提供实验室的某些信息,包括实验室所用的抗生素(必选);由实验室提供服务的病区设置(医院或病区)(可选);数据字段(微生物学、临床资料、感染控制等),除标准WHONET数据字段外,希望添加的其他数据字段(可选)。

(2)定义新的实验室:定义新的实验室,需打开实验室设置界面,运行WHONET时打开

的初始界面,单击"新实验室"按钮或在WHONET主界面,单击文件菜单,选择"新实验室"子菜单。

（3）描述新的实验室: 在实验室设置界面,选择所在国家—将自动生成一国家代码,以三个字母表示; 输入新的实验室名称及实验室代码,以三个字母表示。

（4）抗生素设置(必选): 必须输入实验室所用的抗生素列表。在实验室设置界面,单击"抗生素Antibiotics"按钮,可打开抗生素设置界面。

（5）可选信息: 对实验室的附加描述均为可选信息,包括: 折点、药敏组合及抗生素谱(点击"抗生素Antibiotics"按钮)、病区设置(点击"病区Locations"按钮)、标准WHONET数据字段以外的数据字段(点击"数据字段Data fields"按钮)、附加数据字段有效数据输入代码(点击"数据字段Data fields"按钮)、提示语(点击"提示语Alerts"按钮)。

（6）修改实验设置: 运行WHONET的初始,可依次点击"实验室名称"及"修改实验室"按钮; 或若已打开实验室文件,则可点击WHONET主界面文件菜单,选择"修改实验室"子菜单。

（7）检查抗生素折点: 完成实验室初始设置后,建议打印并检查WHONET设置的抗生素折点,以保证这些设置与实验室所用的折点相符。

（8）完成抗生素列表及数据字段: 应尽可能在输入任何数据以前,确定抗生素列表及数据字段。尽管也可在输入数据后再添加抗生素及数据字段,但这需要修改已创建的数据库文件。

（9）不同实验室间的数据交换: 根据相应实验室说明,设置文件应能解释数据文件中的数据。因此,同其他实验室交换数据文件时,还应发送相应的设置文件。

2. 数据输入　使用WHONET,可常规输入药敏试验结果,并可恢复、纠正及打印临床报告。通过选项,可即刻向实验人员反馈菌株表型。若WHONET数据可从已有实验室系统转换而来,则无需直接输入数据。

主要包括:

（1）选择数据字段;

（2）输入数据;

（3）数据的浏览、编辑及打印;

（4）合并数据库文件。

3. 数据分析　目前可应用WHONET进行的分析如下:

（1）菌株列表和总结表: 检索患者菌株记录并制表,是非常简单的应用实验室数据的方式,但却是临床医生及感染控制人员日常工作中,最常需要的数据应用方式。例如: 每周或每月检查所有血培养结果为革兰阴性菌的育婴室患者列表; 每周或每月检查所有自关节液中分离出细菌的患者列表; 每周或每月检查所有分离出甲氧西林耐药金黄色葡萄球菌(MRSA)的患者列表; 每月总结分离出的细菌,可有助于发现感染暴发; 总结MRSA菌株的病区分布; 检查分离出鲍曼不动杆菌的标本种类。

（2）多文件敏感率和频率分布: 为便于比较多年的结果,或比较不同中心或国家的结果,可选择两个多文件选项。例如: 监测细菌耐药性在时间及地区的变化趋势; 调查质量控制结果的可比性; 显示每一文件测定的细菌数量及对每一种抗生素的敏感率; 证明常规诊断结果的可比性,这对于比较不同中心的耐药率来说,可能比证明质量控制结果的可比性更为重要。

（3）敏感率和直方图：将定量实验结果制图显示在质量保证及耐药性流行病学调查方面有许多种用途。若无定量实验结果，则将丧失大部分质量评估能力、药敏试验结果的可靠性及可比性。例如：实验结果可指导当地的抗生素经验治疗；跟踪调查某地或一段时期内耐药性的出现及传播发展趋势；直方图可用于判断并确认药敏试验中出现的质量保证问题；直方图还可帮助定义细菌亚群。

（4）散点图：应用散点图可直接比较两种抗生素或两种试验方法的菌株结果，本分析中只包括有两种实验结果的菌株。例如：比较同一方法测试的两种抗生素的实验结果，可调查对同类或不同类抗生素的交叉耐药情况；通过上述比较，可有效地指导选用一线或二线治疗药物，并可区分真正的耐药性问题及实验室误差。比较不同试验方法测试的抗生素实验结果，可研究不同试验方法结果的可比性。

（5）耐药分析组合：在菌群中，耐药基因并非随机分布。菌株的耐药谱反映了特殊克隆菌群的一组固有的及获得性染色体与质粒介导的耐药基因。研究耐药分析组合为有效工具，可用于定义细菌亚群，以及感染控制人员在实践中应用这一工具，对耐药机制的特征进行进一步研究。例如：耐药谱分析最实际的应用是使感染控制人员识别可能发生的感染爆发或不常见的表型，以提醒作进一步的调查，或采取控制措施；对最成问题的菌种每月对其耐药分析组合结果进行一次总结，这样可提示某些克隆的频率增加或传播与否；使用行列表可更详细地研究细菌亚群的特征，包括日期、病区、标本种类及患者。将细菌对其耐药的抗生素归为一类抗生素，如氨基糖苷类，通过耐药谱分析，可有效地定义耐药酶的优先底物，由此可推测具体的耐药机制。

（6）BacTrack—菌株提示语：应用BacTrack的目的是便于自动检测有问题的病原体、感染暴发及质量控制问题。可能的两种应用方法为微生物学方法与统计学方法。BacTrack为微生物学家及感染控制小组及时提供了与下述问题有关的信息：可能的实验室误差、不常见的表型、分离出有问题的菌株以及可能的感染暴发。这些将支持上述工作人员及时采取适当的干预措施。

（马　莉　高晓虹）

参考文献

1. 李耘,吕媛,薛峰,等. 卫生部全国细菌耐药监测网（Mohnarin）2011-2012年革兰阳性菌耐药监测报告. 中国临床药理学杂志,2014,3

2. 白娟,钟山,钱小亮. 某院2011~2013年鲍曼不动杆菌临床分布及耐药性分析. 药物流行病学杂志,2015,2

3. 冯胜春. 肺结核并发肺炎克雷伯菌感染的检测及其耐药性分析. 中国卫生检验杂志,2015,3

4. 刘莉,徐婷婷. 大肠埃希菌和铜绿假单胞菌的耐药性分析. 中国医院药学杂志,2015,10

5. National Nosocomial Infections Surveillance（NNIS）system report, data summary from January 1992-April 2000, issued June 2000. American Journal of Infection Control. 2000,28: 429

6. Reacher M, Shah A, Livermore D, et al. Bacteraemia and antibiotic resistance of its pathogens reported in England and Wales between 1990 and 1998: trend analysis. British Medical Journal. 2000; 320: 213

7. 汪斌,梁慧,韩彬,等. 805份血液细菌培养及耐药性分析. 中国实验诊断学,2007,11（6）:813-814

8. 刘丽. 浅析细菌耐药机理与抗生素的合理应用. 中国伤残医学,2007,15（4）:61-62

9. Diekema D, Pfaller M, Jones R, et al. Trends in antimicrobial susceptibility of bacterial pathogens isolated from patients with bloodstream infections in the USA, Canada and Latin America. International Journal of Antimicrobial Agents. 2000; 13: 257

10. 胡彦营. 细菌耐药性的产生及控制措施. 今日科苑,2007,16: 202

11. 刘健华,陈杖榴. 食品动物源细菌耐药性与公共卫生. 中兽医医药杂志,2008,1: 23-24

12. 朱玲. 细菌耐药性——公众健康的最大威胁. 中国现代医药杂志,2006,8(9): 151-152

13. 臧金灿. 细菌耐药性机制与临床合理用药. 安徽农业科学,2007,35(5): 1377-1379

14. Sharm A, Grover PS. Application of WHONET for the surveillance of antimicrobial resistance. Indian J Med Microbiol,2007,22(2): 115-118

15. 杨志宁. LIS与WHONET软件的数据交换. 国际检验医学杂志,2012,33(21): 2669-2670

16. 黄勋. WHONET与EXCEL结合在细菌药敏实验数据统计中的应用. 中国医学工程,2004,12(6): 50-52

17. WHONET中文网 http://www.whonet.org.cn/index.html

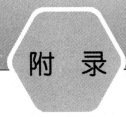

附　录

附录Ⅰ　微生物耐药的互联网资源

一、国际上细菌耐药性监测网（附表Ⅰ-1~Ⅰ-4）

附表Ⅰ-1　国家级别的细菌耐药检测网

国家	特点/提供信息
National NosocomialInfections Surveillance System（NNIS,1970）National Healthcare Safety Network（NHSN,2005）（US）	美国政府,全国性医院内感染监测系统 目的: 监测医院内感染的发生和流行、评价潜在危险因素、感染致病菌特点和耐药机制、选择监测内容和预防策略
Surveillance of Antimicrobial Use and Antimicrobial Resistance in ICUs（SARI）（2000）	40个德国ICUs信息: 院内感染抗菌药物的使用; 院内感染致病菌耐药率; 以及抗菌药物使用与细菌耐药关系

附表Ⅰ-2　国际级别的细菌耐药检测网

国际	特点/提供信息
Alexander Project（1992）	27个国家,1~2中心/国; 引起成人CAP的肺炎链球菌、流感嗜血杆菌、卡他莫拉菌抗菌药物敏感性; 特点: 同时监测抗菌药物使用量和细菌耐药趋势
SENTRY Antimicrobial Surveillance Program（1997）	国际性,30个以上国家 医院和社区感染（如: 血流, LRTIs, UTIs, SSTI, GTIs） 主要致病菌的药物敏感性,研究耐药机制 信息: 医院和社区感染常见致病菌抗菌药物耐药趋势

附表 I -3　地区级别的细菌耐药检测网

地区	特点/提供信息
Hospitals in Europe Link for Infection Control through Surveillance（HELICS）[1994]	成立初有欧盟15个国家区域和国家公共卫生机构参与医院内感染监测网,提供医院内感染患者分离致病菌的抗菌药物敏感性
European Antimicrobial Resistance Surveillance System（EARSS）[1998]	欧洲范围内的监测系统、监测肺炎链球菌、金黄色葡萄球菌、大肠埃希菌、粪肠球菌、屎肠球菌、肺炎克雷伯菌和铜绿假单胞菌药物敏感Website: www.rivm.nl/earss

附表 I -4　项目级别的细菌耐药检测网

药物	特点/提供信息
LEADER项目（LEADER Program）	启动于2004年美国医学中心监测利奈唑胺耐药性发生项目 每年报道利奈唑胺耐药性监测结果
MeropenemYearly Susceptibility Test Information Collection（MYSTIC）Program*	1997年、国际性多个特定病房的特定类型致病菌 特点: 同时监测抗菌药物使用量和细菌耐药趋势 信息: 院内感染常见细菌对美罗培南照药耐药趋势; 抗菌药物使用信息

二、国内细菌耐药性监测网（附表 I -5~ I -6）

附表 I -5　全国性的细菌耐药检测网站

名称	网址/特点/检测内容
全国细菌耐药监测网"（China antimicrobial resistance surveillance system, CARSS）	网址: http://www.carss.cn/ 启动于2005年, 截止到2014年, CARSS覆盖31个省(区、市),下设技术分中心、质量管理中心及省级监测中心,纳入监测医院1427家。主要职责是收集、整理、汇总、统计、分析各监测单位上报的信息; 对数据库及网络系统进行维护; 提出对抗菌药物临床不合理应用和细菌耐药问题的干预措施和政策建议,经卫计委医政司授权,定期向监测单位反馈、发布相关信息
全国抗菌药物临床应用监测网（Center of antibacterial surveillance, CAS）	网址: http://y.chinadtc.org.cn/program/index.php 隶属于卫生部,2005年启动,与CARSS俗称"两网",每年度召开工作会议,并定期专题培训。培训内容主要有耐药相关专题报告、工作经验交流、监测网运行情况和数据汇总以及今后检测工作侧重哪个以及数据上报规范培训等

附表 I -6　主要的地方性的细菌耐药检测网站

地区	主要监测网点及其特点
北京市	北京大学临床药理研究所 CARSS最早的依托单位,也是我国最早的卫生部药物临床研究基地 网址: http://www.bddyyy.com.cn/ksyl/yjs 北京大学人民医院 全国首批6家细菌耐药监测网实践培训基地之一 网址: http://www.pkuph.cn/ 北京协和医院 网址: http://www.pumch.cn/ 全国细菌耐药监测网质量管理中心(2015):负责全国1400多家监测网点医院的细菌耐药监测的质量管理;全国首批6家细菌耐药监测网实践培训基地之一
上海市	复旦大学附属华山医院 是CARSS在上海的监测中心及实践培训基地;全国首批6家细菌耐药监测网实践培训基地之一 网址: http://www.huashan.org.cn/ 华山医院抗生素研究所为国内最早开展细菌耐药监测工作的单位之一。目前该所负责运行两个细菌耐药监测网,一是上海市卫计委负责组建并委托抗生素研究所具体运行的"上海市细菌耐药监测网";二是由华山医院作为组长单位承担的"中国CHINET细菌耐药监测网"。通过几十年来细菌耐药监测工作的开展和经验积累,上述两网所发布的细菌耐药监测结果已成为国内专家认可度最高的细菌药敏试验结果参考数据。
四川省	四川省医学科学院四川省人民医院 网址: http://www.samsph.com 全国首批6家细菌耐药监测网实践培训基地之一
重庆	重庆医科大学附属第一医院 网址: http://www.hospital-cqmu.com/ CARSS设在重庆市的省级监测中心; 全国首批6家细菌耐药监测网实践培训基地之一
西部	宁夏医科大学总医院 网址: http://www.nyfy.com.cn/ 全国CARSS首批西部支持计划定点实践培训基地

（杨淑凤）

附录 II 本书常用英文缩写

缩写	英文	中文
AAC	acetylating enzymes	乙酰转移酶
AAD	adenylase	腺苷化酶
ABC	ATP-binding cassette	ATP 结合盒
ADR	acquried drug resistance	获得性耐药
AIDS	acquired Immune Deficiency Syndrome	获得性免疫缺乏综合征
ANT	adenylating enzymes	核苷转移酶
APH	ahosphorylating enzymes	磷酸转移酶
ASA	allele specific amplification	等位基因特异性扩增技术
ATCC	American Type Culture Collection	美国菌种收集中心
BLA	β-lactamase	β-内酰胺酶
bP	base pair	碱基对
CAT	chloramphenicol acetyltransferase	氯霉素乙酰转移酶
CFLP	cleavage fragment length polymorphism	裂解片段长度多态性
CFU	colony-forming units	菌落形成单位
CHB	chronic Hepatitis B	慢性乙型肝炎
CMV	cytomegalo virus	巨细胞病毒
CRISPRs	clustered regularly interspaced short palindromic repeats	成簇规律间隔的重复短回文序列
Da	Dalton	道尔顿
DGGE	denaturing gradient gel electrophoresis	变性梯度凝胶电泳
DHFR	dihydrofolate reductase	二氢叶酸还原酶
DHPS	dihydropteroate synthetase	二氢叶酸合成酶
DR-TB	drug resistant tuberculosis	耐药结核病
ELISA	enzyme-linked immuno sorbent assay	酶联免疫吸附测定
EPIs	efflux pumb inhibitors	外排泵抑制剂
ESBLs	extended spectrum β-lactamases	超广谱β-内酰胺酶
E-test	epsilometer test	E-试验
Fd	ferredoxin	铁氧化还原蛋白
FIC	fractional inhibitory concentration	部分抑菌浓度
HBV	hepatitis B virus	乙型肝炎病毒
HIV	human immunodeficiency virus	人免疫缺陷病毒
HLAR	high-level aminoglycoside resistant bacteria	氨基糖苷类高水平耐药菌
I	intermediate	中介度
IDR	initial drug resistance,	初始耐药
IQ	inhibitory quotient	抑菌商数

KPC	K.pneumoniae carbapenemase	肺炎克雷伯菌碳青霉烯酶
LB	LURIA-BEARTANI broth	LB肉汤
MAR	multiple-antibiotic-resistance	多重耐药
MBC	minimal bacteriacidal concentration	最低杀菌浓度
MBLs	metallo-beta-lactamases	金属酶
MDR-TB	multidrug resistant tuberculosis	耐多药结核病
MFP	membrane fusion protein	膜融合蛋白
M-H	Muller-Hinuton medium	M-H 培养基
MIC	minimum inhibitory concentration	最小抑菌浓度
MLC	minimum lethallon centration	最小致死浓度
MPC	mutant prevention concentration	防耐药突变选择浓度
MRSA	methcillin resistant staphtlococci aureus	耐甲氧西林的金黄色葡萄球菌
MRSCON	methcillin resistant congulase negetive staphtlococci	耐甲氧西林的凝固酶阴性凝固酶阴性葡萄球菌
MSW	mutant selection window	耐药突变选择窗
NCCLS	National Committee for Clinical Laboratory Standards	美国国家临床实验室标准
NDR	natural drug resistance	天然耐药
OD	optical density	光密度
OMP	outer membrane protein	外膜蛋白
OS	oxidative Stress	氧化应激
PBPs	penicillin binding proteins	青霉素结合蛋白
PCR	polymerase chain reaction	聚合酶链反应
PDR	primary drug resistance	原发性耐药
PhaB	phage amplified biologically assay	噬菌体生物扩增法
PRSP	penicillin-resistant S.pneumococci	耐青霉素肺炎链球菌
QS	quorum sensing	群体感应
RT-PCR	real time polymerase chain reaction	实时荧光定量聚合酶链反应
S	susceptible	敏感
SARS	severe Acute Respiratory Syndromes	严重急性呼吸综合征
SDR	secondary drug resistance	继发性耐药
SOD	super oxide dismutase	超氧化物歧化酶
SSCP	single-strand conformational poiymorphism	单链构象多态性
STD	sexually transmitted disease	性传播疾病
TMP	trimethoprim	甲氧苄啶
Tn	transposon	转座子
VRE	vancomycin-resistant-enterococci	耐万古霉素的肠球菌
YMDD	tyrosine-methionine-asparticacid-asparticacid	酪氨酸-蛋氨酸-天门冬氨酸-天门冬氨酸

附录 Ⅲ　常用抗微生物药物中英文名称及缩写对照

英文名全称	中文名全称	名称缩写
A		
Amikacin	阿米卡星（丁胺卡那霉素）	AK
Amoxycillin	阿莫西林（羟氨苄西林）	AML
Amoxycillin/clavulanic acid	阿莫西林/克拉维酸（棒酸）（奥格门汀）	AMC
Ampicillin	氨苄西林	AMP
Ampicillin/sulbactam	氨苄西林/舒巴坦	SAM
Apramycin	阿泊拉霉素（安普霉素）	APR
Azithromycin	阿齐霉素（阿奇霉素）	AZM
Aztreonam	安曲南	ATM
B		
Bacitracin	杆菌肽	B
C		
Carbenicillin	羧苄西林（羧苄青霉素）	CAR
Cefaclor	头孢克洛（头孢克罗）	CEC
Cefadroxil	头孢羟氨苄	CFR
Cefamandole	头孢孟多	MA
Cefepime	头孢吡肟（马斯平）	FEP
Cefixime	头孢克肟（世福素）	CFM
Cefoperazone	头孢哌酮（先锋必）	CFP
Cefoperazone/sulbactam	头孢哌酮/舒巴坦（舒普深）	SCF
Cefotaxime	头孢噻肟（凯福隆）	CTX
Cefotetan	头孢替坦	CTT
Cefoxitin	头孢西丁（美福仙）	FOX
Cefpirome	头孢匹罗	CPO
Cefpodoxime	头孢泊肟	CPD
Cefprozil	头孢丙烯	CPR
Cefsulodin	头孢磺胺（达克舒林）	CFS
Ceftazidime	头孢他啶	CAZ
Ceftibuten	头孢布烯	CFT
Ceftiofur	头孢噻呋	EFT
Ceftizoxime	头孢唑肟（安保速灵）	ZOX
Ceftriaxone	头孢曲松（头孢三嗪）	CRO

Cefuroxime sodium	头孢呋辛钠	CXM
Cephalexin	头孢氨苄（头孢力新,先锋Ⅳ）	CL
Cephalothin	头孢噻吩（头孢菌素,先锋Ⅰ）	KF
Cephazolin	头孢唑啉（先锋Ⅴ）	KZ
Cephradine	头孢拉定（先锋Ⅵ）	CE
Chloramphenicol	氯霉素	C
Cinoxacin	西诺沙星	CIN
Ciprofloxacin	环丙沙星（悉复欢）	CIP
Clarithromycin	克拉霉素	CLR
Clindamycin	克林霉素（氯林可霉素,氯洁霉素）	DA
Cloxacillin	氯唑西林（邻氯青霉素）	OB
Colistin sulphate	多黏菌素E（硫酸粘杆菌素）	CT
Compound sulphonamides	磺胺复合物	S3

D

| Doxycycline | 强力霉素 | DO |

E

Enrofloxacin	恩诺沙星	ENR
Ertapenem	厄他培南	ETP
Erythromycin	红霉素	E

F

Florfenicol	氟苯尼考	FFC
Fluconazole	氟康唑	FCA
Flumequine	氟甲喹	UB
Fosfomycin	磷霉素	FOS
Fosfomycin/trometamol	磷霉素/氨丁三醇（复安欣）	FOT
Framycetin	新霉素B	FY
Fusidic acid	褐霉素（夫西地酸）	FD

G

| Gentamicin | 庆大霉素 | CN |

I

| Imipenem | 亚胺培南（配能） | IPM |

K

| Kanamycin | 卡那霉素 | K |

L

Latamoxef	拉氧头孢	MOX
Levofloxacin	左氧氟沙星（可乐必妥）	LEV
Lincomycin	林可霉素（洁霉素）	MY
Lincomycin/neomycin	林可霉素（洁霉素）/新霉素	LN
Lincomycin/spectinomycin	林可霉素/壮观霉素	LS
Linezolid	利奈唑胺	LZD
Lomefloxacin	洛美沙星	LOM

M

Mecillinam	美西林	MEL
Meropenem	美罗培南（美平）	MEM
Metronidazole	甲硝唑（灭滴灵）	MTZ
Mezlocillin	美洛西林	MEZ
Minocycline	米诺环素（二甲胺四环素）	MH
Moxalactam	拉氧头孢	MOX
Moxifloxacin	莫西沙星	MXF
Mupirocin	莫匹罗星	MUP

N

Nalidixic acid	萘啶酸	NA
Neomycin	新霉素	N
Netilmicin	奈替米星（乙基西梭霉素）	NET
Nitrofurantoin	呋喃妥因（呋喃妥英）	F
Norfloxacin	诺氟沙星（氟哌酸）	NOR
Novobiocin	新生霉素	NV
Nystatin	制霉菌素	NS

O

Ofloxacin	氧氟沙星（泰利必妥）	OFX
Oleandomycin	竹桃霉素	OL
Oxacillin	苯唑西林	OX
Oxolinic acid	奥索利酸（恶喹酸）	OA
Oxytetracycline	土霉素（氧四环素，地霉素）	OT

P

Pefloxacin	培氟沙星（甲氟哌酸）	PEF
Penicllin G	青霉素G	P
Penicillin/novobiocin	青霉素/新生霉素	PNV

Pipemidic acid	吡哌酸	PIP
Piperacillin	哌拉西林(氧哌嗪青霉素)	PRL
Piperacillin/tazobactam	哌拉西林/他唑巴坦(特治星)	TZP
Pirlimycin	吡利霉素	PIR
Polymyxin B	多黏菌素B	PB

Q

Quinupristin/dalfopristin	喹奴普汀/达福普汀	QD

R

Rifampicin	利福平	RD

S

Spectinomycin	大观霉素(壮观霉素)	SH
Spiramycin	螺旋霉素	SP
Streptomycin	链霉素	S
Sulbactam/ampicillin	舒巴坦/氨苄西林(优立新)	SAM
Sulphafurazole	磺胺异噁唑	SF
Sulphamethoxazole	磺胺甲基异噁唑(新诺明)	RL
Sulphamethoxazole/trimethoprim	磺胺甲基异噁唑(新诺明)/甲氧苄氨嘧啶	SXT
Sulphonamides compound	磺胺复合物	S3

T

Teicoplanin	替考拉宁(壁霉素)	TEC
Telithromycin	泰利霉素	TEL
Tetracycline	四环素	TE
Ticarcillin	替卡西林(羧噻吩青霉素)	TIC
Ticarcillin/clavulanic acid	替卡西林/克拉维酸	TIM
Tigecycline	替加环素	TGC
Tilmicosin	替米考星	TIL
Tobramycin	妥布霉素(托普霉素)	TOB
Trimethoprim	甲氧苄氨嘧啶	W
Trimethoprim/sulphamethoxazole	甲氧苄氨嘧啶/磺胺甲基异噁唑(复方新诺明)	SXT

V

Vancomycin	万古霉素(稳可信)	VA
Voriconazole	优立康唑	VOR

附录Ⅳ　离心速度（r/min）和离心力（g）换算表

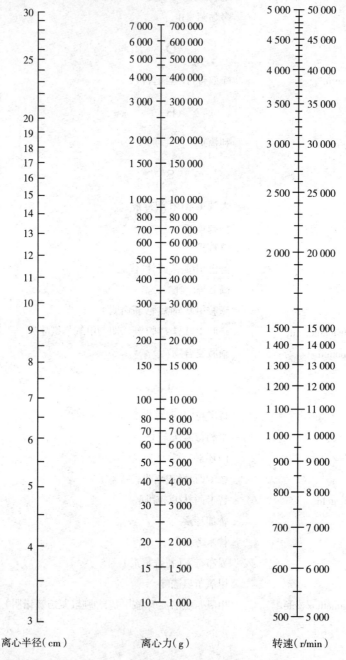

| 离心半径（cm） | 离心力（g） | 转速（r/min） |

本文采用了两种离心转速的表达方式，可通过本表进行换算，其方法为：取一直线，将其任一点放在离心半径数值上，使另一点通过转速数值或所要求的离心力数值上，即可查出相应的离心力或所需的转速的数值。

亦可用下面公式计算：

$$g = 118 \cdot 10^{-7} \cdot r \cdot n^2$$（公式中g=离心力，r=离心机半径，n=转速）

索引

中英文对照索引

M

N

P

Q